Peter Hien

Praktische Pneumologie

2., vollständig überarbeitete und aktualisierte Auflage

Peter Hien

Praktische Pneumologie

2., vollständig überarbeitete und aktualisierte Auflage

Mit 23 Abbildungen und einer Vielzahl von Übersichten

Springer

Dr. med. Peter Hien
Medizinische Klinik
DRK-Krankenhaus Altenkirchen-Hachenburg
Leuzbacher Weg 21
D-57610 Altenkirchen

ISBN-13 978-3-642-10207-3 Springer-Verlag Berlin Heidelberg New York

Bibliografische Information der Deutschen Nationalbibliothek
Die Deutsche Nationalbibliothek verzeichnet diese Publikation in der Deutschen Nationalbibliografie; detaillierte bibliografische Daten sind im Internet über http://dnb.d-nb.de abrufbar.

SpringerMedizin
Springer-Verlag GmbH
ein Unternehmen von Springer Science+Business Media
springer.de

Planung: Hinrich Küster, Heidelberg
Projektmanagement: Kerstin Barton, Heidelberg
Lektorat: Volker Drüke, Münster
Umschlaggestaltung: deblik Berlin
Einbandgestaltung:
Linke Abbildung: © Springer (Klinische Pneumologie), rechte Abbildung: © photos.com
Satz: Crest Premedia Solutions (P) Ltd., Pune, India

SPIN: 11816027

Gedruckt auf säurefreiem Papier 22/2122 – 5 4 3 2 1 0

Geleitwort

In den vergangenen Jahren ist die Pneumologie international und in Deutschland in der Breite und in der Tiefe gewachsen. Neue Aufgaben und Erkenntnisse bereichern das Fach, was sogar zu einer Namensänderung der Deutschen Gesellschaft für Pneumologie geführt hat, indem die Beatmungsmedizin in den Namen neu aufgenommen wurde. Pneumologische Erkrankungen gewinnen an Bedeutung, allen voran die Pneumonie, die COPD und der Lungenkrebs, aber auch die weniger häufigen Erkrankungen. Sogar die ganz seltenen erhalten mehr Aufmerksamkeit, weil die Erwartungen der Patienten an eine moderne Medizin groß sind, Patienten sich vermehrt organisieren und zu Wort melden und weil die Wissenschaft Erkenntnisse zunehmend vernetzt und somit auch für etwas mehr abseits vom »Mainstream« liegende Situationen schneller Erkenntnisgewinn möglich wird. Politik und Wissenschaftsförderung haben in den letzten Jahren die klinische und niedergelassene Pneumologie mehr als in der Vergangenheit als wichtigen Versorger von Volkskrankheiten wahrgenommen.

Die Pneumologie ist ein besonders vielseitiger Schwerpunkt in der Inneren Medizin. Sie umfasst klassische internistische Krankheitsbilder wie die Sarkoidose, Volkskrankheiten, die zuvor schon erwähnt wurden, die Diagnostik und Therapie des Lungenkarzinoms, seltene Erkrankungen mit hohem diagnostischem Anspruch wie z. B. die Histiozytose oder Lymphangioleiomyomatose, schwere Erkrankungen komplexer Genese wie die idiopathische Lungenfibrose und die pulmonale Hypertonie, wo auch der Kreislauf und kardiale Grundlagen verstanden werden müssen, klassische infektiöse Erkrankungen, die heute nicht mehr so gut bekannt sind wie die Tuberkulose, schließlich das weite Feld der Beatmung mit seinen Übergängen zur Spontanatmung und nicht ganz unverwandt zumindest in der Methodik das Feld der schlafassoziierten Atemstörungen. Methodisch kann fast alles eingesetzt werden, was die moderne Medizin zu bieten hat, aber die Endoskopie der Lunge und des Thorax mit allen modernen Interventionsmöglichkeiten, der ablativen Therapiemodalitäten, Stents, Ventilen und endoskopischem Ultraschall, bietet schon alleine ein spezielles Betätigungsfeld für den konzeptionell und nicht zuletzt auch manuell begabten Pneumologen.

Für dieses interessante und vielseitige Gebiet in der Inneren Medizin müssen Menschen interessiert und begeistert werden, es muss sie packen. Interesse und praktische Kompetenz in der Pneumologie zu fördern ist daher ein wichtiges Anliegen dieses Buchs, und ich wünsche ihm großen Erfolg und viele begeisterte Leser.

Prof. Dr. med. Hubert Wirtz
Leipzig, im Juni 2011

Vorwort zur 2. Auflage

Die »Praktische Pneumologie« hatte über die Jahre eine konstant hohe Nachfrage, und es wurde höchste Zeit für eine Neuauflage. Zwischenzeitlich hat man international, und im Besonderen unsere Deutsche Pneumologische Gesellschaft, ganz Großartiges geleistet. Viele offene Fragen konnten sehr gut strukturiert und beantwortet werden. Gerade die Mitglieder und Arbeitsgruppen der DPG haben hervorragende Leitlinien und auch etliche sehr gute Bücher geschrieben. Zu allen Themen in höchster Qualität und Expertise ganz hochwertige Darstellungen und Vorgaben. Beispielhaft wird deshalb vorab in allen Kapiteln auf aktuelle Leitlinien, Bücher oder Updates hingewiesen.

Viele gute Informationen und Bildmaterial bekommt man unschwer aus Internet-Quellen wie uptodate, eMedicine oder CT- und Röntgenbilder über »die Lunge im Netz«. Es stehen fast alle relevanten Artikel und alle Leitlinien zur Verfügung. Namhafte Zentren haben etliche ihrer Konzepte, Arbeitsanleitungen und sehr gute Vorträge mit Literaturangaben und exquisitem Bildmaterial ins Netz gestellt.

Unsere Leitlinien sind sehr gut und Information gibt es genug – deshalb stellt sich die Aufgabe neu: Schaffe dem jungen Arzt, den Internisten und Allgemeinmedizinern einen Zugang zu diesem enorm wichtigen Fach. Das Lesen muss bereits Spaß machen. Die Freude an dem wunderbaren Gebiet »Pneumologie« soll vermittelt werden. Die Lebendigkeit und Vielseitigkeit soll auch Internisten und Allgemeinmediziner erreichen.

Wie tut man das? Das hat nur bedingt etwas mit tabellarischem Wissen, Vollständigkeit, Expertenwissen oder Kochbuchmedizin zu tun. Das Buch muss leicht zu lesen sein. Der Leser will es nicht mehr weglegen. Ernest Hemingway hat beschrieben, worauf es ankommt: Man muss an den Leser denken, wenn man schreibt. Man muss für ihn die Aussagen formulieren und leicht nachvollziehbar strukturieren. Der Text muss vermitteln, worauf es hauptsächlich ankommt, und auch kritisch sein und abwägen. Das Buch muss den Ablauf vorgeben, sodass dem Leser das Richtige zum entscheidenden Zeitpunkt zur Verfügung steht. Der Leser muss zum richtigen Zeitpunkt die relevanten Fragestellungen erkennen und in verbindlicher Weise entscheiden können.

Der Arzt als Steuermann im System muss die Krankheitsbilder und Zusammenhänge verstehen. Mit der Ökonomisierung der Medizin soll die Strategie früh festgelegt werden. Die Ablauforganisation und Ressourcensteuerung wird zum wichtigen Thema.

Goethe hat gemeint: »Ein rechter Mann, der den Moment erfasst.« Es nutzt einem alles Wissen nichts, alle Bücher und Leitlinien sind wertlos, wenn man im richtigen Moment nicht richtig denkt. Harrisons »approach to the patient« vertritt dieselbe Philosophie. Bevor die Schlüsselentscheidungen fallen, muss man erkennen und verstehen, werten und gewichten, müssen Ablauforganisation und der »work-up« richtig abgestuft eingeleitet werden.

Viel Freude beim Durchlesen des Buchs, möge es für Sie, den Leser, kurzweilig sein – auch viel Freude an der Pneumologie, gepaart mit der Liebe zu den Menschen, die sich voller Vertrauen an uns wenden.

Peter Hien, im Juni 2011

Inhaltsverzeichnis

Diagnostische Techniken

Röntgen

1

Buchtipps

Lange S (2004) Radiologische Diagnostik der Thoraxerkrankungen. Thieme, Stuttgart

Voegeli E (2003) Praktische Thoraxradiologie. Huber, Bern

1.1 Röntgen-Thorax

1.1.1 Grundlagen

Man darf das Röntgenbild nicht überstrapazieren. Alle möglichen Diskussion, was das nun eindeutig sein solle oder auch nicht, sind zwar unter erfahrenen Fachleuten immer wieder ganz lustig – und dann kommt doch was ganz anderes heraus. Das Thema darf man dann auch nicht mit unpraktikablen Details überfrachten. Beispielsweise wird niemand Histiozytose, Wegener oder eine Neoplasie anhand eines Röntgen-Thorax voneinander sicher abgrenzen wollen. Zur Diagnose bedarf es immer der Anamnese, Vorgeschichte, körperlichen Untersuchung, anderer Befunde (Echokardiographie, Lungenfunktion u.a.) und, wenn man dies beherrscht, gar nicht so regelhaft der Computertomographie.

Viel wichtiger als die Zuordnung zu einer Entität ist, dass man nichts übersieht! Wie oft war bei einem Bronchialkarzinom dieses auf einer Voraufnahme doch schon zart zu ahnen, wenn nicht eindeutig zu sehen. Wie oft hätte man beim vermeintlichen Asthma die interstitielle Zeichnungsvermehrung schon früh im Verlauf ansprechen können. Und dafür gibt es viele Beispiele. Die Kenntnis der systematischen Beurteilung, die ein »Übersehen« weitestgehend ausschließt, darauf kommt es an. Dann bekommt man auch die Sicherheit, für sich selbst und gegenüber den Partnern, mit der man die vielfach unnötige Schrotschuss-Schnittbilddiagnostik zur Absicherung vermeiden kann.

Zunächst achtet man auf eine ausreichende Inspiration durch Zählen der Rippen. Die Symmetrie wird geprüft durch die Lage der Sternoklavikulargelenke. Die Wirbelsäule sollte sich zart darstellen, ansonsten ist die Aufnahme zu weich. Die Skapula sollte aus dem Thorax herausrotiert sein.

Um eine annähernde Parallelität der Strahlen zu erreichen, beträgt der Fokus-Film-Abstand 2 m. Entfernteres erscheint relativ unschärfer, deshalb kommen pathologische Areale möglichst nahe zum Film, ggf. sind Schrägaufnahmen erforderlich.

Beim Adipösen ist die Streustrahlung vermehrt, und die Weichteile überlagern die Mittel- und Unterfelder. Also dies nicht als pulmonalvenöse Stauung oder interstitielle Zeichnungsvermehrung (Fibrose?) interpretieren, sondern als Weichteilüberlagerung beschreiben. Analog bei Liegendaufnahmen, oder wenn der Patient nicht ganz eng am Schirm steht.

Die Aufnahme in Exspiration hat nachweislich keinen Nutzen beim Pneumothorax, im Gegenteil: Kleine Pneus sieht man dadurch schlechter. Ist aber sinnvoll bei der Frage eines lokalen Airtrapping (z. B. Kind verschluckte strahlendurchlässigen Fremdkörper), bei Verdacht auf ein unilaterales Emphysem, Bullae oder Swyer-James-Syndrom.

Begriffsbestimmungen Die Linksseitenaufnahme müsste eigentlich »linksanliegend« heißen. Die Lordoseaufnahme kann zur Verlaufskontrolle retroklavikulärer Prozesse (TB, Tumor, Pneumonie, Dystelektase) eingesetzt werden (hier in der Regel Erstdiagnostik mit CT).

Sollte man vom Interlobärseptum oder einer -fissur sprechen? Beides ist möglich. Die Begriffe Interlob oder Interlobium meiden diese Schwierigkeit. Die Begriffe kostophrenischer Winkel oder Zwerchfellrippenwinkel sind bezeichnender als die Begriffe Sinus oder Sulkus.

Abgekapselte Ergüsse bleiben bei Umlagerung unverändert, andere laufen dorsal oder seitlich aus.

! Cave: Eine vermeintliche milchglasartige Trübung kann auch ein dorsaler Erguss ein. Eine Sonderform ist der »vanishing tumor«. Es ist ein abgekapselter Interlobärerguss der unter Therapie verschwindet. Ursachen sind Herzinsuffizienz oder Pneumonie.

Anatomische Marker Die Magenblase und die Zwerchfell-Herz-Silhouette trennen in der seitlichen Aufnahme den linken vom rechten Zwerchfellschenkel ab. In der seitlichen Aufnahme liegt logischerweise der linke Hilus über dem rechten, weil darunter das Herz ist. Dazwischen verläuft der (rechtsseitige) Bronchus intermedius.

Man unterscheidet das Haupt- vom Nebenseptum. Diese sind nur sichtbar, wenn die Röntgenstrahlen parallel zum Septum verlaufen. Das Hauptseptum ist nur seitlich sichtbar. Das Nebenseptum ist rechts p. a. und seitlich sichtbar bei ca. 40% der Menschen. Es gibt drei weitere akzessorische Septen bei ca. 1–5% der Menschen. Das Azygosseptum grenzt den Lobus vena azygos rechts ab. Ein Septum im rechten Unterlappen kann der Lobus accessorius cardiacus sein, der das Segment 7 abgrenzt. Ebenso kann ein akzessorisches Interlob das Segment 6 abtrennen.

1.1.2 Normalbefund

Umfangreiche Normalbefunde sind heute nicht mehr üblich. Schreibkräfte sind teuer, und mehrseitige nichtssagende Briefe sind nicht mehr gefragt. Für gutachterliche Fragestellungen lassen sich umfangreiche Normalbefunde zum Teil noch gut abrechnen. Aber für Anfänger, zum Erlernen einer vollständigen Betrachtung, die am besten dies oder Ähnliches auswendig lernen, ist folgende Diktion brauchbar:

Thorax-Röntgen-Normalbefund

- Das dargestellte knöcherne Skelett unauffällig
- Symmetrischer, unauffälliger knöcherner Thorax
- Wirbelsäule (Form, degenerativ, Skoliose, Kyphose?)
- Beide Zwerchfellkuppen glatt begrenzt, normalstehend, regelrecht gewölbt
- Beide Zwerchfellrippenwinkel (Sinus o.Ä.) frei und spitzwinkelig, nicht überbrückt
- Pleura nicht verdickt
- Oberes Mediastinum unauffällig, nicht verbreitert
- Trachea mittelständig
- Aorta schlank
- Das Herz nach Lage, Form und Größe im Normbereich
- Beide Hili gefäßtypisch (kein Hinweis für Stauung, pulmonale Hypertonie, Verlagerung, Raumforderung)
- Unauffällige Lungenstruktur (oder: in beiden Lungen unauffällige gefäßtypische Strukturen, keine Herdsetzung, Infiltrationen, Abschattungen, Stauungszeichen, Zeichnungsvermehrung, Überblähung, Bullae, Strukturbündelung u. a.).
- In der seitlichen Aufnahme: Retrosternal- und Retrokardialraum unauffällig
- Ansonsten keine zusätzliche Information
- Fakultativ: die grundsätzliche Beschreibung der Wirbelsäule

Es heißt nicht beide »Zwerchfelle«, es gibt nämlich nur eines, aber zwei Zwerchfellkuppen. Statt »Zwerchfellrippenwinkel« sind eine Reihe anderer Begriffe üblich, beispielsweise »Sinus« o.Ä.

Oft sieht man einen schmalen sichelförmigen Pleuraschatten apikal. Dies ist einerseits bedingt durch die unscharfe tangentiale Projektion und die Rippenüberlagerung. Man spricht von einem Pleurabegleitschatten, der nicht über das normale Maß hinausgeht, wenn es nur wenige Millimeter sind und die Begrenzung glatt ist.

Andererseits werden unscharfe Pleurakuppenschwielen im Alter immer betonter; dies sind apikale fibrinös-narbige Verdichtungen, die durch die langjährige mechanische Belastung (hier apikale Zugkräfte) entstehen. In der Regel ein zu beschreibender Normalbefund; im Zweifel Voraufnahmen heranziehen oder auch mal eine kurzfristige Verlaufskontrolle oder eine Lordoseaufnahme (da meutert ein Radiologe leider oft, muss man ihn überzeugen).

1.1.3 Silhouettenzeichen

Liegen zwei röntgendichte Strukturen im Strahlengang hintereinander, so stellt sich eine Grenze dar. Dort wo sich zwei röntgendichte Strukturen berühren, ist die Grenze nicht mehr sichtbar. Diese Aufhebung einer anatomischen Grenze nennt man Silhouettenphänomen. Typischerweise können Verdichtungen, wie Atelektasen, Ergüsse, Tumore oder Pneumonien, den Rand von Herz, Aorta, Zwerchfell oder oberem Mediastinum verwischen (◘ Tab. 1.1). Beispiel: Ein dorsaler Pleuraerguss lässt sich vom Herzen abgrenzen, ein Perikarderguss natürlich konventionell-radiologisch nicht.

Eine unterbelichtete Aufnahme kann Silhouettenzeichen vortäuschen. Eine Trichterbrust täuscht eine medio ventrale Gewebevermehrung vor; durch den tangentialen Strahlenverlauf erscheint das Areal des Mittellappens verdichtet. Der rechte Herzrand erscheint überlagert. Das Herz ist nach links verlagert, und die Wirbelsäule wird rechts randbildend. Bei einer weichen Aufnahme erscheint nun das Herz vergrößert.

1.1.4 Pneumobronchogramm

Die Bronchien sind normalerweise nicht sichtbar, da sie dünnwandig sind, luftgefüllt und von lufthaltigem Gewebe umgeben. Ein Infiltrat der Lunge bei Ödem oder eine Infektion verdichtet das Gewebe um die luftgefüllten Bronchien. Es entsteht eine Pneumobron-

Tab. 1.1 Häufige Silhouettenphänomene

Verdichtung des RML	Der rechte untere Herzrand wird verstrichen
Verdichtung der Lingula	Der linke Herzrand wird verstrichen
Verdichtung von S3 links	Der linke obere Herzrand ist verstrichen
Verdichtung eines Unterlappen	Die mediale Zwerchfellkuppe grenzt sich nicht ab, bei Atelektase grenzt sich die Wirbelsäule nicht ab, neben der Wirbelsäule erscheint ein atelektatischer UL als dreiecksförmige Verdichtung hinter dem Herzschatten
Verdichtung von S3 rechts	Aorta ascendens und oberes Herz grenzen sich nicht mehr scharf ab
Verdichtung von S1/2 links	Der Aortenknopf wird verstrichen
Verdichtung von S6 links	Die Aorta descendens, also unter dem Aortenknopf, erscheint verändert
OL-Kollaps	Der OL ist oft nicht mehr abzugrenzen, das obere Mediastinum erscheint erweitert; indirekte Atelektasezeichen (s. u.) sind hinweisend, also Raffung des Hilus nach oben, Zwerchfellhochstand und verminderte Röntgendichte der Restlunge

chogramm. Bei sekretgefüllten Bronchien plus Atelektase entsteht natürlich kein Bronchopneumogramm.

Eine Sonderform ist das so genannte Schienenstrangphänomen. Bei Bronchiektasie besteht eine langstreckige Peribronchitis mit Verdickung. Zwischen den Bronchien befinden sich Emphysembläschen, die Lungengewebe komprimieren. Nun sind diese Bronchiektasen verdickt, entzündlich infiltriert und umgeben von komprimiertem Lungengewebe. Die parallel verlaufenden Bronchien zeigen das Schienenstrangphänomen. Typischerweise sieht man dies oft bei COPD und Bronchiektasie im Bereich der Unterlappen parakardial. Man spricht auch von Strukturbündelung.

1.1.5 Atelektase

Atelektase heißt kompletter Kollaps eines Lappens oder eines Segmentes. Dystelektase ist eine homogene Volumenminderung bei ca. 50%iger Mangelbelüftung bzw. unvollständiger Atelektase.

Cave: Während die Dystelektase ähnlich einem Infiltrat gut erkennbar ist, ist die komplette, sichelförmige Atelektase sehr schwer abzugrenzen und wird oft übersehen. Hier muss man auf indirekte Zeichen achten.

Mancher glaubte eine abklingende Oberlappen-Pneumonie zu erkennen (was de facto eine Dystelektase durch zentrale Stenose war) – weil die nachfolgende komplette Atelektase nur noch eine schmale, schwer erkennbare Sichel war (Tab. 1.2 und Tab. 1.3). Analog wähnte mancher ein Bronchialkarzinom in Remission, tatsächlich war es ein Progress mit komplettem Segment- oder Lappenverschluss.

Ein kollabierter Oberlappen kann dem oberen Mediastinum so eng anliegen, dass er nicht mehr abzugrenzen ist. Das obere Mediastinum kann erweitert erscheinen. Die indirekten radiologischen Atelektasezeichen sind zu beachten, also Raffung von Hilus und Zwerchfell nach oben sowie eine radiologisch hellere Lunge. Die Abgrenzung von atelektatischen RML oder Lingula ist durch Lordoseaufnahmen sicherer.

1.1.6 Pleura

Pleuraerguss (PE) Er ist meist im Zwerchfellrippenwinkel (ZRW) zu erkennen. Der Flüssigkeitsspiegel rundet diesen Winkel typischerweise meniskusartig ab. Im hinteren ZRW bedarf es 100 ml, um einen Erguss zu erkennen, im lateralen ZRW 300 ml. Die Sonographie erkennt den PE bereits ab 30 ml.

Die Abgrenzung von PE zum soliden Pleuraprozess erfolgt sonographisch (ggf. Farbdoppler).

Ein Zwerchfellhochstand mit lateralisierter (außen liegender) Zwerchfellkuppe spricht für einen subpulmonalen PE (Sono-Kontrolle). Ein Zeichen eines subpulmonalen PE soll sein, wenn zwischen Magenblase und Zwerchfellkuppe ein größerer Abstand besteht. Allerdings haben fast alle Patienten, die dieses Zeichen haben, diesen Abstand lediglich projektionsbedingt (also siehe Seitaufnahme).

Tab. 1.2 Häufigste Ursachen der Atelektase

Drei Ursachen	Obstruktion Kompression Kontraktion
Obstruktion	Zentral: meist Bronchialkarzinom, selten Fremdkörper/Aspirate Peripher: idem sowie Schleimpropfe, Entzündungen (spezifisch?) Sobald die Luft resorbiert ist, kollabiert der Lungenabschnitt; bei Infiltration (poststenotische Pneumonie) kollabiert die Lunge nicht
Kompression	Extrabronchial komprimieren meist Ergüsse oder auch Lymphome, Aneurysmen, Lipome, Pneumothoraces, Emphysemblasen/Bullae, Kavernen, Tuberkulome etc. Sonderform: Bei Emphysem und instabilem Bronchialsystem kollabieren die Bronchien mit Sekretverhalt und rezidivierenden Bronchitiden/Pneumonien
Kontraktion	Fibrosierend abheilende Lungenerkrankungen führen zur Engstellung der betroffenen Abschnitte; sieht man lokalisierte Schwielen, dachte man früher zunächst an Residuen einer Silikose oder Tuberkulose, ggf. auch Sarkoidose, heute eher an fibrosierende Residuen nach Pneumonien

Tab. 1.3 Radiologische Atelektasezeichen

Direkte Atelektasezeichen	Verdichtung des betroffenen Lappens/Segments, oft mit Silhouettenphänomen (Grenzlinien aufgehoben; ► Abschn. 1.1.3) Umbrellaphänomen bei OL-Kollaps Dicht zusammenliegende Gefäße und Bronchien (Strukturbündelung)
Indirekte Atelektasezeichen	Hilus verlagert: Normalerweise ist der linke Hilus etwas höher bei 97% Ein UL-Kollaps zieht den Hilus nach unten, ein OL-Kollaps zieht den Hilus nach oben Bei OL-Kollaps wird die Trachea verlagert Interlobverlagerung Mediastinum verlagert mit Engstellung einer Lunge Zwerchfellhochstand kompensatorische Überblähung mit vermehrter Strahlendurchlässigkeit der nicht-betroffenen Lungenlappen bzw. Lunge

Bei Herzinsuffizienz ist der PE rechts mehr als links oder nur rechtsseitig. Dies liegt an der größeren Lunge rechts und dem größeren Lymphabflussgebiet. Liegt der PE nur links vor, so kann man eine Herzinsuffizienz nahezu sicher (fast 100%ig) ausschließen.

Aus der Praxis

Abgekapselte Pleuraergüsse sollte man bedenken, meist nach Operation (Herz, Thorax), oder postentzündliche Verwachsungen. Die Diagnose erfolgt sonographisch. Diffuse, unscharf begrenzte Verschattungen der Lunge können Pleuraplaques sein, die nicht tangential getroffen wurden.

Ein abgekapselter Interlobärerguss erscheint eliptisch. Unter Therapie (Infektion, Herzinsuffizienz) klingt dieser Erguss ab; deshalb die Bezeichnung »vanishing tumor«.

Ein Pleurabegleitschatten sollte nicht mit Pleuratumoren oder apikalen Schwielen verwechselt werden. Das schräge Auftreffen der Röntgenstrahlen auf Pleura und subpleurales Fett erzeugt diesen Pleurabegleitschatten. Dieser ist im apikalen Bereich einige Millimeter dick und glatt begrenzt.

Im Mittelfeld sieht man bei dicken Menschen oft beidseits Verdickungen der Pleura. Dies ist Fettgewebe (Fett am Bauch und auch an der Pleura). Dasselbe gilt für die berühmte ventrobasale »Schwiele«. Diese sieht man vor allem bei adipösen Menschen. Es ist eine parakardiale Fettanlagerung, ähnlich den peritonealen Fettbürzeln, und ist meist linksseitig (geht unter Gewichtsreduktion zurück).

Pneumothorax Wird am besten in maximaler Inspiration erkannt. Die feine Pleuralinie ist nicht immer zu sehen. Man muss nach Abbrüchen der Gefäßzeichnung suchen. Die viel gerühmte Exspirationsaufnahme führt nicht zu einer höheren Sensitivität, ganz im Gegenteil: Kleine Pneus können so nach dorsal oder ventral gedrückt werden und sind dann gar nicht mehr zu sehen. Am besten wäre die Liegendseitaufnahme in Inspiration. Ganz kleine Pneus sieht man nur in der CT.

Bei einem Spontanpneumothorax sucht man nach Ursachen. Hierzu gehören insbesondere entzündliche Lungenerkrankungen, Asthma, TB und kleine Bullae.

Eine Pneumothorax nach Punktionen tritt oft erst nach 4–6 Stunden auf. Hierzu gehören z. B.

- Akupunktur,
- Subklaviakatheter,
- transbronchiale Biopsien,
- Pleurastanzen.

Eine Röntgenaufnahme direkt nach Anlage eines Subklaviakatheters entbindet also juristisch nicht von der Pflicht, innerhalb der nächsten Stunden zumindest klinisch auf einen Pneumothorax zu untersuchen. Bestens wäre beispielsweise die Katheterplatzierung mittels EKG-Sonde und Röntgenkontrolle nach ca. 5 Stunden.

Mediastinalemphysem Eine schmale, strichförmige Luftlinie entlang des Mediastinums und/oder der Herzsilhouette, kommt bei Mediastinalemphysem vor. Dies kann beispielsweise passager nach transcarinalen Biopsien, Trauma, Beatmung oder Pneumonien zu beobachten sein.

1.1.7 Lungenzeichnung

Normalerweise ist die Bronchial- und Lungenzeichnung selbst am Röntgenbild nicht zu erkennen. Man sieht die Blutgefäße und hilusnah auch die großen Bronchien. Pathologische Lungenzeichnungen zeigen die gefüllten Alveolen (alveoläre oder azinäre Zeichnung) und/oder das verdickte Interstitium (retikuläres Muster). Das pathologische Substrat deckt sich nicht mit dem Röntgenbefund, da das konventionelle Röntgenbild ein Summationsbild ist. Für die Beschreibung verwendet man folgende Diktionen.

Häufige Veränderungen Diese beschreibt man meist als linear, streifig, fleckig oder flächenhaft; als scharf oder unscharf begrenzt; mit geringer oder erheblicher Dichte; mit Aufhellungsfiguren oder Spiegelbildungen. Bei feinen Veränderungen unterscheidet man retikuläre oder alveolären Zeichnungen.

Retikulär Dies ist eine netzartige Zeichnung, wie man sie typischerweise bei Lungenfibrose oder interstitiellen Pneumonien erwartet. Theoretisch sollte dies das verdickte Interstitium sein. Es können aber auch teilgefüllte Alveolen sein, z. B. eine Lungenblutung in Ausheilung. »Feinretikulär« ist netzchenartig, »grobretikulär« bezeichnet ein gröberes Muster, bis zur Wabenlunge. Wabenlunge ist pathologisch das Endstadium einer fibrosierenden Lungenerkrankung mit rarefizierendem zystischem Umbau. Das Folgestadien wären dann die Fibrosierung und Zirrhose mit Narben- und Traktionsemphysem. Letzteres sieht man bei Sarkoidose Röntgentyp IV oder nach Tuberkulose.

Alveoläre Zeichnung Eine Füllung der Alveolen und Azini durch Entzündungszellen, Flüssigkeit, Blut oder Tumorzellen (Alveolarzell-Tumor) kann das Bild einer fleckigen bis gleichmäßigen weichgezeichneten Trübung ergeben. Dies sieht man typischerweise bei Pneumonien (erst Peribronchitis bis Bronchopneumonie). Vor dem Lungenödem steht die interstitielle Zeichnungsvermehrung (pumonal-venöse Auffiederung der Gefäße und die Kerley-Lines der Lymphe). Milchglasartige Alveolitiden haben initial eine feine interstitielle Zeichung, bevor es zur fleckig-azinären Zeichnung kommt.

Bei Konfluation eines alveolären Zeichnungsmusters kann das Bild fleckig oder flächenhaft werden. Eine Lappenpneumonie ist ein typisches Beispiel für eine alveolär-flächenhafte Zeichnung. Da die Bronchien nicht betroffen sind, sieht man ein Luftbronchogramm. Dies ist natürlich ausgeschlossen, wenn die Bronchien mit Flüssigkeit gefüllt sind, z. B. mit Blut, Schleim oder Eiter.

In der Praxis treten alveoläres und retikuläres Zeichnungsmuster oft nebeneinander auf (retikulonodulär), und die Übergänge sind zudem fließend. Dasselbe gilt für das pathologische Korrelat.

Drei Beispiele: Beim Lungenödem sind die Alveolen mit Flüssigkeit gefüllt, im Frühstadium ist nur das Interstitium verschwollen. Bei Alveolitiden wird zuerst das Interstitium infiltriert, und dann werden die

Alveolen von Exsudat und Entzündungszellen ausgefüllt.

Ganz kleine Pünktchen bis zu einem Durchmesser von 2 mm bezeichnet man als feinnodulär oder, bei Dissemination, als miliar. Ein typisches Beispiel ist die Miliartuberkulose. Dies gibt es aber auch als Summationseffekt bei geringgradigen disseminierten interstitiellen Verdichtungen.

1.2 Durchleuchtung

Spielt eigentlich heute keine Rolle mehr, außer im Rahmen der Bronchoskopie zur Steuerung der transbronchialen Biopsie. Man erkennt die Zwerchfellbeweglichkeit besser als mit der Sonographie. Verlagerungen bei Inspiration oder Exspiration sind bedingt durch Stenosen oder Verschwartungen. Die zentralen Atemwege im Atemzyklus sind zu beurteilen. Es ist also eine funktionelle Beurteilung.

1.3 Tomographie

Ist durch die moderne CT-Technik ebenfalls überholt.

1.4 Computertomographie

Alte CT-Geräte mit Schichtdicken um 1 cm gibt es kaum noch. Kleinere Strukturen konnten damit übersehen werden, die Mittelung der Information führt zur Unschärfe. Deshalb spielte früher das konventionelle CT bei der Beurteilung des Lungenparenchyms (interstitielle Erkrankungen) oder kleiner Tumore keine Rolle.

Feinere Schnittebenen werden durch das HRCT (high-resolution-CT) beschrieben. Moderne Spiral-CTs sind vielzeilig, mehrschichtig sowie sehr schnell und haben eine sehr feine Auflösung. Durch den endlosen Spiralverlauf können Interstitium und kleine Gefäßareale erfasst werden. Heute werden fast nur noch die Spiral-CT-Techniken eingesetzt. Will man ein HRCT, so werden einfach feinere Schichten dargestellt.

Moderne vielzeilige und hochauflösende Spiral-CTs sind der Standard bei der Frage einer Lungenembolie. Allenfalls kleinste Gefäße in der Peripherie werden nicht mehr dargestellt; diese allerkleinsten Embolien hätten aber auch keine praktische Relevanz. Die Diktion ist Spiral-CT in Angiotechnik (also mit Kontrastmittel) zur Abklärung einer Lungenembolie.

Kontrastmittel (KM) Ein Kontrastmittel ist nicht erforderlich, wenn man das Lungengerüst beurteilen will, also bei Fragen rund um Fibrose, Alveolitis, Emphysem, Bullae, Infiltrate. Es erleichtert die Abgrenzung Gefäße vs. Tumor bzw. Lymphknoten, ist aber hierfür nicht zwingend erforderlich, wenn man sich in der Anatomie gut auskennt. Darüber kann man natürlich trefflich streiten. Eine Studie mit vs. ohne KM ergab keine Unterschiede. Dies deckt sich mit der langjährigen täglichen Praxis. Oft ist diese Frage auch nicht so relevant: Ein isolierter T1/2-Tumor ist so oder so genau dargestellt. Lymphknoten lassen sich immer präzise von Gefäßen trennen. Im Falle einer Metastasierung besteht in der Regel kein kurativer Ansatz. Auch eine T4-Situation mit Infiltration des Mediastinums ist überwiegend eindeutig. Hier wäre im Zweifel die Endosonographie wichtig, insbesondere vor dem Hintergrund, dass viele alte Menschen eine grenzwertige Nieren- oder Schilddrüsenfunktion haben. Und auch, weil man eine CT ohne KM schneller und unkomplizierter bekommen/anfordern kann als mit KM (u.a. Verfügbarkeit, Aufklärung, TSH/Krea/Flexüle, Nüchternheit, Zeitpunkt). Gerade bei Verlaufskontrollen wird man deshalb meist auf das KM verzichten.

Low-dose-CT Screening-Studien bei Risiko-Patienten (Raucher, Familien-Anamnese, Zustand nach Bronchialkarzinom) wurden mit niedrigeren Strahlendosen durchgeführt. Hier geht es um das Erkennen, nicht um die scharfe Abgrenzung. Es ist durchaus vorstellbar, dass bei den unzähligen und oft recht schwach indizierten CT-Untersuchungen mit sehr hoher Strahlenbelastung (Thoraxschmerz, Nachsorge, Befindlichkeiten, Tumorangst, »zur Sicherheit«) irgendwann mal das Low-dose-CT Bedeutung bekommen wird.

Indikation zum Thorax-CT

- Staging eines Bronchialkarzinoms
- Abklärung von Hämoptysen bei unauffälligem Röntgen und Bronchoskopie
- Abklärung Lungenmetastasen
- Abklärung mediastinaler Prozesse: Lymphom, Thymom
- Abklärung pleuraler Prozesse, z. B. Ausdehnung der Pleuraplaques bei Asbestose
- HRCT immer bei der Frage nach interstitiellen Lungenerkrankungen oder Bronchiektasen

- Spiral-CT in Angiotechnik immer bei der Frage nach Lungenembolie
- CT-gesteuerte Punktion pulmonaler Prozesse, pleuraständig mit Sonofraphie

HRCT Die Bedeutung liegt in der hohen Sensitivität. Im Bereich interstitieller Prozesse kann man Fibrosierung und Alveolitis (milchglasartige Trübung) unterscheiden. Besonders sensitiv ist das HRCT bei der Frage nach der Miliar-TB. Es kann konventionell radiologisch initial negativ sein und sehr spezifisch bezüglich der Diagnosen Histiozytose, Sarkoidose, ILF/UIP, Asbestose, LAM, COP/BOOP oder Emphysem.

In der Bronchiektasie-Diagnostik wurde die Bronchographie komplett durch das HRCT verdrängt. Es ist zu bedenken, dass nach Pneumonie die betroffenen Bronchien für 1–3 Monate zylindrisch erweitert sind.

Die Ausdehnung eines bronchoalveolären Karzinoms wird mittels HRCT besser abgeschätzt.

Viele Menschen mit dem klinischen Bild einer Pneumonie (30%) sind initial röntgen-negativ bzw. haben einen Röntgenbefund, der die Diagnose nicht sicher stützt. Hier geraten Kliniker und Radiologen mitunter etwas aneinander. Eine Studie zeigte, dass bei nahezu allen diesen Patienten in der HRCT Infiltrate nachweisbar waren. Dies wäre wieder ein Argument für das Low-dose-CT.

1.5 Weitere

Kernspin Einige Vorteile sind heute eher fraglich: Solide Prozesse sollten gegen Zwerchfell, Thoraxwand, Mediastinum und Blutgefäßen besser abgegrenzt werden. Leider hat sich das in praxi nicht bestätigt – die Befundung wurde dadurch nicht präziser, die Ortsauflösung ist mitunter sogar schlechter. Die modernen CTs haben eine extrem hohe Ortsauflösung. Das MRT kann im Einzelfall bedeutsam sein, wenn die Frage der technischen Operabilität mit einem Thorax-CT nicht sicher zu beantworten ist – das kann im Bereich Gefäße und Knochen mal so sein. Die Schnittbildgebung hat hier methodisch bedingt allgemein eine Unschärfe, weil umgebendes Stromagewebe (entzündlich, reaktiv, Gefäße) sich wie Tumor darstellen können, und feingewebliche Infiltrationen wiederum nicht erkannt werden. Sonographie und Endosonographie sind hier oft präziser. Bei funktionell-operablen Patienten würde man eine operative Exploration vorziehen, da die Bildgebung die Ausdehnung eines Tumors in 20% der Fälle über- oder unterschätzt.

Hingegen hat die Methode große Bedeutung bei der Frage Operabilität, wenn diese funktionell und technisch in Frage steht: ZNS-Metastasen werden früher erkannt. Ebenfalls können kleine Lebermetastasen im Kernspin besser und früher erkennbar sein, die sich im Sono oder der CT noch nicht darstellen.

Perfusionsszintigraphie Sie hat bei der perakuten Lungenembolie eine sehr hohe Sensitivität. Sie ist aber in Bezug auf eine Lungenembolie nur aussagekräftig bei sicher positivem oder sicher negativem Befund. Befunde mit mittlerer oder geringer Wahrscheinlichkeit sind weiterhin abklärungsbedürftig. Will man diese hohe Sensitivität haben, so müsste man die Untersuchung innerhalb von 24 Stunden nach dem Ereignis durchführen – und das ist nicht praktikabel. Die Ventilationsszintigraphie wird hinzugezogen, bringt aber keine gesicherte zusätzliche Information.

Wegen dieser Unsicherheit wurde die Perfusionsszintigraphie von den modernen Spiral-CTs eigentlich komplett verdrängt; aufgrund der hohen Sensitivität für kleinste Embolien kann man die Perfusionsszintigraphie als Diagnosebaustein in ausgewählten Einzelfällen mit hinzuziehen. Sie hat Bedeutung erlangt in der Quantifizierung und Vorhersage der postoperativen Lungenfunktion, ist dabei einer Berechnung nach Segmenten nicht überlegen. Ebenso ist das Ventilations-Perfusions-Verhalten postoperativ von vielen Faktoren abhängig, wie Belüftung und Oxygenierung, sowie auch davon, ob man Rechts-Links-Shunt durch einen Tumor beseitigen konnte. Bei einer geplanten Pneumektomie mit grenzwertigen Parametern will man sich aber schon vergewissern, dass die verbleibende Lunge ausreichend perfundiert ist. Das CT mit KM ist dabei auch zu beachten und wird diese Frage meist schon mit beantworten.

Pulmonalisangiographie Sie galt als Goldstandard in der Diagnostik der Lungenembolie. Dies gilt für die konventionelle Pulmonalisangiographie, die heute nicht mehr durchgeführt wird! DSA-Techniken (DAS = Digitale Subtraktionsangiographie) haben geringere Belastungen und Risiken, sind aber auch wesentlich weniger sensitiv. Also sind beide Techniken obsolet.

PET Zur Positronenemissionstomographie verweise ich auf ► Kap. 53.

Aktuelle, weiterführende Literatur

Bittner RC, Felix R (1998) Magnetic resonance imaging of the chest: state of the art. European Resp Journal, 11:1392–1404

Bittner RC, Pech M (2005). Bildgebung des Brustkorbes – Pleura mit Thoraxwand, Zwerchfell, Mediastinum. Der Pneumologe 2:436–449

Bonelli FS, Hartmann TE, Swenson SJ, Sherrik A (1998) Accuracy of high-resolution CT in diagnosing lung diseases. AJR Am J Roentgenol 170:1507

Felson B (1979) A new look at pattern recognition of diffuse pulmonary disease. AJR 133:183

Howling SJ, Hansell DM (1998) High resoltion computed tomography of the lungs. Hosp Med 59:359

McLoud TC (1998) CT and MR in pleural disease. Clin Chest Med 19:261

Mueller-Mang C et al. (2007) What every radiologist should know about idiopathic interstitial pneumonia. Radiographics 27:595

Lowe VJ, Naunheim KS (1998) Positron emission tomography in lung cancer. Ann Thorac Surg 65:1821

Wells AU (1998) Computed tomographic imaging of bronchiolar disorders. Curr Opin Pulm Med 4:85

Sonographie

2

Buchtipp

Mathis G (2007) Bildatlas der Lungen- und Pleurasonographie, 4. Aufl. Springer, Berlin Heidelberg New York Tokio

Die Sonographie hat ihren festen Platz in der Pneumologie. Sehr spezialisierte Sonographeure können hier Aussagen machen, die derzeit noch der CT-Diagnostik zuzuordnen sind. Für die tägliche Praxis gilt etwa Folgendes:

Bedeutung der Sonographie in der Pneumologie

- Metastasensuche, vor allem in der Leber und Nebenniere
- Lymphknoten abdominell und cervikal (ganz wichtig!)
- Primärtumorsuche bei Lungenherden, z. B. Nierenkarzinom
- Erkennung subpleuraler Ergüsse
- Pleuranahe Prozesse, Lungenembolien und Pneumothoraces können erkennbar sein
- Erkennung subphrenischer Abszesse
- Bei pleuralen bzw. thoraxwandnahen Prozessen wird zwischen Füssigkeit und solidem Gewebe unterschieden, also zwischen Erguss und Pleuraverdickung
- Abklärung Pankreas bei linksseitigem Erguss
- Abklärung Perikarderguss bzw. Tamponade
- Abklärung Perikarderguss und Aszites bei Asbestose
- Punktionssteuerung bei Erguss oder Tumor
- Sonographische Bestimmung des zentralen Venendrucks (ZVD) über die Vena cava
- Morphometrie und Funktion des Herzens
- Venenkompressionssonographie bei Verdacht auf tiefe Venenthrombose
- Transösophageal kann das Mediastinum abgeklärt werden

Pleuraverdichtungen im Röntgen können sonographisch differenziert werden. Solides Gewebe kann von Ergüssen oder Abszessen unterschieden werden. Im Zweifel unterscheidet der Farbdoppler (homogene Anfärbung bei Bewegung im Erguss). Bei verdichtetem Lungengewebe lässt sich relativ sicher zwischen einer Neoplasie oder einer Pneumonie unterscheiden. Ein Tumor stellt sich als solides Gewebe dar, mit entsprechender Gefäßversorgung; die pneumonische Verdichtung ist inhomogen, fleckig, zum Teil echoarm und echodicht mit reflektierenden Lufteinschlüssen.

Der Erguss ist homogen echofrei, im Farbdoppler mit homogener Anfärbung bei Atembewegung. Das Empyem zeigt sich mit irregulären Eintrübungen, der Hämatothorax mit homogener Eintrübung sowie wie Septenbildung. Für einen Hämatothorax oder ein Empyem sprechen inhomogene Schallschatten (Binnenechos) im Erguss. Frische Blutungen sind zunächst echoarm und werden zunehmend dichter. Bei gekammerten Ergüssen können der Erfolg der Drainagebehandlung und etwaige abgekapselte Abszedierungen erfasst werden.

Postoperative Ergüsse sind zell- und eiweißreiche Exsudate und können recht trübe wirken. Das muss kein Blut oder Eiter sein. Bei der Punktion sollte man die Flüssigkeit aber mit dünnem Katheter möglichst gleich komplett ablassen, weil dies ansonsten zur Septierung und Verschwartung neigt.

Kleine Pleuraergüsse ab 30 ml sind sonographisch im hinteren Sinus erkennbar. Im Röntgen-Thorax p. a. bedarf es hierfür 300 ml. Eine Verlaufsbeobachtung unter Therapie erfolgt sonographisch. Leber und Milz eignen sich als Schallfenster bei subpulmonalen oder abgekapselten Ergüssen. Subphrenische Abszesse können durch Nutzung der Schaufenster erkannt werden.

Zwerchfellparesen werden erkannt. Die Beurteilung der Zwerchfellbeweglichkeit hat sich nach meiner Meinung nicht bewährt. Zwerchfellschwächen wurden sonographisch nicht erkannt, obwohl gezielt danach gesucht wurde. Im Stehen kann die Bauchpresse dies kompensieren. Möglicherweise sollte man die Untersuchung im Liegen vs. Stehen durchführen.

Dreiecksförmige Verdichtungen an der Pleura sprechen für kleine Lungenembolien. In praxi sind sie nicht leicht zu finden, im positiven Falle aber beeindruckend. Bei Verdacht auf Pneu, während man aufs Röntgen wartet, sieht man ein aufgehobenes Gleitzeichen, im Normalfall sieht man das Gleiten der beiden Pleurablätter gegeneinander im Atenmzyklus.

Der Perikarderguss wird sonographisch diagnostiziert, radiologisch kann nur der Verdacht ausgesprochen werden. Bezüglich einer Tamponade ist das einfachste und wesentliche Kriterium der Kollaps des Vorhofes bei zentralvenösem Rückstau. Patienten können noch einen normalen Blutdruck haben ohne Tachykardie, während dieses Zeichen bereits die drohende, hämodynamisch wirksame Tamponade ankündigt. Wenn man vor der Punktion sediert, fällt der Katecholaminspiegel ab; die Vorlast sinkt, und die Tamponade wird manifest. Deshalb werden großlumige Zugänge gelegt und Akrinor bereitgehalten. Der Kollaps des rechten Ventrikels spricht bereits für eine vitale Gefährdung.

Oft wird ein Perikarderguss diagnostiziert, obwohl keiner vorliegt. Kleine Flüssigkeitsansammlungen sieht man in der Perikardfalte (Mitte des linken Vorhofes). Manche Menschen haben kleine Perikardergüsse von wenigen Millimetern ohne Krankheitswert. Thoraxwandnahe perikardiale Fetteinlagerungen erscheinen echoarm wie Flüssigkeit.

Nichtbelüftete, entzündlich-infiltrierte Lungenareale erscheinen irregulär inhomogen schalldicht. Bei einem Erguss unklarer Genese ist dies ein Hinweis für eine Pleuropneumonie. Kompressionsatelektasen hingegen erscheinen homogen echoarm. Ultraschallgesteuert werden Ergüsse, Abszesse, Metastasen und pleuranahe Prozesse punktiert.

Transösophageale Sonographie (TES) oder Endoskopischer Ultraschall (EUS) Das CT und MRT kann an Grenzflächen nicht sicher abgrenzen. Infiltrationen ins Mediastinum können nicht immer sicher ausgeschlossen werden. Die Morphologie der Lymphknoten ist im Mediastinum nicht fein genug, insbesondere bezüglich Homogenität und Kapseleigenschaften. In der Hand des Geübten kann die TES/EUS diese Frage meist sicher beantworten. Dies gilt für Regionen, die transösophageal gut einsehbar sind. Beispielsweise gilt dies für die Frage nach Infiltrationen in die Aorta: Feine Fettschichten unter der Pleura können sonographisch erkannt werden, und Pleurabewegung wird gesehen. Dies ist ein ganz zentrales Kriterium für die Beantwortung der Frage, ob an den Grenzschichten noch Bewegung ist.

EBUS, der endobronchiale Ultraschall Er erlaubt eine hohe Detailauflösung bis 2 cm um den Bronchus. Da, wo man früher ungezielt mit der Wangnadel versucht hat, Gewebe zu gewinnen, kann man heute ganz gezielt und unter Kontrolle die Aspirationszytologie gewinnen.

Echokardiographie Für einen Pneumologen heute unerlässlich. Es geht nicht darum, feinsinnig Klappenvitien einzustufen oder Shunts zu quantifizieren – dies ist selten nötig. Vielmehr geht es darum, die wesentlichen Fragen in der täglichen Routine zu beantworten: Die linksventrikuläre Pumpfunktion ist bereits visuell recht gut abschätzbar. Relevante Vitien sind bei zarten Klappenverhältnissen, normaler Morphometrie und regelrechten Durchflüssen ausgeschlossen.

Echokardiographie für Pneumologen
- Linksventrikuläre Funktion, Ejektionsfraktion visuell und im M-Mode (NB-EF > 60%)
- Linksventrikulärer Durchmesser diastolisch (NB < 5,5 cm)
- Aortenklappe und Mitralklappe morphologisch und Doppler
- Vorhofgröße und Frage Thromben bzw. Myxom
- Rechter Ventrikel Durchmesser (NB streut weit: 2,5 bis 3,5 cm)
- Ausmessen 1 cm unterhalb der Klappenebene
- Prüfung Trikuspidalinsuffizienz
- Prüfung Pulmonalisflow
- Abschätzung ZVD
- Perikard

Das **Cor pulmonale** ist schwierig zu beurteilen. Der rechtsventrikuläre Durchmesser streut weit. Das Ausmessen direkt unterhalb der Klappe erfasst die membranöse Aussackung der Klappenebene und bewirkt falsch-hohe Werte, deshalb sollte die Messung 1 cm darunter stattfinden. Die Septumverlagerung oder gar ein imprimierter linker Ventrikel sind ein sicheres Zeichen.

Der vielbeschworene Rückfluss bei Trikuspidalinsuffizienz (TI) korreliert ebenfalls recht schlecht mit dem rechtsventrikulären Spitzendruck. So weisen viele Menschen mit pulmonaler Hypertonie (PHT) z. B. bei akuter Lungenembolie keine TI auf. Sie trennt sicher eine schwergradige pulmonale Hypertonie (Stadium 4) vom Normalbefund; das ist aber leider alles. Viele Menschen haben eine leichte Trikuspidalinsuffizienz – haben diese nun ein hohes Herzzeitvolumen (Aufregung bei der Untersuchung), so wird zu gerne die falsche Diagnose PHT gestellt. Bei fortgeschrittener Trikuspidalinsuffizienz besteht ein Pendelvolumen mit überhöhtem Durchfluss.

Das beste und sensitivste Kriterium scheint der Pulmonalisflow zu sein. Einige Studien und eigene Erfahrung über viele Jahre bestätigen das. Der PW-Doppler muss mittig (wichtig) in der pulmonalen Ausflussbahn sein. Eine homogene runde Flusskurve ist der Normalbefund. Ein früher Druckabfall (also eine initiale Druckspitze mit rapidem Abfall) beschreibt die PHT.

Aktuelle, weiterführende Literatur

Eberhardt R, Herth FJF (2006) Endosonographie in der Diagnostik und im Staging des Bronchialkarzinoms. Pneumologie 60: 562

Mathis G (2006) Sonografie bei Lungenembolie: drei Fliegen auf einen Streich. Pneumologie 60: 600

Reißig A, Kroegel C (2005) Bildgebung 2005 – Thoraxsonografie. Pneumologie 59: 477–484

Lungenfunktionsprüfungen

Buchtipp

Bösch D, Crieé CP (2009) Lungenfunktionsprüfung – Durchführung, Interpretation, Befundung, 2. Aufl. Springer, Berlin Heidelberg New York Tokio

3

3.1 Grundbegriffe

Eine Beschreibung der Parameter der Lungenfunktionsprüfungen ist ohne Abkürzungen kaum denkbar. Die wesentlichen Begriffe hierzu werden in ◘ Tab. 3.1 aufgelistet.

Unter Lungenfunktionsprüfung versteht eine pneumologische Spezialklinik ein umfangreiches Programm. Eine vollständige Erfassung der Lungenfunktion umschließt die in ◘ Tab. 3.2 angeführten Untersuchungen.

Normwerte Die Normwerte orientieren sich an Größe, Alter und Geschlecht. Heutzutage übernimmt die Auswertung der Computer. Ab dem 25. Lebensjahr sinkt die Vitalkapazität (VC) und FeVl, und das Residualvolumen (RV) steigt. Typischerweise wird die Kurve im Diagramm gezeigt, die Ist-Werte den Normwerten gegenübergestellt und die Abweichungen tabellarisch in Prozent ausgedruckt.

Schweregrade Abweichungen von der Norm werden nach Schweregraden eingeteilt. Die Normwerte liegen innerhalb des Bereiches von 80–120% des Referenzwertes. Die Grenzwerte für die Schweregradeinteilung werden nicht ganz einheitlich angegeben, dies spielt allerdings im Rahmen der intraindividuellen Variabilität der Messergebnisse und der Messungenauigkeiten keine praktische Rolle (◘ Tab. 3.3).

BTPS/ATPS Nach internationaler Vereinbarung werden Lungenvolumina in BTPS (= body temperature pressure saturation) angegeben. Da in den Kammern, Balgen, Glocken und Schläuchen die Luft abkühlt und der Dampf ausfällt, wird vom ATPS (= ambient temperature etc.) auf BTPS umgerechnet; dies geschieht über Computer.

3.2 Spirometrie

Die Messung der dynamischen Lungenvolumina durch die Spirometrie ist geläufig. Mit dem Pneumotachograph erhält man die klassische Fluss-Volumen-Kurve (◘ Abb. 3.1). Diese Kurve zeigen für verschiedene Krankheitsbilder typische Formen.

Der Pneumotachograph Geblasen wird gegen ein Sieb mit definiertem Widerstand; gemessen wird die Druckdifferenz Delta-P vor und hinter dem Sieb; hieraus berechnet sich der Durchfluss und aus dem Integral des Durchflusses über die Zeit die jeweiligen Volumina. Mit dem Pneumotachograph werden nicht nur die inspiratorischen und exspiratorischen Volumina gemessen, sondern auch die Flussgeschwindigkeiten; damit kann das Fluss-Volumen-Diagramm dargestellt werden. Beispiele sind in den Abbildungen zu sehen (◘ Abb. 3.2, ◘ Abb. 3.3, ◘ Abb. 3.4, ◘ Abb. 3.5, ◘ Abb. 3.6).

Die Geräte werden täglich sowie nach dem Auswechseln des Siebs (verschmutzt durch eiweißhaltige Speichelbestandteile) geeicht. Damit sich keine Feuchtigkeit am Sieb niederschlägt (Veränderung des Widerstandes), ist dieses beheizt. Die Geräte kosten, je nach Ausstattung, um 1500 Euro.

Erniedrigte MEF (25–50%) werden als »periphere Flusslimitation« bezeichnet. Bei Obstruktionen der kleinen Atemwege (small airway disease) sind diese Werte erniedrigt, mit Überblähung, typischerweise bei der Bronchiolitis obliterans oder beim akuten Asthmaanfall. Fluss-Volumen-Kurven sind sehr mitarbeitsabhängig. Eine Zitterkurve muss nicht unbedingt mangelnde Mitarbeit bedeuten, sie ist zu beobachten bei:

Woran man bei Zitterkurven denkt
- Mangelnde Mitarbeit (◘ Abb. 3.7)
- Einen instabilen Larynx (Schnarcher, Schlafapnoe)
- Stenosen der oberen Luftwege (Tracheomalazie, z. B. nach Schilddrüsen-OP)
- Eine Bulbärmuskelschwäche, z. B. bei Cerebralsklerose, Insult, Kleinhirndegeneration
- Eine extrapyramidale Symptomatik
- Laryngeale oder tracheale Stenosen (z. B. Tumore), v. a. wenn die Inspirationskurve flach verläuft

Keilbalgspirometer Sie zeichnen mechanisch ein exspiratorisches Volumen-Zeit-Diagramm auf. Es ist eine einfache, verlässliche und preisgünstige Methode, die bevorzugt im angloamerikanischen Raum verwendet wird.

Glockenspirometer Hiermit werden zusätzlich zur exspiratorischen die inspiratorischen Volumina im Volumen-Zeit-Diagramm abgebildet. Eher von historischem Interesse.

Ultraschall-Spirometrie Dies ist ein robustes Verfahren. Laufzeiten, Volumina und Gasanalysen sind mit

Tab. 3.1 Abkürzungen und Begriffsbeschreibungen

Abkürzung	Begriffe	Bedeutung
BGA	Blutgasanalyse	
VC	Vitalkapazität	Einschränkung bei Obstruktion und Restriktion
FVC	Forcierte Vitalkapazität	Wie oben
FeV1	Forcierte Exspiration über 1 s	Wie oben
VC in	Inspiratorische VC	Höher als die VC oder gar FVC
FeV1/VC		Normal bei Gesunden und bei Restriktion, vermindert bei Obstruktion
MEF	Fluss nach 25, 50 und 75% der FVC	Verminderung bei Obstruktion und Restriktion
PEF	peak exspiratory flow	Maximalfluss (▶ Abschn. 3.6)
VT	Atemzugvolumen (tidal volume)	Erst eingeschränkt ab schwerer Obstruktion
Raw	Atemwegswiderstand	R = U/I, also Druck-Fluss-Verhältnis
TLV	Totales Lungenvolumen	Erhöht bei Überblähung, vermindert bei Restriktion
ITGV	Intrathorakales Gasvolumen nach normaler Ausatmung bodyplethysographisch gemessen	Siehe TLV
FRC	Funktionelle Residualkapazität	Wie ITGV, nur mit Helium gemessen; die Differenz ist die gefesselte Luft
RV	Intrathorakales Gasvolumen nach vollständiger Exspiration	Siehe TLV
$P_{0,1}$	Unterdruck im Mund, 0,1 s nach Inspiration	Erhöhter Sog zur Füllung erkrankter Lungen erforderlich

dieser Methode möglich. Einige Firmen haben sich darauf spezialisiert.

3.3 Heliumverdünnungsmethode

Die Heliumverdünnungsmethode misst die funktionelle Residualkapazität (■ Abb. 3.8). Das ist die Summe aus zwei Volumina: dem Residualvolumen und dem Volumen, das nach normaler Exspiration noch auszuatmen ist.

Die Spirometrie liefert nur die dynamischen Lungenvolumina. Man braucht noch die funktionelle Residualkapazität (FRC), um die totale Lungenkapazität (TLC) und das Residualvolumen (RV) errechnen zu können (■ Abb. 3.8 sowie ■ Tab. 3.4).

Die Heliummethode erfasst die FRC und der Bodyplethysmograph das intrathorakale Gasvolumen (ITGV). Beim Gesunden sind diese Werte identisch. Bei Überblähung mit einem hohen Anteil nichtbelüfteter Alveolen (Verschlussvolumen = closing volume CV = air trapping) wird die FRC falsch-niedrig bestimmt. Das Verschlussvolumen ist die Differenz aus ganzkörperplethysmographisch bestimmter ITGV und der FRC nach Heliumverdünnung. Die Größenordnung des »closing volume« oder »air trapping« liegt bei Überblähung bei 0,5 bis 3 Liter.

Cave: Mehr als 10% Helium im Gemisch ist toxisch.

Berechnung der FRC mit der Heliumverdünnung

- Atmung über ein geschlossenes System mit Heliumanteil
  - Heliumanteil im System vor Beginn der Einwaschung = < 10%, also He-Konz. 1 = 10%
- Einatmen des Heliumgemisches nach normaler Ausatmung des AZV

Tab. 3.2 Vollständige Lungenfunktionsdiagnostik

Blutgasanalyse	Siehe Abschnitt Blutgasanalyse
Spirometrie	Liefert die dynamischen Lungenvolumina in Form der Fluss-Volumen-Kurve mit VC, FeV1 usw.
Bodyplethysmographie	Misst den Atemwegswiderstand und das ITGV
Spiroergometrie	Erfasst die Atemgase (Konzentrationen und Volumina) unter Belastung, siehe Abschnitt Spiroergometrie
Ergooxymetrie	Ergometrie mit BGA, ohne Erfassung der Atemgase
Diffusionskapazitätsmessung	Erfasst Diffusionsstörungen in Ruhe
Messung der Munddrücke	Erfasst die Erschöpfung der Atempumpe bei Hyperkapnie
Peak-Flow-Protokoll	Asthma-Diagnostik Tagesschwankungen, vor allem morgendlicher Abfall; Therapiesteuerung durch Früherkennung einer Tendenz zur Verschlechterung
Reagibilitätstestung auf Kälte und Histamin	Erkennung der bronchialen Hyperreagibilität, unter Erfassung von FeVl, Atemwegswiderstand und ITGV
Oszillationsmethode, Unterbrechermethode	Ersetzt die Bodyplethysmographie preisgünstig, aber ungenau bzgl. der Messung des Atemwegswiderstandes
Funktionelle Residualkapazität Helium	Ersetzt die Bodyplethysmographie preisgünstig bzgl. Messung des mit FRC/ITGV, erkennt zusammen mit dem Body das Airtrapping (beim Gesunden ITGV = FRC; Airtrapping ITGV > FRC)

Tab. 3.3 Schweregradeinteilung von Lungenfunktionseinschränkungen (Angaben in% der Norm)

	Norm	Leicht	Mittel	Schwer	Bei
VK	> 100	< 100	< 75	< 50	
FeVl	80–120	< 80	40–80	< 40	Obstruktion bei forcierter Exspiration
$FeVl/VC_{in}$	75	< 75	40–55	< 40	Obstruktion, s. o.
TLC	80–120	< 80	60–70	< 60	Restriktion
		> 120	140–170	> 170	Überblähung
FRC o. ITGV	80–120	< 80	50–70	< 50	Restriktion
		> 120	140–170	> 170	Überblähung
RV/TLC	< 35	> 40	> 50	> 60	relative Überblähung
Raw	< 3,5	3,5–5	5–10	> 10	Obstruktion bei Ruheatmung

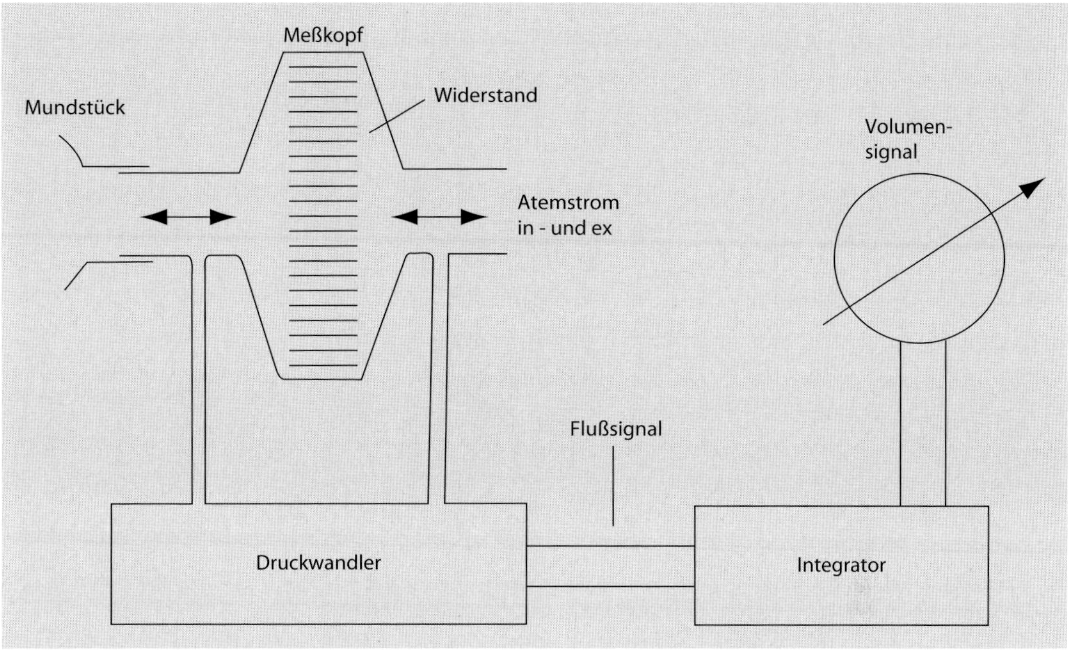

Abb. 3.1 Schematische Darstellung eines Pneumotachographen. (Nach Schmidt 1987)

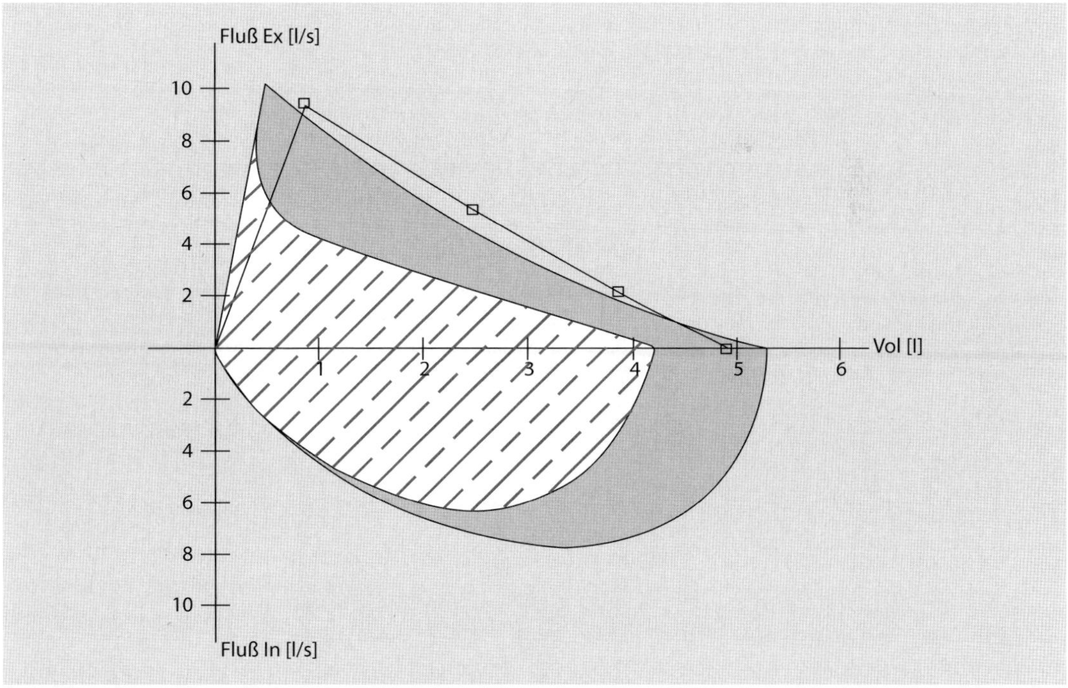

Abb. 3.2 Beispiel für Asthma bronchiale. Die schraffierte Kurve zeigt verminderte exspiratorische Volumina, das FeV1 ist im Beispiel um 30% unter der Norm. Nach Akutversuch mit Sultanolinhalationen (graue Kurve) normalisiert sich die Fluss-Volumen-Kurve – man spricht von einer vollständig reversiblen Obstruktion. Nebenbemerkung: Der entzündlich und spastisch bedingt erhöhte Atemwegswiderstand und eine konsekutive Überblähung (Plethysmographie) haben sich ebenfalls normalisiert

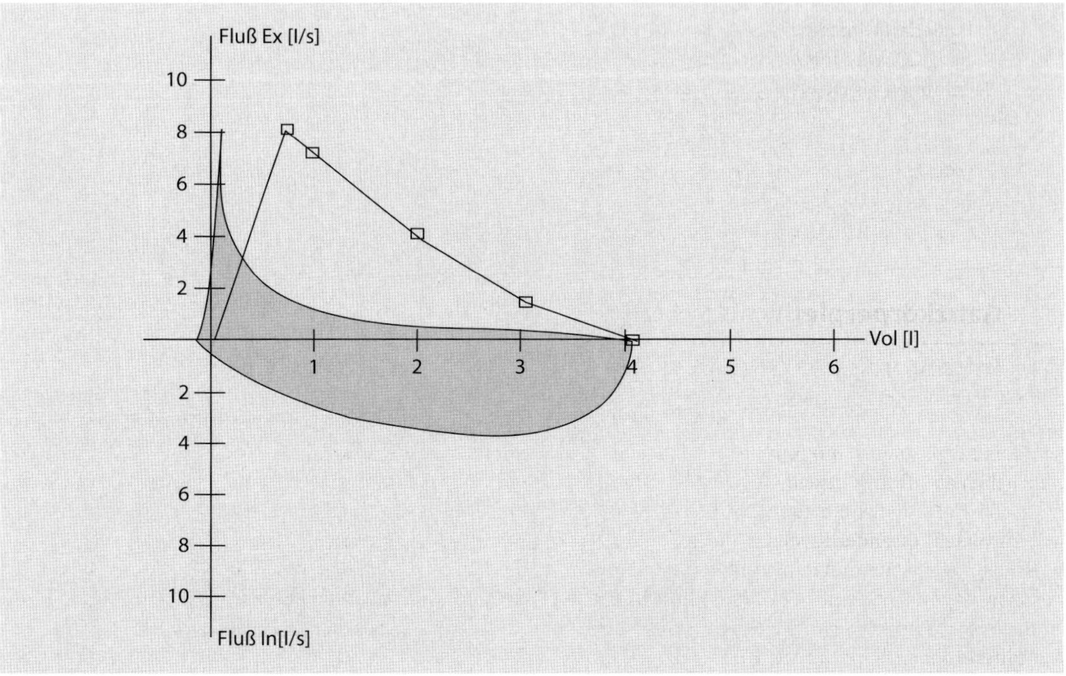

Abb. 3.3 Beispiel für Lungenemphysem. Bei forcierter Exspiration kollabieren die instabilen Bronchien sofort, sie werden von den überblähten Alveolen und Emphysemblasen komprimiert. Typisch ist: schwere Obstruktion bei forcierter Exspiration, oft keine Einschränkung bei Ruheatmung. Nebenbemerkung: Im Akutversuch mit Sultanolinhalation ist erwartungsgemäß keine Besserung zu erwarten; die Überblähung kann etwas abklingen

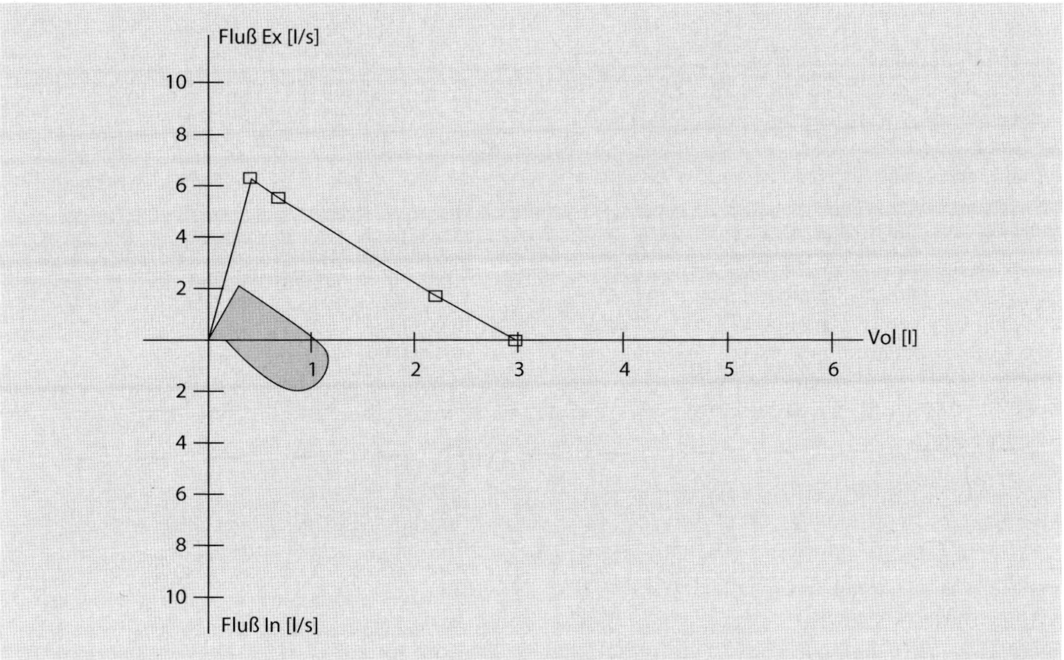

Abb. 3.4 Beispiel für eine schwere Lungenfibrose. Die Lungenvolumina sind so stark eingeengt, dass nur noch eine kleine Fluss-Volumen-Kurve zustande kommt. Nebenbemerkung: Bei ca. 20% der Patienten besteht eine reversible, obstruktive Komponente, sodass nach mehrwöchigen Beta-2-Mimetika-Inhalationen eine geringe Besserung eintritt

- O_2-Bedarf wird zugeführt (250–300 ml/min), CO_2 wird mit Atemkalk absorbiert
- Weiteratmen bis die He-Konz. 2 (> 10%) stabil ist
  - He-Konz. 1 x V1 = He-Konz. 2 x (V1 + V2)
  - V2 = FRC
  - V1 = Heliumbehälter mit Schläuchen

3.4 Ganzkörperplethysmographie

3.4.1 Intrathorakales Gasvolumen

Die Ganzkörperplethysmographie wird auch kurz und zärtlich als »Body« bezeichnet. Der Preis liegt bei ca. 50 000 Euro. Es ist ein 1000 Liter fassender, luftdicht zu verschliessender Kasten.

Es ist ein Pneumotachograph angeschlossen. Zwischen Mundstück und dem Pneumotachograph ist ein Verschlussventil (Shutter), mit dem der Atemfluss unterbrochen wird, um den Munddruck zu bestimmen. Druckmessungen in der Kammer werden durchgeführt.

Durch die Druck-Volumen-Änderungen am Mundstück und in der Kammer wird das intrathorakale Gasvolumen (ITGV) berechnet (■ Abb. 3.9). Es entspricht der FRC beim Gesunden ohne Überblähung.

Das intrathorakale Gasvolumen (~ FRC) ist mithilfe des Boyle-Mariotte-Gesetzes für die Dehnung und Kompression von Gase messbar: Das Produkt aus einem Gasvolumen V mit seinem Druck P bleibt konstant, wenn man den Druck verändert. Es gilt also: $P \times V = \text{konstant}$.

Der zu Untersuchende führt in der Kammer mit verschlossenem Mund und Nasenklemme Atembewegungen aus. Wenn im Rahmen einer solchen Atembewegung gegen einen Verschluss das ITGV komprimiert wird, steigt der intrathorakale Druck, und umgekehrt (sogenannte Verschlussdruckkurve).

Es gilt also: Druck x Volumen bleiben konstant, und damit gilt:

$$\text{Palv} \times \text{VolLunge} = \text{Palv} + \text{DeltaPalv} \times (\text{VolLunge} + \text{DeltaVolLunge}) \quad (3.2)$$

Der alveoläre DruckPalv in Atemruhelage ist der Umgebungsdruck, DeltaPalv ist am Mund messbar, das DeltaVlunge, also die Volumenausdehnung bzw. -kompression, ist ganz einfach über die Volumenverschiebung (durch ein Ventil) in die Kammer messbar. Diese Werte setzt der Computer in die Formel ein und berechnet daraus das Lungenvolumen in Atemruhelage, also das ITGV. Eine Eichkonstante wird durch Füllung einer Kammer mit unterschiedlichen Volumina bestimmt.

Erwähnenswert ist, dass für den DeltaPalv der Munddruck genommen wird, da man annimmt, dass sich dieser alveolare Druck widerstandslos bis in den Mund fortsetzt. Dies gilt für obstruktive Lungenerkrankungen natürlich nicht, dann ist der Munddruck kleiner als der alveoläre Druck. Die Bodyplethysmographie überschätzt dadurch rechnerisch das ITGV bei Patienten mit obstruktiven Ventilationsstörungen um bis zu 1 Liter, bei schweren Obstruktionen noch mehr. (Nebenbemerkung: Die Heliumverdünnungsmethode unterschätzt die FRC.)

Ebenso erwähnenswert ist, dass in vielen Büchern die Kammer als dicht verschlossen bezeichnet wird und die Kammerdrücke angeblich gemessen werden. Die Formeln enthalten dann komplizierte Umrechnungen der wechselseitigen Druckbeeinflussung mit Eichkonstanten usw. Dies gilt nicht mehr. Die Kammern sind über ein Ventil »offen«, und es wird nicht die Druckänderung in der Kammer, sondern nur einfach die Volumenverschiebung über einen definierten Widerstand erfasst. Dies vereinfacht die technischen Druck- und Volumenberechnungen enorm. Überdies ist die offene Kammer weniger temperaturanfällig bezüglich der Gasausdehnung während der Messung durch die Körpertemperatur des Menschen. An den Ausdrucken neuer Geräte erkennt man dies daran, dass die Abszisse der Diagramme nicht mehr die Einheit kPa, sondern ml hat.

3.4.2 Atemwegswiderstand

Aus der Physik kennen wir die Formel

$$R = U/I. \quad (3.2)$$

Für den Atemwegswiderstand gilt:

$$R_{AW} = \text{DeltaP}/\text{Flow}. \quad (3.3)$$

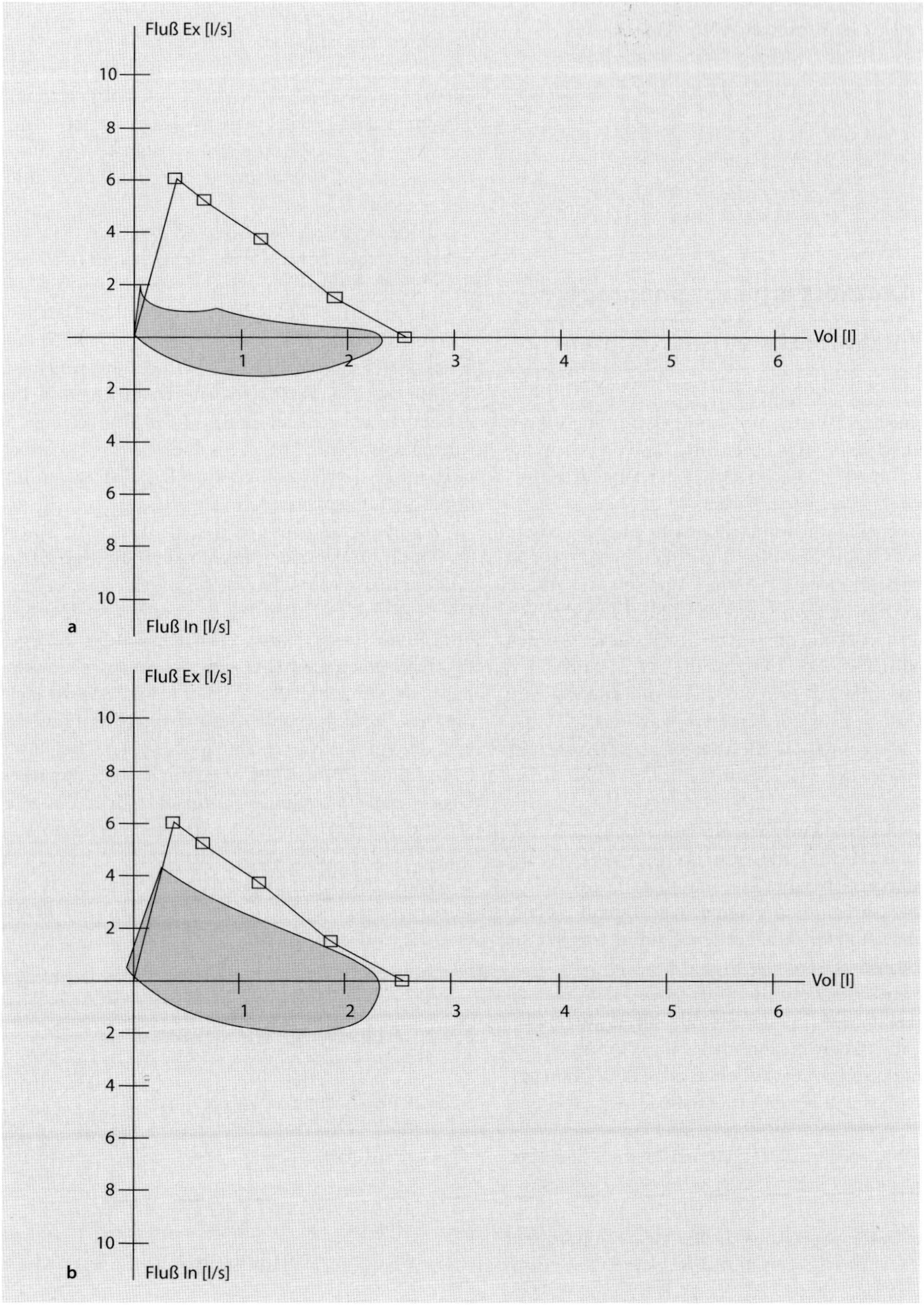

Abb. 3.5 **a** Beispiel für eine Trachealstenose, hier ein Trachealtumor. Sehr oft werden diese Menschen lange Zeit so behandelt, als hätten sie ein therapierestentes Asthma oder COPD. Die Differenzialdiagnose wird geahnt bei inspiratorischem Stridor und wegen der abgeflachten Inspirationskurve in der Spirometrie. **b** Obiger Trachealtumor erwies sich als adenozystisches Karzinom. Nach Lasertherapie war die Patientin subjektiv und objektiv gebessert. Eine kurative Resektion war nicht mehr möglich – es folgte eine Bestrahlung (► Kap. 55)

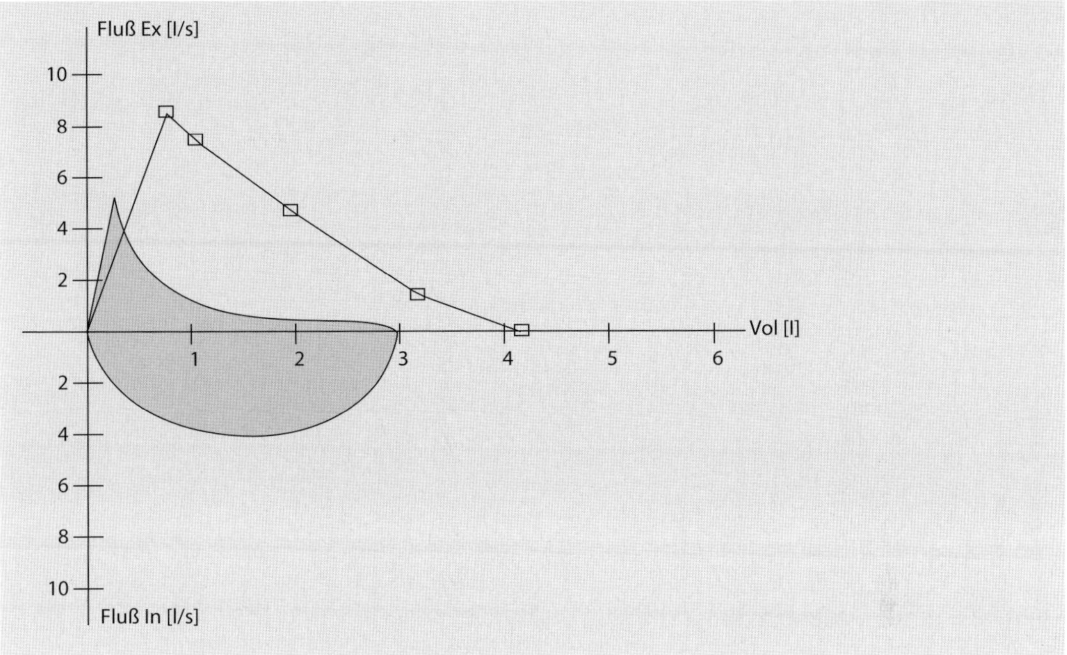

Abb. 3.6 Herzinsuffizienz: Eine Fluss-Volumen-Kurve entsprechend einer obstruktiven Atemwegserkrankung sieht man auch bei Herzinsuffizienz. Das Asthma cardiale entsteht durch die ödematöse Schwellung der Bronchien mit Hyperreagibilität und Bronchialspastik. Auf Beta-2-Mimetika oder Theophyllin spricht die kardial bedingte Atemwegsobstruktion an

Die Resistance wird angegeben in

$$kPa \times s/l. \qquad (3.4)$$

Der Flow wird am Pneumotachograph gemessen. Die Druckdifferenz Delta-P, die dem Druckabfall entlang der Gesamtlänge der Atemwege entspricht, ergibt sich aus der Druckdifferenz von Alveolardruck und Munddruck (Abb. 3.10).

Der Munddruck ist am Mundstück messbar. Der Alveolardruck wird in der volumenkonstanten Kammer über den Kammerdruck berechnet, in der druckkonstanten Kammer über die Volumenverschiebung über einen definierten Widerstand.

Der R_{AW} wäre unendlich hoch, wenn der Alveolardruck ansteigt und der Munddruck dadurch unverändert bliebe und damit auch kein Luftstrom entsteht. Der R_{AW} geht gegen 0, wenn die Atemluft praktisch ohne Druckdifferenz bewegt werden würde.

Die sogenannte Resistanceschleife (auch: Fluss-Druck-Kurve oder Atemschleife) zeigt den Druckaufwand für einen bestimmten Fluss. Wird in neuen Geräten statt des Drucks die Volumenverschiebung aus der Kammer gemessen, so zeigt das Diagramm die gleiche Schleife, statt kPa wird jedoch ml angegeben. Typische Atemschleifen erlauben eine Blickdiagnose, Fehlermöglichkeiten sollten dabei bedacht werden:

Fehlermöglichkeiten
- Temperaturausgleich nicht abgewartet mit ausgebauchten Kurven
- Mundstück nicht fest umschlossen mit kleinen steilen Atemschleifen
- Biss auf das Mundstück: kaum kontrollierbar = Aggravationsmöglichkeit
- Pressen gegen die Stimmritzen oder die Zunge im Pharynx erzeugt einen künstlich erhöhten Widerstand

3.5 Preisgünstigere Atemwiderstandsmessungen

3.5.1 Oszillationsmethode

Sie ist eine Impedanzmessung, in die zusätzlich zum Atemwegswiderstand die dynamischen Widerstände von Lunge und Thorax eingehen. Der Atemwegswi-

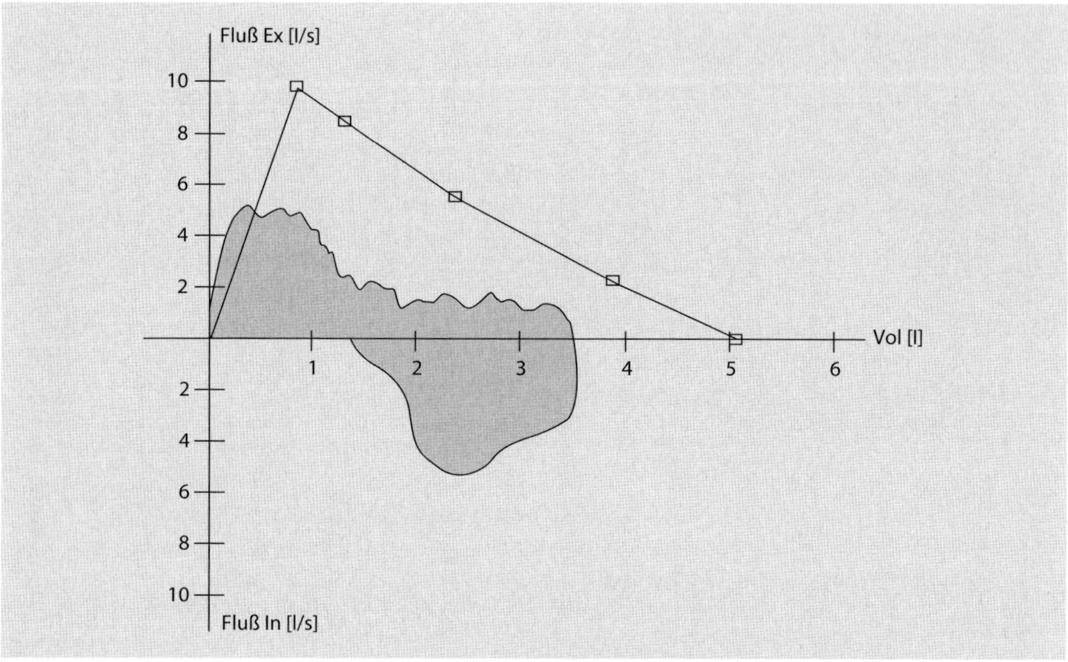

Abb. 3.7 Mangelnde Mitarbeit: Unvollständige Inspiration und abgeflachte Exspiration sprechen für eine mangelnde Kooperation. Eine Zitterkurve kann pathologische Ursachen haben

derstand beträgt ca. 80–90% des Atemwiderstandes. Damit sind die Werte der Oszillationsmethode kaum mit denen der Plethysmographie vergleichbar. Für wissenschaftliche und gutachtliche Fragestellungen wird diese Methode nicht verwendet. Für praktische Belange sind die geringere Messgenauigkeit und die Messfehler bei schweren Obstruktionen bestenfalls tolerabel, bei leichten bis mittelgradigen Obstruktionen Korrelation mit dem Body wohl ganz gut. Vielleicht ist dies auch vom Hersteller abhängig, doch Geräte, mit denen ich bis dato zu tun hatte, waren ungeeignet. Das System ist sehr preisgünstig, klein, in der einfachen Ausführung tragbar und wird nach wie vor eingesetzt und zum Teil empfohlen. Modernere Geräte – kombiniert mit einem Pneumotachograph und multifrequenten Oszillationen – sind wenig standardisiert und haben keine Referenzwerte.

Funktionsweise Eine unmerkliche Schwingung von 10 Hz wird der ruhigen Atembewegung aufgesetzt. Manche Geräte wenden verschiedene Frequenzen nacheinander an. Der Atemwiderstand und die Kompression des Luftvolumens verändern diese Schwingungen. Aus dem Verhältnis des Referenzwiderstandes eines parallel geschalteten Nebenrohres zum Atemwiderstand berechnet sich das R_{OS}.

Werte für die Oszillationsmethode
- Norm für Männer bis 4,0 mbar/l/s
- Norm für Frauen bis 4,5 mbar/l/s
- 1 mbar = 0,1 kPa = 1,02 cm H_2O

3.5.2 Unterbrechermethode

Das Messprinzip folgt bei dieser Methode der bekannten Formel

$$R = U/I = \text{Delta} - P_{\text{alv}}/\text{Fluss}. \quad (3.5)$$

Der zu Untersuchende atmet über einen Pneumotachograph, der mit einer Blende (Shutter) für Sekundenbruchteile verschlossen wird. Der Atemfluss wird dadurch kaum merklich unterbrochen. Gemessen werden der Fluss über den Pneumotachograph während der Öffnungsphasen und der Munddruck während der kurzen Verschlussphasen. Man nimmt an, dass sich während der Verschlussperiode der Mund-

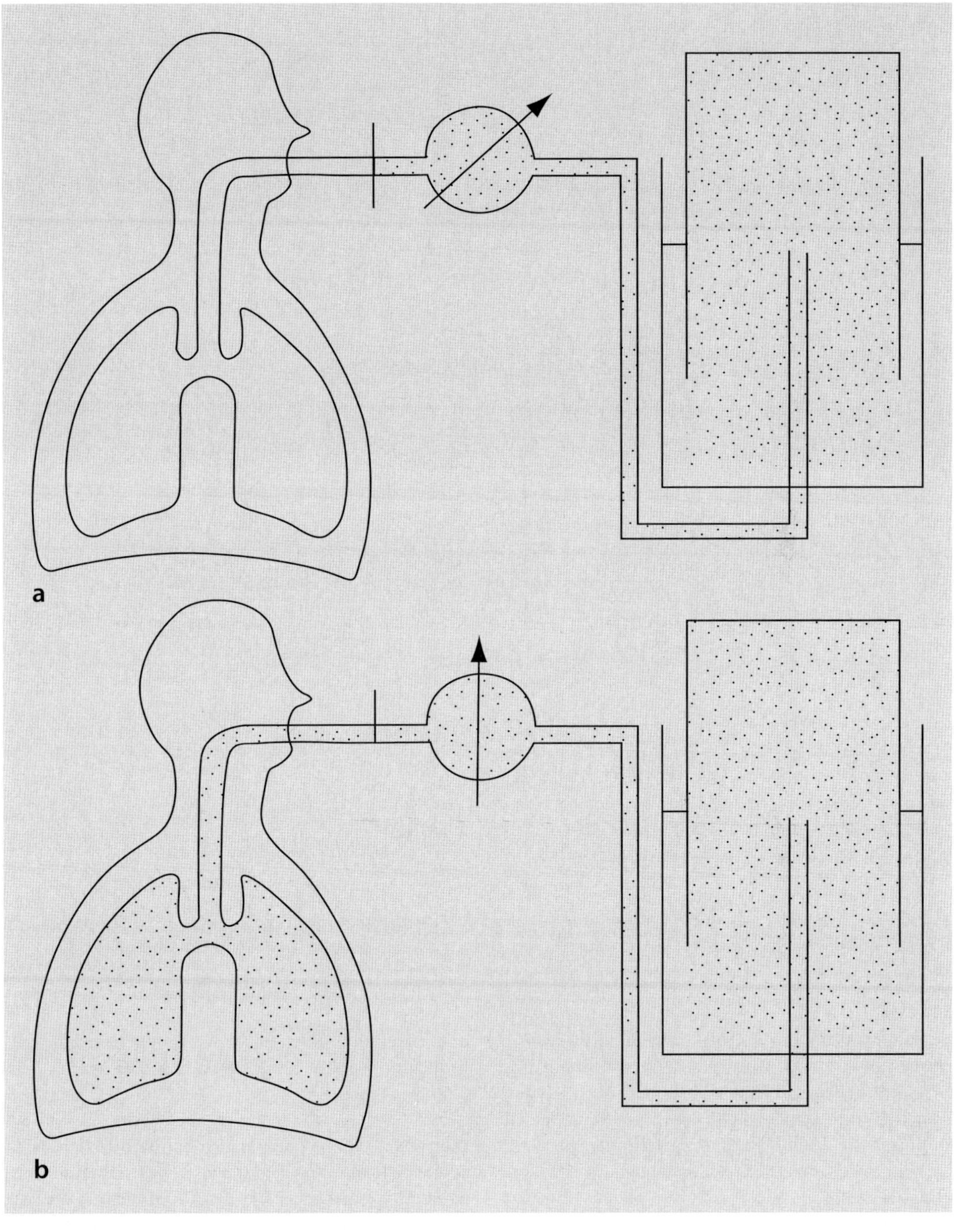

Abb. 3.8a,b Schematische Darstellung des Prinzips der Messung der funktionellen Residualkapazität. (Nach Schmidt 1987)

Tab. 3.4 Erkennung von drei Konstellationen

Konstellation	Parameter	Beispiel
Restriktion	FRC, RV, VC und TLC erniedrigt	Lungenfibrose
Überblähung	FRC, RV und TLC erhöht	Lungenempyhsem
Restriktion/Überblähung	Erhöhung von FRC und RV, Erniedrigung von VC und TLC	Kyphoskoliose o. postspezifisch

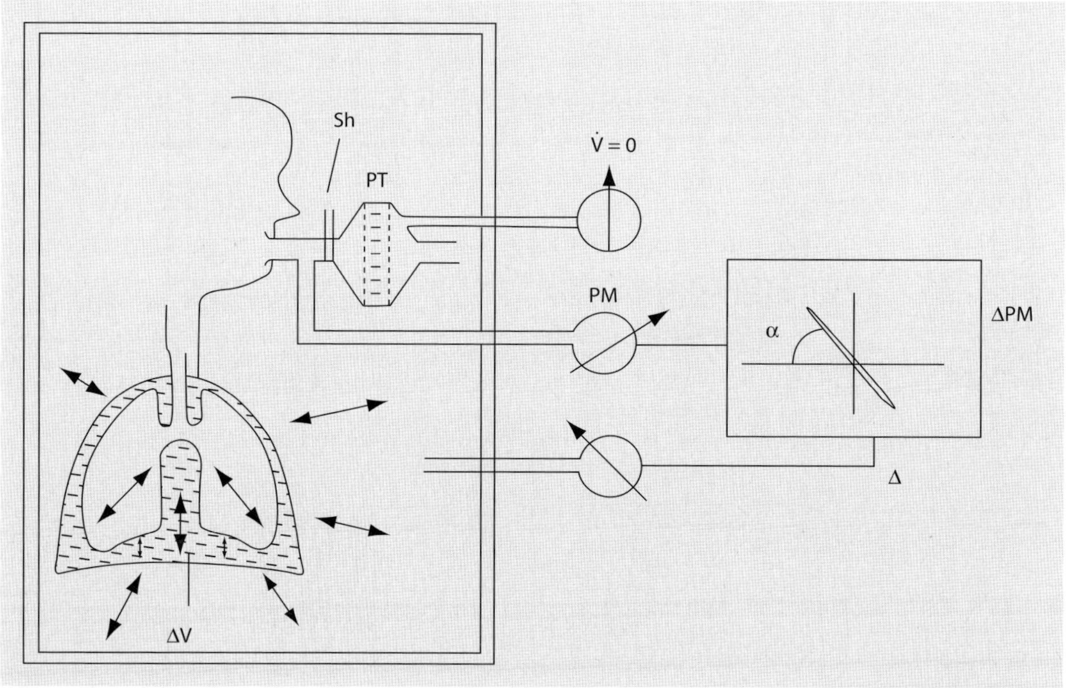

Abb. 3.9 Schematische Darstellung der Messung des intrathorakalen Gasvolumens. Der Patient bläst gegen ein geschlossenes Ventil. Dadurch wird eine Druck-Volumen-Kurve erzeugt. Deren Steigung hängt vom ITGV ab. (Nach Schmidt 1987)

druck dem Alveolardruck angleicht; unter dieser Annahme können der intraalveoläre Druckverlauf und der Luftfluss über den Atemzyklus bestimmt werden. Bezüglich der Genauigkeit der Messmethode gilt Ähnliches wie für die Oszillationsmethode. Die Werte der Unterbrechermethode sollen angeblich etwas zuverlässiger sein.

3.6 Peak-Flow-Protokoll

Es ist die einfachste Form der Lungenfunktionsdiagnostik. Das unkomplizierte Gerät ist ein Heilmittel und kann unproblematisch verordnet werden. Die Indikation besteht bei Asthma, zur Diagnostik und Therapiesteuerung.

Diagnostik Die Variation des expiratorischen Spitzenflusses (PEF = peak exspiratory flow) über den Tag ist beim Gesunden unter 10%. Regelmäßige, wiederholte Flow-Abfälle über 15%, vor allem in den frühen Morgenstunden, sprechen für eine asthmatische, reversible Form der bronchialen Obstruktion. COPD-Patienten zeigen konstant niedrige Werte ohne tageszeitliche Schwankungen. Irreversible Obstruktionen, definiert als COPD, können damit vom Asthma, de-

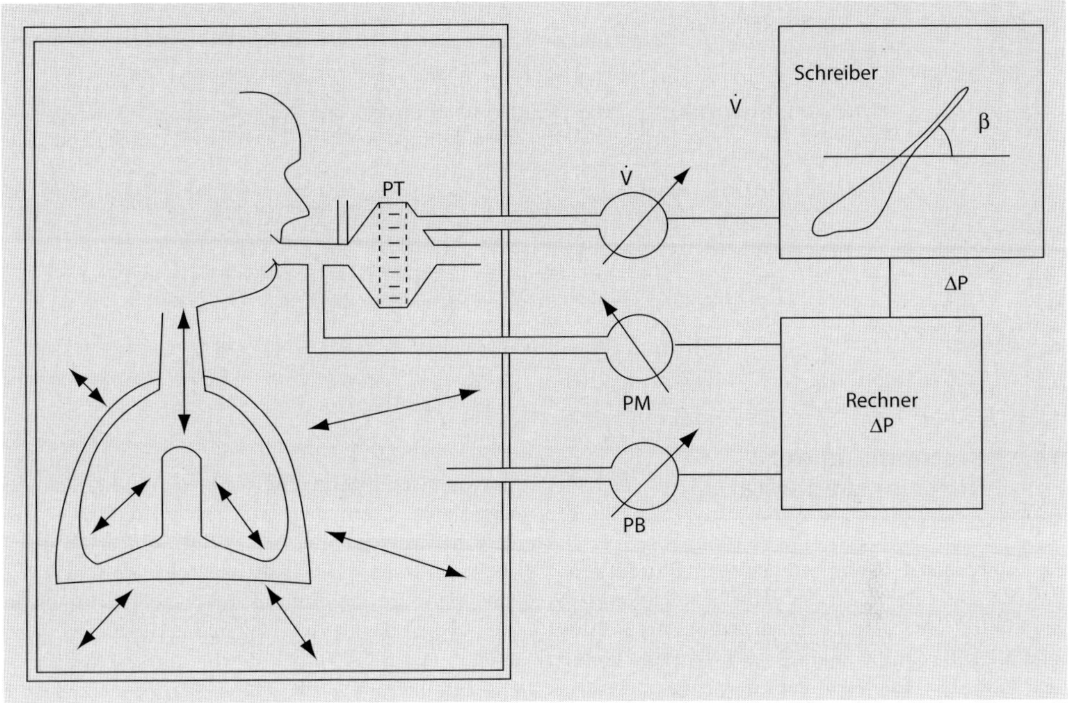

■ **Abb. 3.10** Schematische Darstellung der Messung des Atemwegswiderstandes. (Nach Schmidt 1987)

finiert als reversibe Atemwegsobstruktion, abgegrenzt werden (10% der COPD-Patienten haben auch Asthma).

Therapiesteuerung Für Asthma-Patienten liegt der Wert in der Verlaufskontrolle und Therapiesteuerung. Für die akute Steuerung der Therapie sind die subjektiven Beschwerden des Asthmatikers oft unsensibler als die Peak-Flow-Messungen im Verlauf. Eine Zunahme der Atemwegsobstruktion kann sich durch Peak-Flow-Abfälle schon abzeichnen, wenn der Betroffene davon noch nichts bemerkt. Entsprechend kann man frühzeitig gegensteuern und Exazerbationen vorbeugen. Referenz sind die individuellen Bestwerte, und beurteilt wird der Verlauf.

Es zeigte sich, dass die Werte, die der Patient protokolliert, in bis zu 50% der Fälle nicht stimmen. Erfasst wurde dies durch eingebaute Mikrochips. Das kann entweder an einem Rentenbegehren oder dem Wunsch des Betroffenen liegen, kein Asthma zu haben. Manche Peak-Flow-Geräte speichern deshalb die Daten elektronisch.

Wesentlich ist, dass der Patient das Gerät richtig verwendet. Geblasen wird nur im Stehen. Es kommt auf die Stärke des initialen Atemstoßes an. Das Blasrohr muss tief in den Mund, sodass nicht mit der Zunge kurz abgedrückt wird, um einen künstlich hohen Druckgradienten aufzubauen. Die Mechanik darf nicht behindert werden. Die Ausatemöffnungen dürfen nicht eingeengt werden. Unbedingt sollte die korrekte Anwendung mit einem Lungenarzt geübt werden.

■ **Tab. 3.5** Werte für die DLCO-Messung

Einschränkung (unterschiedliche Angaben)	leicht	< 75–80%
	mittelmäßig	75–60%
	schwer	60–40%
	sehr schwer	< 40%

DLCO = CO-Aufnahme in ml/min pro mmHg CO-Partialdruck in den Alveolen; Einheit = ml/(min x mmHg)

Tab. 3.6 Einfluss auf die Diffusionskapazität

Erniedrigend	Diffusionsstörungen	bei interstitiellen Lungenerkrankungen (z. B. Fibrose, Ödem)
	Verteilungsstörungen	beim Emphysem, Pneumonektomie, Gefäßerkrankungen (z. B. Embolien, Vaskulitiden), bei Rauchern wegen einer Bronchitis und Vasokonstriktion
	Hämoglobin	CO-Aufnahme gestört bei einer Anämie < 10 g%
Erhöhend	Hämoglobin	Hb steht vermehrt zur CO-Aufnahme zur Verfügung beim: Links-Rechts-Shunt, Polyzythämien und Lungenblutungen. Im Liegen erhöht, wegen größerer Blutmenge
Unbeeinflusst		Die COPD ohne Emphysem zeigt erst spät Veränderungen, beim Asthma kompensiert die Hyperventilation die Verteilungsstörung

3.7 Bestimmung der Diffusionskapazität

Im Kapillarbett der Lunge werden 80 ml Blut auf 80 m^2 verteilt; die Schichtdicke der alveolokapillären Membran ist 0,5 μm; die Kontaktzeit beträgt 0,5 s. Damit sind die Diffusionsbedingungen sehr gut und können sehr lange krankhafte Veränderungen kompensieren. Da in die Messung nicht nur die Diffusion durch die Membran, sondern auch Verteilungsstörungen eingehen, kann man die Diffusionskapazität für Kohlenmonooxid (DLCO) auch synonym als Transferfaktor (TLCO) bezeichnen.

Die DLCO wird gemessen in: ml CO-Aufnahme pro min und pro mmHg alveolären CO-Partialdruck. Im Blut wird das CO bei niedrigen CO-Konzentrationen vollständig chemisch an das Hämoglobin gebunden, sodass der Partialdruck für CO im Blut 0 bleibt. Die Größenangabe erfolgt in Prozent der Norm (Tab. 3.5 und Tab. 3.6).

Wertigkeit der DLCO-Messung

- Die Normbereiche schwanken weit.
- Sehr gut reproduzierbar laut Literatur, in der Praxis leider nicht.
- Bedeutung für die Verlaufskontrolle bei Alveolitiden und Lungenfibrosen, besser sind die alveoloarterielle Sauerstoffpartialdruckdifferenz und Blutgasanalyse bei Belastung.

Kohlenmonoxid ist toxisch, deshalb und zur Bewahrung eines konstanten transalveolären Druckgefälles verwendet man nur 0,2 oder 0,3% CO-Anteil im Atemgemisch. Für die Messung nach der Single-Breath-Methode (DLCO-SB) wird maximal ausgeatmet, das Gemisch maximal eingeatmet und die Luft 10 s angehalten. Dann folgt eine rasche maximale Ausatmung, wovon die ersten 750 ml als Totraumvolumen verworfen werden, der nachfolgende Anteil wird analysiert. Im angloamerikanischen Sprachraum ist die Angabe des KCO (CO-Transfer-Koeffizient) verbreitet. Er ist das Verhältnis von der DLCO-SB zum Alveolarraum ($V_{alv} = RV + IVC - V_{tot}$). Man sollte mit dem KCO eine Gasaustauschstörung leichter einer Diffusions- bzw. einer Verteilungsstörung zuordnen können. Für die Praxis hat diese Angabe keine Bedeutung erlangt.

DLCO nach der Single-Breath-Methode (DLCO-SB)

- Die Maßeinheit beträgt ml CO/(min x mmHg)
  - ml CO steht für die diffundierte Menge Delta-CO in ml pro Atemzug
  - Die Zeit ist das Atemanhalten über 10 s, entsprechend 0,17 min
  - Der CO-Partialdruck wäre nach BTPS in den Alveolen, je nach gemessener CO-Konzentration ca. 0,5 mmHg
  - Gemessen wird die exspiratorische CO-Konzentration mit einem sog. CO-URAS-Gerät
- Der Ausgangsmenge CO aus dem Beutel beträgt bei 5 l mit 0,2% CO, also 10 ml CO
- Davon subtrahiert wird die nichtdiffundierte Menge CO:
  - Exspiratorisch: 750 ml Totraum mit 0,2% CO enthalten 1,5 ml CO
  - 4,25 l AZV mit beispielsweise gemessenen 0,07% CO und
  - 2,0 l RV, die logischerweise auch 0,07% CO enthalten mit insgesamt 4,5 ml CO

Tab. 3.7 Gemittelte Normwerte in kPa (Standardabweichung ca. 20%)

P0,1	0,15–0,2
P0,1max	3,7–6,4
PImax	8,1–8,8
P0,1/P0,1max	2,4–7,0 in%

Tab. 3.8 Pathologische Befunde

P0,1/ P0,1max	< 10% gilt als normal 10–20% soll eine mittelgradige Belastung sein, > 20% erwartet man bei schwergradiger Beanspruchung der Atemmuskulatur
P0,1-Anstieg	wenn hohe Atemdrucke in Ruhe erforderlich werden, z. B. bei COPD, Skoliose
P0,1max-Abfall	wenn die Atempumpe aus mechanischen Gründen (Überblähung) oder Erschöpfung keine maximalen Drücke mehr aufbauen kann
P0,1/ P0,1max-Anstieg	als Index, dass die Atemreserven geringer werden ein hoher Wert kann ein Kriterium für die Anwendung einer nächtlichen nasalen Überdruckbeatmung sein

  - Es errechnet sich eine nichtdiffundierte CO-Menge von 10 ml minus 6 ml = 4 ml CO
- Es errechnet sich die DLCO-SB: 4,0/(0,17 × 0,5) = 46 ml CO × ml^{-1} × $mmHg^{-1}$
- Dieser Wert wäre unauffällig für einen normal großen und normalgewichtigen jungen Erwachsenen

3.8 Funktionsparameter der Atempumpe

Die Atempumpenfunktion wird beeinträchtigt durch muskuläre, neuronale oder zentralnervöse Störungen. Hierzu gehören Kyphoskoliose, neuromuskuläre Erkrankungen, ausgeprägtes Lungenemphysem etc. Die Messung nach der sog. Po,1-Methode interessiert den Pneumologen als Kriterium für die Kraftreserven bei respiratorischer Insuffizienz. In der Regel liegt bereits eine respiratorische Globalinsuffizienz (mit Hyperkapnie) vor.

Die Erschöpfung der Atempumpe ist ein Parameter bezüglich der Indikation zur Beatmung. Bei chronischen Erkrankungen ist es in der Regel die nächtliche nichtinvasive Maskenbeatmung. In der Intensivmedizin verwendet man den Munddruck als Kriterium in der Respiratorentwöhnung.

Gemessen wird der inspiratorische Munddruck Po,1 100 ms nach Beginn einer normalen ruhigen Inspiration ab der FRC. Hierzu wird das Mundstück nach 0,1 s kurz mit einem Shutter verschlossen; er wird während ruhiger Atmung nach dem Zufallsprinzip zwischengeschaltet. Nach 0,1 s besteht noch keine wesentliche Druckdifferenz zu den Alveolen und die Retraktionskräfte der Thoraxorgane spielen so nahe an der FRC noch keine Rolle. Damit ist der Po,1 ein Index für den Kraftaufwand der Atemmuskulatur. Bei einer erhöhten Atemarbeit wird der initial erforderliche Sog höher sein als bei gesunder Lunge.

Wichtig ist die Relation zum Po,1max, also zum inspiratorischen Munddruck 0,1 s nach Beginn einer Inspiration mit maximaler Anstrengung. Bei fortgeschrittener Atempumpeninsuffizienz wird der erforderliche Druck Po,1 ansteigen, da höhere Drücke zur Ventilation erforderlich werden (die sogenannte Last der Atempumpe). Der maximal erreichbare Druck Po,1max wird wegen Erschöpfung oder ungünstiger Atemmechanik abfallen (sogenannte Kapazität der Atempumpe). In diesem Sinne wird auch der maximal erreichbare inspiratorische Druck PImax wie Po,1max interpretiert.

Bewertung: Wegen stark schwankender Richtgrößen (von Normwerten kann keine Rede sein) wird diese Methode nur in Zusammenschau mit den anderen Ergebnissen der Lungenfunktionsdiagnostik gewertet. Zur Orientierung werden nachfolgend (Tab. 3.7; Tab. 3.8) Richtwerte und Beispiele für eine Abweichung aufgelistet (Schmidt 1987).

Es scheint sich eine gute neue Indikation für die Po,1-Messung abzuzeichnen. Nach einer 6-minütigen Belastung stiege dieser Wert bei Gesunden um weniger als das 2-Fache an (+ 84%). Bei COPD stiege er um mehr als das 3-Fache an (+ 217%). Die Po,1-Messung erscheint demnach sensitiver als die Blutgasanalyse bzgl. einer Einschränkung der Lungenfunktion bei einer Belastungsuntersuchung zu sein. Dies war das Ergebnis eines interessanten Vortrages und ist logisch. Jedoch wurde es noch nicht bestätigt.

Aktuelle, weiterführende Literatur

Arbeitskreis »,Bronchiale Provokationstests« (1998) Leitlinien zur Durchführung bronchialer Provokationstests mit pharmakologischen Substanzen. Pneumologie 52:214

Criée CP et al. (2006) Empfehlungen der Deutschen Atemwegsliga zur Spirometrie. Pneumologie 60:576

Droszcz W et al. (1998) Dyspnoe und Lungenfunktion. Pneumologie 52:389–395

Schmidt W (1987) Angewandte Lungenfunktionsprüfung. München: Dustri-Verlag

Westhoff M (2007) Präoperative Funktionsdiagnostik vor lungenresezierenden Eingriffen. Pneumologie 61:256

Winkler J et al. (2009) Die moderne Impulsoszillometrie im Spektrum lungenfunktioneller Messmethoden. Pneumologie 63:461–469

Blutgase und Säure-Basen-Haushalt

4.1 Interpretation der Messwerte

4.1.1 Normwerte

Die Blutgasanalytik (BGA) erfasst Sauerstoffpartialdruck, Kohlendioxid sowie die Säuren und Basen. Die Interpretation kann durch komplizierte Nomogramme und Berechnungen erfolgen. In der Praxis kann man sich an einfache Daumenregeln halten (◘ Tab. 4.1).

Die Bestimmung der kapillären Blutgase differiert, da im Kapillarstromgebiet das Blut schon teilweise ausgeschöpft wurde. Deshalb wird das Kapillarblut arterialisiert:

Aus der Praxis

Man reibt Finalgon auf das Ohrläppchen, lässt es 10 min einwirken und reibt nochmals. Nach Punktion darf nur das frei fließende Blut in das heparinisierte Röhrchen einfließen. Quetscht man das Öhrläppchen, so erhält man eine artifizielle Azidose.

Dieses arterialisierte Kapillarblut differiert in der Regel nicht oder unwesentlich von der arteriellen BGA. In Ausnahmen kann es sinnvoll sein, unplausible Werte durch arterielle Punktion zu kontrollieren. Dies kann erforderlich werden, wenn die Vorbereitung nicht sorgfältig durchgeführt wurde oder wenn ein Patient peripher mangelperfundiert ist.

4.1.2 Sauerstoffpartialdruck

Die arteriellen Sauerstoffpartialdruckwerte hängen vom Alter und vom Körpergewicht ab. Die individuellen Normwerte fallen mit zunehmendem Alter und/oder Körpergewicht ab. Bei einem 20-Jährigen erwartet man Werte um 90 mmHg bei einem 80-Jährigen Werte um 70 mmHg.

Individueller PaO_2-Normwert Er kann in Abhängigkeit vom Alter und vom Broca-Index in nachfolgendem Nomogramm nach Ulmer abgelesen werden (◘ Abb. 4.1). Der untere Grenzbereich errechnet sich aus Normwert minus 15. Bis 5 mmHg unter dem unteren Grenzbereich ist eine leichte Partialinsuffizienz, 5–10 mmHg eine mittlere, und über 10 mmHg unter dem unteren Grenzbereich eine schwere Partialinsuffizienz.

4.1.3 Interpretationsregeln

Die wichtigsten Interpretationsregeln der BGA fasst ◘ Tab. 4.2 zusammen. Schritte zur Analyse von BGA-Störungen offenbart die Übersicht.

10 Schritte zur Analyse von BGA-Störungen

1. PaCO2-Abweichung von 40 mmHg bestimmen.
2. Wie wäre demnach der berechnete pH (Regel 1)?
3. Deckt sich der berechnete mit dem gemessenen pH?
4. Sind die Werte annähernd identisch, so liegt eine respiratorische Störung vor.
5. Ist der gemessene pH < 7,4 und der BE negativ, so besteht eine metabolische Azidose.
6. Hierbei wird logischerweise meist kompensatorisch hyperventiliert.
7. Ist der gemessene pH > 7,4 und der BE positiv, so besteht eine metabolische Alkalose.
8. Hierbei wird logischerweise meist kompensatorisch hypoventiliert.
9. Das Ausmaß der metabolischen Störung wird erkannt, wenn nach Regel 1 der pH korrigiert wird.
10. Das Ausmaß einer metabolischen Kompensation wird erkannt, wenn nach Regel 2 der pH korrigiert wird.

Der pH beschreibt, ob eine Azidose oder Alkalose vorliegt. Eine Kompensation nähert den pH nur der Norm an. Normalisiert wird der pH durch eine metabolische oder respiratorische Kompensation nicht (◘ Tab. 4.3).

4.2 Metabolische Azidose

Die Frage bei der metabolischen Azidose (mAz) ist, ob Basen verloren werden (z. B. über den Darm) oder fixe Säuren hinzukommen (z. B. bei der Ketoazidose). Diese Frage beantwortet die Berechnung der **Anionenlücke**:

$$\text{Anionenlücke} = \text{Natrium} - (\text{Chlorid} + HCO_3)$$
$$\text{Normwert} = 8{-}12\ \text{mval/l} \qquad (4.1)$$

Die Logik ist ganz einfach. HCO_3 fällt bei mAz immer. Geschieht dies durch HCO_3-Verlust, so wird der Verlust durch Chloridretention ausgeglichen; die Anionenlücke nimmt dann nicht zu – man spricht

■ Tab. 4.1 Normalwerte der Blutgasanalyse

Parameter	Arteriell	Angaben in kPa (1 kPa = 7,5 mmHg)
pH	7,38–7,42	
PaO_2	80–100 mmHg	10–13 kPa
$PaCO_2$	35–45 mmHg	4,5–6 kPa
O_2-Sä	> 95%	
HCO_3	22–26 mval/l	
Base Excess (BE)	–2 bis +2	

von der hyperchlorämischen Azidose. Geschieht der HCO_3-Abfall durch Pufferung von Säuren, so bleibt das Chlorid unverändert; man spricht von der normochlorämischen Azidose (■ Tab. 4.4).

Therapie Bei Azidosen über einem pH von 7,1 besteht die Behandlung in der Beseitigung der Ursache. Ist dies nicht möglich oder der pH unter 7,1–7,2, so wird Natriumbikarbonat langsam zentralvenös infundiert. Die Dosierung entspricht zunächst nur der halben berechneten Menge, also BE x kgKG x 0,3 × 0,5.

4.3 Metabolische Alkalose

Die häufigsten Komplikationen einer metabolischen Alkalose (mAl) sind generalisierte Krampfanfälle und kardiale Arrhythmien. Durch die vermehrte Affinität des Sauerstoffs an das Hämoglobin wird die Gewebsoxygenierung gestört. Als schwer werden mAl mit einem pH über 7,6 und einem Bikarbonat über 50 mval/l bezeichnet, mit einer Mortalität um 40%. Die folgende Übersicht zeigt mögliche Ursachen.

Acht Ursachen der metabolischen Alkalose (mAl)

1. Verlust von H+
2. Verlust von Flüssigkeit und Chloridionen
3. Überschuss an Mineralokortikoiden
4. Infusion großer Mengen an Citrat (Laktat, Acetat)
5. Kaliummangel
6. Beatmung
7. Betamimetika, Theophyllin, Kortison
8. Posthyperkapnisch

Ad 1 H+ und Cl- wird meist über den Magen-Darm-Trakt verloren, z. B. über eine Magensonde oder Erbrechen. Der Verlust von H+ bewirkt natürlich eine Alkalose. Überschüssiges HCO_3 könnte ausgeschieden werden, wenn ausreichend Chlorid zur Verfügung stünde. Die Therapie dieser Form der mAl besteht logischerweise aus der Zufuhr von Kochsalzlösung.

Ad 2 Chlorid- und Flüssigkeitsmangel kommen meist gemeinsam vor. Die Retention von Flüssigkeit erfordert ausreichend Kalium. Mit dem Zurückhalten von Wasser und Natrium muss Kalium ausgeschieden werden. Sind nicht genug Natrium und Kalium vorhanden, so wird H+ ausgeschieden, und eine metabolische Alkalose entsteht oder wird verstärkt.

Ad 3 Die Natrium- und Flüssigkeitsretention durch Mineralokortikoide (Aldosteron, Kortison) bewirkt eine Hypokaliämie und mAl. Dies geschieht über einen Kaliumverlust (Natrium vs. Kalium) und, sobald Kalium erniedrigt ist, über einen H+-Verlust (Natrium vs. H+).

Ad 4 Im Rahmen von Massentransfusionen von Erythrozytenkonzentraten kann es zu einer mAl kommen. Ursächlich ist das Citrat.

Ad 5 Bei Kaliummangel muss die Niere Kalium retinieren, also zurückhalten; kompensatorisch scheidet sie vermehrt H+ aus. H+ ist jedoch bereits erniedrigt, da Kalium aus den Zellen shiftet und kompensatorisch H+ in die Zellen aufgenommen wird. Ein Kaliummangel kann kaum ausgeglichen werden, wenn es auch an Magnesium mangelt. Deshalb sollte bei Menschen unter Diuretikatherapie oder unvollständiger Ernährung auch ein Magnesiummangel bedacht werden.

Ad 6 Die Kompression des Herzens durch Beatmung behindert die Ausdehnung der Vorhöfe. Diese mangelnde Dehnung wird »vom Herzen als Flüssigkeitsmangel interpretiert«. Natriuretisches Hormon wird vermindert vom Herzen freigesetzt. Nun wird Natrium retiniert, Kalium und H+ hingegen ausgeschieden. Besonders ausgeprägt ist diese Nebenwirkung der Beatmung, wenn ein hoher PEEP verwendet werden muss (PEEP = positiver endexspiratorischer Druck).

Ad 7 Unter der Therapie obstruktiver Atemwegserkrankungen sind Hypokaliämien häufig. Dies gilt insbesondere bei schweren Formen, wenn auch Korti-

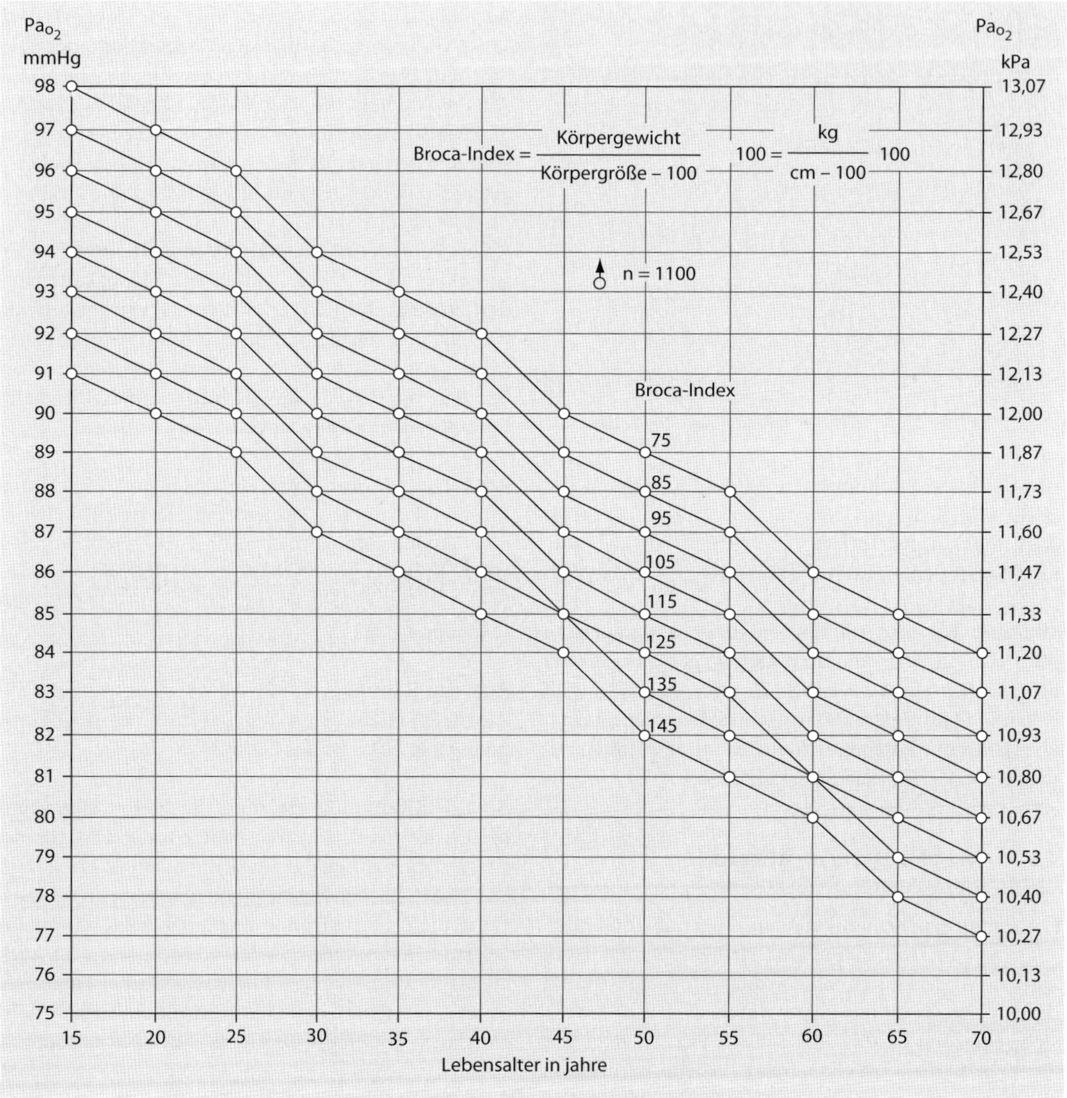

Abb. 4.1 Nomogramm zur Ablesung des individuellen PaO_2-Normwertes. (Nach Ulmer u. Nolte 2003)

kosteroide oral eingesetzt werden – und wenn zudem Diuretika gegeben werden müssen.

Aus der Praxis

Kaliumbrause wird oft verordnet und nicht lange toleriert; es schmeckt schlecht und führt zu Reizungen der Mundschleimhäute. Deshalb sehr verdünnen! Wir verwenden auch Bananen (1 Banane hat 10 mmol Kalium, 1 Kalinor-Brause 40 mmol) und Kirschsäfte. Zudem wird Magnesium substituiert, um die Niere beim »Einsparen« von Kalium zu unterstützen.

Ad 8 Nach einer nächtlichen Hyperkapnie besteht die metabolische Kompensation noch für Stunden. Eine ausgeprägte Diurese am Morgen ist ein anamnestischer Hinweis.

Tab. 4.2 Interpretation der BGA

Regel 1	Eine $PaCO_2$-Veränderung um 12 mmHg verändert den pH um 0,1
Regel 2	Eine BE-Veränderung um 6 mmHg verändert den pH um 0,1
Regel 3	Natrium-Bikarbonatbedarf zum vollständigen Ausgleich einer metabolischen Azidose: BE x kgKG x 0,3; sehr langsam zentral infundieren, zunächst nur die halbe Dosis, dann BGA-Kontrolle
Regel 4	Der $PaCO_2$ beschreibt das Ausmaß der Hypo- oder Hyperventilation

Tab. 4.3 Einfache Beispiele für diese Berechnungen

Beispiel 1	$PaCO_2$ 52 mmHg und pH 7,3: Ein $PaCO_2$-Anstieg von 12 mmHg erklärt den pH-Abfall um 0,1, also eine rein respiratorische Störung ohne metabolische Komponente.
Beispiel 2	$PaCO_2$ 40 mmHg und pH 7,25: Bei normalem $PaCO_2$ ist der pH metabolisch bedingt; nach Regel 2 liegt der BE bei ca. –10, was die BE-Messung bestätigen müsste.
Beispiel 3	$PaCO_2$ 50 mmHg und pH 7,26: Der $PaCO_2$-Anstieg erklärt den pH nur partiell; die Differenz erklärt sich aus einem BE von ca. –4; es läge also eine respiratorische plus metabolische Azidose vor, z. B. Polytrauma und Atempumpeninsuffizienz.

In der Regel sind die Ursachen der mAl ein Mangel an Natrium, Chlorid, Kalium und Flüssigkeit. Begünstigt wird dies durch die Einnahme bestimmter Medikamente und die Beatmung mit PEEP. Eine exzessive Mineralokortokoidwirkung ist primär sehr selten oder iatrogen, also wenn mit hochdosiert Kortikosteroiden therapiert wird.

Man unterscheidet die chloridsensitive mAl von der chloridrefraktären mAl. Erstere kann mit NaCl und Flüssigkeit behandelt werden, letztere nicht. Man untersucht einfach einen Spontanurin auf die Chloridkonzentration. Ein Chloridwert von weniger als 10 mmol/l spricht dafür, dass mit der Gabe von Chlorid die mAl kompensiert werden könnte (Tab. 4.5).

Tab. 4.4 Differenzialdiagnose der metabolischen Azidose

Normale Anionenlücke = hyperchlorämische mAz	Darm: Diarrhö, Fistelung (z. B. Pankreas), Ileumstoma Niere: Tubuläre Azidose, Karboanhydrasehemmer
Erhöhte Anionenlücke = normochlorämische mAz	Exogen: Salizylate, Methanol, Äthanol, Ethylenglykol, Überernährung Endogen: Laktatazidose, Urämie, Ketoazidose (Diabetes, Hunger)

Tab. 4.5 Chloridsensible mAl vs. chloridresistente mAl

Urinchlorid < 10 mmol/l = chloridsensible mAl	Renale Verluste durch Diuretika Gastrointestinale Verluste durch: Magensonde, Erbrechen, schwere Diarrhö
Urinchlorid > 15 mmol/l = chloridrefraktäre mAl	Kortikosteroid-Medikation Cushing-Syndrom Hyperaldosteronismus Bartter-Syndrom

4.3.1 Therapie

Bei chloridsensibler mAl wird mit der Substitution von NaCI und Flüssigkeit (Kochsalzlösung) behandelt. Meist liegt bereits ein Kaliummangel vor, der ausgeglichen werden muss. Dieser Mangel muss messtechnisch nicht ausgeprägt sein, da intrazelluläres Kalium gegen H+ ausgetauscht wurde. Eine ausreichende Gabe von Kalium ist also immer indiziert, wenn keine Nierenfunktionsstörung vorliegt. Magnesium sollte nicht vergessen werden.

Bei chloridrefraktärer mAl durch Kortikosteroidgabe kann durch frühzeitige Kaliumsubstitution einer mAl vorgebeugt werden. Die kombinierte Gabe von Aldosteronantagonisten hat sich bewährt. Die Substitution von HCI ist seltenen, ausgeprägten und anderweitig therapieresistenten mAl vorbehalten. Ab einem pH über 7,6 und einem Serumbikarbonat deutlich über 35 mval/l kann dies erwogen werden. Die Berechnung erfolgt wie bei der mAz. Allerdings wird nur in kleinen Schritten (fraktionierte Gaben) langsam zentralvenös infundiert und immer wieder kontrolliert. Das Zielserumbikarbonat ist 35 mval/l.

4.4 Respiratorische Azidose

Sie ist Folge einer Atempumpeninsuffizienz mit resultierender Hyperkapnie. Diese Atempumpeninsuffizienz kann zentral, muskulär oder pulmonal begründet sein.

Häufigste Ursachen einer Atempumpeninsuffinenz

- Fortgeschrittene COPD
- Overlap-Syndrom (= COPD + Schlafapnoe-Syndrom)
- akuter Asthmaanfall
- Kyphoskoliose
- Sedierung mit Opiaten und/oder Benzodiazepinen
- mangelhafte Beatmung
- Thoraxtrauma (Rippenfrakturen, flail chest)
- Wirbelsäulentrauma
- seltene neuromuskuläre Erkrankungen (z. B. Myasthenie, Muskeldystrophie Typ Duchenne)
- Pneumothorax, Pneumonie, Lungenödem (erst bei fortgeschrittenen Fällen)

Eine Hyperkapnie ist eine Erschöpfung der Atempumpe. Sedativa können antagonisiert werden. Ansonsten ist eine Beatmung zu erwägen. Bei akuten Fällen, z. B. ARDS (= Acute Respiratory Distress Syndrome), darf nicht gezögert werden mit der Intubation.

Bei obstruktiven Atemwegserkrankungen besteht meist eine Adaptation; falls eine Beatmung indiziert wäre (▶ Kap. 44 u. ▶ Kap. 45), bevorzugt man initial die nichtinvasive Beatmung mit Nasenmaske; Respiratorentwöhnungen nach Intubation sind bei diesen Patienten sehr schwierig.

Chronische Hyperkapnien erkennt man an der metabolischen Kompensation. Diese Menschen sind meist adaptiert. Eine Verbesserung ihrer Leistungsfähigkeit wird durch die nächtliche Maskenbeatmung erreicht. Etabliert ist dieses Verfahren für Patienten mit Kyphoskoliose und neuromuskulären Erkrankungen. Bei kooperativen Emphysem-Patienten kann zumindest eine Befindlichkeitsbesserung erreicht werden; deren Problem ist das zunehmende Airtrapping unter Beatmung, sodass eine Verbesserung der Überlebenszeit nicht erreicht wird.

Nächtliche Hyperkapnien erkennt man an einer morgendlichen metabolischen Alkalose. Es dauert ca. sechs Stunden, bis die metabolische Kompensation wirksam wird, und ca. sechs Stunden, bis sie wieder abgeklungen ist. Meist sind dies Menschen mit Kyphoskoliose, neuromuskulären Erkrankungen oder Overlap-Syndrom. Letzteres ist die Kombination aus COPD und obstruktivem Schlafapnoe-Syndrom (▶ Kap. 60).

4.5 Respiratorische Alkalose

Bei einer respiratorischen Alkalose gibt es eine Reihe von Differenzialdiagnosen abzuklären. Im klinischen Alltag ist sie meist im Rahmen einer Aufregung bei stationärer Aufnahme zu sehen.

Differenzialdiagnosen bei Hyperventilation

ZNS, Psyche:

- Angst, Hyperventilationssyndrom, Schmerz, Aufregung
- zentrale neurogene Hyperventilation bei Schädel-Hirn-Trauma, Tumor oder zerebralem Insult
- Salizylatintoxikation in der frühen Phase
- Fieber, frühe Sepsis

Geringer Sauerstoffmangel:

Weitere:

- Leberversagen
- Schwangerschaft
- Überbeatmung

Aktuelle, weiterführend Literatur

Ulmer WT, Nolte D (2003) Die Lungenfunktion. Thieme, Stuttgart

Spiroergometrie

Buchtipp

Kroidl RF, Schwarz S, Lehnigk B (2009) Kursbuch Spiroergometrie: Technik und Befundung verständlich gemacht. Thieme, Stuttgart

Die Spiroergometrie ist eine Ergometrie mit Erfassung der Blutgasanalyse und der Atemgase. Die kardiopulmonale Belastbarkeit wird geprüft. Die Spiroergometrie erkennt Gasaustauschstörungen sensibler als die Messung der Diffusionskapazität und der Blutgase in Ruhe. Die Sauerstoffaufnahmekapazität ist ein wesentlicher Parameter zur Beurteilung der Operabilität (▶ Kap. 10).

Es gibt eine Reihe von Autoren, die meinen, dass mit der Spiroergometrie COPD, Lungenfibrose und Herzinsuffizienz als Ursachen der Dyspnoe unterschieden werden können. Dies hat sich in Studien nicht bestätigt. Zumindest sind mögliche Trennlinien so unscharf, dass die Spiroergometrie keinen praktikablen Beitrag zur Differenzialdiagnose leisten kann.

Eine wesentliche Indikation ist die Messung der Sauerstoffaufnahmekapazität zur Einschätzung der funktionellen Operabilität. Bei Lungenfibrosen und Alveolitiden können Verbesserungen oder Verschlechterungen sehr sensibel erkannt werden. Wahrscheinlich wird die Spiroergometrie bzw. werden die Verlaufskontrollen eine zunehmende wichtige Rolle bei der Indikationsstellung zur Herz- und Lungentransplantation spielen.

Die Spiroergometrie kann man nicht aus dem Buch lernen. Man muss einige gesehen haben, bis man versteht, um was es geht. Nachfolgend werden die Parameter, die durch die Spiroergometrie erhoben werden, tabellarisch zusammengefasst. Diese Tabelle (◘ Tab. 5.1) ist geeignet für Ärzte, die die Spiroergometrie verstanden haben und Eckdaten in Erinnerung rufen wollen.

Das Muster einer verminderten kardiopulmonalen Leistungsfähigkeit ist qualitativ einheitlich. Zur Beschreibung sind folgende Parameter mehr oder weniger verändert:

Pathologische Belastungsreaktionen

- Erhöhte aveoloarterielle O_2-Partialdruckdifferenz
- Zunehmende Hypoxämie
- Verminderte Sauerstoffaufnahme
- Reduzierte Atemreserve
- Erhöhte Totraumventilation
- Erhöhtes AMV
- Erhöhtes Atemäquivalent für O_2 und CO_2
- Belastungsabbruch, bevor die Sollwerte für VO_2 und die HF erreicht sind (wegen Dyspnoe und muskulärer Erschöpfung)

VO_2max gilt als entscheidendes Kriterium für die körperliche Belastbarkeit. Eigentlich ist auch die anaerobe Schwelle ein Kriterium. Sie ist jedoch schwierig zu bestimmen. Der Zeitpunkt, an dem die anaerobe Schwelle AT erreicht ist, wird nach folgenden Kriterien festgelegt:

Anaerobe Schwelle

Wegen der Laktatproduktion werden Pufferbasen verbraucht, und die CO_2-Abgabe steigt stärker als die O_2-Aufnahme, deshalb treffen folgende Ereignisse zusammen:

- Minimum des Quotienten VE/VO_2, bevor er ansteigt (an diesem Punkt steigt VE schneller als VO_2), an diesem Punkt steigt auch der RQ stetig an.
- Der BE fällt um mehr als –5 mmol/l vom Ausgangswert ab.

Eine praktische Bedeutung hat die anaerobe Schwelle in der Sportmedizin erlangt, aber nicht in der Kardiologie oder Pneumologie.

Beim Gesunden wird das V/Q-Verhältnis bei Belastung sogar homogener, sodass die $AaDO_2$ erst bei maximaler Belastung steigt. Manche Patienten mit einer Obstruktion können unter Belastung »aufgehen« und bekommen damit sogar eine Verbesserung der V/Q-Verteilung.

Überraschenderweise brechen Lungen-Patienten eine Belastungsuntersuchung meist wegen muskulärer Erschöpfung ab, nicht wegen Dyspnoe ab (Ursache: ATP-Herstellung im Muskel vermindert, Trainingsmangel). Trotzdem sind die pathologischen kardiopulmonalen Parameter erkennbar (◘ Tab. 5.2).

Für die täglichen Fragestellungen in der praktischen Versorgung in Klinik und Sprechstunde sind die Parameter VO_2 (ml/kg/min), der Sauerstoffpartialdruck und das Kohlendioxid, das Atemminutenvolumen sowie die Belastbarkeit in Prozent die entscheidenden Kriterien. Die vielen anderen Parameter der Spiroergometrie sind nachrangig, wenn nicht: sogar entbehrlich.

Tab. 5.1 Kardiopulmonale Belastbarkeitsprüfung durch Spiroergometrie

Parameter	Aussage	normal	pathologisch
VO_2max	Sauerstoffaufnahme: Sie gilt als Maß für die körperliche Belastbarkeit im Zusammenhang mit der AT (s. u.); korreliert ~ mit cardiac output, Anstieg linear mit der Leistung	> 95% Kein Op-Risiko: >25 ml/kgKG/min	< 90% Inoperabel: < 10 ml/kgKGmin
VR	Ventilatorische Reserve: MVV = minute volume ventilation 1-VE/MVV (%) MVV ~ FeV1 × 41 (bei Obstruktion), MVV ~ FeV1 × 30–35 (bei Gesunden)	> 30% der MVV Beim Gesunden meist > 40% der MVV	< 30% der MVV
EQ-CO_2	Gasaustausch	< 30	> 40, aber:
	= VE/VCO_2	> 40 bei Hyperventilation (z. B. zu Beginn der Spiroergometrie) < 40 bei Spitzenbelastung (Laktat bewirkt erhöhten CO_2-Ausstoß)	
SaO_2		92–100% Abfall > 4%	
Delta-BE: (mmol/l)	Bis 60% des individ. VO_2max bleibt die Belastung im aeroben Bereich	Abfall bis auf – 10 bei max. indiv. Auslastung. Anaerobe Schwelle ab –5.	pathologisch, falls Delta-BE von –10 bzw. –5 vor der Soll-Leistung erreicht werden
EQ-O_2	= VE/VO_2	< 30 Linearer Verlauf bis 50% des VO_2 Soll-max, dann Anstieg.	
AT	anaerobic threshold, ab dieser Schwelle beginnt der anaerobe Energiestoffwechsel	Sobald VE/VO_2 über den Sollwert absteigt, oder bei vorbestehender, kompensatorischer Hyperventilation, sobald der Ausgangswert überschritten wird; Anstieg des RQ (Laktat wird zu CO_2). Delta-BE < –5 (Pufferbasen werden verbraucht)	
AT%	$VO_{2AT}/VO_{2Soll\text{-}max.}$ $VO_{2AT}/VO_{2Ist\text{-}max}$	55–60% 70%	< 40%
HRR	»heart rate response« auf den O_2-Bedarf Delta-HF/Delta-VO_2	25–35 trainiert 35–45 untrainiert	> 50 (z. B.: bei KMP)
RQ	VCO_2/VO_2	0,8 bei Fettverbrennung 1,0 bei Kohlenhydratverbrennung > 1,0 bei Laktatproduktion	

Tab. 5.1 Fortsetzung

Parameter	Aussage	normal	pathologisch
VD/VE	Totraum-/Gesamt-Vent. Totraummessung über $PaCO_2 = (VCO_2 \times 0{,}86)/V_{alv.}$	< 40 Lj.:	< 0,25 an der AT
			< 0,1 bis 0,21 bei max. Belastung
			0,05 bei max. Belastung von Ausdauersportlern
		> 40 Lj.:	0,29 +/– 0,07 ab AT(bis 0,33)
			0,19 +/– 0,07 bei max. Belastung (bis 0,28)
		Konstanz oder Anstieg unter Belastung ist pathologisch	
Atemfrequenz		Erst Anstieg des AZV, dann bis 35–50/min bei max. Auslastung	
$AaDO_2$	in mmHg Diffusionsstörung bei Belastung	20–40 Lj.:	11 mmHg an der AT
			15 mmHg bei max. Belastung
		40–70 Lj.:	17+/–7 mmHg an der AT 19 +/–9 mmHg bei max. Belastung
PCO_2	PCO_2 bleibt konstant bis 60% VO_2max	dann Abfall wegen respiratorischer Kompensation einer metabolischen Azidose	Anstieg bei: Hypoventilation oder V/Q-Mismatch
PAO_2	Respir. Insuffizienz	leicht	< 5 mmHg unter dem unteren Normwert
		mittel	5–10 mmHg unter dem unteren Normwert
		schwer	> 10 mmHg unter dem unteren Normwert
	CO_2-Korrektur bei Hyperventilation	$PAO_2 - (36 - PCO_2) \times 1{,}25$ = theor. PAO_2 bei Normovent	
	Abfall bei Belastung	pathologisch Abfall > 5 mmHg (ob der PAO_2-Abfall in den pathologischen Bereich oder nur der Abfall schon pathologisch sind, ist kontrovers)	
	Anstieg unter Belastung	meist bei Adipösen und/oder COPD mit grenzwertigen PAO_2 mit erhöhtem AMV und AZV werden ventilatorische Verteilungsstörungen beseitigt	

■ Tab. 5.2 Abhängigkeit der Art der Belastung von der Fragestellung

Kardiopulmonale Belastungsgrenzen	Rasche Steigerung der Belastungsstufen auf höherem Niveau, also z. B.: Beginn bei 100 Watt und jede Minute um 25 Watt steigern. Die Grenze der kardiopulmonalen Belastbarkeit wird auf diese Art vor der muskulären Erschöpfung erreicht.
Respiratorische Dauerbelastungsgrenzen	Eine Belastung wird über 3,5–4 min beibehalten, die Stufen richten sich nach der Fragestellung: also z. B.: 30/60 Watt (Lobektomie möglich?) oder 40/80 Watt (Pneumektomie möglich?) oder 50/100/150 Watt usw. (berufliche Belastbarkeit) Ein steady state > 3 min ist erforderlich, um ein Einpendeln der Blut- und Alveolargaskonzentrationen zu gewährleisten Gesucht wird die Leistungsstufe, in der eine Dauerbelastung möglich ist Darüber liegt die Dauerbelastungsgrenze, sie ist durch das Erreichen der anaeroben Schwelle und einem Anstieg der Atemäquivalente (EQ–VO_2, EQ–VCO_2) gekennzeichnet
Ergooxymetrie	Heißt: Ergometrie mit Blutgasen, ohne Messung der Atemgase Diese einfache Untersuchung ist für die meisten klinischen Fragestellungen ausreichend

Aktuelle, weiterführende Literatur

Bolliger CT et al. (1995) Exercise capacity as a predictor of postoperative complications in lung resection candidates. Am J Respir Crit Care Med 151:1472

Dellweg D et al. (2008) Spiroergometrische Leistungsdiagnostik vor und nach Blutspende. Pneumologie 62:372

Kroidl RF et al. (2007) Historische Aspekte zu Belastungsuntersuchungen, speziell zur Spiroergometrie. Pneumologie 61:291

Medoff BD et al. (1998) Breathing reserve at the lactate threshold to differentiate a pulmonary mechanical from cardiovascular limit to exercise. Chest 113:913

Reuter M, Waßermann K (1997) Überprüfung der Validität von Parametern zur spiroergometrischen Differenzierung einer zirkulatorisch von einer ventilatorisch bedingten Leistungslimitation. Pneumologie 51:353

Rühle KH (2006) Kardiale oder pulmonale Dyspnoe – Aussagemöglichkeiten der Ergospirometrie. Pneumologie 60:777

Westhoff M (2007) Präoperative Funktionsdiagnostik vor lungenresezierenden Eingriffen. Pneumologie 61:256

Bronchoskopie

Empfehlungen

Empfehlungen zur Sicherung der Qualität in der Bronchoskopie (2004). Pneumologie 58:344–356

Buchtipp

Nakhosteen J, Khanavkar B, Darwiche K et al. (2009) Atlas und Lehrbuch der thorakalen Endoskopie, Bronchoskopie, Thorakoskopie. Qualitätssicherung, Diagnostik und Therapie, 4. Aufl. Springer, Berlin Heidelberg New York Tokio

6.1 Indikationen und Kontraindikationen

Abklärung von Symptomen Ein chronischer Husten oder eine Änderung der Hustenqualität und -quantität ist abklärungsbedürftig. Den Zeitpunkt muss man individuell wählen, reicht meist es, dies im Laufe der nächsten 2–3 Wochen zu tun.

Stridor sollte immer abgeklärt werden. Dabei sollten mögliche Ursachen im HNO-Bereich beachtet werden (Stimmbanddysfunktion, Tracheomalazie, Tumore).

Hämoptysen sind eine absolute Indikation. Vorher muss man stets eine Lungenembolie bedenken, ebenso an die Tuberkulose denken und sich und die Assistenz schützen. Selten sind Hämoptysen akut bedrohlich, meist ein entzündliches Geschen, das unter Antibiose und Prednisolon abklingt, oder eine bekannte Neoplasie mit leichtgradigen rezidivierenden Ereignissen. Idealerweise wird die Bronchoskopie zeitnah durchgeführt. Bei geringen Hämoptysen und hohem Risiko (z. B. nicht nüchtern), kann die Untersuchung auf den folgenden Tag verschoben werden.

Bei rezidivierenden oder therapieresistenten Pneumonien (▶ Kap. 25) ist eine endoluminale Abklärung notwendig. Gesucht werden vor allem Fremdkörper und Bronchialkarzinome. Ebenso sind »Clearance-Störungen« zu bedenken, auch das Mittellappensyndrom oder instabile kollabierende Bronchien mit Sekretretention. Man inspiziert auch den Rachen dahingehend, ob der Schluckmechanismus funktioniert oder ständig aspiriert wird. Dies wird mit dem »Spaghetti« (sehr dünnes Bronchoskop) durchgeführt, am besten vorab ganz zärtlich ohne Lokalanästhesie.

Abklärung radiologischer Befunde Auffällige pulmonale Befunde werden bronchoskopisch abgeklärt. Hierzu gehören beispielsweise: Verdacht auf ein Bronchialkarzinom, Fremdkörper, Atelektasen, Abszesse, Kavernen, pulmonale Infiltrate unklarer Genese, alveoläre oder retikuläre Lungenzeichnungen.

Tumorabklärung und -staging erfolgen u.a. bronchoskopisch. Zum Staging sollte man beachten, ob die Ausdehnung bereits beidseitig ist. Zur Operationsplanung sind die Abstände des Tumors zur Hauptkarina oder den Lappenkarinen in cm wichtig. Das Restaging nach Therapie (Chemotherapie, Bestrahlung) ist eine Erfolgskontrolle. Postoperativ wird der Stumpf auf Integrität und etwaige Lokalrezidive geprüft.

Weitere Indikationen sind:
- lokalisiertes Giemen,
- Kontrolle nach Thoraxtrauma,
- Verdacht auf Ösophagusfistelung,
- Inhalationsverletzungen,
- Abklärung Alveolitis-Fibrose (■ Tab. 6.1).

Kontraindikationen sind relativ und im Einzelfall zu gewichten. Der Nutzen der Bronchoskopie wird gegen das etwaige Risiko abgewogen. Beispielsweise ist eine Bronchoskopie ohne therapeutische Konsequenzen nicht indiziert. Andererseits kann ein Patient an sehr schlechte Blutgase seit Jahren adaptiert sein, sodass sich daraus keine Kontraindikation ableitet.

Kontraindikationen
- Keine Einwilligung
- Keine Ausstattung zur Beherrschung von Notfallsituation
- Sehr schlechter Allgemeinzustand
- Fehlende therapeutische Konsequenz
- Respiratorische Insuffzienz mit $PaO_2 < 50$ mmHg unter Sauerstoffgabe
- Bei irreversibel schwerer Obstruktion ist die Indikation kritisch zu prüfen
- Schwere Begleiterkrankungen
- Instabile Angina pectoris
- NYHA-III-IV-Herzinsuffizienz
- Gerinnungsstörungen

Die **Nutzen-Risiko-Abwägung** ist sehr individuell. Für die alleinige Inspektion, wenn diese bei Bedarf extrem schonend (sehr gute Lokalanästhesie, zart einführen, Larynx schonen, nirgendwo anwandeln, schön mittig bleiben, bei Husten gleich etwas zurück in die Trachea oder raus) und mit optimaler Vorbehandlung erfolgt, gibt es eigentlich keine harten absoluten Kontraindikation.

Tab. 6.1 Therapeutische Indikationen

Aspirationen	Absaugen, Fremdkörperentfernung, Abklärung Fistelung
Schleimpfropfe	Zum Beispiel bei Asthma, Mukoviszidose, Bronchiektasen, Beatmung
Stenosen	Zum Beispiel Tumorabtragung mechanisch oder mit Laser, Stenteinlage
Asthma	Bei schwerem Anfall zur Mobilisation hochvisköser Schleimpfropfe und Abklärung allergische bronchopulmonale Aspergillose
Hämoptoe	Absaugen, Blutstillung und Schutz der nichtbetroffenen Lunge
Atemwege	Schwierige Intubation, Kontrolle der Tubuslage

Bei schwerer repiratorischer Insuffizienz beispielsweise ist eine intratracheale Sauerstoffinsufflation sehr hilfreich. Eine Sonde wird nach Lokalanästhesie pernasal in die Trachea gelegt. Zudem kann man eine O_2-Quelle auch an den Arbeitskanal anschließen. Mit hohen Flüssen, bei Bedarf bis 15 l/min, sind Hypoxien vermeidbar – auch bei einer ganz kurzzeitigen Verchlechterung (evtl. 2 Sonden) war damit immer eine Intubation und Beatmung vermeidbar.

Bei sehr schwergradiger obstruktiver Erkrankung mit hoher Vulnerabilität und ausgeprägter asthmatischer Komponente hat man das höchste Risiko. Hier muss man sich schon sehr genau überlegen, ob sich für den Patienten aus einer Inspektion oder Biopsie wirklich ein Nutzen ergeben soll. Wenn ja, dann muss man wissen, dass die berühmten 50–100 mg Prednisolon i.v. sinnlos sind. Da muss man schon einige Tage vorbehandeln, beispielsweise mit 3 × 20 mg, am Vortag 3 × 50 mg Prednisolon. Ein intensiviertes inhalatives Schema mit LABA 3-mal/Tag und hochdosiert Anticholinergika, hier nicht 4 × 2 Hübe, sondern die tatsächlich wirksame Dosis (► Abschn. 6.3.2). Vor der Untersuchung man dann 500 mg Prednisolon und 1000 mg bereit halten.

Praxis

Man muss daran denken, dass der Patient auch vor der Bronchoskopie gut inhaliert hat – evtl. muss man noch Berodual-Lösung verdünnt über das Bronchoskop geben. Die Maximaldosis Betamimetika kann man »ausreizen«, indem man den Kaliumspiegel sehr hoch hält und passager Verapamil bei Bedarf einsetzt. Additiv gegebenes Theophyllin hat vergleichsweise keinen Nutzen und führt meist nur in die Tachyarrhythmie. Auch hier, insbesondere bei instabilen Bronchien, ist die intratracheale O_2-Sonde hilfreich.

6.2 Flexible vs. starre Technik

Flexible Technik Sie ist weniger belastend. Die Untersuchung ist für den Untersucher einfach und zudem technisch mit geringem Aufwand durchführbar. Der Einblick bis weit in die Lungenperipherie ist mit flexibler Technik möglich. Mit sehr dünnen Instrumenten können Stenosen passiert und kleinste Subsegmente inspiziert werden.

Je nach technischer Ausstattung können eine Vielzahl verschiedenster Biopsieinstrumente, Bürsten, Absaugvorrichtungen, Sauerstoffinsufflationen etc. eingesetzt werden.

Starre Bronchoskopie Sie hat noch einen gesicherten Indikationsbereich (Tab. 6.2). Da dieser sehr eng ist, gibt es nur noch wenige Pneumologen, die diese Methode beherrschen. Große Vorteile sind das Freihalten der Atemwege, der große Arbeitskanal und die Möglichkeit, große Biopsien zu entnehmen.

6.3 Untersuchungsablauf

6.3.1 Vor der Bronchoskopie

Voruntersuchungen Aufklärung (z. B. Vordruck vom Perimed-Verlag), Blutgase, Lungenfunktionsprüfung, Röntgen, EKG, Labor, Anamnese etc. verstehen sich von selbst. Bei Bronchoskopie ohne Probenentnahme ist eine Bestimmung der Blutgerinnung entbehrlich, wenn in der Anamnese keine hämorrhagische Diathese zu eruieren ist.

Wenn eine Biopsie geplant ist, sollen die Gerinnungswerte im Normbereich sein, mit Quick über 60%. Die Einnahme von Acetylsalicylsäure sollte drei Tage lang nicht stattgefunden haben, wobei dies nach wie vor nicht gesichert ist; die Studienlage neigt eher

Tab. 6.2 Indikationen zur Bronchoskopie in starrer Technik

Blutungen	Absaugen, Blutstillung, Schutz der nichtbetroffenen Lunge
Fremdkörper	Einige Fremdkörper können nur mit großen Zangen gefasst werden
Lymphome	Abklärung subkarinaler Lymphome mit Schiessle-Stanz-Biopsie; DD: Lymphom/Sarkoidose, vorher Tuberkulose abklären
Tumore	Wenn in flexibler Technik keine aussagekräftigen Proben gewonnen wurden, transkarinale Biopsie mit Schiessle-Nadel oder große Zangenbiopsien
	Lasertherapie, vor allem bei Tumoren der Trachea und der großen Bronchien
	Bougierung von postentzündlichen Strukturen
	Selten: Mechanische Abtragung des Tumors im Notfall (»Einfach das Rohr durchschieben«)
Ventilation	Bei schwierigen Bedingungen (lokal oder Patient) kann in Narkose beatmet werden

dazu, dass es kaum Einfluss gebe. Die Thrombozytenfunktion könnte mit der subaqualen Blutungszeit einfach bestimmt werden. Unter Clopidogrel sieben Tage zurückstellen. Darunter blutet es wirklich.

Sedierung Midazolam ist meist ausreichend, bei transbronchialen Biopsien mit einem Opiat, wie z. B. Piritramid (▶ Kap. 8). Propofol in geübten Händen ist sehr geeignet. Eine Prämedikation mit einem lang wirksamen Benzodiazepin am Vorabend (bevorzugt Tranxilium 20 mg) ist sehr günstig; die Patienten haben weniger Angst, der Sedativabedarf ist niedriger, der Untersuchungsblauf ruhiger. Eine leichte Sedierung verbessert die Kooperation nachweislich nicht (Gastroskopiestudie), kann aber enthemmen, sodass Ängste werden frei werden können, die vorher noch unter Kontrolle waren. Empfehlenswert ist die Gabe von Tranxilium am Vortag, sodass sich diese Spannung gar nicht erst aufbaut, und dann eine leichte Sedierung vor der Bronchoskopie.

Atropin wird heute so gut wie nicht mehr gegeben. Bei Bradykardieneigung oder starker Verschleimung müsste es mindestens 30 min vor dem Eingriff gegeben worden sein. Bei routinemäßiger Gabe von Atropin hatte man zu häufig Tachykardien, Tachyarrhythmien oder auch Exzitationen. Man kann also auch vor der Bronchoskopie preiswerte Anticholinergika inhalieren lassen oder niedrigdosiert injizieren.

Lokalanästhesie Der Rachen wird ausgesprüht. Nach 1–2 min ist dieser taub, und der Larynx und die großen Luftwege werden dann betäubt. Nachdem dies wirkt und keine Schutzreflexe mehr da sind, geben wir über die Nasenlöcher nochmals reichlich einer gut verdünnten Xylocain-Lösung, was zudem zu einer wirklich sehr guten Betäubung im Kehlkopfbereich führt.

Alternativ kann ein Lokalanästhetikum über einen Vernebler inhaliert werden. Dies ist für die Patienten sehr angenehm, aber technisch und zeitlich wesentlich aufwändiger nicht sehr erfolgreich.

Die Maximaldosierungen der verwandten Lokalanästhetika müssen bekannt sein. Unter anderem sind ansonsten Herzrhythmusstörungen, Asystolien oder ZNS-Affektionen (Epilepsie, Atemdepression, Exzitation) zu beachten. Seitdem wir kein Atropin mehr geben und auf hochnormale Kaliumspiegel achten, haben wir all diese Probleme nie mehr beobachtet (wahrscheinlich sind die Lokalanästhetika alleine weitestgehend sicher). Manchmal kam es zu notwendigen Dosisüberschreitungen, auch dabei gab es in 20 Jahren nie Komplikationen.

CAVE: Wenn eine bakteriologische Untersuchung für die Diagnose entscheidend ist, ist man mit der Lokalanästhesie des Tracheobronchialsystems zurückhaltend. Also nur Nase, Mundhöhle und Rachen betäuben und dann ganz flott absaugen aus Trachea und den Stammbronchien. Wenn man schön mittig bleibt und mit vorgewärmter Kochsalzlösung spült, dann geht das. Eine leichte Sedierung verbessert die Kooperation nicht, aber die Gabe von Tranxilium am Vortag. Das Lokalanästhetikum beeinflusst die Zellen, deren Ausbeute und Vitalität sowie die Lebensfähigkeit von Bakterien negativ. Da gewinnt man dann keine oder nur die Kolonisations- oder Mundhöhlenkeime. Da wäre sonst das Morgensputum induziert mit hypertoner Kochsalzlösung wesentlich besser.

Ganz wichtig: Alle Lösungen, Lokalanästhesie, Bronchospasmolytika, Spülungen aller Art, die in den Bronchus (oder zuerst über die Nase) kommen, müssen unbedingt körperwarm sein. So lassen sich Reizungen vermeiden.

6.3.2 Risikopatienten und Komplikationen

Grundsätzlich muss im Bronchoskopieraum die Möglichkeit zu notfallmedizinischen Maßnahmen vollständig vorhanden sein. Intubationsspatel müssen funktionieren, Tuben sollen in verschiedenen Größen vorliegen, Notfallmedikamente sollen vorhanden sein, usw.

Sauerstoff wird bei der Bronchoskopie routinemäßig gegeben. Damit ist in Notfallsituationen die Sicherheitsmarge breiter.

Asthma und COPD Etwa 30 min vor der Untersuchung wird Methylprednisolon injiziert (bis zu 250 mg). Vor der Untersuchung inhaliert der Patient ein Beta-2-Mimetikum wie Formoterol und reichlich Ipratropiumbromid. (Bei sehr schwerer COPD/Asthma: ▶ Abschn. 6.1.)

Instabile Bronchien Das Vorgehen gleicht dem oben beschriebenen. Die Bronchoskopie bei leichtgradigem Asthma oder COPD ist meist problemlos. Problematisch sind hingegen Patienten mit chronischer Bronchitis und instabilem Bronchialsystem. Der Bronchialkollaps erzeugt einen sehr starken, kaum zu unterdrückenden Hustenreiz.

Der Kollaps der Bronchien kann durch CPAP verhindert werden. Dies kann über eine Nasenmaske geschehen. Wenn man tiefer sediert, kann CPAP auch über eine Larynxmaske appliziert werden; über Larynxmaske könnte man zudem kontrolliert beatmen.

Einfacher ist es, den Sauerstoff an den Arbeitskanal anzuschließen. Damit wird Sauerstoff genau dahin gebracht, wo er hin muss. Der trockene Sauerstoff hält/bläst die Optik frei. Und einem Kollaps wird etwas entgegengewirkt (weil man auch kaum absaugen muss, der O_2-Fluss bläst die Sicht frei). Gerade bei Patienten mit grenzwertigem Sauerstoffpartialdruck haben wir damit sehr gute Erfahrungen gemacht. Alternativ ist es auch möglich, eine dünne Sonde endobronchial zu platzieren (über ein Nasenloch) und mit Sauerstoff zu beschicken.

Starke Raucher Sie tolerieren den Reiz durch Bronchoskopie mitunter nur nach gründlichster Lokalanästhesie. Viele wollen ambulant und ohne Einschränkung rasch wieder gehen; Sedation kann man vermeiden, wenn man rasch und zielorientiert vorgeht; ohne Sedierung schaffen es die Patienten, sich ein bis zwei Minuten sehr zu beherrschen. Wenn eine Sedierung notwendig ist, muss die Midazolam-Gabe mindestens fünf Minuten vor der Bronchoskopie erfolgen, damit diese auch sicher wirkt und nicht nur enthemmt. Manche bevorzugen Propofol, was den Ablauf kompliziert und meist nicht nötig ist. Wenn man im stationären Setting so vorgeht, ist die Gabe von Tranxilium (Angstlöser) am Vortag ganz wichtig.

Blutung Bei Hämoptoe, oder wenn Biopsien geplant sind, muss man mit Blutungen während der Untersuchung rechnen. Bereitgestellt werden eine verdünnte Suprareninlösung, Tupfer mit röntgendichtem Streifen, die Instrumente zur starren Intubation, Fogarty-Katheter und Doppellumentubus nur bei bedrohlicher Situation griffbereit. Wir legen vorab kontralateral (über ein Nasenloch) in den Stammbronchus eine dünne O-Sonde.

Vorab gibt man Adrenalin in das Segment, in dem man biopsieren will, Man sieht dann, wie hier die Schleimhaut blass wird, sich also die Gefäße kontrahieren. Ebenso gut geht es, wenn man vorher den Tumor mit der Wangnadel mit Adrenalin um- und dann unterspritzt, der Exophyt wird ganz blass. Dann kann man mit großen Zangen reichlich Proben nehmen – ohne Blutung. Bei Tumoren mit Blutungsgefahr kann man heute mit der Kryosonde wunderbar biospieren.

Verdünnte Suprareninlösung bringt die Blutung in der Regel zum Stoppen. Oft muss die Applikation wiederholt werden; man darf nicht sofort absaugen, damit das Adrenalin wirken kann.

Auf keinen Fall darf das Bronchoskop im Blutungsfall bei transbronchialer Biopsie, wenn man im Segmentbronchus »steckt« (wedge position), sofort zurückgezogen werden. Man muss am Ort des Geschehens bleiben, um Suprarenin gezielt applizieren zu können. Zudem kann durch »Ansaugen« des Segmentbronchus dieser zum Kollabieren gebracht werden; dann steht die Blutung fast immer. Würde man das Bronchoskop bei Blutung zurückziehen, würde es weiterbluten, mit der Folge, dass man das Segment dann nicht mehr findet (▶ Kap. 15).

Bei größerer Blutung sieht man sofort nichts mehr, nun geht es darum, die gesunde Seite zu schützen. Die blutende Seite wird nach unten gelagert, also Seitenlage. Dazu muss der Arbeitstisch hochgestellt werden, damit bei einer Kopftieflage das Blut frei über den Mund ablaufen kann. Nun bewährt sich die kontralaterale O_2-Sonde, sie bläst diesen Bronchus frei, und der Patient ist gut oxgeniert. Damit kamen in 20 Jahren alle (außer einer) Blutungen nach wenigen Minuten zum Stillstand. Aktionismus kann hier eher schädlich sein.

Ateminsuffizienz Meist handelt es sich um einen Kollaps des Hypopharynx bei tiefer Sedierung. Mit dem Esmarch-Handgriff ist dieses Problem leicht zu beheben. Wenn der Atemantrieb durch Sedierung zu stark supprimiert wird, kann man oft abwarten, die Sauerstoffzufuhr erhöhen und Schmerzreize setzen. Bei Abfall der Sauerstoffsättigung ist eine Maskenbeatmung erforderlich, sehr selten eine Intubation. Passager reichlich Sauerstoff über das Bronchoskop (Arbeitskanal) hilft, akute Krisen ganz in Ruhe zu meistern. Auch hier ist bei Risikopatienten die vorab gelegte endotracheale O_2-Sonde ein Segen.

6.3.3 Befundbeschreibung

An einem Bronchoskopieatlas kommt man nicht vorbei, deshalb verzichte ich an dieser Stelle auf Graphiken und Schemata bezüglich des Bronchialbaumes. Die Anatomie der Lappen des Bronchialbaumes ist für den Anfänger schwer zu memorieren. Man muss sich einfach vorstellen, dass man durch den Mund von hinten oben in oder auf das Bronchialsystem schaut. Das muss man sich mit geschlossenen Augen in Ruhe vergegenwärtigen und im Geiste durchgehen. Die Anordnung der Segmente kann mithilfe einer Fingerregel geübt werden (◘ Tab. 6.3).

Auf der linken Seite gilt grundsätzlich das Gleiche, nur spiegelverkehrt. Ausnahmen sind: Die Oberlappensegmente 1 und 2 sind zum apikoposterioren Segment verschmolzen. Die Lingulasegmente liegen nicht nebeneinander, sondern übereinander. Das Segment 7 ist zwar anatomisch vorhanden, hat jedoch keinen eigenen Segmentbronchus.

Es gibt eine Reihe von Normvarianten. Die fünf häufigsten sollte man kennen. Ich verweise auf die Bronchoskopieatlanten.

Die Befundbeschreibung sollte systematisch sein. Dies bedingt auch einen systematischen Untersuchungsablauf. Ich verwende die in dem Beispiel zu lesenden Diktionen.

◘ Tab. 6.3 Fingerregel zur Segmentanatomie rechte Lunge

Finger	Segmente
Zeigefinger hoch	apikales Oberlappensegment
Daumen hinter	posteriores Oberlappensegment
Mittelfinger vor	anteriores Oberlappensegment
Ringfinger nach außen	laterales Mittellappensegment
Kleinfinger nach innen	mediales Mittellappensegment
Daumen hinter	apikales Unterlappensegment
Zeigefinger nach innen	mediales Unterlappensegment
Mittelfinger nach vorne	anteriores Unterlappensegment
Ringfinger zur Seite	laterales Unterlappensegment
Kleinfinger nach hinten	posteriores Unterlappensegment

Bronchoskopie-Normalbefund

- Indikation: Abklärung Rundherd
- Untersucher: OA Dr. Müller/Dr. Huber
- Assistenz: Sr. Astrid Meyer
- Sedierung: 5 mg Midazolam
- Lokalanästhesie: Xylocainspray und -Lösung
- Technik: Pentax F 18 flexibel
- Müheloses linksnasales Einführen des Fiberbronchoskopes
- Rachen, Larynx und Phonation unauffällig
- Trachea stabil, deren Schleimhaut unauffällig, Hauptkarina scharf
- Im Bereich beider Bronchialbaumhälften unauffällige Schleimhautverhältnisse, die Bronchien und deren Ostien sind regelrecht angelegt und einsetzbar (oder: die Bronchien/Ostien sind frei einsehbar und intubierbar), die Karinen sind scharfkantig, ohne Verplumpung
- Keine Infiltrate, Tumore oder vermehrte Gefäßinjektionen
- Asservationen: selektives Bronchialspülsekret rechter Unterlappen, Cytologie und Mykobakteriologie; BAL und Bürstenzytologie aus dem Oberlappen, Cytologie: Prof. XY, Berlin

- Schleimhautbiopsien, transbronchiale Biopsien, histopathologische Begutachtung: Prof. ABC, Uni-Bremen
- Komplikationen: geringfügige Sickerblutungen sistieren nach lokaler Instillation/Applikation von Adrenalin. Durchleuchtung nach transbronchialer Biopsie (TBB), kein Pneumothorax

Für einige Krankheitsbilder gibt es Diktionen, die den pathologischen Befund in typischer Weise beschreiben.

COPD, emphysematös Blasse, atrophische Schleimhaut mit betonter Längsmuskulatur, kryptenförmige Atrophien, Vorwölbung der Pars membranacea der Trachea und der Hauptbronchien beim Hustenstoß; exspiratorischer Kollaps der Atemwege bei massiver Instabilität des Bronchialsystems; tracheobronchiales Kollaps-Syndrom; schlitzförmige, dynamische Obstruktion des Mittellappenbronchus bei Exspiration bzw. einem Hustenstoß.

COPD, bronchitisch Entzündlich veränderte, verschwollene, vulnerable Schleimhaut. Das Bronchialsekret kann putride sein.

Tumor Exophytisches Wachstum; vermehrte Gefäßinjektion bei Infiltration der Bronchialwand; submuköses Wachstum; irregulärer Faltenwurf der Schleimhaut; Kompression von extern mit Obturation eines Bronchus/Ostiums u.a.

Herzinsuffizienz Ödematös verdickte Schleimhaut; gestaute kleine Venen.

Aktuelle, weiterführende Literatur

Arroliga AC, Matthay RA (1993). The role of bronchoscopy in lung cancer. Clin Chest Med 14:87

Borchers SD, Beamis JF jr. (1996) Flexible bronchoscopy. Chest Surg Clin N Am 6:169

British thoracic society guidelines on diagnostic flexible bronchscopy (2001) Thorax 56, Suppl 1:i1

Deutsche Gesellschaft für Pneumologie (1994) Empfehlungen zur endobronchialen Lasertherapie. Pneumologie 48:342

Herth FJF, Eberhardt R (2005) Interventionelle bronchoskopische Verfahren. Der Pneumologe 2:276–282

Kvale PA (1994) Controversies in bronchoscopy. Bronchology 1:246

Mares DC, Wilkes DS (1998) Bronchoscopy in the diagnosis of respiratory infections. Curr Opin Pulm Med 4:123

Nakhosteen JA et al. (1987) Richtlinien für die Qualitätssicherung in der Bronchologie. Prax Klin Pneumol 41:239

Pue CA, Pacht ER (1995) Complications of fiber bronchoscopy at a university hospital. Chest 107:430

Rühle KH (1998) Diagnostisches Vorgehen bei generalisierten Lungenparenchymerkrankungen. Atemw Lungenkrkh 24:215

Sekret- und Gewebeproben

7.1 Bronchoalveoläre Lavage

7.1.1 Grundbegriffe und Indikationen

Die **diagnostische bronchoalveoläre Lavage** (BAL) ist eine wenig invasive Methode zur Diagnostik bronchopulmonaler Erkrankungen. Es werden Zellen und Sekret aus den peripheren Atemwegen und Alveolen gewonnen. Die Differenzialzytologie (Makrophagen vs. Granulozyten vs. Lymphozyten vs. Eosinophile) erlaubt eine Einengung der Differenzialdiagnosen. Zusätzlich können bronchoalveoläre Zellen vom Zytologen beurteilt werden. Dies geschieht mikroskopisch, durch Färbungen und durch immunzytochemische Methoden. Bestimmte Befunde sind typisch für einzelne Krankheitsbilder.

Hiervon abzugrenzen ist das **Bronchialspülsekret.** Dies kann für die zytologische Diagnostik (vor allem Bronchialkarzinom) und zur Mikrobiologie (z. B. Pneumocystiis carinii, bakterielle Pneumonie, Tuberkulose) verwandt werden. Die **therapeutische Spülung** dient zur Mobilisation zähen Sekrets und von Schleimpfropfen bei Asthma, Bronchiektasie und Mukoviszidose. Eine Sonderform der therapeutischen Spülung kommt bei der Alveolarproteinose zum Einsatz (► Kap. 70).

Indikationen Alveoläre, retikuläre und knotig-fleckige Verschattungen der Lunge können differenzialdiagnostisch durch den BAL-Befund eingeengt, oft sogar diagnostiziert werden.

In der Tumordiagnostik ergänzt die Zytologie die transbronchiale Biopsie und erhöht die diagnostische Ausbeute. Sinnvoll ist eine BAL oder ein Bronchialspülsekret nach Biopsie aus dem fraglichen Segment, wenn es um die Abklärung einer Neoplasie geht. Dadurch werden abgeschilferte Zellen erfasst.

Bei interstitiellen Lungenerkrankungen wird die BAL vor der Biopsie entnommen. Dies ist sinnvoll, denn bei interstitiellen Lungenerkrankungen ist die Differenzialzytologie oft richtungsweisend. Sie würde durch eine Einblutung verfälscht werden.

Bei unauffälligem Röntgenbefund, Dyspnoe in der Anamnese und PaO_2-Abfall bei Belastung hilft die BAL dabei, zu prüfen, ob eine Alveolitis in Frage käme (HRCT erkennt 10% der Alveolitiden nicht).

7.1.2 Kontraindikationen und Komplikationen

Die Arbeitsgruppe Qualitätssicherung in der Bronchoskopie beschreibt Risikofaktoren:

BAL: Patientenbezogene Risikofaktoren
- Sauerstoffpartialdruck < 60 mmHg Sauerstoffsättigung < 90%
- Bronchiale Hyperreagibilität, Tiffenau-Test < 60% oder unter 1 Liter
- Schweres Lungenemphysem
- Lungeninfiltrate mit Einbeziehung von mehr als der Hälfte des gesamten Lungenareals
- Quick < 30%, Thrombozyten < 20000/µl
- (Pathologischer EKG-Befund)

Ist bei Risikopatienten eine BAL trotzdem indiziert, sollten entsprechende Vorbereitungen (personell, medikamentös, technisch), Überwachungen (Monitoring erweitern) und Nachkontrollen (Intensivüberwachung) in die Wege geleitet werden.

Eine Wiederholung einer BAL innerhalb von 72 Stunden ist nicht sinnvoll, da in die lavagierten Lungensegmenten neutrophile Granulozyten einströmen. Dieser Einstrom kann zu febrilen Reaktionen führen. Zusätzlich kann hierdurch die Lungenfunktion passager eingeschränkt werden. Dies ist zu bedenken bei Patienten ohne kardiopulmonale Reserven.

BAL: Komplikationen
- Letale Komplikationen sind nicht bekannt, das Blutungsrisiko ist unbedeutend
- Fieber in einem Drittel der Fälle nach wenigen Stunden, transient
- Radiologisch alveoläre Infiltrate bei 20%, passager für ca. 12–24 h
- Auskultatorisch passager Knister- und Rasselgeräusche, bei Hyperreagibiltät Giemen möglich
- Transiente Verschlechterung der Lungenfunktion
- Bei einem starken Hustenstoß auf das stramm eingesetzte Bronchoskop (wedge position) gab es schon Bronchuseinrisse

Tab. 7.1 Differenzialzytologie der BAL: Normalbefund

Makrophagen	~ 90%
Lymphozyten	7%
Neutrophile	1%
Eosinophile	1%

7.1.3 Praktische Durchführung

Unter Klinikern ist der Scherz verbreitet, dass der Mittellappen für die BAL geschaffen wäre. Hier ist die BAL am leichtesten durchführbar, mit der besten Ausbeute. Mit dem flexiblen Bronchoskop dichtet man den langen Mittellappen-Bronchus ab (wedge position). Körperwarme Kochsalzlösung (3 × 50 ml, besser: 10 × 20 ml) wird eingebracht und wieder abgesaugt. Dies geschieht unter Sicht, der Bronchus darf nur kurz kollabieren (also immer wieder Sog unterbrechen). Die Rückgewinnungsquote beträgt idealerweise mehr als 50%. Die zurückgewonnene zellhaltige Flüssigkeit wird in silikon- oder polyethylenbeschichtete Gefäße gegeben, in denen die Zellen nicht an der Wand anhaften. Manche verwerfen die erste Probe, die Aussagekraft sei damit höher.

Wenn man nicht im ML lavagiert, kann das Einspülen und Absaugen über einen tief eingelegten Spülkatheter besser sein.

Und immer ganz wichtig: Alle Lösungen müssen unbedingt und ganz sicher körperwarm sein. Das wird gerne vergessen, und es gibt 1000 Gründe, warum das zwischenzeitlich abkühlte usw. Kühle Flüssigkeit bei der Bronchoskopie, insbesondere bei der BAL, ist ein enormer Reiz. Seitdem wir die Lokalanästhesie körperwarm und auch über die Nase sowie die Spülungen ganz sicher körperwarm machen, gibt es keine Probleme mehr.

7.1.4 Befunde und Interpretation

Wichtig sind die Rückgewinnungsquote, eine etwas trübe Färbung der BAL-Flüssigkeit, die Differenzialzytologie (Tab. 7.1) und die zytopathologische Befundung.

Ein Normalbefund in der BAL schließt eine exogen-allergische Alveolitis, eine eosinophile Pneumonie oder ein Hämorrhagiesyndrom weitestgehend aus.

Veränderungen der relativen Anteile der Zellzahlen in der Differenzialzytologie sind unspezifisch. Das Spektrum der möglichen Krankheiten wird eingeengt. Leider sind die Grenzen unscharf.

Lymphozytäre BAL mit Lymphozytenanteil ≥ 20%

- Sarkoidose
- Tuberkulose
- exogen-allergische Alveolitis (oft > 50%)
- COP/BOOP (meist post-pneumonisch)
- idiopathische Lungenfibrose mit Alveolitis (DIP)
- medikamenteninduzierte Alveolitis
- Rheuma, Kollagenosen
- Virusinfekte, auch HIV
- Lymphome
- Lymphangiosis carcinomatosa
- Alveolarproteinose
- Pneumokoniosen, Berylliose
- M. Crohn, biliäre Zirrhose

Dieses weite Spektrum der differenzialdiagnostischen Möglichkeiten lässt am Sinn der Durchführung einer Differenzialzytologie zweifeln. Tatsächlich muss man Aufwand, Risiken und Nutzen ins Kalkül ziehen, wenn man diese Methode anwendet.

Die BAL ist aber in der Regel ein wichtiges Puzzleteil in der Differenzialdiagnostik zur Abklärung einer Dyspnoe unklarer Genese. So kann geprüft werden, ob eine exogen-allergische Alveolitis in Frage käme, wenn jemand Sittichvögel hält, eine rheumatische Erkrankung hat, postpneumonisch usw.

Sehr wertvoll ist die Erkenntnis, dass die eosinophilen Zellen vermehrt sind (Tab. 7.2). Hiermit lässt sich das Spektrum der differenzialdiagnostischen Möglichkeiten deutlich einengen.

Es gibt eine Reihe von Krankheitsbildern, für die der BAL-Befund diagnostisch oder zumindest richtungsweisend ist. Hierzu gehören:

Krankheitsspezifische BAL-Befunde

- Asbestkörperchen
- milchig-trübes Sekret bei Alveolarproteinose
- Histiozytosis-X-Zellen
- Eosinophilie 15–75%, meist >25%, bei eosinophilen Lungenerkrankungen
- speziell Fragestellung Pneumocystis carinii, Aspergillose
- Nachweis maligner Zellen

Tab. 7.2 Granulozytenvermehrung in der BAL

Neutrophile	Eosinophile	Neutrophile und Lymphozyten
Idiopathische Lungenfibrose	Eosinophile Pneumonie	Idiopathische Lungenfibrose
ARDS	Churg-Strauss-Syndrom	COP/BOOP
Kollagenosen	Hypereosinophiles Syndrom	Fibrosierende Sarkoidose oder Tuberkulose
Morbus Wegener	Allergische bronchopulmonale Aspergillose	
Pneumokoniosen	Asthma bronchiale	
Infektion	Medikamenteninduzierte Alveolitis	
Mykotoxikose (ODTS)	Idiopathische Lungenfibrose	
	Paraneoplastisch	
	Assoziiert mit anderen infiltrativen Lungenerkrankungen	

- Nur richtungsweisend ist ein T4/T8-Quotient bei exogen-allergischer Alveolitis vs. Sarkoidose
- Sehr unspezifisch sind hämosiderinspeichernde Makrophagen

Asbestkörperchen Sie sind beweisend für eine Asbestexposition. Lichtmikroskopisch können diese erkannt und quantifiziert werden. Beweisend für eine asbestinduzierte Lungenerkrankung ist allerdings der Nachweis einer Asbestexposition nicht. Zum anderen gibt es falsch-negative Befunde, wenn eine Exposition gering war oder bereits lange zurückliegt (»Fahrerfluchtphänomen«). Eine Asbestexposition kann also nicht ausgeschlossen werden (► Kap. 33).

Hämosiderin Jede Form von Blutung in der Lunge führt zur Speicherung von Hämosiderin in Makrophagen. Dieser Befund ist unspezifisch. Er kann beispielsweise bei Bronchitis, aber auch beim Goodpasture-Syndrom oder anderen alveolären Hämorrhagien zu finden sein. Bei frischen alveolären Einblutungen findet man Erythrozyten, nach einigen Stunden Erythrozyten in den Makrophagen und nach zwei Tagen Hämosiderin-beladene Makrophagen.

Die berühmten Herzfehlerzellen erkennt der versierte Zytopathologe aber recht sicher. Und die leichte interstitielle Zeichnungsvermehrung mit Atemnot, Echo in Ruhe unauffällig mit den Zeichen der diastolischen und latenten Herzinsuffizienz kann dann zugeordnet werden. Wenn dann noch der Therapieversuch mit niedrigdosiertem ACE-Hemmer plus Diuretika erfolgreich ist, dann kann man diese Diagnose erst mal stellen.

Milchig-trübes Sekret bei Alveolarproteinose Die Makrophagen haben PAS-positive Einschlüsse. Es findet sich zudem Zelldetritus. Dieser wird in Makrophagen zu Cholesterin abgebaut, was das Bild von Schaummakrophagen ergibt. Im Zelldetritus kann man elektronenmikroskopisch myelinähnliche Strukturen nachweisen und im Sekret exzessive Konzentrationen von Surfactant-Protein-A messen. Die Differenzialzytologie ist überwiegend lymphozytär, bei Überwiegen der Neutrophilen muss man an bakterielle Sekundärinfektion denken. Allerdings sind auch opportunistische Infektionen mit Mykobakterien und Pilzen (Nokardien, Candida, Aspergillen, Kryptokokken) häufig.

T4/T8-Quotient bei Sarkoidose und exogen-allergischer Alveolitis Ein T4/T8-Quotient unter 1 spräche für eine exogen-allergische Alveolitis, einer über 5 für eine Sarkoidose. Leider ist der Quotient nur richtungsweisend. Etwa 10–20% der Patienten mit einem Quotienten unter 1 haben eine Sarkoidose. Und dasselbe gilt für einen Quotienten über 5, denn dieser kann auch bei der exogen-allergischen Alveolitis vorkommen. Zudem liegen die meisten T4/T8-Quotienten im Graubereich. Die Methode der T4/T8-Bestimmung liefert zudem schwankende Werte. Bei vielen anderen Krankheitsbildern spielt der Quotient keine praktische Rolle.

Eosinophile Lungenkrankheiten Im Mittel haben die eosinophile Pneumonie, das Churg-Strauss-Syndrom oder das hypereosinophile Syndrom einen Eosinophilenanteil um 40% in der BAL, meist über 25%.

Andere Lungenkrankheiten mit möglicher Vermehrung der Eosinophilen in der BAL, wie allergische bronchopulmonale Aspergillose, Asthma bronchiale, idiopathische Lungenfibrose oder COP/BOOP, erreichen den Anteil von 40% nicht.

Langerhans-Zellen und Histiozytose Langerhans-Zellen sind Histiozyten. Sie exprimieren typischerweise Okt-6-Antikörperrezeptoren; sie werden heute auch als CD1-Antikörperrezeptoren bezeichnet. Alternativ kann man das Zytoplasma auch mit Leu-M1 oder mit S-100 anfärben. Wenn die Frage nach einer Histiozytose im Raum steht, so darf man das Sekret nicht in Formalin aufbewahren. Viele Laboratorien bevorzugen Glutaraldehyd.

Alternativ kann man in den Histiozyten elektronenmikroskopisch die pathognomonischen Bierbeck-Granula (synonym ist X-Körperchen) nachweisen. Diese sehen aus wie kleine Tennisschläger im Zytoplasma.

Diagnostisch sind mehr als 4% Histiozyten. Allerdings ist die Sensitivität der zytologischen Untersuchung (Okt-6, Leu-M1, S-100, X-Körperchen) nur 50%. Bei dem typischen CT-Befund wird man dann wiederholen.

Pneumocystis carinii Die Sensitivität der BAL liegt um 90%. Zuvor kann ein induziertes Sputum (Salzinhalation) untersucht werden. Allerdings ist der Nachweis von Pneumocysten unspezifisch. Sie kolonisieren um andere Lungenerkrankungen wegen der Störung regionaler bronchialer Reinigungsmechanismen (Clearance- Störung), z. B. passager, um bakterielle pneumonische Infiltrate.

Pneumonien Zur Problematik der bronchoskopischen Diagnostik der Pneumonien verweise ich auf die ► Kap. 21 und 23. Nur in geschützter Technik und mit quantitativen Kulturen und ohne Lokalanästhetika (!) ist eine bakteriologische Diagnostik ausreichend spezifisch. Ansonsten erreicht man lediglich eine Sensitivität/Spezifität analog dem induzierten Sputum um 60%, oder man verschleppt und typisiert Keime aus dem Rachenraum. Diese Keime überwuchern zudem die Pneumonieerreger in der konventionellen Kultur, deshalb ist eine zeitnahe (< 2 h) quantitative Kultur mit Ausstrichpräparaten erforderlich. Bei Pneumonien kann eine Probenentnahme mit geschützter Bürste durchgeführt werden. Die Bürste steckt in einer Hülle, die mit einer Zuckermembran verschlossen ist. Im fraglichen Segment wird der Katheter vorgeschoben und die Membran durchstoßen. Nach dem Abbürsten wird die Bürste wieder in den Katheter zurückgezogen. Zur Gewinnung des Bürstensekrets wird der Katheter steril abgeschnitten, die Bürste herausgeschoben und ausgespült.

Tuberkulose Wenn die konventionelle Tuberkulosediagnostik nicht zum Ziel führt (3-mal Sputum negativ) und der Verdacht weiter besteht bzw. eine Keimisolation wichtig ist (atypische oder resistente Erreger?), wird »angespült«. Das Spülsekret bzw. die BAL liefern allerdings oft keinen positiven Befund – diese Methode wird überschätzt. Positiv ist dann häufig das induzierte Sputum nach Bronchoskopie und am Folgetag.

Bei paucibacillärer Tuberkulose (z. B. Miliartuberkulose) können Sputum und Spülsekret anhaltend negativ sein. Wegen systemischer Immunsuppression ist auch der Tuberkulintest oft negativ! Dann wäre eine Biopsie zur Histologie und Kultur zu erwägen, und das geht bei diesen kranken Menschen oft nicht. Klassischerweise wird dann die Diagnose bildgebend gestellt: Ein HRCT ist pathognomisch, Klinik passt, und eine Therapie wird bei gut begründeter Diagnose, wenn man so will, *ex juvantibus* eingeleitet.

Asthma bronchiale Die BAL hat in der Routinediagnostik oder zur Therapiesteuerung keine Bedeutung. Ausnahmen sind spezielle Fragen, wie z. B. das Vorliegen einer allergischen bronchopulmonalen Aspergillose oder ein neu aufgetretenes Infiltrat.

ARDS Meist liegt eine ausgeprägte granulozytäre Alveolitis mit Überwiegen der Neutrophilen (bis zu 90%) vor. Die Indikation der BAL dient zur Prüfüng auf etwaige Pneumonien. Es gilt auch hier: geschützte BAL und quantitative Kulturen, ansonsten züchtet man nur Rachenflora.

Neoplasien Die zytopathologische Untersuchung des Bronchialspülsekrets oder der BAL ist bei Verdacht auf Neoplasie indiziert. Im Zusammenhang mit der Biopsie wird die diagnostische Trefferquote gesteigert. Zytologische Proben können auch mit der Bürste gewonnen werden.

Idiopathische Lungenfibrose Wichtig ist: Eine lymphozytäre Alveolitis spricht für einen aktiv entzündlichen Prozess und ist therapeutisch besser beeinflussbar.

7.2 Biopsie

Indikation ist die Diagnostik pulmonaler Prozesse unklarer Genese. Wie bei allen invasiven Maßnahmen muss geprüft werden, ob ein riskanter Eingriff auch zu Konsequenzen führen wird. Beispielsweise muss ein Mesotheliom bei einem sehr alten Menschen mit schwerer COPD nicht sicher ausgeschlossen werden, da sich keine Konsequenzen ergeben würden. Selbiges gilt für einen peripheren Rundherd mit Spikulae, der ohnehin operiert werden sollte.

Bioptische Methoden

- Transbronchiale Biopsie (TBB)
- Transbronchiale Nadelaspiration (TBNA mit Wang-Nadel)
- Schleimhautbiopsien
- Perkutane Nadelaspiration (PNA) oder Stanzbiopsie
- Perkutane Pleurabiopsie
- Transösophageale Nadelaspirationen, Sono-gesteuert
- Transbronchiale Nadelaspirationen, Sono-gesteuert
- Thorakoskopische Lungenbiopsien (TLB)
- Offene Lungenbiopsie (OLB)

7.2.1 Transbronchiale Biopsie

Die transbronchiale Biopsie (TBB) ist die eine häufig durchgeführte pneumologische Probenentnahme. Indiziert ist sie bei Lungenparenchymveränderungen oder Verschattungen (z. B. Rundherden) unklarer Genese und nach Lungentransplantation (BO, BOOP, COP). Sie ist wenig invasiv mit guter Kosten-Nutzen-Relation.

Diagnostische Trefferquote der TBB

- ≥ 4 Biopsien erforderlich bei Verdacht auf Tumor
- Läsion > 3 cm, d. f: diagnostisch bei 60–80%
- Läsion < 2 cm, d. f.: diagnostisch bei < 40%
- Faustregel: »Trefferquote« pro cm (des Durchmessers der Läsion) ist 10–20%
- Zusätzliche Zytologie (BAL, Sekret, Bürste) erhöht die Trefferquote (um 50%)
- multiple Segmente einer Lunge biopsieren bei beidseitigen diffusen Prozessen

Relative Kontraindikationen bzgl. TBB

- TBB ist nicht indiziert bei Verdacht auf eine bakterielle Pneumonie (Empyemgefahr!)
- TBB ist kontranindiziert bei Pleuraempyem
- PaO_2 < 60 mmHg unter Sauerstoffinsufflation
- Schwere Restriktion (bei Pneumothorax dehnt sich die Lunge nicht mehr aus)
- Schweres Lungenemphysem (hohes Pneumothoraxrisiko)
- Funktionell nur eine Lunge
- Blutgerinnungsstörungen
- Schwere Herzinsuffizienz oder pulmonale Hypertonie (Blutungsrisiko steigt)
- PEEP-Beatmung (Barotrauma)

Praktisches Vorgehen Herde werden gezielt unter Durchleuchtung biopsiert. Unter Durchleuchtung wird der Herd angesteuert, man weiß vom CT, in welches Segment man muss. Wenn man dran ist, kann man leicht wackeln, der Herd wackelt mit – und dann der »Biss«.

Bei der Abklärung diffuser Prozesse wird heute nur noch unter Durchleuchtung zu biopsiert. Man geht mit der Zange bis zur Pleura. Dann soll der Patient angeblich einen Schmerz verspüren, was ich nie erlebte. Man zieht ca. 5 cm zurück. Bei Inspiration schiebt man die offene Zange bis zum Anschlag vor, sie sollte noch mindestens 1 cm von der Pleura entfernt sein. Am Ende der Exspiration wird »gebissen«.

Optimal ist die Entnahme von 4–6 Biopsien bei Tumoren und bis zu 10 Biopsien bei interstitiellen Prozessen.

Vermieden wird die Biopsie aus dem Mittellappen oder der Lingula wegen erhöhter Pneumothoraxgefahr aufgrund der tief verlaufenden Septierung. Vermieden werden Biopsien aus dem Segment 7, wegen Nähe zum Perikard und zur Vena cava. Ebenso vermeidet man zwei Biopsien aus demselben Subsegment, das kann unnötigerweise ganz ungut bluten.

Nach Biopsie wird unter Durchleuchtung ein Pneumothorax ausgeschlossen. Eine zweite Kontrolle erfolgt nach ca. 4–6 Stunden. Eine Kontrolle nach einer Stunde ist üblich, schließt aber letztlich einen Pneumothorax nicht aus. Denn diese bilden sich bei kleinsten Löchlein erst nach 4–6 Stunden aus.

Komplikationen Leichte Hämoptysen erleiden 15% der Patienten. Bei Blutungen nach Biopsie wird der Patient überwacht. Schwere Blutungen werden bei bis zu 3% der TBB beschrieben. Das können wir nicht bestätigen. Wenn man vermeidet, zweimal dasselbe Subsegment zu biopsieren, und vorher Adrenalin verabreicht, kommt es selten zu schweren Blutungen. Mit Blutungen ist vor allem bei starker Vaskularisation zu rechnen, wie bei Bronchiektasie, kavitären Lasionen, Linksherzinsuffizienz, pulmonaler Hypertonie, bei der nicht zu empfehlenden Entfernung von Broncholithen und natürlich bei Gerinnungsstörungen. Das Risiko einer Blutung, die eine Operation erfordern würde, sollte bei weit weniger als 0,1% liegen. Selbst habe ich das in 20 Jahren nur einmal erlebt, und zwar bei einem fortgeschrittenen, metastasierenden Tumorleiden mit Arrosion eines großen Gefäßes – das hätte auch ohne Biopsie bald geblutet.

Nach TBB bleibt das Bronchoskop tief im Bronchus, und es wird »angesaugt«. Damit kollabiert dieses Segment, und das Blutungsrisiko ist geringer. Man kann auch vor der Biopsie verdünntes Adrenalin instillieren, dies führt lokal zur Vasokonstriktion. Manche führen eine TBB nur unter starrer Bronchoskopie durch, nach einem Erlebnis einer fatalen Blutung, das muss nicht sein.

Wir platzieren eine dünne Sonde (über ein Nasenloch) kontralateral und beschicken dies mit hohen Sauerstoffflüssen. Damit bleibt im Falle einer Blutung diese Lunge frei und offen. Eine Sonde liegt ipsilateral mit Sog, wenn wir etwas ganz Gefährliches planen. Das hat vor allem den Vorteil, dass man die Optik des Bronchoskopes frei hat (diese würde beim Absaugen von Blut immer wieder »erblinden«). Ebenso findet dann ein konstanter Luftfluss (trockener Sauerstoff) von kontralateral nach ipsilateral statt, was extrem hilfreich ist, das Sekret absaugt und die Sicht freihält. Sollte die Blutung kritisch werden, so wird auf die betroffene Seite gelagert, damit kontralateral alles sicher frei bleibt. Wird es noch schlimmer, ist die steile Kopftieflage empfehlenswert, damit das Blut in Seitenlage abfließen kann.

Meist geht es nur um ganz kurzzeitige Blutungen mit 20–50 ml oder mal ganz flott 100 ml im Schwall, was im engen Bronchialsystem sehr bedrohlich wirken kann. Sehr selten sind es mal bis zu 250 ml. Es kommt eigentlich immer rasch zum Abklingen und Sistieren. Mit obiger Vorgehensweise und Ruhe erlebte ich nie eine dramatische Folge. Komplikationen gibt es schon, aber nur bei blindem Aktionismus und wenn der Untersucher hektisch wird und überzogene Maßnahmen in panischer Weise einleitet.

Ein Pneumothorax, der eine Drainagebehandlung erfordert, tritt im Mittel bei 3% der Patienten auf. Dieses Risiko besteht vor allem bei Emphysem-Patienten.

7.2.2 Weitere

Transbronchiale Nadelbiospie Sie wird im Rahmen der starren Bronchoskopie mit der Schiessle-Nadel transkarinal durchgeführt. Gerade wenn es um die Diagnostik von mediastinalen Lymphomen geht, bekommt man nur hiermit eine »dicke« Stanzbiopsie, die man zur Typsierung braucht. Feinnadelaspirationen sind für diese Fragestellung vollkommen ungeeignet und haben lediglich die Wertigkeit einer zytologischen Diagnostik.

Bevorzugte Indikation besteht bei mediastinalen Prozessen unter der Hauptkarina und auch mal hilären Veränderungen im Bereich der rechten Oberlappenkarina. Die linke Oberlappenkarina liegt zu nahe an großen Blutgefäßen. Selbstverständlich ist vorher zur Lokalisation ein Thorax-CT erforderlich. Eine Lymphknotentuberkulose sollte man zuvor weitestgehend ausschließen, da man diese nicht transkarinal anpunktieren will.

Die sogenannte Wang-Nadel ist eine kleine, flexibel geführte Nadel, die über das flexible Bronchoskop mit Endosonographie (EBUS) eingeführt wird. Während die Schiessle-Nadel Gewebe zur histologischen Befundung liefert, ist mit der Wang-Nadel nur Aspirationszytologie zu gewinnen.

Schleimhautbiopsie Dies heißt nichts anderes, als Biopsien aus der bronchoskopisch sichtbaren Schleimhaut gezielt zu entnehmen. Tumoröse Veränderungen zeigen sich beispielsweise als atypische Schleimhautfalten mit unregelmäßiger Oberfläche und vermehrter irregulärer Gefäßinjektion oder ganz offensichtlich als exophytischer Tumor.

Bei Sarkoidose biopsiert man die entzündlich veränderte Schleimhaut mit besenreiserartigen Gefäßinjektionen, die sich mit leukoplakieartigen Erhabenheiten abwechseln. Bei Verdacht auf Tuberkulose biopsiert man die Schleimhaut in verdächtigen Arealen am besten nicht oder nur vorsichtig. Es kann zur Perforation abszedierender Lymphknoten führen.

Bei vaskularisierten Veränderungen kann man vorher Adrenalin instillieren, mit der Wang-Nadel auch tief ins Gewebe. Dann kann man meist ohne Blutungsrisiko viele große Biopsien entnehmen. Bei Tumoren greift man am Rand, da zentral oft nur nekrotisches Material entnommen wird. Wenn man tangential abrutscht, kann man besser Krokodil- oder Dornzangen verwenden.

Kryoextraktion Mit Kryosonden kann Gewebe mittels Kältetechnik entfernt werden. Das Gewebe wird an der Sondenspitze angefroren und mit Bronchoskop extrahiert. Einerseits werden dadurch recht große Biopsate gewonnen, der große Gewebeverbund ohne Quetschartefakte erlaubt eine bessere und sicherere Diagnostik. Andererseits kann damit recht einfach rekanalisiert und desobliteriert werden (Tumore, Fremdkörpergranulome, Polypen u.a.). Man muss dies allerdings in Stufen machen, was in flexibler Technik kein Problem ist.

Transthorakale Nadelaspiration (TTNA) Sie wird gesteuert durch die Sonographie bei thoraxwandnahen Herden, zeit- und kostenaufwändiger mittels CT. Maligne Prozesse werden mit einer Wahrscheinlichkeit von 10% pro cm Durchmesser »getroffen«.

Bei Verdacht auf einen malignen Prozess im Stadium I und Operabilität besteht keine Indikation für die TTNA: Ein negativer Befund kann falsch-negativ sein, ein positiver Befund erfordert die operative Resektion. Die Hauptkomplikationen sind der Pneumothorax in 5–20% der Fälle (bis zu 60% Pneumothoraces bei Verwendung dicker Nadeln) sowie Lungenparenchym zwischen Herd und Thoraxwand und bei COPD. Eine Drainage ist erforderlich bei einem Fünftel der Pneumothoraces. Er entsteht meist innerhalb einer Stunde, gelegentlich entwickelt er sich erst nach sechs Stunden. Luftembolien und relevante Blutungen sind selten, direkt nach der Biopsie kommt es schon mal kurz zum blutig tingierten Sputum.

Aber Stanzbiopsien können auch durchgeführt werden bei Herden, die von Lunge umgeben sind. Ein japanischer Untersucher beschreibt eine Methode ohne Blutungs- oder Pneumothorax-Komplikation: Die ipsilaterale Seite bleibt unten, der Untersucher punktiert von unten durch eine Aussparung der Liege, und der Patient bleibt danach 4–6 Stunden auf dieser Seite liegen.

Perkutane Pleurabiopsie Möglich ist dies bei vorbestehendem Erguss, der bei pleuralen Prozessen vorliegt. Methode der Wahl war die Hakennadel und ist heute die Stanznadel. Oberhalb der Rippe wird mit Trokar und Hülse vorgegangen. Dann wird die Haken-Stanz-Nadel eingeführt und Pleura abgeschürft.

Nach Pleurabiopsie (oder auch Thoraxbiopsie) bei Pleuramesotheliom entstehen im Stichkanal gehäuft Impfmetastasen. Empfohlen wurde die prophylaktische Bestrahlung mit 3 × 7,5 Gy nach Punktion (über ca. 15 Jahre so gehandhabt). Heute wird dieser Weg wieder verlassen, weil er einer Studie zufolge angeblich ohne Nutzen bleibt. Ich glaube schon, dass diese Bestrahlung die Überlebenszeit (ÜLZ) nicht beeinflusst. Natürlich kann eine Studie mal so eine Aussage enthalten oder ergeben, aber: Ich sah zu viele Menschen, bei denen das Mesotheliom durch die Stichkanäle gewachsen ist, und das ist ganz schlimm für die Betroffenen. Ich sah das nie nach Bestrahlung. Und lokalisiert sind 3 × 7,5 Gy ohne wesentliche Nebenwirkungen.

Offene Lungenbiopsie Sie ist der Goldstandard, an dem sich obige Verfahren messen müssen. Sind weniger invasive Verfahren nicht diagnostisch, wird sie erforderlich. Bei pleuraler Beteiligung wird zuvor thorakoskopiert und mittels VATS biopsiert (VATS = videoassistierte Thorakoskopie).

Aktuelle, weiterführende Literatur

British Thoracic Society guidelines on diagnostic flexible bronchoscopy (2001) Thorax 56, Suppl 1:i1

Deutsche Gesellschaft für Pneumologie (1993) Empfehlungen zur diagnostischen bronchoalveolären Lavage. Pneumologie 48:607

Djukanovic R et al. (1998) Safety of biopsies and bronchoalvcolar lavage. Eur Respir J 26, Suppl:39

Franke KJ et al. (2010) Pneumologie 64:387–389

Keller R (1995) Diagnostic strategies of lung biopsy. Monaldi Arch Chest Dis 50:464

Klein JS, Zarka MA (1997) Transthoracic needle biopsy: an overview. J Thorac Imaging 12:232

Mehta AC, Wang KP (1997) Transbronchial needle aspiration. Sem Respir Crit Care Med 18:571

Osseiran K et al. (2005) Die CT-gestützte perthorakale Punktion von peripheren Lungenrundherden mit Hilfe einer speziellen Punktionsnadel. Pneumologie 59:369

Rennard SI et al. (1998) Bronchoalveolar lavage: performance, sampling procedure, processing and assessment. Eur Respir J 26, Suppl:13

Robinson DS et al. (1998) Biopsies: bronchoscopic technique and sampling. Eur Respir J 26, Suppl:16

Rodriguez de Castro F et al. (1995) Transbronchial fine needle aspiration in clinical practice. Cytopathology 6:22

Seyfarth HJ et al. (2007) Ultraschallgestützte Biopsie mit Durchleuchtungskontrolle zur Diagnostik thoraxwandnaher Raumforderungen. Pneumologie 61:563

Yankelevitz DF et al. (1998) CT-guided transthoracic needle biopsy following indeterminate fiberoptic bronchoscopy in solitary pulmonary nodules. Clin Imaging 22:7

Sedierung und Kurznarkose

Empfehlungen

Empfehlungen zur Sicherung der Qualität in der Bronchoskopie (2004). Pneumologie 58:344–356

S3-Leitlinie

Sedierung in der gastrointestinalen Endoskopie (2008). Z Gastrenterol 46:1298–1330

8.1 Midazolam

Sedierungen zur Bronchoskopie werden derzeit meist mit Midazolam durchgeführt. Am Vortag kann man ein Anxiolytikum geben, z. B. Tranxilium (20 mg). Die generelle Prämedikation mit Atropin ist als obsolet zu erachten. Bei fraglichem Nutzen hat man zu viele Nebenwirkungen, u. a. Erregungszustände und Tachyarrhythmien.

Midazolam dosiert man nach Wirkung, fraktioniert, in aufsteigender Dosierung. Ältere Menschen können mit 2 mg bereits stark sediert sein. Alkoholiker oder bei regelmäßigem Schlafmittelgebrauch kann es vorkommen, dass Dosen von 10–15 mg nicht ausreichen.

Lokalanästhesie Vor der Bronchoskopie werden Rachen und Larynx sowie obere Trachea mit Lokalanästhetika betäubt (Zerstäuber). Sobald dies wirkt, lassen wir über ein Nasenloch nochmals 10 ml eines sehr verdünnnten Lokalanästhestikums einlaufen (über Knopflochsonde); dies führt zu einer sehr schönen Betäubung des Kehlkopfes und oft auch schon der proxomalen Trachea. Beim Einführen des Bronchoskops wird nochmals das Tracheobronchialsystem lokal anästhesiert. Die vorgeschlagenen Höchstdosierungen sind zu beachten. Herzrhythmusstörungen und Exzitationen wurden beschrieben. Diese Effekte beobachteten wir nie mehr, seitdem kein Atropin mehr gegeben wird, offensichtlich wirken diese additiv. Bei selten notwendigen LA-Dosisüberschreitungen haben wir auch nie mehr Nebenwirkungen gesehen, seit wir kein Atropin mehr geben.

Midazolam und Piritramid Midazolam ist alleine bei der Endosonographie (EUS) mit Nadelbiopsie, BAL oder TBB oft nicht ausreichend. Vorab 10–15 mg Piritramid und dann Midazolam in 1-mg-Schritten auftitrieren – das ergibt eine gute Analgosedierung. Auch hier ist die anxiolytische Prämedikation am Vortag ganz wichtig, wie auch früh genug Piritramid/Midazolam langsam anzufluten und sicher wirken zu lassen. Hurtig-hurtig geht da immer schief. Der Wirkeintritt von Midazolam ist bei älteren Menschen mit »rigider« Blut-Hirn-Schranke deutlich verzögert und die Wirkung ausgeprägter. Hier sollte man dann sehr langsam auftitrieren, 0,5 mg alle 2 min bis ca. 2,0 mg können da z. B. schon ausreichen. Mit Naloxon und Flumazenil in Bereitschaft hat man eine hohe Sicherheit. Nach der Untersuchung antagonsieren wir in der Regel vollständig. Piritramid und Midazolam kumulieren im Fettgewebe, und es kann nach einer Aufwachphase zu erneuten Eintrübungen führen. Mit einer guten Analgosedierung und nachfolgend kompletten Antagonsierung bekommen wir stets die Frage: »Was – ist es schon vorbei?« Ebenfalls haben wir dann keine Komplikationen in der Aufwachphase. Die Kostenfrage muss man in Relation zum Personaleinsatz sehen.

8.2 Propofol

8.2.1 Pharmakologie

Propofol ist hervorragend geeignet für Sedierungen und Kurznarkosen. Der Vorteil ist die tiefe Sedierung bzw. Narkose mit raschem Erwachen. Wenn rasches Erwachen ein wichtiges Kriterium ist, ist der Einsatz von Propofol zudem sehr wirtschaftlich. Gerade bei rasch gewünschter Entlassung ist es von Vorteil.

Als Narkosemedikament bedarf es jedoch einer Kenntnis der Substanz. Die wesentlichen Daten für eine erfolgreiche Narkose oder Sedierung mit Propofol werden nachfolgend kurz zusammengefasst. Die Sedierung ist für die flexible Bronchoskopie in Spontanatmung sinnvoll, die Narkose für die starre Bronchoskopie mit Beatmung. Da Propofol nicht analgetisch ist, empfiehlt sich bei starrer Bronchoskopie die zusätzliche Gabe eines Opiates. Zur Einsparung von Sedativa, mit dem Ziel des schnellen Wiedererwachens, sollten zusätzlich Rachen und Trachea sehr gut lokalanästhetisch betäubt werden (◘ Tab. 8.1).

Metabolismus Der Abbau ist rasch und vollständig zu inaktiven Abbauprodukten. Er erfolgt in der Leber und im Darm. Bei Leberinsuffizienz kann der Darm kompensieren. Die inaktiven Metaboliten werden über die Niere ausgeschieden.

Eine Niereninsuffizienz hat keinen Einfluss auf die Pharmakokinetik, empfohlen wird eine langsame Einleitung. Ebenso hat eine unkomplizierte Leberzirrhose keinen Einfluss der auf die Pharmakokinetik. Es

Tab. 8.1 Pharmakologische Eckdaten zum Propofol

Präparatname	Zum Beispiel Propofol-Fresenius
Zusammensetzung	1 ml Emulsion enthält 10 mg Propofol, auch 2%-Präparate
Handelsformen	20 ml Ampullen, 50 ml Flaschen für den Perfusor
Wirkungseintritt	Nach 30–40 s
Wirkungsmaximum	Keine Daten verfügbar; meines Erachtens nach ca. 1–3 min: 1 min bei jungen Patienten mit kurzer Kreislaufzeit, 3 min bei alten Patienten mit langer Kreislaufzeit, Gefäßsklerose und langsamer Penetration der Blut-Hirn-Schranke
Wirkdauer	Etwa 5 min. Entsprechend obigen Angaben ist die Wirkdauer bei jüngeren Patienten kürzer und bei älteren länger
Keine Analgesie	Analgesie mit Opiat i. v. vor schmerzhaften Eingriffen, wie die starre Bronchoskopie
Prämedikation	Bei stationären Patienten immer sinnvoll, z. B. 20 mg Tranxililium am Vorabend

gibt wenige Daten bei schwerer Leberzirrhose. Untersuchungen bei Transplantation sprechen für einen allenfalls geringen Einfluss. Eigene Erfahrungen bestätigen die sichere Anwendbarkeit bei Leberinsuffizienz. Auch hier wird eine sehr langsame Einleitung empfohlen, da dadurch unnötig hohe Dosierungen vermieden werden.

Für Alkoholiker ist eine höhere Dosierung erforderlich. Adipositas beeinflusst den Metabolismus und die Abklingzeit nicht.

8.2.2 Nebenwirkungen

Apnoe Meist nur über wenige Sekunden und meist nur, weil die Zunge in den Schlund fällt. Der Esmarch-Handgriff, Guedel- und/oder Wendeltubus reichen meist, die Atmung setzt mit einem Schmerzreiz (z. B. Knöcheldruck auf das Sternum) wieder ein. Selten ist eine kurze Maskenbeatmung erforderlich.

Blutdruckabfall Vor allem in Kombination mit Opiaten und Muskelrelaxantien. In der Regel ist dem Problem leicht zu begegnen: Beine hoch (sog. Autotransfusion), ggf. 0,5–2 ml Akrinor i. v., bei Exsikkose Volumen/Flüssigkeit; die langsame Narkoseeinleitung (s. u.) hilft, signifikante RR-Abfälle zu vermeiden.

Herzfrequenzabfall Die Herzfrequenz eignet sich zur Narkosesteuerung. Bei bekannter Neigung zur Bradykardie Atropingabe, z. B. 0,5 mg langsam i. v. 30 min vor dem Eingriff oder s. c. am Morgen – vor allem, wenn man zudem eine bronchiale Hypersekretion vermeiden möchte (z. B. Raucher).

Atropin Wird oft gegeben, um die Schleimproduktion zu bremsen (was aber selten notwendig ist), und induziert oft unerwünschte Tachykardien. Glycopyrrolat scheint da wesentlich nebenwirkungsärmer.

Asystolien Sie wurden beschrieben. Meist im Zusammenhang mit dem Vagusreflex bei der Intubation, der oft Bradykardien, selten Asystolien, für etwa 10–30 sec, bewirkt.

Exzitationssymptome Sie sollen bis zu 10% der Fälle auftreten. Ich habe in zehn Jahren nicht eine Exzitation auf Propofol erlebt. Richtiger scheinen mir die 2–5% Zuckungen und Muskelbewegungen. Diese sind viel schwächer ausgeprägt als die Myoklonien unter Hypnomidate. Es gibt Einzelfallbeschreibungen von Krampfanfällen bei Epileptikern. Epilepsien in der Anamnese sind jedoch keine Kontraindikation.

Husten Während der Sedierung bei 2–5%. Ich habe dies selbst nie beobachtet.

Sexuelle Hemmschwelle Sie ist in der Aufwachphase herabgesetzt. Das gilt für viele Narkotika: Es handelt sich, ähnlich wie bei Alkohol und bei der paradoxen Reaktion auf Benzodiazepine, um ein Überwiegen der Enthemmung gegenüber der Sedierung bei niedrigen Wirkspiegeln. Begünstigend kommt beim Propofol eine nahezu regelhaft auftretende Euphorie und Selbstüberschätzung in der Aufwachphase hinzu.

Kurzzeitige lokale Venenreizung Dies ist kein praktisches Problem, die Vene wird nicht geschädigt. Denkbar ist die i. v.-Gabe von Xylocain über die

Tab. 8.2 Propofol -Narkose beim Erwachsenen mit beispielsweise 70 kgKG

Einleitung	Für die Intubation bei 70 kgKG: 140–180 mg, entsprechend 2,0–2,5 mg/kgKG; geringere Dosis bei Vorgabe eines Opiats u./o. Tranxilium-Prämedikation am Vorabend
Titrieren	10–20 mg alle 10 s bis zum Eintreten der Bewusstlosigkeit
	Je langsamer die Anflutung, desto länger die Sedierungsphase mit Eigenatmung und desto geringer die erforderliche Gesamtdosis
Narkoseführung	Aufrechterhaltung bzw. steady state mit: – Nachinjektion: 20–70 mg nach Wirkung i. d. R. alle 5 min 40 mg – Perfusor: 40–80 ml/h, entsprechend 6–12 mg/kgKG/h – »step down« = bei langen Narkosen sinkt die erforderliche Erhaltungsdosis

Braunüle (1,0 ml verdünnt), wenn man nur eine sehr kleine Vene punktieren konnte. Unter Prämedikation (z. B. Tranxilium) werden Schmerzen bei der Injektion seltener angegeben.

8

8.2.3 Kontraindikationen

In der Schwangerschaft und in der Stillzeit sollte kein Propofol eingenommen werden. Auch Kinder unter dem 3. Lebensjahr sollten kein Propofol bekommen. Der Grund ist die mangelnde Erfahrung. Bei versehentlicher Anwendung besteht wahrscheinlich kein Risiko, da Tierversuche keine Hinweise für eine Schädigung ergaben.

Bradykardie und Hypotonie werden durch Propofol verstärkt. Diese sind vor dem Eingriff zu behandeln. Sehr selten ist eine Allergie auf Propofol oder Hilfsstoffe in der Anamnese. Dies ist ebenfalls eine Kontraindikation.

8.2.4 Dosierung

Im Einzelfall ist der Bedarf stark schwankend, diese nachfolgenden Angaben sind also Richtwerte. Immer richtig ist die langsame Einleitung (s. u.) unter Überwachung der Narkosetiefe: Herzfrequenz, Blutdruck, Tränensekretion, Lidreflex, Muskeltonus, Ansprechbarkeit, Atemmuster, Schlundreflexe, Pupillenweite, Schmerzreaktion, Spontanbewegungen.

Bei Überdosierung, z. B. Apnoe, obwohl nur Sedierung gewünscht ist, reicht meist der Esmarch-Handgriff. Ursache ist in der Regel das Zurückfallen der Zunge. Ansonsten: kurzfristige Maskenbeatmung, ggf. mit Guedel- und/oder Wendeltubus.

Tab. 8.3 Sedierung mit Propofol beim Erwachsenen mit 70 kgKG

Einleitung	Etwa die Hälfte bis zwei Drittel der Dosis zur Narkotisierung
Titrieren	10–40 mg alle 10 s bis zum Eintreten der gewünschten Sedierungstiefe. Langsame Injektion zur Vermeidung oder zumindest Verkürzung einer etwaigen Apnoe
Verlauf	Sedierungsaufrechterhaltung, zwei Möglichkeiten: – Mehrfachinjektionen: 20–50 mg nach Wirkung ca. alle 2–5 min – Perfusor: 7–30 ml/h, entsprechend 1–4 mg/kgKG/h

Bei Bradykardie sollte man Schmerzreize setzen, wie Knöcheldruck auf das Sternum. Atropin flutet erst an, wenn Propofol schon wieder abklingt, deshalb gibt es keine Überreaktion bei stabilem Kreislauf. Gering dosiertes Orciprenalin (1 Amp. auf 10 ml Kochsalz) wäre besser steuerbar als Atropin – ich habe es nie gebraucht.

Bei RR-Abfall: Beine hoch, ggf. 0,5–1 ml Akrinor. Bei länger dauernden Eingriffen bei exsikkierten oder hypovolämischen Patienten ist eine Infusionstherapie notwendig. Ansonsten ist kein stabiles Gleichgewicht aus Narkosetiefe und Blutdruck zu erreichen (Tab. 8.2 und Tab. 8.3).

Die Narkose und Sedierung bei alten Patienten oder bei schlechtem AZ erfordert geringere Dosierungen. Es gelten die in aufgeführten Größenordnungen (Tab. 8.4).

Überwachung Gefordert wird nach ambulanten Eingriffen ein Aufenthalt in der Praxis oder Klinik von ca. zwei Stunden. Die aktive Teilnahme im Straßenverkehr etc. ist für den Tag der Sedierung/Narkose nicht zu empfehlen.

8.3 Succinylcholin

Es folgen kurze tabellarische Beschreibungen (◘ Tab. 8.5). Die Indikation zur Muskelrelaxation besteht nicht grundsätzlich bei starrer Bronchoskopie. Eine Narkose mit Muskelrelaxation ist für den Patienten jedoch schonender und gewährt wesentlich bessere Arbeitsbedingungen. Die Techniken der Narkose und Beatmung sollten dem Anwender geläufig und verfügbar sein, wenn man eine Musekelrelaxation durchführt.

Kontraindikationen
- Unmöglichkeit zur Beatmung
- Maligne Hyperthermie und Unverträglichkeit in der Anamnese
- Disposition zur Hyperkaliämie
  - Neuromuskläre Erkrankungen
  - Polytrauma
  - Verbrennungen (bis 60 Tage danach kann Kalium um bis zu 13 mmol/l ansteigen)
  - Hyperkaliämie (unter Succinylcholin steigt Kalium um ca. 1 mmol/l an)
  - Dialyse-Patienten
  - verstärkt durch Kontraktur der Skelettmuskulatur und exzessive Kaliumfreisetzung
- Schwangerschaft, postpartum (reduzierte Pseudo-ChE-Aktivität, zu wenige Erfahrungen)
- Zur »Sicherheit«: Nicht bei Leberinsuffizienz mit ChE < 10–20% der Norm

Es wird empfohlen, ChE bei Verdacht auf eine Leberinsuffizienz oder einer prolongierten Relaxation in der Vorgeschichte zu bestimmen. Leider bringt das wenig. Wichtig ist nämlich der Phänotyp, und weniger der Plasmaspiegel. Menschen mit prolongierter Relaxation hatten meist normale ChE-Spiegel; Menschen mit geringer ChE haben in der Regel keinen verzögerten Abbau von Succinylcholin.

◘ **Tab. 8.4** Narkose und Sedierung mit Propofol bei alten Menschen

Generell	Niedrige Dosierungen mit sehr langsamer Einleitung bewirken tiefere Narkosen mit weniger Apnoen, Bradykardien und Blutdruck-Abfällen
Einleitung	Für die Intubation reichen meist 100–150 mg, entsprechend 1,5–2 mg/kgKG; wesentlich niedrigere Dosis bei Vorgabe eines Opiats und/oder Prämedikation am Vorabend
Titrieren	Langsame Injektion mit 10–20 mg alle 10 s
Sedierung	Es gilt dasselbe wie oben: Man wählt sehr niedrige Dosierungen mit langsamer Einleitung, erreicht damit in der Regel eine gute Sedierung ohne Apnoe und vermeidet kritische Herz-Kreislauf-Reaktionen

◘ **Tab. 8.5** Pharmakologische Eckdaten

Wirkmechanismus	Muskeldepolarisation mit initialer Erregung der Muskelfaser, deshalb »Präcurarisieren«
Wirkzeiten	Voll relaxiert nach 90 s, Wirkdauer ca. 5 min
Präparat	1 Amp. Lysthenon mit 5 ml enthält 100 mg Succinylcholin
Dosis	1–1,5 mg/kg Kg

Nebenwirkungen
- Erhöhung des Augendruckes (Cave: Glaukom, penetrierende Augenverletzungen)
- Erhöhter Magendruck (Gefahr der Aspiration bei nichtnüchternem Patienten)
- Muskelschmerzen (wegen Depolarisation und Muskelkontraktionen, d. f. Präcurarisierung nicht vergessen)
- Maligne Hyperthermie, Rabdomyolyse (Einzelfälle)
- Praxisrelevant bei wiederholten Injektionen
  - Bradykardie bis Asystolie

Tab. 8.6 Tabellarischer Überblick am Beispiel Tracrium

Wirkmechanismus	Rezeptorblockade ohne Depolarisation
Präparat	2,5 ml enthalten 25 mg
Intubationsdosis	Ohne Succinylcholin 0,5–0,6 mg/kgKG
Relaxationsdosis	0,3–0,6 mg/kgKG wirken über 15–35 min
Präcurarisierungsdosis	Gabe ca. 1 min vor Succinylcholin: 2 mg/kgKG
Wirkzeiten	Intubierbar 90 s nach 0,5–0,6 mg/kgKG, Wirkdauer 15–35 min weitere 15 min durch Repititionsdosis von 0,1–0,2 mg/kgKG nach 15 min
Nebenwirkungen	Histaminfreisetzung mit Urtikaria, Bronchospasmus etc., in Kombination mit Propofol und Pethidin Blutdruckabfall Verlängerte Wirkdauer durch viele Medikamente sowie bei Leber- oder Niereninsuffizienz
Kontraindikationen	Allergie (auch gegen Brom) Fehlende Intubationsmöglichkeit Vorsicht bei allergischen und neuromuskulären Erkrankungen

- Arrhythmien
- Blutdruckabfall
- vermehrter Speichelfluss
- gesteigerte Bronchialsekretion

8.4 Nichtdepolarisierende Muskelrelaxantien

Die Beschreibung erfolgt am Beispiel Tracrium (Tab. 8.6). Ein Präparat sollte man auswählen, um die Dosierungen für alle Beteiligten besser erinnerbar zu halten. Idealerweise wählt man ein modernes Präparat mit möglichst geringer Histaminliberation.

Nichtdepolarisierende Muskelrelaxantien sind geeignet zur Muskelrelaxation über längere Zeit. Für die starre Bronchoskopie besteht die wesentliche Indikation in der Präcurarisierung. Dadurch wird verhindert, dass Succinylcholin zu Muskelkontraktion führt. Diese könnten ansonsten sehr heftig sein, z. B. mit nachfolgenden Muskelschmerzen und Hyperkaliämien.

8.5 Beispiel für eine Vollnarkose mit Muskelrelaxation

Es reicht eine einmalige Muskelrelaxierung zur Intubation mit Präcurarisierung und Succinylcholin. Eine Verlängerung der Muskelrelaxation kann bei starren Bronchoskopien über 30 min sinnvoll sein (bei schwierigen und komplexen Interventionen). Da Propofol nicht analgetisch wirkt, sollte initial ein Opiat gegeben werden. Die Lokalanästhesie ist sinnvoll, um Sedativa und Opiate einzusparen. Will man auf die Lokalanästhesie verzichten, sollte man eine ausreichende Analgesie, z. B. mit Fentanyl, Sulfentanil oder Piritramid gewährleisten. Eine unzureichende Analgesie steigert den Propofolverbrauch; die Konsequenzen sind eine unruhige Narkose (Tachykardien, Gegenwehr bei Manipulationen) und ein unökonomischer Verbrauch von Propofol. Die Vollnarkose erfordert eine ständige Überwachung der Beatmung, der Vitalfunktionen und der Vigilanz (»minute-to-minute-monitoring«). Ein Arzt mit anästhesiologischer Ausbildung und Ausstattung muss sich uneingeschränkt auf die Narkose konzentrieren (Tab. 8.7).

Tab. 8.7 Beispielhafte Kurzanleitung für die Vollnarkose für einen Patienten mittleren Alters mit ca. 70 kgKG

Vorbemerkung	Die Narkotika (für uns Propofol) werden nach Wirkung dosiert Die Narkosetiefe wird gesteuert nach RR, HF, Muskeltonus, Eigenatmung, Pupillenweite, Tränen
Narkoseeinleitung	Pethidin 100 mg (= 1 Amp. Dolantin) Propofol 140–200 mg (= 14–20 ml Propofol)
Dann	Maske bereithalten, ggf. Atmung unterstützen Prüfen, ob Patient mit Maske beatembar ist, erst dann Muskelrelaxation
Muskelrelaxation	Tracrium 10 mg (= 1 ml Tracrium), nach 1 min weiter mit Lysthenon ca. 80 mg (= 4 ml Lysthenon)
Dann	Maskenbeatmung, 60–90 s nach Lysthenon Intubation
Nach Intubation	Tracrium ca. 35 mg (= 3,5 ml Tracrium). Oder Lysthenon ~ alle 5 min 10–20 mg oder ohne weitere Relaxation Propofol alle 2–5 min 20–50 mg (= 2–5 ml Propofol)
Untersuchungsende	5 min vorher kein Propofol mehr
Verlegung	Prüfen und dokumentieren: – Kopfheben und für >= 5 s halten – Zunge weit herausstrecken – Hand drücken, Arm heben, Augen öffnen – Vitalfunktionen stabil – adäquate Antworten (z. B.: »Patient ist wach, kräftig, Vitalfunktion o. k. & stabil«)

Aktuelle, weiterführende Literatur

Clarkson K et al. (1993) A comparative evaluation of propofol and midazolam as sedative agents in fiberoptic bronchoscopy. Chest 104:1029

Jacoby J et al. (2002) Clinical practice guidelines for the sustained use of sedatives and analgesics in the critically ill adult. Crit Care Med 300:119

Marinella MA (1997) Propofol for sedation in the intensive care unit: essentials for the clinician. Respir Med 91:505

Miller DR (1996) Intravenous anesthesia: new drugs, new concepts, and clinical applications. Can J Anaesth 43:142

Mirakhur RK, Morgan M (1998) Intravenous anaesthesia: a step forward. Anaesthesia 53:1–3

Practice guidelines for sedation and analgesia by non-anesthesiologists (1996) A report by the American Society of Anesthesiologists Task Force on Sedation and Analgesia by Non-Anesthesiologists. Anesthesiology 84:459

Stolz D et al. (2009) Propofol versus combined sedation in flexible bronchoscopy. Eur Resp J 34:1024–1030

Schraag S, Georgieff M (1995) Intravenöse Anästhesie. Anaesthesiol Intensivmed Notfallmed Schmerzther 30:469–478

Diagnostische Thorakoskopie

Review

100 Jahre Thorakoskopie. Der Pneumologe 2010. Bd. 7, Nr. 5

Buchtipp

Nakhosteen JA, Khanavkar B, Darwiche K et al. (2009) Atlas und Lehrbuch der thorakalen Endoskopie, Bronchoskopie, Thorakoskopie. Qualitätssicherung, Diagnostik und Therapie, 4. Aufl. Springer, Berlin Heidelberg New York Tokio

9.1 Indikation

Pleuraprozesse unklarer Genese mit exsudativem Erguss sind die wesentliche Indikation. Voraus gehen die bildgebenden Verfahren, Pleurapunktion und Biopsie. Ist die Diagnose dann noch unklar, so wird thorakoskopiert. Meist geht es um die Frage, ob ein maligner Erguss vorliegt.

Bevor man thorakoskopiert, wird man die Bildgebung einsetzen. In der CT kann man Veränderungen meist sicher abgrenzen oder zumindest ahnen. Kleine pleurale Auflagerungen entziehen sich jedoch oft der Bildgebung. Hier kann eine vorhergehende Thoraxsonographie sensitiver sein. Auch Prozesse im Bereich des Mediastinums können thorakoskopisch gut erreichbar sein, diese kann man vorab transösophageal (TES) abgrenzen – gerade basal-mediastinal ist das sehr hilfreich.

Eine Pleuritis tuberculosa kann der Diagnose durch Kultur bei zwei Drittel der Patienten entgehen. Die gezielte thorakoskopische Probenentnahme liefert bei über 90% der Betroffenen das histologische Ergebnis. Die Kulturen aus fibrinösen Veränderungen sind in 80% positiv.

Beim rezivierenden Pneumothorax wird man prüfen, ob ausgedehnte Blasen und kleine Bullae vorliegen. Dann wäre eine operative Therapie Bullektomie und Spitzenresektion mit nachfolgender Pleurektomie sinnvoll. Das wird man nur gemeinsam mit der Thoraxchirurgie tun.

Es wird zwar propagiert, dass die alleinige Poudrage auch hohe Erfolgsquoten haben solle. Aber wenn nicht, dann hat man einen verschwarteten Situs, muss intervenieren und resezieren. Meiner Meinung nach wählt man bei der Pleurodese bei Rezidivpneumothorax gleich die Methode mit der höchsten Erfolgsquote, und das ist die Poudrage in diesem Falle nicht.

9.2 Kontraindikationen

Gerinnungsstörungen, Arrhytmien oder frischer Herzinfarkt verbieten eine Thorakoskopie. Gerade nach Stenting und unter ASS/Clopidogrel wird man prüfen, ob man aufschieben kann. Eine Herzinsuffizienz (insbesondere mit Mitralvitium) und/oder eine schlechte Lungenfunktion, die den passageren Ausfall einer Lunge nicht gestattet, ist selbstverständlich ebenfalls eine Kontraindikation (► Kap. 10).

Ohne vorhergehende Bronchoskopie wird nicht thorakoskopiert. Es könnte endoluminal ein Tumor oder eine Stenose zu sehen sein. Derartige Veränderungen verhindern eine Lungenausdehnung nach Thorakoskopie (Ausdehnungshindernis). Wenn sich eine Lunge nach Thorakoskopie nicht ausdehnt, so ist dies eine funktionelle Einschränkung, birgt das Risiko eines Pyothorax und/oder einer persistierenden bronchopleuralen Fistelung (Riss bei Ausdehnung).

Es muss auch der Nutzen abgewogen werden. Einem schwerkranken Menschen, bei dem es lediglich um die Differenzierung Mesotheliom vs. Adenokarzinom mit malignem Pleuraerguss geht, kann man die Untersuchung ersparen. Bei Spontanpneumothoraces bei ausgedehnten postspezifischen Veränderungen ist nach einem erfolglosen Drainageversuch ohnehin die Operation indiziert. Wenn alle Befunde für eine Pleuritis tuberkulosa sprechen (lympozytärer Erguss, Konversion der Hautreaktion), wäre ein Therapieversuch auch bei negativer Histologie indiziert.

9.3 Technik

Ideal sind die Voraussetzungen, wenn bereits ein Pneumothorax oder ein großer Pleuraerguss vorliegen. Ansonsten muss erst ein Pneumothorax angelegt werden, und man muss geduldig warten, bis die Lungen »zusammengefallen« sind. Die Sedierung erfolgt mit Midazolam und einem Opiat unter Spontanatmung. Propofol auch sehr gut, man muss hier nur sehr auf die Steuerung achten. Wesentlich ist die Prämedikation mit Tranxilium am Vortag.

In Seitenlage wird der obere Arm weit nach vorne und oben abgestützt. Durch korrekte Lage und Polsterung werden Ulnarisläsionen vermieden. In der Axillarlinie wird mit einer dünnen Nadel punktiert (falls die Pleura anliegt mit der Verres-Nadel), lokal betäubt und aspiriert. Mit einem Skalpell wird die Haut schmal eröffnet und bis zur Rippe geschnitten. Die Öffnung sollte klein sein, damit der Trokar und vor allem später die Drainage das Lumen voll ausfüllen. Unter kontrollierten Bedingungen sieht man nun, ob der Patient dies toleriert. Selten muss man die Thorakoskopie in Beatmung mit Doppellumentubus planen, dies ist schon recht aufwändig und meist nicht erforderlich; Vorteil ist, dass man die Lunge rascher kollabieren lassen kann.

Ein Pleuraerguss wird unter Sicht vollständig abgesaugt. Der Pleuraraum wird möglichst vollständig inspiziert, was nicht immer gelingt. Bei der Biopsieentnahme achtet man tunlichst darauf, kein Gefäß zu verletzen. Es wird über den Rippen biopsiert, nicht zwischen diesen. Ebenso vermeidet man Biopsien an der viszeralen Pleura, wenn möglich.

Ein ausgedehntes subkutanes Emphysem ist zu vermeiden. Nach Anlage der Drainage wird die Wunde komprimiert und die Luft abgesaugt. Die zweischichtige Naht soll die Drainage sicher und fest halten. Hierzu umfasst der Faden den Silikonschlauch an einer Stelle mehrfach und muss ihn einschnüren.

Dabei kann es zu kleinen Lecks neben der Thoraxdrainage kommen, ebenso zum Hautemphysem – oder die Nähte sind so straff, dass sie schmerzhaft werden. Deshalb legen wir zunehmend eine gut getunnelte Thoraxdrainage am Ende der Thorakoskopie separat und verschließen den Trokar- und Instrumentierkanale durch zweischichtige Nähte.

9.4 Stellenwert heute

Es gibt Fachkliniken, die bei gleichem Patientengut sehr unterschiedliche Thorakoskopiefrequenzen haben. Mit der modernen Bildgebung, unter Einsatz der hoch entwickelten Zytopathologie und bei kritischer Prüfung des Nutzens (Beeinflusst das Ergebnis der Thorakoskopie mein Procedere?) kommt die Thorakoskopie meines Erachtens (leider) nur noch selten zum Einsatz. Nicht unwichtig ist auch der hohe Personal- und Zeiteinsatz. Dies wird man sicher in unterschiedlichen Häusern unterschiedlich diskutieren.

Gemeinsam haben Pneumologen und Thoraxchirurgen die **VATS** entwickelt, die videoassistierte Thorakoskopie. Bei größeren Interventionen oder hohem Risiko muss eine Beatmung mit Doppellumentubus stattfinden. Mit modernen Instrumenten und Geräten (Stapler u.a.) können unkompliziert kleine Keilresektionen entnommen werden, Pleurodesen (mit Bullektomie, Lungenspitzenresektion, Pleurektomie) durchgeführt werden, Adhäsiolysen und Dekortikationen sowie Verschlüsse von Läsionen (Ductus thoracicus, bronchopleurale Fistel, Speiseröhre). Die Technik hat sich so weit entwickelt, dass Segmentresektionen, Lobektomien, Tumorexstirpationen u.v.m. heute möglich geworden sind.

Aktuelle, weiterführende Literatur

Boutin C, Astoul P (1998) Diagnostic thoracoscopy. Clin Chest Med 19:295

Loddenkemper R (1998) Thoracoscopy: State of the art. Eur Respir J 11:213

Loddenkemper R (1998) Klassische pneumologische Thorakoskopie. Atemw-Lungenkrkh 24:220

Loddenkemper R, Boutin C (1996) Thorakoskopie: Aktuelle diagnostische und therapeutische Indikationen. Pneumologie 50:189–201

Mares DC, Mathur PN (1997) Medical thoracoscopy: the pulmologist's perspective. Sem Respir Crit Care Med 18:603–615

Rodriguez Panadero F et al. (2006) Thoracoscopy: general overview and place in the diagnosis and management of pleural effusion. Eur Respir J 28:409

Stanzl F, Ernst A (2008) Diagnostik der Pleuraerkrankungen. Der Pneumologe 5:211–218

Beurteilung der Operabilität

Übersicht

Bolliger CT, Koegelenberg CF, Kendal R (2005) Preoperative assessment for lung cancer surgery. Curr Opin Pulm Med 11:301

S3-Leitlinie

Goeckenjahn et al. (2010) Prävention, Diagnostik, Therapie und Nachsorge des Lungenkarzinoms. Interdisziplinäre S3-Leitlinie der Deutschen Gesellschaft für Pneumologie und Beatmungsmedizin und der Deutschen Krebsgesellschaft (u.a.). Pneumologie 64, Suppl 2:S23–S155

10.1 Vorbemerkungen

Aus etlichen Studien haben sich die präoperativen Kriterien zur Beurteilung der funktionellen Operabilität herauskristallisiert. Die nachfolgend angegebenen Größenordnungen beruhen auf einer Mittelung der existierenden Daten, den Empfehlungen der Deutschen Gesellschaft für Pneumologie (DGP) und der American Thoracic Society (ATS). Sie haben sich über Jahre hinweg als geeignete Kriterien bestätigt.

Die aufgeführten Empfehlungen und Richtwerte beschreiben das kardiopulmonale Risiko. Nicht berücksichtigt werden die operativen Komplikationen, wie Blutverlust, Pneumothorax und Fistelbildung, Empyem, Wundinfektion, Magenblutung etc., die bis zu 30% der Patienten erleiden.

Ansonsten gesunde Menschen tolerieren Pneumektomien überraschend gut. Die Bronchialkarzinom- oder COPD-Patienten haben jedoch meist kardiopulmonale und vaskuläre Vorerkrankungen. Auch die muskulären Reserven sind oft eingeschränkt. Karnofsky-Index und Lungenfunktion sind die beiden Kriterien zur Beurteilung der funktionellen Operabilität.

10.2 Karnofsky-Index

Der Karnofsky-Index beschreibt den Allgemeinzustand des Patienten (▫ Tab. 10.1). Als inoperabel gilt er ab einem Index unter 50%. Bestehen zusätzliche gravierende andere Erkrankungen (z. B. eine manifeste Herzinsuffizienz) oder ein hohes Alter mit geringen Leistungsreserven, so wird man noch zurückhaltender mit der Indikationsstellung zur Operation sein.

10.3 Lungenfunktion

Die Lungenfunktionsparameter sollten nach optimaler internistischer Therapie erhoben werden, also Einstellung von Herzinsuffizienz, COPD, KHK, Diabetes mellitus (Patient kräftiger mit guter Blutzuckereinstellung), Behandlung einer Infektion etc.

Zur Risikoeinschätzung werden die präoperativen Lungenfunktionswerte und die berechneten postoperativen Werte herangezogen. Die Berechnung der postoperativen Werte kann mit der Perfusionsszintigraphie erfolgen. Dies ist aufwändig und ebenso genau (bzw. ungenau) wie die rechnerische Berücksichtigung der voraussichtlich zu resezierenden Segmente (▫ Tab. 10.2). Es wird zur Vereinfachung angenommen, dass jedes Segment einen Anteil von 5,26% an der Lungenfunktion hat.

Dauerhaft sind die Einschränkungen nach Lungenoperationen überraschend gering. Nach Lobektomie ist die bleibende Reduktion der FeV1 kleiner als 10%, die Sauerstoffaufnahme wird nicht nachhaltig beeinträchtigt. Nach Pneumektomie sinkt die FeV1 um 33%, die Sauerstoffaufnahme um 20%. Das Problem der Lungenoperation besteht aber in erster Linie in der unmittelbaren postoperativen Phase. Lungenfunktion und maximale Sauerstoffaufnahmekapazität fallen initial deutlich ab. Dieses individuelle Risiko muss präoperativ abgeschätzt werden.

Die Risikoeinschätzung mittels Berechnung postoperativer Werte erscheint auf den ersten Blick überzeugend, ist es aber nicht. Studien zeigten, dass die Berechnungen sich nur in 25% mit den tatsächlichen Werten decken.

Zudem gehen die Berechnungen davon aus, dass gesunde Lungen reseziert werden. Die Resektion einer erkrankten Lunge oder eines Lungenlappens kann auch ein Vorteil sein, denn eine kranke Lunge nimmt am Gasaustausch nicht mehr Teil und verdrängt gesunde Areale. Gerade bei Emphysem-Patienten liegen sehr ermutigende Ergebnisse durch die Kombination Volumenreduktion, Bullektomie und Bronchialkarzinom-Resektion in frühen Stadien vor. Eine komprimierte, gesunde »Rest«-Lunge kann sich wieder ausdehnen, das Shuntvolumen wird vermindert, und bei Lungenemphysem kann die Volumenreduktion zu einer günstigeren Atemmechanik führen (▫ Tab. 10.3).

ppo-FeV1 Beim Vorliegen von ppo-FeV1-Werten unter 800–1000 ml galten die Patienten früher als inoperabel, neuerdings geht man in der Literatur von 600–800 ml aus. Grundsätzlich ist die Risikoeinschät-

Tab. 10.1 Karnofsky-Index und WHO-Index und Zustand des Patienten

Karnofsky	WHO	Zustand des Patienten	Beschreibung
100%	0	Normal	Normalzustand: keine Beschwerden, keine manifeste Erkrankung
90%		Geringe Symptome	Normale Leistungsfähigkeit: geringe Krankheitssymptome
80%	1	Beginnender Leistungsabfall	Normale Leistung erfordert Anstrengung, sonst geringe Symptome
70%		Arbeitsunfähig	Kann sich selbst versorgen
60%	2	Braucht gelegentlich Hilfe	Pflegerische und ärztliche Betreuung nötig
50%		Braucht ständig Hilfe	nicht bettlägerig
40%	3	Bettlägerig	Braucht spezielle Pflege
30%		Schwerkrank	
20%	4	Krankenhauspflege	Schwerkrank, supportive Maßnahmen erforderlich
0%		Moribund	Krankheit schreitet rasch fort

zung nach dem ppo-FeV1 umstritten, da die Korrelation mit der Komplikationsrate gering ist.

VO_2max Es wird gemessen als maximale Sauerstoffaufnahme im Rahmen einer symptomlimitierten Ergospirometrie. Die Fähigkeit zur Sauerstoffaufnahme waren Studien ein besseres Kriterium zur Einschätzung des kardiopulmonalen Risikos als die FeV1. Es wird hierdurch auch die kardiale Leistungsfähigkeit erfasst.

PAPm Für den mittleren pulmonalarteriellen Druck und die Komplikationsraten als eigenständigen Parameter gibt es keine gesicherten Daten. Diese Patienten sind in der Regel inoperabel, weil das FeV1 und die Sauerstoffaufnahme zu niedrig sind. Als Kriterium für Inoperabilität werden 35–50 mmHg diskutiert. Bei echokardiographischen Zeichen der Rechtsbelastung wäre also der Rechtsherzkatheter zu erwägen.

Blutgasanalyse Richtwerte sind ein PaO_2 größer als 60 mmH und ein $PaCO_2$ kleiner als 45 mmHg für eine Operabilität. Eine respiratorische Globalinsuffizienz geht meist auch aus anderen Gründen mit einer Inoperabilität einher. FeVl und VO_2 sind in der Regel auch entsprechend eingeschränkt. Im Einzelfall kann bei Hyperkapnie eine Operation vertretbar sein. Bei Volumenreduktionsoperation bei schwerem Emphysem wird ein $PaCO^2$ über 50 mmHg als relative Kontraindikation erachtet. Die Blutgasanalyse sollte arteriell entnommen werden, da die Werte des arterialisierten Kapillarblutes bei schlechter Abnahmetechnik sehr abweichen können.

Tab. 10.2 Abkürzungen zur Beschreibung der Lungenfunktionsparameter zur Beurteilung der Operabilität

ppo	predicted postoperative value
ppo-FeV1	Berechnung des postoperativen FeV1 mithilfe der zu resezierenden Segmente (S): ppo-FeV1 = FeV1 × (1 - (S × 5,26%))
ppo-FeV1% d. N.	Individueller ppo-FeV1 in Relation zum statistischen Soll-ppo-FeVl
$V0_2$	Sauerstoffaufnahme in ml pro kg-Körpergewicht pro Minute
$V0_2$% d. N.	VO2 bezogen auf den individuellen Normwert
ppo-$V0_2$	Wie ppo-FeV1 über Prozent der zu resezierenden Lungenanteile
MVV	Minute voluntary ventilation

Tab. 10.3 Leistungsparameter zur Beurteilung der Operabilität

	Messwert	Interpretation
Spirometrie	ppo-FeV1 < 1 l	Höchstes Risiko; 34% Komplikationen (19% kardial, 15% pulmonal)
	ppo-FeV1 > 1,4 1	Geringes Risiko, 11% Komplikationen (8% kardial, 3% pulmonal)
	ppo-FeV1 < 40% d. Norm	Mortalitätsangaben bis zu 50%
	Präop-FeV1 > 2 l	Pneumektomie möglich
	präop-FeV1 > 1 l	Lobektomie möglich
Spiroergometrie	Rampenprotokoll mit Steigerung um 20 Watt pro Minute, VO_2max in ml/kg/min:	
	präop-VO_2max	< 10: inoperabel, 70% Komplikationsrate mit 30% Mortalität
		> 15: Lobektomie möglich
		> 20: Geringes Risiko, Pneumektomie möglich
		> 25: Kein erhöhtes Risiko
	präop-VO_2max.: in% d. N.	< 43% des Sollwertes: > 90% Komplikationen, sehr hohe Mortalität
		< 50% des Sollwertes: 60% Mortalität
		> 75% des Sollwertes: 10% Komplikationen
PAPm	Mittlerer pulmonal-arterieller Druck	> 40 mmHg spricht für Inoperabilität
		> 35 mmHg keine Pneumektomie
MVV	maximales Atemminutenvolumen	Die »minute voluntary ventilation« sollte mindestens 50% des Solls sein – man erkennt, ob der Patient die Atemarbeit noch steigern könnte

DCO Diese Bestimmung des Transferfaktors für Kohlenmonoxid (Diffusion) wird berücksichtigt, einige Autoren sehen in einer DCO kleiner als 50% der Norm eine Kontraindikation für eine Pneumektomie. Andere meinen sogar, dass eine DCO kleiner als 60% der Norm eine Kontraindikation für eine Lobektomie sei. Die ATS und die DPG haben dieses Kriterium aufgenommen.

Ergooxymetrie Es gab folgendes Kriterium zur Beurteilung der Operabilität: Bei ergometrischer Belastung sollte der PaO_2 nicht weiter als 5 mmHg abfallen. Eine Lobektomie sei möglich, wenn dies für 30/60 Watt für jeweils 3 min erfüllt sei; eine Pneumektomie sei möglich, wenn bei 40/80 Watt der PaO_2 nicht mehr als 5 mmHg abfällt.

Dieses Kriterium ist nicht evaluiert worden und spielt in der aktuellen Literatur keine Rolle mehr. Durch die Spiroergometrie mit Messung der Sauerstoffaufnahme wurde diese Methode verlassen. In einigen Zentren wird diese Untersuchung noch durchgeführt. Sie ist einfach und scheint logisch. Die kardiopulmonalen Reserven werden erfasst.

10.4 Entscheidungsalgorithmus

Empfehlungen liegen u. a. von der ATS vor. Sie berücksichtigen die individuellen Normwerte und die Sauerstoffaufnahme. Ebenso wurde bedacht, dass bei ausreichenden FeV1-Werten eine spiroergometrische Untersuchung nicht erforderlich ist. Die Hinzunahme des Kriteriums der Atemreserve (MVV) soll erkennen

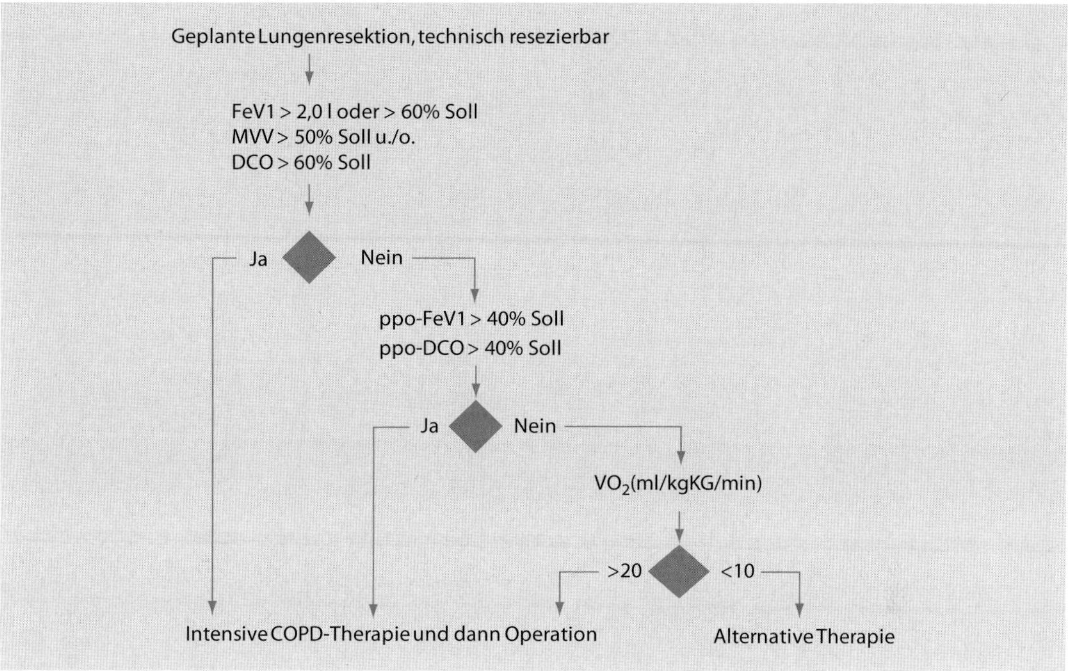

Abb. 10.1 Algorithmus zur präoperativen Funktionsdiagnostik von COPD-Patienten (Nach ATS 1995)

lassen, ob ein Patient seine Atemarbeit noch steigern kann (Abb. 10.1).

Aktuelle, weiterführende Literatur

Bolliger CT, Perruchond AP (1998) Functional evaluation of the lung resection candidate. Eur Respir J 11:198

Bolliger CT et al. (1995) Lung scanning and exercise testing for the prediction of postoperative performance in lung resection candidates at increased risk for complications. Chest 108:341

Bolliger CT et al. (1995) Exercise capacity as a predictor of postoperative complications in lung resection candidates. Am J Respir Crit Care Med 151:1472

Kearney DJ et al. (1994) Assessment of operative risk in patients undergoing lung resection. Chest 105:753

Schulz C, Riedel M, Gillisen A, Emslander HP (1998) Präoperative Identifizierung des pulmonalen Risikopatienten vor Lungenresektion. Atemw Lungenkrkh 24:205

Pulmonale Hypertonie und Echokardiographie

Reviews

Bossone E et al. (2005) Pulmonary arterial hypertension: the key role of echocardiography. Chest 127:1836–1843

Leschke M et al. (2009) Diagnostik der pulmonalen Hypertonie. Internist 50:1086–1100

11.1 Übersicht

Die Echokardiographie (Echo), als nichtinvasive Maßnahme, hat den Rechtsherzkatheter (RHK) in der Routine zunehmend abgelöst. An kardiologischen Zentren ist die Rechtsherzkatheterdiagnostik heute selten. In der Pneumologie, mit der Frage nach der pulmonalen Hypertonie (PH) bei chronischen Lungenerkrankungen, sind Echo und RHK gleichermaßen wichtig (▶ Kap. 77).

Die Korrelationen RHK vs. Echo liegt zwischen 0,6 und 0,9, in den meisten Untersuchungen über 0,8. Das heißt: Manifeste pulmonale Hypertonien werden fast immer erkannt, das Signifikanzniveau der Diagnostik (also das Erkennen) einer PH ist günstiger als 0,001. Eine wesentliche und selbstverständliche Voraussetzung ist der Ausschluss einer Pulmonalarterien- oder Pulmonalklappenstenose.

Diese Korrelationspunktwolken wurden jeweils ausgewertet über das ganze Spektrum des Normalbefundes bis zum sehr schwergradigen Cor pulmonale. Die Punkte vom Normalbefund zum schwergradigen Cor pulmonale zeigen natürlich eine Linie.

Anders sieht es allerdings aus, wenn man diese Korrelationen in den jeweiligen Abstufungen prüft, also Normalbefund vs. latente/leichtgradige PH, leichtgradig vs. mittelgradig, mittelgradig vs. schwergradig. Da sieht man nur runde Punktwolken.

Die Frage einer manifesten PH ist aber oft nicht die Fragestellung, das ist rasch evident. Man will Frühformen oder leichtgradige PH erfassen und im Verlauf die Abstufungen erkennen und ein Ansprechen auf die Therapie beschreiben. Hier wird der RHK unersetzlich bleiben, das kann die Echokardiographie nicht leisten.

Geeignete Parameter zur Beurteilung einer PH

- Trikuspidalinsufflzienz (TI)
- Akzelerationszeit des Pulmonslisflows bei (AT)
- Enddiastolische Durchmesser des rechten Ventrikels (RVDD)
- RV-Index
- Nur bedingt geeignet ist die Pulmonalklappeninsuffizienz (PI) (wg. Unterschätzungen und vielen falsch-negativen Befunden)

Die Diagnose wird bei Verdacht (Atemnot, Röntgen) am einfachsten **dopplerechokardiographisch** gestellt. Die Akzelerationszeit ist der sensitivste Marker bei jungen Menschen; sie ist verschoben, der Rechte Ventrikel (RV) kann also nur noch am Anfang der Systole Volumen bewegen, der Pulmonalarteriendurchfluss wird asymmetrisch und kollabiert bereits im ersten Drittel der Systole. Meist bestehen eine Trikuspidalinsuffizienz mit hohem Rückfluss (über über 3 m/s) und eine Dilatation des Rechten Ventrikels mit Verlagerung des Septums. Letzteres trifft aber nur auf die schwergradige PH zu.

Bei **leichter oder latenter pulmonaler Hypertonie** kann die Dopplerechokardiographie in Ruhe falsch-negative Befunde liefern – einmal die Treppe hoch und zurück und dann gleich ein Echo: Das kann den dilatierten RV zeigen. Die rechtsventrikulären Drücke sind vom Herzzeitvolumen abhängig, sie sind also immer in Relation zum Schlagvolumen zu sehen, wie das ja auch für die Aortenstenose beispielsweise sehr wichtig ist. Wir erinnern uns an einige Patientinnen, die ganz ruhig seit 5–15 min auf der Liege auf ihre Untersuchung warteten, bis dato Atemnot und Hypoxie noch ungeklärt, und einen echokardiographischen Normalbefund hatten sie nun auch. Und dann rasch über die Treppe gelaufen mit hoher Belastung: Nun eindeutig alle Zeichen des schwergradigen Cor pulmonale, am besten zuerst und rasch von subxyphoidal erfasst.

Bei jungen Frauen, die leicht nervös und aufgeregt sind, findet sich oft eine kleine Trikuspidalinsuffizienz mit schnellem Rückfluss, was einer PH entsprechen könnte. Habituell auch die weiche weite Cava bei asthenischen Typen. Dies darf man nicht als solitären Befund überbewerten. Bei hohem HZV und bei leichter TI erlaubt das weiche Gewebe einen hohen Rückfluss. Eine Pulmonalisinsuffizienz mit hohem Rückfluss sieht man in frühen Stadien selten. Wichtig ist die Erfassung des ganzen Herzens, also Vitien, Defekte, LV-Funktion, Vena cava und Perikard.

Bei Verdacht sollte einen Rechtsherzkatheter mit Belastungsuntersuchung durchgeführt werden. Die Normbereiche sind echokardiographisch einerseits sehr weit, die Befunde andererseits so unsensitiv, aber auch so unspezifisch, dass man nur bei eindeutigem Cor pulmonale ohne Rechtsherzkatheteruntersuchung auskommt. Dies ist die valideste Methode

Tab. 11.1 Normalwerte in mmHg bei der Rechtsherzkatheterisierung (nach Hurst)

RV-Druck (RVP)	17–32/0–6
Systolischer PA-Druck (SPAP)	17–32
Diastolischer PA-Druck (DPAP)	4–13
PA-Mitteldruck (MPAP)	9–19 (in Ruhe); 28–30 (bei Belastung)
Verschlussdruck (PCWP)	5–13
RA-Druck (RAP bzw. ZVD)	1–5 (in Ruhe); 10 (bei Belastung)

Tab. 11.2 Ergebnisse der Konferenz zur pulmonalen Hypertonie (Dana Point 2008)

PAPm: < 21 mmHg	normal (Geringe Zunahme im Alter, ca. 5 mmHg)
PAPm: 21–25	Graubereich
PAPm: > 25 mmHg	manifest
Belastung: > 30 bei Gesunden	normal
> 35 im Alter	häufig

Tab. 11.3 Wertung einiger Parameter im Zusammenhang

ZVD	Erhöhte Mortalität der Patienten mit COPD und PH mit erhöhtem ZVD (in cm H_2O)			
	ZVD über Vena cava inf.:	ZVD:	Diam.:	Lumen, insp.:
		5–10	Flach	Kollaps
		10–15	elliptisch	beweglich
		15–20	>2 cm	starr
ZVD morphometrisch falsch-hoch bei asthenischem Habitus				
PaO_2	Hypoxie ist assoziiert mit einer erhöhten Mortalität bei PH			
MPAP	Mittl. Pulmonalarteriendruck > 30 mmHg. d. f. Mortalität ~50% in 4 Jahren			
RVDD	erhöht, d. f. Mortalität nach 2 J. ~ 40%			

mit mittlerem pulmonalarteriellen Druck über 20–25 mmHg bei Belastung über 35 mmHg und Wedge-Druck unter 15–18 mmHg (Tab. 11.1, Tab. 11.2 und Tab. 11.3).

11.2 Geeignete Echo-Parameter

Ungeeignete Parameter zur Beurteilung einer PH
- Systolische Zeitintervalle, z. B. RPEP/RVET, zeigen keine Korrelation
- Bewegungsmuster der Pulmonalklappe, z. B. BC oder EF, korreliert nicht
- Wandstärke des rechten Ventrikels (RVAWDD = AW) korreliert nicht; Probleme: Dehnung, unsichere Messpunkte im Trabelkelwerk, Gerätequalität, Hydratationszustand
- Isovolämische Relaxationszeit (schwierig zu bestimmen, ansonsten sehr gute Korrelation)
- Enddiastolische Durchmesser der Arteria pulmonalis in Klappenhöhe (PV) korreliert allenfalls schwach

Das **Cor pulmonale** wird morphologisch oft leichtfertig beschrieben, ist aber schwierig zu beurteilen. Der rechtsventrikuläre Durchmesser streut weit, aber nicht so weit, wenn man es richtig macht. Das Ausmessen direkt unterhalb der Klappe erfasst die membranöse Aussackung des Klappenringes und bewirkt falsch-hohe Werte. Deshalb sollte man immer etwas mehr als 1 cm darunter messen, parallel zur Klappenebene und dabei sicher außerhalb dieser membranösen Aussackung, die bei manchen Menschen sehr weit sein kann (1 cm). Die Werte sind beschrieben in Rückenlage und von subxyphoidal. Da man auch dabei oft Schrägschnitte hat, die einen zu großen RV vortäuschen, sollte der Querschnitt hinzugezogen werden. Und da sind aus 3,5 cm schon mal schnell normale 2,5 cm geworden – also sollte man immer auf zwei Ebenen arbeiten. Das ist immer schwierig, wenn eine Rechtsbelastung sich durch alle Befunde zieht, weil falsch und etwas leichtfertig ausgemessen wurde, und dann muss man das revidieren. Der Pulmonalisflow hilft weiter, symmetrisch und gleichmäßig stützt er den Normalbefund. Wenn nicht, muss man doch ganz genau hinsehen, z. B. auch mal direkt nach dem Laufen über die Treppe (ca. eine Etage). Die Septumverlagerung oder gar ein imprimierter linker Ventrikel sind sichere Zeichen.

Mittel zur echokardiographischen Erkennung und Graduierung einer PH

- TI + ZVD: Sie misst SPAP quantitativ mit guter Korrelation.
- AT: Sie scheint am besten die leichtgradige PH zu erkennen.
- RVDD: Es gibt eine weite Streuung des Normbereiches, aber nicht bei richtiger Messung.
- Septum-Deviation: Ist in Zusammenschau mit dem RVDD sehr gut.
- PI: Sie misst MPAP quantitativ; viele falsch-negative Ergebnisse oder Unterschätzungen einer PH.

Trikuspidalinsuffizienz (TI) plus ZVD

- Misst nur den systolischen Spitzendruck SPAP
- SPAP (= syst. pulm.-art. Druck = syst. RV-Druck): 4 x $Vmax^2$ + ZVD
- Korrelation des TI+ZVD mit dem Druck nach RHK bei 0,6–0,9
- R = 0,65 etwa realistisch für den Normalbefund vs. leichte PH
- R = 0,9 trifft allenfalls für Normalbefund vs. sehr schwergradige-offensichtliche PH zu
  - CAVE: Falsch-positiv auch bei vorbestehender, alter TI und hohem Pendelvolumen und bei jungen Frauen (oft 10 mmHg über dem Normbereich). Weichheit des Gewebes und »Aufregung«, also CO, könnten hier eine Rolle spielen.
- Normwerte: bis 35 mmHg manche Autoren geben bis 40 mmHg als normal an
- SPAP steigt bei geringster Belastung, Agitation, Output an = viele falsch-positive Befunde
- Der ZVD wird echokardiographisch geschätzt (s. o.).
- Die TI ist besser ableitbar mit KM (10 ml NaCl mit Luft aufgeschüttelt i. v.).

Akzelerationszeit (AT)

- Korrelationskoeffizient mit RHK: r = 0,87
- Sehr sensitiv, gutes und frühes Zeichen
- Sehr wertvoll bei der Frage akute LE
- AT scheint PH und Nicht-PH sicher zu unterscheiden
- Ableitung: Mit PW unmittelbar subvalvulär in Klappenmitte
- Normwerte: < 100 ms
- MPAP nach AT:
  - < 100 ms, d. f.: MPAP >20 mmHg
  - < 90 ms, d. f.: MPAP >25 mmHg
  - < 70 ms, d. f.: MPAP >40 mmHg
- Bei Kindern Herzfrequenzkorrektur, bei Erwachsenen nur verwerten bei Normfrequenz

Der **Tei-Index und die Akzelerationszeit** beruhen auf dem gleichen Prinzip. Je schwerer die Rechtsbelastung, desto kürzer ist die systolische Auswurfphase und länger die Relaxationszeit. Dementsprechend sind diese beiden Parameter die sensitivsten für eine beginnende Rechtsbelastung. Derart haben wir schon im Routine-Echo (Pneumonie, Arrhythmie, COPD u.a.) einen Verdacht geäußert, für den es eigentlich kein Korrelat gab, und in der Angio-CT fanden wir dann Lungenembolien, mit denen wir ansonsten überhaupt nicht gerechnet hätten. Der rechte Ventrikel kann eine Volumenbelastung unschwer bew ältigen, bei Druckbelastung dekompensiert er rasch.

■ Tab. 11.4 Obduktionsbefunde bei PH (Größenangabe in cm)

	Norm	kompensierte PH	dekompensierte PH
RV-Durchmesser	5,2	6,2	8,2 (spezielle pathologische Mesmethode)
RV-Wanddicke	0,35	0,71	0,78
Pa-Umfang	6,7	7,4	8,1

Enddiastolischer Durchmesser des rechten Ventrikels (RVDD)

- Korrelation mit RHK bzgl. PH: r = 0,52–0,83
- Messung 1 cm unter der TV, parallel zur Klappenebene
- In Rückenlage
  - Norm: 26+/–3 mm (20–31 mm)
  - PH: 42+/–7 mm (30–60 mm)
- In Linksseitenlage
  - Norm 32 +/–6 mm, bis 40 mm

Pulmonalisinsuffizienz (PI) Sie ist ein nur bedingt geeigneter Parameter zur Abschätzung der PH. Die Korrelation mit dem RHK bei pulmologischen Patienten ist fraglich. In einer Studie fand sich keine Korrelation, wahrscheinlich auch deshalb, weil nur bei 10% der COPD-Patienten die PI messbar war. Die Bestimmung des DPAP erfolgt über die PI: 4 x Ved2; es wird also der enddiastolische Flow gemessen. Viele falsch-negative Befunde sind zu erwarten, da eine PI bei PH meist nicht existent ist oder nicht ableitbar ist (wegen sog. Klappenüberlagerung).

Erhöhte Drücke über PI erkennen die PH, können jedoch den tatsächlichen Druck unterschätzen. Normalbefunde schließen eine PH nicht aus.

RV-Index Gemessen werden die Zeitdauer des Pulmonalisflows (PF) und der Intervall zwischen zwei diastolischen Trikuspidalisdurchflüssen (TD). Je größer die Druckbelastung des RV, desto länger dauert die isovolumetrische Anspannungs- und Relaxationszeit. Die Formel lautet:

$$TD - PF / PF < 0{,}28 +/- 0{,}04 \text{ ms, bei PH} \sim >0{,}8 \text{ ms.}$$

Leider erkennt dieser Index auch nur die manifeste, offensichtliche Rechtsherzbelastung. Zur Beantwortung der Frage nach der latenten oder leichtgradigen PH oder zur Verlaufsbeurteilung trägt sie nicht bei.

11.3 Obduktionsbefunde bei PH

Bei 3 × 13 Verstorbenen (normales Herz, kompensierte PH, dekompensierte PH) wurden nachfolgende Parameter auf ihre Wertigkeit bezüglich der Differenzierung unterschieden. Ventrikeldurchmesser, RV-Wandstärke und der Umfang der Pulmonalarterie unterscheiden signifikant die kompensierte PH von der Norm (■ Tab. 11.4). Interessant ist, dass die RV-Wanddicke dünner angegeben ist als bei der Echokardiographie. Wahrscheinlich werden bei der Echokardiographie die Trabekel mit gemessen. Der Ventrikel ist zudem durchblutet.

Aktuelle, weiterführende Literatur

Daniels LB, Krummen DE, Blanchard DG (2004) Echocardiography in pulmonary vascular disease. Cardiol Clin 22:383

Deutsche Gesellschaft für Pneumologie (1998) Empfehlungen zur Anwendung der Echokardiographie in der pneumologischen Diagnostik. Pneumologie 52:519–521

Lenci G (1990) Nichtinvasive Methoden zur Frühdiagnose des chronischen Cor pulmonale bei COPD. Pneumologie 44:721

Machraoui A, Barmeyer J, Ulmer WT (1990) Prognose bei Cor pulmonale: Aussagekraft der zweidimensionalen Echokardiographie. Pneumologie 44:955

Marchandise B et al. (1987) Noninvasive prediction of pulmonary hypertension in COPD by doppler echocardiography. Chest 91:361

Morpurgo M (1989) Non-invasive assessment of pulmonary arterial hypertension in chronic lung disease. Eur Respir J, Suppl: 666

Paditz E (1992) Echokardiographische Diagnostik der pulmonalen Hypertension bei chronischen Lungenerkrankungen. Pneumologie 46:131

Petermann W, Sümer G (1996) Stellenwert der Echokardiographie in der Pneumologie. Atemw Lungenkrkh 22:533

Ristow B, Ali S, Ren X et al. (2007) Elevated pulmonary artery pressure by Doppler. J Am Coll Cardiol 49:43

Sümer G, Petermann W (1994) Die dopplersonographische Analyse des kleinen Kreislaufs. Pneumologie 48:689–698

Torbicki A et al. (1989) Attempts at measuring pulmonary artery pressure by means of doppler echocardiography in patients with chronic lung disease. Eur Respir J 2:856

Zenker G, Forche G, Harnocourt K (1985) Two-dimensional echocardiography using subcostal approach in patients with COPD. Chest 88:722

Zubritsky AN (1993) Informational analysis of morphometric of pulmonary heart in chronic ninspecific pulmonary disease. Path Res Pract 189:42

Rechtsherzkatheter

Leitlinie

Leitlinie der Österreichischen Gesellschaft für Pneumologie (2005) Untersuchung des Lungenkreislaufs mittels Rechtsherzkatheter. Wien Klin Wochenschr 117/18:651–662

12.1 Grundlagen

Ein Synonym für den Begriff »Rechtsherzkatheter« (RHK) ist »Pulmonalarterienkatheter« (PAK). Der PAK bzw. RHK bleibt der Goldstandard in der Diagnostik und Quantifizierung einiger kardialer Erkrankungen.

Indikationen für den RHK
- Pulmonale Hypertonie PH
- Dyspnoe unklarer Genese
- Ödeme unklarer Genese (z. B. Frage nach konstriktiver Perikarditis)
- rechtskardiale Vitien
- Vorfelddiagnostik bei Mitralvitien
- Intensivmedizin: Nutzen zunehmend umstritten

Es werden die in ◘ Tab. 12.1 aufgelisteten Abkürzungen zur Beschreibung und Dokumentationen der Untersuchung verwandt.

12.1.1 Intensivmedizin

Die Wertigkeit des PAK in der Intensivmedizin ist umstritten. Während einige Zentren belegen konnten, dass der PAK keinen Nutzen bringt, konnten die Befürworter dieser intensivmedizinischen Überwachung den Vorteil nicht belegen. Mittlerweile liegt sogar eine gematchte Studie vor, die zeigt, dass zudem die Morbidität und Mortalität bei PAK-überwachten Patienten höher seien.

Wie bei jeder invasiven Maßnahme muss also auch beim PAK das Risiko bedacht werden. Meine Meinung ist, dass man den PAK tatsächlich seltener braucht, als er in Intensivstationen eingesetzt wird. Mit der körperlichen Untersuchung und der Echokardiographie sind die meisten Fragen nichtinvasiv zu beantworten. Der PAK gaukelt zudem eine Genauigkeit vor, die klinisch auf Plausibilität kontrolliert werden muss – das wird gerne vergessen. Beim schweren ARDS ist der RHK indiziert (▶ Kap. 50).

12.1.2 Technik

Der Zugang wird über die Vena basilica gewählt – bevorzugt links, dann wird der Weg in die Pulmonalarterie durch die Kreisbewegung »automatisch« eingehalten. Pneumothoraxgefahr besteht mit Subklaviakatheter bei Emphysem-Patienten. Eine gute Steuerung des PAK ist über die Vena jugularis interna rechts möglich.

Der Ballon des Swan-Ganz-Katheters kann mit 1,5 ml Luft gefüllt werden. Er wird halb aufgeblasen, sobald man in einer zentralen Vene ist. Ganz füllt man ab dem RA. Damit nutzt man den Blutstrom zum Einschwemmen, hat ein geringeres Risiko VES zu erregen, in den Sinus coronarius zu gelangen oder sich im Trabekelwerk oder den Papillarsehnen des RV zu verfangen.

Eine forcierte Inspiration nach maximaler Ausatmung bewirkt große Schlagvolumina und erleichtert die Katheterpassage in die PA.

Die Ruhedrücke (ZVD, RA, RV, PA, W) werden beim Vorschieben gemessen; die Drücke in diesen Segmenten werden beim Rückzug unter maximaler Belastung gemessen.

Einfache Katheter sind 2-lumig; 3-lumige Katheter erlauben es, den RA oder ZVD mit zu messen. Mit Thermistor wird das HMV über die Thermodilutionsmethode gemessen. Kalte Flüssigkeit wird proximal (RA) injiziert und in der PA gemessen; das Integral der Temperatur-Zeit-Kurve in der PA ergibt das HZV.

12.1.3 Komplikationen

Mögliche Komplikationen sind
- transienter RSB,
- VES, ggf. Salven,
- Vorhofflimmern beim Wandkontakt im Herzen.

Entweder man schiebt sofort weiter oder zieht den RHK zurück. Vagovasale Synkopen nach Belastung sind zu bedenken. Der Ballon kann rupturieren. Thrombophlebitiden am Arm sind möglich; insbesondere bei ausgedehnten Manövern und Spastik der Vene. Die Ruptur des Pulmonalisastes bei unkontrolliertem Aufblasen des Ballons oder langer Blockade führt zu Lungenblutungen.

12

■ Tab. 12.1 Verwendete Abkürzungen

Pulmonalarterieller Katheter	PAK, RHK
Rechter Vorhof	RA
Rechter Ventrikel	RV
Pulmonalarterie	PA
Herzzeitvolumen	HZV
Herzminutenvolumen	HMV
Trikupidalstenose	TS
Mitralstenose	MS
Pulmonalisinsuffizienz	PI
Ventrikelseptimdefekt	VSD
Vorhofseptumdefekt	ASD
Ventrikuläre Extrasystolen	VES
Pulmonale Hypertonie	PH
RV-Druck, syst.	RVsy
RV-Druck, frühdiast.	RVfd
RV-Druck, enddiast.	RVed
PA-Druck, syst.	PAs
PA-Druck, mittlerer	PAm (oder MPAP)
PA-Druck, diast.	PAd
Pulmonalkapillärer Verschlussdruck	W, PCW oder PCWP

12.2 Normwerte

Der besondere Nutzen des RHK liegt in der präzisen Bestimmung der Drücke in Ruhe und unter Belastung (■ Tab. 12.2, ■ Tab. 12.3 und ■ Tab. 12.4).

12.3 Pulmonale Hypertonie

Ein hoher PCW mit hohem PAm und PAd entspricht einer passiven PH. Bei aktiver PH ist PAm erhöht, PCW normal und PAd minus PCW größer 5 mmHg.

Normbereich geht bis PAm 20 mmHg. 20–25 mmHg wird als Graubereich erachtet. Über die Belastungsdrücke und Graduierungen gibt es keinen Konsens, sie variieren in verschiedenen Angaben. Mit zunehmendem Alter ist ein PAm über 30 mmHg bei Belastung häufig, auch bis 45 mmHg wird beschrieben, und zwar bei gesunden älteren Menschen (■ Tab. 12.5).

Ein PAm von 35 mmHg bei maximaler Belastung von 300 Watt ist noch normal. Bei klinisch relevanten Belastungsstufen bis 200 Watt werden 30 mmHg nicht überschritten.

Die PH ist reversibel oder teilversibel, wenn sie auf eine O_2-Zufuhr abfällt; dies kann mal ein Kriterium für die Verordnung einer Langzeitsauerstofftherapie bei PH sein.

■ Tab. 12.2 Normwerte in Ruhe

Messort	Messzyklus	Mittel	Bereich (mmHg)
RA	a-Welle	6	2–9
	v-Welle	5	2–7
	Mittel	3	−1–7
RV	systol.	25	15–35
	frühdiast.	0	0–2
	enddiast.	4	0–8
PA	systol.	25	15–35
	diastol.	9	3–16
	Mittel	15	9–20
PCW	a-Welle	8–12	
	v-Welle	8–10	
	mittel	9	4–15

Beachte systolische vs. diastolische Funktionseinschränkungen: Eine systolische Insuffizienz geht mit erhöhtem RAm bzw. ZVD einher. Von einer diastolischen Funktionsstörung spricht man bei erhöhtem RVed.

12.4 Wedge-Druck

Der linksventrikuläre Füllungsdruck setzt sich enddiastolisch über den linken Vorhof in die Pulmonalkapillaren fort. Durch das Wedgen bzw. Verschließen eines Pulmonalisastes mit dem Ballon wird dieser Druck gemessen. Dies ist der so genannte Wedge-Druck (W) oder auch pulmonary-capillary-wedge-pressure (CW oder PCWP). Es wird immer der Mittelwert angegeben, also PCWm. Er ist erhöht bei

■ Tab. 12.3 Normwerte bei Belastung (Angaben nach Buchwalsky 1994, gering modifiziert)

	Ram	PAm	PCPm	HMV
Ruhe	4–5	12–16	8–12	6–8
25 Watt	4–8	16–20	13–18	8–10
75 Watt	4–10	18–22	15–20	10–14
Max. Stufe (z. B. 100 Watt)	4–10	25–30	20–22	16–24
ältere Patienten		30–35 bei Belastung noch normal		

jeder Art von linksventrikulärem oder linksatrialem Rückstau und bei Überdruck in den Alveolen, also bei

- Herzinsuffizienz,
- beginnender Herzinsuffizienz (sehr sensibel,
- diastolischen LV-Funktionsstörungen (KHK, Hypertonie),
- Vitien,
- Überdruckbeatmung,
- Pressatmung.

Der wahre PCWm kann niemals über dem PAd liegen. Fehlmessungen mit einem PCWm, der größer als der PAd ist, entstehen durch das Overwedging, bei Emphysem, durch Katheterlage in der Lungenspitze, bei Peep-beatmeten Patienten oder durch Blockade eines zu großen PA-Astes (Mischkurven). Diese Fehlmessungen des PCWm entsprechen natürlich nicht dem enddiastolischen Druck im linken Vorhof (■ Tab. 12.6).

Lassen sich diese Fehlmessungen nicht durch eine Neupositionierung lösen (ggf. unter Durchleuchtung), so wird der PAd an Stelle des PCWm für den enddiastolischen Druckes im linken Vorhof verwandt. Bei Mischkurven kann man graphisch die Spitzen kappen und erhält so eine plausible Wedge-Kurve (■ Tab. 12.7).

Der PCW beschreibt die drei Stadien der Herzinsuffizienz.

Drei Stadien der Herzinsuffizienz

1. Die diastolische Relaxations- bzw. Funktionsstörung mit überhöhtem PCW ab ca. mittelmäßiger Belastung und normalem HZV, bei KHK und Hypertonie. Bei KHK entspräche dieser PCW-Anstieg ab mittlerer Belastung etwa einer kritischen Stenose von ca. 70%.
2. Latente oder Belastungsherzinsuffizienz mit überhöhtem PCW bereits bei Beginn der Belastung und inadäquatem Anstieg des HZV; z. B. bei regionalen Kontraktionsstörungen nach Herzinfarkt etc. Bei KHK ginge man bei einem PCW-Anstieg bereits bei Beginn der Belastung von einer Stenose > 90% aus.
3. Manifeste Herzinsuffizienz mit pathologischem PCW in Ruhe. Ruhedyspnoe besteht etwa bei einem PCW von 25–30 mmHg. Das Lungenödem entsteht bei einem anhaltenden PCW um 30–40 mmHg. Beim Anheben der Beine in Rückenlage steigt der PCW statt um 2 mmHg um 10–20 mmHg an.

■ Tab. 12.4 Drucksprünge an den Klappen

RAm minus RVed < 4–5 mmHg	> 4–5 mmHg mittlerer Gradient bei Trikuspidalstenose
RVsy minus PAsy < 10 mmHg	> 10 mmHg bei Pulmonalstenose
PAd minus PCW < 5 mmHg	> 5 mmHg bei aktiver PH

12.5 Herzinsuffizienz, rechts vs. links

Dies ist eine häufige Fragestellung bei Dyspnoe und peripheren Ödemen unklarer Ursache. In den frühen Stadien einer Rechtsherz- bzw. Linksherzbelastung ist die Echokardiographie in Ruhe zwar hilfreich, kann jedoch nicht zweifelsfrei unterscheiden. So kann eine beginnende Linksherzinsuffizienz zu einem Bronchialödem bei Belastung führen und klinisch eine obstruktive Lungenerkrankung vortäuschen; die Echokardiographie in Ruhe ist dabei oft unauffällig. Periphere Ödeme werden zu oft wegen einer falschen, mechanistischen Denkweise einem Cor pulmonale zugeschrie-

Tab. 12.5 Grading der PH bei normalem PCW

PAm	Leicht	25–30 mmHg	(18–35)	sowie	RAm > 10 mmHg
in Ruhe	Mittel	30–40 mmHg	(35–55)		PAsy > 40 mmHg
	Schwer	40–50 mmHg	(> 55)		PAdia > 14 mmHg
PAm	Leicht	30–40 mmHg			
Unter Belastung	Mittel	40–50 mmHg			
	Schwer	50–60 mmHg			

Tab. 12.6 Falsch-hohe Wedge-Drücke

Overwedging	Ein zu kleiner Pulmonalisast wurde gewedgt, über den der Ballondruck mit gemessen wird; deshalb nach Entblocken des Ballons den Katheter ein Stück zurückziehen und neu blockieren (= Versuch der Neupositionierung).
Emphysem-Patienten	Der »intrinsic peep« und rarefizierte Gefäße mit einem exspiratorischen Kollaps bewirken hohe Wedgedrücke, die über dem PAd liegen.
Peep-Beatmung	Sie sollte angeblich bis zu einem Peep von 10–15 mmHg keine Rolle spielen; sicherheitshalber wird die Beatmung kurz pausiert.
Lungenspitze	Dort komprimiert der Alveolardruck die kleinen Pulmonalgefäße.
Mischkurven	Der Ballon kann einen großem PA-Ast nicht vollständig okkludieren; die Wedge-Kurve wird überlagert, und es werden zu hohe Werte gemessen.

Tab. 12.7 PCW-Normwerte (In mmHg, unterschiedliche Angaben in der Literatur für Werte bei Spitzenbelastung)

in Ruhe	0 Watt	< 12 mmHg
bei Belastung	25 Watt	< 18 mmHg
	75 Watt	< 21 mmHg
eher zu hoch erscheinen ältere Angaben	100 Watt	< 24 mmHg
(vielleicht wurde die Pressatmung nicht bedacht)	150 Watt	< 29 mmHg
Nach Buchwalsky: bei Belastung	75 Watt	< 20 mmHg
	Max. Belastung:	< 23 mmHg
Mitbeurteilt wird der Verlauf:	a. Steiler Anstieg bei geringster Belastung bei Herzinsuffizienz	
	b. Steiler Anstieg ab mittleren Belastungsstufen bei KHK, Hypertonie	
	c. Ausgangswert beachten, ein Anstieg > 10 mmHg ist pathologisch, also von 8 mmHg auf 23 mmHg aber grenzwertig bei 13 mmHg auf 23 mmHg	

Tab. 12.8 Druckerhöhung bzw. Rückstau auf verschiedenen Ebenen

	Pam	PCW	Ursachen
Präkapillär	+	i. NB.	Lunge: Parenchym, Embolien, Gefäße
Postkapillär	(+)	+	Herz: PAd = PCW
Prä- und postkapillär	++	+	Herz plus Lungenerkrankung
Pulmonalvenös	+	i. NB	ARDS
Alveolär	+	+	Beatmung, Pressatmung
Niedrige Drücke	–	–	Volumenmangel

Tab. 12.9 Periphere Mangelperfusion hei Herzinsuffizienz

Sauerstoffsättigung	arteriell	zentral-venös	Differenz
Normal in Ruhe	97% 21 Vol.%	76% 16 Vol.%	5 Vol.%
Normal bei Belastung	97% 20 Vol.%	30% 3 Vol.%	17 Vol.%

ben; tatsächlich werden 50% der peripheren Ödeme durch eine Linksinsuffizienz verursacht. Eine geringe Herzinsuffizienz aktiviert bereits bei kurzen Belastungen den Renin-Angiotensin-Mechanismus. Die Differenzialdiagnose erfolgt über die Lokalisation der Druckerhöhung und ggf. über die arterio-zentralvenöse Sauerstoffsättigungsdifferenz (Tab. 12.8).

Difinition

Prakapilläre Druckerhöhung heißt, dass der PAm überhöht ist und dass der PCW 5 mmHg unter dem PAd liegt.

Postkapillär bezeichnet den kardialen Rückstau.

Eine Sonderform ist das ARDS. Hier ist der pulmonalvenöse Abfluss gestaut. Der statische Wedge-Druck ist normal, da sich der Druck zum Herzen rasch ausgleicht. Der pulmonalarterielle Rückstau wirkt sich jedoch dynamisch aus. Ein hoher PAPm hat seinen Widerstand beim ARDS nach den Lungenkapillaren (► Kap. 50).

Eine hohe periphere Sauerstoffausschöpfung, die jedoch quantitativ nicht gut definiert ist, spricht für eine Mangelperfusion bei Herzinsuffizienz, v. a., wenn die arterielle Sättigung normal ist (Tab. 12.9).

12.6 Herzzeitvolumen und Widerstände

Die Ficksche-Methode wird in Studien zwar immer als sehr gut beschrieben, erweist sich jedoch in der Praxis als ungenau und unpraktikabel. Deshalb wird das Herzzeitvolumen (HZV) sinnvollerweise nur bei Bedarf mit der Thermodilutionsmethode bestimmt.

Der Widerstand im kleinen Kreislauf wird wie folgt berechnet:

$$= \frac{\text{PAm minus PCW}}{\text{HMV}} \text{ in mmHg/1 / min (= mmHg} \times \text{min/1).}$$

Üblich ist leider die Angabe in dyn x s/cm^5; hierzu wird obiger Wert einfach mit 80 multipliziert. Norm: 0–150 dyn x s/cm^5.

12.7 Pathologische Druckkurvenformen

Tab. 12.10 Normale Druckkurven

Vorhofkurve	a-Welle	=	Vorhofkontraktion
	c-Welle	=	Klappenvorwölbung bei Ventrikel-Anspannung
	x-Tal	=	Tiefertreten der Klappenebene mit Vorhoferschlaffung (Sog)
	v-Welle	=	Endsystole
	y-Tal	=	Ventrikel-Erschlaffung und passiver Einstrom, entsprechend der E-Welle im UKG
Ventrikelkurve	systol.	=	maximaler Ausschlag minus zwei Drittel einer Schleuderzacke
	frühdiast.	=	0-Punkt für die Eichung
	enddiast.	=	Spitze der R-Zacke im EKG, nach der Vorhofkontraktion
Pulmonaliskurve	PAm	=	ist trotz Schleuderzacken verlässlich
PCW-Kurve	Ablauf und Form wie die RA-Kurve, sie beginnt erst 80 ms nach Abschluss der P-Welle des EKGs; im Gegensatz zur RA-Kurve kann die v-Welle etwas höher als die a-Welle sein.		

Tab. 12.11 Pathologische Druckkurven

Ventr. Rückstau	Überhöhte a-Welle im RA oder PCW, entsprechend ist auch der PAd und der PAm erhöht. Überhöhter enddiastolisch Druck im RV, v-Welle kann erhöht sein wie bei Regurgitation
Aktive PH	PAd minus PCWm >5 mmHg PAm > 20–25 mmHg
Passive PH	PCW erhöht, PAd = PCWm
Vorhofflimmern	Die a-Welle verschwindet, das x-Tal ist abgeflacht.
TI oder MI	Die v-Welle ist endsystolisch überhöht, keine x- oder y-Täler bei holosystolisch Insuffizienzflow. Bei MI wirkt die PA-Kurve rechtwinklig, da sich der MI-Flow anfügt. Bei TI ist der RVed erhöht auf 10–20 mmHg.
Perkarditis constrictiva	Ausgeprägtes y-Tal, Plateau zwischen a- und v-Welle, RAm und PCW sind überhöht, RVfd unter Null (Sogwirkung).
Perikardtamponade	Kein y-Tal der PA-Kurve, wenn der RV diastolisch komprimiert wird.
TS oder MS	RAm minus RVed > 4–5 mmHg (mittlerer Druckgradient) hohe a-Welle, RAm oder PCW überhöht.
PS	RVsy minus PAsy > 10 mmHg; > 20 mmHg sicher.
PI	Überhöhter RVed-Druck.
ASD/VSD	Bei L/R-Shunt O_2-Anstieg um 2–20% nach Septumdefekt, statt einem Abfall um 1–2%. Ggf. Zeichen der Drucküberlastung beim VSD mit RA-Rückstau, ASD bewirkt in der Regel keine Druckanstiege im kleinen Kreislauf.

Aktuelle, weiterführende Literatur

Buchwalsky H (1994) Belastungsuntersuchungen im Rahmen von Einschwemmkatheteruntersuchungen. In: Mager G, Winter UJ (Hrsg) Belastungsuntersuchungen bei Herz-, Kreislauf-, Gefäß- und Lungenerkrankungen. Thieme, Stuttgart

Burchardi H (2000) Leitlinie Pulmonalarterien-Katheter: Indikationen und Komplikationen. Intensivmed 37:247–248

Fleisher LA (1998) Anesthetic management and perioperative surveillance. Prog Cardiovasc Dis 40:441–452

Leschke M et al. (2009) Diagnostik der pulmonalen Hypertonie. Internist 50:1086–1100

Steltzer H et al. (1998) The pulmonary artery catheter: current status in clinical practice. Acta Anaestesiol Secnd, Suppl 111:84

Stott S (1997) Theory of the pulmonary artery catheter. Br J Hosp Med 58:455–457

Summerhill EM, Baram M (2005) Principles of pulmonary artery catheterization in the critically ill. Lung 183:209

Vincent JL et al. (1998) Is the pulmonary artety catheter misused: a European view. Crit Care Med 26:1283

Spezielle Probleme

Pleuraerguss

Standardwerk

Light RW (2007) Pleural diseases. Williams & Wilkins, Lippincott

Übersicht

Stanzl F, Ernst A (2008) Diagnostik der Pleuraerkrankungen. Der Pneumologe 5:211–218

13.1 Ursachen

Normal sind 3–20 ml, die man bei bis zu 10% gesunder Menschen findet. Ursache eines Pleuraergusses sind verschiedene Pathomechanismen (■ Tab. 13.1).

Liegt ein Pleuraerguss vor, so ist die Ursache meist offensichtlich. Pneumonie, Herzversagen und maligner Erguss sind die häufigsten Ursachen (■ Tab. 13.2). Zur weiteren Abklärung eines Pleuraergusses unklarer Genese sollte man eine Liste der Differenzialdiagnosen parat haben:

Chronisch veno-okklusives Syndrom Es ist so selten, in 25 Jahren habe ich das einmal gesehen. Es ist eine idiopathische Verengung der kleinen Pulmonalvenen. Es kann bis zum Lungenödem kommen, mit Kerley-B-Linien und Pleuraergüssen. Der Wedge-Druck ist normal, die pulmonalarteriellen Drücke sind erhöht. Die Diagnose wird histologisch gesichert. Die Prognose ist sehr schlecht. Die Lebenserwartung ist unter zwei Jahren. Therapieversuche mit Prostacyklin werden derzeit geprüft.

Dressler-Syndrom Ein chronischer Reizzustand der Pleura oder des Perikards. Ursächlich sind Herzinfarkt, Operationen, Pneumonie oder Thoraxtrauma. Antiphlogistika werden empfohlen, sind nach eigener Erfahrung aber in der Wirkung nicht ausreichend. Initial passager verabreichte Kortikoide sind in der Regel sofort erfolgreich (z. B. über 1 Woche 1 mg/kgKG und dann rasch reduziert über 2–3 Wochen). Die Pathologie ist analog zu einem entzündlichen Reizerguss, also mit Akkumulation von Entzündungszellen im Gewebe und einem granulomätös-fibrosierenden Umbau. Letzterer kann dann sogar in eine chronische Situation münden, und der Erguss persistiert bis zur Verschwartung. Wir versenden stets eine TB-Kultur, um nicht eine tuberkulöse Genese zu übersehen. Ein okkultes Bronchialkarzinom oder Mesotheliom ist ebenfalls zu bedenken.

Chylothorax Eine Verletzung des Ductus thoracicus durch Trauma, Operation oder Neoplasie bewirkt den echten Chylothorax. Trauma kann z. B. ein stumpfes Thoraxtrauma sein, wie ein massiver Aufprall. Operationen im Hals- oder Thoraxbereich können den Ductus thoracicus verletzen. Mediastinale und paravertebrale Lymphome und Karzinome aller Art können den Ductus arrodieren. CT und ggf. Thorakoskopie sind obligatorisch zur Abklärung.

Chylomikronen im milchigen Pleuraerguss sind beweisend, und die Triglyceride liegen über 110 mg/dl, das Cholesterin im mittleren Bereich. Sehr Lymphozytenreich (ist ja Lymphe), was vor Infektion schützt. Ohne Trauma ist also immer eine Neoplasie auszuschließen. Nach kleinerer Verletzung schließt sich das Leck unter fettarmer Kost und Drainage spontan. Dazu nimmt man nur kurz- und mittelkettiges Fett (sog. Ceres-Diät), dieses wird direkt resorbiert und geht nicht über den Ductus thoracicus. Passager ist auch eine parenterale Ernährung denkbar. Recht rasch kommt es zur bedrohlichen Mangelernährung und zum Fehlen essentieller Fettsäuren, wenn sich der Ductus nicht spontan verschließt. Dann erfolgt die thorakoskopische Ligatur; der Ductus hat sehr viele Kollateralen, sodass der Abfluss gewährleistet ist, der Erfolg aber auch nur bei 90% liegt.

Pseudochylothorax Die fettige Degeneration großer Mengen entzündlicher Pleurazellen führt logischerweise zum Nachweis großer Mengen Cholesterin. Cholesterin liegt dann weit über 220 mg/dl, Triglyceride weit unter 110 mg/dl, und es finden sich keine Chylomikronen. Dies geschieht beim so genannten Pseudochylothorax: Die fettige Degeneration nekrotischen Gewebes verflüssigt sich, vergleichbar mit einer Verseifung. Das war früher nicht selten bei diesen chronischen Tuberkulosen und nach Pneumothoraxtherapie, chronischen Empyemen mit Aspergillenkolonisation, zerfallende Einschmelzungen mit Höhlenbildungen bei großen granulierenden Prozessen aller Art, u.a. auch bei Rheuma. So etwas gibt es heute praktisch nicht mehr.

Lungenembolie Sie kann ein Transsudat oder ein hämorrhagisches Exsudat mit Eosinophilie bewirken. Letzteres beobachtet man bei 33% der Lungeninfarkte.

13.2 Diagnostik

Auskultation und Perkussion erkennen den Erguss frühestens ab 500 ml. Im Röntgen-p.a. muss der Er-

Tab. 13.1 Pathophysiologie des Pleuraergusses

Erhöhte Gefäßpermeabilität	Entzündung/Pneumonie, Rheuma/Kollagenosen, vasoaktive Substanzen bei Sepsis, Pankreatitis, Lungenembolie, Pleurakarzinose/Tumor
Pulmonalvenöser Rückstau	Kardial, veno-okklusives Syndrom
Lymphatischer Rückstau	Tumor okkludiert Abfluss
Aszites	Zum Beispiel: Meigs-Syndrom oder hepatisch mit Zufluss/Abfluss durch transdiaphragmale Lücken, transdiaphragmaler lymphatischer Abfluss bei Pankreatitis, subdiaphragmaler Abszess
Postpartal	Passager kleine Ergüsse
Niedriger onkotischer Druck	Nicht gesichert
Trauma/Operation	Akut (selten chronisch) im Sinne eines Dressler-Syndroms

Tab. 13.2 Ursachen eines Pleuraergusses

	Häufig	**Selten**
Transsudat	Herzversagen Leberzirrhose Nephrot. Syndrom Akute Glomerulonephritis	Myxödem Lungenembolie (kann auch exsudativ sein) Peritonealdialyse
Exsudat		
– Infektionen	Bakterielle Pneumonie Tuberkulose Subphrenischer Abszess	Pilzpneumonie Virusinfektion Parasiten (z. B. Toxocara)
– Neoplasien	Bronchialkarzinom Metastasen	Lymphome Pleuratumore
– Rheuma	Rheumatoide Arthritis SLE	M. Wegener Sjögren-Syndrom
– Subdiaphragmal	Pankreatitis Subphrenische Abszesse	Leberabszesse Parasiten (z. B. Amöben)
– Trauma	Hämatothorax Postthorakotomie-Syndrom	Rupturierter Ösophagus
– Chylothorax		
– Selten bis rar	Asbestpleuritis Pleurales Dressler Syndrom Mittelmeerfieber Medikamenteninduziert Meigs-Syndrom	Yellow-Nail-Syndrom < 4% der Sarkoidose-Patienten Urämie Radiatio Urinom Veno-okklusives-Syndrom Perikarditis

guss 300 ml überschreiten, um im einen Winkelerguss erkennen zu lassen. Der dorsale Zwerchfellrippenwinkel in der seitlichen Aufnahme wird ab 100 ml abgerundet. In der Sonographie ist der PE erkennbar ab 30 ml im dorsalen Zwerchfellrippenwinkel.

Initial kann der Erguss epiphrenal (= subpulmonal) sein. Man sieht eine Abflachung der Zwerchfellkuppe mit Lateralisierung der Kuppenspitze. Bis zu 1000 ml können sich derart verbergen und einen Zwerchfellhochstand vortäuschen. In Seitenlage (Dekubitusposition) würde der subpulmonale Erguss auslaufen. Linksseitig soll ein breiter Abstand von Zwerchfellkuppe und Magenblase für einen subpulmonalen Erguss sprechen. Meist ist dies jedoch nur ein anterior liegender Magen.

Ein großer Erguss über 1500 ml bewirkt eine Atelektase und einen Mediastinalshift. Shiftet das Mediastinum nicht, so ist ein fixierender Tumor zu bedenken. Ein Erguss mit Engstellung einer Seite spricht für ein Bronchialkarzinom. Dies ist die Konstellation bei obstruierendem zentralem Tumor. Der Erguss kann durch Lymphstau oder durch maligne Infiltration entstehen.

Ein Pseudotumor oder »vanishing tumor« ist der glatt begrenzte, abgekapselte Interlobärerguss. Unter Therapie (Antibiose bei Pneumonie, Diurese bei Herzinsuffizienz) verschwindet dieser Pseudotumor.

Bei Herzinsuffizienz ist der Erguss rechts größer als links, oder er taucht nur rechts auf. Das liegt an der größeren Lunge mit dem größeren Netz lymphatischer Abflüsse. Ein Erguss, der nur linksseitig ist, schließt eine Herzinsuffizienz weitestgehend aus (selten wenn rechts die Pleura »verklebt« ist).

Pleurabiopsie Sie wird mit der Ramell-Nadel oder einer Stanz-Nadel durchgeführt. Bei Verdacht auf eine Neoplasie oder Tbc wird zusätzlich zum Pleurapunktat auch die Biopsie untersucht. Bleibt dies ohne Ergebnis, so werden die Ergusspunktion und Pleurabiopsie wiederholt. Durch das wiederholte Abpunktieren werden pathologische Zellen abgeschilfert. Letztlich kann eine Thorakoskopie erforderlich werden. Sie ist in 90–97% der Fälle diagnostisch (◘ Tab. 13.3).

Diese wiederholten Punktionen und Biopsien bergen das Risiko, dass eine Gerinnungskaskade induziert wird, und es kommt zur Fibrinbildung mit Septierung, gerade bei entzündlicher oder neoplastischer Genese. Das spricht dafür, nach Biopsie mittels dünner Drainage komplett zu entleeren. Gerade der letzte Rest (»Bodensatz«) ist zytologisch sehr ergiebig.

ANA, ANCA, Rheumafaktoren und Tumormarker nur aus einem entzündlichen Erguss können falsch-positiv sein, da darf man sich nicht in die Irre leiten lassen. Bei vielen Patienten wurde dies mit bestimmt, und dann war die Sorge groß – doch es gab nie ein Korrelat.

Ergüsse unklarer Genese Wesentlich ist an eine **Lungenembolie** zu denken, da sich hieraus akut wichtige therapeutische Konsequenzen ergäben. Ergüsse bei Lungenembolie sind allzu oft unspezifisch, und eine CT in Angiotechnik ist wiederum kostenintensiv. Bei allen Pneumonien oder Herzinsuffizienzen wird man das nicht tun. Wenn die Klinik nicht auf eine LE hinweist (ohne Thoraxsschmerz, Atemnot), der Erguss nicht hämorrhagisch ist, im Echo keine Rechtsbelastung erkennbar und venensonographisch frei ist, dann ist eine LE sehr unwahrscheinlich. Sollte eine CT doch noch erforderlich werden, dann sollte man diese in Angiotechnik machen.

Mesothelzellen unter 1% und ein lymphozytäres Exsudat sprechen für die TB. Bei Kollagenosen ist die Glukose oft unter 10 mg/dl und der pH unter 7,2.

Bei positivem Hauttest und lymphozytärem Erguss sollte eine Tuberkulose behandelt werden.

> **Der Hauttest muss nicht immer positiv sein bei TB, bei tuberkulöser Pleuritis ist er bei 30% negativ!**

Wenn die Tuberkulose nicht zu sichern ist, ist auch die Diagnosis ex juvantibus möglich. Denn der tuberkulöse Pleuraerguss ist eine »hypererge« Reaktion mit sehr wenigen Keimen, also paucibacillär – die Mikroskopie ist fast immer negativ, die Kultur ist es oft (Sensitivität nur 20%), und die PCR muss nicht reagieren (Sensitivität-PCR um 40–80%). Eine pleuropneumonische Pleuritis würde durch die unspezifische Wirkung des Rifampicin mit erfasst werden. Eventuell sollte man eine Thorakoskopie mit multiplen Pleurabiopsien vornehmen – und mit diesen auf Kulturen anlegen.

Tumore werden, trotz umfangreicher Diagnostik, oft erst im Rahmen der Verlaufskontrollen richtig erkannt. Deshalb sollten Patienten mit einem Pleuraerguss unklarer Genese in Beobachtung bleiben.

Praxis

Wir erinnern uns an Patientinnen mit Mamma-Ca mit wiederholt negativem Befund, die thorakoskopischen Proben waren negativ. Und zuletzt wurde eine Thoraxdrainage durchgeführt, mit einer Untersuchung des allerletzten Sekrets (sedimentierter Detritus und Zellen am Ende der kompletten Absaugung) – und dies war dann diagnostisch.

13.3 Therapie

Die Therapie richtet sich nach der Ursache. Punktionen werden diagnostisch und therapeutisch durch-

Tab. 13.3 Differenzialdiagnose des Pleuraergusses

	Exsudat	Empyem, Kollagenose	Andere
Protein	> 3,0 g/dl		
Protein Erguss/Serum-Ratio	> 0,5		
LDH Erguss/Serum-Ratio	> 0,6		
LDH	> 300 U/l	> 1000 U/L	
spez. Gewicht	> 1,016		
pH		< 7,3, Verdacht, < 7,1, fast sicher ein Empyem	
Glukose		< 60 mg/dl	
Glukose Serum/Erguss-Ratio	< 0,5		
Amylase			Pankreatitis, Ösophagusläsion, Pankreaspseudocyste, selten Karzinome
Triglyceride/Cholesterin			Bei milchigem Exsudat
Gramfärbung/Kultur			V. a. unspezifischer Infekt
Ziehl-Neelsen-Färbung, TB-Kultur			Tuberkulintest muss initial nicht positiv sein
PCR			Sens. der Kultur nur 30%. PCR: Sens. 75%, Spez. 98%
Zytologie			Bei V. a. CA, Tbc, LE; lymphozytär bei Tbc, CA, »alte« Pleuritis; eosinophil bei Embolie

geführt. Die respiratorische Situation verbessert sich nach Entlastung, Kompressionsatelektasen können sich wieder ausdehnen. Wir verwenden zunehmend kleine Drainagen (8 Charriere) auch für die Ergusspunktion. Nach 0,5–2 Stunden ist dann der Erguss komplett abgelaufen, was man mit der Nadel nicht erreicht. Die Resorption der Pleuraflüssigkeit ist auch wieder gegeben, wenn die Pleurablätter aneinanderliegen. Zytologie/Bakterien-/TB-Diagnostik wird zudem aus dem »letzten Sediment« des Pleuraergusses verschickt.

Bei großen Ergüssen unklarer Genese inspizieren wir vorher die Atemwege, um ein Ausdehnungshindernis zu erkennen und ein Mediastinalshifting zu vermeiden.

Drainagebehandlung bei Empyem Sie ist gegeben bei makroskopisch sichtbarem Pus. Ein granulozytärer Erguss mit positiver Gramfärbung bzw. Kultur, LDH über 1000 μ/l, Glukose erniedrigt (Ratio < 0,5) und pH unter 7,1 wird ebenfalls drainiert (► Kap. 29).

Pleurodese Sie ist indiziert als palliative Maßnahme bei persistierendem malignem Erguss, der Atemnot verursacht. Die Technik der Talkumpleurodese führen wir gelegentlich auch bei kardialem Erguss durch (▶ Kap. 33.6).

Reexpansionslungenödem Es gilt die Regel, dass ab Entlastung über 1–1,5 l das Risiko des Reexpansionsödems steigt. Dieses Lungenödem haben wir nie gesehen. Dies gilt vor allem, wenn man mit Sog absaugen müsste, und das tut man ja sinnvollerweise nicht, das würde auch zum Einriss der viszeralen Pleura führen. Light (1995) schreibt, dass bei Ablassen eines Ergusses, der sich von selbst, also ohne Sog entleert, auch bei mehreren Litern kein Risiko bestehe.

Bei lange bestehendem, großem Erguss kann es Atelektasen, zum lokalen Surfactantmangel und möglicherweise zu einem Reperfusionsschaden kommen. Doch auch das haben wir nicht erlebt. Dystelektasen können jedoch noch lange Zeit persistieren, bevor es zur Entfaltung kommt.

Ebenso kann die Lunge steif sein und die Pleura visceralis oberflächlich »geschrumpft«, insbesondere bei entzündlichen oder neoplastischen Prozessen. Dann kann die Wiederausdehnung zum Einreißen an der schwächsten Stelle führen, mit Pneumothorax und Fistelung. Das spricht bei lange bestehenden Ergüssen wieder für das langsame, passive und fraktionierte Ablassen.

Entzündlich oder traumatisch induzierte Ergüsse sprechen sehr gut auf Prednisolon an. Dies spielt eine Rolle beim Thorakotomie-Syndrom, bei Pneumonien oder auch mal, um eine therapieresistente tuberkulöse Pleuritis zur Rückbildung zu bringen.

Aktuelle, weiterführende Literatur

Ansari T, Idell S (1998) Management of undiagnosed persistent pleural effusions. Clin Chest Med 19:407

Antony VB (1998) Drug-induced pleural disease. Clin Chest Med 19:331

Assi Z, Caruso JL et al. (1998) Cytologically proved malignant pleural effusions: distribution of transsudates and exudates. Chest 113:1302–1304

Hamm H (2005) Die Behandlung des parapneumonischen Ergusses und des Pleuraempyems. Pneumologie 59:696

Light RW (1995) Diseases of the pleura. Curr Opin Pulm Med 1:313

Loddenkemper R (2005) Management der malignen Pleuraergüsse. Pneumologie 59:120

Patz EF jr., Goodman PC, Erasmus JJ (1998) Percutaneous drainage of pleural collections. J Thorac Imaging 13:83

Sahn SA (1998) Pleural diagnostic techniques. Curr Opin Pulm Med 1:324

Schmidt M (1993) Pleurodese bei malignem Pleuraerguss. Onkologie Forum 2:21

Pneumothorax

Leitlinien

Pneumothorax. Leitlinien der Deutschen Gesellschaft für Thoraxchirurgie 2006. AWMF online

BTS-Guidelines for the management of spontaneous pneumothorax. Thorax 2003; 58, Supp II:39–52

BTS: Pneumothorax Guidelines Revision Entwurf 2009 (sehr umfassend!)

14.1 Grundbegriffe

Definiert ist der Pneumothorax als das Eindringen von Luft in den Pleuraraum. Meist handelt es sich um eine Ruptur der viszeralen Pleura. Die Gliederung erfolgt nach drei Kriterien.

Gliederung der Pneumothoraces

- Genese
  - Spontan (bei Vorerkrankungen der Lunge oder idiopathisch)
  - Iatrogen
  - Traumatisch
- Offen vs. geschlossen
- Unkompliziert vs. kompliziert

Mögliche Komplikationen sind:
- Spannungspneumothorax,
- Hämatopneumothorax,
- Seropneumothorax,
- Pyopneumothorax,
- beidseitiger Pneumothorax,
- Hautemphysem,
- Chylothorax.

14

Spontanpneumothorax (SP) Eine Obstruktion der kleinsten Bronchiolen führt zur Überblähung und Ruptur eines Azinus. Die Obstruktion ist meist entzündlich. Die vorausgehenden Lungenerkrankungen sind typischerweise virale Bronchitiden, selten Pneumonien, vorbestehend waren apikale kleinste Emphysembläschen, die dann überblähen und »platzen«. Mit der Einatmung füllen sie sich, mit der Ausatmung verschließt sich der dünne Bronchiolus. Der idiopathische SP gesunder, junger Menschen betrifft typischerweise 20- bis 30-jährige, hochgewachsene, schlanke Männer, die Zigaretten rauchen oder ein ganz leichtes Asthma haben. Wahrscheinlich ging jeweils eine ganz leichte Entzündung kleinster Bronchioli voraus.

Spontaner Pneumothorax bei Vorerkrankungen Tritt auf bei Emphysem, Mukoviszidose, Lymphangioleiomyomatose, granulomatösen Erkrankungen, insbesondere posttuberkulösen Veränderungen (Schwarten und Bullae), Pneumokoniosen etc. Bei Rauchern mit Pneumothorax denkt man akut und in der Nachsorge auch an eine DIP, Histiozytosis X oder ein Bronchialkarzinom. Letzteres kann auch mal radiologisch noch nicht sichtbar sein, der Pneumothorax wäre dann die Erstmanifestation eines Bronchialkarzinoms. Alle entzündlichen, infiltrierenden, deformierenden oder vernarbenden Erkrankungen der Lunge und der Pleura können zum Pneumothorax führen.

Jeske et al. (1993) beschreiben 710 Patienten mit SP aus einem Beobachtungszeitraum von 20 Jahren. 21% hatten bekannte Lungenerkrankungen, mehr als 60% waren Raucher, 80% hatten einen totalen Kollaps, 20% hatten einen Spitzen- oder Mantelpneumothorax und weniger als 10% entwickelten im Verlauf einen beidseitigen Pneumothorax. Sehr selten resultiert aus dem SP ein Spannungspneumothorax. Selbst habe ich in 25 Jahren nie einen spontanen Spannungspneumothorax gesehen, jedoch zweimal einen beidseitigen.

Iatrogener Pneumothorax (IP) Er kann eine Komplikation von Punktionen sein (postoperativ, Pleura, Subklaviakatheter, transkarinal mit Schiessle-Nadel, Leberbiopsien, interkostale Nervenblockade, Akupunktur). Bei transbronchialen Biopsien besteht das Risiko, wenn man nahe der Pleura biopsiert. Septen gehen im Mittellappen-/Lingula-Bereich tief in die Lunge. Bei der Schrittmacheranlage soll es bei bis 2–5% zu einem Pneumothorax kommen, was aus meiner Sicht zu hoch angesetzt ist (maximal bei 1%).

Gerade bei Pleurapunktionen hustet mal ein Patient und es kommt (sehr selten) zu einem kleinen Einriss. Bei Karzinom-Patienten kann dies aber auch ein durch die Ausdehnung und Dehnung der infiltrierten Pleura visceralis bedingter Einriss sein. Bei Pleurapunktionen und nach Drainageanlage kann es durch die Ausdehnung der Lunge zu Einrissen kommen. Gerade bei entzündlichen und neoplastischen Prozessen ist die Lungenoberfläche versteift und infiltriert. Sollte sich diese nun ausdehnen, kommt es an den dünnsten und schwächsten Stellen zum Einriss.

Bei perthorakalen Stanzbiopsien der Lunge (z. B. Bronchialkarzinom), das nicht in die Thoraxwand infiltriert, kommt es bei 5–10% der Fälle zum Pneumothorax. Dies kann man einer kleinen, unbestätigten japanischen Untersuchung zufolge wohl komplett vermeiden, wenn man durch eine Aussparung in der Liege von unten biopsiert.

Das Barotrauma bei Beatmung hängt mit der entzündlichen Obstruktion (Ödem, Entzündung, COPD, Sekret) zusammen, aber auch mit den Scherkräften bei rezidivierendem Kollaps und Wiederaufdehnung der Azini (ARDS). Der optimale PEEP verringert das Risiko eines Barotraumas beim ARDS.

Am Ende der Gastroskopie können ein Pneumomediastinum und ein Hautemphysem mit iatrogenem Pneumothorax entstehen. Ursächlich ist, wenn beim Rückzug mit in Flexion-fixiertem Endoskop die Kardia eingerissen wird.

Nach thoraxchirurgischen Eingriffen sind Pneumothoraces zu bedenken, bronchopleurale Fistelungen, Nahtinsuffizienzen, Wundheilungsstörungen oder eine mangelnde Ausdehnung der Lunge sind die Ursachen.

Traumatischer Pneumothorax (TP) Penetrierende Traumen sind kein diagnostisches Problem; allerdings sollte ein TP auch bei Abdomenverletzungen bedacht werden. Nach stumpfen Traumen sind Rippenfraktur, Bronchialabriss, Ösophagusruptur oder Zwerchfellriss ursächlich. Hierzu gehört auch das Dezelerationstrauma. So kann ein Autounfall mit Auffangen im Gurt zum Bronchialabriss führen.

Spannungspneumothorax Das Problem ist im Notfall nicht die Therapie (die ist einfach), sondern die Diagnose. Es gab vor Jahren sogar Publikationen, die bei Polytrauma-Patienten, die mit dem Hubschrauber transportiert wurden, die regelmäßige Anlage von beidseitigen Thoraxdrainagen empfahlen. Die Autoren konnten begründen, dass die Mortalität durch unerkannte Pneumothoraces beeinflusst worden war. Dieses Vorgehen hat sich nicht durchgesetzt. Es hat sich jedoch gezeigt, was mittlerweile anerkannt ist, dass Pneumothoraces bei der körperlichen Untersuchung nicht sicher ausgeschlossen werden können. Dies gilt insbesondere für ungünstigste Untersuchungsbedingungen, wie sie in Notfallsituationen vorliegen. Das Mediastinalshifting klemmt durch Druck und Scherbewegung die Cava am Hals und am Zwerchfell ab, dadurch entsteht eine Einflussstauung mit RR-Abfall. Und da wird nicht jeder, nicht zuerst, nicht sofort und auch nicht gleich differenzialdiagnotisch an den Spannungs-Pneumothorax denken – muss man aber!

Differenzialdiagnostisch ist ein Lungenabszess zu bedenken, dieser kann zum Pneumothorax mit Pleuraempyem führen. Die bronchopleurale Fistelung führt zum Pyopneumothorax. Gasbildende Bakterien im Pleuraraum können ebenfalls das Bild eines Pneumothorax bewirken.

14.2 Symptomatik und Befunde

Symptomatik Die Symptome sind beim Spontanpneumothorax (SP) meist nur ein passagerer Thoraxschmerz, nicht immer Atemnot und Husten. Die jungen Patienten kommen oft erst 1–2 Tage nach dem Ereignis. Quantität und Qualität der Symptome variieren weit, unabhängig vom Ausmaß des Pneumothorax. Nur 5% sind asymptomatisch. Die Dyspnoe exazerbiert bei vorbestehenden Lungenerkrankungen. Oft gibt es beim SP keinen Auslöser, der SP taucht also ganz spontan in Ruhe auf. Bei 25% der Fälle tritt er bei körperlicher Anstrengung, Pressen (Stuhlgang), Husten oder Schnäuzen auf.

Status Klassisch wären Tachypnoe, Schonhaltung, tympanischer Klopfschall und verminderter(s) bis kein Stimmfremitus bzw. Atemgeräusch. Der Befund »Aufgehobenes Atemgeräusch« ist nicht sensitiv, bei beatmeten Patienten ist er nicht zu erwarten.

Ein Spannungspneumothorax führt zu Tachykardie, Pulsus paradoxus, gestauten Halsvenen, Blutdruckabfall, Zyanose und kardiogenem Schock. An ein Mediastinalemphysem denkt man bei pulssynchronem groben Knirschen. Kleine Luftbläschen subkutan am Hals gelten als erstes Zeichen des Mediastinalemphysems.

Röntgen Die abgehobene, feine Linie der Pleura visceralis ist oft kaum zu erkennen. Deshalb prüft man, ob die Gefäßzeichnung irgendwo abbricht. Die Diagnose wird schwierig bei kleinem Pneumothorax, Emphysemthorax, Bullae und Verwachsungen. Ein Röntgen-p.a. in Exspiration erhöht die Sensitivität bei kleinem Pneumothorax nicht, eher im Gegenteil, weil die Luft dann nach ventral gedrückt wird. Am sensitivsten wäre der Röntgenthorax in Seitenlage (Pneu nach oben) und Inspiration. Manchmal bedarf es eines CTs, mit dem man dann auch gleich mögliche Ursachen wie pleuraständige Tumore oder kleine Emphysembläschen abklären kann.

Pneumothoraces nach Punktion treten oft erst nach 2–6 Stunden auf. Deshalb ist ein Röntgenbild direkt nach Punktion keine »juristische Absicherung«.

EKG Im EKG können Befunde vereinbar mit einer Ischämie, Herzinfarktes oder einer Lungenembolie sein. Gerade die T-Negativierung ist sehr unspezifisch. Sie gibt es bei Cholecystitis und Angst und eben auch beim Pneumothorax – also Vorsicht!

Thorakoskopie Findet vor der Pleurodese statt oder wenn im CT ein Hinweis auf ein mögliches pleuraständiges Bronchialkarzinom auftritt. Es finden sich Veränderungen entsprechend der vorbestehenden Lungenerkrankung. Beim idiopathischen SP erwartet man einen Normalbefund (40%) oder kleinste subpleurale Emphysembläschen. Allerdings sind bis zu 50% dieser kleinen Blasen makroskopisch nicht zu sehen, vor allem im apikalen Bereich. Thorakoskopisch beschreibt man die Lungenoberfläche, Vernarbungen und das Ausmaß und die Größe der Blasen. Blasen unter 2 cm Durchmesser gelten als klein. Narbenstränge, Entzündungen, Granulome oder kleinste Tumore sind zu suchen.

14.3 Komplikationen

Eine Dyspnoe bis zur Asphyxie droht bei kardiopulmonalen Vorerkrankungen, abhängig von den funktionellen Reserven. Bei pulmonalen Vorerkrankungen wie Emphysemthorax sollte man an einen Pneumothorax denken, wenn sich die Dyspnoe plötzlich verschlechtert.

Spannungspneumothorax Der Ventilmechanismus besteht meist an der viszeralen Pleura. Das Mediastinum wird komprimiert und verschoben. Der venöse Zustrom zum Herzen wird »abgeklemmt«. Selten führt ein SP zum Spannungspneumothorax. Hierauf muss man besonders unter einer Drainagetherapie achten. Am Tag vor dem Ziehen der Drainage klemmt man über Nacht ab, und nun kann sich ein bedrohlicher Spannungs-Pneu entwickeln (einmal erlebt). Wenn die Drainage nicht gut und langstreckig (4–5 cm) getunnelt ist, kann diese »falsche« Luft auch mal durch die Wunde kommen. Es gibt zudem selten Fabrikationsfehler der Drainagesysteme an den Verbindungsstellen (zweimal erlebt), und darüber strömt dann die Luft ein.

Ein Spannungspneumothorax wird durch eine mechanische Beatmung begünstigt und im Verlauf beschleunigt. Da die Auskultation bei Beatmung versagt und das Röntgen Zeit erfordert, ist bei berechtigtem Verdacht und in kritischen Situationen die Dekompression mit einer Nadel (Diagnosis ex juvantibus) sinnvoll. Sonographisch kann man einen Pneumothoraxverdacht schnell und sicher bestätigen, weil die beatmete Lunge oft minimal verdichtet ist (Seitenvergleich) und das Pleurgleitzeichen aufgehoben ist.

Beidseitiger Pneumothorax Ohne Röntgen ist er kaum zu erkennen, da die Auskultation und Perkussion nur im Seitenvergleich bedeutsam sind. Bei einseitigem Pneumothorax muss man im Verlauf an diese Möglichkeit denken. Im Akutfall erfolgt das Röntgenbild im Liegen, was die Diagnose erschwert, insbesondere bei dicken Menschen mit Weichteilüberlagerung. Einen beidseitigen SP habe ich in 25 Jahren zweimal gesehen, was klinisch jeweils nicht vermutet wurde. Die schnelle Rettung war nur dem schnellen Röntgenbild zu verdanken.

Pyothorax Der Pyothorax entsteht bei penetrierenden Traumen oder länger bestehendem Pneumothorax mit bronchopleuraler Fistel. Häufig ist ein Pneumothorax bei vorbestehender Lungenerkrankung; die Kolonisation der Atemwege führt zur Infektion per continuitatem. Eine schlechte Prognose besteht beim Mischempyem bei Pleuritis tuberculosa plus pyogene Bakterien. Selten ist ein Pyothorax bei SP ohne vorhergehende Lungenerkrankung. Deshalb sollte man bei entzündlicher Genese eines Pneus das Exsudat immer zur Bakteriologie senden – insbesondere, wenn es trübe ist.

Hämatothorax Er resultiert vor allem aus Einrissen von organisierten Vernarbungen. Eine weitere Ausdehnung (Pneumomediastinum, subkutanes Emphysem, zuerst Hals, Ausdehnung zur Gegenseite) ist bei unbehandeltem Pneumothorax möglich.

14.4 Therapie

▪ Tab. 14.1 gibt einen Überblick über die Therapiemöglichkeiten.

Drainagebehandlung Sie ist indiziert, wenn der Pneumothorax mehr als 25% des Hemithorax beträgt, der Mantelpneu größer als 3 cm ist, über 1–3 Tage eine Progredienz festzustellen ist oder der Pneumothorax länger als 3–5 Tage persistiert.

Therapie bei SP Ein kleiner Mantelpneumothorax von ca. 2 cm wird beobachtet. Die intermitterende Atmung über 20–30 Minuten von 100%igem Sauerstoff alle 3–4 h führt (wechselnde O_2-Partialdrücke

Tab. 14.1 Konservative vs. operative Behandlung

Konservative Therapie	Operation
Bettruhe und Beobachtung, intermittierend Sauerstoff Drainagebehandlung Thorakoskopie, Pleurodese mit Talkum	Videoassistierte Thorakoskopie (VATS) Bullaklemmenresektion apikal parietale Pleura-Abrasio (mit Tupfer)

mit Resorption von O_2 »ziehen« den nichtresorbierbaren Stickstoff mit) zur Auswaschung von Stickstoff und damit zur schnelleren Resorption. Über Maske (O_2 mit Flow 15 l/min, pfeift furchtbar) erreicht man nur einen FiO_2 von 60%; deshalb verwenden wir über einen Doppelanschluss Maske und Nasenbrille gleichzeitig mit je 10 l/min. Kleine Mantelpneumothoraces, die sich innerhalb der ersten 24 Stunden nicht verändern und dann meist rückläufig sind, bedürfen keiner Drainagebehandlung.

Eine einmalige Aspiration kann sinnvoll sein. Wir verwenden ein sehr dünnes System mit 8 Charriere, um ein vollständiges Anliegen zu erreichen, gerade, wenn ältere Menschen eine dauerhafte Drainage nur schlecht tolerieren. Bei größeren Pneus haben wir hiermit nie Erfolge gesehen, das wäre bei einem etwas breiteren Mantelpneu, der sich nicht unter O_2-Therapie zurückbildet, zu erwägen.

Drainageanlage Standard ist die Drainagebehandlung größerer SP mit großer Drainage und Wasserschloss über sieben Tage. Wir legen stets in der Axillarlinie, eher basal, auch aus kosmetischen Gründen. Zudem kann man sich hier sicher sein, dass das Blutgefäß subkostal-oben liegt. Zuerst aspiriert man mit der Spritze Luft; Platzierung der Drainage bis nahe an die Spitze der Pleurahöhle, aber nicht zu weit, weil es ansonsten zu einem sehr unangenehmen Schmerz (Druck auf Pleura und Nervengeflecht) kommt. Es werden noch zwei zusätzliche Löchlein mit Skalpell eingeschnitten, weil ein Loch sich leicht verschließen kann bzw. anliegt.

Bei der Anlage wird langstreckig (5–6 cm) über und parallel zur Rippe getunnelt, damit verschließt sich der Kanal gut, und man braucht keine Tabaksbeutelnaht, die ohnehin nie richtig funktioniert, sehr schmerzhaft ist und zur Sekretretention mit Infektion führen kann. Diese langstreckige Tunnelung erreicht man unschwer, wenn man den Arm weit anhebt und die Haut etwas nach oben verschiebt. Mit dem »Zurückrutschen« der Haut bildet sich die Tunnelung. Die Drainage liegt dann ca. 3 cm außerhalb und ist mit ca. 5 cm subkutan getunnelt. Ungut ist das aber bei dicken Menschen; diese haben lange subkutane Wege und eine zu hohe Mobilität der Haut – dies kann zur Dislokation selbst langer Drainagen in das extrathorakale Fettgewebe führen.

Die Naht muss sicher sein mit Luftschleife (keine schmerzhafte Einschnürung der Haut!), sicherer Einschnürung der Drainage und großem, weitem subkutanen Durchstich.

> **Wichtig ist die Luftschleife – eine Einschnürung der Haut oder ein Fixieren der harten Drainage auf der Haut ist ein lokal-ischämischer Druck, der sehr, sehr schmerzhaft ist, und das muss nicht sein.**

Unter die Drainage (da, wo diese aus dem Stichkanal kommt) muss eine gefaltete Kompresse (ebenfalls wegen des Druckschmerzes). Daher wollen bzw. benötigen unsere Drainage-Patienten nur wenig Schmerzmedikation. Der Schlauch selbst wird ebenfalls sorgfältig verklebt (Meso-Verklebung mit Gegenpflaster), um einer Dislokation sicher vorzubeugen.

Es gibt keinen starken Sog. Starker Sog führt dazu, dass sich die Löcher der Drainage in irgendeiner Falte festsaugen/anlegen. Alleine mit Wasserschloss und auch mal intermittierendem Sog oder einem geringen Sog von höchstens 5–10 cm H_2O (auch, um das Wasserschloss zu kompensieren) haben wir nahezu immer den Pneumothorax innerhalb von fünf Tagen erfolgreich behandelt. Fünf Tage dauert es, bis sich ein viszerales Luftleck verschlossen hat, erst dann kommt es zum Abklemmversuch.

Rezidive bei SP Das Risiko liegt bei 10–50%. 60% der Rezidiv-Patienten werden ein drittes Ereignis haben, danach liegt das Risiko bei 85%. Deshalb wird beim ersten oder zweiten Rezidiv operativ (VATS) eine Pleurodese durchgeführt. Danach liegt das Rezidivrisiko nur noch bei 0–2%.

Rezidivprophylaxe ist aber auch eine gute Asthma-Einstellung und bei Rauchern das Einstellen des Rauchens.

Operative oder videoassistierte Pleurodese Pleuraabrasio oder Pleurektomie haben die höchsten Erfolgsquoten und eine Rezidivrate unter 1%. Bullae können abgetragen werden, wobei jedoch das Klammermaterial selbst Rezidive begünstigt.

Talkumpleurodese Es gibt Arbeitsgruppen, die die Talkumpleurodese beim Pneumothorax propagieren und wohl mit Erfolg durchführen. Dies geschieht im Rahmen einer internistischen Thorakoskopie über den Zerstäuber. Hier sollte man noch eine abwartende Haltung einnehmen.

Das Rezidivrisiko nach Talkumpleurodese liegt bei 10%. Mittels HRCT schließt man bullöse Lungenveränderungen vorher aus. Nach Talkumpleurodese ist ein operatives oder nochmaliges thorakoskopisches Vorgehen erschwert. Deshalb führen wir derzeit diese Patienten weiterhin der chirurgischen VATS mit Pleuraabrasio zu – mit einer Erfolgsquote von über 99%.

Therapie der anderen Pneumothoraces Beim IP wird grundsätzlich wie oben vorgegangen. Eine Aspiration mittels eines schmalen Katheters ist möglich, da diese Patienten unter stationärer Überwachung stehen. Bei Spannungspneumothorax entlastet man zunächst mit einer Nadel, dann folgt die Drainagebehandlung mit Wasserschloss und Sog (zum Pyothorax ► S. ▪).

Ausdehnungshindernis Bei persistierendem Pneumothorax vernarbt das Lungeninterstitium rasch. Es entsteht ein sogenanntes Expansionshindernis, weil diese Lunge nun steif ist. Eine Obstruktion großer Bronchien oder eine tumoröse Infiltration sind ebenfalls Ausdehnungshindernisse. Der Sog über die Drainage führt dann zur Mediastinalverschiebung mit Abknickung der Vena cava. Die Folgen sind Blässe, Tachykardie und Blutdruckabfall bis zum Schock. Da muss man dann rasch wieder Luft in die Pleurahöhle lassen. Die Gefahr einer Vernarbung und Versteifung der kollabierten Lunge besteht vermehrt unter Kortikosteroidtherapie. Bei mangelnder Reexpansion steigt die Gefahr eines Pyothorax.

Bei Lungenfibrosierungen muss man den Sog oft erhöhen, um eine Ausdehnung zu erreichen. Zwei Drainagen und Unterdrücke bis minus 60–100 cm H_2O können erforderlich werden. Allerdings muss man hierzu den Patienten überwachen, wegen der Gefahr des vital bedrohlichen Mediastinalshiftings.

Bronchopleurale Fistel Eine persistiernde Leckage ist die Folge einer persistierenden bronchopleuralen Fistelung. Diese kann lokal sein (Verletzung, Bulla) oder diffus (Parenchymfistel). Man erkennt dies daran, dass beim Sog beständig Luft aus der Thoraxdrainage »blubbert«. Bevor man die Diagnose »Bronchopleurale Fistel« stellt, ist sicher auszuschließen, dass eines der Löcher der Drainage außerhalb der Pleurahöhle liegt. Das Schlauchsystem ist an allen Verbindungsstellen auf Dichtigkeit zu prüfen (Sog und Abklemmen an verschiedenen Stellen). Auch Einstichstellen ohne ausreichende subkutane Tunnelung können »Nebenluft« ziehen (tiefe Atemzüge und NaCl-Lösung auf die Einstichstelle).

Wir legen initial nur ein Wasserschloss mit einem minimalen Sog an, der das Wasserschloss im Atemzyklus kompensiert. Damit wird ein Spannungspneumothorax vermieden, und die Fistel kann sich spontan verschließen. Kleinere Fistelungen mit vollständiger Ausdehnung der Lunge verschließen sich im Laufe von Tagen meist von selbst.

Praxis

Mehrfach gute Erfahrungen haben wir mit dem Verschluss mit Eigenblut. Mit dem Bronchoskop sondieren wir alle ipsilateralen Subsegmente. Dabei einen starken Sog anlegen. Ist das Bronchoskop in Wedge-Position im betroffenen Segment, so sistiert die Fistelung. Nun wird der Segmentbronchus sehr reichlich mit Eigenblut aufgefüllt. Mitunter saugt man dann sogar etwas Blut über die Drainage ab. Das Blut organisiert sich im Segment, und die Fistelung verschließt sich.

Es gilt, dass Lecks, die mehr als 7–21 Tage bestehen, videoassistiert exploriert werden. Bei mangelnder Ausdehnung darf man sich nicht zu spät dazu entschließen, um einen Pyothorax und Vernarbungen (Versteifung der Lunge) zu verhindern. Bei unvollständiger Ausdehnung kann man kurzfristig und versuchsweise den Sog von 20 auf über 50 cm H_2O erhöhen. Das Problem kann jedoch sein, dass dann akut sehr viel Luft in die Fistelung gezogen wird und der Patient Atemnot bekommt. Langfristig hält ein starker Sog die Fistel offen.

Vermeiden eines subkutanen Emphysems Liegen Löcher der Thoraxdrainage subkutan, so entsteht ein subkutanes Emphysem. Ursache ist meist ein langsames Herausgleiten der Drainage bei mangelhafter Fixierung. Die Naht muss an einer Stelle die Drainage fest umfassen, sicher verknotet sein und dabei den Schlauch einschnüren. Bei stark verschiebbarer Haut

(Alter, Adipositas) muss die Drainage tief im Pleuraraum liegen, um nicht zu dislozieren. Eine langstreckige Tunnelung ist ebenfalls wichtig.

Nach Legen der Drainage wird die Eintrittstelle fest komprimiert und die Luft abgesaugt. Dadurch wird verhindert, dass nachträglich Luft durch den Stichkanal in das Subkutangewebe gelangt.

Ein Dachziegelverband komprimiert das Subkutangewebe. Ein sicheres Klebeband fixiert den ableitenden Schlauch und bewahrt die Naht vor Zug.

Mediastinalemphysem Dieses geht meist von einer Ösophagusperforation voraus. Am Ende der Gastroskopie können ein Pneumomediastinum und ein Hautemphysem mit iatrogenem Pneumothorax entstehen. Die Ursache ist das Einreißen der Kardia beim Rückzug mit einem in Flexion fixiertem Endoskop. Luftbläschen am Hals gelten als erster Hinweis, Patient oder Angehörige weisen darauf nicht selten erstmals hin. Deshalb sollte auch vor dem Einführen großlumiger Endoskope (ERCP, EUS), mit denen man beim Vorschub nicht optimal einsehen kann, vorher ösophagogastroskopiert werden. Eine möglicherweise entzündliche oder fibrinöse Engstelle, z. B. bei NPL oder nach Radiation, kann dann bei der Passage einreißen.

Zweithäufigste Ursache war die Beatmung beim fortgeschrittenen ARDS, insbesondere wenn keine schonende Atmung angewandt wird. Mit Einführung der schonenden Beatmung und permissiven Hyperkapnie ist dies heute seltener.

Wichtig ist der bronchiale Einriss, beispielsweise durch eine Dezeleration bei stumpfem Thoraxtrauma. Dies ist auch zu bedenken, wenn der Patient beim Bronchoskopieren kleiner Atemwege plötzlich stark hustet. Das kann bei der Wedge-Position und der BAL passieren; sollte aber nicht, weil man da gleich in die Trachea zurückzieht. Natürlich kann dies nach Biopsien auftreten, transbronchial, EBUS oder über die Schiessle-Nadel – jeweils aber sehr, sehr selten.

Ebenso muss man an Tumore und Infektionen denken mit Arrosion oder Perforation. Gasbildende Anaerobier sind zu bedenken.

Durch Zwerchfelllücken kann auch mal Luft nach Operationen oder Laparoskopie ins Mediastinum übertreten. Dies muss engmaschig überwacht werden, damit es nicht zu Komplikationen kommt (Magensonde, Beatmung, Punktionen etc.). Prophylaktisch sinnvoll ist eine Antibiose.

Es ist zu bedenken, dass sich daraus jeweils eine **Mediastinitis** entwickeln kann oder bereits vorliegt. Bei kleinen Leckagen ist eine Therapie mit initial sehr breitem Spektrum (ggf. step down) inkl. Anaerobier, auch angepasst an das Keimspektrum und das Risiko (analog AEP vs. nosokompiale Pneumonie), zu bedenken. Zudem kommen parenerale Ernährung und supportive Therapie in Betracht.

Praxis

Ich erinnere mich an eine ganz umschriebene nekrotisierende Pankreatitis, die sich diesen Weg suchte. In dem Fall war das initial nicht offensichtlich, die Patientin kam mit ausgeprägter Mediastinitis und feiner Luftsichel parakardial zu uns. Also muss man auch die Oberbauchdiagnostik einbeziehen. Mittels Drainageeinlage über Retroperitoneum und Oberbauch gelangen erfolgreiche Ableitung und Therapie.

Zu bedenken ist die **Aktinomykose**, die sich deszendierend über die Zahntaschen im Mediastinum ausbreitet.

Natürlich gibt es auch **zerfallende Tumore oder Granulome**, maligne oder granulierende, z. B. die Tuberkulose oder ein Kardia-Ösophaguskarzinom.

Eine idiopathische entzündliche **Fibrosierung** ist extrem selten, nach Methysergid sahen wir dies öfter.

Aktuelle, weiterführende Literatur

Achatzky R, Stobernack A, Aslanian O (1998) Pneumothorax: konservative und thoraxchirurgische Verfahren. Atemw Lungenkrkh 24:224

Guo Y, Xie C, Rodriguez RM, Light RW (2005) Factors related to recurrence of spontaneous pneumothorax. Respirology 10:378

Jeske A et al. (1993) Results of thoracoscopy and pleurodesis with talc poudrage and thoracotomy. Chest 103:345–347

Massard G, Thomas P, Wihim JM (1998) Minimally invasive management for first and recurrent pneumothorax. Ann Thorac Surg 66:592

Martin WR, Siefkin AD, Allen R (1991) Closure of a bronchopleural fistula with bronchoscopic instillation of tetrazyklin. Chest 99:1040

Norheim AJ (1996) Adverse effects of acupuncture: a study of the literature for the years 1981–1994. J Altern Complement Med 2:291–297

Ponn RB, Silverman HJ, Federico JA (1997) Outpatient chest tube management. Ann Thorac Surg 64:1437–1440

Sahn SA et al. (2000) Spontaneous pneumothorax. N Engl J Med 342:868

Sasson CS (1995) The etiology and treatment of spontaneous pneumothorax. Curr Opin Pulm Med 1:331

Tschopp JM (2005) Das Management des Spontanpneumothorax. Pneumologie 59:879
Van de Brekel JA et al. (1993) Pneumothorax: results of thoracoscopy and pleurodesis with talc poudrage and thoracotomy. Chest 103:345

Hämoptysen

Review

Herth F, Eberhardt R, Freitag L (2006) Leitthema – Hämoptysen. Der Pneumologe 3:188–196

Ursachen Mit Abstand die häufigste Ursache sind **Entzündungen** aller Art. Allen voran die chronische Bronchitis mit einer akuten Entzündung. Es bilden sich im Laufe der Jahre hyperplastisch Gefäße aus, die dann im Rahmen einer akuten Entzündung sehr vulnerabel werden und bei Hustenattacken zu blutig tingiertem Sputum führen, was auch mal kurzzeitig wie eine Hämoptoe verlaufen kann. Bronchiektasen sind heute selten, auch hier sind die entzündliche Hyperplasie und die Vulnerabilität der Gefäße ursächlich.

Im Alltag ist es meist das **blutig tingierte Sputum**. Eine starke Entzündung der ödematös-verschwollenen Bronchialschleimhaut kann reichlich hämorrhagisches Sekret produzieren. Meist hat man dies bei instabilen Bronchien und starken Hustenattacken im Rahmen einer akuten Infektion. Heutzutage extrem selten sind Hämoptysen wegen Tuberkulose, Mykosen (Aspergillom u.a.), Lungenabszessen oder Fremdkörperaspirationen mit entzündlicher Umgebungsinfiltration.

Schaumig-blutig tingiertes Sputum gibt es immer wieder bei einem **kardialen Rückstau**, insbesondere wenn dieser gepaart ist mit einer chronischen Bronchitis und einer akuten Stauungs-Bronchopneumonie.

Selten, aber ganz wesentlich und potentiell vital bedrohlich ist die **Lungenembolie**. Falls die Klinik ansonsten nicht für eine Lungenembolie spräche (kein Risiko, kein Thoraxschmerz, keine Atemnot) und Echokardiographie und Venensonographie diesbezüglich negativ sind, dann kann man eine LE als unwahrscheinlich erachten. Ein negatives D-Dimer ist ein Kriterium, aber ein schwaches: D-Dimer wird bei akut kranken Menschen in der Wertigkeit überschätzt. Es ist nur geeignet zum Ausschluss einer Thrombose bei niedriger klinischer Wahrscheinlichkeit inkl. negativer Sono- und Echokardiographie. Akute Erkrankungen und Entzündungen gehen mit erhöhtem D-Dimer einher. Wir sahen etliche Thrombosen und Embolien mir normalen D-Dimer (vielleicht schon in Organisation?), was auch immer häufiger beschrieben wird.

Tumore Natürlich wird geröntgt und bronchoskopiert, da es gilt, ein Bronchialkarzinom auszuschließen. Auch gutartige (wie Adenome, Granulosatumore) oder semimaligne Tumore (wie Karzinoide) können sehr vulnerabel sein. Infiltrate können auch leukämisch sein bzw. pulmonale Manifestationen eines Lymphoms. Einmalig erinnern wir eine exophytische bis submuköse Infiltration, bei einer starken Raucherin bildgebend vereinbar mit einem Bronchialkarzinom, was dann eine massive Schleimhaut-Tuberkulose war.

Wenn diese Ursachen ausgeschlossen sind, fahndet man nach **seltenen Ursachen**, wie

- Koagulopathien,
- einem Goodpasture-Syndrom,
- AV-Fisteln,
- Morbus Wegener,
- einer Lymphangioleiomyomatose,
- die idiopathische Lungenhämosiderose,
- Morbus Behcet oder
- anderen seltenen Vaskulitiden.

In ► Kap. 71 und ► Kap. 74 werden wir auf einige dieser Erkrankungen noch einmal eingehen.

Ganz wichtig: **Differenzialdiagnostisch** sind Blutungen in der Nase, Mund, Rachen oder im oberen Gastrointestinaltrakt zu bedenken. Dieses Blut kann natürlich auch zunächst aspiriert werden.

Nach Punktionen der Lunge von außen kann es mal kurz zu einer kräftigen Hämoptyse kommen, so bei perthorakalen Stanzbiopsien oder unerwünscht bei Subklaviapunktion (Herzschrittmacher u.a.). Auch nach Thoraxtraumen ist dies möglich.

Pathophysiologie Bei Entzündungen kommt es zu einer Hypervaskularisation mit vulnerablen Gefäßen. Bei Bronchiektasien proliferieren Bronchialarterien, es bilden sich bronchopulmonale Anastomosen. Hier besteht eine Analogie zur Kolondivertikelblutung. Fremdkörper können Gefäße arrodieren und initiieren eine Entzündungsreaktion. Um Bronchiolithen bilden sich Gefäßspinnen. Bei Mitralstenose stauen sich die Pulmonalvenen. Die Gefäßbildung in den Tumoren ist oft überschießend und irregulär, diese platzen sehr leicht auf.

Diagnostik Eine frühe Bronchoskopie ist immer indiziert. Aus einer kleinen Blutung könnte eine große werden. Die Bronchoskopie ist bei ca. 80% diagnostisch, zumindest wird das Segment lokalisiert.

! Cave: Eine Blutung aus dem Oberlappen kann abgelaufenes Blut im Unterlappen zeigen; dies muss man bedenken.

In der Regel handelt es sich um unkomplizierte Ereignisse bei einer Entzündung und/oder Stauung. Eine Lungenembolie wird bedacht. Spiral-CT ist akut meist nicht erforderlich. Gerade bei einer akuten Stauung und pneumonischen Entzündung kann es irreführend sein, da solide Infiltrate einen Tumor suggerieren können und kleinfleckige-interstitielle Verschattungen ebenfalls eine große Liste an Differenzialdiagnosen heraufbeschwören. Deshalb darf man initial durchaus die nahe liegende Entzündung behandeln, muss aber im Verlauf beobachten, ob sich das bestätigt oder auch zwei Entitäten vorliegen.

Therapie Extremst selten sind diffuse alveoläre Blutungen (Goodpasture, SLE, mikroskopische Polyangiitis, weitere Vaskulitiden, Morbus Ceelen). Sie werden entsprechend der Grundkrankheit behandelt (► entsprechende Kapitel).

In der Regel geht es um lokale Blutungen bei Bronchitis. Bei weniger als 20 ml pro Tag wird der Patient beruhigt, es besteht meist keine akute Gefahr. Das folgende Schema gibt einen Überblick. Das Risiko der Hämoptoe liegt nicht im Verbluten, bedeutender ist das Risiko der Asphyxie. Bei stärkeren Blutungen und bronchoskopischer Diagnostik und Therapie geht es also vor allem darum, die gesunde Lunge zu schützen.

Therapie der Hämoptysen bei lokalen Blutungen über 20–50 ml/Tag

- Überwachung, Zugänge, b. B. O_2-Gabe
- Extrem selten sind Volumen u./o. Bluttransfusionen nötig
- Ausschluss OGIB, Pharynx-CA, Zahn- und Nasenbluten
- Bronchoskopie: spülen, absaugen, Adrenalininstillation
- Bakteriologie, Mikroskopie und Kultur auf TB (Akanthose?, Schleimhaut-TB?)
- Antibiose
- Kortikosteroide kurzzeitig hochdosiert (die destruierende Entzündungsreaktion »bremsen«)
- Bettruhe
- antitussiv wirken vor allem Betamimetika-Anticholinergika-Inhalationen

Therapie der Hämoptysen bei lokalen Blutungen über 100–200 ml/Tag

Wie oben, plus:

- meist entzündlich alterierte Gefäße
- Prednisolon 1000 mg, nachfolgend passager 100 mg alle 6 h
- großlumige Bronchoskopie, absaugen, Restlunge freihalten,
- ggf. Laserkoagulation, am besten Argon-Plasma
- Verdünntes Adrenalin instillieren und evtl. unterspritzen (erst am Rand)
- Bronchoskopisch Ansaugen in Wedge-Position führt zum Kollaps eines Segmentes
- Anlage eines Pneumothorax im Notfall
- Doppellumentubus falls erforderlich
- Ballon-Katheter einlegen oder mit Tupfer (mit röntgendichtem Streifen) tamponieren
- Doppellumentubus
- Katheter-Embolisation
- Operation

Das liest sich alles dramatischer, als es meist ist. Meist liegt blutig tingiertes Sputum vor oder eine kleine, sehr schaumige Menge.

Passager können starke Blutungen mit Hilfe eines Ballon-Katheters tamponiert werden oder durch einen Doppellumenkatheter die gesunde Seite geschützt werden.

Die Blutungsquelle durch Laser zu koagulieren ist oft publiziert und klingt auch toll, ist aber in der Praxis selten nötig. NeoDym-Yag-Laser sind teuer und aufwändig, Argon-Plasma-Beamer einfacher und erfolgreicher.

Ebenfalls gibt es Beschreibungen der Embolisation mit einem Angiographiekatheter bei massiven Blutungen. Dies ist allerdings nur Theorie. In der Praxis versterben Menschen mit massiven Blutungen zu rasch, um solche Maßnahmen noch gezielt durchführen zu können. Das akute Problem ist die Asphyxie, nicht der Blutverlust. Bei chronischen Blutungen ist die Embolisation erfolgreich.

Praxis

Bei Hämoptoe, oder wenn Biopsien geplant sind, muss man mit Blutungen während der Untersuchung rechnen. Bereitgestellt werden verdünnte Suprareninlösungen. Wir legen vorab kontralateral (über ein Nasenloch) in den Stammbronchus eine dünne O_2-Sonde. Man sollte Tupfer mit röntgendichtem Streifen, die Möglichkeit zur starren Intubation, Ballon-Katheter und Doppellumentubus bei größeren Blutungen bereithalten.

Vorab Adrenalin in das Segment zu injizieren, in dem man biopsieren will, hilft; man sieht dann, wie hier die Schleimhaut blass wird, sich also die Gefäße kontrahieren. Ebenso gut geht es, wenn man vorher den Tumor mit der Wangnadel mit Adrenalin um- und dann erst unterspritzt; der Exophyt wird ganz blass. Dann kann man mit großen Zangen reichlich Proben entnehmen – ohne Blutung. Bei Tumoren mit Blutungsgefahr kann man heute mit der Kryosonde wunderbar biopsieren.

Verdünnte Suprareninlösung bringt eine Blutung in der Regel zum stoppen. Oft muss die Applikation wiederholt werden; man darf nicht sofort absaugen, damit das Adrenalin wirken kann.

Auf keinen Fall darf im Blutungsfall bei transbronchialer Biopsie, wenn man im Segmentbronchus »steckt« (wedge position), das Bronchoskop sofort zurückgezogen werden. Man muss am Ort des Geschehens bleiben, um Suprarenin gezielt applizieren zu können. Zudem kann durch »Ansaugen« des Segmentbronchus dieser zum Kollabieren gebracht werden; dann steht die Blutung fast immer. Würde man das Bronchoskop bei Blutung zurückziehen, würde es weiterbluten – man könnte das Segment nicht mehr finden.

Bei größerer Blutung sieht man sofort nichts mehr, nun geht es darum, die gesunde Seite zu schützen. Die blutende Seite wird nach unten gelagert, also Seitenlage. Dazu wird der Arbeitstisch hochgestellt, damit zudem bei einer Kopftieflage das Blut frei über den Mund ablaufen kann. Nun bewährt sich die kontralaterale O_2-Sonde, sie bläst diesen Bronchus frei, und der Patient ist gut oxgeniert. Sinnvoll ist eine Absaugsonde im betroffenen Bronchus, dann hat man wunderbar freie Sicht im akuten Geschehen. Damit kamen in der Regel alle Blutungen (außer einer) nach wenigen Minuten zum Stillstand. Aktionismus kann hier schädlich sein. Unnötige und gewaltige Maßnahmen sind so selten notwendig, dass man damit mehr Schaden als Nutzen anrichten kann. Ein Patient, der sich in 30 sec wieder komplikationslos erholt und das Ganze gar nicht mitkriegt, der kann auch unter einer superschweren Doppellumentubusintubation dekompensieren, mit allen bedrohlichen Folgen. Über diesen Grat, der sehr schmal ist, kann der Erfahrene gut gehen, erzeugt aber auch Herzklopfen.

15

Aktuelle, weiterführende Literatur

Colice GL (1996) Hemptysis. Three questions that can direct management. Postgrad Med 100:227

Fernando HC et al. (1998) Role of bronchial artery embolization in the management of hemoptysis. Arch Surg 133:862

Green RJ et al. (1996) Pulmonary capillaritis and alveolar hemorrhage. Update on diagnosis and management. Chest 110:1305

Jean-Baptiste E (2000) Clinical assessment and management of massive hemoptysis. Crit Care Med 28:1642

Lordan JL et al. (2003) The pulmonary physician in critical care. Assessment and management of massive pulmonary hemoptysis. Thorax 58:814

Reisz G, Stevens D, Boutwell C, Nair V (1997) The causes of hemptysis revisited. Mo Med 94:633

Rumbak M et al. (1996) Topical treatment of life threatening hemoptysis from aspergillomas. Thorax 51:253

Schreiber J et al. (2007) Differenzialdiagnostik der diffusen alveolären Hämorrhagie. Pneumologie 61:347

Mittellappensyndrom

Definition Es ist eine rezidivierende Atelektase des rechten Mittellappens (RML). Man findet keine endobronchiale Obstruktion, es ist ein Kollaps des Lappenbronchus. Die Folge sind protrahierte und rezidivierende pulmonale Infekte. Im wiederholten Fall führt dies zu Fibrosierung und Ausbildung von Bronchiektasien.

Ursache Der RML-Bronchus ist eng und schlitzförmig. Er hat einen langstreckigen Verlauf bis zu den Segmentbronchien. Lymphknoten umgeben den RML-Bronchus, die bei einem Infekt anschwellen. Hinzu kommt, dass der RML keine Kollateralventilation hat.

Meist ist es ein protrahiert verlaufender pulmonaler Infekt bei instabilem Bronchialsystem auf Grundlage einer COPD. Bei Asthmatikern komprimieren Oberlappen und Unterlappen den Mittellappen. Wegen mangelnder Kollateralventilation und Schleimpfropf (»mucoid impaction«) kollabiert der Mittellappen.

Röntgen Bei vollständiger Atelektase ist die kleine Fissur im pa-Bild nicht mehr sichtbar, denn die Atelektase liegt schmal am Herzen an. Bei entzündlicher Infiltration oder unvollständiger Atelektase ist in der seitlichen Aufnahme der Mittellapppen verdichtet, p.a. ist die rechte Harztaille unscharf. Die Atelektase muss von einem Erguss im Interlob unterschieden werden. Nach der Behandlung wird der RML (wenn er nicht bereits fibrosiert ist) wieder belüftet.

Bronchoskopie In der Regel sieht man eine geringe Einengung und Entzündung des RML-Bronchus mit dynamischer Obstruktion bei COPD. Ausgeschlossen werden andere Ursachen (Bronchialkarzinom, Schleimpropf, Kompression von außen durch Lymphknoten bei Tuberkulose, Fremdkörper; ◘ Tab. 16.1).

Komplikationen Bronchiektasen und Fibrose als Ursache von Rezidiven, Infektexazerbationen einer COPD und Hämoptysen erfordern die operative Resektion. Ein instabiles Bronchialsystem kann durch nächtliche nCPAP-Therapie offen gehalten werden. Aspergilleninfiltration und allergische bronchopulmonale Aspergillose sind zu bedenken, vor allem bei Asthmatikern. Physikalische Maßnahmen und Flutterventil verhindern die Festsetzung von Schleimpropfen.

Es handelt sich um eine lokale Abwehrschwäche bei Sekretstau und Fibrosierung. Persistieren rezivierende Infekte, so ist eine Mittellappenresektion zu erwägen, meist kommt es dann zur Vernarbung und Verödung.

◘ Tab. 16.1 Sekundäres Mittellappensyndrom

Tuberkulose	Beispielsweise meist mit Lymphknotenschwellung um den ML-Bronchus
Sarkoidose	Siehe oben
Tumore	Deshalb immer ein CT bei Kompression des ML-Bronchus
Post-op	Eine Torsion des Hilus nach Lobektomie führt zur Einengung
Selten	Fremdkörper, Kompression bei Emphysem/Bullae

Aktuelle, weiterführende Literatur

Ashizawa K, Hayashi K, Aso N, Minami K (2001) Lobar atelectasis: diagnostic pitfalls on chest radiography. Br J Radiol 74:89

Bertelsen S et al. (1980) Isolated middle lobe atelectasis: aetiology, pathogenesis, and treatment of the so-called middle lobe atelectasis. Thorax 35:449

DeBoeck K et al. (1995) Outcome after right middle lobe syndrome. Chest 108:150

Kottler NE, Stark P Levin DL (2004) The challenge of combined lobar atelectasis. Contemp Diagnostic Radiol 27:1

Kwon KY, Myers JL, Swensen SJ, Colby TV (1995) Middle lobe syndrome: a clinicopathological study of 21 patients. Hum Pathol 26:302

Wagner RB, Johriston MR (1983) Middle lobe syndrome. Ann Thorac Surg 35:679

Chronischer Husten

Leitlinie

Kardos P et al. (2010) Leitlinie der Deutschen Gesellschaft für Pneumologie und Beatmungsmedizin zur Diagnostik und Therapie von erwachsenen Patienten mit akutem und chronischem Husten. Pneumologie 64:336–373 (und unter AWMF online)

Es gibt recht unterschiedliche Strategien, an die Aufgabe Hustenabklärung heranzugehen. Mit akutem Husten kommen die Menschen selten zum Pneumologen, dies wird in der Regel hausärztlich behandelt. In der pneumologischen Sprechstunde ist Husten gemeinsam mit der Dyspnoe die häufigste Fragestellung. Dementsprechend gibt es auch keine einheitlichen Vorgehensweisen oder internationale bzw. europäische Leitlinien. In der Praxis wird man nicht jedesmal systematisch herangehen, sondern induktiv vorgehen, also aus den Angaben des Patienten den logisch wahrscheinlich besten Weg wählen. Das führt aber auch nicht ganz selten zu falschen Schlüssen – daher muss man kritisch bleiben.

Ursachen Die häufigsten Ursachen sind meist offensichtlich. Dies sind die Raucherbronchitis, akute Bronchitiden, postinfektiöse Reizzustände, Laryngitiden, Pneumonien und Asthma. Reizzustände um die Stimmbänder, Trachea, großen Bronchien – und bei einigen Menschen auch am Trommelfell – erzeugen Husten (■ Tab. 17.1). Selten können auch Infiltrationen bzw. Entzündungen im Bereich von Perikard, Nase, Nasennebenhöhlen, Zwerchfell, Ösophagus und Magen die Ursache für einen chronischen Husten mit zunächst ungeklärter Genese sein. Von chronischem Husten spricht man, wenn Husten etwa über acht Wochen persistiert.

Am häufigsten sehen wir in der Sprechstunde **ältere Frauen mit Adipositas** und chronischem Husten. Die Anamnese ist unspezifisch. Inhalativa sind oft ohne sicheren Nutzen. Hier kommen mehrere Faktoren zusammen, die in Einzelfällen auch isoliert eine Rolle spielen. Adipositas ist mit einer bronchialen Hyperreagibiltät assoziiert. Fettgewebe induziert eine chronische Entzündung (auch im Endothel). Anamnese und Symptomatik weisen deshalb in Richtung bronchiale Hyperreagibiltät und Asthma. Das muss abgeklärt werden. Hier ist der Metacholintest oder – einfacher – ein Peak-Flow-Tagebuch hilfreich.

Eine bronchiale Instabilität beginnt peripher. Der Kollaps der kleinen Atemwege durch den externen Druck führt zu einem chronischen Reizzustand. Die Schleimhaut reibt aufeinander, die Wirkung gleicht jener, die beim Vorliegen eines Fremdkörpers entsteht. Zudem gibt es eine Clearance-Störung mit Schleimretention. Morgens wird dann abgehustet. Dies sieht man recht gut bronchoskopisch, z. B. beim Ansaugen der Lappenbronchien. Meist ist das nächste Ereignis der Kollaps eines Stammbronchus und ganz zuletzt auch der Trachea.

Zu geringe Flüssigkeitszufuhr begünstigt eine Sicca-Symptomatik. Zu wenig Bewegung begünstigt die mangelnde Belüftung. Zu wenig »Abhärtung« führt zu einer Art »Verweichlichung« mit überschießender Reaktion auf Kältereize.

Konsequenz Allergie-Hauttest, Peak-Flow-Tagebuch, Lungenfunktionen und Therapieversuche haben meist keine oder allenfalls fragliche Teilerfolge. Einen Versuch mit Säureblockern sollte man nicht vergessen, ebenso die Abklärung eines Sinubronchialen Syndroms und einer latenten Herzinsuffizienz. Auch sollte man einen Zusammenhang mit spätem Essen (alkalischer Reflux) und Histaminliberatoren (wie Rotwein) prüfen.

Die Empfehlungen lauten:

- Gewichtsreduktion,
- Ausdauertraining,
- Muskelaufbau,
- reichlich Flüssigkeitsaufnahme,
- abhärtende Maßnahmen (wie Sauna und Kaltbad),
- Schlafen bei offenem Fenster,
- Raumheizung ganz gering,
- viel Stoßlüften.

Die nächste wesentliche Gruppe sind junge Menschen mit **postinfektiöser bronchialer Hyperreagibilität**. Diese kann über Monate gehen. Ein intrinsisches oder allergisches Asthma ist zu bedenken. Ein Tumor sollte weitestgehend ausgeschlossen werden, ebenso Reflux und Sinubronchiales Syndrom. Zehn Jahre nach Impfung kann es auch eine Pertussis sein. Die Inhalation mit topischen Steroiden reicht meist nicht. Kurzzeitig bedarf eines Kombinationspräparates.

Nun sind in der ambulanten Sprechstunde diese »Bagatellerkrankungen« führend. Mit obigen Ratschlägen kann man Hilfe zur Selbsthilfe geben. Mit der Umsetzung sieht es dann aber schlecht aus. Ehrliche geben zu, dass sie es nicht tun. Oft muss man hören, dass alles getan werde, aber es nütze nichts. Hier wäre dann ein Tagebuch zu empfehlen. Parallel darf man aber die wichtigen pneumologischen Erkrankun-

Tab. 17.1 Abzuklärende Ursachen

Bronchitis	Akut durch Infekt bzw. postinfektiös über 4–12 Wochen Chronisch durch Rauchen u.Ä. Bronchoskopie mit Frage nach Entzündung, putrides Sekret, tracheobronchialen Kollaps (Clearance-Störung und Reizung), Dyskrinie oder Eiter Auch an sinubronchiales Syndrom denken Gepaart mit Pharyngitis, Laryngitis oder Sicca-Symtomatik
Bronchiale Hyperreagibilität	Als Vorstufe des Asthma oder nach Infektion (oft nach Viren, Mykoplasmen, Chlamydien) für 2–3 Monate; bronchiale Reaktion auf Kälte- oder Histaminexposition; Husten bei Belastung und Lachen, Rauchexposition? Zusammenhang mit Nahrungsmittelallergien, z. B. Rotwein, Käse, Ei, u. a.
Asthma	Anamnese: Allergie, Zusammenhang mit Pollenflug oder Hausstaub, Berufsanamnese, Tierkontakte Morgendliche Dyspnoe, Peak-Flow-Tagesschwankungen > 10% Atemwegsobstruktion reversibel auf Beta-Mimetika, BHR Anmerkung: Bronchokonstriktion ist ein starker Hustenreiz Wesentliche Besserung auf Therapieversuch
Infektionen	Pneumonie: Initial ist das Röntgenbild oft negativ Tuberkulose
Herzinsuffizienz	So genannte Stauungsbronchitis, Cave: Auch hier helfen Beta-Mimetika
Pneumonitiden	Beispielsweise exogen-allergische Alveolitiden, Rheuma, medikamentös, u.a. Interstitielle Lungenerkrankungen Mukoviszidose
Instabile Bronchien	Kollaps der Bronchien ist der denkbar stärkste Hustenreiz, es erzeugt einen bellenden Husten wie bei Pertussis; zugrunde liegt eine durch eine Entzündung bedingte »Aufweichung« der Bronchialspangen Bronchiektasen bedenken
Fremdkörper	Meist bei Kindern, Alkoholikern oder Alten (Aspirate) Bei Verdacht Indikation zur Bronchoskopie
Reflux	PH-Metrie oder einfach nur Therapieversuch mit Säureblockern, initial hochdosiert, über mindestens 3 Wochen bis zum Therapieerfolg
Tumor	Durch lokale Reizung empfindlicher Strukturen Durch Retentionsinfektion
HNO-Bereich	Thyreoditis, Struma Laryngitis Otitis Sinusitis oder Rhinitis (oft eosinophil) mit »post-nasal-drip-syndrome« oder sinubronchialem Syndrom Pseudobulbärparalyse

gen, wie Asthma, COPD, Alveolitiden, Tumore, nicht aus dem Auge verlieren.

Wenn die Routineabklärung das Problem nicht löst

- Allergietestung hilft oft weiter
- 40% der angeblichen Nichtraucher rauchen doch
- Das HRCT erkennt interstitielle Lungenerkrankungen, Miliartuberkulosen, kleine Tumore, Alveolitiden, Emphysem, Pleuraprozesse oder Bronchiektasen
- Bronchoskopie mit BAL erkennt Alveolitiden besser als das HRCT
- Nächtlicher Husten ist ein Hinweis auf Reflux, leichtes Lungenödem oder Asthma

- Overlap-Syndrom, also nächtliche Polygraphie
- Medikation mit ACE-Hemmer?
- Asthma auf Betablocker oder ASS
- CT der Nasennebenhöhlen
- Alkohol (Histaminliberator)
- Pneumothorax wurde radiologisch nicht erkannt
- Kleine Lungenembolien
- Pleuraprozesse, Pleuritis sicca nach Infekt, Lungenembolie oder ein Tumor
- Aspirationen, z. B. bei Zenker-Diverikel
- Alkalischer nächtlicher Reflux bei spätem, opulentem Essen und Alkohol
- Trockene Schleimhäute, Tracheobronchitis sicca
- rheumatisches Sjögren- bzw. Sicca-Syndrom

BAL Wenn alles nicht weiterführt, ist eine Bronchoskopie mit bronchoalveolärer Lavage (BAL) indiziert. Leichte Alveolitiden können imHRCT nicht detektiert werden (ca. 10%). Eine lymphozytäre Alveolitis sollte nochmals das Augenmerk auf die Möglichkeit einer exogen-allergischen Alveolitis lenken. Nicht selten sind »okkulte« Allergeneinströme. Hierzu gehören beispielsweise ein Wellensittich, Fischfutter, Komposter unter dem Schlafzimmer, Tauben in der Nachbarschaft o. Ä. Eine granulomatöse Alveolitis lässt an eine entzündliche Genese denken (Aspirate o. Ä.), Mischformen an ein Rheuma, Herzfehlerzellen an eine latente Herzinsuffizienz, Eosinophile an eine medikamentöse Genese.

Therapie Man behandelt natürlich die Grundkrankheit bzw. versucht die Ursache zu beseitigen. Beim Asthma muss man stets an die nasale Komponente denken, ansonsten führen die Inhalative nur zu einem Teilerfolg. Bei Verdacht auf eine hyperplastische (eosinophile) oder allergische Rhinitis setzt man nasale topische Steroide ein.

17

Allgemeinmaßnahmen wie Training, Muskelaufbau, Saunieren haben hier auch ihren Stellenwert. Gerade Menschen, die sitzende Berufe in geschlossenen Räumen haben, werden zunehmend »empfindlich«. Der kutan-bronchiale Reflex über die Head'schen Zonen (Hals, oberer Brustkorb) wird durch mangelnde Reize, fehlenden Muskelmantel und körperliche Inaktivität gebahnt. Dieser überschießende Reflex sollte wieder »abtrainiert« werden.

Bei instabilen Bronchien sind Hustentechnik, Lippenbremse, VRP-1-Flutter-Ventil und nächtliche CPAP-Therapie sinnvoll, zudem Allgemeinmaßnahmen (wie oben ausgeführt).

Bei Bronchitiden kann Ipratropiumbromid die Schleimhäute zu sehr austrocknen und einen chronischen Husten unterhalten. Ebenso können Pulverinhalatoren einen Reizzustand und Laryngitiden befördern. Feuchtvernebler sind initial angenehm, zerstören aber rasch den schützenden Mukus auf der Bronchialschleimhaut.

Hier sollte man dann auch mal an das ganz normale Dosieraerosol denken. Und die Applikation über eine Spacerglocke, jedoch nicht die kleinen kostenlosen Inhalierhilfen, sondern eine richtig große Spacerglocke. Damit erreicht man eine gute Deposition in der Tiefe, der Niederschlag im Rachen und Larynx wird reduziert, das Inhalat ist nicht kühl, und es wird mehr Wirkung mit weniger Nebenwirkung (erlaubt: Dosisreduktion) erreicht.

Vermischtes: Codein hat keinen Nutzen. Säureblocker müssen manchmal initial mit 2×40 mg dosiert werden. Bei Sicca-Symptomatik haben Bonbons, Bepanthen-Lutschtabletten, Salzpastillen, Kaugummi ihre Wertigkeit, weil diese die Speichel- und Mukuproduktion anregen. Ess- und Trink-Tagebuch mit Mengen- und Zeitangaben sind empfehlenswert.

Aktuelle, weiterführende Literatur

Carney IK et al. (1997) A systematic evaluation of mechanisms of chronic cough. Am J Respir Crit Care Med 156:211

Ing A (1997) Chronic cough. Respirology 2:309

Irwin RS, Baumann MH, Bolser DC et al. (2006) Diagnosis and management of cough executive summary: ACCP evidence-based clinical practice guidelines. Chest 129:1S

Kardos P et al. (2010) Leitlinie der Deutschen Gesellschaft für Pneumologie und Beatmungsmedizin zur Diagnostik und Therapie von erwachsenen Patienten mit akutem und chronischem Husten. Pneumologie 64:336–373

Köhler D, Klauke M, Schönhofer B (1997) Ein portabler Recorder zur Langzeithustenmessung. Pneumologie 51:555

Pacht ER (1998) Assessment of patients with chronic cough. Mayo Clin Proc 73:194

Stone R (1993) Chronic cough – mechanisms and management. Respir Med 87:249

Lunge und Schwangerschaft

Tab. 18.1 Schwangerschaft und Lungenfunktion

Lungenfunktion	Es sinken FRC, ERV und RV um 20–40%. Der Atemwegswiderstand fällt ebenso. Es steigen AZV und AMV um 10–30%.
BGA	Hyperventilation mit $PaCO_2$ 27–32 mmHg, Bicarbonat 18–32 mval/l und PaO_2-Anstieg.
Symptome	70% klagen über Dyspnoe im 1. und 2. Trimenon wegen erhöhtem AMV, es folgt eine Gewöhnung. In den letzten SSW wird Dyspnoe wegen der veränderten Atemmechanik geäußert.
Shunt	Pulmonale, arteriovenöse Mikrofisteln können in der Schwangerschaft funktionell größer werden.

Die Schwangerschaft beeinflusst erwartungsgemäß die Lungenfunktion durch mechanische und funktionelle Veränderungen (Tab. 18.1).

Shunts Ähnliches ist bei Leberversagen beschrieben als hepatopulmonales Syndrom. Mediatoren im Blutkreislauf bewirken einen vermehrten Shunt. Gerade bei Belastung kann der PaO_2 abfallen. Postpartal normalisieren sich die Werte. Ein offenes Foramen ovale sollte ausgeschlossen werden.

Röntgen Es wird möglichst vermieden, bei jungen Frauen macht man vor Röntgenaufnahmen einen Schwangerschaftstest. Aber: Schwangerschaft ist keine Kontraindikation für eine Röntgenaufnahme, wenn diese sicher indiziert ist. Die Thoraxbelastung ist 50 mrad, die Gonadenbelastung 5 mrad. Einflüsse auf den Fetus sind ab 1–5 rad zu erwarten. Eine vollständige beidseitige Venographie appliziert 0,7 rad auf den Fetus, eine Perfusionsszintigraphie 20 mrad.

Thrombose und Lungenembolie Gerade diese Frage stellt sich immer wieder. Die Kombination atypische Klinik (also nur die Atemnot), negatives Echo und negative Venensonografie lässt eine LE als unwahrscheinlich erscheinen. Bei einer derartigen Konstellation besteht ein allenfalls minimales Risiko. Allerdings sind mehrfache Verlaufskontrollen angebracht, wenn der klinische Verdacht bestehen bleibt.

Mikroembolien Sie könnten aber auch aus dem Becken oder Seitenästen kommen. Deshalb sollte man bei ausgesprochenem Verdacht entweder 1–2 Wochen engmaschig kontrollieren (Venensono, Echo), bei dringendem Verdacht unter passagerer Gabe von NMH s.c. Bei Gefährdung (Hypoxie etc.) und negativem Echo/Venensono wird man entweder ex juvantibus behandeln und/oder die Diagnose sichern müssen, z. B. mit einer Perfusionsszintigraphie. Versuchsweise könnte man eine transösophageale Diagnostik noch vorschalten (Sensitivität falls Echo negativ nicht bekannt, es gibt aber Einzelfälle, die einen Embolus darstellen).

Negatives D-Dimer Ein negatives D-Dimer soll angeblich eine LE ausschließen, leider ist das D-Dimer in der Schwangerschaft oft unspezifisch erhöht. Und nun ist man in der sogenannten Zwickmühle. Wenn das D-Dimer negativ ist, ist man juristisch auf der sicheren Seite. Aber leider nicht fachlich. Es gibt zwei Beobachtungsstudien (European Respiratory Society München), die gezeigt haben, dass bei einem Viertel der Patienten mit Thrombose oder Lungenembolie das D-Dimer negativ war. Das deckt sich sehr mit langjährigen eigenen Erfahrungen (Notaufnahme, Wachstation-IMC, Schockraum, Intensivstation).

Praxis

Immer wieder sehen wir Patienten mit manifesten Thrombosen oder massiven Lungenembolien mit negativem D-Dimer. Ich erinnere mich an einen Mann, von dem der Intensivmediziner sagte, dass bei schwerer respiratorischer Insuffizienz und Beatmungspflichtigkeit eine Lungenembolie ausgeschlossen worden sei – durch das D-Dimer. Sonographisch deutlich wurden dann ein großer Thrombus in der Beinvene und ein schwergradiges Cor pulmonale.

Es könnte sein, dass das D-Dimer nur perakut verlässlich ist, also eine begrenzte zeitliche Gültigkeit haben könnte. Sobald Thrombus und Embolus an der Oberfläche »endothelialisieren«, also einige Tage nach einer Embolisierung, scheint das D-Dimer zurückzu-

■ Tab. 18.2 Schwangerschaft und Lungenerkrankungen

Viren	Erhöhte Mortalität an Influenza und Varizellen
Asthma	Therapie wie üblich. Die Frucht wird nicht durch die Medikamente, aber durch eine Hypoxie gefährdet Betamimetika, inhalative Steroide schädigen nicht (Methylxanthine auch nicht) Orale Steroide sind bei Bedarf zu geben, sie bergen selten ein Risiko für den Fetus (Frühgeburt, Unreife) Asthmaverlauf in der SS: 50% unverändert, je 25% besser oder schlechter
Sarkoidose	In der Regel besser oder stationär. Oft partielle oder komplette Remission. Leider 3–6 Monate postpartum erneute Progression oder Exazerbation
Embolien	Erhöhtes Thromboserisiko vor allem postpartum. Vorgehen s.o. Therapie heute mit NMH s.c. Eine Amnionembolisation führt zum DIC, ARDS und Schock
Lymphangioleiomyomatose	Eine Proliferation glatter Muskelzellen der pulmonalen Lymphbahnen (▶ Kap. 72)
Rippenfrakturen	Risiko im 3. Trimenon, meist Hustenfraktur (Stoß- und Gegenstoß) DD: Pneumothorax, Lungenembolie, Bandscheiben-Wirbelsäulen-Schmerz.

gehen (nicht untersucht). Wir bestimmen es deshalb nur noch selten. Zum Beispiel, um bei negativen Befunden, einer eher negativen Klinik und ohne Risikofaktoren eine CT (hoffentlich) vermeiden zu können.

Die Schwangerschaft erhöht das Risiko für einige Erkrankungen und beeinflusst vorbestehende Lungenerkrankungen (■ Tab. 18.2).

Tauchen Es sollte angeblich bis 30 min und bis 8 m gefahrlos möglich sein.

Aktuelle, weiterführende Literatur

Dayoan ES et al. (1998) Successful treatment of Wegener's granulomatosis during pregnancy: a case report and review of the literature. Chest 113:836

Liccardi G, D'Amato M, D'Amato G (1998) Asthma in pregnant patients: pathophysiology and management. Monaldi Arch Chest Dis 53:151

Liccardi G et al. (2003) General strategy for the management of bronchial asthma in pregnancy. Respir Med 97:778

Lockshin MD, Sammaritano LR (1998) Corticosteroids during pregnancy. Scand J Rheumatol Suppl 107:136

Namacy JA et al. (2005) Pregnancy and asthma. Recent developments. Curr Opin Pulm Med 11:56

O'Day MP (1997) Cardio-respiratory physiological adaptation of pregnancy. Semin Perinatol 21:268

Russi EW (1997) Lung disease in pregnancy. Schweiz Med Wochensch 127:1703

Wilmshurst P, Jackson P (1996) Arterial hypoxemia during pregnancy caused by pulmonary arteriovenous microfistulas. Chest 110:1368

Wiflin AG (1997) Asthma in pregnancy. Semirew Perinatol 21:284

Sauerstofflangzeittherapie

Leitlinie

Leitlinien zur Langzeit-Sauerstofftherapie der Deutschen Gesellschaft für Pneumologie und Beatmungsmedizin (2008). Pneumologie 62:748–756 (und unter AWMF online)

19.1 Verordnung von Sauerstoff

19.1.1 Indikationen

Bei chronischer Hypoxie durch Lungen- oder Herzerkrankungen (COPD, Lungenfibrosen etc.) verlängert die Sauerstofflangzeittherapie die Überlebenszeit, beugt einer Rechtsherzbelastung vor und verbessert die Lebensqualität der Betroffenen. Wenn es zur Anwendung kommt, so muss diese wesentlich mehr als 16 h pro Tag erfolgen, um einen Nutzen sicherzustellen.

Umrechnung kPA/mmHG
Schätzwert:
PO_2 = 109 – (0,43 x Lebensalter) in mmHg
Umrechnung:
von mmHg in kPa: mmHg x 0,1333 (ergibt kPa)
von kPa in mmHg: kPa x 7,501 (ergibt mmHg)
Beispiele:
90 mmHg = 12,00 (kPa)
65 mmHg = 8,66 (kPa)
60 mmHg = 8,00 (kPa)
55 mmHg = 7,33 (kPa)

8,00 kPa = 60,00 (mmHg)
7,50 kPa = 56,26 (mmHg)
7,00 kPa = 52,50 (mmHg)

Die Indikation zur Sauerstofflangzeittherapie muss sichergestellt werden. Der Nutzen ist nur dann gegeben. Diese Therapie ist zudem teuer, und eine Verordnung wird von den Versicherern kritisch hinterfragt (◘ Tab. 19.1).

Rekompensation Es ist unbedingt zu vermeiden, im Rahmen einer passageren Verschlechterung der Lungenfunktion eine Sauerstofflangzeittherapie in die Wege zu leiten. Nach Petro ist der Mehrfachnachweis über einen Ablauf von zwei Monaten zu führen. Laut Brewis kann eine Spontanverbesserung nach Krankenhausentlassung bis zu drei Monate dauern.

FiO_2 Dies spielt eine Rolle in der akuten Exazerbation ohne Hyperkapnie. Die Nasenbrille bringt einen FiO_2 von maximal 40%, die Maske bestenfalls 60%, mit großem Reservoirbeutel bis 90%. Die Kombination Maske plus Nasenbrille (je 10 l/min Flow) bringen dann ca. 100% in der kritischen Phase der ersten 1–2 Stunden. Bei Verschlechterungen im Rahmen einer Bronchoskopie belassen wir auch mal für 15 Minuten eine O_2-Sonde endotracheal. Der SCOOP, also die pertracheale Sauerstoffzufuhr, als Regelversorgung hat sich wegen der massiven Reizungen und Nekrosen der Bronchialschleimhaut bereits nach 24 h nicht bewährt.

Hyperkapnie Ein Anstieg des $PaCO_2$ unter Sauerstofftherapie zeigt, dass dieser Patient vom Sauerstoff profitiert – er kann sich wieder erholen. Er reduziert dadurch seine Atemarbeit und sein Atemminutenvolumen. Meist haben die Betroffenen hyperventiliert, um den Sauerstoffpartialdruck unter Raumluftatmung einigermaßen zu halten. Hyperventilation heißt allerdings bei kranker Lunge nicht unbedingt Hypokapnie. Diese Menschen haben oft ein hohes Atemminutenvolumen und sind trotzdem dabei normo- oder gar hyperkapnisch.

Einerseits ergibt sich also ein sichtbarer Profit, andererseits das Risiko einer progredienten Hyperkapnie. Dies muss durch wiederholte Messungen erfasst werden, gerade in der Akutphase auf der Wachstation: alle 4–8 Stunden am ersten Tag, falls sich hier ein Risiko abzeichnet. Wenn diese Menschen an eine Hypoxie oft adaptiert (»gewöhnt«) sind, werden sie diese akzeptieren. Parallel muss dann allerdings die konservative Therapie sehr intensiv sein. Bei manchen dieser Patienten will man eine Beatmung vermeiden, weil man zu Recht fürchtet, diese nicht mehr entwöhnen zu können. NIPPV funktioniert bei der Hälfte nicht, und man landet dann doch bei der Intubation. Ebenso kann es sich um eine terminale Lebensphase handeln, und der Patient wünschte ausdrücklich, dies möglichst zu vermeiden. In dieser Situation ist dann darauf zu achten, dass die konservative Therapie auf der Wachstation-IMC sehr intensiv abläuft, d. h. kontrollierte Inhalationstherapie, ausreichend hohe Dosierungen (oft werden die antiinflammatorische und die antiobstruktive Therapie in der akuten Exazerbation völlig unterdosiert), aufrechtes Sitzen, Atemtherapie und Beistand, Monitoring, versierter Arzt sichtet kontinuierlich etc.

Bei hyperkapnischen Patienten wird der optimale Flow schrittweise ermittelt, in der Regel zu Beginn ab 0,5 l/min. Zwei Drittel des CO_2-Anstiegs unter O_2-Zufuhr sind durch die nun ausreichende O_2-Zufuhr bedingt. Ein Anstieg des $PaCO_2$ bis 8 mmHg inner-

19

Tab. 19.1 Indikationen für die O_2-Langzeittherapie

Patient ist rekompensiert	Frühestens 4–6 Wochen nach akuter Exazerbation oder Verordnung als »passager und zu kontrollieren« definieren
O_2-Bedarf besteht trotz optimaler Therapie	Medikamentös, physikalisch, stop-smoking
PaO_2 stets unter 55 mmHg PaO_2 55–60 mmHg	Wiederholt Werte unter 7,5 kPa begründen eine Verordnung. Dies hat keinen gesicherten Nutzen, also Zusatzbegründung: – schwergradige Atemnot – Cor pulmonale/PHT echokardiographisch – Reaktive Polyglobulie
O_2-Zufuhr wirksam	Der PaO_2 muss durch Erhöhung der FiO_2 über 65 mmHg ansteigen oder Anstieg um 10 mmHg Ohne übermäßigen $PaCO_2$-Anstieg
Cor pulmonale/pulmonale Hypertonie	Mit Abfall des pulmonalarteriellen Druckes unter O_2-Zufuhr, Rechtsherzkatheter. Dies ist selten erforderlich
Palliativ bei Karzinom	Kein nachweislicher Nutzen; ist jedoch dem Patient zu überlassen, wenn er subjektiv profitiert, ohne Atemnot verspürt und er es weiterhin wünscht
Nächtliche Entsättigungen	Keine Indikation, wenn tagsüber $PaO_2 > 60$ mmHg. OSAS abklären!
Belastungshypoxie	$PaO_2 < 55$ mmHg bei Belastung (~ 3 km/h auf dem Laufband). Formal keine gesicherte Indikation bzgl. prognostischem Nutzen, wird aber bei Symptomen, Verwendung und schwerer Hypoxie akzeptiert

halb von 30 min O_2-Therapie wird in der Regel nicht bedrohlich, sondern spricht dafür, dass der Patient nicht klinisch-relevant hyperkapnisch werden wird (Kopfschmerz, CO_2-Narkose etc.) bzw. keine klinischbedeutsame Reduktion des Atemantriebes erfahren wird. Bei Erschöpfung der Atempumpe (Munddruckmessung, Verlauf unter O_2-Therapie) ist eine Entlastung der Atempumpe mit nächtlicher nasaler Maskenbeatmung möglich.

Wenn man tagsüber keinen übermäßigen $PaCO_2$-Anstieg (unter 8 mmHg) unter O_2-Therapie messen konnte, so ist dies nachts auch nicht zu erwarten. Sogar bei mittlerer bis schwerer Hyperkapnie steigt der $PaCO_2$ dann nicht über 10 mm/Hg an; deshalb reicht eine Blutgasbestimmung am Ende der Nacht meist aus, sobald man stabile Verhältnisse hat.

19.1.2 Formulierung einer Verordnung

Eine Verordnung einer Sauerstofftherapie muss die Diagnose und die Indikationsstellung beschreiben. Man beschreibt, seit wann der Patient in Behandlung ist. Wichtig ist auch, dass der Sauerstoffbedarf nach Ausschöpfung aller anderen medikamentösen Maßnahmen gestellt wurde. Intervalle zur Rekompensation nach Exazerbationen werden berücksichtigt (Tab. 19.2).

Belastungshypoxie Dies bedeutet Hypoxie nur bei Belastung. Die Belastungshypoxie ist keine allgemeingültige, wissenschaftlich gesicherte Indikation. Es konnte statistisch kein positiver klinischer Effekt nachgewiesen wurde (Überlebenszeit, pulmonale Hypertonie). 25% der Betroffenen profitieren allerdings subjektiv von einer Therapie mit tragbarem Sauerstoff und werden dadurch wieder mobil. Man muss also im Einzelfall eine Verordnung bei Belastungshypoxie gut begründen. Beispielsweise kann man anführen, dass ein Mensch mit tragbarem Sauerstoff seine Mobilität wesentlich verbessert bzw. wieder arbeitsfähig wird. Dazu gehört aber auch, dass es täglich mehrere Stunden genutzt wird. Wir verordnen hier passager, um die tatsächliche Umsetzung einschätzen zu können.

Bedarf bei Belastung Menschen, die ein tragbares Flüssigsauerstoffgerät brauchen, verwenden es bei Belastung. Der Sauerstoffbedarf bei Belastung muss bestimmt werden. Entsprechend müssen die Messwerte der Blutgase bei individuell durchschnittlicher Belas-

Tab. 19.2 Beispiel für eine Verordnung

Diagnose	Beispielsweise COPD mit schwergradiger respiratorischer Partialinsuffizienz
Indikation	PaO_2 und $PaCO_2$ in Ruhe ohne Sauerstoffgabe, mehrere Werte. PaO_2 und $PaCO_2$ in Ruhe mit Sauerstoffgabe, z. B. 2 l/min und 4 l/min; hiermit sollte keine relevente Hyperkapnie eintreten und der $PaO_2 > 65$ mmHg sein Bei mobiler Versorgung Belastungsuntersuchungen mit/ohne O_2-Gabe Und Angabe der Belastungsstufen, Wegstrecken und Nutzungsdauer am Tag
Einstellung	Beispielsweise 2 l/min, mindestens 16 Stunden pro Tag
Begründung	Folgeerkrankungen und Krankenhausaufenthalte sollten vermieden werden. Hierzu gehören Belastung des Herzens und Bewegungsmangel wegen Hypoxie
System	Sauerstoffkonzentrator bei immobilen Patienten, Flüssigsauerstoffsysteme bei mobilen Patienten; das empfohlene Produkt angeben mit Kostenvoranschlag (z. B. über Lieferant)

tung mit einem bestimmten Sauerstoff-Flow angegeben werden. Bewährt hat sich hierfür das Laufband oder zügiges Gehen am Flur mit Sauerstoff. Beispielsweise ist folgende Konstellation häufig: In Ruhe ist der erforderliche Sauerstofffluss 2 l/min, bei Belastung 4–5 l/min.

19.2 Wahl der Sauerstoffquelle

19.2.1 Sauerstoffkonzentrator

Bei einem Sauerstoffkonzentrator handelt es sich um ein Gerät, welches den Sauerstoff aus der Raumluft extrahiert. In Abhängigkeit von der eingestellten Flussrate (0,5–6 l/min, Hochleistungskonzentratoren bis 10 l/min) wird der Sauerstoff in einer Konzentration von etwa 85–95% an den Patienten abgegeben.

Gemäß der DIN EN ISO 8359 sind alle neuen Sauerstoffkonzentratoren mit einem Status-Anzeiger ausgerüstet, der dem Anwender Warnhinweise gibt, wenn der Sauerstoffgehalt im Produktgas unter 82% Volumenanteil sinkt.

Konzentratoren sind meist Lagerbestände, sodass dies für die Kostenträger »kein Problem« ist. Die anfallenden Stromkosten jedoch schon; sie belaufen sich bei einer Anwendung von täglich 12–16 Stunden auf ca. 300 Euro pro Jahr und können eingefordert werden.

Wichtig ist, dass der Konzentrator frei im Raume steht und frische Luft bekommt. Es gibt immer wieder Fälle, in denen sie in einer Ecke abgestellt oder zugedeckt oder im Schrank gelagert sind. Wartung und Sichtung vor Ort ist deshalb wichtig.

19.2.2 Flüssigsauerstoffsysteme

Ein Flüssigsauerstoffsystem ermöglicht die Durchführung einer Sauerstoff-Langzeittherapie bei vollständiger Erhaltung der Mobilität des Patienten. Für Menschen, die trotz eines erhöhten Sauerstoffbedarfs mobil sind, kann mithilfe dieses Systems ein großes Maß an Selbstständigkeit und Lebensqualität erhalten werden.

Ein solches System besteht aus zwei Elementen: aus einem stationären Vorratsbehälter mit einem Flüssigsauerstoff von 41 l und einem tragbaren Behälter mit 0,5–1,2 l Flüssigsauerstoff. Der flüssige Sauerstoff wird zu Gas verdampft (1 l Flüssigsauerstoff entspricht 853 l gasförmigen Sauerstoff), mittels eines Dosiersystems über einen Schlauch zur Nasenbrille des Patienten geführt und dort inhaliert.

Der Patient hat die Möglichkeit, seinen tragbaren Behälter selbstständig am stationären Vorratsbehälter zu befüllen. Bei einem Bedarf von 2 l pro Minute ermöglicht das tragbare Gerät dem Patienten ca. 8 Stunden vollkommene Bewegungsfreiheit.

Der stationäre Behälter wird vom Lieferanten in regelmäßigen Abständen aufgefüllt. Die hierzu notwendigen Versorgungsfahrzeuge sind in ganz Deutschland stationiert. Kompetentes Personal betreut und berät die Patienten vor Ort. Eine flächendeckende Patientenversorgung ist sichergestellt.

Die Kosten für eine solche Sauerstoffquelle sind sehr hoch und abhängig von den Verhandlungen der Kassen mit den Anbietern, abrechnet wird schließlich pro Jahr, einschließlich Sauerstoff und Anlieferung. Flüssigsauerstoffsysteme arbeiten geräuschlos und sind unabhängig von jeder Stromquelle.

Mit dieser Verordnung gibt es allzu oft Probleme. Da muss man beide Seiten sehen. Viele Verordnungen sind grenzwertig, die Umsetzung schlecht und die Kontrolle fraglich. Wie oft habe ich Flüssigsauerstoff »durchgeboxt« – und die Patienten nehmen ihn dann doch nicht.

Wenn man sich für diese Verordnung stark macht, dann muss der Nutzen eindeutig sein: Nutzung etwa 4 Stunden pro Tag – ansonsten tut es initial meist auch die Druckflasche mit Ziehwägelchen. Notwendig sind auch gut hinterlegte Sauerstoffwerte in Ruhe und bei Belastung unter optimaler Therapie. Und die Verordnung muss man initial begrenzen, um die Sinnhaftigkeit, Nutzen und die Umsetzung im Verlauf prüfen zu können.

19.2.3 Weiteres

Druckflaschen Überholt ist eigentlich die Technik, Sauerstoff in Druckflaschen auszuliefern. Diese Systeme sind sehr schwer und haben nur wenig Vorrat. Die Flaschen müssen immer wieder nachgeliefert werden. Der Bewegungsradius ist damit eingeschränkt (Gewicht) und gering (Vorrat). Bei seltenem Einsatz haben sie den Vorteil, dass der Sauerstoff daraus nicht verdampft (wie bei den Flüssigsauerstoff-Systemen). Man kann diese also gut »bevorraten« und bei Bedarf mal kurzzeitig einsetzen.

On-demand-Ventile Flow-gesteuerte Ventile geben nur Sauerstoff ab, wenn der Patient einatmet. Theoretisch sollte man damit um 50% Sauerstoff einsparen können. Leider gilt dies nur bedingt. Bei kranken Menschen ist die Inspirationsdauer so kurz, dass nur der Totraum inspiratorisch aufgesättigt wird. Bei Exspiration wird dieser ungenutzte Sauerstoff wieder ausgestoßen. Bei Belastung sind On-demand-Systeme oft nicht ausreichend. Man muss also individuell prüfen, ob ein derartiges System für einen Patienten geeignet ist und im Vergleich zum kontinuierlichen Flow tatsächlich eine Einsparung zu erzielen ist. Manche Menschen bevorzugen On-demand-Ventile, weil die Nasenschleimhaut weniger gereizt wird. Man sollte abwechseln, also die Brille umdrehen. Ebenfalls muss man üben, dass auch bei Belastung ganz ruhig durch die Nase eingeatmet wird.

Sauerstoffsonden Nasensonden mit Schaumstoffring sind Standard. Eine Nasenseite wird dadurch stetig gefüllt und der Sauerstoff aus diesem Reservoir bei Inspiration »geholt«. Ebenso werden »Nasenbrillen« häufig verordnet. Zur Verfügung stehen auch Brillen, die dünne Sauerstoffsonden nahezu unsichtbar zu den Nasenlöchern führen. Doppellumige Nasenbrillen werden für die Demand-Ventile eingesetzt – eine Seite triggert, die andere liefert den Sauerstoff.

Intratracheale Sonden werden über ein kleines Tracheostoma eingelegt. Eine Verringerung des Totraumes kann im Einzelfall ein Vorteil sein. Sie haben sich nicht durchgesetzt. Der trockene Sauerstoff trifft unangefeuchtet auf die Bronchialschleimhaut. Die Trachealsonde reizt und verletzt die Schleimhaut. Zähe Schleimpröpfe am Stoma oder der Sonde können zur Verlegung der Trachea führen. Deshalb wären bei Trachealsonden engmaschige lungenfachärztliche Überwachungen und Bronchoskopien indiziert. Wir sahen bereits nach 24–48 h so üble und borkige Schleimhautaffektionen (analog der »alten« Jet-Ventilation), dass wir dieses System nicht einsetzen.

Einfache Nasensonden mit Schaumstoffring sind günstig bei Mundatmern. Nasenbrillen sind gut fixiert, führen allerdings zu Druckstellen an den Ohren und der Nase. Masken bedürfen eines Flows nicht unter 6 l/min, sonst kann es zum CO_2-Stau kommen. Eine inspiratorischere Sauerstoffkonzentration bis 90% kann nur durch eine Maske mit Reservoir erreicht werden. Diese Unterschiede müssen bedacht und die hierfür unterschiedlichen Sauerstoff-Flows ermittelt werden. Oft ist es günstig zur Abwechslung mehrere Systeme anzuwenden.

Rekompensation Wie wir bereits sahen, muss unbedingt vermieden werden, im Rahmen einer passageren Verschlechterung der Lungenfunktion eine Sauerstofflangzeittherapie in die Wege zu leiten. Nach Petro ist der Mehrfachnachweis über einen Ablauf von zwei Monaten zu führen. Laut Brewis kann eine Spontanverbesserung nach Krankenhausentlassung bis zu drei Monate dauern.

Anfeuchtung Hat eigentlich keinen bis nahezu keinen Nutzen. In Sauerstoff löst sich keine Feuchtigkeit, er nimmt keinen auf. Die Flüssigkeit wird mechanisch bis zur Nase »gezogen« – diese entzündet sich dann erst recht. Auch der subjektive Nutzen ist nahe null. Bei Routineanwendungen ambulant und in der Klinik (mit 2 l/min) feuchten wir nicht mehr an. Auch die üblichen Druckflaschen- und Flüssigkeits-O2-Anwendungen sind ja ohne Sauerstoff! Eine geringe Rolle spielt es bei recht hohen und ständigen Sauerstoffflüssen über 5 l/min, z. B. bei schwergradiger respiratorischer Insuffizienz.

Man sollte also die meisten Patienten ermuntern, zu prüfen, ob diese tatsächlich mit Sprudelbefeuchter einen Unterschied verspüren (vs. ohne). Sie mögen auch mal den Nutzen prüfen vom Wechseln des Nasenloches, regelmäßiges Wechseln Brille vs. Schaumstoffsonde vs. Maske, Nasenöl und Bepanthen-Nasensalbe, kurze Pausen, O_2-über den Mund etc. Dies ist auch sinnvoll, weil die Kostenträger steriles Wasser nicht mehr bezahlen und das Abkochen ein aufwändiges Geschäft ist.

Aktuelle, weiterführende Literatur

Bateman NT, Leach RM (1998) ABC of oxygen. Acute oxygen therapy. BMJ 317:798

Eaton T et al. (2004) Long-term oxygen therapy improves health related quality of life. Respir Med 98:285

Hien P, Siegmund B (2001) Sauerstoff-Langzeittherapie. Springer, Berlin Heidelberg New York Tokio

Köhler D, Criee CP, Raschke F (1996) Leitlinien zur häuslichen Sauerstoff- und Heimbeatmungstherapie. Pneumologie 51:927

Orvidas LJ et al. (1998) Long-term clinical experience with transtracheal oxygen catheters. Mayo Clin Proc 73:739–744

Rees PJ, Dudley F (1998) Oxygen therapy in chronic lung disease. BMJ 317:871–874

Ringbaek TJ et al. (2002) Does long-term oxygen therapy reduce hospital hospitalisation in chronic obstructive pulmonary disease? Eur Resp J 20:38

Veale D et al. (1998) Characteristics and survival of patients prescribed long-term oxygen therapy outside prescription guidelines. Eur Respir J 12:780

Zielinski J (1998) Long-term oxygen therapy in COPD patients with moderate hypoxemia: does it add years to life. Eur Respir J 12:756–758

Lungentransplantation

Überblick

Gottlieb J (2007) Lungentransplantation. Pneumologie 61:596–605

Leitlinie

International guidelines for the selection of lung transplant candidates: update 2006; a consensus report. H Heart Lung Transplant 25(7):745–755

20.1 Allgemeines

Seit den 80er Jahren werden Lungentransplantationen (LTx) durchgeführt mit nachfolgend exponentieller Zunahme. Ende der 90er Jahre tritt wegen Spenderorganmangels eine Abflachung ein. Im Jahr 2000 wurden weltweit 1500, in Deutschland 150 Lungentransplantationen (LTx) jährlich und 11 Herz-Lungen-Transplantationen durchgeführt. 25% der gelisteten Patienten starben während der Wartezeit auf ein Spenderorgan. Heute finden weltweit etwa 2000 LTx pro Jahr statt, in Deutschland 250.

Der ideale Spender ist selten:

- Alter < 55 Lj.,
- Beatmung < 48 h,
- normales Röntgenbild,
- Raucher < 20 PY,
- bronchoskopisch kein eitriges Sekret,
- respiratorischer Quotient $PaO_2/FiO_2 > 300$ mmHg.

Diese Anforderungen erfüllen nur 20% der Multiorganspender. Immer häufiger werden deshalb marginale Spender mit liberalisierten Kriterien ausgewählt.

20.2 Indikationsstellung

Geeignete Kandidaten sind symptomatisch bei fortgeschrittener Lungenerkrankung, die konservative Therapie ist ausgeschöpft, sie brauchen Sauerstoff, und die Mobilität ist empfindlich eingeschränkt. Und sie haben eine eingeschränkte Lebenserwartung unter 50% für die nächsten 2–5 Jahre, geschätzt unter 18 Monate, sowie eine rapide Dynamik (Verlauf wichtiger als Absolutwerte). Auch haben sie keine weiteren Systemerkrankungen.

Die jungen Patienten mit zystischer Fibrose und die Patienten mit idiopathischer Lungenfibrose haben eine signifikante Verbesserung der Lebenserwartung durch die LTx. Für Patienten mit Lungenemphysem nicht, hier kann es evtl. eine Verbesserung der Lebensqualität sein.

Häufigste Indikationen (85%) in fallender Reihenfolge sind:

- COPD/Emphysem,
- ILF,
- Mukoviszidose,
- Alpha-1-AT-Mangel,
- primäre pulmonale Hypertonie.

Selten sind es die Sarkoidose Typ 3–4, Histiozytose, Lymphangioleiomyomatose, Pneumokoniosen, COP/BOOP.

Alter, Allgemeinzustand und vor allem die Geschwindigkeit des Krankheitsverlaufs werden berücksichtigt. Bei der Mukoviszidose und einem Lungenemphysem gilt eine FeV1 unter 30% der Norm als Kriterium. Bei der idiopathischen Lungenfibrose stehen die Diffusionskapazität, Blutgasanalyse und die Beurteilung des rechten Herzens bzw. der pulmonalen Hypertonie als Kriterien im Vordergrund.

Kriterien sind die Hypoxie mit PaO_2 unter 7,3 kPa bzw. 55 mmHg ebenso die Einschränkung der Mobilität mit unter 400 m im 6-min-Gehtest.

Bei deszendierendem Verlauf bei jungen Patienten mit zystischer Fibrose wird man sehr früh das Transplantationszentrum einschalten, lange bevor die Kriterien gegeben sind, weil die Wartezeit von 1–2 Jahren mit bedacht werden muss (das »Transplantationsfenster« ist zu bedenken). Bei idiopathischer Lungenfibrose wird dies vom Therapieansprechen und vom Alter abhängig gemacht.

Bei Patienten mit COPD/Emphysem hat man mit Beginn der Hypoxie meist noch einen relativ stabilen Verlauf über die nächsten 5–10 Jahre. Und man hat keine Verbesserung der Prognose durch die LTx, also hier eine sehr individuelle Entscheidung. Ab dem 65. Lebensjahr (wobei das biologische Alter wichtiger ist als das numerische) ist eine LTx in der Regel nicht mehr indiziert, weil Nutzen und Prognose gesichert in einem inversen Verhältnis stehen – das muss man klar formulieren.

Fibrosierende Lungenerkrankungen, meist ILF Klinische und bildgebende Diagnose sind gegeben, histologische Sicherung in einer frühen Phase wünschenswert. Bei schwerer ILF kann dies verzichtbar sein. Bei deszendierendem Verlauf finden trotz Therapie eine frühe Vorstellung und Re-Evaluationen statt. Ab einer Einschränkung der Vitalkapazität (Restriktion) und

DCO (Diffusionsstörung) jeweils unter 40–60% erfolgt bei geeigneten Patienten die Vorstellung.

Mukoviszidose (CF) Ein Positionspapier zur Lungentransplantation bei Mukoviszidose aus dem Jahr 2009 stellt den aktuellen Stand dar. Wegen des Organmangels sollten junge Patienten mit CF sehr früh in einem Zentrum vorgestellt werden. Diese Patienten profitieren sehr, deshalb wird über Eurotransplant die Dringlichkeit festgelegt. Dadurch wurden die Sterblichkeit und die Wartezeit (22 Monate, 17%) drastisch verbessert. In den USA wird ebenfalls die Transplantatvergabe nach individuellem Nutzen eruiert, und zwar über den »lung allocation score« (LAS).

Formal: Indikation bei FeV1<30%d.S. oder rascher Abfall, PaO_2 < 55 mmHg (7,3 kPa) und Hyperkapnie. Aber: Dynamik, BMI, Allgemeinzustand, Entwicklung der Bronchiektasen und Kolonisation, Komplikationen (Pneu, Hämoptoe, soziale Einschränkung) sind wesentlich. Kolonisation und Keimspektrum werden bzgl. Auswirkung auf die Doppel-LTx kontrovers beurteilt. Insbesondere bei CF sind also eine sehr frühe Vorstellung im Transplantationszentrum und Beurteilung in Gesamtschau und unter Berücksichtigung der Dynamik notwendig.

Die Leberfunktion muss bei CF mit bedacht werden. Bei 25% besteht eine Störung, bei einem kleinen Teil bis zur schweren Störung, die auch eine Lebertransplantation notwendig machen kann.

COPD/Emphysem Es gelten dieselben formalen Kriterien wie für die CF. Das Emphysem sollte homogen sein (falls inhomogen oder gar lokalisiert; ► Abschn. »Lungenvolumenreduktion [LVR] vor LTx bei Emphysem«). Aber: Die LTx beeinlusst die Prognose nicht, allenfalls die Lebensqualität im statistischen Mittel. Die allermeisten dieser Patienten sind keine LTx-Kandidaten, sind älter als 65, haben einen langjährigen stabilen Verlauf, Sauerstoffmedikation, Inhalationstherapie, oft auch eine Rehabilitation.

Wir blicken auf zwei 60-Jährige (Karnofsky 100%), die mit sich zufrieden waren, ihre Einschränkung adaptiert haben (fernsehen, Katze streicheln) und von den Angehörigen mit viel Energie zur LTx gebracht wurden. Einer ist postoperativ verstorben, der andere war danach nur noch in Krankenhäusern und Pflegeheimen.

Bei jungen Patienten ohne Kontraindikationen denken wir früh an diese Option. Ebenso werden aber auch Lungensport, Konditionierung, Rehabilitation, Muskelaufbau beachtet. Die vielgerühmte Lungenvolumenreduktion (LVR) haben wir stets bedacht, aber bis dato nur in ganz ausgewählten Fällen zum Einsatz bringen können.

Pulmonale Hypertonie Mit vielen neuen therapeutischen Optionen, medikamentös aber auch rehabilitativ, haben sich Verlauf und Prognose wesentlich verbessert. Ebenso gibt es hier individuell sehr unterschiedliche Verläufe. Hier sind frühzeitig immer Vorstellung und Betreuung in einem versierten Zentrum einzuleiten.

Orientierend gelten international folgende biologischen Altersgrenzen:

- Herz-Lungen-Tx: 45–55 Lj.,
- Doppel-LTx: 45–60 Lj.,
- Einzel-LTx: 55–65 Lj.

20.3 Vier Methoden

Die Einzellungen-Transplantation (SLTx) ist Therapie der Wahl bei fibrosierenden Lungenerkrankungen (meist Sarkoidose oder ILF), wenn keine irreversible Rechtsherzschädigung vorliegt. Wegen des Mangels an Spenderorganen wird dieses Verfahren auch bei primärer pulmonaler Hypertonie oder beim Lungenemphysem angewandt. Meist geschieht dies mit Erfolg. Vielfach wird gesagt, es bestünde die Gefahr eines Shunts und einer mangelnden pulmonalen Reserve bei Komplikationen. Die emphysematöse Lunge könne das Transplantat verdrängen. All dies hat sich aber nicht bestätigt.

Die Doppellungen-Transplantation (DLTx) wird stets bei infektiösen Lungenerkrankungen durchgeführt, also bei zystischer Fibrose oder Bronchiektasen mit Infektion/Kolonisation. Bei schwerem Emphysem und jungen Patienten wird man eine DLTx bevorzugen, derzeit 50:50. Meist geht man sequenziell vor, behandelt also erst einen Lungenflügel und bei Erfolg den zweiten. Die DLTx wird bis zum 50. Lebensjahr durchgeführt (bei besonders günstigen Voraussetzungen bis zum 60. Lebensjahr). Günstige ÜLZ nach der Doppel-LTx gelten nur für Menschen unter dem 60. Lj. mit guten Voraussetzungen.

Die Doppellungen-Transplantationen sind seit 2002 wesentlich häufiger, mittlerweile umfassen sie fast zwei Drittel der Lungentransplantationen. Es bestehen viele theoretische Vorteile, die sich aber nach Studienlage nicht sicher bestätigt haben. Es kommt zum Tragen, dass es ein wesentlich größerer Eingriff ist. Deshalb sollte man dies vor allem jungen Menschen mit einer wirklichen Prognoseverbesserung vorbehalten. In der Gesamtschau muss man auch den Mangel an Spenderorganen im Auge haben.

Selten kommt die LTx einer Lebendspende in Frage. Dies kann bei Kindern oder sehr kleinen Erwachsenen relevant sein, mit LTx eines Lungenlappens. Das wird nur in Japan und den USA angeboten, in Deutschland nicht, weil das Risiko für den Spender und die Einschränkung der Lungenfunktion nicht unerheblich sind.

Die Herz-Lungen-Transplantation (HLTx) hat ihre Indikation bei einer Lungenerkrankung mit irreversibler Schädigung des rechten Herzens (oft aber mit neuer Lunge auch reversibel) und/oder auch des linken Ventrikels, die operativ nicht korrigiert werden können. Es handelt sich dann um eine En-bloc-Transplantation. Für eine HLTx sollte der Patient jünger als 45 Jahre sein (bei besonders günstigen Voraussetzungen bis 55). Pulmonale Hypertonien (primär und sekundär) wurden auch mit einer Einzel- oder Doppel-LTx erfolgreich behandelt.

20.4 Voruntersuchungen/Kontraindikationen

Tab. 20.1 zeigt die Routineuntersuchungen.

Behandelbare Krankheiten sollten während der Wartezeit möglichst gebessert werden. Hierzu gehören beispielsweise ein Diabetes mellitus, Osteoporose, Einschränkungen der Gehfähigkeit, Herzinsuffizienz, Sinusitis usw.

Ausschluss von Kontraindikationen

- HIV-Infekt oder andere nicht beherrschte, floride Infektionen
- Außer bei chronisch infizierten Bronchiektasen, wie bei Mukoviszidose
- B. cepacia abhängig vom Genomovare-Typ
- Kolonisation mit NTM oder Pilzen
- HIV-, HBV-, HCV- oder Tuberkulose-Infektion
- Sepsis
- Maligne Tumoren
  - Rezidivfrei seit 2 Jahren
  - Mindestens 5 Jahre bei Kolon-CA, Mamma-CA, Melanom oder Nierenzell-CA
- Suchtverhalten (meist Rauchen, Alkohol, Drogen) während der letzten 6–12 Monate
- Mangelnde Therapie-Compliance
- Morbide Adipositas BMI > 27 bzw. > 30 kg/m2
- Extrapulmonale Organversagen (Leber, Niere)
- Systemerkrankungen
- Organinsuffizienzen (schwere Hepatosen, Cerebralsklerose, KHK, AVK)
- Niereninsuffizienz, meist ab Stadium III
- Divertikulose
- Deutlich reduzierter Allgemeinzustand (z. B. massive Kachexie, Adipositas per magna)
- Langjährige hochdosierte Steroidtherapie mit Sekundärschäden
- Ausgedehnte thorakale Voroperationen
- Erhebliche Thoraxdeformität
- Schwere Osteoporose mit Sinterung
- Dekonditionierung, bettlägerig, Rollstuhl, pflegebedürftig
- Fehlende Patienten-Compliance oder psychiatrische Erkrankung
- Fehlender sozialer Hintergrund
- Geschätzte Lebenserwartung kürzer als die mittlere Wartezeit (ca. 6–24 Mo.)
- Bei Sarkoidose sollten wesentliche kardiale oder neurologische Beteiligungen nicht vorliegen

Relative Kontraindikationen

- Kachexie (unter 70% BMI) oder Adipositas (über 130% BMI)
- Kurze, unkomplizierte maschinelle Beatmung, bevorzugt NIPPV
- Thorakale Deformitäten nach thoraxchirurgischer Einschätzung und Einschätzung der Reserven der Atempumpe
- Krea-Clearance unter 50% d.S., also < 40 ml/min
- Hepatosen (in Einzelfällen mit LTx bei florider Hepatitis)
- Burkholderia cepacia bei CF kann bei best. Genomovare u. optimalen Voraussetzungen gelegentlich akzeptiert werden (Mort bis 30% postoperativ!)
- Symptomatische Osteoporosen (Einzelfallentscheidung)
- Andere Begleiterkrankungen sind Einzelfallentscheidungen
- Vaskulitis, Kollagenosen idem, hohes Risiko, bei Sklerodermie Erfolge berichtet

Tab. 20.1 Routineuntersuchungen vor der Vorstellung zur Lungentransplantation

Labor	Internistisches Routinelabor mit Kreatininclearance und Urinstatus Blutgruppe Virusserologie (CMV, EBV, Hepatitiden A, B,C und E, HSV und HIV)
Routine	Puls, Blutdruck, Atemfrequenz, EKG, Krea-Klearance, Leberfunktion SBH, Belastung, Spirometrie-Bodyplethysmographie, 6-min-Gehtest Ausschluss Systemerkrankung: z. B. ANA, Anti-DNS-AK, ANCA, RF, anti-SCL70 Gynäkologische-urologische Voruntersuchung HNO-Zahnarzt: Fokusabklärung, NNH Tuberkulin-Hauttest
Körpermaße	Körpergewicht, -größe, Berechnung des BMI Schätzung der Organgröße Ernährung und Pankreasfunktion
Hämoccult	Muss dreimal durchgeführt werden, Spezifität bzgl. Tumor < 5% Indikation zur Koloskopie großzügig stellen, stets > 50 Lj. Auch wegen der Diverikulose
Sonographie	Abdomen und Unterbauch, Gefäßdoppler, Sklerosen/Plaques?
Koronarangiographie	Bei Risikofaktoren (z. B. Carotisplaques) und Alter > 40–45 Lj.
Echokardiographie	Immer indiziert, evtl. plus Rechtsherzkatheter
Hautreaktionen	Tuberkulin
Röntgen **Thorax-CT**	Thorax im Verlauf auf zwei Ebenen, Wirbelsäule Aktuell (< 6 Mo.) mit HR-CT
Lungenfunktion	Blutgase, Spirometrie, Body, Belastungsuntersuchung mit SBH
Tumorausschluss	Sonographie, CT
Psyche	Psychosozialer Status, Umfeld, bisherige Compliance Tabakrauch, Alkohol etc.

20.5 Ausgewählte Gesichtspunkte

Pleuraerkrankungen Voroperationen sind keine Kontraindikation, können aber die operative Morbidität und Mortalität sehr beeinflussen. Unkompliziert sind Zustände nach Pneumothorax und Saugdrainage, unkomplizierte Lobektomien oder Lungenbiopsien. Andere Verfahren (Pleurodesen, ACVB, LVR etc.) sind keine absoluten Kontraindikationen, müssen aber in der Gesamtschau einkalkuliert werden.

Lungenvolumenreduktion (LVR) vor LTx bei Emphysem Es gibt hier nur sehr beschränkte Erfahrungen. In jedem Fall muss die Indikation zur LVR genau stimmen, und der Patient muss ein Kandidat sein, der nach den Kriterien der LVR wirklich einen Nutzen erwarten darf. Ansonsten beeinflusst dieser Eingriff das Ergebnis der LTx negativ.

Ernährung Ein BMI über 30 bzw. 130% der Norm ist assoziiert mit einer erhöhten 90-Tage-Mortalität. Eine Kachexie mit BMI unter 17 bzw. unter 70% der Norm ist ungünstig, aber nur mit einem gering erhöhten Risiko assoziiert. Die ATS empfiehlt bei Kachexie die entsprechende Konditionierung; Patienten mit BMI über 30 werden nicht auf die Warteliste genommen.

Prednisolon-Therapie Unter 0,3 mg/kgKG gelten als sicher, bis 0,4 mg/kgKG sind akzeptabel, ebenso kurze Perioden einer höheren Dosierung. Anhaltend über 0,4 mg/kgKG sind mit einem schlechteren Outcome belastet.

Chronische Infektion und Kolonisation Bronchiektasenerkrankungen vor LTx gehen in 50% der Fälle hiermit einher. Diese Aspergillen, NTM und resistenten Bakterien werden oft nachfolgend in der Transplantatlunge wiedergefunden, und dies ist mit einer erhöhten Komplikationsrate verbunden.

NTM sollten ausdauernd eradiziert werden. Die Persistenz ist eine relative Kontraindikation. Nicht ganz so stringent gilt dies für Aspergillus, aber auch hier sollte eine Eradikation vor oder bei Wiederauftreten nach LTx versucht werden.

Multiresistente Pseudomonaden verschlechtern die Prognose deutlich. Der Burkholderia-cepacia-Komplex gilt in vielen Zentren als absolute Kontraindikation, andere betrachten dies abhängig von den verschiedenen Untertypen (Genomovare).

Gerade deshalb sollte bei zytischer Fibrose die Indikation zur LTx gestellt werden, bevor derartige irreversible Kolonisationen-Infektionen bestehen.

Malignome in der Vorgeschichte 20% dieser Patienten entwickeln ein Rezidiv nach Lungentransplantation. Es sind 50%, wenn das Ereignis innerhalb der letzten zwei Jahre stattfand. Für Melanome, Kolonkarzinome, Mamma-CA und das Nieren-CA werden mehr als zwei Jahre Abstand gefordert. Kleine, zufällig entdeckte T1noMo-Bronchialkarzinome im Operationspräparat scheinen keinen Einfluss zu haben.

Systemerkrankungen Rezidive nach LAM, Sarkoidose oder Histiozytose wurden berichtet, aber ohne nennenswerte Relevanz. Sklerodermie-Patienten sollten gut ausgewählt werden. Bei entzündlichen Vaskulitiden, wie dem SLE, sind frühe Komplikationen und Todesfälle nach LTx zu erwarten.

Beatmung Einerseits wurde sie früher als Kontraindikation erachtet, andererseits erleben viele Patienten auf der Warteliste diese Situation. Eine kurze unkomplizierte Beatmung oder die nichtinvasive Beatmung bei stabilen Patienten ist heute keine Kontraindikation mehr.

KHK Die nichtinvasive Diagnostik ist unsicher. Manche Zentren empfehlen die Koronarangiographie bei Patienten ab 45 Jahren und darunter bei Risikofaktoren, Carotisplaques, auffälligem EKG/Ergometrie. Zum einen ist die signifikante KHK ein Risikofaktor und eine Kontraindikation, zum anderen gibt es postoperativ so viele kardiale Komplikationen, dass eine durchgeführte, negative »Coro« mit ausgeschlossener Stenose auch einen hohen Wert hat. Die Indikation sollte man früh stellen, und sie muss schon sehr gut stimmen. Denn wenn beschichtete Stents zum Einsatz kommen müssten, hat man für neun Monate eine sehr intensive Thrombozytenaggregationshemmung.

20.6 Komplikationen

Erfahrene Ärzte wissen, dass eine Lungentransplantation ein Martyrium sein kann. Es ist ein langer Weg bis zum Erfolg. Der betroffene Mensch muss psychisch gefestigt sein und ein soziales Umfeld haben, das ihn während dieser Zeit körperlich und psychisch stützt.

Bereits perioperativ wird mit der Immunsuppression begonnen: mit 1 gr Prednisolon, Cyclosporin und Azathioprin. Hinzu kommen eine propylaktische Breitspektrum-Antibiose sowie die CMV-Erstprophylaxe (dann Dauertherapie), eine Prophylaxe bezüglich Pneumocystis (Cotrimoxazol) und Herpes (Acyclovir).

Immunsuppressive Therapie nach LTx Hier gibt es viele Variablen und Variationen. Zur Orientierung folgender möglicher Standard:
- Ciclosporin oder Tacrolimus (40% vs 20% BOS),
- Azathioprin oder Mycophenolat-Mofetil (in Studien kein Unterschied),
- Prednisolon 0,5 mg/kgKG.

Keine Routine sind folgende Maßnahmen:
- initial plus 3–7 Tage Antilymphozyten-AK (reduziert Abstoßung von 50 auf 20%),
- alternativ monoklonale IL-2-Rezeptor-Antagonisten (Wirksamkeit offen, viele Protokolle).

Abstoßung akut innerhalb dreier Tage An erster Stelle sind die Reperfusionsschäden bis zum ARDS und die ischämische Anastomoseninsuffizienz (10–25%) zu nennen. Auch die perioperativen und intensivmedizinischen Komplikationen sind im Vordergrund, zusätzlich Blutungen, Nahtinsuffizienzen, Heilungsstörungen und Strikturen, Zwerchfelllähmungen, Infektionen, Sepsis, kardiale Ereignisse, Reperfusionsödem u.a.

> **Patienten über 50 Jahre haben häufiger Infektionen, bei den jüngeren dominieren die Abstoßungsreaktionen.**

Akute Abstoßung in den ersten Monaten Eine akute Abstoßung in den ersten zwölf Monaten erfahren über 50% der Patienten. Zunehmende Atemnot und ein

Abfall der häuslichen FeV1-Messung um mehr als 10% gehen fast regelhaft voraus. Sie geht je nach Schweregrad (Score nach respiratorischem Quotienten PaO_2/FiO_2) mit einer Mortalität bis zu 30% einher. Leichte Reaktionen beginnen mit Fieber, Husten, Bronchitis, Atemnot, Pleuraergüssen, Infiltraten und einem Abfall der Lungenfunktion. Eine schwere Abstoßungsreaktion innerhalb der ersten Monate ist eine akute Reaktion analog ARDS.

Davon schwer abzugrenzen sind die Infektionen. Bakterien und Pilze sind die wesentlichen Erreger in den ersten vier Wochen. CMV sollte bei Infektionen in der Zeitspanne vom 2. bis 4. Monat nach der Transplantation bedacht werden. Mit prophylaktischer Therapie ist eine Pneumocystis-carinii-Pneumonie selten.

Diese Ereignisse sind auch mit einer vermehrten chronischen Abstoßung assoziiert. Deshalb gilt es, diese möglichst zu vermeiden bzw. zu unterdrücken. Mit der Einführung des Cyclosporins konnte die zelluläre Abstoßungsreaktion (Lymphozytenvaskultis und Bronchiolitis) besser beherrscht werden.

Transbronchiale Biopsien und Lavagen werden je nach Zentrum unterschiedlich eingesetzt und gewertet. Sensibilitäten zwischen 20 und 70% sind nicht sehr gut, können aber eine Infektion besser erkennen/abgrenzen.

Therapie der akuten Abstoßung Hier gibt es mittlerweile viele Studien und Präparate. Standard ist: hochdosiert Prednisolon bis zu 1 gr/d über 3 Tage (Glukokortikoidpulstherapie) und die Anpassung der immunsuppressiven Therapie, oft kombiniert mit einer CMV-Therapie. Bei schweren Reaktionen wechseln von Ciclosporin auf Tacrolimus. Inhalatives Cyclosporin, Antilymphozyten-AK u.a. sind Verfahren, die in Erprobung sind. 85% der Abstoßungsreaktionen im ersten Jahr sprechen auf Prednisolon an, im zweiten Jahr sind es nur noch ca. 50%.

Die so genannten **späten Komplikationen** sind Infekte. Cyclosporin kann eine Niereninsuffizienz bis zum Nierenversagen bewirken. Lymphome sind eine Folge der Therapie mit Cyclosporin oder einer EBV-Infektion. Eine Bronchiolitis obliterans bis zur BOOP ist aufgrund der gleichen Symptome von einem Infekt schwer abzugrenzen (Atemnot, Fieber, Husten). Es handelt sich um eine fast regelhafte chronische Abstoßungsreaktion unterschiedlicher Ausdehnung. Zunehmende Narbenstrikturen der Atemwegsanastomose können dilatiert und mit Stenteinlage geschient werden.

Bronchiolitis obliterans (BOS)

Die Bronchiolitis obliterans (BOS) beginnt nicht vor dem dritten Monat, im Mittel um den 18. Monat nach der Transplantation. Sie ist eine lymphozytäre Infiltration der Gefäße und kleinsten Atemwege mit Granulombildung.

Ischämie, CMV-Infektion und der gastroösophageale Reflux begünstigen die BOS, ebenso eine unzuverlässige Tabletteneinnahme. Die Spirometrie zeigt einen deszendierenden Verlauf, transbronchiale Biopsien und Lavagen werden eingesetzt zur Diagnostik, insbesondere zur Abgrenzung von Infektionen.

Der gastroösophageale Reflux spielt hier eine wesentliche Rolle. Deshalb Gabe von Prokinetika, Säureblocker und ggf. die Fundoplicatio sowie ausreichend hohe Wirkspiegel von Makroliden.

Therapie: Gabe von Azithromycin ist heute Mitttel der Wahl und Ausschalten der Risikofaktoren. Eine Steigerung der Immunsuppression führt eher zu einer Zunahme der Infekte. Tacrolimus statt Ciclosporin? Inhalatives Ciclosporin? Prednisolon splitten?

20.7 Prognose

Die Sterblichkeit liegt bei 15% in den ersten drei Monaten nach einer Lungentransplantation. 25% derer versterben im ersten Jahr, danach etwa 5% pro Jahr mit bis zu 60% ÜLR nach fünf Jahren. Weniger als 50% sind in der Lage, nachfolgend wieder einer beruflichen Tätigkeit nachzugehen.

Die immunsupprimierte Lunge hat Kontakt zur Außenwelt und ist denerviert ohne Schutzmechanismen. Infektionen verlaufen meist unerkannt, bis sie sich fulminant auswirken. Deshalb haben manche Zentren invasive Überwachungsstrategien etabliert.

Die meisten Patienten können nach erfolgreicher Transplantation wieder körperlich aktiv werden. 90% sind mit ihrer Entscheidung im Nachgang zufrieden.

Aktuelle, weiterführende Literatur

The American Society for Transplant Physicians, American Thoracic Society, European Respiratory Society, International Society for Heart and Lung Transplantation (1998) International guidelines for the selection of lung transplant candidates. Am J Resp Crit Care Medic 158:335

Amital A et al. (2006) Development of malignancy following transplantation. Transplantation 81:547

Boehler A, Estenne M (2003) Post-transplant bronchiolitis obliterans. Eur Resp J 22:1007

Boehler A, Weder W (2005) Lungentransplantation – Indikation, Vorgehen, Chancen und Probleme. Therap Umschau 62:468–472

Cantu E et al. (2004) Early fundoplication prevents chronic allograft dysfunction. Ann Thorac Surg 78:1142

Christie JD, Saeger JS et al. (2005) Impact of primary graft failure on outcomes following lung transplantation. Chest 127:161

Gottlieb J et al. (2008) Longterm azythromycin for patients with bronchiolitis obliterans syndrome after lung transplantation. Transplantation 85:36

Gottlieb J et al. (2009) Lungentransplantation bei Mukoviszidose – ein Positionspapier. Pneumologie 63:451–460

Niedermeyer J (2001) Lungen- und Herz-Lungen-Transplantation – Leitlinien zur Indikationsstellung und präoperativen Diagnostik. Pneumologie 55:396

Trulock EP, Christie JD et al. (2007) Registry of the International Society for Heart and Lung Transplantation. J Heart Lung Transplant 26:782

Vasiliadis H et al. (2006) Health-related qualitity of life determinants in lung transplantation. J Heart Lung Transplant 25:226

Infektionskrankheiten

Pneumonien, allgemein

Leitlinien

Epidemiologie, Diagnostik, antimikrobielle Therapie und Management von erwachsenen Patienten mit ambulant erworbenen unteren Atemwegsinfektionen sowie ambulant erworbener Pneumonie – Update 2009. S3-Leitlinie der PEG, DGP, DGI und CAPNETZ. Pneumologie 63:549–577/613–652

Nosokomiale Pneumonie: Prävention, Diagnostik und Therapie. Konsensuspapier der DGP, PEG und DGAI (2003). Pneumologie 57:532–545

21.1 Gliederung

Eine Gliederung, die für die Praxis geeignet ist, stammt von Macfarlane (1995).

Klinische Klassifikation der Pneumonien
- Ambulant erworbene Pneumonie (AEP), CAP = community aquired pneumonia
- Nosokomial erworbene Pneumonie (NP)
- Aspirationspneumonie
- Rezidivierende Pneumonien
- Pneumonie bei AIDS-Patienten
- Pneumonie bei Immunsuppression (außer AIDS)
- Pneumonie, erworben in bestimmten Ländern (Histoplasmose u.a.)
- Zoonosen (Q-Fieber, Psittakose u.a.)

Immunsuppression oder mangelnde Immunkompetenz (humoral, zellulär, medikamentös) meint hier die klassischen immunsuppressiven Therapien bzw. immunkompromitierenden Erkrankungen, wie myelosuppressive Chemotherapie, Organtransplantationen, hämatologische Neoplasien usw.

Abwehrschwäche hingegen bezieht sich auf Patienten mit systemisch oder lokal verminderter Immunabwehr im Sinne von Vor- bzw. Begleiterkrankungen (COPD, Bronchiektasen, Diabetes, Niereninsuffizienz, Herzinsuffizienz, Lebererkrankungen usw.). Diese Art von Abwehrschwächen können systemisch sein (z. B. Diabetes) oder lokal (z. B. Bronchiektasen). Sie werden synonym auch als Prädispositionen, Risikofaktoren oder Wirtsfaktoren bezeichnet. Pneumonien von Menschen mit Risikofaktoren werden nicht zu den Pneumonien der Immunsupprimierten gerechnet.

Eine Gliederung nach Röntgenbefund hat sich nicht bewährt, eine ätiologische Zuordnung ist nicht möglich. Dasselbe gilt für die Symptomatik, den Verlauf und die Bezeichnungen atypische vs. typische Pneumonie.

21.2 Symptome und körperliche Befunde

Symptome Symptome lassen niemals auf den Erreger schließen. Eine zunehmende grippale Allgemeinsymptomatik ist häufig. Sie besteht aus Kopf-, Gliederschmerz, Abgeschlagenheit und Fieber mit langsam zunehmender Lungensymptomatik. Husten, Dyspnoe, Pleuritis, Hämoptoe und trübes Sputum weisen auf die Lunge als Ort der Infektion.

Die Krankheit kann allerdings auch schlagartig beginnen, was man vor allem den Pneumonien durch Pneumokokken oder Streptokokken zuschreibt.

Eine Schmerzausstrahlung kann differenzialdiagnostisch in die Irre führen. Häufig sind Ausstrahlungen in die Schultern oder den Oberbauch (basale Pleuritis), Rücken (dorsale Pleuritis), oder in den Nacken (apikale Pleuritis).

Verwirrung und Eintrübung beobachtet man häufig bei Psittakose und Legionellose. Mentale und physische Verschlechterung können die einzigen Symptome bei alten Menschen sein. Dies ist auch bei septischen Verläufen zu bedenken.

Körperlicher Befund Temperaturen und Rigor findet man bei jungen Menschen; alte Menschen können wenig bis kein Fieber haben und selten Herpes labialis. Man erwartet typischerweise eine Dämpfung mit auskultatorisch reduzierten Atemgeräuschen und bronchialen Atemgeräuschen (scharf, ohrnah, unsauber) um den Herd. Das ist leider selten, auch wenn es der Röntgenbefund erwarten lassen würde. Häufig sind inspiratorische Rasselgeräusche.

Typische vs. atypische Pneumonien Diese Bezeichnung stammt aus der Zeit, als man feststellen musste, dass ca. 20% der Pneumonien auf Penicillin nicht ansprachen. Diese konnten mit Tetrazyklinen erfolgreich behandelt werden. Erreger der atypischen Pneumonien sind demnach Mykoplasmen, Chlamydien, Legionellen und Coxiellen (Q-Fieber). Die viralen Pneumonien werden heute von vielen Autoren den atypischen Pneumonien zugeordnet.

Die atypischen Pneumonien haben häufiger eine »grippale« Manifestation mit Myalgien, Kopfschmerzen etc. Es ist also eine systemische Infektion mit Beteiligung aller Organsysteme; entsprechend sind

Tab. 21.1 4 +1 klinische Kriterien zur Diagnostik einer Pneumonie

Fieber	Unspezifisch, muss nicht sein
Leukozytose	CRP kann 2–3 Tage »nachhängen«, BKS 1–2 Wochen
purulentes Sekret	Akut selten
Infiltrate im Röntgen	Muss akut auch nicht sein, initial bei 30% negativ
Plus: Krankheitsgefühl	Atemnot, Husten etc. können im Verlauf in Richtung Allgemeininfekt, Bronchitis oder Pneumonie gehen

auch weitere Organmanifestationen zu bedenken, wie Myokarditis, Hepatitis usw. Der klassische Verlauf einer atypischen Pneumonie beginnt nach einer Inkubationszeit von 2–3 Wochen mit einer grippalen Symptomatik und dann trockenem Husten bei Tracheobronchitis. Der Auskultationsbefund ist negativ, und eine peribronchiale Entzündung ist im Röntgenbild zunächst nicht zu sehen. Letztlich findet sich oft ein zentrales, perihiläres Infiltrat. Deshalb wurde der Begriff atypische Pneumonie auch mit zentraler Pneumonie gleichgesetzt; also ein negativer Auskultationsbefund, im Röntgenbild sieht man das Infiltrat fern der Thoraxwand, nämlich perihilär.

Die typischen Pneumonien durch Pneumokokken, Streptokokken und andere Bakterien hingegen beginnen eher plötzlich. Leider kann man sich darauf nicht verlassen, dies umso mehr, als virale Infekte oft vorausgehen. Im Röntgenbild und im Routinelabor gibt es ebenfalls keine sicheren Hinweise, die im Einzelfall die atypische von der typischen Pneumonie trennen. Zeichen der systemischen Affektion (Leberfunktionswerte, Hyponatriämie) treten bei beiden Formen auf.

Die Trennung atypisch vs. typisch durch die Symptomatik und den Röntgenbefund ist im Einzelfall nie möglich. Sie könnte erst retrospektiv durch die Immunserologie erfolgen. Somit spielt diese Gliederung für praktische Belange, also in der Praxis oder Klinik, keine Rolle. Ausnahme sind die Legionellen, für die der Antigennachweis in der Akutdiagnostik eine wichtige Rolle spielt.

Ein negativer bakteriologischer Befund in konventionellen mikrobiologischen Kulturverfahren erlaubt es nicht, auf einen atypischen Erreger zurückzuschließen, da die Sputumprobe bei 50% der Betroffenen negativ ist.

21.3 Diagnostik

Tab. 21.1 zeigt die klinischen Kriterien auf.

Autopsiestudien ergaben, dass die klinische Diagnose einer Pneumonie nach diesen Kriterien nur bei 40–60% der Patienten richtig gestellt wurde. Bei nur 80% wurde eine Pneumonie nach diesen Kriterien korrekt ausgeschlossen. Die Richtigkeit der ärztlichen Einschätzung war unabhängig von der »Erfahrung« des Arztes. Die klinische Diagnose einer Pneumonie muss also kritisch betrachtet werden; dies gilt vor allem für die nosokomialen Pneumonien.

Die Fragestellungen bei der Befundung des Thorax-Röntgens auf zwei Ebenen sind sehr wichtig: Ausdehnung, Abszedierung, Pleuraerguss; Hinweise für Tuberkulose (z. B. weichgezeichnete Spitzenherde, Mottenfraß im Mittel-Oberfeld; ▶ Kap. 30), Pneumocysten (milchglasartige Trübung), Fremdkörper oder eine Neoplasie; Mediastinalverlagerung und Dystelektasen; sowie zur Erkennung von Begleiterkrankungen und zur Verlaufskontrolle. Rückschlüsse auf den Erreger sind nicht möglich.

Das Thorax-CT erkennt mit höherer Sensitivität als das native Röntgen; 30% der Pneumonien sind initial röntgennegativ und bleiben dies bei suffizienter Antibiose – diese waren in einer Studie dann auch in der CT nachweisbar. Ein negatives Röntgen schließt also eine Pneumonie nicht aus.

In der CT sieht man zudem kleinere Herde und Abszedierungen, Bronchiektasen, Hinweise für eine BOOP oder Fibrosierungen sowie zentrale oder mediastinale Prozesse. Das HRCT (high-resolution, heute in allen modernen CTs) ist geeignet, um interstitielle Prozesse zu interpretieren. Das Spiral-CT in Angiotechnik wird eingesetzt, wenn Embolien differenzialdiagnostisch in Frage kommen.

Das internistische Routinelabor: Begleiterkrankungen und Einschränkungen bzgl. der Antibiose werden erkannt. Wichtig ist u.a. die Frage nach dem Ausmaß der Entzündungsreaktion, wobei das CRP oft zwei Tage später erst ansteigt. Zeichen der SIRS oder Sepsis? Hyponatriämie, Gerinnungsstörungen, Leber- oder Nierenfunktionsstörungen? Die Blutgasanalyse oder Sauerstoffsättigung ist in der Klinik immer indiziert, und wenn es nur als Ausgangswert ist.

Gramfärbung und Kultur sind nur in ca. 50% der Fälle diagnostisch. Die kalkulierte Antibiose der leichtgradigen ambulant-erworbenen Pneumonie (AEP) bei Menschen unter 60 Jahren und ohne Begleiterkrankungen hat Erfolgsraten von über 90%; greift die initiale Antibiose nicht, so wird in der Regel erfolgreich die Antibiose erweitert oder gewechselt. Für diese Gruppe ist eine mikrobiologische Diagnostik nicht gefordert (■ Tab. 21.2).

Bei allen anderen Pneumonien (schwere AEP, NP, Aspirationspneumonie usw.) ist eine mikrobiologische Diagnostik inklusive invasiver Diagnostik indiziert.

21.4 Invasive Diagnostik

Eine Indikation zur invasiven Diagnostik ist meist nicht gegeben bei unkompliziert verlaufenden, leicht- bis mittelgradigen AEP bzw. CAP.

Indikation zur Bronchoskopie und Probenentnahme

- Schwere AEP oder komplizierter Verlauf einer AEP (Eintrübung, Abszedierung, Empyen, Hämoptysen etc.)
- Rezidivierende Pneumonien, Immunschwäche, schwere oder komplizierte AEP
- Therapieversagen der kalkulierten initialen Antibiose (abhängig von Begleiterkrankungen und Schwere der Pneumonie nach dem ersten oder zweiten erfolglosen Versuch)
- Verdacht auf eine der Differenzialdiagnosen (z. B. Bronchialkarzinom, Fremdkörperaspiration)
- Verdacht auf Tuberkulose (keine säurefesten Stäbe mikroskopisch nachweisbar)

Vorteile der invasiven Diagnostik (nur bei gegebener Indikation): Wichtige Differenzialdiagnosen (z. B. Bronchialkarzinom) oder Risikofaktoren (z. B. poststenotische Pneumonie) können erkannt werden. Bronchialsekret zur mikrobiologischen Diagnostik kann gezielt und, bei geschützter Technik, kontaminationsfrei entnommen werden. Damit sind die Sensitivität (> 60–80% und die Spezifität (>80%) höher als bei Sputumuntersuchungen. Die hohe Spezifität bei geschützten Techniken entsteht durch die Unterscheidung von Kolonisation, Kontamination und Infektion, die bei ungeschützter Technik oder nichtinvasiver Sputumuntersuchung nicht möglich ist. Bei ca. 80% der invasiv diagnostizierten Pneumonien kann der Erreger bestimmt werden. Problemkeime, vor allem Pseudomonas, Staph. aureus und Enterobakterien, können weitestgehend erkannt oder ausgeschlossen werden (■ Tab. 21.3).

Kolonisation vs. Kontamination vs. Infektion Eine passagere Kolonisation des Rachens und der Atemwege mit pathogenen Keimen ist häufig, z. B. finden sich bei 15–50% der gesunden Erwachsenen Pneumokokken. Das höchste Maß an Sicherheit bezüglich der Unterscheidung des Pneumonieerregers von einer Kontamination oder einer Kolonisation erreicht man durch die kombinierte Anwendung einer invasiv-geschützten Materialentnahme, der Zytologie des Grampräparates und durch eine quantitative Kultur. Dies ist wichtig bei der Diagnostik komplizierter Verläufe und der Frage nach dem auslösenden Keim. Der Keim, der die Atemwege kolonisiert (z. B. nach mehrfachen Antibiosen, auf ITS, nach Beatmung oder bei chronischen Lungenerkrankungen) muss nicht derselbe sein, der in der Tiefe für das Infiltrat und die Pneumonieerkrankung verantwortlich ist.

Bei deformierenden Lungenerkrankungen (Silikose, Post-TB, schwere COPD, Sarkoidose-4), Bronchiektasen und Mukoviszidose oder Stents muss man sehr zwischen Kolonisation und Infektion differenzieren. Bei Unsicherheit und hoher Keimlast kann eine Eradikation trotzdem sinnvoll sein, um einer chronischen lokalen Entzündung entgegenzuwirken.

Pilze Weder klinisch noch radiologisch lassen sich die Pilzinfektionen der Lunge von bakteriellen oder nichtbakteriellen Infiltraten abgrenzen. Es gab einmal einen Artikel mit der These »Es gibt keine Pilzpneumonien«. Das deckt sich mit den Erfahrungen des täglichen Lebens in einem »normalen« Krankenhaus. Candida und Aspergillus sind fast immer Kolonisationen. Bei Candida wird immer der Titer und Verlauf herangezogen, was aber nicht richtig ist. Bei Aspergillus muss man die Gesamtkonstellation bedenken (► Kap. 27.17).

Anders ist das bei massiver Immunsuppression, insbesondere bei AIDS oder hämatolgischen Erkran-

■ Tab. 21.2 Spezielle Untersuchungen

Gramfärbung (Sputum bzw. Bronchialsekret)	Wichtig, da Keime in Kulturen absterben können und Kulturen von einzelnen schnell wachsenden Keimen überwuchert werden können Saliva kann erkannt werden (> 5 Epithelzellen, < 25 Granulozyten pro Gesichtsfeld bei 100-facher Vergrößerung) Massenhaftes Auftreten eines Keims plus Granulozyten plus einige Keime intrazellulär sprechen dafür, dass dieser Keim das Agens ist Bei NP, Menschen aus Pflegeheimen oder abszedierenden Pneumonien ist die Ätiologie sehr oft polymikrobiell Die Sensitivität der Sputumuntersuchung oder des ungeschützt entnommenen Bronchialsekrets ist gering (30%), die Spezifität ca. 70% Durch geschützt-bronchoskopisch gewonnenes Material (geschützte BAL, Bürste oder Biopsie) erzielt man eine wesentlich höhere Sensitivitat und Spezifität Wesentlich sind die möglichst schnelle Färbung und die Verarbeitung, immer kleiner 2 h, am besten umgehend
Sputumkultur	Bei Pneumokokkenpneumonie Sputumkultur mit einer Sensitivität 60%, Spezifität 90% Transport innerhalb von 2 h in die Mikrobiologie, ansonsten besteht das Risiko, dass der verantwortliche Keim abstirbt oder überwuchert wird – am besten sofort Bei vorheriger Gabe von Antibiotika Ergebnis fragwürdig: Falsch-negativ? Kolonisation? Abstand > 2–3 Tage?
Blutkultur	Nur bei 10–40% der Pneumonien positiv. Der positiv-prädiktive Wert ist jedoch fast 100% Wenn bei korrekter, sauberer Technik ein Keim wächst, dann ist er das auch (Skepsis nur bei Staph. epidermidis); positive Blutkulturen findet man vor allem bei schweren Pneumonien; Blutkulturen ab > 38,5°C meist negativ, die Keime sind bereits lysiert. Selten noch Wachstum nach Gabe eines Antibiotikums.
Pleurapunktat	Empyem bei Nachweis von Keimen (selten). Auf Granulozytenreichtum achten Pleuraerguss meist ohne Keimnachweis »Reizerguss«
Antigennachweis	Bei V. a. Pneumokokken. Sensitivität im Sputum 80%. Im Urin Sensitivität 50% und Spezifität 90%. Einschränkung der Spezifität bei chronischen Lungenerkrankungen, denn diese sind oft kolonisiert. Zu oft falsch-negativ oder falsch-positiv, also wenig hilfreich Bei Legionellen sehr abhängig vom Untersucher und vom verwandten Testkitt, im Urin wurde die Sensitivität bis 90% und die Spezifität bis 100% angegeben. Bei Verdacht empfohlen
Kälteagglutinine	Positiv bei mehr als 50% der Mycoplasmenpneumonien. Leider sehr unspezifisch, nachweisbar auch bei anderen Entzündungen (Infektionen, Neoplasien usw.)
Antikörper	Initial nicht sinnvoll. Signifikant sind 2- bis 4-fache Titeranstiege in vier Wochen Der spezifische IgM-Nachweis ist bei Erwachsenen nicht zu erwarten, hier auf das IgA achten Wahrscheinlich wird die Inzidenz von atypischen Pneumonien wegen seltener Durchführung der Serologie deutlich unterschätzt, sowohl bei AEP als auch bei NP Eine positive Serologie schließt eine bakterielle Pneumonie nicht aus. Virusinfekte triggern bakterielle Pneumonien; dies gilt insbesondere für Influenza und Staph. aureus
Invasive Diagnostik	Geschützter Bürstenabstrich, geschützte BAL, Pleurapunktion und quantitative Kultur. TBB nach LTx

Tab. 21.3 Tabellarische Übersicht über die wesentlichen Formen der Materialentnahme und Verarbeitung

Nichtinvasiv	Sputumuntersuchung: Erregernachweis bei 20–50% Sensitivität und Spezifität der Sputumkultur < 50%
Invasiv, ungeschützt	Tracheobronchiales Aspirat, Bürstenabstrich, BAL: Erregernachweis, Sensitivität und Spezifität nicht besser als bei der Sputumuntersuchung
Invasiv, geschützt	Geschützter Bürstenabstrich (protected specimen brush = PSB), geschützte BAL (PBAL) Pleurapunktion: Erregernachweis < 50% Spezifität > 90%
Quantitative Kultur	Trennt Kolonisationskeime vom Pneumonieerreger Bestimmung der Keimzahl pro ml Bronchialsekret
Zytologie der Gramfärbung	Trennt Speichel (Rachensekret) vom Tracheobronchialsekret; Tracheobronchialsekret liegt vor, wenn pro Gesichtsfeld bei 100-facher Vergrößerung < 10 Plattenepithelzellen und > 25 Granulozyten zu finden sind. Trennt aber auch Kolonisationskeime vom Pneumonieerreger; der Pneumonieerreger liegt vor, wenn > 25% der Zellen intrazellular Keime enthalten, vor allem die Neutrophilen (Sensitivität und Spezifität bis 100%) und > 7% der Neutrophilen Keime enthalten (Sensitivität und Spezifität um 90%)

kungen. Ebenso sind die vielen exotischen Pilze nach Auslandsreisen zu beachten.

Diagnostik nach Antibiose Nach eingeleiteter Antibiose ist die diagnostische Ausbeute wesentlich reduziert, auf weniger als 25%. Nach einer Antibiotika-Pause über 48 Stunden oder bei einem zunehmenden Infiltrat unter Antibiose darf man annehmen, dass man den Erreger wieder erkennt.

Bei kürzlich (ca. < 3 Tage) begonnener oder gewechselter Antibiose kann man nicht zwischen Erreger und Kolonisation unterscheiden. Ein positiver Befund kann der Erreger sein, kann eine Superinfektion, kann aber auch nur eine Kolonisation mit einem resistenten Keim sein. Ein negativer Befund ist wahrscheinlich ein falsch-negativer Befund. Deshalb ist eine mikrobiologische Therapiekontrolle einer Pneumonie auf Erfolg sinnlos.

Nach antibiotischer Vorbehandlung liegt die Sensitivität und Spezifität geschützt-invasiver Methoden um 50%. Wird nach einer Antibiotika-Pause über 48 Stunden eine PBAL durchgeführt, steigt die Chance einer erfolgreichen Diagnostik.

Geschützte Bürste Ist auch bekannt unter »protected specimen brush« (= PSB). Die Bürste steckt in einer oder zwei Hüllen (»single-sheated« reicht), die Hülle ist durch einen Zuckerpfropf verschlossen. Unter Sicht wird das fragliche Areal aufgesucht, die umhüllte Bürste vorgeschoben, die Hülle durchbrochen und die Probe wird »abgebürstet«. Die Bürste wird dann weit zurückgezogen in die Hülle.

Geschützte BAL Auch bekannt als »protected BAL« (= PBAL). Siehe PSB. Eine sterile Sonde wird unter Sicht in den Bronchus eingeführt. Um diese Sonde ist ein aufblasbarer Ballon, der den Bronchus blockiert. Instilliert werden 100–200 ml warme NaCl-Lösung.

Endotracheales Aspirat Wird nur eine qualitative Kultur durchgeführt, so ist das Ergebnis nicht wesentlich besser als die Untersuchung des Sputums. Mit den Methoden der zytologischen Beurteilung der Gramfärbung und der quantitativen Kultur können Sensitivität und Spezifität von < 50% auf > 80% gesteigert werden.

Leider gelingt ein Erregernachweis bei Ausschöpfung aller praktikablen Möglichkeiten in 20–50% der Fälle nicht. Die Gründe sind vorherige Antibiose, mangelhafte Technik (Materialgewinnung, Materialtransport und Verarbeitung) oder einfach eine noch geringe Ausdehnung, wenn die Pneumonie sehr früh entdeckt wird. Eine vollständige Antikörperserologie auf alle potentiellen Erreger ist nicht praktikabel.

21.5 Differenzialdiagnosen

Der Lungeninfarkt und das atypische Lungenödem sollten immer bedacht werden. Bei schwer erkrankten Menschen muss man zunächst alle therapeutischen Optionen ergreifen (Polypragmasie). Die exogen-allergische Alveolitis (EAA), die COP/BOOP und das Bronchialkarzinom sind weitere wichtige Differenzialdiagnosen. Persistiert ein Infiltrat trotz Antibiose, so sind nach einer Untersuchung Bronchialkarzinome in 7% zu erwarten; bei Rauchern über 60 Jahren sogar in 17% der Fälle.

Wichtige Differenzialdiagnosen der Pneumonie

- Lungeninfarkt (Venensono, Echo-Rechtsbelastung, gelegentlich Plus Angio-CT)
- Herzinsuffizienz und lokales Ödem
- Bronchialkarzinom, insbesondere Alveolarzell-AC
- Tuberkulose und atypische Mycobakteriosen (NTM)
- Exogen allergische Alveolitis (EAA)
- Allergische bronchopulmonale Aspergillose (ABPA)
- COP/BOOP, lymphozytäre Lungenfibrose (NSIP)
- Wegener Granulomatose
- Eosinophiles Granulom
- Eosinophile Pneumonie (Churg-Strauß)
- Lungenbeteiligung bei Vaskulitiden oder Kollagenosen (z. B. 80% bei Sklerodermie)
- Pneumokoniosen (z. B. akute Silikose bei Sandstrahlern)
- Bestrahlungspneumonitis
- Chemische Pneumonitis (Magensäure, Räuche, Gase)
- ARDS, SIRS bei Sepsis
- Alveoläre Einblutung (z. B. nach stumpfem Trauma, Lyse)
- Medikamenteninduziert (z. B. Amiodaron, Busulfan, Cyclophosphamid, Methotrexat u.a.)
- Alveolarproteinose
- Leukämien und Lymphome
- Fieber anderer Ursache mit »altem« Lungenbefund
- Infektion eines anderen Organs (oft Gastrointestinum oder Pyelon) mit pulmonalem Streuherd

Und ebenfalls bei Therapieversagen zu bedenken:

- TB, NTM, MRSA, Pseudomonas, Nokardien, Legionellen, Acinetobacter
- Pilze, Parasiten, HIV

21.6 Prognose und Komplikationen

Die British und die American Thoracic Society haben Kriterien erstellt, die den Schweregrad einer Pneumonie beschreiben. Die Sterblichkeit war in einer Studie mehrfach erhöht, wenn mehr als zwei Komplikationen der nachfolgenden Tabelle vorlagen oder bereits eingetreten waren.

Faktoren für erhöhte Sterblichkeit an einer Pneumonie

- Alter > 60 Jahre
- Vorerkrankungen bzw. Risikofaktoren
- Verwirrung
- Atemfrequenz > 30/min
- Hypotension, Blutdruck: RR_{diast} < 60 mmHg oder $RR_{sys.}$ < 90 mmHg
- Katecholaminbedarf
- Temperatur > 38,3°C
- Zyanose
- PaO_2 < 60 mmHg oder $PaCO_2$ > 50 mmHg bei Spontanatmung von Raumluft
- Erschöpfung
- Beatmungspflicht bei Hypoxie trotz Sauerstoffgabe
- Leukozyten < 4000/µl oder > 30000/µl
- Akute Oligurie, Harnstoff > 7 mmol/l
- Im Röntgenbild multiple Infiltrate, Abszesse, Kavernen, rasche Ausdehnung
- Extrapulmonale Manifestationen: DIC, Anämie, metabol. Azidose, Sepsis, septische Arthritis, Meningitis etc.

Komplikationen Respiratorische Insuffizienz, Herzversagen durch Hypoxie bis Herzinfarkt, Sepsis, septische Streuherde, ARDS, Abszedierung, Empyem. Nach erfolgreicher Therapie können Narben, Fibrosen oder Bronchiektasien (manchmal nur passager für 2–3 Monate) persistieren.

Scoring Es gibt eine Reihe von Scores, die den Schweregrad der Erkrankung und die Prognose beschreiben sollen. Leider haben sich diese Scores nur für statistische Auswertungen und für Studien bewährt; zur individuellen Einschätzung sind sie nicht geeignet. Der ARDS-Score von Morel und der Lung-injury-Score von Murray beschreiben das Ausmaß eines ARDS bzw. einer schweren Pneumonie über Röntgenbefund, Sauerstoffaufnahme, Compliance, erforderlichem PEEP und pulmonalarteriellem Druck. Multiorganversagen und Sepsis werden in den Scores von Elebute und Stoner und dem DeMOF-Score beschrieben (DeMOF = Definition Mehrfachorganfunktionsstörung).

Aktuelle, weiterführende Literatur

Bergmans DC et al. (1997) Reproducibility of quantitative cultures of endotracheal aspirates from mechanical ventilated patients. J Clin Microbiol 35:796

Corley DE et al. (1997) Reproducibility of the histologic diagnosis of pneumonia among a panel of four pathologists: analysis of a gold standard. Chest 112:458

Jourdain B et al. (1997) Usefullness of quantitative cultures of BAL fluid for diagnosing nosocomial pneumonia in ventilated patients. Chest 111:411

Macfarlane JT (1995) Acute respiratory infections in adults. In: Brewis et al. (eds) Respiratory medicine, 2nd ed. Saunders, Philadelphia:708

Mandell LA et al. (2007) IDSA/ATS Consensus Guidelines on the management of community aquired pneumonia in adults. Ckin Infect Dis 44, Suppl 2:S27

Reimer LG, Carroll KC (1998) Role of the microbiology laboratory in the diagnosis of lower respiratory tract infections. Clin Infect Dis 26:742–748

Stamm WE et al. (2005) Principles of infectious disease. Chlamydial diseases. Churchill Livingston, Philadelphia

Strassburg A et al. (2008) Infektionsdiagnostik in der Pneumologie. Pneumologie 62:730

Strassburg A et al. (2010) Infektionsdiagnostik in der Pneumologie. Nachweis von bakteriellen Mikroorganismen aus dem Tracheobronchialsystem: Infektion oder Kolonisation? Pneumologie 64:291–299

Ambulant erworbene Pneumonien

S3-Leitlinie

Höffken G, Lorenz L et al. (2009) Epidemiologie, Diagnostik, antimikrobielle Therapie und Management von erwachsenen Patienten mit ambulant erworbenen unteren Atemwegsinfektionen sowie ambulant erworbener Pneumonie – Update 2009. S3-Leitlinie der PEG, DGP, DGI und CAPNETZ. Pneumologie 63:549–577/613–652

22.1 Gliederung

Die ambulant erworbenen Pneumonien (AEP) (auch CAP = community acquired pneumonias) sind definiert bei Patienten ohne Abwehrschwäche, wobei sie frühestens vier Wochen nach der Entlassung aus dem Krankenhaus aufgetreten sein müssen. Ausgenommen ist die Pneumonie bei terminal kranken Menschen (◘ Tab. 22.1).

Vorerkrankungen Synonyme: Prädisposition, Risikofaktor, Wirtsfaktor, Abwehrschwäche. Wie bei allen Infektionskrankheiten, ist der sog. Wirtsfaktor wesentlich. Junge gesunde Menschen erkranken sehr selten an einer Pneumonie. Deshalb sollte bei einer AEP immer nach lokalen oder systemischen Abwehrschwächen gefahndet werden. Tierkontakte, Reisen, Alkohol oder eine massive Legionellenexposition versucht man zu erfragen. Hierdurch lässt sich das Erregerspektrum zumindest einengen.

22.2 Erreger und Infektion

◘ Tab. 22.2 führt das Erregerspektrum der ambulant erworbenen Pneumonien auf, ◘ Tab. 22.3 das bei Risikofaktoren.

22.3 Diagnostik

Leukozytenzahl und Röntgenbefund sind nicht typisch für einen Erreger. Der Wirtsfaktor ist entscheidender für die Entzündungsreaktion und den Röntgenbefund. Beispielsweise kann sich eine Pneumonie unter Glukokortikoid-Medikation weit ausbreiten, bevor sie im Röntgenbild sichtbar wird (Symptome und Befunde, ► Kap. 21).

Risikofaktoren für Legionellen sind Wasserbehälter, schlechte sanitäre Verhältnisse, vor allem in warmen Ländern. **Risikofaktoren für P. aeruginosa** sind: Verbrennungsstationen, lange Aufenthalte auf ITS, langzeitige Prednisolon-Therapie, wiederholte Antibiosen, Aspirationen und Kolonisationen der Atemwege, vor allem Bronchiektasen, Mukoviszidose, schwere COPD und Deformation nach Silikose, TBC.

Die **Mikrobiologie** ist nur sinnvoll bei schwerer Erkrankung und Risikofaktoren. Ansonsten ist sie nicht nötig und nicht sinnvoll bei der Erstbehandlung der AEP. Sputum (zäh, grün, kein Speichel) hat mikrobiologisch eine Sensitivität und Spezifität unter 50%, wäre also lediglich ein Hinweis. Bronchoskopie und Spülung sind aber auch nicht viel besser. Wenn, dann sollte die bronchiale Spülung über eine sterile Sonde erfolgen.

Verarbeitung und Ausstrich sollten so schnell wie möglich stattfinden, höchstens 2 h sind Voraussetzung. Die Blutkultur ist nur bei 10–20% positiv, man nimmt bei ansteigenden Temperaturen und unter 38,5°C ab, darüber fällt die Erfolgsquote (Lyse der Bakterien durch die Immunabwehr – klar, das ist ja das Fieber) rasch ab. Selbiges gilt für die Pleurapunktion.

Urintests Der Pneumokokken-Antigentest ist mit einer Sensitivität bis 80% und einer Spezifität um 90% eigentlich gut. Wird derzeit aber nicht empfohlen, weil zu viele falsch-positive und falsch-negative Ergebnisse sowie Kolonisation und multibakterielle Infekte vorliegen.

Ähnlich ist der Legionellentest aus dem Urin – dieser wird nun empfohlen, weil es da so gut wie keine falsch-positiven Ergebnisse gibt. Aber Vorsicht: Ein negativer Test (20%) schließt Legionellen nicht aus.

Andere Antigentests sind durchweg sehr variabel in ihrer Aussage, sehr methodenabhängig und schlecht validiert. Antikörperbestimmungen kommen immer zu spät und werden durchweg nicht empfohlen. In der Akutphase gehen fast alle Titer etwas hoch, sodass sich daraus auch nichts ableiten lässt. Solche Tests können also nur bei langem und rezidivierendem Verlauf eine Rolle spielen (◘ Tab. 22.4 und ◘ Tab. 22.5).

Differenzialdiagnosen pneumonischer Infiltrate sind u.a.:

- Bronchialkarzinom (vor allem das Alveolarzellkarzinom),
- EAA,
- Herzinsuffizienz,
- Dystelektase,
- COP/BOOP,
- Sarkoidose,
- ABPA,
- Tuberkulose,
- HIV.

Tab. 22.1 Gliederung der ambulant erworbenen Pneumonien

Primäre AEP	Ohne erkenntliche Ursache, bei einem sonst gesunden Erwachsenen
Sekundäre AEP (Risikofaktor)	**Lokale Abwehrschwäche**
	COPD, Bronchiektasen, deformierende Bronchitis Mukoviszidose bei Kindern Selten: postspezifische Fibrosen, äußerst selten: Lungensequester Bronchialkarzinom Fremdkörper (Zähne etc.) Epithelschaden, Ziliendyskinesie (Raucher, nach Virusinfekt) Bettlägerigkeit, Aspirationsneigung Nach Antibiose: Fehlbesiedelung der Schleimhaut Herzinsuffizienz, insbesondere bei pulmonalvenösem Stau
	Systemische Abwehrschwäche
	Alter, Diabetes, Alkohol, Mangelernährung Hämatologische Erkrankungen Nephrotisches Syndrom, Niereninsuffizienz Lebererkrankungen Nach Splenektomie Immunsuppressive Medikation (z. B. gehäuft Legionella, Pilze und Pseudomonaden unter Glukokortikoid-Medikation)
	Weitere
	Pneumonie innerhalb der letzten Monate (Bronchiektasen) Geistige Behinderung Häufung von kleineren oder gar größerer Aspirationen
Seniorenheime	Auf Pflegestationen (alte Menschen, Vorerkrankungen, oft Antibiotika-Therapie) kann sich ein Keimspektrum entwickeln, ähnlich wie man es bei den NP findet. Deshalb grenzen manche Autoren diese Gruppe vollständig von der AEP ab und betrachten deren Pneumonien als eigenständige Untergruppe. Dies ist sinnvoll, denn es sind meist sekundäre Pneumonien mit einem nosokomialen Keimspektrum.
Umwelt	Zoonose (Q-Fieber), Legionellen aus Wasserreservoiren, Reisen

Tab. 22.2 Erregerspektrum der ambulant erworbenen Pneumonien

70% Bakterien	Pneumokokken 40–50%, z. T. bis zu 80% angegeben Hämophilius 5–20% Staphylokokkus 1% Moraxella cath. < 2% Gramnegative B. (GNB): Pflegeheim 20%, primäre AEP 0–1%
20% atypische Erreger	Mycoplasmen 10%: Altenheim 0–5%, Kaserne bis 40% Chlamydien 5–20% Legionellen 0–1%, indirekte Daten bis zu 5%
10% viral	Influenza bis 8%, meist plus Bakterien Andere 1%
20–50%	Ursache nicht zu sichern (wegen antibiotischer Vorbehandlung, Transportzeit > 2 h, insuffiziente Materialgewinnung und Verarbeitung, sehr frühem Erkennen der AEP oder negativer Serologie)

Tab. 22.3 Erregerspektrum bei Risikofaktoren

Pflegeheime	Etwas häufiger GNB
Demenz	Aspirationspneumonien mit Enterobacteriacae
Reisen	Legionellen bedenken
COPD	Prednisolon und Antbiosen: resistente Keime und Pseudomonas
Tiere	C. psittaci, C. burnetti, NTM: Schafe, Vögel, Mäuse, Wild, Fische

Tab. 22.4 Laborwerte, mehr abhängig vom Patienten als vom Erreger

> 15000/µl plus toxische Granulation	Denke an Pneumokokken und Hämophilus
> 10000/µl	Denke an Legionellen und Staph. aurus
<10000/µl	Denke an atypische Erreger und Viren
< 4000/µl und > 30000/µl	Sehr schwere Pneumonie
Im Normbereich	Bei alten Menschen

Tab. 22.5 Röntgenbefund und Ätiologie, im Einzelfall unsicher

Homogene, flächenhafte Infiltration	Pneumokokken, Mycoplasmen
Mehr als ein Lappen	Legionellen, Mycoplasmen oder schwere Pneumonien
Disseminierte fleckige Infiltrationen	Legionellen
Interstitielles Muster	Virale Genese
Alveoläres Muster, »milchglasartig«	Pneumocystiis carinii (HIV bedenken)
Nekrose mit multiplen kleinen Einschmelzungen	β-Streptokokken
Multiple peribronchiale Infiltrate und Abszedierung	Staph. aureus, Anaerobier, GNB
Abszedierung in den Segmenten 2, 6 und 10	Verdacht auf Aspiration
Pleuraerguss früh, groß, progredient	β-Streptokokken
Pleuraerguss	25% bei Pneumok., 50% bei Staph., > 50% bei Strep. pyogenes.
Hiluslymphknotenvergrößerungen	Mycoplasmen, Mycobakterien

AEP ist eine Infektion des Lungenparenchyms. Sie kann vorliegen, wenn
- eine Krankenhausentlassung mehr als vier Wochen zurückliegt,
- keine systemische Abwehrschwäche (AIDS, Leukämie etc.) vorliegt,
- es sich bei den Patienten nicht um terminal Kranke handelt (z. B. metast. NPL, terminale Lebensphase bei Multimorbidität).

Die klinische Risikostratifizierung findet durch den erfahrenen Arzt (bestes Kriterium!) statt. Weitere Kriterien sind in Tab. 22.6 angeführt. ATS-Kriterien zur Aufnahme auf die Intensivstation bei SCAP sind in Tab. 22.7 aufgeführt.

Bei noch akzeptablen Blutgasen kann man einem Menschen ansehen (Blickdiagnose), wenn er sich erschöpft. Die nichtinvasive

■ Tab. 22.6 Risikostratifizierung bei AEP

	CRB-65-Index	CURB-Index
Confusion	Eintrübung?	Eintrübung?
respiratory rate	Frequenz > 30/min	Frequenz > 30/min
blood pressure	< 90/60 mmHg	< 90/60 mmHg
Alter > 65 Lj	evtl. > 70 Lj.	
Urea-N		> 7 mmol/L, also die Niereninsuffizienz
Risiko: 0 Kriterien: Letalität 1%; 1 Kriterium: Letalität 8%; 3–4 Kriterien: Letalität 30%		

■ Tab. 22.7 ATS-Kriterien für die Aufnahme auf die Intensivstation ITS bei SCAP

Major-Kriterien (1 Kriterium)	1. Notwendigkeit der Beatmung 2. Katecholaminpflichtig > 4 h (Sepsis)
Minor-Kriterien (2 Kriterien)	1. Respiratotischer Quotient $PaO_2/FiO_2 < 250$ 2. Multilobuläre Infiltrate 3. Schock mit RRsy < 90 mmHg
Weitere Kriterien	Rasche Dynamik Mit Zunahme der Infiltrate AF > 30/min Veränderung des Bewusstseinszustandes Verschlechterung der Nierenfunktion Azidose Organversagen

■ Tab. 22.8 Ambulante Behandlung einer AEP (aCAP)

ohne Risikofaktoren	1. Wahl Amoxicillin; alternativ Makrolide, Doxycyclin
mit Risikofaktoren	1. Wahl Amoxycillin/Clavulansäure (evtl. plus Makrolid) 2. Wahl Moxifloxazin oder Cefuroxim

Beatmung sollte früh bedacht werden. Beachten muss man die Atemfrequenz, den Stresszustand, Blutgase im Verlauf und auch das PCO_2.

Die ambulante Behandlung einer AEP ist in ■ Tab. 22.8 zusammengefasst.

Risikofaktoren sind:
- schwere Begleiterkrankungen,
- Alter > 65–70 Lj.,
- Antibiotika-Vorbehandlungen,
- CURB/CRB-65 > 0.

Die **klinische Kontrolle** erfolgt nach 48 h, die radiologische Kontrolle bei Verschlechterung mit KH-Einweisung. Komorbiditäten und Soziales sind zu bedenken, im Zweifel ist eine Einweisung mit rascher Entlassung vorzuziehen. Bei Tumorverdacht muss man zwischen Sofortdiagnostik und Diagnostik nach Abklingen abwägen (2–4 Wo.). Die Krankenhausbehandlung einer AEP fasst ■ Tab. 22.9 zusammen.

Risiko für Pseud. aerug. In Deutschland ist Pseudomonas bei CAP sehr selten die Ursache, selten bei schwerer COPD, wiederholten stationären Aufenthalten, wiederholten Antibiosen und hochdosierter

Tab. 22.9 Krankenhausbehandlung einer AEP (hCAP) (CURB/CRB-65>0)

Ohne Risiko für P. aeruginosa	1. Wahl Amoxycillin/Clavulansäure (evtl. plus Makrolid) 2. Wahl Moxifloxazin oder Cefuroxim
Mit Risiko für P. aeruginosa	1. Wahl Piperacillin/Tazobactam oder Imipenem (+/– Makrolid) 2. Levofloxazin 3. Amoxycillin/Clavulansäure plus Ciprofloxazin 4. Keimbestimmung, um Übertherapie zu vermeiden (diese Therapie wird im ländlichen Bereich in der Regel überzogen)

Tab. 22.10 Betreuung auf ITS oder Wachstation-IMC (schwergradige CAP = sCAP)

Ohne Risiko P. aeru.	1. Wahl Piperacillin/Tazobactam (oder Ceftriaxon) +/- Makrolid 2. Alternativ Moxifloxazin
Risiko für P. aeru.	1. Wahl Piperacillin/Tazobactam (oder Imipenem) 2. plus Ciprofloxazin oder 3. plus AG/Makrolid 4. Keimbestimmung, um deeskalieren zu können
Risiko für Legionellen	Plus Urin-AG-Test oder gleich plus Makrolid

Prednisolon-Therapie. Bei massiven Deformierungen und Kolonisation muss man Pseudomonas bedenken. Das Risiko ist deutlich erhöht bei Bronchiektasen und natürlich bei der Mukoviszidose (Vorbefunde).

Entsprechende Untersuchungen sind:

- CRP,
- Röntgen-2-Ebenen,
- internistisches Routinelabor,
- SBH oder $SäO_2$,
- ggf. PCT.

Mikrobiologie ist in diesem Zusammenhang ohne gesicherten Nutzen: Empfohlen werden zwei Blutkulturen und bei eitrigem Sputum eine umgehende mikrobiologische Verarbeitung (dies deckt sich nicht mit der täglichen Erfahrung). Punktion: Pleuraerguss > 10 mm (pH, Eiweiß, Bakt.); nach unserer Erfahrung bei PE ohne Binnenechos und kleinem Erguss in der Regel parapneumonisch und Punktionsbefund in der Regel negativ. Wenn Punktion, dann am besten mit dünnem Katheter alles komplett ablassen.

Legionellen-AG-Test-Urin sollte bei Reiseanamnese, Immunsuppression, Wasseraufbereitungsanlage, Verneblung vorgenommen werden.

Die **Therapiedauer** beträgt bei unkomplizierten Fällen 7–10 Tage, bei Risikokonstellationen 10–15 Tage.

Aus der Praxis

Eine persönliche Anmerkung nach 25 Berufsjahren: Die 7–10 Tage sehe ich sehr kritisch. Einerseits haben diese Studien mit ihrer speziellen Interessenlage (»Unser tolles Antibiotikum wirkt schnell«) eine schwache Validität, weil die geprüfte These sehr selektiv ist (Gleichwertigkeit bei kürzerer Therapie). Andererseits beobachtet man bei diesen kurzen Therapiezeiten noch lange Zeit Symptome mit Arbeitsunfähigkeit und hat hohe Wiederaufnahmeraten.

Verlaufskontrolle Zuerst klinisch. CRP hängt drei Tage nach, kann also initial ansteigen trotz Besserung; Routine- Röntgen-Kontrolle nur bei Verschlechterung (aus Praktikabilitätsgründen erfolgt diese aber stets vor Entlassung); letzte Röntgen-Kontrolle (falls NPL) wäre denkbar nach 4–6 Wo., SBH oder $SäO_2$ bei initialer Hypoxie. Bei initial kritischen Patienten, wenn man Angst vor der Beatmungspflichtigkeit hat: initial PCT und Verlaufskontrollen nach 12, 24 und 36 h.

Eine **Bronchoskopie bei CAP** ist nur bei Verdacht auf NPL, seltenen Erregern oder Immunsupprimierten zu erwägen (Tab. 22.10).

Therapieversagen ist die kniffligste Fragestellung im Alltag. Natürlich sind hohes Alter, schlechte Mobilität und Lungenbelüftung ganz wesentlich – deshalb ist eine frühe und gute Mobilisation wichtig. Bei diesen Patienten ist die Primärerkrankung oft gepaart mit Komorbiditäten, etwa einem steten pumonalvenösen Rückstau. Da kann auch eine intermittierende Maskenbeatmung bedacht werden.

Es gibt vier wesentliche Aspekte im Verlauf:

- Therapieversagen (▶ Kap. 21 und 25),
- Pleuraerguss/Empyem (▶ Kap. 13 und 29),
- Abszedierung (▶ Kap. 28),
- Aspirationspneumonie (▶ Kap. 24).

Immunschwächen sind selten. Natürlich muss man an AIDS denken. Ebenso können Leukämien und Lymphome ihre Erstmanifestation im Lungen-Interstitium haben.

Legionellenpneumonien können trotz negativem Urin-AG-Test vorliegen (Sensitivität um 80%). Deshalb eher großzügig mit Makroliden i.v. umgehen, besser scheinen Chinolone (meist Levofloxazin) mit schnellerem und besserem Ansprechen, als Kombinationspartner. Makrolide sollte man über 20 Tage geben, falls die Besserung nur langsam ist. Rifampicin hat keine gesicherte Wirkung. Bei C. pneumoniae und C. burnetti sowie bei Mycoplasmen sollte man bevorzugt Makrolide einsetzen.

Pilze sind eigentlich nie die Ursache. Das gibt es nahezu nur bei Menschen mit AIDS oder schwerer Knochenmarkssuppression bei hämatologischen Neoplasien und Chemotherapien. Candida im Sputum und Trachealsekret sind eigentlich immer Kolonisatoren (deshalb kann man diese trotzdem mal antimykotisch reduzieren), Candida-AK haben keine Wertigkeit. **Aspergillosen** (Mukoviszidose, Asthma, Bronchiektasen) und **Aktinomykosen** (Alkohol und schlechter Zahnstatus) sollte man aber schon bei gegebener Konstellation bedenken. **Histoplasmose** (rundherdartig wie Tuberkulome) ist endemisch in Amerika.

Resistenzen sind recht selten bei einem ländlichen, bescheidenen Patientengut (Betalaktam-AB und Cef2 fast immer erfolgreich) und recht häufig im urbanen Bereich. Die lokale mikrobiologischen Diagnostik kann abgefragt werden.

Gegen Makrolide als Monotherapie gibt es zu häufig Resistenzen. Auch ist der Wirkbeginn zu milde und zu verzögert. Vortherapien sind abzufragen. Chinolone erfüllen als Monotherapie meist auch nicht die Erwartungen. Selbst die aus der Gruppe 3 und 4 haben oft nur einen Anfangserfolg, aber keine »durchschlagende« Wirkung.

Empyeme sind zu bedenken. Deshalb muss man Pleuraergüsse sonographisch im Verlauf beurteilen. Ein komplettes Ablassen des granuozytären Pleuraergusses mit dünnem Katheter ist von Vorteil –auch abgekapselt an ungewöhnlicher Lokalisation. Manchmal beobachtet man auch die Entwicklung eines **Abszesses** im Verlauf, z. B. bei Septenbildung nach inkomplettem Ablassen, wenn man »nur« mit der Nadel abpunktiert.

Neoplasien als Stenosen, Alveolarcellkarzinom, Lymphome und Metastasen sind zu bedenken. Die Lymphangiosis, gerade bei Z.n. Mamma-CA vor zehn Jahren, muss man ebenfalls bedenken.

Die **organisierende Pneumonie** ist m.E. wesentlich häufiger, als in der Wissenschaft bedacht. Analoges gibt es bei der Tuberkulose. Unter Therapie erholt sich das Immunsystem, und es kommt zur überschießenden Abwehr mit »Karnifizierung«. Die Grenze zwischen organisierender Pneumonie, Vernarbung-Verschwartung und schwerer Pneumonie ist fließend. (Anmerkung: Diese vermeintlich scharfe Grenze zwischen COP und protrahierter Pneumonie wird auch zunehmend in Frage gestellt.) Deshalb tauchten in den letzten Jahrzehnten die sehr unterschiedlichen histologischen Beschreibungen, wechselnden Klassifikationen und Empfehlungen auf.

Aus der Praxis

Empirisch haben wir hier sehr gute Erfahrungen mit Therapieversuchen über einige Tage mit 3 × 10 mg Prednisolon, wenn der Verlauf sehr protrahiert ist. Das sollte man über mehrere Wochen mit einem Antibiotikum kombinieren.

Natürlich sollte man die Gruppe der **interstitiellen Lungenerkrankungen**, Granulomatosen und Vaskulitiden bedenken. Die Pneumonie kann ja nur eine Komorbidität sein. Also muss man auf Lungenfibrosen bzw. idiopathische Alveoloitiden prüfen, ebenso auf COP/BOOP, M. Wegener, Churg-Strauss, eosinophile Pneumonien (ultraselten) – und die EAA (Vögel, Pilzsporen, organische Stäube).

Tuberkulose und atypische **Mycobakterien** müssen ebenfalls bedacht werden. Beide werden durch Moxifloxazin erst mal etwas kaschiert.

Last not least die **Lungenembolien:** Die Pneumonie kann Ursache und Folge sein. D-Dimer ist sinnlos beim Infekt (zudem nach neueren Untersuchungen bei einem Viertel der Thrombosen negativ). Echo-

22

Tab. 22.11 Antibiotika-Therapie der ambulant erworbenen Pneumonien

Penicillin G	Es erfasst die Pneumokokken und Streptokokken sehr effektiv und preisgünstig; in Deutschland selten Resistenzen. Für die »blinde« Initialtherapie ist das Spektrum zu eng.
Amoxicillin	Es erfasst die Pneumokokken und 85% der Hämophilusstämme.
Amoxicillin/Clavulansäure	Es bezieht Staph. aureus, alle Hämophilusstämme und Moraxella catarrhales mit ein. Bei Aspirationen werden die Anaerobier mit erfasst.
Cephalosporine	Cefuroxim hat peroral eine geringe Verfügbarkeit. Die dritte Generation gilt als breit; sie ist im grampositiven Bereich allerdings zu schwach. Deshalb spielen Cephalosporine bei AEP eine geringe Rolle.
Flucloxazillin	Es erfasst nur Staph. aureus wirksam, ist also initial nicht geeignet.
Chinolone	Sie erfassen Hämophilus wirksam. Indiziert bei Bronchiektasen oder COPD, die meist mit Hämophilus kolonisiert und infiziert sind. Besiedelungen mit Pseudomonaden werden mit erfasst, allerdings rasche Resistenzentwicklung ohne wirksamen Kombinationspartner. Also gute Partner im GNB-Bereich. Moxifloxacin und Levofloxazin werden sehr propagiert und sind gut, allerdings nicht ganz selten Therapieversager bzw. schwacher Erfolg.
Makrolide	Sinnvoll bei Mycoplasmen, Chlamydien, Legionellen, Psittakose. Sie erfassen aber auch Pneumokokken und andere Bakterien. »Mildes«, bakteriostatisches Antibiotikum, Wirkungsbeginn > 3 Tage. Bei Legionellen mittlerweile Chinolone/Levofloxazin 1. Wahl. Guter Kombinationspartner bei Risiko-Patienten.

und Venensonographie sind meist diagnostisch. Was man macht man bei Verdacht und negativem Echo/Venensono? Im Falle eines Therapieversagens oder rezidivierenden Pneumonie das Angio-CT. Nicht sehr selten war der asymmetrische Pulmonalisfluss initial der erste Hinweis.

22.4 Therapie

Die Antibiotika-Therapie der ambulant erworbenen Pneumonien fasst Tab. 22.11 zusammen.

Amoxicillin/Clavulansäure In Kombination mit einem Makrolid ist im ländlichen Raum, mit geringen Resistenzen, nahezu jede AEP erfolgreich zu behandeln. Dies ist gerade bei schweren Pneumonien wichtig, denn die Prognose hängt davon ab, den Erreger bereits initial erfasst zu haben. Es werden nahezu alle praktisch relevanten Erreger erfasst, bei guter antibiotischer Wirkung und Verträglichkeit. Pneumonien, die als »therapieresistent« eingestuft wurden, klingen hierunter meist ab. Günstig ist die Gabe von Amoxicillin/Clavulansäure initial i.v. für einige Tage, dann peroral.

Aktuelle, weiterführende Literatur

American Thoracic society (1993) Guidelines for the initial management of adults with community-acquired pneurnonia: diagnosis, assessment of severity, and initial antimicrobial therapy. Am Rev Respir Dis 148:1418

Dalhoff K, Braun J, Maass M, Wießmann KJ (1996) Invasive Pneumoniediagnostik bei ambulant erworbenen Pneumonien. Pneumologie 50:687

Deutsche Gesellschaft für Pneumologie (1997) Empfehlungen zur Diagnostik der ambulant erworbenen Pneumonie. Pneumologie 51:69

Drömann D et al. (2008) Therapie der ambulant erworbenen Pneumonie. Pneumologie 62:411

Höffken G, Lorenz L et al. (2005) S3-Leitlinie zu ambulant erworbener Pneumonie und tiefen Atemwegsinfektionen. Pneumologie 59:612

Höffken G, Lorenz L et al. (2009) Epidemiologie, Diagnostik, antimikrobielle Therapie und Management von erwachsenen Patienten mit ambulant erworbenen unteren Atemwegsinfektionen sowie ambulant erworbener Pneumonie – Update 2009. S3-Leitlinie. Pneumologie 63:549–577

Höffken G et al. (2010) Guidelines for the management of lower respiratory tract infections and community-acquired pneumonia – Summary of the update 2009. Pneumologie 64:149–154

Mandell LA et al. (2007) IDSA/ATS Consensus Guidelines on the management of community aquired pneumonia in adults. Clin Infect Dis 44, Suppl 2:S27

Nosokomiale Pneumonien

DGP-Papier

Nosokomiale Pneumonie: Prävention, Diagnostik und Therapie. Konsensuspapier der DGP, PEG und DGAI. Pneumologie 2003; 57:532–545

23.1 Definition

Pneumonien sind laut Definition dann nosokomiale Pneumonien (NP, hospital acquired pneumonia = HAP), wenn sie ab dem dritten Tag nach Aufnahme im Krankenhaus (> 48 h) beginnen. Beatmungsassoziiert (VAP, ventilatory associated pneumonia) gilt dies ab dem dritten Tag nach Intubation (> 48 h). Bis vier Wochen nach der Entlassung kann das Keimspektrum nosokomial sein.

Man unterscheidet weiter die early onset pneumonia (EOP) mit Manifestation in den ersten fünf Tagen nach Krankenhausaufnahme von der late onset pneumonia (LOP), die nach fünf Tagen auftritt. Bei EOP erwartet man bei mehr als 50% »ambulante« Keime, bei der LOP bei mehr als 50% »Krankenhauskeime«.

Ab dem dritten Tag in der Klinik tritt bei schwer Erkrankten eine Kolonisation der oberen Luftwege mit Krankenhauskeimen ein. Beatmungspneumonien entstehen bei bis zu 20% der Patienten, die mehr als drei Tage beatmet werden.

Bei Menschen ohne Risikofaktoren, z. B. mit OSG-Fraktur oder anderen umschriebenen Erkrankungen oder Operationen, sind NP während der ersten 3–5 Tage in der Klinik in der Regel nicht auf einen nosokomialen Keim zurückzuführen.

Menschen mit COPD, Bronchiektasen oder anderen chronisch entzündlichen Lungenerkrankungen erkranken meist an der vorbestehenden Kolonisation ihrer Atemwege. Dies kann Hämophilus oder Pneumococcus sein, können aber auch Pseudomonaden sein.

23.2 Inzidenz, Risikofaktoren und Mortalität

0,5–1% der Krankenhaus-Patienten erkranken an nosokomialen Pneumonien. Das Risiko ist bei leichten Erkrankungen nahe null. Es nimmt exponentiell bei schwer Kranken zu, insbesondere bei Beatmeten und mit zunehmender Beatmungsdauer.

Die Mortalität wird mit bis zu 70% angegeben. Allerdings sind »nur« 30–50% dieser Patienten an der NP selbst gestorben (pneumonia attributable mortality), meist war die Grunderkrankung die Todesursache. Eine Bakteriämie ist prognostisch sehr ungünstig, wie auch die Situation, wenn der Erreger Pseudomonas aeruginosa oder Acinetobacter spp. sind.

Erkrankungsrisiko und Prognose sind also eng mit der Grunderkrankung, den Vorerkrankungen, dem Therapieverlauf und dem Alter des Betroffenen verknüpft. Die Inzidenz und das Risiko, an einer NP zu erkranken, sind also nicht an das Keimspektrum geknüpft (sonst müsste ja das Personal ständig erkranken), sondern an die Risikofaktoren:

Risikofaktoren für die Entwicklung einer nosokomialen Pneumonie (NP)

- Beatmung (10–20% bekommen eine NP, dies sind 90% der ges. NP)
- Schwere der Grunderkrankung (insbes. ARDS)
- insbesondere chronische Lungenerkrankungen
- Alter > 70 und Multimorbidität
- Bewusstseinseintrübung und Aspirationsneigung
- Magensonden und Säureblockaden
- Streuherde: Peritonitis, Abszesse und Vor-Antibiosen (insbes. Cef III)
- Liegezeit auf der Intensivstation und besonders Re-Intubationen
- Beatmung (Kolonisation des Systems)
- Dauer der Beatmung und Sedierung
- Mangelnde Hygiene: unsteriles Absaugen, Keimübertragung; Händedesinfektion
- Postaggressionsstoffwechsel, z. B. nach Trauma, Verbrennung
- Katheter (Blase, ZVD, PAK) verändern die Patientenflora schnell
- Stressulkusprophylaxe (Sucralfat verwenden)
- Mundhygiene (deshalb Chlorhexidin empfohlen, absaugen neben Tubus)
- Mangelnde Lagerungstherapie (bevorzugt halbsitzend und Umlagerungen)
- Zu späte Mobilisation (das gilt auch für AEP als Risikofaktor)
- Lange Nahrungskarenz
- Parenterale Ernährung (der Darm ist ein immunmodulierendes Organ)
- Unnötige Antibiose
- Metabolische Störungen (Diabetes, Schilddrüse etc.)
- Mangelzustände (z. B. Phosphat, Vitamine)
- Supprimierte Immunabwehr (Kortikosteroide u.a., die Symptome und das Röntgenbild bleiben lange negativ)

Gesicherte Empfehlungen zur Vermeidung von Beatmungspneumonien

- Nichtinvasive Beatmung bevorzugen
- Falls Intubation unumgänglich: Händedesinfektion, Handschuhe, Tubus aseptisch
- Re-Intubationen vermeiden
- Tracheostoma
- Subglottische Absaugung (stets und gründlich vor Manipulation am Tubus [Extubation etc.])
- Schläuche häufig steril entleeren, Abfluss beachten
- Schlauchwechsel > 48 h
- Absaugung streng steril
- Stringent alle Vorgaben der Sterilität und Desinfektion beachten/dokumentieren
- Lagerung und frühe Mobilisation: Oberkörper hoch, keine Relaxation
- Frühe enterale Ernährung
- Sucralfat statt anderem Magenschutz
- Sonden und Katheter vermeiden, wenn möglich
- Mundhygiene mit Chlorhexidin

23.3 Pathogenese, Mikrobiologie, Diagnostik

Pathogenese Die drei Ursachen der NP sind: Kolonisation und Mikroaspiration, mangelnde Hygiene oder (seltener) hämatogene Streuung.

Die Kolonisation der Mundhöhle und der oberen Atemwege (bald auch Speiseröhre und des ansonsten keimarmen oberen Gastrointestinums – Stichworte enterale Ernährung und Magen-pH) mit den nosokomialen Keimen wird begünstigt durch obige Risikofaktoren; abhängig von der Schwere der Grunderkrankung werden bis zu 75% der schwerkranken Patienten innerhalb von 48 h mit GNB und resistenten Problemkeimen kolonisiert. Die Deszension oder Mikroaspiration der Keime aus dem Pharynx in das Tracheobronchialsystem führen zur Pneumonie. Sedierung und Beatmung begünstigt die Kolonisation und Deszension von Keimen (▶ Kap. 47). Mangelnde Hygiene (z. B. Beatmungsschläuche drainieren zum Patienten, unsteriles Absaugen) ist ein wesentlicher Faktor bei einer NP.

Keimspektrum Die Krankenhauskeime sind meist GNB. Besonders Sie können rasch Resistenzen gegen Antibiotika entwickeln und an andere GNB weitergeben (Plasmide). Damit werden sie zu den dominanten Keimen auf den Stationen mit schwerkranken Patienten und Intensivstationen, auf denen gehäuft Antibiotika (insbesondere Breitspektrumantibiotika) eingesetzt werden. Hierzu gehören übrigens auch Seniorenheime und dort vor allem Altenpflegestationen.

Regional extrem unterschiedliche Keimspektren der nosokomialen Pneumonien

- 20–50%: Gramnegative Bakterien (GNB) (Pseudomaden, Klebsiellen, Coli, Enterobacter u.a.)
- bis zu 30%: Staph. aureus (einzelne bis 15% MRSA)
- bis 40%: Pneumokokken
- 2%: andere Streptokokken
- 10%: Anaerobier (schwer zu bestimmen, da nur bei BAL, geschützter Bürste und korrekter Probenverarbeitung zu sichern, dann 30%)
- 7%: Legionella
- 2%: Pilze
- bis zu 50%: polymikrobiell

Pseudomonasinfektionen sind mit chronischen Lungenerkrankungen, Glukokortikoid-Medikation, langem Aufenthalt auf einer Intensivstation (insbesondere Verbrennungsstationen) und Antibiotika-Therapie assoziiert. An **Legionellen** denkt man bei epidemiologischen Häufungen, alten Menschen und unter Kortikoid-Therapie. **Staphylococcus aureus** (SA) ist mit Koma, Schädel-Hirn-Trauma, Diabetes mellitus und/oder Nierenversagen assoziiert. Ein Problem ist in einigen Zentren der methicillinresistente Keim (MRSA), der nur noch auf Vancomycin anspricht. Anaerobier sind ein Problem bei Aspirationen (z. B. bei Ileus, im Gegensatz zur Mikroaspiration bzw. Deszension) oder nach Bauchoperationen. Meist sind dies Mischinfektionen.

Risikofaktoren für Multiresistenz

- Antibiosen, vor allem wiederholte in den letzen 3 Mo., oder KH-Aufenthalte, Beatmungen, Pflegeinrichtungen, Dialyse, große Wunden
- im Krankenhaus seit > 4 Tagen
- lokales Keimspektrum
- Prednisolon, Chemotherapie, Immunsuppression
- Besiedelung durch: Infusionsbehandlung, Chemotherapie, Antibiosen, Pflegeheime, Krankenhausaufenthalte, Dialyse, Säureblockade

Diagnostik Dies ist ein großes Problem. Die Erregerdiagnostik hat eine schlechte Sensitivität und Spezifität. Einerseits gilt es, unnötige Antibiosen, andererseits sollten Antibiosen nicht zu spät, so früh wie möglich einsetzen. Reglementierungen müssen also mit Unschärfen von 30–50% arbeiten. Verständlich, dass es da recht unterschiedliche Strategien gibt. Der CPIS (clinical pulmonary infection score) beschreibt Leukos, Temperatur, Blutgase (PaO_2/FiO_2), Radiologie, Sputum und die Kultur.

Diagnosekriterien einer nosokomialen Pneumonie NP

- Neues oder persistierendes Infiltrat
- Leukozytose > 12 Gpt/L bzw. < 4 Gpt/L
- Temperatur > 38,5°C oder < 36°C
- Purulentes Bronchialsekret mit mikroskopisch hoher Keimzahl

Sowie bedenken, weil Vorhersagekraft (NPV/PPV) dieser Kriterien gering ist:

- Gasaustausch
- Steifigkeit der Lunge (Beatmungsparameter)
- Purulenz des Sputums ist ein (zu) spätes Zeichen, andererseits unspezifisch
- CT ist wesentlich sensibler als Röntgen-im-Liegen
- Infiltrate können nichtinfektiös bedingt sein (oder »alte« Veränderungen)

Blutkulturen und Pleurapunktate haben eine geringe Sensitivität (bis 25%). Ein Keim, der hierbei gefunden wird, ist so gut wie sicher der infizierende Keim (PPV fast 100%).

Praxis

In vielen Büchern und Leitfäden steht, dass eine Blutkultur ab einem Fieber über 38,5°C abgenommen werden soll. Das ist falsch! Ab dieser Temperatur wurden die Keime bereits lysiert, wobei die exogenen und endogenen Pyrogene den Fieberanstieg bewirken. Richtig ist die Entnahme der Blutkultur unter 38°C.

Die mehrfache Entnahme erfolgt also, wenn der Patient kein Fieber hat und wenn, idealerweise, die Temperatur gerade im Ansteigen ist.

Mikrobiologische Untersuchung Trachealsekret/Sputum versus geschützte Bürste versus BAL – ohne große Unterschiede, wenn eine Kultur angelegt wird. Wesentlich ist die sehr schnelle Verarbeitung. Unter 4 h ist schon zu lange. Es sollte unter 2 h sein. Rachenflora muss gerade beim Sputum ausgeschlossen werden (< 10 Epithelien, > 25 Granulozyten usw.), die Färbung beschreibt meist zeitnah und sehr gut den dominierenden Keim bzw. das Keimspektrum: also ein Muss.

Der quantitative Ausstrich ist was ganz Tolles, auch wenn er nicht gesichert sein soll. Über 10^5 KBE (koloniebildende Einheiten) im Trachealsekret sind relativ sicher der ursächliche Erreger. Bei der Bürste reichen 10^3, bei der BAL 10^4.

Mikrobiologie ist kein Problem bei geradlinigen Fragestellungen. Je immunsupprimierter ein Patient ist und je komplexer und länger der Krankheitsverlauf/Beatmung, desto mehr nähert man sich der Problematik, wie man sie bei der Transplantatlunge beschreibt (▶ Kap. 20).

Serologie spielt keine Rolle. Candida-AK sind obsolet. Antigennachweise bzgl. Pneumokokken von fraglichem Nutzen. Legionellen sind sehr wichtig, aber auch hier muss man die Sensitivität von nur 80% bedenken. Säurefeste (oder fluoreszierende) Stäbe und PCR auf atypische Mykobakterien darf man nicht vergessen.

23.4 Therapie

Für das Risiko, eine NP zu entwickeln, sind die Risikofaktoren des Patienten verantwortlich. Die Kolonisation, die geschwächte Immunabwehr (lokal und systemisch) und die Antibiotika-Therapie werden zum Teufelskreis. Eine Elimination pathogener Erreger kann ein Antibiotikum alleine nicht leisten, wenn die körpereigene Immunabwehr nicht »mithilft«. Die Erreger der NP können trotz Antibiose überleben und entwickeln Resistenzen. Zudem zerstört die Antibiose die körpereigene Flora, die die Mukosa vor der weiteren Infiltration durch pathogene Keime schützt. Eine Antibiotika-Therapie alleine ist also nie die Lösung des Problems.

Antibiose Bis zum Vorliegen einer plausiblen Typisierung und Sensitivitätstestung wird initial eine kalkulierte Antibiotika-Therapie eingeleitet. Bedacht werden müssen die Erreger der AEP sowie GNB, resistente Staphylokokken, Anaerobier und Legionellen.

So wird die Wahrscheinlichkeit, dass der Erreger ein AEP-Keim ist, durch die Unterscheidung early ver-

Tab. 23.1 Kalkulierte Antibiotika-Therapie

Zunächst keine Mikrobiologie	Unkenntnis des Erregers, kalkulierte AB, Färbung hilft
Nicht-Beatmung	seltener Resistenzen oder Multi-Resistenzen
Early-onset-pneumonia	Pneumokokken, Hämophilus, GNB, Staph. a.
Late-onset-pneumonia	mehr GNB, mehr MRSA, mehr Resistenzen

Tab. 23.2 Kalkulierte Antibiotika-Therapie bei NP vor Erregernachweis

< 3 Punkte	3–5 Punkte	> 6 Punkte
Aminopenicillin/BLI	Acylaminopenicillin/BLI	Acyaminopenicillin/BLI
oder Cef 2/3a	oder Cef 3b	oder Cef 3b
oder Chinolon 3/4	oder Chinolon 2/3	oder Carbapenem
	oder Carbapenem	stets plus
		vorzugsweise Chinolon 2/3
		eher nicht mehr ein AG
Risikofaktoren	**Punkte**	
Alter > 65	1	
Strukturelle Lungenerkrankung	2	
Vor-Antibiosen	2	
LOP (late-onset-pneumonia)	3	
Schwergradige respirat. Insuffizienz +/– Beatmung	3	
Extrapulmonales Organversagen (Schock, DIC, ANV, ALV)	4	

Aminopenicillin/BLI ist z. B. Amoxy/Clavulansäure
Acylaminopen/BLI ist z.B. ist z. B. Piperacillin/Tazobactam
Chonolon 2 ist Ciprofloxazin, 3 ist Levofloxazin, 4 ist Moxifloxazin
Cef 2 ist z. B. Cefuroxim, 3a ist z. B. Ceftriaxon, 3b ist z. B. Ceftazidim
AG ein Aminoglykosid wie Gentamycin

sus late-onset-NP von 30% auf 20% reduziert, bzgl. GNB wird die Wahrscheinlichkeit von 20% auf 50% gesteigert.

Es gibt die verschiedensten Leitlinien und Empfehlungen mit recht unterschiedlichen Strukturen von verschiedenen Fachgesellschaften. Am besten und praktikabelsten ist die Vorgehensweise, wie sie von Lorenz und Mitarbeitern publiziert wurde (Lorenz et al. 2003) (Tab. 23.2).

Grundsätzlich ist man immer wieder überrascht, auf welch schwacher Datenbasis die Empfehlungen beruhen, wenn man sich die einzelnen Studien genauer ansieht. Empfehlungen im amerikanischen Bereich lesen sich etwa wie folgt:

23.4.1 Empfehlungen im amerikanischen Bereich

Diagnose ist schwierig, Unsicherheit ist groß, frühe kalkulierte AB verbessert Ergebnisse. Dies führt aber oft zur Überbehandlung (Absicherungsmedizin).

Re-Evaluation 72 h nach Beginn der AB und AB-Anpassung an Antibiogramm.

Lokale Keimspektren berücksichtigen für kalkulierte Antibiosen.

Chinolone 2/3 als Kombinationspartner nicht unwidersprochen (geringe additive Wirkung). Malrolide werden zunehmend favorisiert, weil sehr gute Ergebnisse.

Bei **Staph. aureus** in der Färbung sollte nur bei MRSA-Risiko dies abgedeckt werden. Bei Niereninsuffizienz wird Vancomycin nahezu immer unterdosiert, dann besser Linezolid. Bei negativer Kultur sofortige Deeskalation.

23

Im **GNB** und bzgl. der Abdeckung gegen resistente GNB, ESBL und Pseudomonaden wird wahrscheinlich in der Breite wesentlich übertherapiert (»kein Risiko eingehen«). Dadurch hat man im Einzelfall zwar höhere Sicherheit mit einem besseren Ergebnis, in der Breite aber eine zunehmende Selektion von multiresistenten Keimen mit den bekannten Folgen. Hier muss man bedenken, dass diese Keime oft nur Kolonisationskeime sind bzw. bei nicht ganz optimaler mikrobiologischer Bearbeitung bzw. Materialgewinnung den wahren Erreger sehr schnell dominieren bzw. überwuchern.

Cefalosporine sollten bei dieser Konstellation als Monotherapie vermieden werden. Carbapeneme mit einer De-Eskalations-Strategie wären da bei hohem Sicherheitsbedürfnis und vitalen Indikationen die bessere Wahl.

Legionellen sind zu bedenken bei entsprechenden Risiken. Chinolone II und IV sind die erste Wahl, bevorzugt hier das Levofloxacin. Makrolide sind unterlegen, Erythromycin gibt man nicht mehr, wenn, dann Azithromycin oder Clarithromycin. Therapie über 20 Tage. Rifampicin war gesichert mit Erythromycin, da hat es wohl die vergleichsweise etwas schwächere Wirkung kompensiert. Wenn Rifa, dann aber in sehr hohen Dosierungen, also 2 × 600 mg. Ähnliches gilt ja auch bei Staphylokokkus-Endokarditiden, da wäre die TB-Dosis bei weitem nicht ausreichend. Also bei kritischen Patienten auch Makrolid plus Chinolon erwägen.

Die Rolle der **Anaerobier** bleibt offen bei Aspirationen und Abszessen, man muss aber daran denken, dass diese auf Chinolone und Cefalosporine nicht ansprechen. Diese beiden sollte man also nicht als Monotherapie bei Aspirationsapneumonien einsetzen.

Die **ATS-Empfehlungen** diskutieren, welches Keimspektrum bei welcher Konstellation am wahrscheinlichsten sein könnte. Daraus leiten sich dann die Möglichkeiten zur AB ab. Dies ist zwar praxisrelevant, aber wegen der sehr differenzierten Darstellung mit enormen Unschärfen kann man kaum erwarten, dass Derartiges im klinischen Alltag dann real umgesetzt wird.

23.4.2 Therapiedauer

Die **Therapiedauer** wird mit etwa 3–5 Tage nach klinischer Besserung (Klinik beinhaltet auch die pulmonalen bzw. Beatmungsparameter). Bei chronischen und strukturellen Lungenerkrankungen hat man natürlich eine erhöhte lokale Resistenz und eine schlechtere Penetration des AB in das Gewebe mit Nischen, in denen keine ausreichende MHK erreicht werden kann. In der Regel werden 10–14 Tage als Gesamtdauer erachtet, weil es dann wieder zu Kolonisationen mit resistenten Erregern kommt. Eine Dauer von 7 Tagen wird zunehmend diskutiert, allerdings mit erhöhter Rezidivrate bei gleicher Mortalität. Bei resistenten oder multiresistenten Erregern werden 15 Tage empfohlen.

Aktuelle, weiterführende Literatur

American Thoracic Society (1995) Hospital-acquired pneumonia in adults: diagnosis, assessment of severity, initial antimicrobial therapy, and preventive strategies. Am J Respir Crit Care Med 153:1711–1725

ATS-Guidelines for the management of adults with hospital-aquired, ventilatory-associated and healthcare-associated pneumonia. www.thoracic.org/sections/publications/statements

Azaouagh A, Stausberg J (2008) Häufigkeit der nosokomialen Pneumonie im Krankenhaus. Pneumologie 62:273

Craven DE et al. (1997) Preventing hospital-acquired pneumonia: current concepts and strategies. Sem Respir Crit Care Med 18:185–200

Ewig S (2007) Diagnostik der nosokomialen Pneumonie: es geht nichtinvasiv, aber nicht ohne Konzept. Pneumologie 61: 224–225

Ewig S, Päuker S, Tasci S, Schäfer H, Lüderitz B (1996) Diagnostik von Beatmungspneumonien: Grundlagen, Techniken, Ergebnisse, vorläufige Empfehlungen. Pneumologie 50:718

Lode HM et al. (1998) Nosocomial pneumonia in the critical care unit. Crit Care Clin 14:119

Lorenz J et al. (2003) Nosokomiale Pneumonie: Prävention, Diagnostik und Therapie. Ein Konsensuspapier der DGP, PEG und DGAI. Pneumologie 57:532

Sanchez-Nieto JM et al. (1998) Impact of invasive and non-invasive quantitative culture sampling on outcome of ventilator associated pneumonia. Am J Respir Crit Care Med 157:371

Torres A, El-Ebiary M (1997) Diagnostic approaches and hospital-acquired pneumonia. Sem Respir Crit Care Med 18:149

Aspirationspneumonie

Geriatrie

Schariatzadeh R et al. (2006) Differences in the features of aspiration pneumonia. J Am Geriatr Society 54:296

24.1 Grundlagen

Kleinste Mikroaspirationen sind physiologisch bei 50% der Gesunden szintigraphisch nachweisbar und ohne Konsequenzen. Bewusstseinsgestörte Menschen (z. B. Zerebralsklerose) mit Bettlägerigkeit aspirieren häufiger. Aspirationen werden bedeutsam bei zunehmender Menge und Besiedelung des Rachens mit pathogenen Keimen. Dies ist zudem die häufigste Ursache für das Entstehen von nosokomialen und ambulant erworbenen Pneumonien pflegebedürftiger Menschen (◘ Tab. 24.1).

Selten sind die akuten Makroaspirationen von Mageninhalt oder bei Ileus. Große Aspiratmengen (Makroaspirationen) und ein pH < 2,5 begünstigen das »Angehen« einer Aspirationspneumonie. Bei großen Mengen kann auch die normale Rachenflora zur Pneumonie führen.

Von toxischen Aspirationen spricht man bei Magensäure, Chemikalien und Pflanzensporen (Feuerspucker), Magensäure, Benzin (beim Ansaugen), Öle (Nasentropfen) u.a.

Zur Abklärung einer Aspirationspneumonie gehören das Röntgen, die Ösophagogastroskopie, Bronchoskopie (Fremdkörper, Mikrobiologie) und eine Inspektion der Zahntaschen. Die Bronchoskopie wird umgehend durchgeführt, bevor sich bei Fremdkörperaspiration (z. B. Fleischbolus) eine abszedierende Retentionspneumonie entwickelt. Bereits nach wenigen Tagen wäre der Fremdkörper in einem Granulom organisiert und »festgewachsen«.

24.2 Diagnostik

Röntgen Das Infiltrat findet sich in den abhängigen Segmenten. Je nach Körperlage sind dies meist Segment 2 und Segment 6, 10. Typischerweise erwartet man akut ein lobäres, alveoläres, flächenhaftes Infiltrat. Multiple und wechselnde Herde beiderseits entstehen bei rezidivierenden Aspirationen.

Bakteriologie Typischerweise trifft man auf eine Mischinfektion mit 3–4 Keimen. Dies sind Keime aus der Flora der Mundhöhle, die einzeln nicht pathogen genug sind. Bei infizierten Zahntaschen oder nach Fremdkörperaspiration muss es sich nicht um eine Mischinfektion handeln.

Das Keimspektrum hängt von der Besiedelung ab. Bei hospitalisierten Menschen – insbesondere auf Intensivstationen – sind es mehr GNB und multiresistente Keime, ambulant eher die grampositiven Erreger.

Keimspektrum bei Aspirationspneumonie

- Anaerobier-Infektionen, vor allem Peptokokken, Peptostroptokokken, Fusobakterium, Bacteroides spp.
- Gehäuft GNB und Betalaktamasebildner
- 10% Kokken (z. B. Strept. pyo., Staph. aureus)
- 20% gemischt, also polymikrobiell

24.3 Therapie

Allgemeinmaßnahmen Stabile Seitenlage bei Bewusstlosigkeit, ggf. Sicherung der Atemwege; Säureblocker, Magensonde bei diabetischen Gastroparese oder Ileus müssen eigentlich nicht gesondert erwähnt werden. Bronchoskopisches Absaugen und die Entfernung von Fremdkörpern sollten umgehend durchgeführt werden. Bei der Gelegenheit wird über eine geschützte Bürste Material zur mikrobiologischen Untersuchung entnommen. Eine Therapie der Grundkrankheit (z. B. Divertikelresektion, Ketoazidose etc.) bzw. die Beseitigung prädiponierender Faktoren (z. B. durch Zahnsanierung) versteht sich ebenfalls von selbst.

Antibiose Früher wurde Penicillin G propagiert (als es noch nicht so viele Resistenzen gab). Clindamycin erwies sich dann über die Jahre als zunehmend überlegen, Erfolgsquoten lagen aber nur 80–90%.

Heute empfiehlt sich bei ambulanter Aspiration Aminopenicillin/BLI. Moxifloxacin ist ebenfalls denkbar. Bei nosokomialer Aspiration favorisiert man eine Kombination Ceph-3 mit Clindamycin oder Piperacillin-BLI. Ebenso Imipenem möglich (z. B. Stepdown-Konzept).

Bei hospitalisierten Patienten gelten die Regeln der nosokomialen Pneumonien. Bei vitaler Bedrohung, also z. B. schwerer Aspiration bei Ileus, kombinieren wir sofort Aminopenicillin/BLI hochdosiert mit Moxifloxazin oder Ciprofloxazin.

Tab. 24.1 Prädisposition zur Aspirationspneumonie

Bewusstseinsverlust	Sedierung, Alkohol
Gestörte Schutzreflexe	Sedierung, Alkohol, Zerebralsklerose, Zerebr. Insult
Reflux	Achalasie, Sklerodermie, Ösophagusdivertikel, Thoraxmagen, Magenausgangsstenose, Ileus. Magensonde als Leitschiene
Fistelung	Ösophagotracheale Fistel, z. B. bei Tbc, Karzinom
Infizierte Zahntaschen	Staph. aureus, Strept. pyo. u. Actinomyces bedenken; häufig Assoziation mit Alkoholabusus
Schwangerschaft	Mendelson-Syndrom, ggf. mit ARDS und/oder Sekundärinfektion
Magensonde	Die Sonde beeinträchtigt die Ösophagusmotilität bzw. Sphinkterfunktion und ist eine Leitschiene
Intubation	Die Stirnbänder werden gespreizt, der Cuff kann Mikroaspiration nicht verhindern, bei zu geringem Cuffdruck ständige Aspirationen
Tracheostoma	Störung der Schutzreflexe, insbesondere des Abhustens
Diabetes mellitus	Ein erhöhter BZ, vor allem bei Ketoazidose, führt akut zur Gastroparese, eine vegetative Neuropathie führt zur chronischen Gastroparese
Ileus	Rückstau, Kolonisation, Miserere etc.
Anderes	Flach- und Rückenlagerung bei Beatmung Gastroskopien bei Nicht-Nüchternen oder Ileus Alkalische nächtliche Aspirationen bei ständig zu spätem Abendessen plus Alkohol (Weißbier, Rotwein), führen oft zur chron. Bronchitis

Bei infizierten Zahntaschen rechnet man auch mit Staphylococcus aureus sowie Streptococcus pyogenes und muss auch an eine Aktinomykose und Anaerobier denken.

Die Dauer der Antibiose hängt vom radiologischen Verlauf ab. Oft kommt es zu wiederholten Aspirationen, insbesondere bei nichtsachgemäßer Ernährung (Ergotherapie/Logopäde einbinden). 15 Tage sind bei rezidivierendem und schwerem Ereignis in der Regel nicht ausreichend. Dann werden eine PEG-Sonde und evtl. sogar ein Tracheostoma erforderlich. Günstig ist auch 4-mal pro Tag eine hochdosierte Ipratropiuminhalation bzw. Spülung der Mundhöhle. Dies beherrscht eine Hypersalivation mit ständigen Aspirationen.

24.4 Sonderformen

Mendelson-Syndrom Hierbei handelt es sich nicht um eine bakterielle Pneumonie, sondern um eine chemische Pneumonitis bei Magensäureaspiration. Es wurde 1947 bei jungen Frauen, die vor der Niederkunft aspirierten, beschrieben. Die Symptomatik kann innerhalb von Minuten schwergradig sein, während sich das Röntgenbild erst langsam entwickelt. Im schlimmsten Fall entsteht ein ARDS.

Es wird umgehend bronchoskopisch abgesaugt, und Fremdkörper werden ausgeschlossen bzw. entfernt. Eine Bronchiallavage hat sich nicht bewährt, da hierdurch die Säure verbreitet wird. Die chemische Reaktion durch die Säure ist bereits nach Minuten irreversibel abgelaufen. Die Therapie entspricht der beim ARDS, vor allem Sicherstellung der Belüftung. Die prophylaktische Gabe von Steroiden ist kontrovers, wegen Superinfektion nach Tagen sind Antibiotika indiziert. Wurde jedoch bei Ileus gestauter Dünndarminhalt aspiriert, dann sollte gleich sehr breit behandelt werden. Wir setzen hier initial ein Aminopenicillin/BLI plus ein Chinolon 4 ein.

Lipidpneumonitis Mineralöle oder pflanzliche Öle werden über längere Zeit aspiriert, bis eine Lipidpneumonitis entsteht. Man fragt bei der Anamneseerhebung nach Nasentropfen und Laxantien. Die Inhalation von Fett- und Öldämpfen oder Ölaerosolen kann ebenfalls zur Lipidpneumonie führen. Das Röntgenbild zeigt ein alveoläres Muster mit flächenhaften Verschattungen. Die Symptomatik reicht von Beschwerdefreiheit bis Lungenentzündung (► Kap. 76).

Eine zytologische Untersuchung aus dem Bronchialsekret oder einer BAL zeigt Makrophagen, die Öltröpfchen enthalten. Eine transbronchiale Biopsie zeigt histologisch das Bild einer Lipidpneumonie. Die chemische Analyse muss zwischen körpereigenem Fett (meist Cholesterin) und Mineral- oder Pflanzenölen unterscheiden. Das Infiltrat sollte sich unter Karenz ölhaltiger Medikamenten zurückbilden.

Cholesterintropfen in Makrophagen finden sich bei einer endogenen Lipidpneumonie; diese entsteht perifokulär um ein Bronchialkarzinom oder um protrahiert verlaufende entzündliche Prozesse (Bronchiektasen, Empyem etc.).

Kohlenwasserstoffingestion Meist sind Kinder betroffen, und meist geht es um Benzin, Möbelpolitur oder Kerosin. Entweder wird aspiriert oder über den Gastrointestinaltrakt resorbiert. Resorbierte Kohlenwasserstoffe werden über die Lunge abgeatmet. Eine Magenlavage oder Magensonde ist wegen Aspirationsgefahr nicht indiziert. Wenn die Atemwege mittels Tubus gesichert und gut geblockt sind, könnte man bei größeren Mengen eine Absaugung (nicht Spülung) erwägen. Bei ARDS wird entsprechend therapiert. Ansonsten ist die Therapie supportiv. Die Prognose ist meist gut. Sie ist abhängig von der Menge, die meist sehr gering ist (akzidentelles Verschlucken). Feuerspucker können große Mengen Petroleum aspirieren; Therapie mit Prednisalon und Antibiose, um Bronchiektasenbildung zu verhindern.

Fremdkörper Das Risiko ist abhängig von der Größe. Der Heimlich-Handgriff wird propagiert: Bei großen Brocken erfolgt sofort ein tiefer Griff in den Rachen, denn es liegt der Brocken oft noch am Larynx. Nüsse und Plastikteile sind beim Röntgen nicht sichtbar. Eine Bronchoskopie erfolgt spätestens innerhalb von zwei Tagen, wegen der raschen Organisation und Verwachsung von Fremdkörpern und wegen des Risikos poststenotischer Pneumonien.

Ganz verrückt ist bei Feuerspuckern die Verwendung von Pulvern, die bestimmte Farnsporen enthalten. Dies kann eine üble granulierende Pneumonie auslösen.

Aktuelle, weiterführende Literatur

Finucane TE, Bynum JP (1996) Use of tube feeding to prevent aspiration pneumonia. Lancet 348:1421

Jaspersen D (1996) Reflux-assoziierte Atemwegserkrankungen. DMW 121:449

Robbins J et al. (2008) Comparisons of two interventions for liquid aspiration on pneumonia incidence. Ann Intern Med 148:509

Sasaki H et al. (1997) New strategies for aspiration pneumonia. Int Med 36:851

Rezividierende Pneumonien

Die Behandlung einer Pneumonie macht in der Regel keine Schwierigkeiten. Beim ersten Rezidiv wird neben der Mikrobiologie (Validität ca. 50%) die Antibiose ausgeweitet. Ratlosigkeit herrscht dann oft bei weiterhin persistierenden bzw. rezidivierenden Pneumonien – und es gibt kein Review o.Ä., da wird's nämlich schwierig.

Bei akuter schwerer Pneumonie können das initiale Röntgenbild und CRP noch nahezu unauffällig sein, während der Betroffene schwer krank ist (Fieber, Atemnot, Schwäche, Tachypnoe, Allgemeinzustand etc.). Das CRP steigt nicht selten während der ersten 2–3 Tage erst richtig an, das Röntgenbild kann bei Aufnahme fast blande sein und am Folgetag ausgedehnte Infiltrate zeigen, die eben am Aufnahmetag noch nicht da waren.

Klinik, Fieber und PCT-CRP-Verlauf: Am ersten Tag nach erfolgreicher Antibiose erwartet man eine klinische Besserung. Nach 2–3 Tagen sollte das Fieber deutlich gefallen sein. CRP sollte ab Tag 4 etwas abfallen, Procalcitonin reagiert jeweils sensibler und viel schneller (gerade bei vital bedrohten Patienten kann man damit innerhalb von 12–24 h erkennen, ob man mit der Antibiose richtig liegt). Der Röntgenbefund kann sehr lange »nachhängen«.

Infiltrate persitieren: Bei hohem Alter und Komorbiditäten 4 Wochen, Restinfiltrate bis zu 10 Wochen. Ebenso sind Rauchen, Tracheobronchialer Kollaps und Alkohol Risikofaktoren für einen prolongierten Verlauf. Natürlich ist das Phänomen ganz ausgeprägt bei Pflegebedürftigen mit mangelnder Belüftung der Lunge (◘ Tab. 25.1).

Organisation: Schwere Pneumonien haben karnifizierend-organisierende Residuen, die in Schwarten und Fibrosen übergehen können. Ebenso ist ein Bronchiektasenbildung mit Peribronchitis nicht selten (vorübergehend, meist nicht dauerhaft).

Natürlich gibt es auch **Resistenzen**. Daran muss man bei der nosokomialen Pneumonie immer denken (► Kap. 24). Bei der ambulant erworbenen Pneumonie im ländlichen Bereich sind diese doch recht selten, in den Städten häufiger. Ganz schlimm ist es in Spanien und Ungarn.

Vaskulitiden sind zu bedenken, also z. B. Lupus erythematodes, M. Wegener, Churg-Strauss-Syndrom. Letzteres ist meist, aber nicht immer mit schwerem Asthma assoziiert. Die viel zitierten antikörperinduzierten pulmonalen Hämorrhagie-Syndrome sind absolute Super-Raritäten, ebenso die eosinophilen Pneumonien (medikamenteninduziert, idiopathisch usw.).

Interstitielle Lungenerkrankungen und Alveolitiden müssen bedacht werden, allen voran die exogen allergische Alveolitis. Die Sarkoidose kann mal wie eine akute beidseitige, interstitielle Bronchopneumonie erscheinen.

Alveolarproteinose (genetisch bedingte Störung des Abbaus von Surfactant) mit Superinfektion kann man ebenfalls als extrem selten einstufen.

Lymphome und Leukämien mit einer pulmonalen Erstmanifestation sind nicht ganz selten. Auch das Plasmozytom kann sich mal zuerst als Lungeninfiltrat darstellen.

Relativ häufig die **COP/BOOP**. Meist als Zustand nach Infektion, der sich dann »verselbstständigt«. Kann auch eine toxische Inhalation von Räuchen oder Gasen sein, beispielsweise von Imprägnierspray. Die chronische Entzündung und Sekretion, meist gepaart mit einer chronischen Lungenerkrankung, führt dazu, dass sich eine bakterielle Kolonisation immer mehr ausweitet, bis zur Infektion. Das Lungengewebe verschwartet, vernarbt, in der CT wirkt es oft diffusfleckig, wie eine Bronchopneumonie mit fibrotischen und soliden Anteilen. Dazu gibt es viel Literatur, die eher schwer strukturierbar ist.

Sogenannte **COP/BOOP oder organisierende Pneumonie**: Aus der Sicht der täglichen Praxis erscheint dies wie eine Verselbstständigung der Entzündungsreaktion. Selten ist es eine klassische und »richtige« BOOP, die einer mittelfristigen Prednisolon-Therapie bedarf. Meist ist es eher unspezifisch, mit Prednisolon für 3–5 Tage hat man diesen Prozess dann meist erfolgreich behandelt. Das ist ganz häufig.

Zu bedenken sind **Zoonosen**, also Brucellen, Chlamydien (burnetti, psittaci) bei Vogel-, Schaf- oder Schweinehaltung sowie im Forstwesen.

Legionellen und Pseudomonaden treten im Zusammenhang mit alten Klimaanlagen, dekorativen Raumluftbefeuchtern und Zimmerspringbrunnen ebenso auf wie z. B. bei alten Bewässerungs- oder Sprenkelanlagen.

Pilze sind extrem selten bis nie die Ursache. Dies ist eigentlich nur bei schweren hämatologischen Erkrankungen mit Leukopenie zu erwarten. Aspergillen bedenkt man bei Bronchiektasen (Mukoviszidose) oder einschmelzenden Prozessen und Höhlenbildung (Silikose, Metastasen, alte Abszesse etc.). Die Histoplasmose (Herde wie Tuberkulome) wurden bei USA-Reisenden beobachtet (Südstaaten-Höhlen-Fledermäuse). Andere Pilze gibt es bei AIDS (Coccidioidomykose, Blastomykose, Cryptococcose). Dies muss man auch mal als Erstdiagnose bedenken, tritt meist ganz unerwartet auf (Kenia-Urlaub wird gerne verschwiegen).

Tab. 25.1 Ursachen für rezidivierende Pneumonien

Lokal rezidivierend	
Bronchialkarzinom	Persistiert ein Infiltrat trotz Antibiose, so ist in 7% der Fälle mit einem BC zu rechnen; ist der Patient Raucher und über 60 Jahre, so liegt die Wahrscheinlichkeit bei 17%
Fremdkörper	Häufig bei Kindern (z. B. sind Nüsse und Plastik Röntgen-negativ), Alkoholikern, Behinderten
Bronchiektasen	Cystische Fibrose, deformierende COPD, Traktions-BE bei Z. n. Tb, Silikose oder Sarkoidose, Z. n. schwerer Pneumonie. Diagnose: HRCT, BAL auch auf NTM und Aspergillen
Karnifizierend-organisierende Pneumonie	Schwere und protrahiert verlaufende Pneumonien, häufig bei alten Menschen. Recht häufig
Lymphknoten	Vergrößerte Lymphknoten komprimieren einen Bronchus mit Sekretverhalt. Vorkommen bei Neoplasie oder Tuberkulose
Mittellappensyndrom	Ein instabiles Bronchialsystem oder Lymphknotenschwellungen führen zum Sekretverhalt. Betroffen ist meist der Mittellappen oder die Lingula (► Kap. 16)
Lungensequester	Angeborene akzessorische Segmente haben meist keine oder nur eine rudimentäre Belüftung. Die Folgen sind ein Sekretverhalt und rezidivierende Infektionen
Dystelektase	Mangelnde Belüftung und Sekretstase, z. B. postoperativ oder Kompressionsatelektase bei Pleuraerguss oder Zwerchfellparese
Tuberkulose	Oder atypische Mykobakteriosen
Kinder	Lipoid Pneumonitis, primär/sekundär
Rezidive mit wechselnder Lokalisation	
Zystische Fibrose	Gerade bei Kindern, die angeblich ein Asthma haben sollen
COPD	Clearancestörung bei Kollaps-Syndrom oder Deformierungen
Chronische Sinusitis	Sinubronchiales syndrom mit nächtl. Aspirationen
Aspirationspneumonien	► Kap. 24
Lungenembolien	Auch bei negativem Venensono oder Echo bedenken
Herzinsuffizienz	Stauungsbronchopneumonie
Infizierte Zahntaschen	Meist Alkoholiker mit Aspirationspneumonien
Rechtsherzendokarditis	Insbesondere bei intravenös Drogenabhängigen. Es finden sich flüchtige Infiltrate mit wechselnder Lokalisation
Ziliendyskinesie	Besteht ein Situs inversus? Äußerst selten
Hämatologische Erkrankungen	Immunschwäche (humoral, zellulär), AIDS

Nokardien, Mykobakterien, insbesondere die atypischen Mykobakterien sind wesentlich. Es besteht eine ähnliche Risikokonstellation wie bei Legionellen.

Aktinomyceten sind fusiforme Bakterien. Meist sind dies solide Prozesse (DD Mesotheliom, Bronchialkarzinom, Pharynxkarzinom) bei Alkoholikern. Die Infektion geht aus von Mikroaspiration bei infizierten Zahntaschen (Blick- und Geruchsdiagnose).

Empyeme und Abszesse sind heute mit den modernen Antibiosen nicht so häufig.

Hitliste der protrahierten oder rezidivierenden Pneumonien

- Lungenembolie
- Rezidivierende Aspirationen bei Pflegebedürftigen
- COP/BOOP (die milde »ablative« Form)
- Bronchialkarzinom
- Stauungsbronchopneumonie bei Herzinsuffizienz-Patienten
- Einzelfälle, wie z. B. HIV und die pulmonalen Infektionen und Manifestationen

Aktuelle, weiterführende Literatur

Arancibia F, Ewig S et al. (2000) Antimicrobial treatment failure in patients with community aquired pneumonia: causes and prognostic implications. Am J Resp Crit Care Med 162:154

Pulmonale Infekte bei AIDS-Patienten

Review

Schaaf B (2008) Pulmonale Komplikationen bei HIV-Patienten. Pneumologie 62:99–113

In den USA sind 1,2 Millionen Menschen infiziert, davon 25%, ohne es zu wissen. Der Anteil an Frauen ist auf 27% angestiegen. Männliche homosexuelle Kontakte (45%), heterosexuelle Kontakte (35%) und die intravenöse Einnahme von Drogen (17%) sind die Hauptrisiken.

Bakterielle Pneumonien und Pneumocystiis carinii (bzw. jiroveci) sind die häufigsten pulmonalen Infekte. Mit der Einführung moderner Therapeutika (HAART) hat sich das Risiko halbiert. In Entwicklungsländern und bei Drogenabhängigen ist früh an die Tuberkulose zu denken. Pilze, Viren und speziell CMV sind eine Besonderheit bei AIDS, analog zur Immunsuppression nach Transplantationen. In den Südstaaten der USA sind die Histoplasmose und die Coccidioidomykose noch Themen. Parasiten wie die Toxoplasmose, Strongyloides stercoralis, Cryptosporidium und Microsporidium sind zu bedenken. Es können bei Immunsuppressionen aller Art auch mal mehrere Erreger zeitgleich beitragen. Stuhl-, Urin- und Liquoruntersuchungen sind mit zu bedenken.

Kaposhi-Sarkom und Lymphome der Lunge gehen mit der erfolgreichen HAART zurück. Emphysem und Bronchialkarzinom treten gehäuft auf.

Durch die Immunsuppression hat sich der Erreger oft bereits weit ausgebreitet, bevor es zu Symptomen kommt. Symptome wiederum können schon schwergradig sein, und die Bildgebung ist noch fraglich bis negativ. Da muss man bei Atemnot und PO_2-Abfall auch mal ein CT machen, wenn das Röntgenbild noch negativ ist. Das Röntgenbild gibt Hinweise, ist aber nicht sicher diagnostisch (Lymphome, Neoplasien, Infiltrate, Michglasmuster, »Mottenfraß«, Lobarpneumonie). Antigen-, Antikörper- und Hauttests tragen zur Akutdiagnostik nahezu nichts bei. Die Ergebnisse der Sputumuntersuchung sind spezifisch, aber wenig sensitiv. Deshalb können CT und Bronchoskopie mit Spülung (und ggf. Biopsie und transbronchiale Biopsie) erforderlich werden.

26.1 Pneumocystis carinii bzw. jiroveci

Pneumocystis-Pneumonien sind mit der HAART und mit der PCP-Prophylaxe (ab CD4 bzw. T-Helfer-Zahl < 200/µl) stark rückläufig. Passagere Kolonisationen bei Lungenerkrankungen, ohne eigenständigen Krankheitswert, kommen vor. Auch das Vorkommen als Ko-Kolonisation bei anderen Lungenerkrankungen (also nur »zufällig« da, aber nicht ursächlich oder auch/zusätzlich ursächlich) ist zu bedenken. Trotzdem bleibt die PCP die bedeutendste opportunistische Infektion bei AIDS-Patienten und eine der führenden Todesursachen.

Symptomatik Trockener Husten, Dyspnoe, Fieber und Frösteln entwickeln sich innerhalb von 2–3 Wochen. Der Allgemeinzustand ist wegen anderer Erkrankungen meist schlecht.

Diagnostik Ein typisches Röntgenbild gibt es nicht. Klassisch wäre eine diffuse interstitielle, retikulonoduläre Zeichnungsvermehrung, oft milchglasartig, mit Betonung der zentralen perihilären Region. Nicht selten sind auch Pneumothoraces, Knoten, Zysten und Pleuraergüsse. Extrapulmonale Manifestationen sind Hinweise auf die Genese (Lymphknotenschwellung, Milzschwellung, Hepatitis, Retinitis).

Nur 30–60% lassen sich im Sputum nachweisen, 50–90% in der BAL, andererseits gibt es auch Kolonisationen. Eine empirische Therapie ist bei typischer Konstellation (interstitiell perihilär, Milchglasmuster in der CT, CD4<200) gerechtfertigt. Ebenso sollte man deshalb bei dem klinischen Bild einer pyogenen Pneumonie und der Therapie mit beispielsweise Cef-II stets Cotrimoxazol als Partner hinzugeben.

Die BAL ist die Methode der Wahl zur Keimgewinnung, sie hat die größte Sensitivität bei geringem Risiko. Induziertes Sputum (Inhalation hypertoner Kochsalzlösung) ist geeignet (Sensitivität 50–90%). Die TBB oder der Bürstenabstrich haben eine geringere Sensitivität als die BAL, bei höherem Risiko. Die transbronchiale Biopsie ergibt histologisch schaumiges eosinophiles Material, das die Alveolen ausfüllt. Dies sind die Trophozyten in ihrer Proteinmatrix. Die definitive Diagnose wird am einfachsten durch die Silberfärbung gemacht; die Zysten färben sich schwarz. Die Sensitivität der Silberfärbung ist > 95% bei bronchoskopisch gewonnenem Material (BAL); sie liegt nur bei 70% bei induziertem Sputum. Nach erfolgreicher Therapie persistieren die Zysten für Monate. Allerdings schränkt eine PCP-Prophylaxe die Sensitivität der Silberfärbung bis auf 60% ein; wiederholte Proben müssen dann bei Verdacht genommen werden. Eine Immunofluoreszenzmarkierung mit monoklonalen Antikörpern ist sensitiver als die Silberfärbung.

Therapie Ohne Therapie ist die Mortalität nahe 100%. Die intravenöse Dosierung beträgt 15–20 mg/kgKG/Tag TMP für Trimethoprim-Sulfamethoxazol (1:5). Oral 320/1600 alle 8 h. Die orale Therapie ist meist möglich.

Die Therapiedauer beträgt drei Wochen. Nebenwirkungen treten bei 50% der Behandelten auf. Bei leichter Ausprägung kann eine symptomatische Therapie mit Antihistaminika oder Antipyretika es ermöglichen, das Regime erfolgreich zu Ende zu bringen.

Parenteral appliziertes Pentamidin (Infusion oder i.m.) ist eine wirksame Alternative. Die Dosis beträgt 3–4 mg/kgKG einmal pro Tag über 2 Wochen. Die Nebenwirkungen sind unangenehm und häufig (70%), deshalb die 2. Wahl. Weitere Alternativen existieren (Clindamycin-Primaquine, Dapsone etc.).

Glukokortikoide über 3–5 Tage bei Hypoxie vermindert die initiale Verschlechterung des Gasaustausches, somit das Risiko einer respiratorischen Insuffizienz (von 30% auf 15%), die Beatmungspflichtigkeit (um 50%) und die Mortalität (20–40% auf 10%). Ursächlich ist die Entzündungsreaktion durch die absterbenden Erreger. Die Dosis: z. B. initial 2 × 40 mg Prednisolon pro Tag für 5 Tage, am Tag 5 z. B. 2 × 20 mg; das Ausschleichen wird empfohlen, ist aber eigentlich nicht nötig. Gerade deshalb sollte die Diagnose sicher sein.

Ein Erfolg der Therapie ist nicht vor 3–5 Tagen zu erwarten. Verschlechtert sich die Pneumonie darüber hinaus, so wird ein zweites Regimen 3–4 Tage überlappend eingeleitet.

Prophylaxe Ohne Prophylaxe erkranken 80% der AIDS-Patienten an einer PCP. Nach einer erfolgreich behandelten PCP liegt das Risiko eines Rezidivs bei 60%.

Indikation zur PCP-Prophylaxe
- T-Helfer-Zahl (CD4) < 200 µl
- Nach einer erfolgreich behandelten PCP
- Bei rasch abfallenden T-Helfer-Lymphozytenzahlen
- T-Helfer-Zahl < 350/µl und sonstige opportunistische Infekte, Soor
- Cotrimoxazol Mo/Mi/Frei
- 2. Wahl Pentamidin-Inhalationen

Trimethoprim-Sulfamethoxazol ist die wirkungsvollste Prophylaxe bei fortgeschrittener AIDS-Erkrankung. Nebenwirkungen mit Allergie und gastrointestinale Beschwerden entstehen bei 25%. Nur 50% der Betroffenen halten diese prophylaktische Therapie länger als drei Jahre durch.

Pentamidin-Inhalationen sind für AIDS-Patienten mit geringem Risiko fast gleich wirksam wie Trimethoprim-Sulfamethoxazol. Hustenreiz und Bronchospastik können mit Beta-2-Mimetika vorgebeugt werden. Für Patienten, die beide Schemata nicht tolerieren, stehen noch Alternativen zur Verfügung, wie Pentamidin parenteral (1-mal/Mo.), Fansidar (1-mal/Wo.) u.a.

Andere Parasiten, die eine Rolle spielen, sind Microsporidia mit Sporenübertragung wie bei Pilzen mit Befall von Leber, Lunge, ZNS und Hornhaut. Cryptosporidia hat einen Zyklus mit Befall der Dünndarmschleimhaut und kann bei Immunsuppression zu chronischem Durchfall führen. Stronghyloides ist ein Fadenwurm, und die Toxoplasmose, ein Protozoen, das die Katze überträgt, kann bei AIDS-Patienten zu einem ZNS-Befall sowie Lungenentzündungen führen.

26.2 Mykobakteriosen

Nichttuberkulöse Mykobakteriosen (NTM) Eine Infektion mit Mycobakterium avium intracellulare (MAIC) befällt 25–50% der Patienten mit fortgeschrittenem AIDS. Andere atypische Mykobakteriosen sind ebenfalls zu beobachten, aber seltener.

Eine MAC-Prophylaxe mit Rifabutin reduziert das Risiko auf die Hälfte. Eine systemische Erkrankung mit Allgemeinsymptomen ist die Regel. Schwitzen, Fieber, Bauchschmerzen, Diarrhoe, Gewichtsverlust. Seltener sieht man lokalisierte Lungenerkrankungen oder Lymphknotenbefall (Letzteres insbesondere bei Immunkompetenten).

Diagnostisch sind Blutkultur, Knochenmarkstanze und Kultur, Lymphknotenpunktionen. Sputum- und Bronchiallavage bei pulmonalem Befall. Stuhlproben bei Diarrhoe und Bauchschmerz.

Das Therapieschema merkt man sich mit »3M«:
- Mavid (Clarithromycin),
- Myambutol (Ethambutol),
- Mycobutin (Rifabutin).

Clarythromycin und Ethambutol sind 1. Wahl. Rifabutin wegen der Interaktionen mit ART/HAART und Clarythromycin nur bei schwerer Erkrankung passager. Die Therapiedauer beträgt mindestens zwölf Monate. Bei Therapieversagen stehen Chinolone und Aminoglykoside zur Verfügung.

Die Prophylaxe erfolgt ab CD4<50. Bevorzugt verabreicht man täglich Clarythromycin oder wöchentlich Azithromycin, Rifabutin heute nicht mehr.

Tuberkulose AIDS-Patienten haben ein hohes Risiko, sich bei Kontakt zu infizieren (in den USA 4–8% der HIV-Infizierten) und nach einer Infektion, an der Tuberkulose (TB) zu erkranken. Nach der Infektion liegt das Risiko der Erkrankung bei 10% pro Jahr. Zum Vergleich: Bei HIV-Negativen liegt es bei 10% während des Lebens.

Die Diagnostik ist schwierig, da bei 30% atypische Röntgenbefunde vorliegen. Lobäre Infiltrate, Pleuraergüsse, Lymphknotenbefall und zarte interstitielle Muster müssen auch an eine TB bei AIDS-Patienten denken lassen. Gehäuft tritt disseminierter Befall auf, deshalb muss man auch Blutkulturen auf TB testen und 3-mal Urinkultur. Ein Mendel-Mantoux-Test wird zwar bereits ab 5 mm als positiv definiert; je stärker die T-Lymphozyten supprimiert sind, umso häufiger fällt der Tuberkulintest falsch-negativ aus. Bei den disseminierten Verlaufsformen sind im Sputum keine säurefesten Stäbe nachweisbar. Es gelten die Kriterien zur Diagnostik der Miliartuberkulose (▶ Kap. 30).

Die Therapie kann grundsätzlich so durchgeführt werden wie bei HIV-Negativen. Nebenwirkungen treten bei AIDS-Patienten häufiger auf. In New York haben 30% der AIDS-Patienten mit TB einen Keim mit INH-Resistenz und 20% mit INH- und RMP-Resistenz (Moxifloxazin hat sehr gute Daten bei INH-Resistenz). Abhängig von den lokalen Gegebenheiten, bei hoher Promiskuität und Reiselust des Betroffenen (mögliche MDR-TB) wird man initial (bis zur Resistenztestung) mit einer 5er-Kombination INH/RMP/PZA/EMB/AG oder Chinolon behandeln.

Rifampicin interagiert mit ART/HAART und ist wirksamer als Rifabutin. Deshalb muss man die ART anpassen und engmaschig überwachen (HIV-PCR etc.). Bei vorliegender MDR-TB ist eine 24-monatige Therapie nach Sputumkonversion (Resistenz gegen INH/RMP) notwendig. Eine Katastrophe ist die XDR-TB – hier gibt es auch Resistenzen gegen Chinolone und/oder Aminolykoside.

26.3 Weitere

26.3.1 Cytomegalievirus (CMV)

CMV ist häufig im Bronchialsekret von HIV-Infizierten nachweisbar. Es ist der wichtigste Erreger bei AIDS und auch bei Transplantat-Empfängern. Die Manifestationsformen sind vor allem die Pneumonie, Retinitis, Kolitis, Ösophagitis und Hepatitis. Der alleinige Nachweis hat keinen negativen prognostischen Einfluss. Die Indikation zur Therapie ist abhängig von der Symptomatik, dem Röntgenbefund und zusätzlich dem Nachweis von Cytomegaliezellen. Goldstandard sind die Histologie und eine Viruskultur. Eine BAL mit Zytologie und Immuncytochemie ist heute diagnostisch. Die Therapie erfolgt mit Ganciclovir oder Foscarnet.

26.3.2 Pyogene Bakterien

Pneumokokken und Hämophilus sind bei AIDS-Patienten meist die Erreger einer ambulant erworbenen Pneumonie in den frühen Phasen. Eine Kolonisation erfolgt bei fortgeschrittener Erkrankung insbesondere mit Pseudomonas und Staphylococcus aureus. Pyogene Pneumonien sind in manchen Untersuchungsreihen häufiger als PCP und die häufigsten Ursachen für einen Pleuraerguss bei AIDS-Patienten. Eine pyogene Pneumonie führt zum weiteren Abfall der CD4-Lymphozyten und sollte deshalb rasch und konsequent diagnostiziert und behandelt werden.

Cotrimoxazol als Kombinationspartner ist sinnvoll in der Therapie, weil Pneumocystiis einerseits nur kolonisieren und andererseits mit ursächlich sein kann, ohne im Sputum oder auch mal in der BAL nachweisbar zu sein.

26.3.3 Pilze

Eine Ansteckung mit Cryptococcus neoformans und Histoplasma capsulatum gibt es nur in den USA. Blastomyces dermatitidis und Coccidioides immitis führen zu disseminierten Infektionen mit Lungenbeteiligung, meist erst ab einer CD4-Zahl < 100/μl. Diese sind endemisch in Zentral- und Südamerika, Träger sind Vögel und Fledermäuse. Die Therapie für Cryptococcus erfolgt mit Amphotericin B, Flucytason oder in leichten Fällen mit Fluconazol. Eine Erhaltungstherapie mit Fluconazol ist nach der Rekonvaleszenz erforderlich. Histoplasmosen werden ebenfalls behandelt mit Amphotericin B und einer Erhaltungstherapie mit Itraconazol. Coccidioides spricht auch auf Amphotericin B an, bei lokalem Lungenbefall oder Meningitis hat sich Fluconazol wegen der guten Liquorgängigkeit bewährt.

Die Aspergillose ist selten bei HIV-Infektion. Sie wird begünstigt durch eine Glukokortikoid-Therapie (Miliar-TB, PCP) oder eine Granulozytopenie. Die

Therapie erfolgt mit Amphotericin B oder Itraconazol. Rückfälle sind häufig und erfordern eine Erhaltungstherapie.

Candidaspezies bewirken sehr oft einen Soorbefall, Erreger einer Pneumonie sind sie selten.

26.3.4 Andere und seltene Erreger

Bei Veränderungen in der Lunge ist auch an das **Kaposhi-Sarkom**, an ein **Bronchialkarzinom** und an **Lymphome** zu denken. Interstitielle Pneumonien oder **lymphozytäre Alveolitiden** werden durch das HI-Virus ausgelöst, ebenso eine Gefäßaffektion, die in eine **pulmonale Hypertonie** münden kann. **Kryptosporidien** mit hämatogener Streuung befallen auch die Lunge; Diagnostik über Magensaft, Stuhl, Sputum und transbronchiale Biopsie (zur **Toxoplasmose**: ► Kap. 27).

Aktuelle, weiterführende Literatur

Beck JM et al. (2001) Pulmonary complications of HIV infection. Am J Resp Crit Care Med 164:2120

Griffith DE et al. (2007) Diagnosis, treatment and prevention of nontuberculous mycobacterial diseases. Am J Resp Crit Care Med 175:367

Karakousis PC et al. (2004) Mycobakterium avium complex in patients with HIV infection. Lancet Infect Dis 4:557

Onjebuyoh DE et al. (2007) Treatment options for HIV associated tuberculosis. J Infect Dis 196, Suppl 1:S35

Speich R (2005) Mit HIV und AIDS assoziierte Lungenerkrankungen. Schweiz Med Forum 5:1256–1261

Spezielle Erreger der Pneumonien

Review

Höffken G et al. (2010) Aktuelle Konzepte zum mikrobiologischen Nachweis von Atemwegserregern. Pneumologie 64:184–193

27.1 Pneumokokken

Epidemiologie Es sind um 50% der ambulant-erworbenen, 10% der frühen nosokomialen Pneumonien (erste Woche). Häufig sind (15%) asymptomatische, passagere Kolonisationen des Nasopharynx bei Gesunden, vor allem in der nasskalten Jahreszeit (im Winter bis 50%) oder nach viralen Infekten.

Klinik Typisch sind innerhalb von Stunden: plötzlicher Schüttelfrost, Fieber, Pleuritis, Tachykardie und Tachypnoe, Herpes labialis, im Röntgen eine flächenhafte lobare Infiltration mit Pleuraerguss, leichte Hämoptoe oder rostbraunes Sputum. Die Korrelation der einzelnen typischen Präsentationen mit der Identifikation von Pneumokokken (mikroskopisch und kulturell) liegt bei 7–70%; im Einzelfall darf man also aus der so genannten Klinik keine Schlüsse ziehen.

Diagnostik Im Grampräparat sieht man Granulozyten und grampositive Diplokokken mit Kapsel. Falsch-positive Befunde sind bei Kolonisation zu bedenken; Speichel bzw. Mundflora wird erkannt (Epithelien etc.), haufenweise grampositive Diplokokken mit Granulozyten sprechen für die Infektion.

Die Blutkultur ist positiv bei 15–40%. Die Kultur aus Blut oder Pleurapunktat hat eine Sensitivität von 25% und ist beweisend. Im Punktat des eitrigen Empyems sind die Bakterien oft schon abgestorben.

Der Nachweis von Kapselantigen im Urin (Antigentest im Urin: Binax Now) kann falsch-negativ und falsch-positiv sein, nur einer Kolonisation entsprechen und hat eine Sensitivität um 50%. Es gibt mehrere Typen mit unterschiedlichen Kapselantigenen und Virulenz. Der Test hat also derzeit keine Bedeutung, zumal stets pneumokokkenwirksame Antibiotika eingesetzt werden.

Prognose Ohne Antibiose ist die Mortalität 30%, bei Bakteriämie 80%. Mit Antibiose liegt die Mortalität bei 5%, mit Bakteriämie (meist Typ III/VIII) bei 20%, wobei hier patientenbezogene Prognosefaktoren entscheidend sind (Alter, Komorbidität etc.).

Therapie Penicillin G, zunächst 4-mal/Tag i.v., wäre nach wie vor das wirksamste Antibiotikum, es könnte also bei positivem mikroskopischem Befund und niedrigem Risiko eingesetzt werden. Ansonsten primär rationale Therapie nach Leitlinie, also Amoxy, Cef 2, AP/BLI etc.

Resistenzen Penicillin-Resistenzen sind verbreitet: in Spanien 45%, USA 10%, Ungarn 70%, UK 10%, BRD intermediär 6% resistent bis 2%. Resistenz gegen Erythromycin 15% und Tetracyclin 10–15%. Gegen Chinolone 3 und 4 keine Resistenzen, aus eigener Beobachtung (ungeprüft) immer wieder unzureichende Wirkung (vor allem Ch 3), deshalb bei uns stets dritte Wahl. Chinolone 1 und 2 mit geringer Aktivität sind gänzlich ungeeignet.

Komplikationen Meningitis, Endokarditis, septische Arthritis, Pleuritis mit parapneumonischem »sympathischem« Erguss, Abszess (meist Typ III) oder Empyem (Häufigkeit, unterschiedliche Angaben bis 15%).

Ein großer parapneumonischer **Erguss** wird abpunktiert, um das Risiko eines Empyems zu senken und die Rekonvaleszenz zu beschleunigen (Belüftung, Atemarbeit, Blutgase).

Praxis

Man muss beachten, dass ein sehr granulozytenreicher Erguss schon einem Empyem entspricht und die Kultur mit einer Sensitivität um 30% kein sicherer Ausschluss sein kann. Wir nehmen zunehmend ganz dünne Katheter, um komplett ablassen zu können.

Inkomplette Punktionen können zu nachträglicher Infektion, »Übersehen« eines Empyems oder Fibrinbildung mit Kammerung führen. Ein eitriges Empyem erfordert stets die Drainagebehandlung, wobei ein Sog bei raschem und komplettem Ablauf nicht zwingend ist.

Impfung Pneumokokkenvakzine Pneumovax-23 alle 5–7 Jahre umfasst alle Kapselantigentypen. Sie schützt in erster Linie vor der septischen Verlaufsform, ansonsten ist die Wirksamkeit schwach. Indikation bei Risikogruppen (> 60 Lj., am besten vor Splenektomie oder Immunsuppression, bei Lymphomen, COPD, Diabetes, Herzinsuffizienz). Schwergradige bakteriämische Verläufe werden weniger, und in einer Population mit vielen Geimpften scheint die Rate der

Pneumonien tatsächlich deutlich zurückzugehen. Der individuelle Nutzen ist, außer dem Schutz vor der Sepsis, gering; die Ausbreitung und Kolonisation mit nachfolgender Infektion wirkt sich aber offensichtlich in einer geimpften Population günstig aus.

27.2 Staphylococcus aureus

Epidemiologie Der Erreger von 2–5% der ambulanten und bis zu 25% der nosokomialen Infektionen ist Staph. aureus, davon heute ein Viertel MRSA in großen Zentren der Ballungsgebiete. Eine Häufung gibt es bei Abwehrschwächen (Alte, Säuglinge), bei/nach Influenza-A-Infektionen und Patienten mit Zystischer Fibrose. Bei Debilen oder Alkoholikern mit infizierten Zahntaschen ist es die Folge von Aspirationen. Ein seltenes Krankheitsbild ist die Staphylokokkenpneumonie bei Rechtsherzendokarditis; meist ist es eine Mischflora; in der Regel sind es Drogensüchtige, die spritzen.

Klinik Bei Postinfluenza-Pneumonie ist das initiale Ereignis eine zunehmende grippale Symptomatik; es folgt ein septisches Krankheitsbild bei eitrig-nekrotischer Bronchitis, gelegentlich mit septischer Thrombosierung und Lungeninfarkt. 50% der Betroffenen haben eine mit Pleuritis, davon 50% ein Empyem.

Man muss Aspiration, Inhalation, hämatogene Streuung und Besiedelung von Verweilmaterialen wie Venenkatheter bedenken. Bedenkenswert sind ebenfalls die Situation nach Zahnbehandlungen und bei Frauen: Tampons, Rasieren der Beine mit vielen Mikrowunden, zudem Weichteilinfektionen mit Phlegmonen.

Bei Aspirationspneumonie oder bei Rechtsherzendokarditis kann der Verlauf schleichend sein. Es ist eine zunehmende Verschlechterung des Allgemeinzustandes ohne wesentliche pulmonale Symptomatik zu beobachten. Sobald es eine Pneumonie ist, beginnt ein rascher und schwerer Verlauf innerhalb von 1–2 Tagen. Fulminant ist die Linksherz-Staph.-aureus-Endokarditis; zwar wird sie mit Antibiotika wie Ciprobay (weil man eine andere Diagnose stellte) klinisch unterdrückt, Infiltration und Progress schreiten jedoch fort.

Diagnostik Die Mikroskopie zeigt grampositive Haufenkokken, Katalase- und Koagulase-positiv. Die Mundflora ist voll mit grampositiven Kokken, so dass die Testung auf Koagulase und Katalase wichtig ist (Unterscheidung der Saprophyten von Staph. aureus). Deshalb ist auch eine geschützte bronchoskopische Materialgewinnung anzustreben. Koagulasenegativ ist S. epidermidis.

Staph. aureus ist nachweisbar im Nasopharynx von 20–50% der gesunden Bevölkerung. Beweisend sind ein positives Pleurapunktat (50%) oder Blutkulturen (10–20%).

Das Röntgenbild zeigt meist eine Bronchopneumonie, meist der rechten Lunge, meist bilateral und diffus verteilt, mit initial kleinen Abszedierungen und Ergüssen.

Prognose Die Erkrankten gehören in der Regel zu einer Risikogruppe mit vielen Vor- bzw. Grunderkrankungen. Deshalb werden Mortalitätsangaben von 20–50% gemacht. Allerdings ist auch bei zuvor Gesunden die Mortalität hoch.

Therapie Man muss an die Möglichkeit MRSA denken, also stets Abstriche und Kulturen bei Risikopatienten durchführen (in vielen Krankenhäusern oder Heimen, Komorbiditäten, Diabetes, multiple Antibiosen etc.). Cephalosporine der 1. und 2. Generation werden gewählt. Bei schweren Erkrankungen ist die Kombination mit Gentamycin oder Clindamycin empfehlenswert. Bei möglicher Resistenz: Vancomycin initial (◘ Tab. 27.1).

27.3 Streptococcus pyogenes

Epidemiologie Meist sind Kinder und Jugendliche betroffen. Kleinepidemien gibt es in Kasernen oder Seniorenheimen.

Klinik Meist wird eine sehr schnelle Symptomzunahme beschrieben.

Diagnostik Im Röntgen sieht man meist disseminierte Bronchopneumonien der Unterlappen mit multiplen kleinen Abszedierungen und einem Pleuraerguss.

ASL- oder ASO-Titer sind ungeeignet; eine Serokonversion oder ein Anstieg folgt erst nach 4–6 Wochen.

Der Pleuraerguss ist initial serös, rasch entwickelt sich ein Empyem. Dies wird rasch fibrinös und ist dadurch kaum abzuleiten.

Therapie Antibiose mit hochdosiertem Cephalosporin der 1. oder 2. Generation. Eine Kombination mit Aminoglykosiden wird bei schweren Verläufen empfohlen. Makrolide sollten nur nach vorheriger Testung eingesetzt werden (Resistenzen bis zu 40%). Thorax-

Tab. 27.1 Therapie der Staphylokokkenpneumonie

β-Laktamase-negativ	1. Wahl Cephalosporine der 1. und 2. Gen
β-Laktamase-positiv	1. Wahl Oxacillin, Flucloxacillin; 2. Wahl Ceph. der 1. Gen. plus AG
Oxacillinresistenz	Vancomycin
Gentamicin	Als Partner oder Clindamycin oder Rifampicin
Vancomycin	Bei Allergien auf Penicilline und Cephalosporine
Therapiedauer **Chinolone**	2–4 Wochen, bei größerer Ausdehnung (Größe, multifokal, Empyem) oft 6 Wochen und mehr erforderlich Oft sensibel auf Ciprofloxazin mit guter Wirksamkeit

drainage versteht sich beim Empyem; bei schwieriger Ableitung mit Kammerung und Verschwartung empfiehlt sich die lokale Streptokinase- oder Urokinaseinstillation.

27.4 Haemophilus influenzae

Typischerweise der Keim, durch den eine COPD exazerbiert. Die Klinik ist unspezifisch.

Diagnose Ein kleines pleomorphes gramnegatives Bakterium mit Stäbchen- oder Kokkenform, meist mit Kapsel. 50% der Patienten mit COPD sind kolonisiert. Hämophilus braucht ein spezielles Kulturmedium, er wird sonst überwuchert. Im Röntgen sieht man in der Regel eine multilobuläre Bronchopneumonie; Pleuraerguss, Empyem oder Bakteriämie sind möglich.

Therapie 1. Wahl ist Amoxicillin, 2. Wahl sind Cephalosporine der 2. Generation oder Chinolone. Bei schwersten Infektionen sollte man initial zur Sicherheit Cephalosporine der 3. Generation einsetzen. Gegen Amoxicillin sind in Großbritannien 10%, in Kanada und Spanien 30%, in Deutschland weniger als 3% resistent. Gegen Makrolide besteht in bis zu 10% der Fälle Resistenz.

Komplikationen Septische Arthritis, Perikarditis, Endokarditis oder Phlegmone sind bei Abwehrgeschwächten zu beobachten.

Prognose Die Mortalität ist bis zu 40% bei Bakteriämie.

Impfung Sie wird für Kinder empfohlen.

27.5 Moraxella catharralis

Vorkommen Er ist ein normaler Besiedler des Oropharynx und ist gewöhnlich apathogen.

Epidemiologie Kleinepidemien werden in Lungenkliniken mit vielen COPD-Patienten beobachtet.

Klinik Meist Sinusitis, Otitis und Bronchitis, selten Pneumonien. Pneumonien betreffen meist 70- bis 80-Jährige mit leichter Symptomatik.

Diagnose Es sind gramnegative Diplokokken, manchmal intrazellulär in Granulozyten gelegen. Sie kolonisieren 5% der gesunden Erwachsenen, 50% der Kinder und 25% der alten Menschen. Die Blutkultur und das Pleurapunktat sind sehr selten positiv. Oft sind es Mischinfektion mit Pneumokokken und Hämophilus; die Beta-Laktamase von Moraxella schützt die Partner bei der Mischinfektion. Im Röntgen sieht man meist eine Bronchopneumonie der Unterlappen.

Therapie Amoxicillin mit Clavulansäure sind 1. Wahl wegen Beta-Laktamase-Bildung bei 90% der Keime. 15% sind resistent auf Amoxicillin alleine, 10% gg. Makrolide, 3% gg. Tetrazykline, 2% gg. Ceph 2.

27.6 Atypische Pneumonien

Chlamydien (Chl. pneumoniae, Chl. psittaci), Coxiella burnetti, Legionellen und Mycoplasma pneumoniae sind die Erreger der atypischen Pneumonien. Von vielen Autoren werden auch die viralen Pneumonien hinzugerechnet. Gemeinsam haben sie, dass sie auf Penicillin eine natürliche Resistenz haben. Dies liegt daran, dass sie keine Zellwand haben oder intrazellulär leben. Gemeinsam ist ihnen eine Inkubationszeit von 2–3 Wochen und grippale Prodromi. Es handelt sich um eine Systeminfektionen. Erwartungsgemäß gibt es eine breite Palette extrapulmonaler Manifestationen. Hierzu gehören Perikarditiden, Myokarditiden, Hepatitis (meist leichter Anstieg der Leberfunktionswerte), Myalgien, Arthralgien, Abgeschlagenheit und Kopfschmerzen. Speziell bei Legionellen können diese extrapulmonalen Manifestationen besonders stark ausgeprägt sein mit Verwirrung, Delir, abdominellen Schmerzen usw.

Im Röntgen sieht man initial wenig. Infiltrate können ein- oder beidseitig, interstitiell, flächenhaft oder fleckig-inhomogen sein. Die Bestimmung der Antikörpertiter eignet sich nicht zur Diagnostik. Als signifikant gilt ein 2- bis 4-facher Titeranstieg. Diese sind jedoch erst nach 4–6 Wochen zu beobachten. Geringere Anstiege können auch auf eine unspezifische Aktivierung des Immunsystems zurückzuführen sein. Der Nachweis von IgM-Antikörpern wäre theoretisch wegweisend, dauert aber 1–2 Wochen, bei Erwachsenen und Re-Exposition ist die Immunantwort bei bekanntem Erreger jedoch mit IgG.

Die Legionellen-Infektionen weichen von diesem Muster oft ab. Der Krankheitsbeginn kann abrupt sein mit hochgradigem Fieber. Die Akut-Diagnostik kann durch den Antigennachweis im Bronchialsekret oder Urin erfolgen (z. B. Immunfluoreszenz oder PCR).

Makrolide oder Doxycyclin sind Mittel der Wahl. Auch deshalb hat sich die Kombinationstherapie eines Beta-Laktam-Antibiotikums plus Makrolid bei schwerer Erkrankung zunehmend durchgesetzt.

27.7 Legionella pneumophila

Vorkommen Ubiquitär im Wasser, vor allem in stehendem Wasser mit Dreck oder Schwebteilchen bei einer Temperatur von 20–45°C (Niedertemperatur-Kessel), auch in Kühltürmen, Klimaanlagen, alten Boilern.

Epidemiologie Es gibt 34 verschiedene Stämme, jedoch ist Legionella pneumophila ist mit Abstand der häufigste Erreger der Legionellose. Betroffen sind Menschen mit Abwehrschwäche (»alte Legionäre«). Die Infektion soll inhalativ bei Zerstäubung aus Klimaanlagen, beim Duschen (schlechte sanitäre Anlagen) oder aus Befeuchtern erfolgen. Infektionen treten aber auch nosokomial auf. Im ambulanten Bereich sind es meist Kleinepidemien.

Klinik Ein schwerer grippaler Infekt durch Legionellen ist in bestimmten Regionen der USA als »pontiac fever« bekannt.

Die Inkubationszeit beträgt 2–10 Tage. Die Legionellen-Pneumonie beginnt mit grippaler Prodromie (Myalgie, Kopfschmerz), schwerer Allgemeinsymptomatik, hohem Fieber und zunächst wenig pulmonalen Symptomen. Initial stehen systemische Symptome im Vordergrund, etwa Affektionen des Nervensystem (Kopfschmerz, Verwirrung, Delir, fokale Ausfälle), Abdomenschmerzen und Anstieg der Leberfunktionswerte sowie Nephritis mit Hämaturie und Proteinurie und Myalgien, Muskelschmerzen mit Anstieg der Muskelenzyme.

Diagnostik Im akuten Fall ist eine 100%ige Sicherung der Diagnose nicht möglich. Deshalb wird der Keim bei Verdacht durch die zusätzliche Gabe eines modernen Makrolids oder besser: Chinolone 2–4 »abgedeckt«. Hinweisend ist der Röntgenverlauf bei obiger Klinik: Beginn mit einer Bronchopneumonie unilateral im Unterlappen, dies oft mit 2–3 Herden, diese konfluieren und breiten sich aus, oft bilateral.

Es sind intrazelluläre Bakterien. Eigentlich ein gramnegativer Keim mit Geißeln, er färbt sich kaum, deshalb ergibt die Gramfärbung nur Pus. Kulturen bedürfen sehr aufwändiger und spezifischer Verfahren.

Signifikante Antikörper-Konversionen bzw. -Anstiege sind erst nach zwei Wochen zu erwarten. Diese können auch unspezifisch sein bei vielen möglichen Kreuzreaktionen – hierdurch entsteht eine hohe diagnostische Unsicherheit. Ebenso können Titerbewegungen erst nach sechs Wochen signifikant werden, also sind keine verlässliche Sicherung und kein Ausschluss möglich.

Der Antigennachweis im Urin oder in der Bronchialspülung (direkte Immunfluoreszenz) ist, nach einigen Untersuchungen, ein einfacher, sensitiver (80%) und spezifischer (99%) Test. Im positiven Fall wäre dies also der Beweis einer Legionellenpneumonie, da Legionellen nicht kolonisieren. Im negativen Fall wäre das aber kein Ausschluss. Gegebenenfalls wird der Test wiederholt.

Eine hohe Sensitivität über 90% liefert die PCR aus der bronchoalveolären Lavage, dem Trachealsekret oder Sputum (richtiges Sputum, kein Speichel).

Bei Kleinepidemien oder nosokomialen Häufungen wird man Kulturen anlegen (spezielle Nährböden), um den Erreger und die Quelle ausfindig machen zu können.

Therapie Zweite Wahl sind heute moderne Makrolide, initial hochdosiert, z. B. Erythromycin i.v. nicht mehr, besser Azithromycon oder Clarthromycin. Besser sind die Chinolone 2–4: Die Therapiedauer beträgt mindestens drei Wochen, ansonsten besteht Rezidivgefahr. Erythromycin war gut in Kombination mit Rifampicin in sehr hoher Dosis, wie man sie für Staphylokokkenendokarditiden einsetzt, also 2 × 600 mg – das wird von jungen Menschen auch meist gut toleriert. Das kann eine Option sein, wenn moderne Makrolide nicht vertragen werden (Oberbauchschmerz) und eine Chinolonallergie vorliegt.

Passageres respiratorisches Versagen ist möglich trotz korrekter antibiotischer Therapie. Die Progredienz der Erkrankung kann also zunächst schneller sein als der Erfolg. Dann erfolgen die Kombinationstherapie und eine passagere Beatmung.

Komplikationen Die Mortalität bei Abwehrgeschwächte bis zu 25%, ohne Antibiose eine Mortalität bis zu 80%.

27.8 Mycoplasma pneumoniae

Epidemiologie Häufig sind Kleinepidemien in Gemeinschaftsunterkünften und Familien mit periodischen Häufungen (alle 4–5 Jahre). Die Übertragung erfolgt von Mensch zu Mensch durch Tröpfchen. Meist erkranken Menschen vom 5.–15. Lebensjahr, hier 50% der AEP, ansonsten um 5%.

Klinik Die meisten Infektionen sind asymptomatisch, und die meisten Erkrankungen laufen mild wie virale Infekte mit Kopf- und Gliederschmerz usw. Typisch sind rezidivierende Infektionen über Monate (»verschleppte Grippe«). Das Spektrum reicht von Infektionen der oberen Luftwege über eine Bronchitis bis zu schweren Pneumonien.

Extrapulmonale Manifestationen sind beispielsweise Hepatitis, hämolytische Anämie, protrahierte fluktuierende Arthritiden über Monate, Neuropathie oder Peri- und Myokarditis.

Diagnostik In der Kultur nie/kaum nachweisbar. Das Röntgenbild ist unspezifisch, eher weichgezeichnet, in 10% mit kleinem Pleuraerguss, oft mit einer Vergrößerung der Hiluslymphknoten. Ideal wäre der Nachweis von IgM-Antikörpern; bei Erwachsenen muss man jedoch mit einer vorbestehenden Immunisierung rechnen, also keine IGM-Reaktion mehr. IgA ist zu unspezifisch. Zudem hat die AK-Bewegung eine Latenz, 4-facher KBR-Anstieg in 14 Tagen wäre beweisend. Kälteagglutine erwartet man bei mehr als 50% der Mycoplasmeninfektionen; leider sind diese unspezifisch, sie sind auch bei Tumorerkrankungen, Virusinfekten usw. nachweisbar. Eine PCR aus dem Rachenabstrich wäre diagnostisch, erfasst aber auch die Kolonisationen, ist routinemäßig nicht sinnvoll.

Therapie Tetrazykline und Makrolide sind 1. Wahl. Nur sehr mäßig empfindlich sind Mycoplasmen auf Chinolone. Die empfohlene Therapiedauer beträgt 2–3 Wochen oder für mindestens weitere 7 Tage nach Beschwerdefreiheit. Die Antibiose verkürzt die Erkrankung, die Erreger bleiben jedoch noch lange Zeit nachweisbar. Bei zu kurzer Therapie sind Rezidive zu erwarten.

Komplikationen Tracheobronchitis mit monatelanger Störung der Zilienkinesie, Einschränkung der Lungenfunktion oder hyperreagibles Bronchialsystem sind häufig. Selten ist eine lebensbedrohliche interstitielle Pneumonie.

27.9 Chlamydien

Typisierung Chl. pneumoniae führt sehr selten zu Atemwegsinfektionen bei Erwachsenen (1%); der Mensch ist das einzige Reservoir. Wahrscheinlich sind sie »Schrittmacher« für bakterielle Superinfektionen. Chl. trachomatis ist der Erreger des Trachoms und der Pneumonien bei Neugeborenen. Chl. psittaci ist eine Zoonose-Erreger, heute Tetracyclinprophylaxe über Vogelfutter bei Ziervögeln, heute sehr selten.

Epidemiologie Die Psittakose findet man gehäuft bei Menschen, die eng mit Vögeln zusammenleben (vor allem Halter von Papageienvögeln) oder die beruflich mit Vögeln zu tun haben (Geflügelfarmen, Zoohandlungen etc.). Die Tiere sind meist asymptomatisch und scheiden dabei große Mengen an Erregern aus. Vogelkontakte sind oft nicht anamnestisch zu eruieren. Dies kann an der seltenen Mensch-zu-Mensch-Übertragung liegen oder an den wenig spezifischen Testkitts. Die Trennung von Chl. psitt. von Chl. pneu. ist bei Routineverfahren unscharf.

Diagnostik IgM-Antikörper steigen nur bei einer Erstinfektion. IgG-Anstieg um das 2- bis 4-Fache nach 2–3 Wochen. Hohe IgA-Werte können hinweisend sein. Allerdings reagieren beim Erwachsenen meist nur die IgG-AK, und dies auch erst nach Wochen. Das Röntgenbild kann eine zentrale Pneumonie zeigen. Die PCR aus dem Sputum ist nicht evaluiert.

Klinik und Therapie Klinik und Therapie verlaufen wie bei Mycoplasmen und wie bei einem »grippalen« Infekt – selten mit schwerem Fieber, Gelenk- und Bauchschmerzen (bei Kindern). Prophylaxe von Kontaktpersonen bei Psittakose. Tauben, Enten, Truthähne und Sittichvögel sind Überträger.

27.10 Coxiella burnetti (Q-Fieber)

Vorkommen Eine kleine unbewegliche gramnegative Rickettsie bei Haus- und Nutztieren: Infektiös sind Milch, Exkremente sowie deren Aufwirbelungen. Besonders infektiös sind gebärende Rinder, Schafe, Ziegen und Katzen. Die Keime sind an der Luft sehr beständig, Eintrocknung und Aufwirbelung kann zur Infektion führen. In manchen Regionen mit Viehzucht sind 20% der lokalen Pneumonien auf das Q-Fieber zurückzuführen.

In Deutschland kommt sie nur noch sporadisch vor, allerdings gab es vor Jahren eine Kleinepidemie bei Düsseldorf mit 18 jungen Menschen. Wahrscheinlicher Übertragungsweg waren die Exkremente einer Schafherde, die bei langer Trockenheit staubig zerfielen und vom Wind verbreitet wurden. Muskel- und Kopfschmerzen primär.

Serum-AK-Titer-Bestimmungen und PCR-Verfahren in Speziallaboratorien sind möglich.

Sonstiges Klinik, Diagnostik und Therapie entsprechen den atypischen Pneumonien. Meist ist der Verlauf selbstlimitierend. Eine Besonderheit ist die Häufung von Endokarditiden, meist Befall der Aortenklappe. Es ist eine Erkrankung, die granulierend verlaufen kann; bei Granulomen in Lunge, feinen interstitiell-miliaren Zeichnungen, Granulomen in Leber und Knochenmark sollte man neben der Miliar-Tuberkulose auch an das Q-Fieber denken. Bei entsprechender Klinik und Verdacht wird man additiv Makrolide oder bevorzugt Tetrazykline geben.

27.11 Viruspneumonien

Influenza Eine grippale Symptomatik mit Bronchitis ist häufig. Eine hämorrhagische Tracheobronchitis bis zur hämorrhagischen Pneumonie kann sich entwickeln. Man wird nicht primär an die Influenza denken. Hinweisend wären die typische Klinik im Vorfeld und die sehr geringe Reaktion der Entzündungsparameter. Therapie mit Oseltamivir und bei Superinfektion mit Cef-2. Eine Impfung schützt 20–90% der Geimpften für ca. 6–12 Monate. Der Impfschutz wird bei jährlicher Injektion stetig zuverlässiger.

Die **aviäre Influenza** wird man wahrscheinlich nie im Berufsleben sehen. Entsprechende Reisen mit reichlich Geflügelkontakt, typischer Klinik mit Bronchopneumonie, hohen Leberwerten, Lympho- und Leukopenie sind hinweisend. Therapie mit Oseltamivir, hier sehr hoch dosiert.

Varicella zoster Bei Erwachsenen führen Windpocken bei ca. 10% der Betroffenen zu einer Pneumonie. Das Röntgenbild zeigt im typischen Fall perihiläre, sich radiär ausdehnende multinoduläre Infiltrate. Die Knoten haben einen Durchmesser von < 0,5 cm. Die Therapie erfolgt mit Acyclovir. Die Mortalität ist ca. 20%.

Hantavirus Die Wirte sind Mäuse und Ratten. Vorkommen u. a. in den USA wegen mangelnder Unterkellerung und Holzbauweise; Mäuse und Ratten leben damit nahe beim Haus. Früher war die Erkrankung bei uns nicht selten, das so genannte Feldfieber. Es ist ein systemischer Infekt mit Leber- und Nierenbefall und/oder Pneumonie bis zum ARDS. Therapeutisch wird Ribavirin eingesetzt.

Seltene Viruspneumonien können bei der EBV-Mononukleose auftreten.

Herpes simplex kann Ursache einer hämorrhagischen Tracheobronchitis sein; bei Beatmeten bis zur Pneumonie; Therapie mit Acyclovir.

Masern bei Erwachsenen kann in Kasernen auftreten. Etwa 3% der Betroffenen können eine Pneumonie entwickeln.

Adenoviren, RSV, Parainfluenza, Coxsackie, Coronaviren oder Echoviren bewirken bei Kindern Bronchitiden, selten Pneumonien.

Diagnostik Diagnostisch sinnvoll wäre innerhalb von Stunden eine Immunfluoreszenzfärbung des Antigens in der Mukosa mittels Antikörper. Der Test ist kaum verfügbar. Antikörperbestimmungen ergeben die Diagnose erst retrospektiv.

Bakterielle Superinfektion Bei Influenza werden 50% der Pneumonien oder Tracheobronchitiden superinfiziert. Der Erreger ist in 60% Pneumokokkus, in 20% der Fälle Hämophilus oder Staphylokokkus. Bei Verdacht erfolgt die Therapie mit Amoxicillin plus Clavulansäure. Auch andere Virusinfekte können bakteriell superinfiziert werden.

27.12 Gramnegative Bakterien

Die Abkürzung für gramnegative Bakterien ist GNB. Pseudomonas, Klebsiellen, E. coli, Proteus, Serratia, Enterobacter und Citrobacter sind als die häufigsten Erreger (20–30%) nosokomialer Pneumonien bekannt. Pseudomonas, Klebsiellen und E. coli verursachen auch ambulant erworbene Pneumonien. Es gibt noch andere seltene Enterobacteriacae, wie Morganella, Providentia und die Yersinien.

GNB sind bei Menschen ohne Vorerkrankungen selten die Erreger von AEP, die Übertragung ist fäkal-oral. Im Krankenhaus korreliert die Übertragung mit der Schwere der Grunderkrankungen, mit der Kolonisation des Oropharynx, gefolgt von Mikroaspirationen.

Mit zunehmender Häufigkeit (bis zu 10%) findet man diese Pneumonien bei Risikopatienten und insbesondere bei alten Menschen mit Vorerkrankungen, vor allem, wenn diese im Altenheim leben oder gar auf einer Pflegestation. Die Mortalität der AEP durch GNB liegt bei 20–80%. Sie ist vor allem durch die Vorerkrankungen der Betroffenen bestimmt.

Die empfohlene Therapiedauer liegt bei 2–3 Wochen. Ein Temperaturabfall wird innerhalb von drei Tagen erwartet, ab dem vierten Tag sollte der Patient fieberfrei sein. PCT kann zur Steuerung hinzugezogen werden. Der Keim kolonisiert oft weiter, trotz erfolgreicher Antibiose. Andererseits kann sich unter Antibiose ein neuer Keim ausbreiten, der zunächst lediglich kolonisiert. Wegen der Neigung der GNB, rasch Resistenzen zu entwickeln, ist eine Kombinationsbehandlung sinnvoll.

27.13 Klebsiella pneumoniae

Vorkommen In der Kolonflora; bei 6% Kolonisation im Oropharynx.

Epidemiologie Häufiger Erreger der nosokomialen, aber auch der ambulanten Pneumonien; letztere bevorzugt bei Menschen in Seniorenheimen oder Pflegestationen.

Klinik Nicht immer sieht man das typische zähe, rötliche (ziegelrot gelatinöse) Sputum. Wegen der hohen Viskosität des Bronchialsekrets führen gehäuft Schleimhautpropfe zu Atelektasen.

Bekannt ist die akut verlaufende AEP in den Oberfeldern bei Alkoholikern, die so genannte Friedländer-Pneumonie, die klassischerweise wie die Pneumokokkenpneumonie verläuft und eine Allgemeinsymptomatik aufweist, die jener einer Legionelleninfektion ähnlich ist.

Diagnostik Am sichersten ist der Keimnachweis aus geschützt-endoskopisch gewonnenem Bronchialsekret. Ein Pleuraempyem findet sich bei 10–30%. Die Blutkultur ist positiv bei 25%.

Röntgen Meist ist der rechte Oberlappen betroffen. Typisch ist eine lobäre Konsolidation mit Gewebsvermehrung (Septumverlagerung) und Abszedierung. Es besteht die Tendenz zur schnellen Ausbreitung. Chronische Verlaufsformen führen zur Fibrosierung, Kavernenbildung und Schrumpfungen (DD: postspezifisch).

Therapie Initial wird bei GNB ein Cephalosporin der 3. Generation plus ein Aminoglykosid oder Chinolon gegeben. Bei Misserfolg ist Imipenem einzusetzen. Idealerweise wird nach Antibiogramm behandelt. Die Drainage eines Empyems versteht sich von selbst.

Prognose Die Mortalität liegt bei bis zu 50%, abhängig von den Begleiterkrankungen.

27.14 Pseudomonos aeruginosa

Vorkommen Ubiquitäres Vorkommen im Wasser, in Feucht-/Nassbereichen, in der Erde, in Pflanzen, im Dickdarm und Faezes, auf der Haut, den Schleimhäuten, der Leiste oder Axilla bei 5–20% der Menschen.

Im Krankenhaus ist der Keim in Verdampfern und an den Händen des Personals zu finden. Er kolonisiert beispielsweise Wunden, den Urogenitaltrakt oder ein Tracheostoma.

Ebenso kolonisiert Pseudomonas die Atemwege bei chronisch Atemwegserkrankten mit hoher Sekretion und mangelnder Clearance, also ständig Sekret in Bronchiektasen oder Deformierungen. Ebenso nach langer Hospitalisation und Mehrfachantibiosen.

Als Erreger ambulant erworbener Pneumonien ist er außerhalb der Hochrisikogruppen (bekannte Kolonisation, schwere Lungenerkrankungen, viele KH-Aufenthalte und Antibiosen oder Aspirationen).

Epidemiologie Sehr häufig ist dieser Keim Ursache von nosokomialen Pneumonien. Die Differenzierung zwischen Kolonisation und Infektion ist schwierig. Eine hohe Keimzahl im eitrigen Sekret ist überzeugend (> 1 Mill/ml). Kolonisationen bei Mukoviszidose und Bronchiektasen erfordern immer wieder antibiotische Behandlungen.

Klinik Initial ist der Röntgenbefund bei ca. 30% negativ. Eine abszedierende, gangränöse Pneumonie mit Empyem mit raschem Verlauf, der oft zur respiratorischen Insuffizienz führt, wäre typisch.

Diagnostik Typischerweise findet sich ein frisch duftendes, lindgrünes-blaugrünes Sekret, z. B. auf Brandwunden. Im Röntgen wäre eine diffuse Infiltration der Unterlappen bei nekrotisierender Bronchopneumonie passend.

Antibiotische Therapie der Pseudomonaden
- Pseudomonaswirksame Beta-Laktam-Antibiotika
  - Azlocillin plus Gentamicin
  - Piperacillin plus Gentamicin
  - alternativ: statt Gentamicin Chinolone
- Ceftazidim oder Imipenem statt Penicilline
- Monotherapien führen rasch zu Resistenzen

27.15 Weitere

Escherichia coli Die septische Aussaat, ausgehend vom Pyelon oder Gastrointestinaltrakt, ist häufig. Gesucht wird nach entsprechenden Streuherden (Abszesse, Divertikel, Cholecystitis, Appendix u. a.).

Kolonisation des Rachens und Deszension sind bei nosokomialen Pneumonien oder pflegebedürftigen Heimbewohnern häufige Ursache. Eine ambulant erworbene Pneumonie mit E. coli findet man typischerweise bei Diabetikern mit Pyelonephritis.

Therapie der 1. Wahl sind Cephalosporine der 2.–3. Generation plus Gentamycin oder Chinolon. Auch Aminopenicillin-BLI ist möglich. Alternative ist das Imipenem ggf. plus und Chinolone 4.

Tab. 27.2 Antibiotische Therapie der Proteus spp.

Pr. mirabilis	Breitspektrumpenicillin, Pr. mirabilis ist als einziger indol-negativ und sensibel auf Penicilline. Aminopenicilline möglich
Pr. vulgaris	Wie alle anderen indol-positiven: Cephalosporin 3. Gen. plus Gentamicin

Proteus spp. Vorkommen ist in der Erde, im Gemüse und im Kolon. Meist sind es Infektionen des Urogenitaltraktes. Häufig sind Proteusinfektionen bei Alkoholikern. Wie bei E. coli ist die septische Streuung auszuschließen.

Im Röntgenbild sieht man meist eine Lappenkonsolidation mit Volumenminderung und Abszedierung (Tab. 27.2).

Enterobacter Er besiedelt den Gastrointestinaltrakt. Er ist sehr lebensfähig auf Händen. Meist ist es E. chloacae.

Antibiose bei Enterobacter
- Imipenem oder Chinolone in Kombination mit einem Aminoglykosid
- Cephalosporin 3. Gen. plus Gentamycin
- Eine Monotherapie mit Cephalosporinen führt rasch zu Resistenzen

Serratia Kommt ubiquitär in der Nahrung, im Feuchten, an Endoskopen vor. Er ist sehr gut von Patient zu Patient übertragbar. Typisch sind Pseudohämoptysen wegen rotem Pigment. Die Therapie der 1. Wahl ist Cephalosporin 3. Gen. plus Tobramycin. Oft besteht eine Resistenz gegen Gentamicin.

Acinetobacter, Stenotrophomonas, Citrobacter und Burkholderia cepacia Sie kommen in der Erde, im Wasser, auf der Haut und gelegentlich im Oropharynx vor. Sie verursachen fast nur nosokomiale Pneumonien bei geschwächten Patienten, insbesondere bei Immunsuppression. Burkholderia cepacia ist bei Mukovisziose zu beachten.

Das Antibiotikum der 1. Wahl ist Imipenem, 2. Wahl sind Chinolone. Penicilline oder Cephalosporine nur kombiniert mit Gentamicin einsetzen, wegen häufiger Resistenzen.

27.16 Seltene Erreger einer Pneumonie

Aktinomykose Der Erreger ist ein Saprophyt in der Rachen- und Kolonflora und findet sich in 30% der Proben. Er ist ein grampositiver Anaerobier, der eine verzweigte Form hat. Ausgangspunkt ist meist ein ungepflegtes Gebiss mit Karies und infizierten Zahntaschen. Submandibuläre Infekte mit Fistelung sind die häufigste Form der Aktinomykose. Aspirationen führen zu einer Pneumonie. Selten sind gastrointestinale Infiltrationen.

Die pulmonale Aktinomykose ist ein subakuter, konsumierender Prozess mit Infiltration der Thoraxwand, primär wird also primär an ein Karzinom gedacht. Pathognomonisch sind schwefelartige Klümpchen bzw. Granula mit einem Durchmesser von 1–2 mm; dies sind Mycelfragmente, fädige, schwach grampositive Elemente. Histologisch wird die Diagnose gesichert durch die pathognomischen Drusen.

Die Therapie erfolgt mit Penicillin G, 4 Wochen hochdosiert i.v., dann mehr als 6 Monate peroral. Die Behandlung kann 12–18 Monate dauern. Alternativ: Tetrazyklin oder Makrolide.

Praxis

Ich erinnere mich an einige Patienten, die mit einem metastasierenden Karzinom aufgenommen worden waren und »geheilt« wurden. Allerdings können Bronchialkarzinom und Aktinomykose parallel bestehen, deshalb sollte man sich mit einer Stanzbiopsie nicht zufrieden geben.

Salmonellen Eine Bronchitis ist häufig, selten sind Pneumonien.

Nokardien Es sind grampositive Bakterien, zum Teil (also nur partiell) säurefest, mit einer feinen Struktur, vergleichbar einem Pilzmycel, und feinen »Schwänzchen« sowie Verzweigungen. Im Gegensatz zu den Mycobakterien sind die Nokardien sehr lang und auffällig dünn. In der Kultur entsteht ein sehr langsames Wachstum, typischerweise orangefarben. PCR nicht gesichert.

Nokardien gehören zur natürlichen Flora des Erdreichs. Die Infektion erfolgt durch Inhalation von Fragmenten oder Sporen. Die Krankheit verläuft subakut mit Abszedierung, Empyem und Infiltration der Brustwand. Klinik und Bildgebung lassen zunächst an eine TB oder NTM denken. Mehr als 50% der Betroffenen sind immunsupprimiert, es ist also meist eine opportunistische Pneumonie. Die Therapie erfolgt mit Sulfonamiden plus Trimethoprim über Monate. Bei Empyem Drainagebehandlung.

27.17 Pilzpneumonien

Weder klinisch noch radiologisch lassen sich die Pilzinfektionen der Lunge von bakteriellen oder nichtbakteriellen Infiltraten abgrenzen. Es gab einmal einen Artikel mit der bewusst provokativen These »Es gibt keine Pilzpneumonien«. Das deckt sich mit den Erfahrungen des täglichen Lebens in einem »normalen« Krankenhaus.

Candida und Aspergillus sind fast immer Kolonisationen. Bei Candida wird gerne mit dem Titer und Verlauf argumentiert, was aber keine Rolle spielt. Hier müsste bei hoher Keimlast die Biopsie hinzugezogen werden. Bei hoher Pilzlast neigt man aber zur Behandlung, weil auch so eine Kolonisation bei schwerkranken Patienten zur Verschlechterung der pulmonalen Situation beitragen kann.

Anders ist das bei massiver Immunsuppression, insbesondere bei AIDS oder hämatolgischen Erkrankungen. Hier können Pilze, die zur kommensalen Norrmalflora gehören oder ubiquitär sind, wie Candida, Zygomyceten, Fusarium, Trichosporon, Scedosporium und aerogene Schimmelpilzsporen, wie z. B. Aspergillus, zum Tragen kommen, wie auch Cryptococcus, Histoplasma, Blastomyces und die Pneumocysten (wie Pneumocystis jiroveci). Seltener spielen sekundäre Immunsuppressionen eine Rolle, wie Leberinsuffizienz, Trauma u.a.

Ebenso sind die vielen exotischen Pilze nach Auslandsreisen zu beachten. Endemische Pilzinfektionen auf dem amerikanischen Kontinent sind Blastomyces, Histoplasma und Coccidioide.

Die Diagnose kann schwierig sein. Der Pilznachweis alleine reicht nicht aus. Das Labor ist darauf hinzuweisen, um entsprechend zu kultivieren. Die klinische Konstellation ist wesentlich, Diagnose in Gesamtschau, Bildgebung und der Nachweis können eine Therapie rechtfertigen. Beweisend ist nur die Histopathologie, eine Blutkultur oder Material aus sterilen Höhlen, wie der Pleura. Die Antikörperbestimmung bei Candida spielt keine Rolle.

27.17.1 Aspergillose

Aspergillus fumigatus sind ubiquitärer Sporen, die der Gesunde effektiv beseitigt. Neben dem Asp. fumigatus auch Asp. flavus, Asp. niger, Asp. nidulans und Asp. terreus zu finden. Aspergillus, insbesondere A. fumigatus, kolonisiert häufig die Bronchien bei schwergradigen chronischen Lungenerkrankungen mit starker Sekretion (Asthma), Stenosen (Tumore, Nekrosen, TB, Deformierungen), Bronchiektasen (Mukoviszidose) oder massiven Deformierungen (posttuberkulöse Veränderungen, Höhlen, Kavernen, Bullae).

Die drei Formen der Aspergillose sind das Aspergillom in vorgeformten Höhlen (kavernisierende pulmonale Aspergillose), die allergisch bronchopulmonale Aspergillose (ABPA) bei Asthma und die invasive Aspergillose bei starker Immundefizienz. Zu Letzterer gehören auch die systemischen Verläufe und die nekrotisierende Tracheobronchitis bei Immunsuppression. Und es gibt natürlich Überlappungen.

Aspergillom Dies ist ein wuchernder Pilz in einer Kaverne; die Form ist meist kugelig, die Pilzkugel ist mobil. Aspergillome sollen bei bis zu 15% der Menschen mit postspezifischen Lungenkavernen zu finden sein; die Zahlenangabe von 15% erscheint mir aus eigener Erfahrung zu hoch.

Im Röntgen sieht man eine Kaverne und darin einen »Ball«. Über diesen Ball zeichnet sich sichelförmig Luft ab. Der Boden der Kaverne ist entzündlich infiltriert. Dieser Befund ist diagnostisch. Unter Durchleuchtung und bei Umlagerung kann der Pilzball mobil sein. Da der Pilzball Gefäße infiltriert, führt eine Rollbewegung zum Riss der Gefäße, zur Blutung und damit zu blutig tingierten Sputum bis zu schweren Hämoptysen.

In der Sputumkultur wachsen Aspergillen, im Serum lassen sich spezifische IgG-Antikörper nachweisen. Diese werden mittels Präzipitintest oder Elisatest bestimmt.

Die elektive Operation ist die Therapie der Wahl. Meist sind die Betroffenen nicht operabel oder haben ein hohes Operationsrisiko. Die Operation selbst ist riskant wegen der Gefäßfragibilität, der diffusen Infiltrationen in die Thoraxwand und dem damit hohen Blutungsrisiko.

Die antimykotische Therapie (Amphotericin, Itroconazol) kann bei inoperablen Patienten passager eine Besserung erbringen. Unter Antimykose durchbricht eine passagere anti-entzündliche Medikation mit Steroiden den Teufelskreis aus nässender Entzündung, Abflussstörung des betroffenen Bronchus und Pilzinfiltration. Die nässende Entzündung ist der »Nährboden« für die Pilzinfektion, ein entzündlich verschlossener Bronchus verhindert die Sekretdrainage und Belüftung. Die Antimykose wurde früher zu kurz eingesetzt, mehrere Wochen sind für einen Erfolg erforderlich.

Allergische bronchopulmonale Aspergillose (ABPA) Aspergillus fumigatus (▶ Kap. 43) kolonisiert die Bronchien bei chronischen Lungenerkrankungen. Im Rahmen eines langjährigen schweren Asthmas kann sich, meist in der 3.–5. Dekade, eine Allergie auf kolonisierenden Asp. fum. entwickeln. Dies führt histologisch zur eosinophilen Infiltration der zentralen Bronchien, mit der Entwicklung von Bronchiektasen.

Ein Symptom ist ein exazerbierendes Asthma, erst episodisch, dann chronisch. Produktiver Husten, Hämoptysen und rezidivierende Pneumonien sprechen für eine ABPA.

Im Röntgenbild sieht man verdickte Bronchialwände im Sinne eines Schienenstrangzeichens, evtl. sieht man Bronchiektasien, im fortgeschrittenen Falle eine Wabenlunge. Im CT oder in der Bronchographie erkennt man die zentralen Bronchiektasen. Entsprechend ergibt die Lungenfunktion zuerst eine Obstruktion, im Verlauf können sich eine Restriktion und Diffusionsstörung entwickeln.

Blutbild und Sputum sind eosinophil. IgE und spezifisches IgE sind erhöht. Spezifische IgG können ebenfalls erhöht sein. Die kutane Sofort- und verzögerte Sofortreaktion (nach 6–8 h) ist bei 90–100% positiv. Das Sputum kann typischerweise braun sein. In der Sputumkultur wachsen bei 60–100% Asp. fum; dieser Befund ist jedoch isoliert betrachtet unspezifisch, da es sich auch um eine Kolonisation oder – bei ubiquitärem Vorkommen – auch um eine Kontamination handeln kann.

Therapie: Systemische Glukokortikoide bis zur Besserung des Asthma und des Röntgenbefundes mit 1 mg/kgKG/Tag fraktioniert. Durch die Beseitigung der Entzündung wird der Pilzinfektion der »Nährboden entzogen«. Hochdosiert inhalative Kortikoide spielen eine Rolle beim Ausschleichen des systemischen Kortikoids. Eine ausreichend lange antimykotische Therapie ist wichtig, initial reduziert sie auch den Bedarf an Prednisolon.

Invasive Aspergillose Aspergillus fumigatus infiltriert die Lunge, Bronchien und Gefäße mit Lungeninfarkten und hämatogener Streuung (Entwicklung einer Endokarditis, Meningitis, Apoplexe, kutane Streuungen etc.). Betroffen sind Immunsupprimierte, vor allem bei Granulozytopenie (Leukämien, Lymphome, Chemotherapie), aber auch Patienten mit langzeitiger hochdosierter Gabe von Glukokortikoiden oder Antibiotika. Die Mortalität liegt wegen der schweren Grunderkrankung bei 70–100%.

Fieber, Husten, Dyspnoe, Auswurf, Brustschmerzen, Nasennebenhöhlenschmerzen, Epistaxis, Heiserkeit und Folgen der Streuherde sind mögliche Symptome. Radiologisch zeigt sich ein Infiltrat. Eine Einschmelzung führt zur Kavernenbildung und zum Aspergillom.

Die Sensitivität des Pilznachweises mittels BAL wird in manchen Untersuchungsreihen mit lediglich 25% angegeben. Der Nachweis von Aspergillus-Antigen (Pastorex-Test) aus der BAL, dem Bronchialsekret oder dem Serum ist nahezu beweisend für eine Aspergillose. Während die Spezifität nahezu 99% beträgt, ist die Sensitivität bei nur 55%. Aspergillus-Antikörper finden sich bei nur 10–20% der Betroffenen, die Spezifität liegt bei 85%.

Diagnostisch sind positive Blutkulturen sowie die transbronchiale Biopsie mit Histologie und Kultur. Der Nachweis von septierten Pilzhyphen und die kulturelle Anzucht des Schimmelpilzes aus dem Biopsat sind pathognomonisch. Eine hohe Zahl von Keimen in der BAL mit entsprechender Klinik und Röntgenbild ist nicht beweisend, legt die Diagnose jedoch nahe.

Eine Verbesserung der Immunabwehr (z. B. Pausieren der Chemotherapie) ist wünschenswert. Die Kombination von antimykotischer Therapie und chirurgischer Resektion sind die konsequenteste Therapie.

Amphotericin B (1–1,25 mg/kgKG/d) ist das Mittel der Wahl. Bei Misserfolg oder wegen der Nebenwirkungen (Fieber, Schüttelfrost, Thrombopenie, Nierenfunktionsstörungen) wird bevorzugt Antimykose mit Amphotericin B in liposomaler Lösung gegeben. Diese neue Galenik erlaubt statistisch 3-fach höhere Dosierungen. Die Tagestherapiekosten sind jedoch erheblich, und die Gewebskonzentrationen in der Lunge sind niedrig. Imidazolderivate (Itraconazol und Verwandte) kommen zum Einsatz, entweder alternativ oder bei schwerer Erkrankung in Kombination.

27.17.2 Sonstige Erreger

Histoplasmose Histoplasma capsulatum findet sich in feuchtwarmem Erdreich, auf dem viel Vogel- oder Fledermauskot liegt. Ebenso können lange benutzte Hühnerställe diesen Pilz in Massen enthalten. Die Histoplasmose wird vor allem in Südamerika und in den Südstaaten der USA beobachtet.

Der Röntgenbefund zeigt rundlich, weich gezeichnete Infiltrationen und Lymphknotenvergrößerungen, später mit Verkalkungen; differenzialdiagnostisch denkt man an die Tuberkulose oder Sarkoidose. Die Symptomatik ist grippal bis pneumonisch, der Verlauf ist selbstlimitierend. Selten führt ein Infekt zur progredienten Dissemination. Diagnostisch sind die Kultur, der Nachweis des Pilzes durch Silberfärbung in Makrophagen und der Verlauf des Antikörpertiters.

Die Therapie erfolgt bei akuter Erkrankung intravenös mit liposomalen Amphotericin B; subakute Verläufe werden peroral mit Itroconazol behandelt.

Blastomykose Warmes und feuchtes Erdreich ist die Infektionsquelle für Landwirte, Forstarbeiter und Rucksacktouristen in den USA. Meist sind Haut, Weichteile und Lunge befallen. Radiologisch viele Formen, u.a. oft solide wie ein Tumor. Auch hier ist Itroconazol oder liposomales Amphotericin B einzusetzen.

Koccidioidomykose Coccidioides immitis ist endemisch in den Südweststaaten der USA und in heißem, trockenem Wüstenklima. Die Sporeninhalation kann zu einer grippalen Symptomatik mit pulmonalen Infiltraten und Lymphadenopathie führen; bis zu 25% der Betroffen entwickeln Hautreaktionen (Erythema nodosum, Erythem u.a.). In 60% der Fälle ist die Infektion asymptomatisch. Es gibt akute Verlaufsformen bis zur Dissemination und Befall von ZNS, Knochen etc. Bei der chronischen Verlaufsform finden sich pulmonale Herde mit persistierenden Keimen.

Die Diagnose ist schwierig. Der Verlauf des Antikörpertiters oder ein Hauttest mit Antigen sind richtungsweisend. Die Therapie erfolgt mit liposomalem Amphotericin B. Itraconazol wird wegen weniger Nebenwirkungen und Liquorgängigkeit bevorzugt.

Kryptokokkose Cryptococcus neoformans kommt weltweit im Erdreich und in Vogelkot vor. Mit der HIV-Erkrankung und den Organtransplantationen auch als Krankheitserreger, der bildgebend alle Formen der entzündlichen Lungenerkrankungen imitieren kann.

Pneumocystis jiroveci Dieser Erreger hieß vormals P. carinii. Man wird stets an HIV denken. Typisch sind der initial diskrete Röntgenbefund und in der CT die landkarten- und milchglasartige Trübung. Risikokonstellation, Bildgebung, BAL und Nachweis in der Färbung sind diagnostisch. Der Mikrobiologe soll vorab informiert werden, um gezielt Giemsa- und Grocott-Färbung und bei Bedarf Immunfluoreszenz einzusetzen.

Candida Candida gehört zur kommensalen Flora, meist C. albican, aber auch C. glabrata, C. krusei oder auch C. tropicalis. Die Sicherung der Diagnose ist eigentlich nur durch histologischen Nachweis der infiltrativen Hyphen und Pseudohyphen möglich. Disseminierte Kandidosen kommen nur bei schwergradiger Immunsuppression vor. Nachweis in der Blutkultur oder die Candida-Endophtalmitis (meist bei i.v.-Drogenabhängigen und da meist bakteriell) wären beweisend.

Bei einem Zusammenhang zwischen schwerer Entzündungsreaktion, Candidabesiedelung und Superinfektion mit Hospitaliationskeimen kann man sich zur passageren Therapie entscheiden, um diesen Kreis zu durchbrechen. Viele beatmete Patienten zeigten Besserung nach systemischer Therapie und damit Reduktion der Candidakolonisation.

Leichtere Infektionen werden erfolgreich mit Fluconazol behandelt, schwere mit Caspo- oder Anidulafungin.

27.18 Zoonosen, Parasiten und Ferntourismus

Q-Fieber durch Coxiella burnetti Speziell bei Kontakt mit gebärenden Rindern, Schafen, Ziegen, Katzen. Hinweisend sind Granulome in der Biopsie aus Leber und Lunge. Retrospektiv beweisend ist der Antikörpertiterverlauf. In manchen Regionen Nordamerikas soll der Anteil des Q-Fiebers an den AEP bei bis zu 20% liegen.

Brucellose Sie ist eine systemische Erkrankung, die selten zur Pneumonie führt. Die Wirte sind Kühe, Ziegen, Schafe, Schweine, Rentiere oder Hasen. Die Therapie erfolgt mit Doxycyclin plus Streptomycin oder plus Rifampicin.

Pseudomonas mallei Dies ist eine schwere Erkrankung (daher malus), die vor allem von Pferden, aber auch von Maultieren oder Eseln beherbergt wird. Vorkommen im mittleren Osten, Asien und Afrika. Der inokulierte oder inhalierte Erreger wird zunächst über die Lymphbahnen transportiert und führt zur Lymphadenitis. Die hämatogene Streuung führt zu Absiedelungen mit Pneumonie und Abszedierungen. Diagnostisch sind die Kultur, der Mallein-Test und die Antikörperserologie. Antibiose der 1. Wahl ist Sulfadiazin.

Leptospirose Sie kann durch den Kontakt mit Exkrementen oder Bissen von Ratten entstehen. Hunde, Rinder und Schweine wurden auch als Infektionsquellen beschrieben. Betroffen sind meist Leber und Niere, in 10% die Lunge. Selten entwickelt sich eine Abszedierung oder ein ARDS. Die Therapie der Wahl erfolgt mit Doxycyclin. Penicillin ist sehr wirksam, beinhaltet jedoch die Gefahr der Herxheimer- Reaktion.

Milzbrand Bacillus anthracis ist ein großes, breites, grampositives unbewegliches aerobes Bakterium. Bei Verdacht: Abstriche von befallener Haut, Blut und Liquor bei Bakteriämie, Sputum oder Punktaten (z. B. Lymphknoten).

Es ist meist eine lokale Hauterkrankung. 5% der Betroffenen inhalieren den Erreger und entwickeln eine Pneumonie. Milzbrand findet sich bei Bearbeitern von Tierprodukten (Felle etc.) in Entwicklungsländern. Inokulation bzw. Inhalation, Lymphknotenschwellung und evtl. hämatogene Aussaat können zu einer hämorrhagischen Pneumonie führen. Das Röntgenbild ist typischerweise fleckig, bei Dissemination mit verbreitertem Mediastinum und verplumpten Hili durch den Lymphknotenbefall. Antibiotisch behandelt wird mit hochdosiert Penicillin G, Chinolone 2–4 u.vor allem Die Mortalität ist trotz Antibiose hoch.

Lungenmilzbrand ist geprägt von der Toxinbildung. Die erste Phase erscheint wie eine sehr schwergradige Pneumonie über ca. 3–5 Tage mit mediastinalen Lymphknotenschwellungen und subkutanen Ödem. Dann folgt die toxische Phase mit Schock und rapidem Verlauf.

Katzenkratzkrankheit Pasteurella multocida gehört zur normalen Rachenflora vieler Tiere. Infektiös kann der Biss oder das Kratzen durch Katzen sein. Selten ist eine Kolonisation bei chronischen Lungenerkrankungen, wie COPD, Bronchiektasen oder posttuberkulöser Lunge. Eine Infektion ist selten. Die Diagnose wird gestellt durch den Keimnachweis aus pulmonalen Abszessen oder peripheren Lymphknoten (z. B. durch PCR) sowie dem Verlauf des Antikörpertiters. Die Therapie wird mit Penicillin G, alternativ können Cephalosporine oder Tetrazykline eingesetzt werden. Abszedierungen werden drainiert.

Tularämie Wildtiere sind die Wirte, die Überträger sind Fliegen und Flöhe (»Hirschfliegenfieber«). Infektiös ist der Tier- bzw. Kadaverkontakt oder Floh- bzw. Fliegenbisse. Betroffen sind erwartungsgemäß Jäger. An der Eintrittsstelle entsteht ein Ulkus mit Lymphknotenschwellung. Im Rahmen einer hämatogenen Aussaat wird in der Regel die Lunge befallen. Das Röntgenbild zeigt ausgeprägte Hiluslymphknotenschwellungen bei Bronchopneumonie. Die Diagnose erfolgt durch die Berufsanamnese (Jäger), Erregerkultur und Histologie (granulomatöse Nekrose der Alveolen). Streptomycin ist das Antibiotikum der ersten Wahl. Eine Impfung bietet Schutz für ca. fünf Jahre.

Pest In den Südweststaaten der USA ist die Pest noch endemisch. Mangelnde Unterkellerung und Holzbauweise bewirken ein enges Zusammenleben von Mäusen, Ratten und Menschen. Der Rattenfloh überträgt die Infektion. Pulmonale Manifestationen sind bei der Pest häufig. Die Diagnose wird aus der Reiseanamnese, bei Kleinepidemien in Endemiegebieten und durch die Kultur gestellt. Streptomycin ist das Antibiotikum der Wahl, alternativ Tetrazykline. Der Patient kommt wegen der ausgeprägten Kontagiosität in Quarantäne. Kontaktpersonen und Krankenhauspersonal erhalten eine Chemoprophylaxe mit Tetrazyklinen oder Sulfonamiden über sieben Tage.

Pseudomonas pseudomallei Er ist der Erreger der Melioidose. Verbreitungsgebiet sind die Tropen. Der Keim lebt in stehenden Gewässern. Infektiös ist die Inhalation, Ingestion oder die perkutane Inokulation bei Schürfwunden. Meist verläuft die Infektion asymptomatisch. Antikörper finden sich bei 25% der Thailänder und fanden sich bei 7% der amerikanischen Soldaten. Ein akuter Verlauf ist durch ein septisches Krankheitsbild mit Abszedierungen, auch in der Lunge, gekennzeichnet. Die chronische Verlaufsform entspricht dem Bild einer Tuberkulose. Diagnostisch sind die Serologie (erst retrospektiv), Gramfärbung und Kultur. Der Mikrobiologe sollte jedoch über den Verdacht einer Tropeninfektion informiert werden. Therapiert wird über 2–4 Monate mit Tetrazyklinen oder Sulfonamiden oder einem Cephalosporin (3. Generation).

Toxoplasmose Toxoplasmose wird durch Katzen übertragen und kann in rohem Fleisch sein. Eine massive Immunsuppression nach Organtransplantation, Hochdosis-Chemotherapie oder AIDS können zu einer disseminierten Erkrankung mit ZNS- und Lungenbefall führen. Bei AIDS sollte man an parallele Infektionen der Lunge denken, also zeitgleich pyogen, durch Pneumocystiis, Cytomegalie und/oder die Toxoplasmose. Biopsie oder Spülung mit Antigennachweis sind diagnostisch. Pyrimethamin und Sulfadiazin initial hochdosiert, dann therapeutisch – und bei AIDS nachfolgend prophylaktisch 2-mal/Wo.

Malaria Malaria kann bei ca. 5% mit einer schwergradigen Parasitämie verlaufen, mit Lungenbefall bis zum ARDS. Die Hundemalaria (Babesiose) wird durch Zecken übertragen. Es gibt auch Einzelfälle in Südosteuropa mit systemischem Verlauf und ARDS.

Weitere An Pilzpneumonien, wie die Histoplasmose und Koccidioidomykose, denkt man bei USA- und Südamerika-Reisenden. Eine Reihe weiterer Pilzpneumonien kann man in den Tropen erwerben. Die Röntgenmanifestation ist nicht typisch, bei Rundherden und erfolgloser Antibiose bei Tropenreisenden denkt man daran.

Paragonomiasis und andere parasitäre Infektionen der Lunge kann man in Asien, Afrika und Südamerika erwerben. Typisch ist für die meisten Erreger ein flüchtiges, eosinophiles Lungeninfiltrat. Vögel übertragen die Psittakose. Betroffen sind vor allem Halter von Papageienvögel, Beschäftigte auf Geflügelfarmen oder Zoohandlungen. Vögel übertragen auch Kryptokokken und Histoplasmen.

Plasmodien (Anopheles) und können die Lunge befallen.

27.19 Würmer

Filiariasis Vorkommen ist in Südasien, Afrika, Südamerika und Indien. Die Übertragung erfolgt durch Mücken. Es sind verschiedene Parasiten, die im Lymphsystem leben. Hier wandern sie in der Haut, bilden Geschwüre, erreichen das Auge und/oder führen zu einer systemischen Erkrankung. Die Inkubationszeit beträgt acht Monate.

Die Allgemeinsymptome sind vor allem konstitutionell mit Fieber und Verschlechterung des Allgemeinzustandes. Asthma kann sich bei eosinophiler Infiltration der Lunge entwickeln.

Wesentliche Befunde sind die Eosinophile, eosinophile Infiltrate der Lunge, Lymphknotenschwellungen und Hepatosplenomegalie. Wucheria bancrofti kann einen Chylothorax durch Verschluss des Ductus thoracicus bewirken. Dirifiliaria immitis wird durch Stechmücken (USA) vom Hund auf den Menschen übertragen. Die Infektion ist selbstlimitierend und asymptomatisch. Es bleiben Rundherde in der Lunge,

Durchmesser 1–2 cm. Die Diagnose bzw. Differenzialdiagnose kann nur durch die Resektion erfolgen.

Die Sicherung der Diagnose erfolgt durch den Nachweis von Parasiten in Blutausstrichen oder durch die Biopsie. Unter Therapie mit Diethylkarbamasin stellt sich eine rasche Besserung ein.

Ascariasis Nahrung, Wasser und Erde können kolonisiert sein. Vorkommen in den Entwicklungsländern und Südosteuropa. Der Infektionsweg erfolgt über Darm-Pfortader-Lunge-Alveolen-tracheobronchiale Migration-Verschlucken-Darm usw. Die Symptomatik entspricht dem so genannten (sekundären) Löffler-Syndrom: pneumonische, flüchtige und wandernde Infiltrate, hochgradige Bluteosinophilie, Fieber, Husten, Hämoptysen, Giemen. Die Diagnostik erfolgt durch den Nachweis von Wurmeiern bzw. Larven in Sputum und Stuhl, ggf. Serologie oder transbronchiale Biopsie. Die intestinale Therapie erfolgt durch Mebendazol oder Pyrantel. Bei symptomatischem Lungenbefall kann die Gabe von Betamimetika und Steroiden erforderlich werden.

Schistosomiasis Stehende Gewässer in den Tropen oder Subtropen beherbergen den Parasiten, Zwischenwirt sind Schnecken. Larven dringen durch die Haut und erreichen u.a. den Lungenkreislauf. Starker Juckreiz am Hauteintritt. Der pulmonale Befall äußert sich im Löffler-Syndrom, hier mit SIRS-artiger systemischer Reaktion (Fieber, Schüttelfrost usw.). Chronisch kann eine Darmbiharziose entstehen. Diagnostisch sind Eier im Stuhl, im Sputum nur bei 30% der Betroffenen nachweisbar. Meist ist zur sicheren Diagnose eine transbronchiale Biopsie, eine Blasenbiopsie und/oder eine Rektumbiopsie erforderlich. Die Therapie erfolgt mit Praziquantel.

Necator americanus und Ancylostoma duodenalis Sie sind in den USA endemisch. Der Infekt ist selbstlimitierend. Im Rahmen des sekundären Löffler-Syndroms finden sich passagere eosinophile Infiltrate während der Lungenpassage.

Paragonimiasis Endemiegebiete sind Asien, Afrika und Südamerika. Die Ingestion von rohen Krabben, Flusskrebsen, Langusten oder von befallenem Wasser kann zur Infektion führen. Der Infektionsweg ist Darm-Peritoneum-Zwerchfellpassage-Lunge. In der Lunge werden Zysten gebildet, die in die Bronchien erodieren. Der Parasit wird zum Teil abgehustet und zum Teil verschluckt, der Kreislauf beginnt von vorne. Entsprechend bestehen Hämoptysen und Husten über Jahre. Das Röntgenbild ist pathognomonisch: Es zeigt dünnwandige Zysten, Rundherde und Bronchiektasen; bei Durchbruch in den Pleuraraum Pneumo- oder Hydropneumothorax. Diagnostisch ist der Nachweis von Larven bzw. Eiern im Sputum bzw. Stuhl. Die Therapie erfolgt mit Praziquantel.

Toxocara Ein selbstlimitierender systemischer Befall kann Lunge, ZNS, Augen usw. betreffen, mit Granulombildung. Selten sind Pleuraergüsse.

Strongyloides stercoralis Vor allem in den Tropen findet sich der Parasit im Erdreich. Der Infektionsweg ist: Haut-Venen-Lunge-Infiltrat-Bronchien-Verschlucken usw. Die gastrointestinale Symptomatik steht im Vordergrund. Pulmonal beobachtet man das sekundäre Löffler-Syndrom. Die Diagnose erfolgt durch den Nachweis von Larven in Stuhl oder Sputum, ggf. mit transbronchialer Biopsie. Die Therapie erfolgt mittels Thiabendazol.

Amöben Gehäuft in den Tropen und Subtropen. Stichwort: Amöbenruhr. Selten penetriert der Parasit oder ein Leberabszess entwickelt sich. Dieser kann durch das Zwerchfell brechen und ein Empyem bilden. Diagnostisch sind Zysten im Punktat. Die Therapie erfolgt mit Metronidazol.

Echinokokken Rinder, Schafe, Mäuse und Karnivoren (Hund, Fuchs) sind die Wirte. Der Infektionsweg ist: Darm-Pfortader-Leberzysten. 10–20% breiten sich aus, vor allem der E. multilokularis, u. a. mit Befall der Lunge und des Mediastinums. Rundherde, Zysten, Abszesse, Ergüsse, Einbruch in die Atemwege mit Hämoptysen kann man in endemischen Regionen sicher mal sehen, ist in unseren Breitengraden aber so extrem selten, dass man diese Differenzialdiagnose zwar denken, aber nicht allzu oft in Besprechungen äußern sollte; es sei denn, es gibt einen Hinweis von Seiten der Leber. In 16 Jahren Pneumologie erinnere ich zwei Damen aus der Türkei mit Leber- und Lungenbefall. Die Diagnose wird durch Antikörperbestimmung gestellt. Hinweisend sind wie immer das hohe IgE und mittelgradige Eosinophilie. Die kurative Therapie ist idealerweise operativ. Drainage und eine langfristige Therapie mit Mebendazol haben jedoch auch gute Erfolge gezeigt. Inoperabilität und Befall mit E. multilocularis haben eine sehr schlechte Prognose.

Aktuelle, weiterführende Literatur

Bradsher RW (1997) Histoplasmosis. Sem Respir Crit Care Med 18:259

Dobbertin I et al. (2010) Bronchiale Aspergillosen. Pneumologie 64:171–183

Ewig S et al. (2009) Thorakale Aktinomykose. Pneumologie 63:86–92

Höffken G et al. (2005) S3-Leitlinie zu ambulant erworbener Pneumonie und tiefen Atemwegsinfektionen. Pneumologie 56: 612–664

Khuroo MS (1996) Ascariasis. Gastroenterol Clin North Am 23:553

Levy SB (1998) Multidrug resistance – a sign of the times. N Engl J Med 338:1376–1378

Lyche KD, Jensen WA (1997) Pleuropulmonary amebiasis. Semin Respir Infect 12:106

Mandell LA et al. (2007) IDSA/ATS consensus guidelines on the management of community aquired pneumonia in adults. Clin Infect Dis 44, Suppl 2:S27

Mundy LM, Powderly WG (1997) Invasive fungal infections: cryptococcosis. Sem Respir Crit Care Med 18:249

Pappas PG (1997) Blastomycosis. Sem Respir Crit Care Med 18:217

Rupp J et al. (2010) Diagnostik von Pilzinfektionen der Lunge. Pneumologie 64:300–310

Schulze K et al. (1996) Eine Q-Fieber-Pneumonie-Epidemie in Düsseldorf. Pneumologie 50:469

Snyder LS, Galgiani JN (1997) Coccidioidomycosis: the initial pulmonary infection and beyond. Sem Respir Crit Care Med 18:235

Stout JE, Yu VL (1997) Legionellosis. N Engl J Med 337:682

Verkooyen RP et al. (1998) Evaluation of PCR, culture, and serology for diagnosis of Chlamydia pneumoniae respiratory infections. J Clin Microbiol 36:2301

Verweij PE, Denning DW (1997) Diagnostic and therapeutic strategies for invasive aspergillosis. Sem Respir Crit Care Med 18:203

Wegerle S et al. (2007) Pulmonale Nokardiose mit Trimethoprim/Sulfamethoxazol resistenter N. paucivorans bei einem Patienten ohne Hinweise auf Immunsuppression. Pneumologie 61:46–51

Lungenabszess

Review - E-Book

Karmangar N, Sather CC, Sharma S (2009) Lung abscess: treatment and medication. eMedicine Specialties. UCLA - University of California, LA, Div. of pulmonary and critical care. Pulmonary and critical care medicine Cedars-Sinai-Medical Center. Division of pulmonary medicine, University of Manitoba

28.1 Ursachen

Vor dem Zeitalter der flächendeckenden medizinischen Versorgung und dem frühen Einsatz von Antibiotika waren Lungenabszesse in der Regel die Folge unbehandelter Pneumonien (◘ Tab. 28.1). Heute sind sie sehr selten.

28.2 Diagnostik

Symptomatik und körperlicher Befund Man kann nicht von der Symptomatik auf die Diagnose oder gar einen Erreger schließen. Der Wirtsfaktor beeinflusst das klinische Bild und den Verlauf maßgeblich. Es gibt jedoch einige Besonderheiten, die man zuordnen kann. Bei Aspirationspneumonien ist der Verlauf typischerweise langsam bis subakut mit zunehmender Verschlechterung des Ernährungs- und des Allgemeinzustandes sowie rezidivierendem bis persistierendem Fieber. Ein akuter Verlauf wird bei Pneumonien oder hämatogener Streuung beobachtet. Das Sputum kann bei Beteiligung von Anaerobiern faulig sein. Ein blutig tingiertes Sputum ist häufig. Werden große Gefäße arrodiert, können massive Hämoptysen folgen. Eine Verdickung der Fingerendglieder (clubbing) kann innerhalb von Wochen entstehen. Pleuritischer Schmerz findet sich bei parapneumonischer Reizung oder einem Empyem (◘ Tab. 28.2).

Bildgebende Verfahren Immer ist CT indiziert. Im Röntgenbild ist eine große rundliche Infiltration mit Spiegelbildung, bei Aspiration in den abhängigen Segmenten S2, S6 oder S10 typisch. Bei früher Diagnostik ist der Abszess noch nicht reif (keine Einschmelzung). Ein Spiegel ist im nativen Röntgen noch nicht zu sehen. Dichteunterschiede können im CT erkannt werden. Das CT erkennt wegen höherer Sensitivität multiple Abszedierungen besser und früher. Multiple Läsionen erwartet man bei hämatogener Streuung, Immunsupprimierten mit bronchogener Streuung und rezidivierenden Aspirationen (Alkohol, Bulbärparalyse etc.). Ein Pleuraerguss und damit auch ein Empyem sollten sonographisch erkannt werden.

Bronchoskopie Die Indikation besteht immer. Vor allem Fremdkörper und ein Bronchialkarzinom müssen ausgeschlossen werden. Biopsien initial und ggf. im Verlauf sind obligatorisch. Material zur Keimbestimmung wird gewonnen.

Mikrobiologie Anaerobier finden sich in zwei Drittel der Abszesse, meist gemischt mit Aerobiern. Die Keime sind Bacteroides spp. (außer fragilis), anaerobe Kokken und Fusobacterium. Diese Keime werden nur erkannt bei invasiver Diagnostik und korrekter mikrobiologischer Technik (Spezialkulturen, mindestens fünf Tage bebrüten). Von den Aerobiern ist Streptococcus milleri der häufigste Keim. Aber auch Pneumokokken, Klebsiellen, Staph. aureus Streptokokken sowie seltener Hämophilus oder GNB können isoliert werden.

28.3 Therapie

Eine Antibiose mit Aminopenicillin/BLI oder Clindamycin/Cef-2 ist fast immer erfolgreich. Die Therapie dauert 2–6 Monate. Die Antibiose muss nicht alle Keime und Resistenzen erfassen. Es ist meist eine polymikrobielle Infektion mit einer Symbiose der verschiedenen Erreger. In der Regel wird der Großteil der Keime durch die kalkulierte Therapie erfasst, und der Abszess heilt ab. Oft sind diese Patienten schon erfolglos antibiotisch vorbehandelt (Makrolide, Chinolone-2/3 o.Ä.). Dann ist eine Erregerbestimmung nicht mehr verlässlich. Auch ohne diese klingen Abszesse mit der empfohlenen kalkulierten Antibiose in der Regel ab.

Drainagebehandlungen (perkutan, bronchoskopisch) sind bei erfolgreicher Antibiose meist nicht erforderlich. Diese sind viel diskutiert, jeweils sehr komplikationsträchtig, in praxi in der Regel aber nicht erforderlich. Das Gleiche gilt für die Operation (◘ Tab. 28.3).

Endobronchiale Drainage Sie ist eigentlich nie erforderlich, und sie ist gefährlich. Große Eitermengen können sich plötzlich oder Stunden nach der Bronchoskopie in das Bronchialsystem ergießen. Deshalb darf die Durchführung nur in starrer Technik mit effizienter Absaugung stattfinden. Bei großen Abszessen sollte der Patient danach einige Tage am Monitor

Tab. 28.1 Ursachen eines Lungenabszesses

Aspiration	Häufigste Ursache	
	Meist ein großer Abszess in einem anhängigen Segment, wie S2, S6 oder S10. Rezidivierende Aspirationen, gerade bei Alkoholikern mit infizierten Zahntaschen, führen zu vielen kleinen Abszessen in unterschiedlichen »Reifungsstadien«	
	Häufigste Keime: Anaerobier und Streptococcus milleri	
	Nosokomial und Seniorenheime: auch Staph. aureus und GNB möglich. Infizierte Zahntaschen bei Alkoholikern: Staph. aureus, Strept. pyogenes und Actinomyces bedenken	
Bronchusobstruktion	Bronchialkarzinome (BK), MET oder Fremdkörper-Aspirationen (FK) müssen immer bronchoskopisch und histologisch ausgeschlossen werden, ggf. Thorax-CT. Bei/nach Schleimhaut-TB können Bronchien zirkulär eingeengt sein Torquirungsstenosen bei schweren Deformierungen mit Traktionen	
Pneumonie	Früher die häufigste Ursache, heute noch in Ländern mit schlechter medizinischer Versorgung, eine nekrotisierende Pneumonie	
	Die Keime sind:	Staph. aureus oder Klebsiellen unbehandelte Pneumokokkenpneumonien Pseudomonas seltener Aspergillom bedenken ebenso die Aktinomykose und immer die Tuberkulose und einschmelzende, superinfizierte zerfallende Tumore
Hämatogene Aussaat	Meist multiple kleine Herde	
	I.v.-Drogenabusus und Rechtsherzendokarditis	
	Multimikrobiell plus Staph. aureus	
	Gastrointestinale oder urogenitale Streuherde: E. coli, Proteus spp.	
Lungeninfarkt	Sekundäre Infektion. Es geht aber auch andersherum: Abszess mit septischer Thrombose. Deshalb Thrombosen und Embolien bedenken, vor allem, wenn nichttypische Segmente betroffen sind	
Thoraxtrauma	Eine Kontusion kann nach einigen Tagen zur Einschmelzung führen	
Lungensequester	Meist S-10 rechts	
Per continuitatem	Subphrenische und hepatische Abszesse können das Zwerchfell durchwandern. Neben einem pyogenen Abszess bedenkt man auch Parasiten (Amöben, Echinokokken)	

Tab. 28.2 Differenzialdiagnosen

Bronchialkarzinom	Nicht nur durch die Bronchialobstruktion, auch durch eine Tumornekrose kann ein Abszess entstehen. Bei einem Raucher über dem 45. Lebensjahr findet sich bei einem Lungenabszess in mehr als 33% der Fälle ein BK
Infizierte Bullae oder Zysten	Bullae meist bei COPD oder postspezifisch. Klinik, Therapie und Verlauf entsprechen dem Lungenabszess. Bei Pneumothorax Empyembildung
Empyem	Bei Gasbildung oder Fistelung (Thoraxwand, bronchopleural) bildet sich ein Spiegel; eine Verschwartung und Abkapselung können das Bild eines Abszesses vortäuschen. Oft ist ein Empyem Folge eines Abszesses (Durchwanderung, Spontanpneumothorax und Infektion)
Seltene	Aspergillom (vor allem postspezifisch), Wegener-Granulomatose, Zwerchfellhernien (Darm, Magenblase), Kollagenosen, Kaplan-Syndrom, komplizierte Pneumokoniosen der Kohlebergleute

Tab. 28.3 Therapie

Lagerungsdrainage	Lagerung so, dass das betroffene Segment sich entleeren kann. Vibrationsmassage, Abklopfen. Umlagerung (▶ Kap. 56)
Antibiose	Die Kombination Amoxicillin/Clavulansäure. Initial Antibiose hochdosiert und intravenös. Bei Penicillin-Unverträglichkeit werden Cef 2 plus Clindamycin empfohlen
Therapiedauer	Etwa 4–8 Wochen, selten bis 6 Monate bis zur Abheilung
	Bei raschem Erfolg (Klinik, Röntgen) kürzer
	Selten länger; eine komplette Normalisierung des Röntgenbefundes muss nicht abgewartet werden, da dieser über 3 Monate dauert
Drainage	Selten erforderlich
Transbronchiale Drainage	Bronchoskopisch kann man bei zentralen Abszessen einen Abfluss erwägen. Hohes Risiko, kann bei Sepsis abgewogen werden
	Vor allem, wenn der Abstand zur Pleura groß und die Pleura unberührt ist
	Risiko: Bronchogene Streuung, vor allem bei Immunsupprimierten, d. f.: starre Intubation und Absaugung
Perkutane Drainage	Günstig bei thoraxwandnahen Prozessen mit lokaler Pleurodese durch die Entzündung. Fast nie erforderlich
	Risiko: Empyem; gering bei lokaler Pleurodese
Operation	Indiziert bei
	massiven Hämoptysen, die unter Antibiose und passager Steroiden nicht stehen
	Bronchialkarzinom, wenn Operation in kurativer Intention möglich; bestehender Möglichkeit eines nekrotisierten, superinfizierten BK (oft noch klein)
	chronischem Abszess mit persistierender Symptomatik (Temp., AZ, EZ) über 6 Monate, trotz Antibiose und Drainage

überwacht werden, mit Bereitschaft zur Absaugung und doppellumigen Intubation.

28.4 Verläufe

Unter antibiotischer Therapie mit Amoxy./Clav. sinkt in der Regel die Temperatur innerhalb von 2–4 Tagen. Lässt dieser Abfall 1–2 Wochen auf sich warten, so sucht man nochmals nach einem Empyem. Es ist auch eine Erweiterung möglich, z. B. mit Moxifloxazin.

Die Kaverne sollte zartwandig und kleiner werden und sich schließlich nach ca. 4–8 Wochen verschließen. Ein Infiltrat und dessen Organisation persistiert meist mehr als 3 Monate. Eine Rückbildung findet auch nach Abschluss der Antibiose statt, und zwar nach 6 Wochen. Bei anhaltendem Verdacht auf ein Karzinom sollten eine Thorax-CT und eine Operation stattfinden, falls sie kurativ möglich sind.

Komplikationen
- Hämoptysen bei Arrosion großer Gefäße; DD: Abhusten von Blut bei Lungeninfarkt
- Empyem
- Persistierende Kaverne und Aspergillom
- Bronchiektasie mit Kolonisation und oft rezidivierenden Infekten sowie leichten Hämoptysen
- Bronchogene Streuung bei Immundefekt

Aktuelle, weiterführende Literatur

Bartlett JG (2005) The role of anaerobic bacteria in lung abscess. Clin Infect Dis 40:923

Davis B, Systrom DM (1998) Lung abscess: pathogenesis, diagnosis and treatment. Curr Clin Top Infect Dis 18:252–273

Herth F, Ernst A, Becker HD (2005) Endoscopic drainage of lung abscesses: technique and outcome. Chest 127:1378
Wang JL, Chen KY, Fang CT et al. (2005) Changing bacteriology of adult community-acquired lung abscess in Taiwan: Klebsiella pneumoniae versus anaerobes. Clin Infect Dis 40:915

Empyem

Leitlinie

Pleuraempyem. Leitlinien der Deutschen Gesellschaft für Thoraxchirurgie. Aktual. 2006. AWMF online

Übersicht

Hamm H (2005) Die Behandlung des parapneumonischen Ergusses und des Pleuraempyems. Pneumologie 59:696–703

29.1 Ursachen

Ursächlich ist meist eine Aspirationspneumonie mit Lungenabszess. Die Alkoholanamnese ist in der Regel positiv, die Frage nach »Bewusstlosigkeiten« wird auch oft positiv beantwortet, der Zahnstatus ist schlecht und die Zahntaschen sind infiziert. Entsprechend geht in der Regel ein Lungenabszess voraus (► Kap. 24 und 28). Ein Empyem bei AEP ist heute die Ausnahme.

Ursachen eines Empyems

- Aspirationspneumonie (Alkohol, Fremdkörper, Schluckstörungen, Ösoph.-Divertikel)
- Ambulant erworbene Pneumonie (heute wegen früher Antibiose selten)
- Postoperativ (vor allem nach Pneumektomie und verbleibendem Hohlraum)
- Iatrogen (Punktionen, Akupunktur)
- Ösophagusperforation (z. B. nach Gastroskopie, Boerhaeve-Syndrom)
- Subphrenischer Abszess per continuitatem (pyogen, Amöben, Echinokokken)

Die Übergänge zwischen parapneumonischem Erguss (bei 30% der Pneumonien), granulozytärem (oft trübem) Erguss und Empyem sind fließend. Die Definitionen und Grenzwerte, aus denen sich eine Indikation zur Drainage ableitet, sind naturgemäß nicht ganz einheitlich.

Der granulozatentreiche Erguss in Richtung Empyem hat schon eine ungute Prognose. Es besteht das Risiko, dass sich ein Empyem entwickelt oder eine protrahierte Rekonvaleszenz. Nach Punktion droht, weil eine Gerinnungskaskade induziert wird, zudem zur Septenbildung. Deshalb lassen wir den Erguss mit einer dünnen Drainage komplett ab (Dauer ca. 30–60 min). Diese Systeme mit Beutel kann man auch über Nacht liegen lassen und dann abziehen, wenn man sieht, dass keine hohe Produktivität vorliegt und die Antibiose wirkt (◘ Tab. 29.1).

29.2 Diagnostik

Symptome Wird ein Empyem nicht diagnostiziert, weil man dies im Röntgenbild nicht zwingend sehen muss (unter 100 ml), so persistiert das Fieber trotz wiederholter Antibiosen, der Allgemein- und Ernährungszustand wird schlechter, eine schmerzhafte Pleuritis persistiert. Eine bronchopleurale Fistel oder eine Thoraxwandfistel können sich bei Nicht-Behandlung entwickeln. Spontanheilungen sind selten möglich. Eine schmerzhafte Pleuritis und die Verschwartung führen zur Restriktion, mit einseitiger Behinderung der Atemexkursion und Skoliosebildung.

Befunde Der Röntgenbefund ist unspezifisch; bei Anaerobiern oder Fistelung ist eine Spiegelbildung möglich. Die Bestimmung von pH, Glukose, LDH, der Differenzialzytologie (granulozytar?) und der makroskopische Befund (Pus?) sind diagnostisch. Sonographisch sieht man eine Fibrinbildung, initial meist keine Kammerung des Ergusses. Bei einer Kammerung können in den Kompartimenten unterschiedliche Ergüsse sein, in einem ein Empyem, im anderen nur ein Exsudat. Die Gramfärbung und die Kultur sind oft negativ, obwohl ein Empyem vorliegt. Im Pus sind die Bakterien zerfallen, im parapneumonischen Erguss liegt der Nachweis bei lediglich 30%.

Differenzialdiagnostisch muss immer eine Tuberkulose bedacht werden (lymphozytärer Erguss, Tuberkulinhauttest positiv bei nur 70%, Kultur nur bei 30% positiv, hier PCR-indiziert). Bei postspezifischen Lungenveränderungen bedenkt man ein Mischempyem. Eine Reaktivierung kann zur Ruptur einer Emphysemblase führen (entzündlicher Ventilmechanismus eines kleinen Bronchus), damit zu einem Pneumothorax und einer Mischinfektion (Mycobakterium tuberculosis plus pyogen).

29.3 Therapie

Antibiose Die Antibiose beginnt hochdosiert und intravenös. Bei Aspirationspneumonie sind statistisch Pneumokokken, Streptococcus milleri und Anaerobier wie Bacteroides spp. und anaerobe Kokken die häufigsten Keime. Bei Seniorenheim-Patienten oder nosokomialen Pneumonien muss man auch an

Tab. 29.1 Parapneumonischer Erguss vs. granulozytärer Erguss vs. Empyem

Steriles Exsudat	Wenige oder keine Leukozyten, pH und BZ sind im Normbereich. Klarer Erguss
Granulozytärer Erguss	Granulozytenhaltig, pH und Glukose noch im Normbereich. Allerdings in Richtung 7,2, Granulozyten in Richtung 10000/μl und Glukose erniedrigt unter 60 mg%. Sonographisch und makroskopisch nicht mehr klar
Empyem	Granulozytenreich, pH und Glukose unter dem Serumwert DD: Der pH ist niedrig bei Kollagenosen, TB und Karzinomen Der pH ist hoch (alkalisch) bei Proteus spp.
Indikation zur Drainagebehandlung	pH < 7,1, Glukose < 40 mg%, LDH > 1000 U/L Makroskopisch liegt Pus vor Persistierendes Fieber, Gewichtsverlust, schlechter Allgemeinzustand Bei pH zwischen 7,3–7,1 unter Antibiose und Überwachung (sonographische Verlaufskontrolle, Entleerung über Nadelpunktion) abwarten

Tab. 29.2 Formen der Empyemdrainage

Punktionen	Tägliche oder wiederholte Punktionen mit dünner Drainage und kompletten Ablassen sind einer Drainagebehandlung gleichwertig, möglicherweise sogar überlegen (Mobilität, ambulant keine Schmerzen). Sie sind sinnvoll bei Kindern und alten Menschen
Drainage	Die großlumige Drainage bei reinem Eiter (► Kap. Pneumothorax). Spüulungen/Instillationen mit Urokinase lösen wandständige »Fibrinschwarten«. Bei fein gekammertem Empyem kann man durch die Uro- oder Streptokinaseinstillation und Spülung die Fibrinschwarten auflösen. Hier punktieren wir mitunter vorab unter Sicht (Sonographie) mehrere Kammern, z. B. auch stumpf mit zurückgezogenem Trokar, um die feinen Septen zu mobilisieren, damit die Fibrinolyse möglichst viele/alle Kompartimente erreicht
Operation	Frühdekortikation indiziert nach zwei Wochen Drainage ohne Erfolg und oft auch Progress. Hier kann es mal explodierende Verläufe mit vitaler Bedrohung geben. Früher auch mal Spätdekortikation (erst nach 3–6 Monaten) bei Persistenz und schwerer Restriktion. Heute nur noch sehr selten nötig

gramnegative Bakterien und Staphylococcus aureus denken. Denkbar sind natürlich auch alle anderen Pneumonie-Erreger, die anderen sind nur sehr selten die Ursache eines Empyems. Amoxicillin/Clavulansäure, initial mit Gentamicin, Makroliden oder Chinolonen, sind zur initialen, empirischen Therapie geeignet. Kleine Empyeme oder Restempyeme nach Drainagebehandlung klingen unter Antibiose über 8–12 Wochen ab, z. B. mit Cef-2 oder Amoxi/BLI.

Drainagebehandlung Sie ist abhängig von pH, Glukose, LDH, Sonographie, makroskopisch erkennbarem Pus und der Symptomatik. Kleine Pneumokokkenempyeme können auch ohne Drainagebehandlung erfolgreich mit Antibiotika alleine behandelt werden (Tab. 29.2). Ergüsse und Empyeme sollten jedoch immer zumindest durch Punktion und mit dünner Drainage entleert werden, um die Rekonvaleszenz zu beschleunigen.

Wir verwenden heute zunehmend moderne dünne Drainagen, um auch große oder trübe Ergüsse abzulassen. Es sind sehr bediener- und patientenfreundliche Systeme, aber leider teuer. Ein Vorteil gegenüber der Punktion ist die komplette Entfernung.

Fibrinolysetherapie Sie ist heute Standard, da hiermit bei Verschwartung und Kammerung fast immer einer Operation vorgebeugt werden kann. Es gibt eine breite Spannbreite der empfohlenen Dosierungen und Abklemmzeiten. Streptokinase wird mit 100000 oder 250000 I. E. in 100–250 ml NaCl dosiert und die Drainage 4–12 Stunden abgeklemmt. Die Urokinase wird mit 100 000 I. E. dosiert. Wiederholungen bis zu

10-mal sind erforderlich, um eine Fibrosierung aufzulösen.

Es gibt auch sehr gute, erfolgreiche Untersuchungen mit 500 000 I. E. Urokinase und einer Abklemmzeit von 24–48 Stunden. Mit diesem Regiment waren nur ca. vier Wiederholungen erforderlich. Einer Fibrinolyse pleuraler Fibrosierungen sollen Spülungen mit ca. 250–500 ml angewärmter 0,9%iger NaCl-Lösung vorausgehen. Wenn man dann sicher ist, dass die Drainage sicher und korrekt liegt und bronchopleurale Fistelungen nicht vorliegen, beginnt die Fibrinolysetherapie.

Bronchopleurale Fistel Eine Spülungsbehandlung durch die Drainage ist kontraindiziert bei bronchopleuraler Fistel. Eine schwere beidseitige Pneumonie könnte die Komplikation sein. Ein Sog kann bei Fistelung zum Offenhalten und damit zur Persistenz der bronchopleuralen Fistel führen.

Operation Über drei Wochen und unter drei Monaten ist die Entzündung und Verschwartung sehr stark vaskularisiert. In diesem Zeitraum ist das Operationsrisiko zu hoch. (Eine Parallele ist, zum Verständnis, die Gallenblasen-Operation bei bzw. nach Cholecystitis.)

Die Operation ist seit Verwendung der Fibrinolyse nur noch extrem selten erforderlich. Im Rahmen der Thorakotomie und Dekortikation werden infizierte Anteile abgetragen, die betroffene Pleura entfernt und eine Restriktion der Lunge beseitigt. Eine Dekortikation erfolgt entweder sofort oder erst nach 3–6 Monaten. Eine sofortige Operation ist wegen der erfolgreichen Antibiosen, Drainagebehandlungen und Fibrinolysen sehr selten erforderlich.

Aktuelle, weiterführende Literatur

Chapman SJ et al. (2004) Recent advances in parapneumonic effusions and empyema. Curr Opin Pulm 10:229

Golice GL et al. (2000) Medical and surgical treatment of parapneumonic effusions: an evidence based guideline. Chest 118:1158

Tuberkulose

Richtlinien

DZK-Richtlinien zur medikamentösen Behandlung der Tuberkulose im Erwachsenen- und Kindesalter (2001) Pneumologie 55:494–511

Hillemann D et al. (2009) Epidemiologie und Therapie der mehrfachresistenten Tuberkulose – MDR und XDR Tuberkulose. Chemother J 18:119–125

Publikationen und Schriftenservice des Deutschen Zentralkomitees zur Bekämpfung der Tuberkulose

30.1 Epidemiologie und Risikogruppen

Der Erreger der Tuberkulose (TB) bei uns ist fast ausschließlich das Mycobakterium (Mb) tuberculosis. Es gehört zum menschenpathogenen Mycobacterium-tuberculosis-Komplex. Dieser beinhaltet auch das Mb tuberculosis variante africanum, Mb microti (Wühlmaus-Mensch) und das Mb bovis (Rind-Mensch). Erkrankung und Tod sind meldepflichtig (◻ Tab. 30.1).

Am häufigsten begegnet man heute bei uns der reaktivierten Lungentuberkulose bei alten Menschen und bei Alkoholikern (»crowding« in ungelüfteten Kneipen, Milieu und Immunsuppression) sowie der TB bei Menschen (»foreign born«) aus Ländern mit hoher Durchseuchung. In Ländern mit hoher Durchseuchung ist die statistische Verteilung zweigipflig mit der Primärtuberkulose im Kindesalter und der Postprimärtuberkulose durch Reaktivierung im Alter. Die mitteleuropäische Bevölkerung ist durch Selektion über Jahrtausende relativ resistent.

Risikogruppen Zunehmende Aufmerksamkeit verdient die hohe Inzidenz der TB bei HIV-Infizierten. Während eine TB-Infektion beim Gesunden in 10% der Fälle im Laufe des Lebens zur Erkrankung führt, sind es bei HIV-Infizierten 20% pro Jahr, das Risiko ist 10-fach höher. Die Prophylaxe beginnt bei kritischen Zellzahlen, bei gutem Erfolg der HAART kann diese nach 1– 2 Jahren reduziert werden. Bei der Abklärung einer Tuberkulose achtet man, ob der Betroffene einer Risikogruppe angehört.

Erhöhtes Risiko einer Tuberkuloseerkrankung bei verminderter Immunabwehr

- Immundefekte (beispielsweise HIV, Nephrot. Syndrom, hämatologische Neoplasien)
- HIV: mehr junge Menschen, mehr primäre TB, mehr Muliresistenzen
- Solide Tumore sind kein isoliertes Risiko
- Rheuma: Therapie mit TNF-Alpha-Inhibitoren (d.f. Diagnostik und Überwachung)
- Immunsuppressive Medikation: Kortikosteroide, Immunsuppressiva, Chemotherapie; dies wird immer wieder beschrieben, z.T. mit RR 5 – selbst nie erlebt
- Alkohol- und Drogenmissbrauch sowie das soziale Umfeld
- Mangelernährung begünstigt eine Reaktivierung
- Diabetes mellitus, bei schlechter Einstellung
- Silikose (TB wegen lokal verminderter Abwehr und toxischem Silikat, Berufskrankheit)
- Niereninsuffizienz und Dialyse
- Z. n. Gastrektomie und intestinalen Bypassoperationen
- Kleinkinder und alte Menschen

Erhöhtes Risiko einer Infektion (Ansteckung) bei gehäuften Kontakten

- Unerkannte Haushaltskontakte
- Ärzte und nichtärztliches Personal, aber weniger auf TB-Stationen
- Bronchoskopie
- Auf Normalstationen vor der Diagnosestellung
- Pathologen (Abduschen der Organe erzeugt Aerosole)
- Gefängnisinsassen
- Menschen aus Ländern mit hoher Prävalenz oder Reisen in diese Länder
- Hohes Risiko bei Kontakten zu Erkrankten, die mikroskopisch offen sind, also mit mikroskopischem Nachweis säurefester Stäbe
- Sehr geringes Risiko bei kurzem Kontakt zu Erkrankten, die »nur" kulturell offen sind (also »nur« Wachstum von Mb tub. in der Kultur)
- Höheres Risiko, wenn man stundenlang gemeinsam in einem wenig gelüfteten Raum ist
- Kein Risiko bei geschlossener TB, also weder ein mikroskopischer noch kultureller Nachweis vorhanden ist

Davon abgegrenzt werden die Erkrankungen durch nichttuberkulöse Mykobakterien (NTM) (▶ Kap. 31). Synonyme sind »ubiquitäre« oder »atypische Myko-

◘ Tab. 30.1 Epidemiologische Größenordnungen der TB in Kürze
Weltweit
33% sind weltweit infiziert In manchen Ländern bis zu 60% mit 9 Millionen Erkrankten pro Jahr Davon sterben 1,8 Millionen Menschen jährlich an TB > 8 Millionen Menschen sind HIV- und TB-infiziert
In Osteuropa: 50/100000 Einwohner In Südamerika, Afrika, Asien: 100–200/100000 Einwohner In Indien jährliche Erkrankung (Inzidenz): bis zu 750/100000 Einwohner
In Deutschland
NRW 2008: 10/100000 Einwohner Deutschland gesamt 1980: 30000 Neu-Erkrankte pro Jahr, heute nur noch 4500 pro Jahr 1910: > 95% der Bevölkerung infiziert 1995: 0,1% der Bevölkerung infiziert, Risiko der Neuinfektion 0,015% 1949: eine Inzidenz von 350/100000 1996 bei 14/100 000 Einwohner, davon Immigranten 50/100 000, Deutsche 11/100 000, Alte (> 75 Jahre) 50/100000
Meist sind es: - reaktivierte Tuberkulosen bei alten Menschen - Alkoholiker - Personen aus Risikoländern (z. B. Asylsuchende, Umsiedler) Seit 2000 ist die Inzidenz kontinuierlich rückläufig

bakterien« sowie »mycobacteria other than tuberculosis« (MOTT). Diese NTM sind ubiquitär vorkommend (Wasser, Erdreich) und für gesunde Menschen sehr selten pathogen.

30.2 Stadien und Lokalisationen

Nachfolgende Zusammenfassung berücksichtigt vor allem die Lungentuberkulose, da sie die häufigste Manifestationsform ist. Die Unterscheidung in Primär- und Postprimärtuberkulose (◘ Tab. 30.2) trägt zum pathophysiologischen Verständnis bei. Die praktische Bedeutung dieser Unterscheidung ist gering, die Trennung ist unscharf und bei verschiedenen kompetenten Autoren nicht einheitlich. Wichtig ist die Erkennung verschiedener Manifestationsformen und des Aktivitätszustandes.

30.2.1 Primärtuberkulose

Primärtuberkulose ohne Erkrankung Die infektiösen Tröpfchenkerne (► Abschn. 30.4.1) werden bevorzugt in die Alveolen des Mittel- und Unterlappens inhaliert. Dort werden sie von den Makrophagen aufgenommen und bilden innerhalb von ca. sechs Wochen den Primärkomplex. Im Röntgenbild zeigt sich eine lokale Entzündung des Lungenparenchyms (Durchmesser 5–10 mm) mit Lymphangitis und Befall des filternden Lymphknotens im Hilusbereich. Bis zu diesem Zeitpunkt hat der Betroffene keine Symptome. Der Primärkomplex liegt sehr selten extrapulmonal (z. B. tonsillär, Rachen oder Gastrointestinum bei Mb bovis). Es folgen gewöhnlich eine lymphatische Aussaat in die Hilus-Lymphknoten (Lkn) und von dort die hämatogene Aussaat. Bevorzugt betroffen sind die Lungenspitzen, Knochen, Nieren und Meningen, vermutlich wegen des relativ hohen Sauerstoffpartialdruckes in diesen Geweben.

Der Prozess der Infektion und Aussaat kommt meist unerkannt zur Ruhe. Passagere Allgemeinsymptome, wie Fieber und Abgeschlagenheit, sind zu häufig viraler Genese, um ihnen große Bedeutung beizumessen. Ein Primärkomplex und/oder kleine Herde in der Lungenspitze (Simonsche Spitzenherde) sind deshalb häufige radiologische Zufallsbefunde. Der Primärkomplex zeigt nach Jahren einen verkalkten Lymphknoten, nicht immer sind ein zugehöriger kalkdichter Ringschatten im Lungenparenchym oder die fibrotischen Residuen einer Lymphangitis sichtbar.

Erkrankung an Primärtuberkulose Die Primärtuberkulose kann auch fortschreiten. Eine progrediente

Tab. 30.2 Stadien und Manifestationsformen der Tuberkulose

Primärtuberkulose	Postprimäre Organtuberkulose
Dem Primärkomplex folgen **bei guter Immunabwehr** – die Tuberkulombildung – abgekapselte Streuherde (hämatogen)	Reaktivierte Streuherde führen **bei 85%** – zur pulmonalen TB, meist des Oberlappens – zu »weichem« Frühinfiltrat mit Tuberkulom bei guter Immunabwehr – zu kavernöser Einschmelzung bei schlechter Abwehr
Dem Primärkomplex folgen **bei nicht ausreichender Immunabwehr** – Einschmelzung und Kavernenbildung – Lymphknoten-TB – Schleimhaut-TB bei Einbruch in einen Bronchus – verkäsende Pneumonie – Pleuritis – Meningitis – Miliar-TB – foudroyant verlaufende Sepsis Landouzy	Reaktivierte Streuherde führen **bei 15%** zu extrapulmonale Manifestationen mit – Urogenital-TB – Lymphknoten-TB – Schleimhaut-TB wie links – Knochen- und Gelenkbefall – Pleuritis – Perikarditis – Meningitis – Miliar-TB – Sepsis Landouzy

Primärtuberkulose erleiden bevorzugt Menschen mit verminderter Immunabwehr, z. B. HIV-Infizierte oder Kleinkinder.

30

Manifestation der Erkrankung an der Primärtuberkulose

- Einschmelzung des Primärkomplexes und bronchogener Streuung
- Tuberkulöser Pleuritis: ein subpleuraler Focus rupturiert in den Pleuraspalt
- Verkäsende Pneumonie (= »galoppierende Schwindsucht« bei sehr schwacher Immunabwehr)
- Hiluslymphknotentuberkulose, Bezeichnung als »Epituberkulose«, wenn eine der Komplikationen auftritt:
  - Infiltration der Bronchuswand
  - Kompression der Bronchien (DD: BC, Filiae, Lymphome)
  - Durchbruch eines befallenen Lkn mit Schleimhauttuberkulose
- Miliar-TB und/oder Meningitis
- Foudroyant verlaufende Sepsis Landouzy: hämatogene Aussaat bei Einbruch eines Fokus in ein Blutgefäß

Die tuberkulöse Pleuritis ist auch heute noch die wichtigste Differenzialdiagnose bei persistierendem Pleuraerguss junger Menschen. Die Hiluslymphknoten-Tuberkulose findet sich vor allem bei Kindern und AIDS-Patienten. Eine Kompression der Bronchien betrifft bevorzugt den rechten Mittellappen, man spricht dann vom Mittellappensyndrom. Die abgeheilte Epituberkulose zeigt sich bronchoskopisch als bläulichschwarz verdünnte Bronchialwand, die so genannte Anthrakose.

Die Schleimhauttuberkulose entsteht nach Durchbruch eines befallenen Lymphknotens in das Bronchialsystem. Sie führt zur Ausbreitung im gesamten Tracheobronchialsystem. Verständlicherweise besteht eine hohe Ansteckungsgefahr für die Umgebung. Der Befall des Larynx manifestiert sich als Heiserkeit. Radiologisch kann sich eine disseminierte fleckige Verschattung und/oder vergrößerte Lymphknoten zeigen. Ein abgeheilter Lymphknotendurchbruch kann sich nach Jahrzehnten als Broncholith mit Hämoptysen darstellen.

30.2.2 Postprimärtuberkulose

Mb tub. siedelt sich im Rahmen der primären hämatogenen Streuung in verschiedenen Körperorganen ab. Diese Absiedelungen und die hierum stattfindende spezifische Granulombildung (Tuberkulom) sind die sog. minimal lesions. Begünstigt durch einen hohen Sauerstoffpartialdruck finden sie sich bevorzugt in den Lungenspitzen, den Nieren, Nebennieren, Meningen, Lymphknoten und im Knochenmark (Wirbelsäule, prox. Femur, Tibiakopf). In den Lungenspitzen sind sie gelegentlich als Verdichtungen sichtbar (Simonsche Spitzenherde). In einigen Tuberkulomen überleben Tuberkulosebakterien jahrzehntelang.

Die Postprimärtuberkulose entwickelt sich Monate bis Jahrzehnte nach der Primärtuberkulose durch Reaktivierung persistierender Mykobakterien. Die Reaktivierung dieser Herde wird auch als »endogene Re-Infektion« bezeichnet. (Eine Reaktivierung nach Monaten wird von manchen Autoren noch dem Stadium der Primärtuberkulose zugerechnet, andere würden dies auch als »subprimäre Tuberkulose« bezeichnen.) Begünstigend sind Einflüsse, die die Immunabwehr senken (z. B. hohes Alter), jedoch finden sich nicht immer prädisponierende Faktoren.

Am häufigsten handelt es sich um eine Reaktivierung im Bereich der Lungenspitzen. Das Röntgenbild zeigt unscharf begrenzte fibronoduläre Infiltrate, gelegentlich mit Kavernenbildung, Lymphangitis und Raffung des Hilus nach oben. Der entzündliche Randwall um eine Kaverne erscheint weich gezeichnet, breit, inhomogen, unscharf und unregelmäßig begrenzt. Vergrößerte Lymphknoten führen zu polyzyklischen Veränderungen im Bereich des Hilus, einer Aufdehnung der Trachealbifurkation oder einem verbreiterten oberen Mediastinum. Selten sind Lymphknoten in anderen Körperregionen Ort der Reaktivierung.

Im postprimären Stadium kann der Betroffene lange Zeit asymptomatisch sein, meist klagt er über eine B-Symptomatik (Gewichtsverlust, Leistungsknick, Fieber, Nachtschweiß). Eine pulmonale Symptomatik wird nicht regelhaft angegeben, fragen würde man nach Dyspnoe, Husten und blutig tingiertem Sputum. Hämoptysen bis zur Asphyxie sind bei Arrosion eines großen Gefäßes zu beobachten.

Gerade bei älteren, geschwächten Menschen kann es postprimär nochmals zur hämatogenen Aussaat kommen. Neben Organtuberkulosen sieht man Miliartuberkulosen oder die sog. kryptogene, disseminierte Tuberkulose (▶ Abschn. 30.5.2).

Die Postprimärtuberkulose heilt spontan (25%) oder nach antituberkulöser Therapie. Die Lunge zeigt in den nachfolgenden Jahren, je nach Ausdehnung des Befalls, scharf begrenzte, sklerosierte Lungenparenchymareale, ein fibrotisch-sklerosiertes Interstitium mit Raffung der Hili und ggf. sogar des Zwerchfells (mit »Auszipfelungen«) und/oder persistierende Kavernen mit dünner, scharf abgrenzbarer röntgendichter Wand. Die Lungenfunktion zeigt in ausgeprägten Fällen ein gemischtes obstruktiv-restriktives Muster.

30.3 Diagnostik

Nachfolgender Text bezieht sich vor allem auf die Lungentuberkulose (Besonderheiten in der Diagnostik der extrapulmonalen TB, ▶ Abschn. 30.5.2.). Die Diagnose wird idealerweise durch Anamnese, Tuberkulin-Hauttest, Mikroskopie des Sputums, Kultur, Röntgen und Therapieerfolg gestellt. Die einzelnen Komponenten der TB-Diagnostik haben, abgesehen vom beweisenden positiven Keimnachweis, jede isoliert betrachtet, einen geringen positiv-prädiktiven Wert.

30.3.1 Grundbegriffe

Aktive Tuberkulose Dies besagt nichts anderes, als dass eine Tuberkuloseerkrankung vorliegt. Sichere Zeichen der Aktivität sind die mikroskopischen und kulturellen Erregernachweise. Bei typischen Röntgenbefunden und Verläufen (langsame Zunahme, Rückgang unter spezifischer Therapie), gepaart mit Symptomen und erhöhter BSG, darf man eine aktive TB annehmen, selbst wenn der Erregernachweis nicht gelingt.

Inaktive Tuberkulose Dies bezeichnet eine abgeheilte TB, typischerweise mit postspezifischen Veränderungen im Röntgenbild. Vor der Ära der antituberkulösen Medikation war bei den heilenden Tuberkulosen (25%) die Stadieneinteilung aktiv/stabil/inaktiv üblich.

Offene Lungentuberkulose Hiervon spricht man, wenn TB-Bakterien nachweisbar sind. Können säurefeste (fluoreszierende) Stäbe nachgewiesen werden und diese durch Kultivierung und Typisierung dem Mb-tuberculosis-Komplex zugeordnet werden, so bezeichnet man dies als mikroskopisch offen. Diese mikroskopisch offenen Tuberkulosen sind besonders ansteckend. Etwa 40% der offenen Lungentuberkulosen sind »nur« kulturell offen. Kulturell offen ist ein Patient, wenn die Mikroskopie negativ ist, in der Kultur jedoch Mykobakterien wachsen und diese zum Mb-tub.-Komplex gehören.

Geschlossene Lungentuberkulose Das heißt, dass Mykobakterien mikroskopisch und kulturell nicht nachgewiesen werden können. Bei 40% der Lungentuberkulosen sind die mikroskopische Diagnostik und Kultur initial negativ. Selten wachsen die mikroskopisch nachgewiesenen säurefesten Stäbe in der Kultur nicht oder nur sehr langsam, obwohl es eine

Tuberkulose ist. Histologie und Kultur des Biopsats können dann noch diagnostisch sein. Falls nicht, wird bei Verdacht die Diagnose durch den erfolgreichen Therapieversuch bestätigt.

Nach den Daten des Statistischen Bundesamtes in Wiesbaden waren im Jahr 1996 85% aller Tuberkulosen Lungentuberkulosen, davon wurden 66% als offen gemeldet, 33% als geschlossen. 15% aller Tuberkulosen waren extrapulmonale Tuberkulosen. In den USA werden 15–20% der Tuberkulosen als geschlossen beschrieben. Es muss also recht häufig die Therapie bei entsprechender klinischer Konstellation begonnen werden.

Extrapulmonale Tuberkulosen werden von den Gesundheitsämtern immer (also per definitionem) als geschlossene Tuberkulosen geführt. Die Konsequenz ist: keine Umgebungsuntersuchung, nur Quellensuche. Dies gilt selbst bei Nachweis von säurefesten Stäben, z. B. in kutanen Fistelungen, vaginalem Ausfluss oder im Urin. Mit der Exkretion von säurefesten Stäben sind diese Tuberkulosen genau genommen schon offen. Es bildet sich jedoch kein infektiöses Aerosol bzw. infektiöse Schwebeteilchen, so dass diese Tuberkulosen eigentlich nicht übertragbar sind. Seltene Ausnahme wäre ein sehr massiver Kontakt, z. B. bei Genital-TB und Geschlechtsverkehr.

30

30.3.2 Übersicht

Anamnese Wichtig sind die Fragen nach der B-Symptomatik (Fieber meist nachmittags, Nachtschweiß, Gewichtsverlust, Leistungsknick), pulmonalen Symptomen (Hämoptysen, Auswurf, Dyspnoe, Husten, lokaler Thoraxschmerz bei Pleuritis), nach Kontakten (Herkunft, Reisen, Beruf), Risiken (Alkohol, Medikamente etc.) und Vorerkrankungen. Die Anamnese ist bei 10% der Patienten negativ, und die TB wäre dann ein radiologischer Zufallsbefund (z. B. präoperativer Routinethorax). Hinweise bei der körperlichen Untersuchung können Rasselgeräusche über den Lungenspitzen, Abszedierungen über Knochen, vergrößerte Lymphknoten und das Erythema nodosum sein.

Tuberkulintest Trotz gesicherter Diagnose einer aktiven Tuberkulose ist der Tuberkulintest bei bis zu 10% der Fälle falsch-negativ, zumindest initial und vor der Behandlung. Nach jahrzehntelang zurückliegender Infektion bleibt er positiv. Nach BCG-Impfung bleibt er ca. zehn Jahre positiv. Nach reichlichem und langzeitigem (?) Kontakt/Exposition (oder Infektion?) zu nichttuberkulösen Mykobakterien (NTM) ist er bei ca. 15% falsch-positiv. Beschreibt also nur die Infektion bzw. der Kontakt bzw. die stattgehabte Infektion bzw. die immunologische Auseinandersetzung. Ich erinnere einige Menschen mit sehr starken Hautreaktionen (> 3 cm), die aktuell und nachfolgend keine TB hatten.

Wertvoll ist der Tuberkulin-Hauttest heute bei Kindern und jungen Menschen. Im positiven Fall bei Krankheitsverdacht (klinisch, Labor und Bildgebung) liegt eine TB mit an Sicherheit grenzender Wahrscheinlichkeit vor. Nach Kontakt zu einem Offen-Tuberkulösen wird der Tuberkulintest spezifisch, wenn man eine Konversion nachvollziehen kann (► Abschn. 30.3.3 für Details).

Gamma-Interferon-Test Es ist viel darüber geschrieben und publiziert worden, und es sieht so aus, als ob er keine solide zusätzliche Aussage liefert. Es existiert also nur der Vorteil einer Blutprobe vs. Hauttest mit Ableseintervall.

Interferon-Gamma-Release-Tests (IGRA) sind etwas spezifischer als der Tuberkulin-Hauttest. Kreuzreaktionen mit der BCG-Impfung gibt es nicht. NTM-Infektionen zeigt er leider auch an.

Bei Tuberkulosekontakten und positivem Hauttest (Konversion) schließt man auf eine latente Infektion und empfiehlt die prophylaktische Behandlung, obwohl nur die kurze immunologische Auseinandersetzung zur T-Zell-Stimulation geführt haben kann. Man weiß, dass viele dieser Patienten, meist Mitarbeiter im Gesundheitswesen, dann unnötig behandelt werden. Auch hier scheinen die IGRAs spezifischer zu sein. Im negativen Fall könnte man wohl auf eine unnötige Chemoprophylaxe verzichten. Der Test könnte demnach etwas besser unterscheiden, wer nicht erkrankt und keine prophylaktische INH-Therapie braucht (Test negativ), vs. einem hohen Risiko der Erkrankung (Test positiv). Gesichert oder bestätigt ist das aber derzeit auch nicht.

Bei insgesamt geringerem Aufwand (Personal, Zeit) und der etwas höheren Spezifität gibt es erste Empfehlungen, die Bluttests statt des Hauttests durchzuführen. Dies sei in der Summe ökonomischer.

Auch die Sensitivität könnte etwas höher zu sein, derzeit geht man von 90% vs. 70% aus, bezogen auf eine aktive oder latente Infektion. Nach anderen Angaben erkennt es eine aktive Tuberkulose ebenso wie der Hauttest nur bei 80% – was auch wieder bestätigt, dass diese Testungen eine aktive Tuberkulose niemals ausschließen können.

Tab. 30.3 Quantifizierung des mikroskopischen Befundes pro Gesichtsfeld (GF) bzw. Präparat (P)

Ziele-Neelsen-Färbung = säurefeste Stäbe (SFS)		Auraminfärbung = fluoreszierende Stäbe (FS)	
(+)	~ 2–3 SFS/GF	(+)	1–5 FS/P
+	~ 100 SFS/GF	+	6–100 FS/P
++	~ 500 SFS/GF	++	1–2 FS/GF
+++	Massenhaft	+++	3–50 FS/GF

Routinelabor Es finden sich unspezifische Entzündungszeichen. Typisch wären eine sehr hohe BSG bei gering erhöhter CRP. Das Blutbild kann bei schweren Verläufen supprimiert sein (Miliar-TB mit Leukopenie, Anämie) oder reaktiv verändert (Leukozytose < 20000/µl, Monozytose). Bei Infiltraten wird ja oft die Differenzialdiagnose formuliert: Ein Infiltrat mit sehr hoher CRP und akuter Erkrankung und raschem Rückgang unter Antibiose ist pneumonisch.

Mikroskopie Die Mikroskopie des expektorierten Morgensputums erfolgt an drei aufeinanderfolgenden Tagen. Standard ist der Nachweis von säurefesten Stäben mit der Ziehl-Neelsen-Färbung oder der Fluoreszenztechnik (Auraminfärbung). Die Fluoreszenzmethode erlaubt einen rascheren Überblick bei größerem Gesichtsfeld (Tab. 30.3).

Wesentliche Konsequenzen hat die Quantifizierung nicht. Positiv ist positiv, vor allem wenn Röntgen und Klinik für eine Tuberkulose sprechen.

Der mikroskopische Nachweis ist bei ca. 30–50% der aktiven Lungentuberkulosen negativ. 50% der kulturell-positiven Tuberkulosen waren mikroskopisch unauffällig. Dies hängt von der Qualität des Sputums ab (tiefe Expektoration), evtl. muss Sputum durch die Inhalation von Solelösung induziert werden. Das Morgensputum sollte frisch untersucht werden, sonst wird es von der Rachenflora überwuchert. Kontaminierende Keime werden zuvor mit Natronlauge abgetötet (Anreicherung). Voraussetzung für den mikroskopischen Nachweis säurefester Stäbe ist, dass in einem Milliliter Sputum mehr als 10000 Keime sind.

Falsch-positive Befunde entstehen durch ubiquitäre Mykobakterien (NTM). Im Magensaft sind diese zu finden, vor allem wenn der zu Untersuchende nicht gänzlich nüchtern ist (NTM u. a. im Leitungswasser, Jogurt). Positiv färben sich einige Nocardienspezies.

Kultivierung Sie sichert die Diagnose. Standard sind Festnährböden, die ein Wachstum frühestens nach 3–4 Wochen erwarten lassen. Nach 8 Wochen ohne Wachstum wird die Kultur als negativ beurteilt. Teurere Flüssignährlösungen erlauben ein rascheres Wachstum in 2–3 Wochen. 10% der Lungentuberkulosen sind geschlossen, also ohne Erregerausscheidung. Bei weniger als 50 Keimen/ml Sputum bleibt die Kultur negativ. Geschlossene Tuberkulosen sind nicht kontagiös.

Die Typisierung erfolgt aus der ersten positiven Kultur in Speziallaboratorien. Im Wesentlichen werden Mb tuberculosis, Mb bovis (Berufskrankheit sehr alter Landwirte, noch häufig außerhalb Europa und USA) und NTM unterschieden. Die schnellstmögliche Typisierung kann mittels PCR oder NAAT (nucleic acid amplification testing) erfolgen.

Die Resistenztestung wird immer mit angefordert. Eine raschere Resistenztestung ist durch das radiometrische Bactec®-Verfahren möglich.

Bactec oder Radiometrie Dies ist eine Flüssignährlösung mit Nachweis radioaktiv-markierter Stoffwechselprodukte. Idealerweise sollte bei positiver Mikroskopie das Ergebnis in 1–2 Wochen, ansonsten in 2–3 Wochen vorliegen. Im klinischen Alltag geht durch die Zeitverluste für den Versand zu den wenigen kompetenten Speziallaboratorien, durch die Bearbeitung der Aufträge und durch die Vorbereitung der Testreihen dieser Zeitvorteil wieder verloren.

PCR (polymerase chain reaction) Sie amplifiziert gezielt die DNA des Mb tuberculosis. Mittels der so genannten Gensonde wird das genetische Material der Probe mit einem bekannten genetischen Material verglichen und dadurch typisiert. Ein Ergebnis liegt theoretisch nach einem Tag vor. Da der Test aufwändig ist, werden Testreihen meist nur einmal wöchentlich angelegt.

Die Qualität der angebotenen Testkitts ist nicht einheitlich. Die Indikation ist bei SFS im Sputum gegeben, um zwischen Tuberkulose und nichttuberkulösen Mykobakterien unterscheiden zu können. Also nicht zur Primärdiagnostik einsetzbar.

Bei Kindern mit den schwer zu diagnostizierenden paucibacillären Verläufen der Primärtuberkulose, häufig mit initial negativer Tuberkulinreaktionen, wird die PCR hinzugezogen. Analysiert werden gewonnene Proben, z. B. Liquorpunktat, Pleuralflüssigkeit, bronchoskopisches Spülsekret. Falsch-negative Ergebnisse sind zu häufig, um eine TB ausschließen zu dürfen. Eine positive Reaktion hat jedoch eine hohe Spezifität um 99%.

Eine Untersuchung von Biopsien und Körperflüssigkeiten (Pleuraerguss etc., kein Sputum) mit PCR bei 1030 Patienten, davon 32 mit Tuberkulose, wurde ausgewertet. Von 32 Tuberkulosen wurden 24 durch PCR erkannt, entsprechend einer Sensitivität von nur 75%. Nur zwei falsch-positive Ergebnisse wurden bei den 1000 Patienten ohne Tuberkulose gemessen.

Der Ausschluss einer TB mit PCR ist nicht möglich. 10–20% der Patienten mit negativer PCR haben doch eine TB, wenn Klinik und Hautreaktion dafür sprechen. Für eine rasche Typisierung bei Keimnachweis (TB vs. NTM) ist die PCR sinnvoll. Eine positive Reaktion ist so spezifisch, dass eine TB angenommen werden muss. Allerdings muss bei Proben aus postspezifischen Residuen bedacht werden, dass auch die Gene toter Keime amplifiziert werden.

30

Praxis

Außerhalb von kontrollierten Studien waren die Ergebnisse wesentlich schlechter, mit Sensitivitäten und Spezifitäten um 50–80%. Dies liegt an schlechten Testkitts, Kontaminationen und/oder ökonomisierten Arbeitsabläufen. Deshalb spielt die PCR in der Primärdiagnostik des Sputums derzeit keine Rolle und sollte keinesfalls regelhaft eingesetzt werden, da aus dem Sputum doch häufig auch falsch-positive Befunde erhoben werden.

Der Erregernachweis über den Multiplex-PCR- und den Xpert MTB-Rif-Test ist allerdings sehr vielversprechend. Hier zeichnen sehr wichtige Entwicklungen ab.

Histologie Diagnostisch sind Epitheloidzellen mit Langerhans-Riesenzellen, umgeben von Lymphozyten mit einer käsigen Nekrose im Zentrum (keine oder nur kleine Nekrose bei Sarkoidose). Idealerweise (nicht zwingend) lassen sich mit der Ziehl-Neelsen-Färbung säurefeste Stäbe in den Nekrosen nachweisen.

! Cave: Epitheloidzellgranulome finden sich auch um unspezifische Entzündungen, Fremdkörper und um Tumore! Also niemals die Differenzialdiagnose Bronchialkarzinom vergessen, vor allem wenn keine zentralen Nekrosen vorliegen.

Bleibt die Diagnose unsicher, hilft ein bronchoskopisch gewonnenes Spülsekret oder eine transbronchiale Zangenbiopsie (Kultur und Histologie) weiter. Erfahrungsgemäß sind im Sputum nach der Bronchoskopie (Spülung und Biopsie) häufig doch noch Mykobakterien nachweisbar (sog. postbronchoskopisches Sputum). Möglicherweise werden durch die Reizung TB-Bakterien abgeschilfert.

Selten führen auch diese Methoden nicht zu einer eindeutigen Aussage. Das HRCT kann eine Miliar-TB lange vor der Manifestation im nativen Röntgen sichtbar machen. Bei gegebenem Verdacht und Ausschluss anderer Erkrankungen (z. B. Lymphome, Bronchialkarzinom, Sarkoidose) erfolgt die Diagnose durch einen Therapieversuch (ex juvantibus) unter radiologischer und ggf. bronchoskopischer (bei Epituberkulose) Verlaufskontrolle.

HIV-Infizierte Die Tuberkulindiagnostik ist eingeschränkt. Bei Tuberkulose und HIV-Infektion rechnet man im Schnitt mit ca. 50% falsch-negativen Tuberkulinreaktionen, bei AIDS-Patienten in bis zu 80% der Fälle. Je früher im Verlauf eine TB reaktiviert wird, umso typischer ist der Röntgenbefund mit Oberlappenbefall und Kavernen. Heute sieht man meist atypische Röntgenbefunde. Bei Reaktivierung oder Erstinfektion bei niedriger Zahl zirkulierender T-Helfer-Zellen (< 200/μl), sind die Verlaufsformen der Primärtuberkulose zu beobachten. Gehäuft sind bei geschwächter Immunabwehr Infektionen mit NTM, vor allem Mycobacterium avium, bevorzugt mit gastrointestinalem Befall.

30.3.3 Tuberkulin-Hauttest

Eine T-Zell-vermittelte Immunreaktion auf Mycobacterium-tuberculosis-Komplex ist 5–8 Wochen nach Infekt nachweisbar; bei Kindern dauert dies bis zu 3 Monate. In Deutschland wurden nach Mendel-Mantoux (MM) 10 Tuberkulineinheiten GT Behring in 0,1 ml intrakutan injiziert. Die Abkürzung lautet MM 10 TE. Dem entspricht in den USA der MM mit 5 TU PPD, also 5 tuberculin units of purified protein derivate: 5 TU PPD entsprechen 10 TE GT.

Seit 2005 ist dies in Europa nur noch das PPD RT23 SSI des Seruminstituts Kopenhagen mit analoger Wirkung wie die früheren 10 TE GT. Er ist spezifischer als der Tuberkulin-Hauttest.

Injiziert wird intrakutan im mittleren Drittel an der Volarseite des Unterarms. Das Areal wird markiert und nicht gewaschen. Dabei entsteht eine weiße intrakutane Quaddel mit ca. 5–6 mm Durchmesser; ansonsten, also bei zu tiefer Injektion, ist der Test nicht verwertbar. Die Ablesung erfolgt nach 72 Stunden. Die Reaktion kann verzögert sein und wird ggf. erst nach 4–7 Tagen erkennbar. Eine initiale Rötung, wahrscheinlich eine allergische Reaktion auf ein Lösungsmittel, hat keine Bedeutung. Gemessen wird nicht die Rötung mit minimalem Ödem, sondern die zelluläre Induration. Deren Durchmesser wird palpatorisch bestimmt. Mit dem Kugelschreibertest (der senkrechte Kugelschreibervorschub über die Haut wird durch die Induration abgebremst) überschätzt man den Durchmesser der Induration. Angegeben wird der Durchmesser quer zum Unterarm.

In der täglichen Praxis orientiert man sich an Überlegungen, die sich auf Empfehlungen des Deutschen Zentralkomitees zur Bekämpfung der Tuberkulose von 1995 und der International Union Against Tuberculosis and Lung Disease (IUATL) 1997 stützen.

Wertung des Tuberkulin-Hauttests In der BRD sind unter 0,1% der Bevölkerung infiziert. Der Test ist daher ein guter Parameter bei Verdacht auf eine akute Infektion bei jungen Menschen und Kindern.

Bei alten Menschen und Menschen aus Ländern mit hoher Prävalenz um 10% ist ein positiver Test meist durch eine Infektion in der Kindheit bedingt.

Die Definition der positiven Reaktion ist etwas willkürlich und versucht lediglich, der Wahrscheinlichkeit nahe zu kommen, dass irgendwann eine Infektion stattgefunden hat:
- 0–4 mm ist negativ,
- 5–9 mm ist grenzwertig,
- > 10 mm ist positiv,
- > 15 mm entspricht einer sog. Starkreaktion.

Falsch-positive Reaktionen nehmen anteilsmäßig zu, wenn die Prävalenz der TB-Infektion abnimmt. Man führt dies auf die BCG-Impfungen und Kreuzreaktionen mit einer NTM-Infektion-Exposition zurück. Deshalb findet man heute in warmen Feuchtgebieten zivilisierter Länder überwiegend falsch-positive Reaktionen. Entsprechend ist der MM in trockenen Gebieten (Steppe, Wüste, Polargebiet) sehr spezifisch und bereits ab 5 mm verdächtig auf eine TB-Infektion.

Bei einer Prävalenz der Infektion von unter 1% sind bei ungezielten Querschnittsuntersuchungen mit dem MM 10 TE 10–80% der Tuberkulinreaktionen falsch-positiv. Allerdings lässt sich durch Einengung (klinischer Verdacht auf TB, TB-Kontakt in der Anamnese) der positiv-prädiktive Wert wesentlich steigern.

Bei **gefährdeten Personengruppen** (▶ Abschn. 30.1) wird ab >= 5 mm:
- diagnostisch abgeklärt bzgl. einer Erkrankung,
- der Verlauf beobachtet,
- in den USA die INH-Prophylaxe empfohlen (nicht gesichert, Risiko NW),
- in Europa bei Kindern und HIV-Infizierten die INH-Prophylaxe empfohlen.

Ein falsch-negativer Test ist zu bedenken bei:
- Menschen aus den Risikogruppen mit verminderter Immunabwehr (▶ Abschn. 30.1),
- 40% der Infizierten oder erkrankten Säuglinge/Kleinkinder,
- 5–10% der alten Menschen (trotz Zustand nach Infektion negativ),
- 50% der HIV-Pt., die bei Erkrankung an TB einen negativen Test haben,
- Virusinfekten (z. B. Masern, Röteln, Windpocken, schwere grippale Infekte),
- Impfungen (Mumps, Masern, Röteln, Polio),
- schweren bakteriellen Infekten (z. B. Pertussis, Typhus, Sepsis),
- Sarkoidose (vorübergehend),
- Miliar-TB, Sepsis Landouzy, Meningitis, also bei hochakutem Verlauf vor der immunologischen Umstimmung,
- Stressstoffwechsel (Verbrennung, Polytrauma, große Operationen),
- jenen Patienten, die initial bei Erkrankung eine Tuberkulinreaktion < 5 mm haben (10–20%).

Es gibt auch einen **Booster-Effekt bei Infizierten**: Bei negativem Test wird 1–3 Wochen nach Ablesung ein zweiter angelegt. Eine stattgehabte, erloschene Sensibilisierung wird sozusagen wieder »wachgerufen«. Diese Sensibilisierung kann Ausdruck einer BCG-Impfung, einer Kreuzreaktion mit NTM oder einer TB-Infektion sein. Bei ca. 4% der neu eingestellten Beschäftigten in Krankenhäusern ist mit einer Boosterung nach initial negativem Test zu rechnen. Indikation zur Boosterung bei Neueinstellung im Krankenhaus, Aufnahme in Wohnheimen, Seniorenheimen oder Gefängnissen. Der Vorteil der Booster-Testung besteht in der Vermeidung der Fehlinterpretation einer Konversion des Tuberkulin-Hauttestes im Rahmen der periodischen Wiederholungsuntersuchungen als Erstinfektion. Dies gilt umso mehr, als eine Wiederholungstestung nach drei Monaten, bedingt durch Boosterung, positiv werden kann.

Auch bei Kontakt mit Infizierten kann es zum Boosting kommen.

Der Gamma-Interferon-Test scheint zwischen Infektion und Booster (das Wachrufen einer »eingeschlafenen« zellulären Immunität) unterscheiden zu können. Bei positivem Booster und negativem Gamma-Interferon-Test liegt (noch nicht gesichert) wahrscheinlich keine Infektion vor. Ebenfalls reagiert der Gamma-Interferon-Test weniger bis gar nicht auf eine stattgehabte BCG-Impfung.

Konversionen sind definiert als eine neu aufgetretene Tuberkulinreaktion oder eine Zunahme der Induration um 6–10 mm auf über 10 mm innerhalb eines Beobachtungszeitraumes von zwei Jahren.

Eine positive Reaktion bleibt nur 5–10 Jahre nach BCG-Impfung erhalten. Auch bei einer INH-Prophylaxe nach Konversion oder sofort behandelter Infektion soll die Tuberkulinreaktion nicht dauerhaft persistieren (aber Booster positiv!).

Fazit: Eine ungezielte Reihenuntersuchung ist in Populationen mit geringer TB-Durchseuchung (z. B. in Deutschland) ist sinnlos, wegen überwiegend falsch-positiver Reaktionen (bis zu 80%). Sinnvoll ist er bei begründetem klinischen Verdacht auf eine Erkrankung und als Kontrolle nach Kontakt zu Offentuberkulösen.

Und zunehmend haben Patienten mit manifester Tuberkulose einen negativen Hauttest. Was schon zu Aussagen führte, dass dieser Test bei Erwachsenen überflüssig sei.

30.3.4 Röntgen der Thoraxorgane

Die Röntgenuntersuchung der Lunge zeigt in der Regel typische oder zumindest verdächtige Befunde. Kleine Herde werden von der Klavikula überlagert. Hier helfen die Lordoseaufnahmen (die die jungen Radiologen nicht mehr kennen) weiter. Eine Miliar-TB ist im konventionellen Röntgen lange Zeit nicht zu erkennen, das HRCT (high-resolution CT) ohne KM des Thorax bei klinischem Verdacht.

Zunehmend sieht man heute die Erstmanifestation der TB in den Unterfeldern, bildgebend sieht dies aus wie eine Pneumonie, mit negativem Hauttest. Man sollte sich also nicht von althergebrachten Vorstellungen in die Irre führen lassen. Oft findet heute eine Therapie mit Moxifloxazin statt, da gibt es dann auch noch ein Ansprechen. Niedriges CRP und hohe BSG sollten früh an einen protrahierten entzündlichen Prozess denken lassen.

Die aktive Lungentuberkulose kann bei entsprechendem Röntgenbefund vermutet werden, vor allem wenn Anamnese und Symptomatik den Befund stützen. Bewiesen wird die aktive TB durch die Sputumdiagnostik. Ein starker Hinweis ist der Röntgenverlauf, bezogen auf die Voraufnahmen (wenn möglich, immer besorgen) und unter antituberkulöser Therapie. Ausgeschlossen wird die aktive Tuberkulose durch eine rasche Progredienz von wenigen Tagen, mit sehr hohem CRP, und durch eine rasche Rückbildung unter unspezifischer Antibiose. Die Abgrenzung von einer chronisch-fibrosierenden Pneumonie (COP/BOOP) oder einem Bronchialkarzinom kann radiologisch unmöglich sein.

In Deutschland ist die Inzidenz der TB zu niedrig, somit ist eine Röntgenreihenuntersuchung nicht mehr sinnvoll. Für die Verlaufskontrolle nach antituberkulöser Therapie wird die Dauer der Überwachung nach einem Risiko-Score vom Gesundheitsamt (▶ Abschn. 30.8.2) festgelegt. Fakultativ ist die jährliche Röntgenkontrolle von Tuberkulin-positivem Personal im Krankenhaus.

Lungentuberkulose

Aktiv, Primärtuberkulose:

- Möglich ist ein Normalbefund (2% Röntgen-negativ bei positivem Sputum)
- Ein einseitiger Pleuraerguss kann der einzige Hinweis sein
- Primärkomplex: akut mit weichgezeichnetem, kleinem Parenchymherd (Tuberkulom)
- Lymphangitis und vergrößertem Lymphknoten; Einschmelzung des Parenchymherdes und Kavernenbildung bei schlechter Abwehrlage; betroffen ist meist der Unterlappen oder Mittellappen (Lokalisation des Primärkomplexes)
- Hilus- und Mediastinallymphknotentuberkulose mit polyzyklisch veränderten Hili, 15% beidseits, aufgespreizter Trachealbifurkation und/oder verbreitertem oberen Mediastinum
- Atelektase bei Epituberkulose
- Verkäsende Pneumonie mit dem Bild einer progredienten flächenhaften Verschattung mit Luftbronchogramm
- Schleimhauttuberkulose: gelegentlich mit unauffälligem Röntgenbild; weichgezeichnete Fleckschatten bei sichtbarer alveolärer

Aussaat; meist assoziiert mit ausgeprägten radiologischen Veränderungen

Aktiv, postprimär:
- 90% in den Lungenspitzen, meist Segmente 1 und 2, evtl. S 6, weichgezeichnete, unscharf begrenzte alveoläre Infiltrate; fleckig oder flächenhaft
- Kavernenbildung mit entzündlich verdicktem, ableitendem Bronchus
- Miliartuberkulose mit disseminierter feinnodulärer Zeichnung
- Weichgezeichnete Fleckschatten bei alveolärer Aussaat (im Röntgen bei 15%, im CT bei > 90% sichtbar)
- Begleiterguss
- Nebeneinander von postspezifischen Residuen (Fibrose, Verkalkungen) und weichgezeichneten, »frischen« Prozessen bei Reaktivierung

Postspezifische Residuen:
- Verkalkung, Fibrosierung (Zirrhose) und Verschwartung nach abgeheilter Infektion
- Verkalkter Primärkomplex, verkalkte Hilus-Lkn
- Scharf begrenzte, sklerosierte Lungenparenchymareale (z. B. Simonsche Spitzenherde)
- Lineare, fleckig-streifige, scharf abgrenzbare Verdichtungen, radiär zum Hilus ziehend, mit Raffung der Hili nach oben
- Auszipfelung des Zwerchfells bei restriktiver Fibrosierung
- Persistierende Kavernen mit scharf abgrenzbarer, dünner Wand
- Pleuraverschwartung, mit Verkalkungen

Aber: Unter antituberkulöser Therapie bessern sich der Allgemeinzustand und die Immunabwehr. Was man im Röntgenbild sieht, ist die immunologische Reaktion des Körpers auf die TB, also 99,99% Immunabwehr und 0,01% TB-Bakterien. Mit Verbesserung der Immunabwehr kann das Röntgenbild erst mal schlechter werden. Kurzzeitig kann da Prednisolon erforderlich werden.

Für eine Reihe von unspezifischen Prozessen gibt es differenzialdiagnostische Hinweise, die es erlauben, sie mit Wahrscheinlichkeit von einer Tuberkulose abzugrenzen (■ Tab. 30.4).

30.4 Prophylaxe

30.4.1 Übertragung

Tröpfchen, wie sie beim Husten, Niesen oder Sprechen freigesetzt werden, sind so groß, dass sie sich in den oberen Luftwegen niederschlagen und deshalb nur selten zu einer Infektion führen. Diese Tröpfchen trocknen jedoch zum Teil im Flug aus. Sie werden zu schwebenden Tröpfchenkernen (engl.: droplet nuclei) mit einem Durchmesser von 1–5 µm, die infektiöse Keime enthalten und bis in die Alveolen inhaliert werden. In nichtgelüfteten Räumen (z. B. geschlossenes Krankenzimmer im Winter, Wohnzimmer usw.) besteht eine sehr hohe Luftkonzentration dieser Teilchen. Im Tageslicht oder unter UV-Licht überleben Mykobakterien kürzer als in Dunkelheit.

Das Ansteckungsrisiko ist abhängig von
- der Konzentration der keimhaltigen, schwebenden Tröpfchenkerne in der Luft,
- der individuellen Empfänglichkeit,
- der Expositionsdauer,
- dem Einfall von UV- oder Sonnenlicht.

Infektionsprophylaxe
- Lüftung eines Krankenzimmers ist die wichtigste und effektivste Maßnahme; natürlich sollte der Luftstrom ins Freie und nicht in den Korridor ziehen (z. B. Unterdruckzimmer).
- Mundschutz des Patienten reduziert die Schwebeteilchen; er darf nicht feucht werden, also häufig wechseln; oder Husten und Niesen in Einmal-Taschentücher. Normaler Mundschutz für die Kontaktpersonen ist nutzlos.
- Erhöhtes Risiko für Kinder, Diabetiker, Alkoholiker, Immunsupprimierte.
- Kontaktzeit kurz halten. Abstand wahren.
- Möglichst viel Sonnenlicht ins Krankenzimmer, alternativ UV-Lampen in Schleusen.

Die schwebenden Tröpfchenkerne verteilen sich in Räumen, angrenzenden Fluren und Stockwerken mit abfallender Konzentration. Ein einzelner, bis in die Alveolen inhalierter Tröpfchenkern kann theoretisch zur Infektion führen; das Risiko, sich zu infizieren, variiert interindividuell. Manche Menschen infizieren sich beim ersten Kontakt oder Aufenthalt auf TB-Stationen, manche jahrzehntelang nicht.

Auf TB-Stationen war es üblich bei den Visiten von Zimmer zu Zimmer zu gehen. Dabei erkrankte

Tab. 30.4 Differenzialdiagnosen

Bronchialkarzinom	Hinweisend sind für das Bronchialkarzinom (BK) Spikulae und die soliden Infiltrationen ins Mediastinum oder die Thoraxwand. Für eine TB die multifokale Ausbreitung mit kleinen Einschmelzungsfiguren. Bei älteren Menschen simultanes Auftreten von BK und TB bedenken, zumal durch eine Tumorerkrankung die Reaktivierung begünstigt wird
Sarkoidose	Hinweisend ist die bihiläre Lymphadenopathie, Lungenfibrose, kein Pleuraerguss, negative Tuberkulinreaktion, BSG i. NB, guter AZ
Pneumonie	Rasche Veränderungen des Röntgenbefundes im Verlauf und Besserung unter Antibiose (Cave: Moxifloxazin); schwierig ist DD die chronisch-fibrosierende Pneumonie, hier stets mehrfach SFS und Kulturen
Histoplasmose	Rö-Befund wie Primärkomplex, nicht selten mit Streuung kleiner Herde. Reiseanamnese USA, Süd- und Mittelamerika (Höhlen)
Maligne Lymphome	Versus Lkn-TB: DD: Histologie mit großlumiger, »dicker« Schiessle-Nadel
Lungenabszess	Hinweisend ist ein Flüssigkeitsspiegel, die Lokalisation in abhängigen Segmenten (S2, 6 und 10), in der Anamnese mögliche Aspiration bei Krampfanfällen, Alkoholintoxikation, infizierten Zahntaschen. DD: Sputumdiagnostik, Bronchoskopie (Fremdkörper, Bronchialkarzinom?), Rückbildung unter unspezifischer Antibiose. Hier auch mal an die Aktinomykose denken
NTM	Hinweise sind anamnestisch Immunsuppression, chronische Lungenveränderungen mit Bronchiektasen oder Wabenlunge. Selten auch bei »gesunden" Menschen. DD: Typisierung, mMn auch mehrfach
Pleuraerguss	Ein lymphozytäres Exsudat und eine positive Tuberkulinreaktion, ohne weitere wegweisende Befunde, sprechen sehr für eine tuberkulöse Pleuritis

über sehr viele Jahre nie ein Arzt, und es gab auch nur ganz vereinzelt Tuberkulinkonversionen. Gefährlich ist es aber für die Schwester, die frühmorgens in ein ungelüftetes Zimmer geht. Dies gilt in erster Linie zu vermeiden durch verschiedene organisatorische Maßnahmen.

Es gibt Angaben, dass sich nur ca. 30% der engen Haushaltskontakte eines Menschen mit offener TB infizieren, also die Tuberkulinreaktion konvertiert. Nach anderen Zahlen steckt ein Erkrankter mit offener Tuberkulose zwölf Mitmenschen pro Jahr an. Man sieht also schon, dass das Risiko bei kurzen Kontakten im öffentlichen Raum nahe null geht. Die große Angst, wie man sie gerade bei Krankentransporten erlebt, muss man also nicht haben. Mit Beginn einer antituberkulösen Therapie sinkt die Kontagiosität innerhalb von Tagen bis Wochen.

30.4.2 BCG-Impfung

Der »Bacille Calmette-Guerin« ist ein abgeschwächter Mb.-bovis-Keim. Er gehört deshalb zum Mycobacterium-tuberculosis-Komplex. Die Impfung verursacht gelegentlich lokale Reaktionen und selten schwere systemische Nebenwirkungen. Diese können mit den Antituberkulotika der ersten Wahl behandelt werden, z. B. INH/RMP/EMB. Mb bovis ist meist auf PZA primär resistent. Der Nutzen der BCG-Impfung wird für Kinder in Regionen mit hoher Durchseuchung und niedrigem medizinischen Standard gesehen. Für diese Indikation ließ sich statistisch die Inzidenz der schweren Verlaufsformen im Kindesalter, wie Miliar-TB und Meningitis, reduzieren. Für Erwachsene konnte kein Nutzen nachgewiesen werden.

Für Kinder in den industrialisierten Ländern ist die BCG-Impfung nicht indiziert. Im Einzelfall kann man sich nicht auf einen Schutz verlassen. Lokale und systemische Nebenwirkungen sind zu bedenken, die Rate der systemischen Nebenwirkungen mit schwerem Verlauf überwiegt bei niedriger Durchseuchung den potenziellen Schutz.

Die BCG-Impfung bewirkt eine »quasi falsch-positive« Tuberkulinreaktion für mindestens 5–10 Jahre. Die frühe Diagnose durch den Tuberkulin-Hauttest im Kindesalter wird durch die BCG-Impfung deshalb erschwert bis unmöglich gemacht, und eine

Therapie kann dann bei schweren Verläufen zu spät kommen.

Der Nutzen ist in Deutschland bei sehr niedrigem Risiko und geringem und unsicherem Schutz nicht gegeben. Es wurden aber einige bedrohliche Fälle zu spät erkannt, weil man die Hautreaktion nicht verwerten konnte. Diese ist heute in Deutschland bei einem kleinen Kind im positiven Fall ja so gut wie diagnostisch.

30.4.3 INH-Prophylaxe

Nutzen Bei einer Konversion des Tuberkulin-Hauttestes (= Infektion) besteht ein Risiko von ca. 10%, im Laufe des Lebens zu erkranken. Nach anderen Studien liegt das Risiko, in den ersten beiden Jahren nach der Infektion zu erkranken, bei 5–15%. Eine INH-Prophylaxe bzw. -therapie über ein Jahr, begonnen innerhalb von zwei Jahren nach Konversion, reduziert dieses Risiko um etwa 70% für die ersten 15 Jahre und um ca. 50% vom 15.–20. Jahr.

Eine INH-Prophylaxe über sechs Monate reduziert das Erkrankungsrisiko um ca. 60% während der ersten fünf Jahre nach Infektion. Selbstverständlich muss eine aktive TB, die eine Kombinationstherapie erfordert, vor Beginn der INH-Prophylaxe ausgeschlossen werden (Röntgen, 3 x Sputum, Kulturen). Bei Verdacht auf eine Erkrankung erfolgt zunächst eine Kombinationstherapie, bei positivem Keimnachweis natürlich sechs Monate oder ggf. länger.

Hier gibt es unterschiedliche Strategien in den USA und in Europa. Der Nutzen der INH-Prophylaxe ist nicht generell gesichert, bei eindeutiger Tuberkulinkonversion und zeitnaher Therapie reduziert er das nachfolgende Erkrankungsrisiko. Das gilt insbesondere bei Starkreagenten, Immunsuppression, Säuglingen und Kleinkindern.

Eine INH-Prophylaxe über sechs Monate hinweg sollte stattfinden bei:

- einer Tuberkulin-Hauttest-Konversion während der letzten zwei Jahre (insbesondere bei Heimbewohnern und Gefängnisinsassen und nach engem Kontakt zu TB-Patienten),
- auffälligem Röntgenbefund und einer Reaktion > 5 mm,
- hohem Erkrankungsrisiko und einer Reaktion > 5 mm (HIV, Immunsuppression etc.),
- jungen Menschen (< 35 Lj.) und einer Reaktion > 10 mm (Nutzen nicht gesichert),
- kleinen Kindern (< 5 Lj.) und Kontakt sowie einem stattgefundenen Hauttest (initial und nach drei Monaten).

Risiko der INH-Prophylaxe Es besteht vor allem in der INH-induzierten toxischen Hepatitis mit einer altersabhängig zunehmenden Inzidenz von 1% bei 30–50jährigen und 2% bei älteren Menschen. 10% dieser Hepatitiden können tödlich mit Leberversagen verlaufen (engmaschig Leberwerte kontrollieren). Erhöht ist das Risiko bei Frauen in der Schwangerschaft und postpartum. Zudem bewirkt dieses Medikament zu einem hohen Prozentsatz körperliche und geistige Abgeschlagenheit. Die Dauer der INH-Prophylaxe für HIV-Infizierte ist zwölf Monate, für Säuglinge und Kleinkinder neun Monate. Ansonsten bleibt die optimale Dauer (sechs Monate) Gegenstand der Diskussion. Resistenzentwicklungen sind nicht zu befürchten, wenn eine Erkrankung vorher ausgeschlossen wurde.

Immunsuppression Bei einer HIV-Infektion besteht die Indikation für die INH-Prophylaxe bei einer Tuberkulinreaktion ≥ 5 mm für zwölf Monate. Tuberkulinnegative HIV-Patienten werden nach Kontakt zu Offen-Tuberkulösen mit INH prophylaktisch behandelt; ist der Tuberkulintest nach drei Monaten noch negativ, wird die Therapie beendet. Wegen erhöhter Inzidenz von Neuropathien bei HIV-Infizierten wird INH mit Pyridoxin kombiniert. Wiederholungstests werden alle zwölf Monate durchgeführt. Entsprechende Vorgehensweise bei Kindern.

Für andere Formen der Immunsuppression (Diabetes mellitus, Mangelernährung, Alkoholismus etc.) wurde in den USA die INH-Prophylaxe erwogen ab einer Tuberkulinreaktion ≥ 10 mm, und wenn anamnestisch keine oder keine suffiziente antituberkulöse Therapie eruierbar ist.

Unter TNF-Alpha oder immunsuppressiver Therapie besteht die erhöhte Gefahr einer Reaktivierung.

Praxis

Bei Menschen mit Tuberkulinreaktion, postspezifischen Residuen und ohne anamnestisch eruierbarer antituberkulöser Therapie schützt eine INH-Prophylaxe (oder ggf. sogar eine präventive Kombinationstherapie) vor der Reaktivierung. Die »übliche« Chemotherapie eines Tumorleidens wird da immer mit angeführt, das deckt sich aber nicht mit der praktischen Erfahrung. Das ist z. B. sicher anders bei Hochdosistherapien mit Stammzelltransplantation.

■ Tab. 30.5 INH-Prophylaxe bei einer nicht-BCG-bedingten Tuberkulinreaktion

Indiziert bei	Zu empfehlen bei	Fakultativ zu empfehlen für	Nicht zu empfehlen
HIV-Infizierten Säuglingen und Kleinkindern ab > 5 mm	Gefängnisinsassen Heimbewohnern (Risikogruppen?) (Lehrer?) (Gefängnispersonal?) (Heimpersonal?) Ab ≥ 10 mm Sehr zu empfehlen bei Konversion des MM	gesunde Erwachsene ohne erhöhtes Risiko Evtl. bei Konversion	Wegen zu hoher Nebenwirkungsraten: in der Schwangerschaft für Frauen 6 Mo. postpartum

Kinder Eine weitere Indikation besteht bei Kindern, vor allem bei Säuglingen und Kleinkindern. So haben Kinder kein voll ausgebildetes Immunsystem. Bis zu 50% der Kinder, die Kontakt zu einer offenen Tuberkulose haben, werden infiziert. Davon erkranken 20%. Zum deutlich erhöhten Erkrankungsrisiko nach Infektion sind auch rasche und schwere Verläufe (Meningitis, Miliar-TB) zu erwarten. Die Diagnostik bei Kindern ist erschwert, da die Tuberkulinreaktion bis zu drei Monate nach Infektion auf sich warten lässt. Zudem gibt es viele falsch-negative. Bei den in der Regel paucibacillären Verläufen werden bestenfalls 60% in der Kultur positiv.

Haben Kinder Kontakt zu Menschen mit offener TB (z. B. sog. Haushaltskontakte, wie mit der Mutter), wird bei negativer Tuberkulinreaktion die INH-Prophylaxe so lange durchgeführt, wie der Kontakt besteht, die Kontaktperson ansteckend ist (Sputumdiagnostik) und bis eine Konversion ausgeschlossen wurde (ca. drei Monate). Im Fall der Konversion der Tuberkulinreaktion (≥ 5 mm) wird die INH-Prophylaxe auf neun Monate ausgedehnt.

Bei seit langem vorbestehender positiver Tuberkulinreaktion besteht ein Schutz nach Kontakt zu offenen Erkrankten. Auf den Schutz durch eine BCG-Impfung kann man sich jedoch im Einzelfall nicht verlassen. Zumindest sobald die Tuberkulinreaktion zunimmt, sollte eine INH-Prophylaxe erfolgen, ansonsten sollte man die Kinder über etwa 1–2 Jahre beobachten.

Eine Sicherungsbehandlung von Kindern wird bei einer Tuberkulinreaktion ≥ 5 mm eingeleitet, vor allem wenn enge Kontakte zu TB-Kranken gesichert sind.

Gesunde Erwachsene Für gesunde Erwachsene, die engeren Kontakt zu Ausscheidern von säurefesten Stäben im Sputum hatten, ist man in unserem Land mit der INH-Prophylaxe zurückhaltend, da eine Überwachung durch das Gesundheitsamt erfolgt und eine weiterführende Diagnostik bzw. Therapie immer zur Verfügung steht. Die IHN-Prophylaxe wird nach Kontakt nicht empfohlen, nach Konversion (hier gilt Test ≥ 10 mm) ist sie fakultativ. Die Entscheidung erfolgt individuell in Absprache unter Abwägung von Nutzen und Nebenwirkungen.

Heimbewohner und Gefängnisinsassen Menschen, die bei einer Erkrankung eine potenzielle Infektionsquelle für viele Mitbewohner werden können, sollten eine INH-Prophylaxe bekommen (Schwebeteilchen in engen räumlichen Verhältnissen, Schlafsälen etc.). Ebenso ist zu bedenken, dass Menschen aus der sozialen »Unterschicht« bei Symptomen nicht frühzeitig zum Arzt gehen. Natürlich könnte man hierzu auch die Alkoholiker und Drogenabhängigen rechnen. Diese Gruppen entziehen sich jedoch in der Regel solchen Maßnahmen (■ Tab. 30.5).

Besteht der Verdacht auf eine Resistenz gegen INH (Afrika, GUS-Staaten), ist die alleinige oder zusätzliche Gabe von RMP sinnvoll. Ist eine INH-Resistenz bei der Kontaktperson gesichert, wählt man RMP und EMB. Bei Kontakt mit multiresistenten Erregern wäre eine Prophylaxe mit Gyrasehemmern-4 denkbar, dies ist jedoch nicht evaluiert (besser abwarten?).

Die INH-Prophylaxe kann durch eine kurzzeitige Kombinationstherapie ersetzt werden. Es gibt Hinweise (Tiermodell, Beobachtungen, eine Studie läuft derzeit), dass die Kombinationstherapien (INH/RMP über 4 Monate oder INH/RMP/PZA über 2–3 Monate) der 12-monatigen INH-Prophylaxe überlegen sind. Die Vorteile sind die Kürze der Behandlung und die vollständige Therapie, solange eine Erkrankung noch nicht ausgeschlossen ist. Die Nachteile der Kombinationstherapie sind die schlechtere Verträglichkeit

(Nebenwirkungen) und die schlechte Compliance. Sie wird deshalb häufiger als die INH-Monotherapie vorzeitig abgebrochen. Eine Verlaufsbeobachtung aus Uganda zeigte dementsprechend, dass in der Praxis die Kombinationstherapie seltener zum Erfolg führt.

30.5 Lokalisation

30.5.1 Lungentuberkulose

Die Lunge ist die häufigste Lokalisation der TB. Sie steht im Zentrum der Ausführungen dieses Kapitels, so dass die Diagnostik hier nur kurz zusammengefasst wird.

Diagnostik der Lungentuberkulose

- Tuberkulin-Hauttest
- Röntgen: meist, aber nicht immer, typische Befunde
- Sputum-Diagnostik: an drei aufeinanderfolgenden Tagen Morgensputum, dann 2–4 wöch. Verlaufskontrolle
- Nachweis säurefester Stäbe (SFS) nach Ziehl-Neelsen (Standard) oder mit der Fluoreszenzmethode
  - Kulturen: nach 4, 6 und 8 Wochen ablesen (falsch-negativ bei < 50 Keime/ml Sputum),
  - Erste positive Kultur: Typisierung (Mb tub. vs. NTM oder Mb bovis) und Resistenztestung
- Transbronchiale Zangenbiopsie und Spülsekret: Kultur und Histologie bei unklaren Fällen
- Postbronchoskopisches Sputtum mit hoher Ausbeute
- Hyponatriämie bei pulmonaler TB (SIADH) oder Nebennierenbefall (Addison)

30.5.2 Extrapulmonale Tuberkulose

Sie kann mit und ohne eine gleichzeitige Lungentuberkulose auftreten. Meist ist es die Reaktivierung einer hämatogenen Aussaat nach vielen Jahren oder Jahrzehnten. Davon zu unterscheiden ist die übergreifende Ausbreitung einer Lungentuberkulose auf die Atemwege, Pleura, Perikard oder die Lymphknoten. Die gastrointestinale TB (Mb bovis) gibt es in Deutschland noch als Reaktivierung eines Primärinfekts aus den Zeiten mit befallenen Viehbeständen oder – selten – bei Reisenden in Entwicklungsländer (und auch in die USA).

Die Beschreibung der extrapulmonalen Manifestationen erfolgt in der Reihenfolge der Häufigkeit:

Lymphknotentuberkulose Im Rahmen der Primärinfektion können die hilären und mediastinalen Lymphknoten befallen sein. Radiologisch sieht man eine polyzyklische Veränderung eines oder beider Hili, die Aufspreizung der Trachea und/oder ein verbreitertes Mediastinum. Bei Komplikationen, also bei Bronchuskompression oder Lymphknotendurchbruch, spricht man von der sog. Epituberkulose. Bei Kompression eines Bronchus (Stichwort: Mittellappensyndrom) zeichnet sich eine Infiltration oder Atelektase des betroffenen Lappens ab. Der Lymphknotendurchbruch führt zur Schleimhauttuberkulose. Stets sollte man ein Differenzialblutbild und HIV-Status prüfen.

Differenzialdiagnosen der Lymphknotentuberkulose

- Lymphome
- Metastase bei Pharynx-, Lungen-, Magen-NPL u.Ä.
- Lymphadenopathie bei HIV
- Bakterielle Infektion (auch Bartonellose bedenken)
- Atypische Mykobakterien
- Sarkoidose

Die periphere Lymphknotentuberkulose ist zu 85% eine zervikale Lymphadenitis (sog. scrofula; scropha = Mutterschwein). Bei 15% sind inguinale oder axilläre Lymphknoten befallen. Sie war früher bei uns häufig (heute noch in den Entwicklungsländern) und oft durch Mb bovis bedingt, heute ist sie selten (1/100000 Einwohner) und zu 95% durch Mb tuberculosis verursacht. Typischerweise ist die Halslymphknotentuberkulose rechts anterior lokalisiert.

Die periphere Lymphknoten-TB entsteht durch direkten Eintritt (Tonsillen, Adenoide), primäre oder postprimäre Streuung. Alle Lymphknotenstationen, in denen sich Streuherde (minimal lesions) ansiedeln, können Ort der Reaktivierung sein.

Diagnostik der Lymphknotentuberkulose

- Tuberkulin-Hauttest und Röntgen-Thorax (evtl. CT)
- Differenzialblutbild und HIV-Status

- Bronchoskopie, Racheninspektion und Sputumdiagnostik
- FNA und Stanzbiospien (Sensitivität 60–100%, fächerförmig, mehrfach)
- Biopsien und Lymphknotenexsirpation
- Diese Bioptate färben, Kultur und evtl. PCR

Weichteilaufnahmen können periphere Verkalkungen der Halslymphknoten zeigen. Die Ausdehnung wird durch das CT bestimmt. Die Diagnose (Histologie, Mikroskopie, Kultur) erfolgt durch Punktion oder Lkn-Exstirpation. Histologisch erwartet man Epitheloidzellgranulome, Langerhans-Zellen, käsige Nekrosen oder nur eine nekrotisierende Lymphangitis. Bei Verkäsung ist die Kultur in 60% der Fälle positiv, sonst nur bei 10%. Offene Biopsien können anhaltende Fistelungen zur Folge haben.

Therapie analog der Lungentuberkulose. Unter Therapie verbessert sich die immunologische Situation des Patienten, und die Mykobakterien sterben ab. Die Lymphknotenschwellungen sind ja im Wesentlichen hypererge, paucibacilläre Reaktionen (analog der tuberkulösen Pleuritis). In 30% der Fälle kommt es erst einmal zu einer Zunahme der Lymphknotenschwellung unter antituberkulöser Therapie.

30

Tuberkulöse Pleuritis Ein lymphozytäres Pleuraexsudat bei positiver Tuberkulinreaktion (aber 30% initial negativ! die hypererge Reaktion der Pleura »bindet« die zelluläre Reaktion) spricht für diese Diagnose. Gesichert wird die Diagnose durch die Kultur der Pleuraflüssigkeit (nur 30–50% positiv) und die Pleurabiopsie (60%, zusammen 80% positive Befunde). Die verschiedenen Aussagen bezüglich Proteingehalt, LDH-Quotient, Glukose und pH sind in der Praxis allenfalls hinweisend, mit großen Überlappungen, also im Wesentlichen ungeeignet. Die PCR ist teuer und hat eine geringe Sensitivität (30–50%). Die Gamma-Interferon-Bestimmung hat eine Sensitivität und Spezifität um 90%. Mit wiederholten Pleurapunktionen und -biopsien erhöht sich die Trefferquote. Mehrere Stanzbiopsien in einer Sitzung und komplettes Ablaufen-Lassen über einen dünnen Thorax-Drain (Erfassen des »Bodensatzes«) waren nach unserer Erfahrung diagnostisch. Manchmal kann durch Biopsieren eines stark entzündlichen Ergusses eine Fibrinbildung mit Kammerung angestoßen werden. Wenn dieser Prozess dann progredient ist, kann eine chirurgische VATS erforderlich werden. Durch komplettes Ablassen beugt man diesem vor.

Unter antituberkulöser Therapie wie üblich klingt der Erguss ab, kann aber auch erst einmal zunehmen. Unter Glukokortikoid-Therapie klingt der Erguss schneller ab. Alte Menschen können hiervon profitieren, da sie die Entzündungsreaktion schwächt (möglicherweise auch wegen einer relativen Nebenniereninsuffizienz bei konsumierendem Prozess). Die tuberkulöse Pleuritis heilt meist spontan (Anamnese bei Verschwartung), es besteht unbehandelt jedoch ein hohes Risiko der Reaktivierung in den darauf folgenden Jahren.

Urogenitaltuberkulose Untersucht wird der Morgenurin. 3–6 Urinproben, Mittelstrahlurin plus der erste Strahl, sind zur Diagnose erforderlich. Theoretisch erwartet man eine schmerzlose Leuko- und Hämaturie, praktisch findet sich oft eine bakterielle Sekundärinfektion. Ebenso haben bei positiver Kultur 50% der Patienten keine Beschwerden und einen normalen Urinstatus. Die Sensitivität einer Kultur ist aber auch nur 50%. Es wird hieraus verständlich, dass die UGT-TB jahrelang verläuft, bevor sie symptomatisch (Blasenschrumpfung, Harndrang alle 10–20 min Stenosen) bzw. diagnostiziert wird. Urinkulturen sind bei 5–7% der Patienten mit Lungen-TB positiv; dies muss keine urogenitale TB sein, da die Keime im Rahmen der akuten Erkrankung die glomeruläre Membran passieren können. Die Ausdehnung einer UGT-TB wird sonographisch (meist bilateral) und durch das Pyelogramm (Verlaufskontrollen!) bestimmt. Im Rahmen der urologischen (Cystoskopie, Testes) bzw. gynäkologischen Mitbetreuung (Endosono, Ausschabung) wird der mögliche Befall des Genitaltraktes bestimmt.

Knochen- und Gelenktuberkulose Meist sind die Wirbelsäule, der proximale Femur mit Hüftgelenk oder der Tibiakopf mit Kniegelenk betroffen, also Regionen mit gut durchblutetem Knochenmark. Schmerz und Schwellung sind die führenden Symptome. Es können jedoch alle anderen Knochen befallen sein. Verdächtig ist der initial anteriorinferiore Befall, die Bandscheibe herniert dann in den destruierten Wirbelkörper. Der Prozess kann auch neben dem Gelenk bzw. Knochen abszedieren und sich absenken. Lange Zeit gibt nur leichte Beschwerden. Betroffene Gelenke können zudem radiologisch unauffällig sein; in der Synoviaflüssigkeit sind in 20% der Fälle säurefeste Stäbe zu sehen, die Kultur wird in 80% der Fälle positiv. Im Zweifelsfall ist die Synoviabiopsie diagnostisch.

Bei diesen »kalten« Prozessen entwickeln sich lange Zeit keine Entzündungszeichen, nur bei ca. 30%. Allerdings kann es selten, immunologisch vermittelt, zu einem »rheumatischen« Verlauf mit multiplen Gelenkbeschwerden kommen. Eine hohe Zahl an Leukozyten und ein hoher Proteingehalt in der Synovia sind nicht spezifisch für die TB. Die antituberkulöse Chemotherapie erfolgt wie üblich, also analog der Lungen-TB. Ältere Empfehlungen mit einer Therapiedauer von 12–18 Monaten sind obsolet. Allerdings gibt es Hinweise, dass die Therapie über 6 Monate (nur so mit RMP/INH etc.) oft zum Rückfall (5–8%) führt. Bei guter Verträglichkeit wird man also 3 Monate länger behandeln. Selten sind orthopädische Operationen notwendig.

Miliartuberkulose Primäre oder postprimäre hämatogene Streuung in die Lunge, Meningen, Leber, Milz, Nieren, Nebennieren und Chorioidea der Augen. Betroffen sind vor allem Menschen mit Abwehrschwäche wie Kleinkinder, HIV-Infizierte, alte Menschen u.a. Manche meinen, dass dies bei jungen Menschen häufiger sei, wir sahen es bis dato vor allem bei alten Menschen.

Die Läsionen sind gewöhnlich kleiner als 2 mm. Die Tuberkulinreaktion ist nur bei 60–90% der Patienten positiv, Sputummikroskopie und Kultur nur bei 30–60% der Fälle positiv (paucibacillär). Knochenmarkstanze bei 50% positiv.

Der Verlauf ist mit schleichendem Verfall oder die Menschen sind schwer krank (»galoppierende Schwindsucht«) bis zu den verschiedenen Organversagen. Anämie und Thrombozythopenie (Knochenmarksbefall) sind ein Hinweis. Bauchschmerz, Atemnot, Leberveränderungen, Gewichtsverlust, Eintrübung. Eine Nebenniereninsuffizienz ist nicht selten.

Das konventionelle Röntgen stellt die feine miliare Aussaat bei der Hälfte der Erkrankten initial nicht dar; das HRCT ist wesentlich sensitiver. Bei Verdacht sind initial Urinuntersuchung, transbronchiale Biopsien (Histologie und Kultur), die Spiegelung des Augenhintergrundes (Granulome?) und Knochenmarksstanze (Histologie und Kultur) meist hilfreich. Leberbiopsie und Liquorpunktionen (PCR) sind bei weiter bestehender Unsicherheit indiziert.

Heute sieht man dieses Krankheitsbild immer seltener. Oft wird die Diagnose erst postmortem gestellt. Bei begründetem klinischen Verdacht ist die Therapie ex juvantibus indiziert. Die Wirkung von Kortikosteroiden ist nicht gesichert, sie helfen aber bei Hinweisen auf eine Meningitis oder Enzephalitis (Gabe über 1–4 Wochen).

Prednisolon hilft auch, das **Immunrekonstitutionssyndrom** zu vermeiden, also die überschießende Immunabwehr, wenn sich der Körper mit der Antibiose wieder erholt und sehr stark auf die Keime reagiert. Das kann zu einer schlagartigen Verschlechterung führen.

Kryptogene disseminierte Tuberkulose Man beobachtet sie bei älteren, geschwächten Menschen im Rahmen der postprimären Re-Infektion. Man kann es als milde Form der Miliar-TB auffassen. Diese Patienten haben eines oder mehrere unspezifische Symptome. Beispiele sind

- Gewichtsverlust,
- Verschlechterung des Allgemeinzustandes,
- erhöhte Entzündungsparameter oder
- subfebrile Temperaturen unklarer Genese.

Sichere Hinweise für eine TB lassen sich nicht finden (Röntgen, Hauttest, Mikroskopie, Kultur), daher die Bezeichnung »kryptogen«.

In der Regel wird man eine stattgehabte Tuberkuloseerkrankung eruieren können (Anamnese, Röntgen, Tuberkulinreaktion). Bei alten Menschen, die in einer Zeit mit hoher Durchseuchung aufgewachsen sind, könnte die Infektion auch inapparent verlaufen sein. Zudem kann der Tuberkuluintest bei langem Intervall und wegen Abwehrschwäche negativ werden.

Postmortem konnte man bei Menschen mit konsumierendem Prozess unklarer Genese gehäuft die Diagnose »Kryptogene disseminierende TB« stellen. Deshalb ist der Verdacht auf eine kryptogene disseminierte TB eine gesicherte Indikation zur probatorischen Behandlung.

Im Grunde kann man diese Verlaufsform auch als frühes Stadium der Miliar-TB auffassen. Es bestehen fließende Übergänge zwischen Miliar-TB und kryptogen disseminierter TB. Als frühes Stadium der Miliar-TB würde die kryptogene TB früher oder später nachweisbar werden. Nach einer Definition manifestiert sich die kryptogenene Form beim alten Menschen nicht. Die Diagnose wird ex juvantibus oder postmortem gestellt.

Tuberkulöse Meningitis Der ZNS-Befall hat drei Formen: das Tuberkulom, die spinale segmentale Arachnoiditis und die Meningitis. Die Meningitis hat drei Stadien: Das Prodromalstadium ist noch unspezifisch, in der zweiten Phase kommt es zunehmend zu allgemeinen und umschriebenen neurologischen Ausfällen, in der dritten zu Akzeleration mit Plegien, Paresen bis zum Koma. Vaskulitiden im Rahmen der

Entzündung können alle Formen eines cerebrovaskulären Insultes imitieren.

Die entsteht durch Reaktivierung, primär bei 33% der Miliartuberkulosen bei Kindern (und AIDS-Patienten) und per continuitatem (Otitis, Spondylitis mit Spinalaffektion). Befallen ist bevorzugt die Hirnbasis (Hirnnerven, Hydrocephalus), betroffen können jedoch auch andere Meningealregionen, das Hirnparenchym, Ventrikel und der Spinalkanal sein. Die Klinik ist unspezifisch mit Müdigkeit, Erbrechen usw. Richtungsweisend sind fokale Ausfälle, Krampfanfälle, Lethargie, Verwirrung und Kopfschmerz. Bereits früh im Verlauf wird durch das CT, wesentlich besser durch das NMR wegen der Einsicht in die Schädelbasis, der Befall gezeigt.

Das Liquorpunktat kann initial unauffällig sein, zeigt dann vermehrt Granulozyten und später Lymphozyten, fallende Glukosespiegel bis unter 20 mg% und zunehmende Proteinwerte (Spinngewebsgerinnsel) sind pathognomisch. Säurefeste Stäbe sind nur in 20% der Fälle zu sehen, der mikroskopische Nachweis steigt bei vier Punktionen auf 90% an. Die Kulturen sind in 10–80% der Fälle positiv. Bei den oft unklaren Fällen ist die PCR zwar nicht sehr sensitiv, jedoch im positiven Fall faktisch beweisend (Spezifität > 95%). Die Therapie wird bei Verdacht begonnen. Die folgenden Liquorpunktionen (Tag 2–4) werden trotzdem durchgeführt und der Mycobakteriologie zugeleitet.

Die tuberkulöse Meningitis verläuft unbehandelt letal, bei zu später Behandlung ist eine hohe Komplikationsrate zu erwarten. Deshalb werden bei Verdacht umgehend Antituberkulotika eingesetzt, initial ohne Verdacht auf Resistenzen 4-fach, Dauer meist 2 plus 10 Monate. Der Nutzen von zusätzlich gegebenen Glukokortikoiden (initial 3 × 20 mg Prednisolon) ist belegt, da sich die Entzündungsreaktion per se schädigend auswirkt. Dauer etwa 3 Wochen.

Praxis

Ich erinnere mich an einen Patienten mit nahezu infauster Prognose und multiplen Ausfällen, der sich bei einer Dosis von 3 × 50 mg über mehrere Wochen schließlich erholte. Bei zwischenzeitlichen Versuchen der Dosisreduktionen kam es immer wieder zum Rückfall.

Peritonealtuberkulose Heute sehr selten. Entwickelt sich langsam über Wochen und Monate. Meist bei Leberzirrhose, HIV, Diabetes, TNF-α-Therapie oder Tumorleiden, hier als Reaktivierung. Oft hat sich die Tuberkulose in einem anderen Organ (vor allem Lunge) bereits manifestiert. Ursächlich ist der Befall mesenterialer Lymphknoten. Im Sonogramm oder CT erwartet man wenig Aszites und Lymphknotenschwellungen. Der Aszites ist lymphozytenreich und proteinhaltig (4 g/dl). Mikroskopisch ist die Diagnose nicht zu stellen. Eine Probenentnahme sollte laparoskopisch erfolgen (hier oft auch eine Blickdiagnose), da Kulturen aus dem Aszites oft negativ sind (< 20%). Alternativ scheint die PCR bei nahezu 100% positiv zu sein. Tuberkulin-Hauttest bei 30% negativ. Therapie wie üblich; initial kann man passager Prednisolon geben, um starke Verwachsungen zu vermeiden.

Gastrointestinale Tuberkulose Sie ist in Drittweltländern anzutreffen, in denen es unpasteurisierte Milchprodukte von Mb-bovis-infizierten Viehbeständen gibt. In der westlichen Welt handelt es sich um eine sehr seltene Reaktivierung einer Jahrzehnte zurück liegenden Mb-bovis-Infektion (Berufskrankheit bei alten Landwirten). Selten kann sie bei ausgedehnten Lungentuberkulosen beobachtet werden, wenn viele Mykobakterien geschluckt werden. Beim Lymphknotenbefall kann man gelegentlich durch Weichteilaufnahmen von Hals und Abdomen Primärkomplexe erkennen. Häufig ist die Ileozoekalregion betroffen. Kulturen aus dem Aszites sind in 50–90% der Fälle positiv. Im Zweifelsfall werden Biopsien laparoskopisch oder explorativ entnommen.

Zwei wichtige Differenzialdiagnosen Eine granulomatöse Kolitis, die als CED diagnostiziert wird, und auf die Therapie nicht anspricht, kann auch eine Tuberkulose des Dickdarms sein.

Praxis

Kürzlich sahen wir einen Mann mit gastrointestinalem Tumor mit vermeintlicher Metastasierung, nach CT beschrieben als Pankreas-CA mit Leberfiliae und konsekutiven Leberabszessen (Patient aus den GUS, Alkoholiker mit vorbestehender chronischer Pankreatitis) – und es war eine Tuberkulose.

Schleimhauttuberkulose Ursache ist ein »durchgebrochener« Lymphknoten. Das Röntgenbild kann normal sein, ist jedoch meist mit einem ausgedehnten pulmonalen Befall assoziiert. Die Larynx-TB äußert sich durch Heiserkeit. Es besteht sehr große Ansteckungsgefahr.

Tuberkulöse Perikarditis Sie ist in der Regel mit einer Pleuritis assoziiert. Bei tuberkulöser Pleuritis oder kardialer Symptomatik sollte echokardiographisch ein Perikarderguss gesucht werden. Das Röntgen-Thorax-Bild ist nicht sensitiv genug. Die Diagnose wird durch Punktion (weniger als 50% der Ausstriche oder Kulturen positiv) und die Tuberkulinreaktion gestellt. Weniger als 50% haben eine positive PCR. Die Diagnostik wird durch die geringe Sensitivität der genannten Methoden erschwert. Eine subxyphoidale Biopsie des Perikards (mit Hakennadel oder operativ) kann eine positive Histologie mit Kultur/PCR erbringen. In der Regel tritt die Perikarditis nicht isoliert auf, so dass diese ansonsten schwierige Diagnosestellung meist kein Problem ist. Komplikationen der tuberkulösen Perikarditis sind die Perikardtamponade oder Perikardverkalkung. DD sind bakterielle Infekte, Urämie, Kollagenosen, Neoplasien. Therapeutisch wie üblich; auch hier ist Prednisolon über vier Wochen (initial 3 × 20 mg) sinnvoll, um eine Perikarditis constrictiva zu vermeiden.

Andere Ein Befall der Tonsillen oder eine tuberkulöse Otitis media erfolgt durch die hämatogene Aussaat. Sie sind heute Raritäten.

Therapie Sie entspricht der Vorgehensweise bei der Lungentuberkulose. Die meisten Autoren empfehlen längere Therapiezeiten, für die Lymphknoten- oder Miliar-TB 9 Monate, bei Befall der Knochen oder bei Meningitis eine Therapiedauer bis 12 Monaten.

Es wird immer wieder mal gesagt, dass eine Therapie über sechs Monate (HRZ) bei Meningitis, Miliar-TB, Knochen- oder ZNS-Befall ausreichen könnte. In den USA: bei Meningitis 9–12 Monate, ohne PZA 18 Monate, bei Miliar-TB oder Knochenbefall 9 Monate, bei den Lymphknoten zwischen 6 und 9 Monaten.

Steroide sind indiziert, wenn die Entzündungsreaktion den Patienten schädigt, wie bei Meningitis, Perikarditis und Uretertuberkulose. Initial gibt man ca. 1–1,5 Prednisolonäquivalent/kg Körpergewicht. Dies gilt übrigens auch für eine respiratorische Insuffizienz bei Miliartuberkulose oder ausgedehnten einschmelzenden Prozessen. Unter antituberkulöser Therapie entsteht durch die Glukokortikoide kein Nachteil für den Erkrankten.

Bei isolierter peripherer Lymphknoten-TB wird zuerst diagnostisch reseziert, eine Probe wird zur Typisierung und Resistenztestung versandt. Dann wird antituberkulös behandelt. Bei Erwachsenen sind es in 10% der Fälle atypische Mykobakterien, bei Kindern in 90% d.F.

30.6 Komplikationen im Verlauf der Erkrankung

Pneumothorax Ruptur einer Kaverne mit bronchopleuraler Fistel und tuberkulöser Pleuritis. Die entzündliche Einengung kleiner Bronchien mit Überblähung eines Alveolus kann zum Pneumothorax führen. Bei Ruptur eines überblähten Azinus (entzündliche Stenose) oder einer Kaverne. In beiden Fällen umgehende Drainagebehandlung. Dadurch kann sich eine bronchopleurale Fistel verschließen, einem bakteriell-tuberkulösen Mischempyem wird vorgebeugt, und die viszerale Pleura fibrosiert nicht. Wartet man zu lange, so infiziert sich der Pleuraraum, und die fibrotische Fesselung der viszeralen Pleura verhindert die erfolgreiche Wiederausdehnung der Lunge.

Pleuraempyem Es kann bei einer Sekundärinfektion eines Pneumothorax oder als Mischempyem bei tuberkulöser Pleuritis entstehen. Die bakterielle Superinfektion eines sympathischen (reaktiv, hypererg) Begleitergusses bei Tuberkulose ist selten.

Stenosierung Tuberkulöse Lymphadenopathie mit Verschluss eines Bronchus von außen durch Kompression (Epituberkulose). Bei Atelektase des Mittellappens spricht man vom sog. Mittellappensyndrom. Meist granulöse Infiltration, oft denkt man zuerst an ein Bronchialkarzinom, deshalb muss man auf die Anthrakose achten, auf den »Mottenfraß« im Röntgenbild bei hoher BSG und niedriger CRP.

Praxis

Zuletzt beobachtet bei einem sehr alten Herrn mit einer Atelektase des Oberlappens anterior S3. Ohne Entzündungszeichen und ohne weitere Infiltrate wurde abgeklärt, bei Verdacht auf eine Neoplasie. Ein Lymphknoten war durchgebrochen, dies wurde initial als fibrinbedecktes »Geschwür« beschrieben. Im Randbereich gab es eine leichtgradige Anthrakose, die säurefesten Stäbe waren positiv, ebenso die. In der Kultur gab es dann aber kein Wachstum mehr, die jahrzehntealten Mykobakterien lebten nicht mehr.

Bronchiektasen Betroffen sind meist die Oberlappenbronchien. Da diese ihr Sekret entleeren können, spricht man von trockenen Bronchiektasen. Bei Sekretverhalt und Entzündung resultieren rezidivierende unspezifische Infektionen (Aspergillus fumigatus, Pseudomonaden, NTM), Besiedelung mit NTM und Hämoptysen. Die Therapie besteht aus Antibiose, anti-entzündlicher Therapie (passager Prednisolon) und Drainage (Inhalation, Lagerung, Vibrax, Flutter). Heute sehr selten.

Kavernen und Aspergillom Sie werden bei bis zu 15% der Fälle von Aspergillus fumigatus besiedelt. Es formt sich ein Aspergillom, insbesondere bei geschwächter Immunabwehr (Alter, Alkohol, Leukämie etc.). Der Pilz infiltriert die Wand und deren Blutgefäße. Die Arrosion führt zu Blutungen. Bildet sich eine rollende Pilzkugel, so reißen die Gefäße durch die Bewegung ein. Die Folge sind Blutungen, die lebensbedrohlich werden können. Präventiv besteht bei einem Aspergillom die semi-elektive Indikation zur Operation. Auch sehr selten mit einer suffizienten TB-Therapie.

Hämoptysen Sie sind häufig der erste Hinweis auf eine TB. Selten handelt es sich um massive, letale Blutungen. In der Regel limitiert die antituberkulöse Therapie leichte Hämoptysen bis 50 ml (▶ Kap. 15).

Hyponatriämie Bei ausgeprägter Lungen-TB wird zu viel antidiuretisches Hormon (ADH Vasopressin) freigesetzt (= SIADH). Mit der Therapie klingt das SIADH ab. Differenzialdiagnostisch sollte ein Organbefall der Nebennieren ausgeschlossen werden (mit Hypoaldosteronismus). Ebenso ist an ein kleinzelliges Bronchialkarzinom zu denken.

Immunologischer Rebound Bei schweren Verläufen ist die Immunabwehr geschwächt. Wenige Keime breiten sich aus und werden nicht von den Abwehrzellen umschlossen. Mit der anti-tuberkulösen Behandlung erholen sich der Organismus und damit die Immunabwehr. Nun werden plötzlich die Herde durch die typische, spezifische Reaktion abgegrenzt, idealerweise mit Ausbildung von Tuberkulomen. Diese Abwehrreaktion mit Tuberkulombildung kann nun ihrerseits lokale oder systemische Auswirkungen haben. Trotz suffizienter Therapie geht es dem Patienten schlechter, und der Röntgenbefund wird rapide schlechter. Im Besonderen gilt dies für die Meningitis. Verschlechtert sich also der Lokalbefund oder der Zustand des Erkrankten unter einer adäquaten spezifischer Therapie, muss man einen sog. immunologischen Rebound denken. Es besteht die Indikation für die Gabe von Kortikosteroiden.

30.7 Antituberkulöse Therapie

Die Fachkenntnis bezüglich Diagnostik und Therapie der Tuberkulose wird nur noch an wenigen spezialisierten Zentren umgesetzt und gelehrt. Selbst ausgebildete Internisten, die sich mit der Materie befasst haben, behandeln mehr als 50% der Tuberkulosekranken falsch. Dem Wunsch einer ambulanten Versorgung steht zudem die mangelnde Compliance gegenüber. Aus Erfahrungen in den USA und Studien weiß man, dass unabhängig vom Bildungsstand 50% der Erkrankten ihre Medikamente nicht oder nicht korrekt nehmen.

Mangelnde Fachkenntnis und Compliance gefährden nicht nur den Erkrankten, sondern erhöhen das Risiko der Ausbreitung resistenter und multiresistenter Keime. Eine mindestens zweimonatige stationäre Therapie in einer Spezialklinik zur vollständigen Diagnostik, sicheren Initialtherapie mit überwachter Tabletteneinnahme und Schulung (im Sinne von »Verständnis wecken« für die Wichtigkeit einer konsequenten Therapie) des Patienten gelten heute wieder als Standard (◘ Tab. 30.6).

Die Kombinationstherapie ist in der Behandlung der Tuberkulose zwingend. Bei großen Keimzahlen, wie man sie insbesondere bei der kavernösen Lungentuberkulose vorfindet, ist immer mit ganz einzelnen primär (= initial) resistenten Erregern zu rechnen. Sekundäre Resistenzen entwickeln sich bei einer von 10^{10} Replikationen. Durch eine Monotherapie würde man primär und sekundär resistente Keime selektionieren.

Interessant ist es, den Spontanverlauf der Tuberkuloseerkrankung zu kennen. 50% der Erkrankten versterben innerhalb von zwei Jahren, 25% entwickeln eine chronisch aktive Tuberkulose, und 25% heilen spontan. Von Letzteren reaktivieren 25% im Laufe ihres Lebens.

Einige Daumenregeln werden vorangestellt, um Verständnis für die nachfolgende Beschreibung und Wichtung der Antituberkulotika zu bekommen. Tuberkelbakterien können nur während der Teilungsphase abgetötet werden. Deshalb ist der initiale Erfolg erst nach 2–4 Wochen zu beobachten. Die Eradifikation ruhender Keime erfordert die langen Therapiezeiten. Die Therapiedauer hängt ab von der Wirksamkeit der einsetzbaren Antituberkulotika und deren Kombinationspartner:

Therapieschemata: Kurzer Überblick
- 6-monatige Standardkurzzeit-Chemotherapie INH/RMP/PZA/EMB initial für 2 Monate
- INH/RMP für weitere 4 Monate

Tab. 30.6 Liste der verwendeten Abkürzungen. (Mod. nach Deutsches Zentralkomitee zur Bekämpfung der Tuberkulose)

Begriff	Abkürzung	Internationale Kurzbezeichnung
Isoniazid	INH	H
Rifampicin	RMP	R
Pyrazinamid	PZA	Z
Ethambutol	EMB	E
Streptomycin	SM	S
p-Aminosalicylsäure	PAS	P
Thiacetazon	TSC	T
Protionamid	PTH	
Terizidon	TZ	
Amikacin	AM	
Ofloxazin	OFX	
Ciprofloxazin	CPX	
Clarithromycin	CLA/ CLM	
Dosierung pro kg Körpergewicht	mg/kgKG	
INH + RMP (7-mal wöchentlich)	INH/RMP oder HR	
INH + RMP (6-mal wöchentlich)	H_6R_6	
INH + RMP (2-mal wöchentlich)	H_2R_2	

- Zur Standardtherapie gehört die effektivste Kombination mit INH/RMP
- Eine Therapie mit INH/RMP alleine dauert 9 Monate. Erfolgsrate > 97%
- INH/RMP plus initial (8–10 Wochen) mit PZA verkürzt die Therapiedauer auf 6 Monate
- INH/RMP plus initial (8–10 Wochen) EMB oder SM verkürzt die erforderliche Therapiedauer nicht, minimiert jedoch das Risiko Resistenzen zu entwickeln, also 2 plus 7 Monate
- Kavernen mit lebensfähigen Keimen nach 2 Monaten (Kultur positiv!) bedürfen 2 plus 7 Monaten
- Eine erfolgreiche Therapie ohne INH/mit RMP (z. B. RMP/EMB) muss (9–)12 Monate dauern
- Eine erfolgreiche Therapie ohne RMP/mit INH (z. B. INH/EMB/PZA) muss über (9 bis)12 Monate dauern; Selbiges ohne RMP/ohnePZA, also nur INH/EMB, dann über 18 Monate
- Eine erfolgreiche Therapie ohne INH/ohne RMP muss 18–24 Monate dauern
- Bei multiresistenten Keimen werden die Empfehlungen differenzierter (▶ Abschn. 30.7.10)

Die Medikamente werden morgens nach dem Frühstück vollständig eingenommen. Manche Autoren fordern die Einnahme auf nüchternen Magen oder 2 Stunden nach dem Frühstück, wegen einer etwas besseren Resorption. Hohe Spitzenspiegel sind wirkungsvoller als ein gleichmäßiger Spiegel über den Tag. Die wirksamen Spitzenspiegel wären bei Nüchterneinnahme höher; die Nüchterneinnahme wird in der Regel nicht toleriert, wegen massiver gastrointestinaler Beschwerden.

Allgemeine Nebenwirkungen der Antituberkulotika werden nachfolgend nicht für jedes Präparat gesondert erwähnt. Diese sind Abgeschlagenheit, Muskelschwäche und Kopfschmerzen. Sie treten initial häufig auf, vor allem wenn der Erkrankte weiterarbeitet. Körperliche Ruhe ist vor allem während der ersten Wochen vorteilhaft. Alkohol ist absolut zu meiden (null!). Eine Diarrhoe wird nur ausnahmsweise beobachtet. Wie bei fast allen Medikamenten beobachtet man selten allergische Reaktionen, wie Pruritus, Exantheme, Fieber, interstitielle Nephritiden bis zum Nierenversagen (RMP) und Veränderungen des Blutbildes, z. B. hämolytische Anämie, Thrombozytopenie (Purpura zuerst an den Unterschenkeln).

30.7.1 Antituberkulotika der ersten Wahl

In der nachfolgenden Beschreibung der Antituberkulotika werden die wesentlichen Fragestellungen für die tägliche Arbeit beschrieben (Tab. 30.7); eine lückenlose Darstellung würde den Rahmen sprengen.

Für Kinder bis zum 12. Lebensjahr gelten, abhängig vom Alter und Körpergewicht, andere Dosierungen. Vollständige Tabellen sind u.a. in »Nelsons Textbook« (2009) zu finden.

Tab. 30.7 Übersicht über die Antituberkulotika der ersten Wahl

Name	Abkürzung (nat./ intern.)	Tagesdosis (mg/kgKG)	Maximale Tagesdosis	Resistenzrate (BRD)	Wichtigste Nebenwirkungen	Medikamenteninteraktionen
Isoniazid	INH/H	p. o: 5 i. v.: 5	300 mg	4–6%	Akne, OT/PT-Anstieg, tox. Hepatitis. per. Neuropathien, Allergien.	z. B. Theophyllin-, Carbamazepinspiegel steigt
Rifampicin	RMP/R	p. o.: 10 i. v.: 10	450 mg bei < 50 kgKG. 600 mg bei > 50 kgKG.	1–2%	OT/PT-Anstieg, tox. Hepatitis, Allergien, Rotfärbung der Körpersäfte	Wirkverlust von: Ovulationshemmern, Cyclosporin, Glukokortikoiden etc.
Pyrazinamid	PZA/Z	p. o.: 25–35	< 50 kg: 1,5 g, 50–75 kg: 2 g, > 75 kg:2,5 g. Therapiedauer > 10 Wochen ohne Nutzen	Mb tub: 0,1%, Mb bovis ist meist resistent.	Hyperurikämie, Anorexie, Nausea, Flush, Photosensibilisierung, tox. Hepatitis, Arthralgien.	
Ethambutol	EMB/E	p. o.: 25 für 2 Mo., dann 20. i. v.: 20	2 g	1%	Neuritis des Nervus opticus, Arthralgien, Allergien, (Hyperurikämie).	
Streptomycin	SM/S	i. m.: 15–20 inf.: 3 x/d	Nach Alter u. Körpergewicht s. u. Gesamtdosis 120 g	5%	Tinnitus, Hörverlust, Schwindel, Ataxie, Nephropathie, Allergie	

30

Isoniazid

Bedeutung Isoniazid (INH oder H) gilt als Basis der Therapie, weil es Resistenzentwicklungen gegen Kombinationspartner am sichersten verhindert. Es ist, nach Rifampicin, das zweitwirksamste Antituberkulotikum bezüglich Keimreduzierung und Rezidivverhütung.

Gegenanzeigen Nicht indiziert ist es bei hochgradiger Resistenz gegen INH; bei geringer Resistenz (MHK-Wert) kann es gegeben werden.

Bei Lebererkrankungen, Psychosen, Krampfleiden und Neuropathien überwiegt der Vorteil der INH-Therapie in der Regel das Risiko. Die Vitamin-B6-Gabe ist obligatorisch, obwohl bei Gesunden das Neuropathie-Risiko nahe null liegt (zu Lebererkrankungen ► Abschn. »Hepatosen«). Eine engmaschige Verlaufskontrolle, um Verschlechterungen zu erkennen, ist mandatorisch. Alternativ kann man mit diesbezüglich unbedenklichen Antituberkulotika die Therapie beginnen und INH zusätzlich langsam einschleichen.

INH-Dosierung Peroral und intravenös: 5 mg/kgKG/Tag, die maximale Dosis ist 300 mg/Tag. Keine Dosisreduktion bei Niereninsuffizienz.

INH-Nebenwirkungen

Neuritis, periphere Neuritis (in 1–2% der Fälle):

- Ohne Vitamin-B6-Prophylaxe bei 10% der HIV-Patienten
- Periphere Neuropathie: Anästhesie, Parästhesie, brennender Schmerz
- Zentrale Neuropathie: Ruhe- und Schlaflosigkeit, Muskelzuckungen bis zu Krampfanfällen bei Überdosierung
- Vorbeugend Vitamin-B6 Dosis: 10–50 mg/Tag; vor allem bei zu erwartendem Mangel, also bei Alkoholikern, Schwangeren, Diabetes, Mangelernährten, Patienten mit konsumierenden Prozessen (Karzinom, Urämie)
- Bei Neuropathie: Stopp INH temporär und Gabe von Vitamin-B6 100–200 mg/Tag
- Bei Überdosierung, z. B. in suizidaler Absicht: 1 mg Vitamin-B6- i. v. pro 1 mg INH oder bis zu 10 g Vitamin-B6 i. v.

Toxische Hepatitis (in 1–2% der Fälle):

- Hepatitis-Symptome beachten: Schwäche, Müdigkeit, Krankheitsgefühl, erst spät Ikterus. Bei OT/PT > 5-fach der Norm wird INH (auch PZA, RMP) pausiert
- Die Kombination INH mit RMP erhöht das Hepatitis-Risiko (4–8%) (da RMP durch Enzyminduktion die Produktion toxischer INH-Metabolite steigert; PAS reduziert das Risiko, da PAS den enzymatischen Abbau von INH hemmt)

Allergie:

- Mit allen Formen der Organbeteiligung, insbesondere thrombopenische Purpura oder Hämolyse können durch das INH verursacht werden

Medikamenteninteraktionen Nachfolgend wird eine Auswahl der wichtigsten dargestellt: Antiepileptika verzögern den INH-Abbau, Neuroleptika und Protionamid erhöhen den INH-Spiegel, PAS verzögert den INH-Abbau.

Rifampicin

Bedeutung Rifampicin (RMP oder R) ist das wirksamste Antituberkulotikum. Es verhindert zudem Resistenzen gegen Partner in der Kombinationstherapie. Nur für RMP ist eine sichere Wirkung gegen ruhende, persistierende Tuberkelbakterien bekannt. Es sollte möglichst in jeder Kombinationstherapie enthalten sein. Keine Dosisreduktion bei Niereninsuffizienz.

Gegenanzeigen Schwere Leberfunktionsstörungen (weniger als INH) (► Abschn. »Hepatosen«).

ⓘ Dosierung des RMP: P. o und i. v. 10 mg/kgKG/Tag
Maximale Tagesdosis:
< 50 kg Körpergewicht: 450 mg/Tag
> 50 kg Körpergewicht: 600 mg/Tag

Nebenwirkungen Rotfärbung von Urin, Tränenflüssigkeit (Verfärbung von Kontaktlinsen) und anderen Körperflüssigkeiten.

Toxische Hepatitis 5–10% der Patienten unter RMP entwickeln einen Anstieg von OT, PT. Bei einem Anstieg über das 5-Fache wird RMP (auch INH und PZA) pausiert. Häufigkeit liegt bei 2–4%, in Kombination mit INH bei 4–8%. Auch Interaktionen mit Phenobarbital oder Phenytom prädisponieren zur Hepatitis durch Induktion von Mikrosom P-450. 25% der Kinder, die INH plus RMP nehmen, werden ikterisch.

Die bedeutsamsten Medikamenteninteraktion durch beschleunigten Abbau

- Opiate, verminderte Wirksamkeit, z. B. in Methadonprogramm
- Antimykotika, z. B. Itroconazol gegen Aspergillus
- Glukokortikoide, d. f.: NN-Insuffizienz, Asthma verschlechtert sich (d. f. Steroiddosis x 2)
- Östrogene, d. f.: Die Pille wird unwirksam
- Vitamin-D, z. B. Osteomalazie postmenopausal
- Cyclosporin, d. f.: Transplantatabstoßung
- Phenprocoumon, d. f.: mangelnde Antikoagulation
- Orale Antidiabetika, d. f.: Hyperglykämie
- Antiepilektika, d. f.: Krampfanfälle
- Weitere: Digoxin, β-Blocker, Kalziumantagonisten, Theophyllin, Thyroxin etc.

Allergie Hautreaktionen sind nicht selten. Fast nur bei intermittierender Therapie kommt es selten zu schweren immunologischen Reaktionen mit grippaler Symptomatik, allergisch-abdominellen und respiratorischen Beschwerden, hämolytischer Anämie, akutem Nierenversagen, Thrombozytopenie.

Pyrazinamid

Bedeutung Nur Pyrazinamid (PZA oder Z) ermöglicht in Kombination mit INH und RMP das sechsmonatige Kurzzeitregimen zur Therapie des Mb tub. Eine Therapiedauer mit PZA über 10 Wochen bringt keinen weiteren therapeutischen Nutzen, deshalb wird PZA nach 8–10 Wochen abgesetzt.

Gegenanzeigen Mb bovis ist meist resistent gegen PZA; dies gilt auch für den BCG-Stamm, da dieser aus Mb bovis entwickelt wurde. Resistenztestungen von Mb bovis in vitro bezüglich PZA sind nur sehr eingeschränkt verwertbar, so dass PZA bei Mb bovis nicht getestet und nicht eingesetzt wird.

Bei florider Gichterkrankung wird man PZA nur bei vitaler Indikation oder mangelnder Alternative einsetzen. (Zur Problematik schwerer Leberfunktionsstörungen ► Abschn. 30.7.14.)

Dosierung des PZA:
25–35 mg/kgKG/Tag
Dosisanpassung bei Niereninsuffizienz
Maximale Tagesdosis:
< 50 kgKG: 1,5 g
50–75 kgKG: 2 g
> 75 kgKG: 2,5 g
Manche: nur 20–25 mg/kgKG bis max. 2 g/d

Nebenwirkungen des PZA

- Hyperuricämie
  - Erhöhte Harnsäurewerte ohne Gichtanamnese werden nicht behandelt
  - Prophylaxe mit Allopurinol nur bei sehr hohen (?) Werten (zum Vergleich gilt Ähnliches für erhöhte Harnsäurewerte bei Niereninsuffizienz)
  - Bei Gichtanfall PZA-Pause. Therapie mit NSA, Allopurinol 1–2 Wochen nach Anfall (ansonsten protrahierter Verlauf wegen Veränderung des Lösungsgleichgewichtes der Harnsäure durch Allopurinol)
  - RMP reduziert die sehr geringe Inzidenz der Gichtanfälle unter PZA
- Arthralgien, die nicht durch die Urikämie bedingt sind und auf NSA ansprechen
- Hepatitis, selten bei Dosierungen bis 30 mg/kgKG
- Weitere: Anorexie, milde Exantheme, gastrointestinale Symptomatik, denn PZA ist ein Nikotinsäurederivat

Ethambutol

Bedeutung Ethambutol (EMB oder E) wird bei Verdacht auf eine INH-Resistenz (bei einer Wahrscheinlichkeit ≥ 5%) der Kombination INH/RMP beigefügt. Zur Therapie des Mb bovis wird es ebenfalls der Kombination INH/RMP beigefügt. Zur Verringerung des Risikos von Leberaffektionen (oder Neuropathien) durch die Kombination INH/RMP kann es einen der Partner ersetzen. Als Kombinationspartner hilft es Resistenzentwicklungen zu vermeiden, z. B. in der Kombination INH/EMB.

Gegenanzeige Sie besteht bei Vorschädigung des Nervus opticus. Bei kritischer Einschränkung des Visus wird man von EMB möglichst absehen. Menschen, die keine Angaben über Visusverschlechterungen machen können (Kinder, Pflegebedürftige etc.), werden nicht mit EMB behandelt.

Dosierung des Ethambutols
Per os:

- 25 mg/kgKG/Tag für 2 Monate, dann 20 mg/kgKG/Tag
- USA: 18–21 mg/kgKG
- 15 mg/kgKG werden von einigen Autoren als unwirksam eingeschätzt
- > 25 mgkgKG/Tag, 25 mg/kgKG >2 Monate und mehr als 2 g/Tag bringen keinen zusätzlichen Nutzen und sind mit einer unakzeptabel hohen Rate an Optikusneuritiden assoziiert

Intravenös:

- 20 mg/kgKG, 1 x/Tag in einer Kurzinfusion

Nebenwirkungen Sie besteht vor allem in der Nervus-opticus-Affektion. Sie betrifft 3% der Patienten mit einer Dosierung von 25 mg/kgKG/Tag. Sie ist sehr selten bei 15 mg/kgKG/Tag. Man erkennt die Optikusschädigung früh an der Rot-Grün-Blindheit (Test mit Rot-Grün-Tafeln), Visusverschlechterung (Test mit Schrifttafeln) und selten an einer Einengung des Gesichtsfeldes (Tunnel- oder Röhrenblick). Selten gibt es schwere Verläufe mit Erblindung. Regel ist die Rückbildung innerhalb weniger Monate, wenn die EMB-Therapie umgehend beendet wird. Selbst in vielen Jahren mit obiger Vorgehensweise habe ich das nie erlebt. Selten ist EMB Ursache einer Hyperurikämie.

Streptomycin

Bedeutung Streptomycin (SM oder S) hat seit der Entwicklung von INH, RMP, PZA und EMB an Bedeutung verloren. Es ist »leberneutral« und kann zusammen mit EMB bei schweren Leberfunktionseinschränkungen eingesetzt werden. Dies gilt z. B. bei Patienten, die unter INH und/oder RMP wiederholt kritische Anstiege der Leberfunktionswerte hatten.

Dosierung des Streptomycins
15–20 mg/kgKG/Tag; 1 x i. m., oder langsam intravenös über Infusion 3 x/Tag.
Maximale Tagesdosis:
- < 50 kgKG u./o. > 60 Jahre: 0,75 g
- > 50 kgKG u./o. < 60 Jahre: 1 g

Maximale Tagesdosis, vorsichtigere Empfehlungen:
- < 50 kgKG und > 40 Jahre: 0,5 g
- > 50 kgKG und > 40 Jahre: 0,75 g
- > 50 kgKG und < 40 Jahre: 1 g

Gesamtdosis In manchen Büchern werden Maximaldosen von 12–30 g angegeben, dies ist natürlich für die TB-Therapie nicht sinnvoll. Ab 60 g steigt die Rate der Nebenwirkungen an, 120 g möglichst nicht überschreiten, außer bei vitaler Indikation (polyresistenter Keim).

Nebenwirkungen Störung des Nervus vestibularis und accusticus sind wesentlich. Deshalb muss man sehr reichliche Flüssigkeitszufuhr sicherstellen. Bei Schwindel und Hörverlust ist SM sofort abzusetzen. Hörtests werden initial und im Verlauf durchgeführt, wesentlich sind die Hochtöne. Tinnitus ist ein Frühsymptom. Neurologische Tests sind: Unterberger, Romberg, Gehen mit plötzlichen, scharfen Richtungswechseln. Neuromuskuläre NW bedenken (KI Myasthenie).

Toxisch wirken die kumulative Dosis über Monate und ein hoher Talspiegel. Mehr als 3 µg/ml 24 h nach der i. m.-Injektion sind zu hoch. Dosisanpassung bei NI.

Allergische Reaktionen sind selten: Exanthem, Eosinophilie, Fieber bis zum anaphylaktischen Schock, wenn dann meist innerhalb von 2 Wochen nach Beginn der Therapie.

30.7.2 Reserve-Antituberkulotika, Antituberkulotika der zweiten Wahl

Bei wesentlich schwächerer Wirkung haben diese Medikamente häufigere und schwergradigere Nebenwirkungen als die oben genannten Antituberkulotika der ersten Wahl. Ihre Bedeutung liegt im Einsatz bei multiresistenten Keimen.

Thiazeton (TSC oder T)

Es ist außerordentlich billig und wird in Drittweltländern eingesetzt. Die Dosis ist 150 mg/kgKG p. o. Teilweise erhebliche gastrointestinale Nebenwirkungen werden bei 10% beobachtet, Ikterus bei 1%. Gelegentliche Nebenwirkungen sind ein Exanthem bis zur exfoliativen Dermatitis (Lyell-Syndrom), gehäuft bei AIDS-Patienten (Kontraindikation). Kontraindiziert ist es zudem in der Schwangerschaft und bei Nierenfunktionsstörungen.

Protionamid (PTH) (ähnlich das Ethionamid)

Es wird mit (10–)15 mg/kgKG dosiert. Die maximale Tagesdosis liegt bei 0,75–1 g. Unspezifische gastrointestinale Beschwerden (Dyspepsie, Oberbauchschmerzen) unterschiedlichen Ausmaßes sind eine fast regelmäßige Nebenwirkung. Günstig ist die abendliche Einnahme mit Metoclopramid. Zu erwähnen sind noch die Neurotoxizität (Psychosen), Transaminasenanstiege bis zur toxischen Hepatitis, Pellagra, Hypoglykämien, Psychosen, Blutbildveränderungen und Allergien.

P-Aminosalicylsäure (PAS oder P)

Es erfordert eine Dosierung von 12–20 g/Tag. Heute wird es parenteral per Infusion, eine Flasche pro Tag gegeben. Es führt zu erheblichen gastrointestinalen Beschwerden mit Dyspepsie, Oberbauchschmerzen, Übelkeit, Erbrechen und Durchfall, selten zu einer Hepatitis. Es gibt eine neue Galenic in einer magensäureresistenten Kapsel.

Amikacin (AM)

AM, ein Aminoglykosid, ist meist noch wirksam bei SM-Resistenz. Das Nebenwirkungsspektrum und die Überwachung sind identisch, Kalium- und Magnesiumverluste können zudem auftreten. Dosierung mit 15 mg/kGKG/Tag i. m. oder als Infusion fraktioniert 3 x/Tag. Gabe an fünf Tagen in der Woche, z. B.: Samstag und Sonntag Pause. Die in der Packungsbeilage empfohlene Gesamtdosis muss in der TB-Therapie überschritten werden. Da es eingesetzt wird zur Behandlung multiresistenter Stämme, sind kumulative Dosen über 60–120 g nicht zu umgehen. Warme Umschläge auf die i. m.-Injektionsstelle beugen Schmerzen vor. Hier auch das **Capreomycin** bedenken, meist keine Kreuzreistenz bei SM-resistenten Keimen.

Cycloserin (CS)

Dies ist ein Breitspektrum-Antibiotikum. Die Dosis ist 10 mg/kgKG/Tag p. o., maximal 1 g/Tag bei Erwachsenen und 0,5 g/Tag bei Kindern. Die Nebenwirkungen sind Krampfanfälle, Halluzinationen, Depressionen, Verwirrung, Suizidalität. Deshalb wird es auch nicht mit Chinolonen (insbesondere Ofloxazin) kombiniert. Prophylaktisch wird Vitamin-B-6 gegeben und einschleichend dosiert, Beginn mit 3–4 mg/kgKG/Tag.

Rifabutin

Dies ist ein Derivat des Rifampicin. Diese Substanz ist in vitro aktiv gegen ca. 30% RMP-resistenter Keime. Die klinischen Erfahrungen bei der Tuberkulose sind begrenzt. Dieses Präparat findet derzeit seinen Haupteinsatz bei der Behandlung atypischer Mykobakteriosen (NTM), insbesondere mit Mycobacterium-avium-Komplex. Die Substanz zeigt hämatologische und hepatotoxische Nebenwirkungen. Empfohlen wird bei der Tuberkulose eine Dosis von bis zu 450–600 mg. In der Therapie der NTM mit dem Kombinationpartner Clarythromycin wird die Dosis auf 300 mg reduziert (wegen Wirkungsverstärkung).

Clofazimin

Es ist bekannt als das Lampren in der Lepratherapie, dort wird es mit 100 mg/Tag dosiert. Für die Therapie der Tuberkulose gibt es keine gesicherten Dosierungen, die Empfehlungen schwanken zwischen 100–300 mg/kgKG/Tag. Die Halbwertszeit beträgt 70 Tage. Es gibt keine klinischen Studien, die den Effekt des Clofazimin auf Mb tub sichern; in vitro sind die Ergebnisse »exzellent«.

Hautreaktionen mit bräunlicher Verfärbung, auch der Skleren, treten gelegentlich auf. Sie sind reversibel und müssen, falls es zu Clofazimin keine Alternativen mehr gibt, toleriert werden. Abdominelle Nebenwirkungen mit Bauchschmerzen, eine eosinophile Gastroenteritis, ggf. mit Blutungen, bis zum Ileus sowie Milzinfarkte wurden beschrieben.

Chinolone (CPX, OFX)

Sie haben keine ausreichend gesicherte Wirksamkeit und keine Zulassung in der Therapie der Tuberkulose. Es gibt Hinweise für ihre Wirksamkeit, so dass sie bei multiresistenten Stämmen und NTM getestet (Antibiogramm) und eingesetzt werden. Die übliche Dosis wird verdoppelt, also: Ofloxacin min. 1 × 600 mg/d, max. 1 × 800 mg/d, 7,5–15 mg/kg/d.

Chinolone 3 und 4, insbesondere das Moxifloxazin, haben jedoch einen gesicherten und hohen Stellenwert. Bei längerer Therapiedauer muss man vor allem die Nephritis bedenken.

30.7.3 Antituberkulotika der dritten Wahl

Als solche werden Tetrazykline, Makrolide, Cephalosporine, und Amoxicillin/Clavulansäure betrachtet. Sie gewinnen an Bedeutung in der Therapie der multiresistenten Tuberkulose und der NTM. Das Clarythromycin (CLA) hat derzeit einen festen Platz in der Behandlung des Mycobacterium-avium-Komplexes (EMB/Rifabutin/CLA). Es gibt Berichte über den erfolgreichen Einsatz von Amoxicillin/Clavulansäure bei den NTM.

30.7.4 Therapieschemata

Im Nachfolgenden werden die gängigen Therapieregimen aufgelistet. Sie gelten für Tuberkulosen ohne bekannte Resistenzen (zur Therapie resistenter Keime ► Abschn. 30.7.10).

Standardkurzzeit-Chemotherapie über 6 Monate

- 4-fach-Kombination:
  a. Initialphase: INH/RMP/PZA/EMB für 8(–10) Wochen
  b. Stabilisierungsphase: INH/RMP für weitere 4 Monate
  c. 3-fach, INH/RMP/PZA bei betagten Mitteleuropäern mit Reaktivierung einer TB aus der Kindheit. Mit EMP statt PZA 9 Monate
- Optimal: Erfolgsrate mit kultureller Sputumkonversion (tote Keime oft noch länger) nach 2 Monaten bei 90% und einer Rückfallrate von 0–3% nach einer 5-jährigen Beobachtungszeit
- Real: Heute in den großen Städten leider bis zu 7% im ersten Jahr
- CAVE: Die Dosierung von EMB und PZA ist sehr oft viel zu niedrig (falsche Vorsicht)
- CAVE: Zweiter Keim ca. 5%, also Re-Infekt oder Multi-Infekt (Wachstum resistenter Keim)
- Bei Rezidiven immer Kultur
- Nachteile der Kurzzeittherapie mit INH/RMP/PZA:
  - Die Kombination ist sehr lebertoxisch
  - Die langfristige Rückfallrate nach mehr als 5 Jahren ist nicht untersucht; sie könnte zu hoch sein

30

- 4- bis 6-fach-Kombination: INH, RMP, PZA plus EMB (oder SM) initial bei
  - Wahrscheinlichkeit einer Resistenz, z. B. Erkrankte aus Kasachstan, New York etc
  - ausgedehnten, kavernösen Prozessen
  - hämatogener Streuung
  - Oder bei geringer Gefährdung: Abwarten bis die Resistenztestung vorliegt bei sehr hohem Verdacht auf MDR (Milieu, Gefängnis-GUS, Süd-Afrika, etc.)!!!
- In USA u. England werden stets initial 4-fach-Schemata empfohlen

Kontraindikationen gegen PZA, 9-(bis 12-) Monatsregime

- Mehr als 6 Monate, weil PZA nicht eingesetzt werden kann (wegen Kontraindikationen, Nebenwirkungen oder Infektion mit Mb bovis)
- 9–12 Monate nur möglich, wenn INH/RMP eingesetzt wird
- Dritter Partner ist Ethambutol oder Streptomycin für die ersten 3 Monate
- Hohe Effizienz, geringe Rückfallquote, weniger Resistenzentwicklungen, wenn EMB oder SM initial 2–3 Monate als Kombinationspartner eingesetzt werden
- Unter günstigen Bedingungen (gute Abwehr, geringer Befall, kein Resistenzrisiko) erreicht auch die alleinige Kombination der beiden wirksamsten Antituberkulotika INH/RMP eine Erfolgsrate von > 97%. (Anzuwenden nur bei Populationen mit extrem geringer Wahrscheinlichkeit einer INH-Resistenz, sonst besteht die Gefahr einer Monotherapie mit konsekutiver RMP-Resistenz. Hierzu gehören z. B. alte Menschen aus Deutschland mit reaktivierter TB aus der Kindheit.)

Kontraindikationen gegen INH u./o. RMP, 12- bis 24-Monatsregime

- Auf INH oder RMP sollte nur ausnahmsweise verzichtet werden; dass keines von beiden zum Einsatz kommt, sollte möglichst nie vorkommen, nur bei absolut gesicherter Resistenz.
- Kontraindikationen sind »nur« relativ:
  - Nach Nebenwirkungen muss man nicht immer verzichten, falls diese vermeidbar sind (meist Besserung einer Hepatose bei Alkoholkarenz, Pausierung/Reexposition, Vit.-B-6-Substitution, erneutes langsames Einschleichen)
  - Bei sehr alten Menschen mit schlechtem Allgemeinzustand kann die Kombination INH/RMP zu belastend sein. Auch hier kann man langsam einschleichen.
- Wenn RMP vermieden werden muss (Kontraindikationen, Nebenwirkungen, schlechter AZ): INH/EMB über 18 Monate, fakultativ initial plus SM
- Falls INH nicht möglich ist (Kontraindikationen, Nebenwirkungen): RMP/EMB über 12 Monate, fakultativ plus SM
- Sehr gute Ergebnisse mit Moxifloxazin statt INH
- Falls INH und RMP nicht eingesetzt werden können (Kontraindikationen, Nebenwirkungen): EMB/PTH über 24 Mo., initial plus PZA/SM (z. B.)

Rezidivbehandlung

- Bei jedem Rezidiv ist eine Antibiogramm erforderlich, man wählt das schnellere Verfahren mittels Bactec®.
- Ein Rezidiv im Laufe des ersten Jahres nach zunächst erfolgreicher Behandlung spricht eher für ein Therapieversagen mit noch voll sensiblen Keimen; allerdings nun mit einer Stabilisierungsphase von 7–10 Monaten.
- Rezidiv, rasch nach Therapieende, spricht eher für die Ausbreitung eines resistenten Keimes:
  - Bis zum Vorliegen der Testung keine Therapie (wegen der Gefahr einer De-facto-Monotherapie und weiterer Resistenzentwicklungen bis zur Multiresistenz)
  - Der Patient wird bis zum Vorliegen des Antibiogramms isoliert (Gefahr der Ausbreitung resistenter Keime)
  - Ausnahme: Therapie sofort bei schwerer Krankheit oder gar vitaler Indikation mit 4–6 Antituberkulotika bis zum Vorliegen des Antibiogramms, eines davon parenteral, z. B. AM
- Dauer der Rezidivtherapie:
  - bei vollständig sensiblen Keimen über 12 Monate

- bei erstmaliger (neu aufgetretener) Resistenz (► Abschn. 30.7.5)
- bei Rezidiv einer Tuberkulose mit bekanntermaßen resistenten Keimen über 24 Monate

30.7.5 Resistenzen

Primäre Resistenz bedeutet, dass die Erkrankung durch einen Keim verursacht wird, der auf ein Antituberkulotikum resistent ist. Am häufigsten kommt die primäre Resistenz gegen INH vor.

Der größte Risikofaktor für eine Resistenz ist aber eine vorhergegangene antituberkulöse Behandlung, vor allem wenn diese Behandlung insuffizient war, z. B. eine nicht überwachte Monotherapie mit einer zu niedrigen Dosierung.

Praxis

Meines Erachtens sind die angloamerikanischen Empfehlungen für EMB und PZA zu niedrig und basieren auf der Angst vor juristischen Konsequenzen bei Nebenwirkungen – was wiederum durch gute Überwachung vermeidbar ist. Dies ist dann eine sekundäre Resistenz.

Resistenzen

Von **Resistenz** spricht man, wenn eine Resistenz gegen INH, RMP, PZA, EMB oder SM vorliegt.

Von **Multiresistenz** spricht man, wenn diese gegen RMP und INH vorliegt.

Von einer **extensive Resistenz** spricht man, wenn diese gegen INH/RMP/Chin plus AG u/o. Capreomycin vorliegt.

Eine **primäre Resistenz** ist es vor der ersten Therapie.

Eine **sekundäre Resistenz** entwickelt sich unter/nach Therapie.

Resistenzen gegen einzelne Antituberkulotika bestehen »natürlicherweise« initial bei einem auf 10^6 Keime oder sekundär – durch Neumutation im Rahmen jeder 10^{10} Replikation. Durch die Kombinationstherapie werden diese geringen Mengen eliminiert. In Kavernen (aerobes Milieu) findet man mehr als 10^7 Keime, also wird man bei Monotherapien die 1000 resistenten Keime selektionieren und anzüchten. Die prophylaktische Therapie nach Infektion (also ohne Erkrankung), z. B. mit INH, trifft auf so geringe Keimzahlen, dass keine Selektion resistenter Keime zu befürchten ist.

Die sekundäre Resistenz tritt auf durch die Selektion primär resistenter Keime (1:10^6) oder der Neumutationen resistenter Keime (1:10^{10}-Replikationen). Hierzu führt eine Monotherapie. Das erste Antituberkulotikum, Streptomycin, erzielte als Monotherapie initial sehr gute Erfolge. Regelmäßig wurden die Keime jedoch resistent, und die Erkrankten erlitten einen frühzeitigen Rückfall unter SM-Therapie. Mit der Entdeckung von PAS stand die erste erfolgreiche Kombinationstherapie SM/PAS zur Verfügung. PAS verhinderte die Resistenzentwicklung gegen SM.

Bei Verzicht auf eine Resistenztestung (Antibiogramm) nimmt man das Risiko der Selektion weiterer primär-resistenter Keime in Kauf. Unter einer De-facto-Monotherapie kann sich eine zusätzliche Resistenz entwickeln. Dies gilt z. B. bei primärer INH-Resistenz, einer Therapie mit INH/RMP und nachfolgender Entwicklung einer zusätzlichen Resistenz auf RMP.

Die Einleitung einer fehlerhaften Monotherapie ist durch Ärzte zu befürchten, die zu wenige Kenntnisse in der Diagnostik und Therapie der Tuberkulose haben bzw. gleichgültig und unengagiert sind. Arme Länder haben zu wenige Ressourcen, um eine korrekte Tuberkulosetherapie zur Verfügung zu stellen.

Leider gibt es diese Berichte auch aus den reichen GUS, zuletzt veröffentlicht 2004. Beispielsweise konnte man lesen, dass »Phtysiologische Ärzte« in willkürlicher Manier die Monotherapie verabreichten, die im Moment vorrätig bzw. geliefert war. So gibt es in Gefängnissen (ca. 10% der Inhaftierten mit TB und sehr häufig MDR) alle vorstellbaren Missstände, und auch nach Entlassung sind sie real.

Die unzuverlässige und unüberwachte Tabletteneinnahme ist heute die häufigste Ursache einer Defacto-Monotherapie in der westlichen Welt. Sie wird durch die überwachte Therapie (DOT, direct-observed-treatment) vermieden.

Wenn Menschen weiterarbeiten, werden die Antituberkulotika schlechter vertragen. Unter dem enormen Druck am Arbeitsplatz sind sogar 50% gebildete TB-Patienten, die das Problem verstehen, unzuverlässig in der

Tab. 30.8 Resistenzverhalten nach Geburtsland (Wahrscheinlichkeit in Prozent, untersuchte Patienten: n = 3728) (Mod. nach 22. und 23. Informationsbericht des Deutschen Zentralkomitees zur Bekämpfung der Tuberkulose 1996 und 1997)

Geburtsland	INH	RMP	PZA	SM	EMB	PTH	INH+RMP	andere Multiresistenzen
Deutschland	3,5	1,0	1,8	1,9	1,1	2,1	0,5	0,7
Westeuropa	3,8	1,9	k.A.	6,7	2,0	k.A.	1,8	k.A.
GUS-Staaten	25,2	5,8	5,3	21,5	5,0	5.3	4,9	15,8
Türkei	4,7	0,9	1,1	7,1	1,0	7,1	0,9	3,3
Asien, Afrika, Amerika	10,0	3,3	1,6	8,1	1,9	2,1	2,9	3,8

Einnahme! Mindestens zwei Monate lang muss der Einzelne aus dem Arbeitsleben ausscheiden und Ruhe bewahren.

Die Prävention einer Resistenz gegen einen Partner in der Kombinationstherapie gewährleistet am sichersten INH und RMP – EMB und SM in geringerem Ausmaß, am wenigsten PZA. Vor der Entwicklung von INH und RMP hat PAS vor Resistenzen gegen SM geschützt.

Praktisch nie Resistenzen findet man bei Reaktivierung einer TB bei alten Menschen aus Deutschland. Sehr häufig mit Resistenzen zu rechnen ist bei Menschen aus Regionen mit unvollständiger medizinischer Versorgung (Monotherapien, nichtüberwachte Einnahme etc.), also GUS, China, Indien, Asien, Afrika, kleine ehemalige Sowjetrepubliken, sowie Unversicherte in den USA.

In der HIV-Risiko-Population, in den Gefängnissen und für die Kontaktpersonen besteht ein erhöhtes Risiko der Infektion mit mehrfach-resistenten Keimen. In einer Population der sozialen Unterschicht mit geringer Therapie-Compliance, schlechter medizinischer Versorgung und engen Kontakten (ungelüftete Kneipen, enge Wohnverhältnisse, hohe Promiskuität) breiten sich multiresistente Tuberkulosen gut aus (Tab. 30.8).

Bei Verdacht auf eine Einzelresistenz (z. B. INH) sind initial vier Medikamente notwendig. Für den Verdacht auf die häufigste Resistenz gegen INH gilt Folgendes: Die Wahrscheinlichkeit einer Resistenz gegen INH > 5% erfordert initial eine 4-fach-Kombination, in der Regel INH/RMP/PZA/EMB.

Bei Resistenzen gegen zwei und mehr Antituberkulotika werden 5–6 Medikamente empfohlen. Liegt zusätzlich eine HIV-Infektion vor, so sollten sechs Kombinationspartner zum Einsatz kommen.

Problematisch sind Resistenzen auf die Antituberkulotika der ersten Wahl, insbesondere gegen INH und RMP. Von der Multi Drug Resistance (MDR) spricht man definitionsgemäß bereits ab der Resistenz gegen zwei Antituberkulotika. Dies widerstrebt dem Erfahrenen, da beispielsweise die Resistenz gegen INH und SM häufig ist, ohne dass die gefährliche Konstellation der MDR gegeben ist. Durch diese Definition der MDR fallen zu viele Resistenzkonstellationen mit sehr unterschiedlicher Problematik in einen Oberbegriff. Es ist deshalb im Einzelfall besser, die Resistenzen zu beschreiben, statt nur den Begriff MDR zu gebrauchen.

Bei gesicherten Resistenzen (Antibiogramm) gelten die in Tab. 30.9 angeführten Therapieregimen.

Wenn INH nicht gegeben werden kann, kann es möglicherweise durch Moxifloxazin ersetzt werden. Zumindest im Tierversuch hatte es eine gleichwertige Wirkung. Dies wurde beim Menschen über acht Wochen in der Kombination INH/RMP/PZA/EMB vs. Mo/RMP/PZA/EMB bestätigt (AJRCCM 2009).

Empfehlungen bei Resistenzen

INH-Resistenz, zwei Möglichkeiten:

- 9–12 Monate RMP/EMB, plus PZA in den ersten 2–3 Monaten.
- 6 Monate mit INH/RMP plus PZA/SM in den ersten beiden Monaten mit einem Erfolg von 98%

Tab. 30.9 TB-Therapie bei Resistenz gegen Antituberkulotika

Resistenz gegen	Vorgeschlagenes initiales Regime	Therapiedauer	Aktuellere Empfehlungen
INH, SM	RMP/PZA/EMB/Cap	(6–)9 Monate	(9–)12 Monate
RMP	nach 3 Monaten RMP/EMB INH/EMB, initial AM		(12–)18 Monate
INH//SM/PZA INH, EMB, +/– SM	nach 3 Monaten INH/EMB RMP/EMB/Moxi RMP/PZA/Moxi/Cap	9 –12 Monate (9–)12 Monate	
INH, RMP, +/– SM	PZA/EMB/Moxi/Cap	(18–)24 Monate	
INH, RMP, EMB, +/– SM	PZA/Moxi/Cap + 2 weitere*	24 Monate nach Konversion	
INH, RMP, PZA, +/– SM	EMB/Moxi/Cap + 2 weitere*	24 Monate nach Konversion	
INH, RMP, PZA, EMB, +/– SM	Moxi/AM + 3 weitere*	24 Monate nach Konversion	
Therapieversagen oder Rückfall	5–7 Medikamente Parenterale Med. > 6 Monate	24 Monate nach Konversion	

* Geeignete weitere Medikamente: PTH, PAS, Rifabutin, Clofazimin, Thioacetazon, Terizidon, Amikacin u.a.
INH: Moxifloxazin kann INH wahrscheinlich ersetzen, initial wirksamer als andere Chinolone
AM: Capreomycin möglich bei Streptomycin-Resistenz, keine Kreuzresistenz

30

INH wird von manchen Autoren empfohlen bei »geringer« Resistenz; Moxifloxazin scheint mit INH gleichwertig zu sein

RMP-Resistenz:

- 18–24 Monate INH/EMB plus PZA in den ersten 2–3 Monaten

Die Behandlung versagt (= Kulturen werden nicht negativ) bei mehr als 10% der HIV-negativen Patienten mit mehrfachresistenten Keimen; bei vollständig sensiblen Keimen nur bei 0,5%. Das Risiko eines Rückfalles steigt bei MDR von 3% auf mehr als 10%. Bei HIV-positiven Patienten sind die Behandlungsergebnisse erwartungsgemäß deutlich schlechter.

Bei einem Rückfall unter oder nach Therapie oder einem Therapieversagen fürchtet man, weitere resistente Keime zu züchten.

Praxis

Sinnvoll ist unseres Erachtens die Empfehlung, die medikamentöse Therapie, falls möglich (Symptome, Ausdehnung), abzusetzen, zu pausieren und dann gezielt nach Antibiogramm zu behandeln. Das Antibiogramm sollte möglichst rasch mittels Bactec oder PCR erstellt werden. Hiermit reduziert man das Risiko, das Resistenzspektrum auszuweiten.

Parenteral zu applizierende Medikamente sollten über mindestens sechs Monate gegeben werden, z. B. Aminoglykoside. Die Limitation auf eine Gesamtdosis von 120 g hat bei MDR keine Gültigkeit mehr, die Überwachung auf Nebenwirkungen erfolgt engmaschiger (z. B. täglich Romberg, Unterberg, Fragen nach Gehör, Tinnitus). Ebenso spielt hier die Begrenzung der Therapiedauer bei Chinolonen, insbesondere das Moxifloxazin (Chinolon-4), keine Rolle mehr.

Cave: Es muss reichlich gewässert werden – wegen der Nierentubuli. Und: Keine Belastung der Gelenke und Sehnen.

Da die Therapie nun vor allem mit Reserve-Antituberkulotika durchgeführt wird, ist eine kulturelle Sputumkonversion erst nach vier Monaten zu erwarten. In 65% der Fälle ist noch ein Therapieerfolg zu erreichen, hiervon erleiden 20% eine Reaktivierung. Bei lokalisierten Formen der MDR-TB wird deshalb die Resektion empfohlen. Neuere Untersuchungen zeigten Erfolgsraten über 65%.

30.7.6 Kortikosteroide

Durch passager verabreichte Kortikosteroide exazerbiert die Tuberkulose unter antituberkulöser Therapie nicht. Die British Thoracic Society empfiehlt Kortikosteroide bei ausgedehnten pulmonalen Erkrankungen mit Abfall der Sauerstoffsättigung, bei Uretertuberkulose, Pleuritis tuberculosa, Pericarditis tuberculosa, Meningitis und bei Überempfindlichkeitsreaktionen. Kortikosteroide hemmen die Progression der zellularen Immunabwehr und deren Folgen (Granulombildung, Destruktion, Infiltration).

Der Nutzen der Kortikosteroidgabe bei Pleuritis tuberculosa ist nicht gegeben. Allenfalls wird das Abklingen beschleunigt, dagegen wird eine Diagnose ex juvantibus unmöglich. Bei gesicherter tuberkulöser Perikarditis schützen Kortikosteroide vor der Konstriktion und Perikardverkalkung. Bei Meningitis können die Komplikationen und Spätfolgen eindrucksvoll gesenkt werden, bei Uretertuberkulose kann einer Stenosierung vorgebeugt werden.

20–30 mg Prednisolon bessern die Symptomatik (Besserung des AZ, der Hb-Wert und der Albuminspiegel steigen, das Fieber fällt). Dies gilt vor allem für alte Menschen, deren Allgemeinzustand sich unter der immunologischen Herausforderung verschlechtert. Wahrscheinlich spielt auch eine relative Nebennierenrindeninsuffizienz eine Rolle.

Gesplittet 60–80 mg Prednisolon (1–1,5 Einheiten pro kgKG) sind indiziert bei einem Abfall der Sauerstoffsättigung, Perikarditis, Uretertuberkulose und bei Meningitis. Die Dosis wird alle 1–2 Wochen schrittweise gesenkt.

30.7.7 Schwangerschaft

Das Deutsche Zentralkomitee zur Bekämpfung der Tuberkulose (DZK) schrieb 1995:

> » Das Risiko einer nicht ausreichend oder gar fehlenden Tuberkulosebehandlung ist in jedem Fall um ein Vielfaches größer als das einer möglichen Keimschädigung durch antituberkulöse Medikamente. «

Manche Autoren meinen, dass man in ganz ausgewählten Ausnahmefällen, unter engmaschiger Überwachung, bei asymptomatischer, geschlossener Tuberkulose, das erste Trimenon ohne Antituberkulotika abwarten könne, falls die Schwangere dies wünsche.

Damit bleibt nur noch die Frage nach den geeigneten Medikamenten. INH, RMP und EMB werden heute als sicher eingestuft und gelten als erste Wahl. In der Schwangerschaft ist die Inzidenz toxischer Hepatitiden erhöht, was eine engmaschige Überwachung der Leberfunktionswerte erfordert. Bei Leberaffektion in der Schwangerschaft wird man auf INH verzichten. RMP wird heute empfohlen, entgegen den veralteten Angaben auf manchen Beipackzetteln. Mit PZA liegen noch wenige positive Erfahrungen vor, man geht derzeit davon aus, dass man es geben könnte; es gilt vorläufig noch als relativ kontraindiziert. Kontraindiziert sind Aminoglykoside (SM), da es Taubheit beim Feten verursacht; PTH ist teratogen; Chinolone schädigen Knochen und Gelenke; PAS und CS werden wegen häufiger und unangenehmer Nebenwirkungen in der Schwangerschaft vermieden.

Eine kindbezogene medizinische Indikation zur Interruptio besteht nicht. Eine mögliche Ausnahme ist der Eintritt der Schwangerschaft unter einer Aminoglykosidtherapie (SM, AM). In geringer Konzentration treten Antituberkulotika in die Muttermilch über, grundsätzlich kann unter TB-Therapie gestillt werden.

Tuberkulose-Therapie während der Schwangerschaft

- INH bei latenter TB (nur Konversion) auf postpartum verschieben unter Überwachung
- Kein SM: für den Foeten ototoxisch
- PZA fraglich teratogen, wahrscheinlich überwiegt der Nutzen den möglichen Schaden
- Aber falls kein MDR: INH/RMP/EMB 9 Mo. ohne PZA
- Plus PZA nur bei Risiko MDR (oder erst sehr schnelle Resistenztestung Bactec & PCR)
- Immer INH plus Pyridoxin
- Sehr selten TB der Plazenta mit Infektion des Foetus und TB der Lunge oder von Lymphknoten ohne Infektionsgefahr für das Ungeborene
- Risiko nach Geburt bei offener Lungen-TB immens, deshalb suffiziente Therapie in der Schwangerschaft

Tab. 30.10 Tuberkulosetherapie bei Niereninsuffizienz

Medikament	Niereninsuffizienz	Dialyse
RMP	Normale Dosis	Normale Dosis, zeitlich unabhängig von der Dialyse
INH	An 2 von 7 Tagen Pause	Normale Dosis, mindestens 6 h vor Dialyse
PZA, EMB, SM, AM	Nach Krea-Clearance	3-mal pro Woche (die »normale« Dosis), 6 h vor der Dialyse
PTH	Wie INH	Wie INH
	Mit INH, RMP; max. 500 mg	Mit INH, RMP; max. 500 mg
EMB	Möglichst vermeiden	

30.7.8 Niereninsuffizienz

Das Fatol-Kompendium 1995 fasst den derzeitigen Stand der Empfehlungen treffend zusammen:

» Bezüglich der Handhabung der Tuberkulosetherapie bei chronischer Niereninsuffizienz und bei Dialyse-Patienten bestehen große Unsicherheiten. Die Publikationen enthalten unterschiedliche Angaben. Der Vorschlag, Blutspiegelbestimmungen durchzuführen, ist in der Praxis schwer zu realisieren. «

Eine Problemlösung stützt sich auf die praktikablen und belegten Empfehlungen des Deutschen Zentralkomitees zur Bekämpfung der Tuberkulose (DZK) und der Firma Fatol (► Übersicht und Tab. 30.10).

Empfehlungen bei Niereninsuffizienz (DZK und die Firma Fatol)

- RMP ist nicht nierengängig, es wird dosiert wie bei normaler Nierenfunktion.
- INH wird nur zu einem Teil renal eliminiert, nierengängig sind die Metaboliten. Deshalb wird bei Niereninsuffizienz an zwei Tagen in der Woche pausiert; damit kumulieren die Metaboliten weniger und die Verträglichkeit wird besser. Bei Dialyse-Patienten ist diese Pause nicht erforderlich. Die etwas verlängerte Halbwertszeit erfordert die Gabe von Pyridoxin. Da INH zum Teil dialysiert wird, sollte es mindestens sechs Stunden vor der Dialyse gegeben werden.
- PZA, EMB, SM, AM werden vor allem renal eliminiert. Es werden 3-mal pro Woche die konventionellen Dosen mindestens sechs Stunden vor oder besser nach der Dialyse gegeben. »Konventionell« heißt: im Gegensatz zur erhöhten Dosis der intermittierenden Therapie. Bei Patienten, die nicht dialysiert werden, erfolgt die Dosierung nach der Fachinformation (Intervalle und Dosis bezogen auf Kreatinin-Clearance).
- PZA: Dosisanpassung nach Krea-Clearance. Unter 30 ml/min und 25–35 mg/kgKG 3-mal pro Woche, bei Nierenversagen nach der Dialyse.
- SM: differenzierte Dosierungstabellen und Intervalle nach Krea-Cl vorgegeben. Bei Nierenversagen Gabe nach der Dialyse.
- EMB: bei KreCl 30–50 ml/min wird das Dosierungsintervall von 24 auf 36 h gesteigert. Bei Krea-Cl unter 30 ml/min oder Dialyse Gabe 3-mal pro Woche und nach der Dialyse 20 mg/kgKG, initial höher.
- PTH hat die gleiche Pharmakokinetik wie INH und kann wahrscheinlich ebenso dosiert werden. Wegen mangelnder Erfahrung besteht jedoch eine Unsicherheit. In Kombination mit INH, RMP beträgt die maximale Dosis wegen Wechselwirkungen 500 mg.

Nach einer Publikation in »Drugs« aus dem Jahr 1992 können INH, RMP und PZA bei einem Kreatininspiegel < 10 mg% in unveränderter Dosis gegeben werden. Die British Thoracic Society gab 1990 an, dass diese drei Antituberkulotika unabhängig vom Kreatinin dosiert werden können. Im Stadium der Kompensation wären demnach für diese drei Medikamente keine Kumulationen zu befürchten. Wir führen zur Sicherheit Spiegelkontrollen durch.

30

Ferlinz und Urbanczik (DZK 2001) bestätigen die hier bereits angeführten Angaben des DZK und der Firma Fatol. Sie würden lediglich die Aminoglykoside eine Stunde nach der Dialyse in niedriger Dosis geben. Von PTH bei Niereninsuffizienz raten sie ab, da die Erfahrungen zu gering seien.

Cave: Bei Menschen mit Niereninsuffizienz sind die Transaminasen supprimiert, und eine praktisch bedeutsame Leberaffektion liegt nicht erst bei einem Anstieg um das 5-Fache der Norm vor, sondern bereits ab dem 3-Fachen.

30.7.9 Hepatosen

Wann man bei Hepatosen auf die wirksamste Therapie mit INH/RMP/PZA verzichten sollte, ist nicht eindeutig definiert. Am »lebertoxischsten« ist INH/RMP. Die Kombination INH/RMP und insbesondere das Kurzzeitregime mit INH/RMP/PZA führen oft (bis zu 10%) zumindest zum Anstieg der Transaminasen. Kritisch ist ein Anstieg von GOT oder GPT über das 5-Fache der Norm. Dies erfordert eine Pause, ein Abwarten des Abfalls der Transaminasen und dann die einschleichende Re-Exposition von INH/RMP. Die Leberwerte werden wöchentlich kontrolliert. Das PZA kann man durch EMB ersetzen.

Schwere Leberfunktionsstörungen gelten laut Beipackzettel als Gegenanzeigen für INH, RMP und PZA. Die klinische Erfahrung lehrt, dass man bei nichtakuten Lebererkrankungen (meist als chronisch alkoholtoxisch geschädigte Leber) diese Therapie geben kann. In der Regel wird diese Kombination vertragen, die Leberwerte bessern sich sogar in der Regel durch die Behandlung der Infektion und unter Alkoholkarenz (überwachen!!) während der stationären Therapie. Sollte unter engmaschiger Überwachung eine Verschlechterung eintreten, wird man absetzen. Diese Vorgehensweise empfehlen auch Rossmann und Macgregor (1994). Eine Alternative ist, statt dem PZA das EMB zu verwenden. Die Therapiedauer beträgt dann neun statt sechs Monate.

Bei floriden Lebererkrankungen bzw. aktiven Hepatitiden (Transaminasen > 5-fach der Norm, insbesondere mit Ikterus) wird man die Therapie mit den »leberneutralen« Medikamenten EMB/SM und ggf. CS oder OFL initiieren. Diese Kombination ist nur schwach wirksam, mit häufigen Nebenwirkungen von Seiten des CS. RMP sollte möglichst einschleichend hinzugenommen werden, z. B. EMB/SM/RMP. Verzichtet man auf RMP, beträgt die Therapiedauer 24 Monate.

30.7.10 Alte Menschen

Es bestehen oft bereits Vorerkrankungen; zu bedenken sind die Interaktionen der Antituberkulotika mit der Vormedikation. Bei geringer Muskelmasse kann das Kreatinin noch im Normbereich liegen, trotz eingeschränkter Nierenfunktion. Der Stoffwechsel und die Ausscheidung sind verlangsamt, deshalb wird die Dosierung im unteren Bereich gewählt. Nicht selten muss man wegen Vergesslichkeit der Patienten die Tabletteneinnahme überwachen.

Bei schlechtem Allgemeinzustand kann eine Therapie mit INH/RMP/PZA den Allgemeinzustand und das Befinden sehr verschlechtern. Eine Medikation mit INH/RMP oder INH/EMB und einschleichend RMP kann sinnvoll sein.

TB und Medikation ist erst einmal eine enorme Belastung für sehr betagte Menschen, auch für die Leber. In Einzelfällen haben wir mit einschleichender Dosierung sehr gute Erfahrungen gemacht, auch zusätzlich initial, passager und niedrig dosiert Prednisolon (z. B. 10 mg am Morgen).

30.7.11 HIV-Infektion

Sind die CD4+-Lymphozyten zahlenmäßig noch hoch (> 200/µl), so verläuft die Erkrankung wie »gewohnt« mit typischer B-Symptomatik und dem Bild einer postprimären Tuberkulose (Tuberkulome, kavernöse Einschmelzung). Fällt der CD4+-Wert ab, so steigt die Infektionsgefahr sowohl für die Tuberkulose als auch für atypische Mykobakteriosen. Die Tuberkulose entwickelt sich bereits mit geringen Keimzahlen, es dominieren also die primären Verlaufsformen: Meningitis bei 10% statt 2%, rasche hämatogene Dissemination mit extrapulmonalen Manifestationen und positiver Blutkultur, Miliar-TB, Hiluslymphknotenbefall etc.

Unter HAART wird das Risiko der Infektion und Erkrankung geringer, bleibt aber höher als in der Bevölkerung. Auch die Verläufe werden hierunter günstiger, aber nicht unbeeinträchtigt. Blutkulturen, Lymphknoten- und Knochenmarkbefall sowie Urogential-TB müssen stets mit bedacht werden. Typische Röntgen-Thorax-Befunde gibt es nur bei 30%.

Die Diagnostik beim Abwehrgeschwächten ist erschwert: Im Sputum sind wegen der paucibacillären Verläufe selten säurefeste Stäbe zu finden. Die Differenzierung kann einen Mycobakterium-avium-Komplex ergeben. Die Schwierigkeit ist nun, ob nicht trotzdem eine Tuberkulose vorliegt und Mycobakterium avium nur kolonisiert. Natürlich können auch säurefeste Stäbe nachzuweisen sein, und das Röntgenbild ist unauffällig, z. B. bei früher Miliar-TB. Der Tuberkulintest ist bei bis zu 60% der HIV-Infizierten negativ, trotz Erkrankung. Die Anergietestung mit Candida-Antigen, Tetanustoxoid oder dem Multi-Merieux-Test besagt nichts: Mit dem Abfallen der zellvermittelten Immunabwehr wird zuerst die Tuberkulinreaktion negativ, während die Reaktion auf andere Antigene noch erhalten bleibt.

Hinzu kommt, dass die Erkrankung an Tuberkulose den Verlauf der HIV-Erkrankung beschleunigt (Cytokine, Tumornekrosefaktor etc.). Eine Verschlechterung des Befindens mit unklarer Symptomatik könnte einer Progression der HIV-Infektion zugeschrieben werden.

Belegt ist, dass eine Therapiedauer von sechs Monaten mit INH/RMP/(EMB) und initial (zwei Monate) plus PZA ausreichen kann. Die WHO empfiehlt eine Stabilisierungstherapie mit INH/RMP sechs Monate nach kultureller Sputumkonversion. Die British Thoracic Society empfiehlt eine Therapiedauer über 9–12 Monate und eine lebenslange INH-Prophylaxe. Natürlich ist eine lange Behandlungsdauer erfolgreicher als eine kurze. Allerdings sind bei HIV-Infizierten die Interaktionen mit den zahlreichen anderen Medikamenten zu bedenken, und die Nebenwirkungsraten auf Antituberkulotika sind erhöht. Gerade eine Kombination RMP mit der antiviralen Medikation ist schwierig. Unter RMP muss man mit einer NW-Rate von 10% rechnen, für INH, PZA bzw. EMB mit einer Rate von 5%.

Aber: Die Hauptaufgabe sind die Interaktionen und Medikamenten-Nebenwirkungen unter ART und HAART. Dies von beiden Seiten. Hier sind komplexe Fragen zu bedenken und modernste Varianten und Ausweich-Medikamente ins Feld zu führen. Deshalb werden diese Patienten nur von Zentren betreut, die auf beiden Gebieten versiert sind und von den Kostenträgern mit ausreichend personellen und finanziellen Mitteln ausgestattet sind, diese Leistung nachhaltig zu erbringen.

Die INH-Prophylaxe wird bei HIV-Infizierten ab einer Tuberkulinreaktion von 5 mm empfohlen. Aus dem oben Gesagten muss man schließen, dass viele aktive Erkrankungen zunächst übersehen werden. Ebenso sind bei HIV-Infizierten milieubedingt häufiger resistente Keime anzutreffen. Bei Möglichkeit einer Erkrankung (also nicht nur Infektion) wird deshalb eine vollständige Therapie erwogen. Zwischenzeitlich kann man abhängig vom Verlauf und den Kulturergebnissen die Situation neu beurteilen. Dies gilt umso mehr, als es Hinweise gibt, dass eine Kombinationstherapie über 2–4 Monate (4 Monate mit INH/RMP oder 2–3 Monate mit INH/RMP/PZA) der 12-monatigen INH-Prophylaxe überlegen sind. Die Verträglichkeit der Kombinationstherapie ist allerdings schlechter.

30.7.12 Resorptionsstörungen

Diese sind immer zu bedenken, wenn ein Gewichtsverlust nicht reversibel ist und die antituberkulöse Therapie nicht zum Erfolg führt. Bei AIDS-Patienten ist eine Darmkolonisation und Enteritis (MAIC, Pilze) häufige Ursache. Alkoholiker haben oft eine Pankreasinsuffizienz und eine atrophische Darmschleimhaut.

Eine Medikamentenspiegelbestimmung der Antituberkulotika vor der Tabletteneinnahme und 1, 3 und 6 Stunden nach dieser ist diagnostisch. Die antituberkulöse Therapie wird dann zunächst intravenös verabreicht. Bei Alkoholikern kann ein Nährstoffmangel ausgeglichen werden. Nach 2–4 Wochen wird erneut versucht, peroral zu behandeln. Statt einer intravenösen Therapie kann alternativ die orale Dosis entsprechend gesteigert werden. Bei leichter allergischer Reaktion mit Durchfall findet eine Versuch mit Antihistaminika statt.

30.8 Patientenführung

30.8.1 Therapieverlauf

Nur ein geringer Prozentsatz ist für die initiale ambulante Behandlung geeignet. Die ambulante Tuberkulosetherapie erwies sich in der Vergangenheit als problematisch. Internisten, die sich mit der Diagnostik und Therapie befassten, behandelten 50% der Erkrankten falsch. Sogar viele Lungenärzte haben während ihrer Ausbildung keine profunden Erfahrungen mit der Tuberkulose gesammelt (Rehabereich, Zuständigkeiten usw.). Die Medikamente werden schlechter vertragen bei anhaltender körperlicher Tätigkeit und im Berufsleben. Mangelnde Compliance ist bei 50% der Patienten, unabhängig vom Bildungsstand, zu erwarten.

Es besteht eine Ansteckungsgefahr für enge Kontaktpersonen, auch wenn der Erkrankte »nur« kulturell offen ist. Deshalb wird derzeit wieder die initiale stationäre Diagnostik und Therapie über 2–3 Monate empfohlen.

30

Indikationen zur stationären Aufnahme
- Mikroskopisch offene Tuberkulose (höchste Ansteckungsgefahr für Kontaktpersonen)
- Differenzialdiagnostische Probleme
- Ausgeprägtes Krankheitsbild
- Alkoholismus (Compliance und Nebenwirkungen)
- Polyresistenz (parenterale Medikation)
- Gravierende Begleiterkrankungen
- Schlechte soziale Verhältnisse (Compliance, Verbreitung)
- Extrapulmonale Tuberkulose

Theoretisch sollte man die antituberkulöse Therapie erst beginnen, sobald 3-mal Sputum gewonnen wurde (mikroskopische Untersuchung, Anlage einer Kultur). Bei dringendem Verdacht (typisches Röntgenbild und Symptome) oder schwerer Erkrankung (Miliar-TB etc.) behandelt man sofort. Eine einwöchige Therapie beeinflusst die Ergebnisse der Sputumuntersuchungen noch nicht. Unter erfolgreicher Therapie klingt die Symptomatik innerhalb weniger Wochen ab, und der Röntgenbefund beginnt sich ab 1–2 Monaten zurückzubilden.

Bei 50% der Erkrankten sind nach zwei Monaten keine säurefesten Stäbe mehr mikroskopisch nachweisbar, nach anderen Angaben konvertiert bei 90% der Erkrankten das Sputum nach zwei Monaten Therapie kulturell (kein Wachstum mehr). Nach 2–3 Wochen suffizienter Therapie sollen die Keime so geschwächt sein, dass sie nicht mehr infektiös sein sollen. Nur in Ausnahmefällen werden über vier Monate säurefeste Stäbe im Sputum gefunden, in der Regel ist die Anzahl im Verlauf rückläufig, oder es färben sich nur zuletzt noch vereinzelte abgestorbene Keime (»Leichen«). Persistiert die Erregerausscheidung über vier Monate, muss der Verdacht auf eine Resistenz ausgesprochen werden.

Praxis

In Kliniken gibt es mitunter einen Sputumhandel. Manche wollen im Krankenhaus bleiben und »erwerben« Sputum von Patienten, die noch positiv sind. Manche wollen raus, und dann geht es andersherum. Verbundene Balkone unterstützen dies. Dies gilt es zu beachten und zu kontrollieren.

DOT (direcly observed treatment) Mangelnde Compliance ist in der Tuberkulosetherapie besonders gravierend. Sie gefährdet nicht nur den Erfolg der Therapie. Die Resistenzentwicklung und Ansteckung anderer Menschen, im ungünstigsten Falle mit bereits resistenten Keimen (Gefängnisse, große nordamerikanische Städte, GUS-Staaten, Afrika), verändert das Leben der Betroffenen schicksalhaft. Aufklärung, Zureden und die Absichtserklärung der niedergelassenen Ärzte, die Therapie zu überwachen, konnten nicht zu einer Verbesserung der Compliance führen. Nur die überwachte Therapie (Überwachung der Tabletteneinnahme) – initial zwei Monate stationär, dann ambulant (z. B. Pflegedienste) – konnte das Problem unnötig hoher Therapieversager, Rezidive und Resistenzentwicklungen lösen. Mit der Indikationsstellung zur DOT strapaziert man die Möglichkeiten und Ressourcen im ambulanten Bereich sehr. Ich formuliere deshalb wie folgt:

Die überwachte Tabletteneinnahme ist grundsätzlich immer sinnvoll und bei gegebener Logistik anzustreben. Damit gewährt man dem niedergelassenen Arzt einen Ermessensspielraum. Bei Gefahr der Noncompliance ist das Gesundheitsamt in die weitere Therapie und Überwachung einzubeziehen.

Intermittierende Therapie Die initiale Medikation über 2–3 Monate, in der Regel stationär, wird täglich eingenommen. Sollte die stabilisierende Therapie ambulant überwacht werden (DOT), so bietet sich die intermittierende Therapie an. Die Medikamente können an zwei oder besser an drei Tagen in der Woche eingenommen werden. Vergleichende Studien ergaben, dass die intermittierende Therapie keine schlechteren Ergebnisse liefert. Die Erklärung sei, dass sich nach einem wirksamen Spitzenspiegel der Antituberkulotika die Replikationszeit der Keime verlängert und synchronisiert.

Problematisch kann sein, dass sich unter intermittierender Therapie mit Rifampicin (vor allem nur 2 x/Woche und einer Dosis > 600 mg) eine Hypersensitivitätsreaktion (Flu-like syndrome, Allergie, Nephritis etc.) entwickelt. Die intermittierende Therapie ist nur mit den Medikamenten möglich, die in Tab. 30.11 aufgelistet sind.

Kontrolluntersuchungen unter Therapie Die Überwachung des Krankheitsverlaufs unter Therapie erfordert Ausgangsbefunde für den körperlichen (inkl. grob neurologischen) Status, das vollständige internistische Routinelabor, ein EKG sowie die konventio-

■ Tab. 30.11 Intermittierende Therapie, Dosierung (mg/kgKG) (Mod. nach Centers for Disease Control, MMWR 1993 u.a.)

	Täglich		2-mal/Woche		3-mal/Woche	
INH	5	max. 300 mg	15	max. 900 mg	15	max. 900 mg
RMP	10	max. 600 mg	10	max. 600 mg	10	max. 600 mg
PZA	25–35	max. 1,5–2,5 g	50–70	max. 4 g	50–70	max. 3 g
EMB	20–25	max. 2 g	50	max. 2,5 g	25–30	max. 2 g
SM	15(–20)	max. 0,5–1 g	25–30	max. 1,5 g	25–30	max. 1 g

nelle Röntgenuntersuchung der Lunge initial und alle 1–2 Monate eine Kontrolle p. a. Die Überwachung der Nebenwirkungen der Antituberkulotika erfolgt in der Regel vierwöchentlich, abhängig vom Alter, von Vorerkrankungen und Ausgangsbefunden des Erkrankten – nach ärztlichem Ermessen öfter (■ Tab. 30.12).

■ Tab. 30.12 Überwachung der Nebenwirkungen der Antituberkulotika der ersten Wahl

RMP	Leberwerte und kleines Blutbild alle 4 Wochen
INH	Initial alle 1–2 Wochen bei > 60 Jahre, Alkoholiker, Lebervorschaden, Schwangerschaft, 6. Mo. postpartum Urinstatus alle 3 Monate Plus Fragen nach neurologischen Veränderungen
PZA	Leberwerte, Harnsäure alle 4 Wochen Kleines Blutbild alle 3 Monate
EMB	Visus (Schrifttafel), Rot-Grün-Disklimination (Farbtafeln), Gesichtsfeld (grob) alle 4 Wochen Fragen nach Sehverschlechterung wöchentlich Kleines Blutbild (und Harnsäure) alle 3 Monate
SM	Audiometrie (Hochtöne), Vestibularissystem (Romberg, Unterberger, Richtungswechsel) vierwöchentlich Fragen nach Tinnitus wöchentlich Harnstatus, Nierenwerte, kleines Blutbild alle 3 Monate

30.8.2 Meldung und Überwachung

Meldung Eine Erkrankung an Tuberkulose muss umgehend gemeldet werden, an Werktagen innerhalb von 24 Stunden. Die Meldung erfolgt über die so genannte Rotmeldung, einem speziellen Formular der Gesundheitsämter. Meist wird man zuvor telefonisch melden, um für den Schriftweg mehr Zeit zu haben. Wird die Meldung verzögert, können sehr hohe Bußgelder verhängt werden. Theoretisch sollten umgehend Umgebungsuntersuchungen und Quellenuntersuchungen in die Wege geleitet werden. Gerade der Kontakt von Offen-Tuberkulösen zu Kindern erfordert rasches Handeln. Wenn der Erkrankte mikroskopisch keine säurefesten Stäbe im Sputum hat, galt das Ansteckungsrisiko als nahezu null. Dann stand nicht die Umgebungsuntersuchung, sondern die Quellensuche im Vordergrund.

Die Gesundheitsämter haben Richtlinien für die Umgebungsuntersuchung und Überwachung unter und nach Therapie. Diese werden meist von ein bis zwei versierten nichtärztlichen Mitarbeitern durchgeführt.

Neuere Untersuchungen ergaben, dass auch dann Ansteckungsgefahr besteht, wenn die Tuberkulose »nur« kulturell offen ist. Dies gilt insbesondere bei intensivem Kontakt, wie ein gemeinsames Schlafzimmer o.Ä.

Nichttuberkulöse Mykobakteriosen sind nicht meldepflichtig, da sie nicht ansteckend sind. Extrapulmonale Tuberkulosen (z. B. urogenital) sind hingegen meldepflichtig, obwohl sie auch nicht ansteckend sind.

Kontrolle nach Therapie Der Verlauf nach Therapie wird von den Gesundheitsämtern überwacht, um Rezidive frühzeitig zu erkennen. Bei unkompliziertem Verlauf ist eine insgesamt zweijährige Überwachung ausreichend. Während des zweiten Jahres werden die Thoraxaufnahmen alle sechs Monate durchgeführt. ■ Tab. 30.13 gibt einen Überblick über die Überwa-

Tab. 30.13 Überwachung durch die Gesundheitsämter

Punkttabelle für die Überwachungsdauer	Punkte
Ausdehnung des Restbefundes	0
minimal (= bis zu 1 Segment)	1
mittel (= bis zu 3 Segmenten)	2
weit (> 3 Segmente)	3
Dauer der beobachteten Inaktivität	
0–2 Jahre	2
3–5 Jahre	1
> 5 Jahre	0
Chemotherapie	
Keine	2
Korrekte	0
Sonstige	0–3
Soziale Verhältnisse	0–3
Bisherige Aufenthaltsdauer von Ausländern/Asylanten	
0–2 Jahre	3
3–5 Jahre	1
> 5 Jahre	0
Nebenerkrankungen	
Silikose	3
Diabetes mellitus	2
Magenresektion, Ulkusleiden	2
Immunmangelsyndrom	15
Sonstige Erkrankungen	1–3
Überwachungsdauer	**Summe der Punkte**
2 Jahre	-6
5 Jahre	7–10
6–10 Jahre	11–15
> 10 Jahre 15	

chungsdauer, abhängig vom Risiko einer Rezidivierung.

Aktuelle, weiterführende Literatur

ACCP (1995) Consensus statement: Institutional control measures for tuberculosis in the era of multiple drug resistance. Chest 108:1690

Berning SE et al. (1992) Malabsorption of antituberculosis medications by a patient with AIDS. N Engl J Med 327:1817

Blumberg HM, Burman WJ et al. (2003) ATS/CDC and IDSA: Treatment of tuberculosis. Am J Resp Crit Care Med 167:603

British Thoracic Society (1998) Chemotherapy and management of tuberculosis in the UK: recommendations for 1998. Thorax 53:536

Chan ED, Laurel V et al. (2004) Treatment and outcome analysis of 205 patients with MDR-tuberculosis. Am J Resp Crit Care Med 169:1103

Chan KH, Cheung RT et al. (2005) Cerebral infarcts complicating tuberculous meningitis. Cerebrovasc Dis 19:391

Deutsches Zentralkomitee zur Bekämpfung der Tuberkulose (1995) Richtlinien zur Chemotherapie der Tuberkulose. Pneumologie 49:217

Diagnostic standards and classification of tuberculosis in adults and children (2000) ATS & CDC. Am J Resp Crit Care Med 161:1376

DZK-Richtlinien zur medikamentösen Behandlung der Tuberkulose im Erwachsenen- und Kindesalter (2001) Pneumologie 55:494–511

Frickmann H et al. (2006) Darmtuberkulose als Hauptmanifestation einer systemischen Tuberkulose. Pneumologie 60:667

Hoheisel G et al. (2008) Spektrum tuberkulöser Erkrankungen in der pneumologischen Praxis. Medizinische Klinik 103:769–777

Iseman MD (1993) Treatment of multidrug-resistant tuberculosis. N Engl J Med 329:784

Kalsdorf B et al. (2008) Klinik und Diagnose der Tuberkulose. Pneumologie 62:284

Lange C (2007) Highlights der Tuberkulose-Literatur. Pneumologie 61:518

Lenci G, Gartenschläger M (1996) Aktuelle Aspekte der Halslymphknotentuberkulose. Pneumologie 50:462–468

Mancuso J et al. (2009) Cost effectiveness of tuberculosis screening in health care workers is not robust. Arch Intern Med 169:179–187

Mazurek GH, Jereb J et al. (2005) Guidelines for using the QuantiFeron®-TB-Gold-Test for detecting Mycobacterium tuberculosis infection, United States. MMWR Recomm Rep 54:49

Miller LG, Asch SM et al. (2000) A population based survey of tuberculosis symptoms. Clin Infect Dis 30:293

Nelson Textbook Pediatrics (2009), 19th ed. Saunders, Philadelphia, PA

Nienhaus A et al. (2007) Latente Tuberkulose-Infektionen im Gesundheitswesen – Evaluation des Interferon-Gamma-Release Assay. Pneumologie 61:219

Onyebujoh PC, Ribeiro I et al. (2007) Treatment options for HIV-associated tuberculosis. J Infect Dis 196, Suppl 1:S-35

Priwitzer M (2007) Falsch-positiver Interferon-Gamma-Test? Pneumologie 61:157

Randerath W et al. (2007) Empfehlungen für die Umgebungsuntersuchungen bei Tuberkulose. Pneumologie 61:440

Rosenkranz S et al. (1997) Stellenwert der Polymerase-Kettenreaktion (PCR) in der Diagnostik der Tuberkulose und der Mykobakteriosen durch ubiquitäre Mykobakterien. Pneumologie 51:78–86

Rossmann MD, Macgregor RR (1994) Tuberculosis: Clinical Management and New Challenges. McGraw Hill, New York

Rüsch-Gerdes S, Hillemann D (2008) Moderne mykobakteriologische Diagnostik. Pneumologie 62:533–540

Sagebiel D et al. (2005) Von der WHO empfohlenes Tuberkulin PPD RT 23 SSI in Deutschland zugelassen. Pneumologie 59:761

Sharma SK, Mohan A (2004) Extrapulmonary tuberculosis. Indian J Med Res 120:316

Ulrichs T (2008) Immunologie der Tuberkulose und Entwicklungsstand neuer Impfstoffe. Pneumologie 62:143

Vier H et al. (2007) XDR-Tuberkulose. Pneumologie 61:606

Nichttuberkulöse Mykobakteriosen

Übersichten

Schönfeld N et al. (2008) Diagnostik und Therapie der nichttuberkulösen Mykobakteriosen – substantielle Unterschiede zur Tuberkulose. Klinikarzt 37(4):189–194

Geinert U, Lange C (2007) Pulmonale Infektionen durch nichttuberkulöse Mykobakterien. Pneumologie 4:409–423

31.1 Grundbegriffe

Die nichttuberkulösen Mykobakteriosen sind definiert als tuberkuloseähnliche Erkrankungen, die durch nichttuberkulöse Mykobakterien hervorgerufen werden, also nicht dem Mb-TB-Komplex angehören. Der Begriff »nichttuberkulöse Mykobakteriosen« (NTM) hat sich durchgesetzt. Synonym sind die Bezeichnungen »atypische Mykobakteriosen« und (im Englischen) »mycobacteria other than tuberculosis« (MOTT). Für Mykobakterien steht kurz Mb.

Atypische Mykobakterien verursachen:

- Infektionen der Lunge,
- Alveolitiden bei Verneblung,
- Lymphadenitiden, meist zervikal,
- generalisierte Erkrankungen bei Immunsupprimierten,
- Haut- und Weichteilinfektionen bei direkter Inokulation.

Klinisch gewannen die an sich wenig virulenten und häufig nur saprophytären Keime ab Mitte der 80er Jahre zunehmend an Bedeutung, insbesondere als Verursacher opportunistischer Infektionen bei Abwehrschwäche (Alter, Karzinome, chronische Lungenerkrankungen), auch bei Alkoholismus und starkes Rauchen, bei Immundefizienzen (AIDS, Hodgkin- und Non-Hodgkin-Lymphome) oder unter Immunsuppression nach Organtransplantationen. Durch die moderne Medizin und das Überleben schwergradig chronisch kranker Menschen sind NTM in den Blickpunkt gerückt. Hinzu kommt, dass durch eine mangelnde Durchseuchung mit Tuberkulose die Kreuzresistenz nicht mehr existiert.

Bei deformierenden Lungenerkrankungen kolonisieren die NTM diese ständig feuchten Atemwege mit mangelnder Belüftung und mangelnder Clearance-Funktion. Gerade bei Bronchiektasien und schwergradig deformierten Silikosen oder Sarkoidose Typ IV ist an NTM zu denken. Typisches Beispiel ist die fortgeschrittene Mukoviszidose. Die NTM werden ubiquitär in Wasser (Gewässer, Leitungs-, Schwimm-, Aquarienwasser), Boden, Hausstaub und Ausscheidungen von Tieren gefunden. In manchen warmfeuchten Gegenden sind Erkrankungen an NTM endemisch. Wasserreservoire bzw. -kessel mit Temperaturen um 40° bieten günstige Wachstumsbedingungen. Sie werden deshalb auch als »environmental« beschrieben. Und sie sind auch saprophytär, sie können nicht nur anhaltend stark entzündete Bronchien kolonisieren, man findet sie auch im Urin, im Stuhl, Prostatasekret und natürlich im Magensaft.

Einerseits wird meist »nur« kolonisiert, bei Persistenz und Gewebsinfiltration kommt es zur Infektion. Krankheitserregend werden dabei meist der M. avium-Komplex, Mb fortuitum, Mb chelonae, Mb kansasi, Mb xenopi, Mb celatum, Mb szulgai, und Mb malmoense. NTM können die Ursache von Bronchiektasien sein, hier vor allem M. fortuitum. Eine Übertragung von Mensch zu Mensch gibt es nicht.

Von bisher über 60 Spezies sind ca. 25 als pathogen oder als potenziell pathogen (opportunistisch) identifiziert worden. Die Prävalenz der NTM wurde zu Beginn der 80er Jahre (also »vor« AIDS) in den USA bei 1,8/100000, in der BRD auf bis zu 2/100000 geschätzt (TB 10/100 000). Dies scheint hoch gegriffen. In den 80ern mit 30000 TB-Fällen p.a. und ca. 500 NTM-Patienten war das Verhältnis TB/NTM bei ca. 30:1. Zwischenzeitlich wurde TB glücklicherweise auf 4500 Patienten pro Jahr reduziert, und ca. 1000 NTM-Infektionen waren jährlich gemeldet, so dass man heute mehr an die NTM denken muss.

31.2 Einteilung der NTM

Die vier häufigsten NTM-Infektionen entstehen durch MAIC, M. kansasii, M. fortuitum und M. abscessus. Die Einteilung der NTM spielt nur bedingt eine praktische Rolle (Tab. 31.1). Die Farbstoffbildung (photochrom etc.) ist für die Taxonomie durch das Labor wichtig. Die Replikationszeit ist insofern klinisch interessant, als diese Keime aggressiver sind und schnell wachsende Keime auf gängige antibakterielle Antibiotika gut ansprechen. Bestimmte NTM treten in bestimmten Risikogruppen oder in bestimmten Regionen gehäuft auf, sodass man diese Erreger beim Nachweis von säurefesten Stäben bedenken muss.

Manifestation Chronische Lungenerkrankungen sind prädisponierend für NTM-Kolonisationen. Es sind Bronchiektasien (z. B. bei zystischer Fibrose, deformierte COPD), Lungenfibrosen und zirrhotisch-

Tab. 31.1 Gesichtspunkte der Einteilung der NTM

Replikationszeit	Langsam wachsend mit einer Replikationzeit > 6 Tage: – photochromogen: Mb kansasii, Mb marinum, Mb simiae – skotochromogen: Mb scrofulaceum, Mb szulgai, Mb xenopi – nicht chromogen: Mb avium, Mb intrazellulare, Mb malmoense, Mb hämophilium Schnell wachsend: Mb fortuitum, Mb abscessus, Mb chelonae
Klinische Manifestation	Extrapulmonal versus pulmonal
Therapierbarkeit	Ansprechen, Eradifikationsrate und damit Behandlungsdauer sowie Rückfälle sind für verschiedene NTM sehr unterschiedlich
Häufigkeit	Bei AIDS-Patienten wird man an MAIC denken

kavernöse Lungenerkrankungen (z. B. posttuberkulös, schwergradige Silikose, Sarkoidose Typ IV). Allerdings ist hierbei die Trennung Kolonisation versus Infektion schwierig.

Infektionen der Lunge können das klinische Bild aller Verlaufsformen zischen bakteriellen Pneumonien und der Tuberkulose zeigen. Als Primärinfektion der Lunge soll es typischerweise bei hinfälligen Alkoholikern und Rauchern sein, wahrscheinlich wegen der Immunschwäche, gepaart mit Aspirationen und den Lebens- und Wohnbedingungen (im Freien unter widrigen Bedingungen, verkommene Wohnungen u.a.). So steht es überall, wobei ich das all die Jahre in Deutschland nicht gesehen habe – mag vielleicht eher für die USA u.a. Nationen gelten.

Lymphknoteninfekte (Hals, Leiste u.a.) werden meist bei Kindern im Alter von 1–5 Jahren beobachtet. Ursächlich sind oft MAIC, Mb scrofulaceum oder Mb malmoense. Allerdings sind 10% durch Mb tuberculosis verursacht, bei Erwachsenen sind dies aber 90%!

Bei nicht HIV-infizierten findet eine rasche Dissemination statt, betroffen sind Knochen, Leber, Blut, Knochenmark und Darmbefall, und eine Lymphknotenschwellung ist zu beobachten. Pulmonal stehen tuberkuloseähnliche Infektionen ganz im Vordergrund. Bei AIDS-Patienten werden extrapulmonale Infektionen (GIT, Haut, Schleimhäute), disseminierte Erkrankungen und Bakteriämien meist durch MAIC, selten auch durch Mb haemophilium oder Mb chelonae verursacht.

Nicht so selten sind Infektionen von Haut, das Mb marinum bei Aquarianern. Knochen, Bindegewebe, Sehnen, Gelenken oder Schleimbeuteln sieht man eigentlich nie befallen, extrem selten.

Häufigkeit Zu den häufigen Erregern zählen Mb avium und Mb intracellulare (zusammengefasst als Mb-avium-intracellulare-Komplex, MAIC), Mb kansasii, Mb xenopi, Mb abscessus, Mb chelonae und Mb fortuitum. Selten sind Infektionen durch Mb marinum, Mb szulgai, Mb hämophilum, Mb malmoense oder Mb genovae. Nahezu nie sieht man Infektionen mit simile, smegmatis usw.

Therapierbarkeit Bei den häufigen Erregern haben sich mittlerweile Therapieregimen entwickelt, mit denen Erfolge und Erfahrungen vorliegen. Dies gilt insbesondere für MAIC und M. kansasii. Wegen der geringen Fallzahlen ist dies bei den seltenen Erregern nicht der Fall. Es liegen nur wenige und begrenzte Studien vor.

31.3 Diagnostik

Das Daran-Denken bei Bronchiektasen, Kavernen, Knoten neben Bronchiektasen, »chronischen«, persistierenden Infiltraten oder TB-ähnlichen Bildern ist wesentlich. Auch sollte man daran denken, dass eine Antibiose, v.a. mit Moxifloxazin, bei primärem Verdacht auf eine Pneumonie den Keimnachweis vorübergehend sehr erschwert.

Die meisten NTM sind ubiquitär vorkommend. Ein mikrobiologischer Keimnachweis kann auch durch Kontamination oder passagerer Kolonisation bedingt sein.

Die Diagnostik entspricht dem Vorgehen bei der Tuberkulose. Ein erfahrener Untersucher kann mit hoher Wahrscheinlichkeit Mb tuberculosis von NTM mikroskopisch unterscheiden, es gibt feine morphologische Unterschiede. Kulturen müssen abgewartet werden, wenn keine säurefesten Stäbe (SFS) nachweisbar sind. Wenn SFS mikroskopisch oder kulturell nachgewiesen sind, kann die weitere Differenzierung rasch mittels Testungen, Gruppensensibilitätstestungen und Gensonde erfolgen.

Gezielte Bronchialspülsekrete sind sensitiver als Sputen. Biopsien zeigen das pathohistologische Bild einer Mykobakteriose. Blutkultur und Knochenmarkspunktate sind bei disseminierten NTM (z. B. bei AIDS) maßgeblich. Eine Tuberkulose muss man ausschließen oder behandeln, bis das Ergebnis der Kultur oder PCR vorliegt. Hier sagt der erfahrene Mikrobiologie aber meist schon, dass es mit Wahrscheinlichkeit keine Tb ist – die Klinik »passt« nicht. Allerdings wird man das sehr kritisch abwägen müssen.

Bei chronischen Lungenerkrankungen gilt es, die Kolonisation von der Erkrankung abzugrenzen; persistiert eine Kolonisation trotz Behandlung der Grundkrankheit, so muss eine Biopsie weiterhelfen (Granulation mit säurefesten Stäben, SFS).

Andere granulomatöse Erkrankungen werden ausgeschlossen, z. B. Mykosen, Sarkoidose, Pneumokoniose, M. Wegener, M. Behcet, Churg-Strauss. Dies wird deshalb betont, da der Zusammenhang zwischen dem Erregernachweis und einer Erkrankung nicht immer besteht.

Die Kriterien müssen eng gefasst werden. Eine Kontamination des Untersuchungsmaterials ist bei ubiquitären Keimen immer denkbar. Passagere Kolonisationen treten bei chronischen Lungenerkrankungen auf. Zufällig können ubiquitären NTM im Mund sein, insbesondere bei gastroösophagealem Reflux, z. B. auch nach einem Schluck Wasser oder Joghurt.

31

Die American Thoracic Society publizierte 1997 Kriterien zur Diagnose einer NTM, die sich bewährt haben. Für symptomatische Patienten mit Infiltraten, nodulärer oder kavitärer Erkrankung oder Bronchiektasien wurde eine Übersicht zusammengestellt:

Diagnostische Kriterien einer NTM bei symptomatischen Patienten mit Röntgenbefund (Nach ATS 1997)

1. Wenn drei Sputen/BAL-Ergebnisse aus den letzten 12 Monaten verfügbar sind:
   a. drei positive Kulturen bei negativer Mikroskopie oder
   b. zwei positive Kulturen und davon einmal Nachweis von SFS
2. Wenn nur eine BAL zur Verfügung steht:
   a. Positive Kultur mit Nachweis von reichlich SFS (> 2+) oder
   b. reichliches Wachstum auf festen Nährböden

Wenn obige Kriterien nicht erfüllt werden, also Mikroskopie und Kultur mit nur vereinzeltem Nachweis von NTM möglich sind und eine andere Krankheit möglich ist: transbronchiale Biopsie oder offene Lungenbiopsie.

Im Jahr 2007 waren die Kriterien der ATS etwas anders:
- zwei positive Kulturen von zwei separaten Sputumproben,
- eine positive BAL/Lavage,
- positive TBB (Granulom oder SFS) und eine positive Kultur,
- eine positive Kultur aus sterilem Milieu (Pleura, Lymphknoten).

Dabei muss man auch das im gesamten Kontext sehen! Es gibt Menschen mit einer irreversiblen Kolonisation. Zum Beispiel versucht man Patienten mit schwergradig deformierender Silikose und NTM-Befall zu therapieren. Der Röntgenbefund ist primär mehrdeutig, die Entzündungszeichen ohnehin erhöht. Und nun therapiert man langfristig ohne anhaltenden Erfolg. Röntgenbild im Verlauf mit dem Befund analog den chronischen Verschwartungen; hier wird man sich irgendwann mit einer persistierenden Kolonisation abfinden müssen. Dementprechend ist es verständlich, dass der Erfolg ganz wesentlich von der Grundkrankheit bestimmt ist, oft unter 75%. Das gilt auch für die Prognose.

Die Sensitivitätstestung ist bei den NTM routinemäßig gefordert, aber nicht so aussagekräftig. Die Methoden gelten für Mb tuberculosis und sind auf NTM nicht übertragbar. Man kann diskutieren, ob Resistenztestungen bei nachgewiesenen NTM überhaupt noch sinnvoll sind. In-vitro-Sensitivitätsergebnisse decken sich nur bedingt mit den In-vivo-Sensitivitäten. Makrolidresistenzen sollte man bei niedrigen MICs bedenken.

31.4 MAIC-Infektion

Disseminierte MAIC-Infektionen waren vor der HIV-Epidemie eine Rarität. Bei immunkompetenten Kindern können Lymphadenitiden verursacht werden, bei Erwachsenen lokale Erkrankungen der Lunge. Vor der AIDS-Epidemie waren vor allem alkoholabhängige Raucher betroffen, mit apikalen fibrokavitären Erkrankungen, disseminierten nodulären Mustern

Tab. 31.2 Standardtherapie bei einer MAIC-Infektion

Clarithromycin	2×500 mg/Tag (oder Azithromycin 250–500 mg)
Rifampicin	600 mg (oder Rifabutin 150–300 mg)
Ethambutol	25 mg/kg initial
Dauer	Akutbehandlung bis 3 Mo., insges. > 18 Mo. Cla./Rifa weitere 12 Mo. nach Kulturkonversion, bei AIDS 15 Mo. Sekundärprophylaxe lebenslänglich bei AIDS

oder Mittellappeninfektion. Menschen mit hämatologischen Erkrankungen und verminderter Immunabwehr, z. B. bei Myelodysplasie, sind prädisponiert für MAIC-Infektionen.

Eine Infektion mit Mycobacterium avium intracellulare (MAIC) befällt 25–50% der Patienten mit fortgeschrittenem AIDS. Andere atypische Mykobakteriosen sind ebenfalls zu beobachten, aber seltener.

Eine systemische Erkrankung mit Allgemeinsymptomen ist die Regel. Schwitzen, Fieber, Bauchschmerzen, Diarrhoe, Gewichtsverlust. Seltener sieht man lokalisierte Lungenerkrankungen oder Lymphknotenbefall (Letzteres bevorzugt bei Immunkompetenten). Diagnostisch sind Blutkultur, Knochenmarkstanze und Kultur, Lymphknotenpunktionen. Sputum- und Bronchiallavage bei pulmonalem Befall. Stuhlproben bei Diarrhoe und Bauchschmerz.

MAIC-Infektionen treten bei AIDS fast ausschließlich auf bei einem Abfall der T-Helfer-Lymphozyten (CD4-Zellzahlen) unter 100/µl, gehäuft bei einem Wert unter 50/µl. Mit zunehmender Immunsuppression wird die Darmschleimhaut mit MAIC besiedelt. Die Invasion der Darmwand führt zur hämatogenen und lymphogenen Aussaat. Eine MAIC-Prophylaxe mit Rifabutin reduziert das Risiko auf die Hälfte.

Die Krankheitsmanifestation ist extrapulmonal mit Fieber, Schwellung der lymphatischen Organe, Nachtschweiß, Anämie, Bauchschmerzen, Diarrhoe und Gewichtsverlust. Pathologische Röntgenbefunde sind die Ausnahme. Der Nachweis von SFS im Blut wäre diagnostisch, ist aber wenig sensitiv. Kulturen werden abgewartet. Die PCR aus der Blutkultur ist diagnostisch, aber schließt eine NTM nicht aus. Proben aus dem Knochenmark oder der Haut müssen ggf. entnommen werden.

Bei Nachweis von SFS im Sputum muss, bis Kulturergebnisse vorliegen, auch eine bei AIDS sehr häufige Tuberkulose muss bedacht werden. Mit der PCR kann die Differenzierung beschleunigt werden. Der Nachweis von SFS im Stuhl besagt nur, dass eine Kolonisation vorliegt.

Die Therapie erfolgt mit Clarithromycin, Rifabutin und Ethambutol. Initial kann Amikacin zusätzlich gegeben werden. Das Therapieschema merkt man sich mit »3M«: Mavid (Clarithromycin), Myambutol (Ethambutol), Mycobutin (Rifabutin). Clarythromycin und Ethambutol sind 1. Wahl, Rifabutin wegen der Interaktionen mit ART/HAART und Clarythromycin nur bei schwerer Erkrankung passager. Die Therapiedauer beträgt mindestens zwölf Monate. Bei Therapieversagen stehen Chinolone und Aminoglykoside zur Verfügung (Tab. 31.2).

In einer kanadischen Studie wurden gehäuft Uveitiden festgestellt, wenn obige Kombination mit Rifabutin 600 mg gegeben wurde. In Kombination mit Clarithromycin werden die Serumspiegel erhöht, so dass unter dieser Kombination Rifabutin auf 300 mg reduziert wird. Unter engmaschiger augenärztlicher Überwachung kann man unter 50 kgKG 450 mg geben, darüber 600 mg. Dies umso mehr, wenn die Schwere des Infektes dieses höhere Risiko rechtfertigt.

Dasselbe gilt für die zusätzliche Gabe von Amikacin. Intravenöse Applikationen sind erforderlich, bis die Malabsorption durchbrochen ist. Streptomycin spielt bei ausgedehnten Erkrankungen additiv ebenfalls eine Rolle. Wenn sich innerhalb von 2–3 Wochen bei AIDS-Patienten keine Besserung einstellt, werden 5–6 Substanzen gegeben, z. B. plus Chinolone, Clofazimin, Amikacin und Prothionamid.

Nach einer Infektionsbehandlung ist die lebenslange Sekundärprophylaxe obligat. Eine Primärprophylaxe ab einer CD4-Zellzahl unter 100/ µl wird in den USA empfohlen, der Nutzen ist jedoch nicht gesichert. Die Indikation wird bei uns von der Kolonisation des Darms und einer B-Symptomatik ab einer CD4-Zellzahl unter 50/µl abhängig gemacht. Unter Clarithromycin-Monotherapie oder wöchentlich Azithromycin entwickeln sich Resistenzen, deshalb sei Rifabutin 300 mg immer noch zu bedenken.

31.5 Grundsätze der Therapie der NTM

MAIC Meist sind MAIC die Erreger einer NTM. Die Behandlung ist weiter oben beschrieben (▶ Abschn. 31.4). Lokale Lymphadenitiden werden chirurgisch saniert, auch Rezidive. Bei inoperablen Patienten wählt man die Antibiose. Besteht das Bild einer TB, klinisch und radiologisch, so wird diese antituberkulös behandelt, bis sie ausgeschlossen ist. Lungenerkrankungen wurden vor der Einführung des Clarithromycin über 24 Monate mit der Tuberkulose-Standardkombination behandelt. Der Erfolg war mäßig.

M. kansasii Dies ist der zweithäufigste Keim, den man bei einer NTM nachweist. Meist handelt es sich um eine Lungenaffektion.

Behandlung der »leicht behandelbaren« NTM durch Mb kansasii

- INH, EMB, RMP
- Resistenz auf PZA
- Trotz In-vitro-INH-Resistenz obiges Regimen
- Eventuell plus SM initial für 3 Monate
- Moxifloxazin wirkt gut
- Moxifloxazin ist ebenfalls möglich bei INH-Unverträglichkeit
- Bei RMP-Resistenz Cotrimoxazol 160/800 2 ×/d oder Clarithromycin
- Behandlungsdauer über 18 Monate oder 12 Monate (15 Monate bei AIDS) nach Sputumkonversion

Schnell wachsende NTM Meist sind ältere Menschen mit vorbestehenden Lungenerkrankungen betroffen.

Man sagt, man solle die Resistenztestung in die Planung einbeziehen, doch dahinter steht auch ein Fragezeichen – die Testungen sind nicht 100%ig. Empfehlungen und Erfahrungen sowie der Verlauf müssen einbezogen werden.

Mb fortuitum, Mb abscessus un Mb chelonae sind resistent gegen antituberkulöse Medikamente. Sie sprechen jedoch sehr gut auf Antibiotika an. Zwei Partner sind in der Regel ausreichend. Mb fortuitum ist fast immer sensibel auf Amikacin, Ciprofloxacin, Sulfonamiden, Cefoxitin und Imipenem. Mb abscessus und chelonae sind meist sensibel auf Clarithromycin, Imipenem, Clofazimin, Amikacin und Cefoxitin. Bei Befall von Haut, Wunden oder um Fremdkörper ist eine Kombinationsbehandlung aus Operation und Antibiose erforderlich. Der Erfolg stellt sich nach wenigen Wochen ein. Die Behandlungsdauer für Mb fortuitum beträgt meist zwölf Monate.

M. fortuitum ist sensitiv auf:

- Amikacin (100%),
- Ciprofloxacin, moxifloxacin (100%),
- Sulfonamides (100%),
- Imipenem (100%),
- Clarithromycin (80%).

M. abscessus ist sensitiv auf:

- Clarithromycin (100%),
- Amikacin (90%),
- Cefoxitin (70%),
- Imipenem (50%),
- Linezolid (23%).

M. chelonae ist sensibel auf:

- Amikacin (80%),
- Clarithromycin (100%),
- Moxifloxacin (75%),
- Imipenem (60%),
- Linezolid (54%),
- Ciprofloxacin, Llevofloxacin (20%).

Seltene NTM Für diese Keime sind die Empfehlungen wegen geringer Fallzahlen nicht gesichert. In-vitro-Resistenzen müssen nicht in vivo bedeutsam sein. Kombinationsresistogramme sind erforderlich.

Für Mb malmoense und Mb szulgai werden INH/RMP/EMB und SM empfohlen. Mb simiae sollte initial mit der 4er-Kombination (Clarithromycin, Rifabutin, Ethambutol, Streptomycin) behandelt werden. Mb xenopi wird initial mit Rifabutin, Ethambutol und Clarithromycin therapiert; abhängig vom Verlauf bzw. Schweregrad kann man Streptomycin beifügen (■ Tab. 31.3).

■ Tab. 31.3 Therapie seltener NTM

Mb malmoense	RFA/EMB/INH/SM
Mb xenopi	CLA/EMB/INH/SM
Mb szulgai	RFA/EMB/INH/SM
Mb marinum	RFA/EMB für 3 Monate oder CLA oder Doxycyclin oder Cotrimoxazol
Mb gordonae	RFA/EMB/CLA (Cipro, Kanamycin)

Die Therapiedauer bei dieser Gruppe ist nicht gesichert. Meist werden Behandlungszeiten von zwei Jahren empfohlen. Je nach Ansprechen kann man im Einzelfall modifizieren.

Atypische Adenopathie Die chirurgische Sanierung ist bei Lymphadenopatie durch atypische Mykobakterien die Therapie der Wahl. Das liegt zum einen am schlechten Ansprechen auf die medikamentöse Therapie und zum anderen an der sehr langen Therapiedauer. Gerade bei Kindern mit atypischer Halslymphadenopathie hat sich deshalb die Operation als das geeignete Verfahren erwiesen. Das Gewebe sollte kultiviert werden, um eine Tuberkulose abzuklären. Zum Ausschluss einer pyogenen Genese wird vor Operation ex juvantibus unspezifisch antibiotisch behandelt (z. B. Amoxy./Clav.).

Aktuelle, weiterführende Literatur

Griffith DE et al. (2007) An official ATS/IDSA statement: diagnosis, treatment, and prevention of nontuberculous mycobacterial diseases. Am J Respir Crit care Med 175:367

Handrick W et al. (2006) Über eine pulmonale Infektion mit Mycobacterium malmoense. Pneumologie 60:244–247

Matthiessen W et al. (2010) Bedeutung der lokalen und allgemeinen Risikofaktoren für die Pathogenese der pulmonalen nicht-tuberkulösen Mykobakteriosen bei Nicht-AIDS-Patienten. Pneumologie 64:281–290

Olivier KN et al. (2003) Nontuberculous mycobacteria: multicenter prevalence study in in cystic fibrosis. Am J Respir Crit Care Med 167:828

Rosenkranz S et al. (1997) Stellenwert der Polymerase-Kettenreaktion (PCR) in der Diagnostik der Tuberkulose und der Mykobakteriosen durch ubiquitäre Mykobakterien. Pneumologie 51:78

Torrens JK et al. (1998) Non-tuberculous mycobacteria in cystic fibrosis. Thorax 53:182

Winthrop KL et al. (2008) Mycobacterial and other serious infections in patients receiving anti-tumor necrosis factor and other newly approved biologic therapies: case finding through the Emerging Infections Network. Clin Infect Dis 46:1738

Nichtinfektiöse, exogen-induzierte Erkrankungen

Exogen-allergische Alveolitis

Übersichten

Hauber HP, Zabel P (2009) Exogen allergische Alveolitis. Der Pneumologe 6:287–296
Koschel D (2007) Exogen-allergische Alveolitis. Pneumologie 61:305–322
Sennekamp J, Müller-Wening D (2006) Exogen-allergische Alveolitis. Der Pneumologe 3:461–70

32.1 Grundbegriffe/Definition

Synonyme sind »Hypersensitivitätspneumonitis« bzw. – im Amerikanischen – »hypersensitivity pneumonitis«. Die Prävalenz liegt um 4/100000 Einwohner, die jährliche Inzidenz bei ca. 0,5/100000. Bei Landwirten werden Prävalenzen bis zu 8,5%, bei Taubenzüchtern bis zu 15% angegeben.

Es ist eine Überempfindlichkeitsreaktion der Alveolen und der terminalen Bronchien auf organische Stäube. Drei Reaktionen spielen eine Rolle: Eine unspezifische lokale Reaktion auf organische Stäube ist primär. Die Reaktion ist zum zweiten humoral, im Sinne einer Typ-III-Reaktion; im Serum sensibilisierter Personen können spezifische IgG-Antikörper nachgewiesen werden. Zum dritten ist es eine Typ-IV-Reaktion mit histologisch nachweisbarer Granulombildung (DD: Sarkoidose, TB).

Die resultierende Entzündung kann passager mit und ohne Defektheilung oder progredient mit Übergang in eine Lungenfibrose verlaufen. Eine individuelle Disposition ist für das Risiko der Entstehung der Erkrankung verantwortlich; viele sensibilisierte Antikörper (spezifische IgG-Antikörper) erkranken nicht. Ausreichende und wiederkehrende Expositionen, z. B. täglich über viele Wochen und Monate, erhöhen das Erkrankungsrisiko. Das Ausmaß und die Zeitdauer der Exposition beeinflussen die Prognose wesentlich. Der Verlauf kann schleichend mit langsam progredienter Lungenfibrose sein oder akut mit allen Symptomen einer Pneumonitis, Bronchitis und Alveolitis.

32.2 Formen der exogen-allergischen Alveolitis

Häufig handelt es sich um meldepflichtige Berufskrankheiten im Sinne der Nr. 4201 der Berufskrankheitenverordnung. Allerdings sind auch Hobbys zu berücksichtigen. In manchen Auswertungen waren 15% der Lungenfibrosen Vogelhalterlungen. Gebäudereinigung, Arbeiten in Feuchtbereichen, Klimaanlagen und Verdampfer, Dämpfe-Schäume-Gase, Vogelhaltung und Taubenzucht (auch in der Nachbarschaft) müssen bedacht werden. Häufig ist zudem die Farmerlunge. Die anderen Alveolitiden sind selten, müssen jedoch bei Exposition und positiver Anamnese bedacht werden. Die potenziellen Allergene sind meist Produkte von Schimmelpilzarten bzw. deren Sporen.

Farmerlunge Sie ist häufig in niederschlagsreichen Regionen. Wenn Heu oder Stroh feucht eingefahren wird oder alt ist und feucht wird, entsteht antigenwirksamer Schimmel. Im Herbst wird das Heu verfüttert und durch die Aufwirbelung werden die Sporen eingeatmet. Eine arbeitende Person inhaliert bis zu 750000 Pilzsporen pro Minute.

Im regenreichen Allgäu wird statt Silage Heu und Grummet verfüttert, wegen der Besonderheiten der Käseherstellung (Emmentaler); die Folge ist eine regional hohe Inzidenz der EAA. Im Durchschnitt liegt die Prävalenz der EAA unter den Bauern in Europa bei 2,5–8,5% (je nach Exposition gegen organischen Stäuben und Ausmaß der Feuchtigkeit), in den USA bei 0,4–3%. Die spezifischen IgG-Antikörper sind bei bis zu 30% der Exponierten und bei 90% der Erkrankten nachzuweisen.

Vogelhalterlunge Taubenzüchter und Ziervogelhalter sind am häufigsten betroffen. Präzipitine (spezifische IgG-Antikörper, festgestellt mit der Präzipititationsmethode) finden sich bei 50% der Taubenzüchter. Die Prävalenz der EAA unter Vogelhaltern wird mit 5–15% angegeben. Die hohe Rate erklärt sich, weil der Kontakt intensiv ist und in geschlossenen Räumen stattfindet.

Erkrankungen bzw. Reaktionen auf Hühner, Enten und Gänse sind extrem selten. Die Hühnerzüchterlunge ist u.a. deshalb selten, weil der Hühnerkot klebrig ist und nicht zu Staub zerfällt.

Die potenziellen Allergene sind Serumproteine, sekretorische IgA-Antikörper und deren Abbauprodukte, Sekrete, Exkremente sowie der Flaum. Federn und Federabrieb können Auslöser sein. Aspergillen im Kot oder in den Luftsäcken erkrankter Vögel können ursächlich sein. Der Staub und damit vor allem der aufgewirbelte Staub ist der Antigenträger.

Die Bestimmung spezifischer IgG-Antikörper wird gegen Vogelserum (IgA umhüllt Kot und ist in den Federstäuben) durchgeführt. Weitere Allergenextrakte (Flaumabrieb etc.) oder eine Nativtestung (Vogel, Vogel- und Kotstaub) können herangezogen werden. Erstere sind allerdings von geringerer Sensitivität.

Nicht so selten ist eine Kreuzreaktion auf Bettfedern. Die Sensibilisierung kann beispielsweise in der Kindheit gewesen sein (z. B. Omis Nymphensittich, den man möglicherweise inzwischen total vergessen hat). Eine Vogel-EAA kann dann durch Federbetten ausgelöst werden oder fortschreiten.

Praxis

Ein Einzelfall war die Vogel-EAA durch eine Frau, die in ihrer Wohnung viele ausgestopfte Vögel hatte. Nicht selten hingegen wird die Vogel-EAA durch Tauben in der Nachbarschaft ausgelöst, wobei ein Bauer mit dem Kot nahe bei einer Familie mit Kindern düngt, also diesen regelmäßig ausstreute.

Industriearbeiten mit Isocyanatschäumen und Dämpfen, Polyurethanverarbeitung (z. B. Autoindustrie) und die Textilverarbeitung mit synthetischen und organischen Stäuben können eine Pneumonitis auslösen (◘ Tab. 32.1).

Befeuchterlunge Sie trat früher gehäuft in Druckereien auf. Ausreichende epidemiologische Daten liegen nicht vor. Mit den modernen Drucktechniken ist die Befeuchterlunge selten geworden. Ältere Publikationen gaben eine Erkrankungshäufigkeit von 15–50% bei Exponierten an.

Bestimmte Klimaanlagen, Raumluftbefeuchter, Verdampfer, Luftreiniger und Zimmerspringbrunnen sind auch heute noch oft die Ursache. Die vielen Sporen in diesem feuchten Milieu des kleinen Privatdschungels, z. B. mit isoliertem Wintergarten oder noch mit Orchideen und Verdampfer, können diese Lungenkrankheit auslösen. Erde und Hydrokulturen sind mit einem Pilzmycel durchsetzt. Dieses schleudert nachts Myriaden von Pilzsporen aus – und diese fliegen sehr weit. Im Wohn-Schlaf-Bereich werden diese dann eingeatmet.

Gerade bei rezidivierenden »Bronchitiden« und Fieber auch an so etwas denken. Bei 60% der asymptomatischen exponierten Personen können Präzipitine nachgewiesen werden. Und ca. 30% der Erkrankten haben keine Antikörper (d. h., sie haben schon welche, aber diese können nicht mit den üblichen Tests nachgewiesen werden).

Swimming-Pools, Wellness-Einrichtungen, Whirlpools, verpilztes Holz oder Vorhänge, mit Ansiedelung von Pilzen, Aussendung von Pilzsporen, zerfallenden Pseudomonaden und Mykobakterien können die Quellen sein. Oft gibt es hierbei (aber auch bei feuchtem, altem Heu und entsprechender Silage) eine nichtinfektiöse Akutreaktion auf die organischen Stäube, wie eine Grippe mit Bronchitis nach acht Stunden: das so genannte ODTS (Organic Dust Toxic Syndrome).

Grippeimpfung Nach ganz wenigen Grippeimpfungen und einer Hepatitis-B-Impfung kam es zur schweren EAA. Beschrieben waren jeweils eine vorbestehende EAA und zudem Gelenkbeschwerden bei einer vorangegangenen Grippeimpfung.

32.3 Diagnose

Die Kriterien zur Diagnose einer EAA wurden von der Arbeitsgruppe EAA der Deutschen Gesellschaft für Allergie- und Immunitätsforschung zusammengefasst:

Empfehlungen zur Diagnosestellung einer EAA

1. Nachgewiesene oder wahrscheinliche Exposition
2. Respiratorische und/oder systemische Symptome
3. Nachweis einer antigenspezifischen Sensibilisierung
4. Objektivierbare Lungenfunktionsbeeinträchtigung
5. Röntgenologische Lungenveränderungen
6. Inhalativer Provokationstest
7. Bronchoalveolare Lavage

Die Diagnose sei gesichert, wenn die Kriterien 1, 2 und 3 erfüllt sind und ein Kriterium aus 4–7. Die Biopsie wurde nicht als erforderliches Diagnosekriterium erachtet.

Leider sind diese Kriterien für heutige Verhältnisse oft ungeeignet. Sie stammen aus einer Zeit, in der massive Expositionen lange unerkannt und zuletzt zu eindeutigen Veränderungen führten. Derartige Bedingungen oder Arbeitsplätze gibt es heute nur noch selten. Die überwiegende Zahl der Patienten hat deshalb heute oligosymptomatische Verläufe. Man muss mit Folgendem rechnen:

Tab. 32.1 Zusammenstellung der häufigsten exogen-allergischen Alveolitiden

Krankheit	Allergen	Allergenquelle
Farmerlunge	Thermophile Actinomyceten, Aspergillusspezies, Micropolyspora faeni, Thermoactinomyces vulgaris, Fadenbakterien, Saccharopolysporaspezies, Heu	Schlimmeliges Heu, Stroh und Getreide, schimmelige Silage
Befeuchterlunge	Thermophile Actinomyceten, Aspergillusspezies, Flavobakterien, Algen und Amöben, Penicilliumspezies, Alternaria tenuis, Pullularia pullulans, Sphaeropsidalespilze	Verunreinigte Luftbefeuchter oder Klimaanlagen
Vogelhalterlunge	IgA, sekretorisches IgA und Spaltprodukte, Serumproteine, Enzyme des Verdauungstraktes, Flaum, Aspergillusarten	Serum, Sekrete, Federn- und Federnabrieb, Kotstaub, selten Kreuzreaktion gg. Federbetten; selten ausgestopfte Vögel
Malzarbeiterlunge	Aspergillus clavatus	Verschimmelte Gerste
Bagassose	Thermoactinomyces sacchari, Micropolyspora faeni	Schimmelige Bagasse (= Rückstand aus Zuckerrohr)
Pilzarbeiterlunge, Champignonzüchterlunge	Thermophile Actinomyceten, Aspergillus fumigatus, thermolatente Bakterien	Feuchtwarmer Pilzkompost
Speisepilzsporenalveolitis	Sporen von Pleurotus florida, Pleurotus ostreatus, Lentinus edodes	Austern- und Shii-Take-Pilze
Waschmittellunge	Enzyme: Subtilisin, Bacillus subtilis	Waschmittelherstellung
Proteasenlunge	Papain, Pankreatin	Arzneimittelherstellung
Käsewascherkrankheit	Penicillium casei, Käsemilben	Reinigung schimmeligen Käses durch Abreiben
Hypophysenschnupferlunge	Heterologes Eiweiß	Therapie des Diabetes insipidus mit Hypophysenpulver
Wasserdampflunge	Thermophile Actinomyceten, Amöben, Pullularia pullulans	Heißes Bad, Dampfbad, Sauna
Sommer-EAA	Trichosporum cutaneum	Hausstaub, Vogelkot
Isocynatalveolitis	Isocyanate	Zweikomponentenkleber, -lacke
Holzarbeiterlunge	Alternaria, Mucor, Penicillium, Rhizopus, Paecilomyces, Thermoactinomyces vulgaris, Aspergillus fumigatus	Verschimmeltes Holz (Sägen)
Ahornrindenschäler-EAA	Cryptostroma corticale	Ahornrinde
Suberosis	Penicillium frequentans	Schimmeliger Kork
Sequoiosis	Pullularia pullulans	Mammutbaumsägestaub
Obstbauernlunge	Penicillium notatum, Aspergillus fumigatus, Botrytis cineria	Verschimmelte Obstkühlhäuser
Winzerlunge	Botrytis cineria	Edelfäule (Beerenauslese)
Tomatenzüchterlunge	Penicillium brevicompactum	Welke Tomaten- oder Begonienblätter

Tab. 32.1 Fortsetzung

Krankheit	Allergen	Allergenquelle
Perlmuttalveolitis	Glykoproteine	Perlmuschelbearbeitung
Friseuralveolitis	Trichospora cutaneum, Schellack	Haarinfektion, Spray
Maisstärkelunge	Maisstärke	Mit Maisstärke beschichtete Kondome (veraltet) oder Papier (Zeitungen)
Hausstaubalveolitis	Thermophile Actinomyceten, Aspergillusspezies, Penicilliumspezies, Pullularia pullulans	Schimmeliger Hausstaub, feuchte Wände, schimmelige Blumenerde
Rattenalveolitis	Proteine im Urin und Serum	Tierhandel, Tierlabor
Blechbläserlunge	Candida albicans, Candida famata	Ungereinigtes Mundstück
Kürschnerlunge	Staub von Pelzhaaren	
Kühlmittel-EAA	Kühlmittel beim Bohren und Schleifen wird wieder aufgefangen und besiedelt	Besiedelt mit Fusarium, Pseudomonaden usw.; wird gestreut durch den feinsten Nebel um die Arbeitsmaschine

Zunehmend bedenkenswerte oligosymptomatische Verläufe

- Nicht sofort erkennbare Expositionen
- Atypische und wechselhafte Symptomen (wie rezidivierende Bronchitis/Fieber u.Ä.)
- Antikörper oft negativ
- Lungenfunktion im Normbereich (marginale Veränderungen)
- Radiologisch negativ bis minimal
- HRCT sensitiver als Röntgen, 10% der Pneumonitiden auch HRCT-negativ
- Inhalativer Provokationstest nahezu obsolet (außer BG-Fall)
- Bronchoalveoläre Lavage (reichlich und tief, am besten in Analgosedierung am sensitivsten)
- Kleine (natürlich nichtverkäsende) Granulome in der TBB sind hinweisend
- Langjährig falsche Diagnose Asthma bzw. COPD bzw. Empysem mit Fibrose

32.3.1 Verlaufsformen, Symptomatik und Status

Art, Häufigkeit und Intensität des Allergenkontaktes bestimmen das Beschwerdebild. So wird zwischen akuten Formen bei massiver, intermittierender Exposition (z. B. Heukontakt bei Landwirten, Reinigung der Ställe bei Taubenzüchtern) und chronischem Verlauf bei ständigem geringen Kontakt (z. B. Halten von 1–2 Ziervögeln) unterschieden. Häufige Re-Exposition fördert die Chronifizierung.

Akute Form Akut manifestiert sich die EAA grippeähnlich (ODTS) mit Krankheitsgefühl, Fieber, Frösteln bis Schüttelfrost, Kopf-, Brust- und Gliederschmerzen, Müdigkeit, Dyspnoe, unproduktivem trockenem Husten und Inappetenz. Ein typischer Befund ist die inspiratorische Sklerosiphonie. Sie wird auch als Sklerophonie, basales (trockenes) feinblasiges Knisterrasseln oder als »velcro rales« bezeichnet. Wahrscheinlich handelt es sich um das Entfaltungsknistern bei ödematöser Alveolitis.

Die Symptome treten nach 3–13 (meist 4–6) Stunden nach Allergenkontakt auf und klingen nach 12–48 Stunden ohne Therapie vollständig ab. Bei Re-Exposition bekommen Betroffene erneut Symptome, da sie sensibilisiert sind. Es kann durch Re-Exposition eine akute, massive, tödlich verlaufende Exazerbation der Alveolitis ausgelöst werden (Tab. 32.2).

Dieser verzögerten Reaktion kann eine obstruktive Sofortreaktion vorausgehen, die sich 10 Minuten nach Expositionsbeginn entwickelt, ihr Maximum nach 15–30 Minuten erreicht und sich nach 1–3 Stun-

Tab. 32.2 Häufigkeit der akuten Symptome bei EAA

Belastungsdyspnoe	98%
Fieber	89%
Trockener Husten	79%
Frösteln	76%
Schwitzen	71%
Rasselgeräusche	68%
Mattigkeit	64%
Gewichtsabnahme	43%
Hypoxämie, Zyanose	27%

den spontan zurückbildet. Heiserkeit nach Exposition (Laryngitis) kann beobachtet werden.

Chronische Form Der anfangs meist schubweise Verlauf kann in ein chronisches Stadium übergehen. Die primär chronische Form imponiert klinisch mit über Monate progredienter Atemnot, mit Husten, Auswurf, Druck in der Brust sowie uncharakteristischen Allgemeinsymptomen wie Gewichtsverlust, Inappetenz und Abgeschlagenheit. Bei Ziervogelhaltern sind die Verläufe oft sehr schleichend, die Befunde und Symptome sind fibrosetypisch. Als Endstadium entwickelt sich in ca. 20% eine Lungenfibrose. Cor pulmonale mit Uhrglasnägeln und Trommelschlegelfinger sind Zeichen der fortgeschrittenen Erkrankung.

32.3.2 Laboruntersuchungen

Unspezifische Entzündungsreaktion Parallel zu den Symptomen und Beschwerden entwickelt sich eine Leukozytose mit Linksverschiebung und Abfall der Lymphozyten. Die Eosinophilen können ansteigen. Die BKS ist oft erhöht.

Der Gammaglobulinspiegel liegt häufig über der Norm und normalisiert sich nach mehrwöchiger Allergenkarenz wieder. Ein unspezifischer ACE-Anstieg kann beobachtet werden – wie bei jeder pulmonalen Entzündungsreaktion.

Spezifische Entzündungsreaktion Pathognomonisch ist ein erhöhter IgG-Antikörpertiter gegen das potenzielle Allergen; eine positive Reaktion findet man bei 90% der Kranken. Asymptomatische Exponierte haben spezifische IgG-Antikörper gegen die Befeuchterantigene (Drucker) in 60%, gegen Serum von Tauben in 20% und gegen landwirtschaftliche Antigene in bis zu 30%. Spezifische IgA- oder IgM-Antikörper werden nur gefunden, wenn auch IgG-Antikörper nachweisbar waren.

Als Präzipitine werden spezifische IgG-Antikörper bezeichnet, die eine Reaktion gegen das potenzielle Antigen im Agar-Gel-Doppeldiffusionstest zeigen. Dieses Verfahren ist wenig sensibel, nichtpräzipitierende Antikörper werden nicht erfasst. Sensibler ist der Elisa-Test, am sensibelsten sind Radioimmunassays. 1–5 Jahre nach Allergenexpositionsende sind meist keine Präzipitine mehr nachweisbar.

Das Ausmaß falsch-positiver und falsch-negativer Reaktionen ist nicht bestimmt. Antikörpertests dürfen nicht isoliert betrachtet werden. Gesunde, exponierte Menschen können eine Reihe positiver Ergebnisse haben, vor allem in den Radioimmunassays. Erkrankte sind in 10% der Fälle negativ, die Präzipitine (bzw. spezifischen IgGs) sind nach meiner unbestätigten Beobachtung noch häufiger falsch-negativ. Falsch-negativ kann aber auch nur heißen, dass das maßgebliche Allergen nicht getestet wurde. Beispielsweise kann bei der Vogelhalterlunge eine Reaktion auf Serumproteine negativ sein, eine Reaktion auf den Flaum jedoch positiv. Sehr spezialisierte Labors können Antigenextrakte aus dem Nativmaterial herstellen und damit spezifische IgG-Antikörper bestimmen. Diese Reaktionen werden dann natürlich auch zunehmend unspezifischer. Kommerziell erhältliche Testkitts sind von unterschiedlicher Qualität und unterschiedlichem Allergengehalt.

32.3.3 Lungenfunktion

Das klassische lungenfunktionsanalytische Merkmal der EAA ist die Restriktion und die Diffusionsstörung. Der Sauerstoffpartialdruck und die alveolo-arterielle Sauerstoffdifferenz sind empfindliche Parameter, vor allem bei Belastung vor und nach Exposition. Eine respiratorische Partialinsuffizienz ist häufig. Zwischen den Attacken können die Befunde normal sein.

Die Angaben über die Häufigkeit der bronchialen Hyperreagibilität bei Farmerlungenkranken schwanken zwischen 25 und 50%. Die Obstruktion ist mit Beta-2-Mimetika reversibel. Diese bildet sich meist 1–2 Monate nach der Exposition zurück. Ursache ist eine Sofortreaktion ohne IgE-Vermittlung.

Chronische Verlaufsformen zeigen neben restriktiven oft auch obstruktive Ventilationsstörungen. Die-

Tab. 32.3 Klassifikation der Röntgenveränderungen der EAA nach Hapke

Akut 1	Geringfügige Veränderungen, die nur aufgrund der Anamnese als pathologisch angesehen werden können
Akut 2	Deutliche Veränderungen; diskret, scharf begrenzt, punktförmig oder so fein wie Milchglas (»Sandsturm«)
Akut 3	Anomalitäten wie unter Akut 2 mit weichen Verschattungen, die zusammenfließen können, vor allem in den mittleren und unteren Zonen. Die normale, scharfe Abgrenzung der Lungengefäße ist reduziert.
Chronisch 1	Retikuläre und diffuse, feinlineare oder knotige Verschattungen unterschiedlicher Größe.
Chronisch 2	Grobkörnige lineare Verschattungen, die sich von den Hili aus strahlenförmig ausbreiten.
Chronisch 3	Grobkörnige lineare Verschattungen, kleine Zystenformationen, Cor pulmonale.

se sind in der Regel fixiert. Häufig findet sich hier eine irreversible Lungenüberblähung und Fibrosierung, z. B. bei der Holzverarbeitung, wenn viele Stäube eingeatmet werden (wahrscheinlich dann ein Mischbild aus COPD/Emphysem/EAA).

32.3.4 Thoraxröntgen

Akute Form Im akuten Stadium der EAA finden sich diffus verteilt weiche Fleckschatten mit Betonung der Mittel- und Unterfelder. Eine milchglasartige Trübung wird als »Sandsturmphänomen« bezeichnet. Eine normale Thoraxröntgenaufnahme schließt eine EAA nicht aus. Die akuten Röntgenzeichen verschwinden bei Allergenkarenz schnell. Trotz Normalisierung des Röntgenbildes können noch Gasaustauschstörungen bestehen.

Chronische Form Chronische Stadien sind gekennzeichnet durch Fibrose und deren Folgezustände. Eine minimale Strukturbündelung mit Inhomogenitäten und Irregularitäten (»dirty chest«) kann ein Frühzeichen sein. Im konventionellen Röntgenbild nicht sichtbare, so genannte röntgeninvisible Fibrosen lassen sich computertomographisch nachweisen. Eine leichtgradige Fibrose hat ein kleinnodulär-interstitielles Muster. Eine Einteilung nach der ILO-Klassifikation ist denkbar. Die Beschreibung nach Hapke ist didaktisch wertvoll, da sie das Ausmaß der Reaktion und Stadien beschreibt (Tab. 32.3).

HR-CT Wie bei der Diagnostik anderer fibrosierender Lungenerkrankungen und Alveolitiden ist das HR-CT erwartungsgemäß sensitiver als konventionelle Röntgen (nur ca. 60%).

32.3.5 Zytologie/Histologie

Zytologie In der BAL sieht man initial bei frischer Exposition eine Neutrophilie. Bei wiederholter Exposition dominiert die lymphozytäre Entzündung. Es überwiegen die T8-Lymphozyten. Entsprechend ist die T4/T8-Ratio oft kleiner als 1. Die Patienten kommen in der Regel erst im fortgeschrittenen Krankheitsverlauf zur Diagnose, so dass man selten eine Neutrophile, sondern fast immer eine Lymphozytose mit über 50% Lymphozyten im Differenzialzellbild der BAL sieht.

Histologie Histologisch durchläuft die Erkrankung vier Stadien: zunächst die neutrophile Phase, dann die lymphozytäre Phase, die granulomatöse Entzündung und letztlich die fibrotische Abheilung. In den ersten Stunden nach Exposition sieht man ein Ödem mit neutrophiler Infiltration des Interstitiums, nach Tagen wird die Infiltration monozytär, vorwiegend lymphozytär. Letztlich kommt es zu einer granulomatösen Entzündung, die Lungenbiopsie zeigt eine interstitielle granulomatöse Pneumonie mit sarkoidoseähnlicher Granulombildung und mehrkernigen Riesenzellen. Die Abheilung ist fibrosierend. Ein chronisches Stadium mit Übergang in Fibrose bis zum Grad der Honigwabenlunge kann sich anschließen. Wandveränderungen der Bronchien mit Bronchiolitis obliterans wurden, wie bei jeder Entzündung und Fibrosierung möglich, beschrieben. Die charakteristische Trias Bronchiolitis, interstitielle Infiltration und nichtverkäsende Granulome liegen bei bis zu 80% der belegten Fälle vor. Sekundär können selten Zeichen einer Lipoidpneumonie vorliegen.

32.3.6 Inhalative Provokationstestung

Es gibt drei Möglichkeiten der inhalativen Provokationstestung:

Re-Exposition am Arbeitsplatz Theoretisch wäre diese Methode gut. Anfahrtswege, Überwachung der Patienten und Verfügbarkeit von Messmethoden fernab der Klinik sind jedoch nicht bezahlbar. Haftungsrechtliche Probleme für Arzt und technisches Personal außerhalb der Klinik sind ein weiteres Problem.

Inhalation von Extrakten Extrakte der fraglichen, potenziellen Allergene sind käuflich erwerbbar und können in Speziallaboratorien hergestellt werden. Mit Verneblern aller Art kann eine Verdünnung des potenziellen Allergens in aufsteigender Dosis und mit zunehmender Zeitdauer (30 s bis 30 min) inhaliert werden. Die Methode ist einfach und wird deshalb häufig angewandt. Das Problem ist die mangelnde Definition der quantitativ und qualitativ korrekten Exposition. Im negativen Fall lässt sich eine EAA nicht ausschließen. Allergische Sofortreaktionen müssen geprüft (Hauttest) und durch Überwachung beherrscht werden. Ein juristisches Problem: Zugelassene Substanzen gibt es nicht.

Man verwendet beispielsweise Pricklösungen. Es wird eine Verdünnungsreihe bis auf 1:10000 erstellt. Hierzu werden 0,2 ml Stammlösung zu 1,8 ml NaCl-Lösung gegeben (entsprechende Verdünnung: 1:10) usw. Alle 15 min wird über einen Vernebler eine Verdünnungsstufe inhaliert, Beginn mit Verdünnung 1:10000. Dann wird jeweils die Lungenfunktion erfasst, um Typ-I-Reaktionen (Asthma) zu erkennen.

In der Diagnostik der Vogelhalterlunge wurde von manchen Arbeitsgruppen mit Vogelserum provoziert. Zugelassene Präparate gibt es nicht. Das Serum, das zur Bestimmung spezifischer IgG-Antikörper zugelassen ist, enthält zudem Konservierungsmittel. Serum direkt von den in Frage kommenden Vögeln wäre denkbar. Es gibt auch ethisch fragwürdige Studien hierzu. Man müsste jede Form von Virus- und Keimübertragungen oder krebserregende Wirkungen sicher ausschließen können.

Arbeitsplatzbezogene Re-Exposition in der Klinik Ein Synonym ist Nativprovokation. Das Ausmaß der nativen Exposition wird in einer Provokationskammer simuliert. Tauben fliegen, und deren Kot wird aufgewirbelt. Stroh oder Heu werden aufgewirbelt. Schimmeliges Holz wird gesägt, Federbetten werden geschüttelt usw. Diese Methode setzt sich zunehmend durch. Sie ist indiziert, wenn die Inhalation von Allergenextrakten negativ ausfiel.

Nach Aufwirbelung, Sägen, Sieben etc. über 15–30 min muss ebenfalls eine etwaige Typ-I-Reaktion durch Prüfung der Lungenfunktion erfasst werden.

Die inhalative Provokationstestung gilt bei EAA als besonders zuverlässig. Wie zuverlässig sie bei chronisch-schleichenden Verläufen ist, z. B. EAA durch Ziervogelhaltung, ist nicht untersucht. Ihre Indikation ist dann gegeben, wenn es nicht gelingt, die Diagnose mit anderen Methoden zu stellen.

Indikationen zur inhalativen Provokationstestung
- Die Diagnose ist mit Röntgen, Labor und Anamnese nicht sicher zu stellen
- Dringender Verdacht auf die Erkrankung, z. B. Nachweis von spezifischen IgG bei positiver Anamnese, bei normaler Lungenfunktion und normalem Röntgenbild
- Lungenfibrose unklarer Genese und positive Expositionsanamnese
- Sicherung oder Ausschluss der beruflichen Genese einer EAA im Rahmen der Begutachtung
- Aufwändige Allergenkarenz, z. B. Berufswechsel, Wohnortwechsel, Abschaffung von Haustieren

Kontraindikationen der inhalativen Provokationstestung
- Irreversible Ruhehypoxämie: $PaO_2 <$ 60 mmHg (mMn < 70 mmHg)
- Ausgeprägter Restriktion: VK und TLC < 50% (mMn auch schon sehr knapp und riskant)
- Resistance über 0,5 kPa/l/s (ebenso sehr kritisch prüfen)

Im Einzelfall kann es sehr wichtig sein, eine Berufskrankheit zu beweisen, um eine Progression der Erkrankung zu verhindern. Dann kann in Absprache mit dem Patienten eine Provokation sinnvoll sein, auch wenn relative Kontraindikationen vorliegen.

Eine Exposition kann schwergradige Folgen haben. Im Allgemeinen wird der inhalativen Provokationstestung eine prognoseverschlechternde Wirkung mit Wahrscheinlichkeit nicht zugeschrieben. Man geht davon aus, dass lediglich die tägliche Expositionssituation (z. B. bei Bauern am Arbeitsplatz) reproduziert wird.

Praxis

Wir erinnern uns an einen Mann, der nach dem Sägen seines Holzes (Schimmel) ins Lungenversagen geriet und sich dann aber glücklicherweise, jedoch sehr langsam, wieder vollständig erholte. Das war eben nicht im Freien, sondern im geschlossenen Raum, was einen Unterschied macht.

Es sollte diese Untersuchung nur an spezialisierten Zentren mit der Möglichkeit der Intensivtherapie und mit sehr kritischer Indikationsstellung durchgeführt werden.

Beurteilung bei EAA nach den Empfehlungen der DGP bei Expositionstestung (Arbeitsgruppe EAA der Deutschen Gesellschaft für Allergie und Immunitätsforschung)

Systemische Reaktion, 2 von 3 müssen erfüllt sein:

- Anstieg der Körpertemperatur ≥ 1°C in den pathologischen Bereich > 37,4°C rektal
- Zunahme der Leukozytenzahl ≥ 2500/cmm
- Auftreten von Allgemeinsymptomen, wie Frösteln, Schüttelfrost, Gliederschmerzen (Flu-like syndrome)

Pulmonale Reaktion, 2 von 3 müssen erfüllt sein:

- Auftreten provokationsbezogener pulmonaler Symptome wie Husten, Atemnot oder Befunde wie Knisterrasseln
- Abfall der Vitalkapazität ≥ 20%, wenn nicht gleichzeitig eine Obstruktion auftritt
- Abfall des Sauerstoffpartialdruckes ≥ 7 mmHg in den pathologischen Bereich, an mindestens zwei Messpunkten im Abstand von 2 h, und/oder Abfall der Diffusionskapazität ≥ 15%

Nach meiner Meinung braucht man heutzutage nahezu keine Provokationstestungen mehr. Risiko und Nutzen stehen in ungutem Verhältnis. Vielleicht sind sie vertretbar, wenn ein Betroffener und seine Familie existenziell von einem Arbeitsplatz abhängig sind und diese Ursache sicher ausgeschlossen werden soll.

Bei Farmerlunge hat sich eine native Testung mit 4-mal 15-minütiger Heuexpositionszeit bewährt. In den Intervallen werden Peak-Flow und Atemwegswiderstand gemessen, um eine asthmatische Typ-I-Reaktion zu erkennen.

Das Heu sollte möglichst aus einer »Charge« sein, auf die der Betroffene schon einmal reagiert hat. Trockenes, ungelagertes Heu enthält noch keine Schimmelpilze. Das Heu wird aufgewirbelt. Die Belastung entspricht den Bedingungen am Arbeitsplatz bei der Fütterung.

Bei der Vogelhalter-EAA wurden Serumproteininhalationen beschrieben. Richtwerte für die Dosierung gibt es nicht. Reynolds gibt beispielsweise eine Verdünnung des Taubenserums von 1:100 an, schließt vorher über Hauttests eine Anaphylaxie aus und lässt schrittweise insgesamt 10 min mit Vernebler (9 l/min) inhalieren. Die Inhalation von Vogelserum ist ethisch problematisch, zugelassene Substanzen gibt es nicht. Extrakte aus Vogelkot oder Vogelflaum sind wahrscheinlich sicherer. Besser ist es, nativ zu exponieren, also mit Vogel und Aufwirbelung des trockenen Kotes und des Federkleides.

Bei der Befeuchterlunge wird Flüssigkeit aus der Klimaanlage verwandt. Bei Pilzarbeitern muss der Pilzstaub verwandt werden. Wenn schimmeliges Holz die Ursache sein soll, so kann ein entsprechendes Holzstück gesägt werden.

Überwachung Sie beginnt mit den Ausgangswerten vor der Provokation, dann zunächst zweistündlich, insgesamt über 24 Stunden. Erfasst werden die Symptome, Status, Puls, Temperatur, Blutbild, Bodyplethysmographie, Spirometrie und Blutgasanalyse. Thorax-Röntgen erfolgt vor der Exposition und 6 und 24 Stunden nach Exposition. Die Ergospirometrie vor und nach Exposition ist sehr sensitiv, aber bezüglich ihrer diagnostischen Spezifität nicht validiert.

Kurzfristige Kontrollen zu Beginn der Provokation (z. B. 15-minütig) erfassen Typ-I-Reaktionen (Asthma). Verzögerte Typ-I-Reaktionen werden durch stündliche Lungenfunktionsprüfungen über 2–5 Stunden nach Provokation erfasst.

Neben der charakteristischen Spätreaktion der EAA kann auch eine Sofortreaktion auftreten. Diese Sofortreaktion mit Obstruktion kann unspezifisch sein und spricht auf Beta-2-Mimetika an. Sie ist verursacht durch die EAA-bedingte Hyperreagibiltät. Tritt zusätzlich später die Alveolitis auf, so spricht man von einer dualen Reaktion. Es kann allerdings auch zusätzlich ein allergisches Asthma vorliegen. Dies sollte vor der Provokation durch Peak-Flow-Protokolle,

Hauttests auf die potenziellen Allergene und durch die Untersuchung auf Eosinophilie im Bronchialsekret geprüft werden.

32.4 Therapie

Karenz Einzig sinnvoll ist das Meiden des Allergens. Die Berufskrankheitenverordnung fordert die Aufgabe der schädigenden Tätigkeit bei der EAA nicht. Wenn eine vollständige Allergenkarenz nicht gewollt wird bzw. nicht möglich ist, müssen andere Maßnahmen eingeleitet werden. Hiermit kann jedoch keine vollständige Karenz erreicht werden.

Bei Farmerlunge muss von Heu- und Grummetfütterung auf Silagefütterung mit Mais und Gras umgestellt werden. Die Staubbelastungen können durch entsprechende Förderanlagen, Absauganlagen und Masken gesenkt werden. Eine Heutrocknungsanlage und eine Mechanisierung des Fütterungsvorgangs sind sinnvoll. Schleußen oder Abstände zwischen Stallungen und Wohnhaus sind erforderlich.

Bei Befeuchterlunge müssen die Klima-, Dampf- oder Befeuchtungsanlagen regelmäßig gereinigt werden, um eine Keimbesiedelung zu verhindern. Bei Hausstaubalveolitis ist eine Sanierung feuchter Wände oder, besser, ein Umzug nötig. Bei Obstbauernlunge wird der Abkühlzeitpunkt in den Kühlhäusern verschoben. Bei Austernpilzzüchtern können sporenarme Hybride und eine Verlegung des Erntezeitpunktes sinnvoll sein.

32

Selten kann bei Vogelhalterlunge eine Kreuzreaktion mit Bettfedern vorliegen. IgG-Antikörper gegen Enten- und Gänsefedern sind meist, jedoch nicht verlässlich erhöht. Deshalb sollten Menschen mit Vogel-EAA auch Federbetten meiden.

Vogelallergene persistieren drei Jahre in Wohnräumen, auch wenn nach Abschaffung der Tiere gründlich gesäubert wurde. Ausgestopfte Vögel sollen aus der Wohnung.

Kortikosteroide Sie wirken bei akuten Reaktionen rasch. Das Röntgenbild normalisiert sich schneller als im Spontanverlauf. Die empfohlene Dosis beträgt 40–60 mg Prednisolon (0,5 mg/kgKG/d, initial 3 × 20 mg über 2 Wo, 3-mal pro Tag weiter zu empfehlen), über 6 Wochen (12 Wo ohne zusätzlichen Nutzen), zuletzt 3 × 5 mg und dann rasch ausschleichen. Ob mit Kortikosteroiden und ohne Allergenkarenz eine Fibrose verhütet werden kann, ist nicht bekannt, aber unwahrscheinlich.

Praktisches Vorgehen bei Farmerlunge Aus existenziellen Gründen kann man nicht jedem Bauern mit EAA die Berufsaufgabe empfehlen. Sie wird meist nicht gewollt, da sich die Landwirte mit ihrem Beruf und ihrem Boden identifizieren. Zudem ist dies auch nicht in allen Fällen nötig.

Mehrere Autoren empfehlen in diesen Fällen folgende Sequenz des Vorgehens: zuerst Behandlung des akuten Anfalls mit Prednisolon über 4–6 Wochen; zudem über mehrere Monate strenge Allergenkarenz. Bei Rückkehr an den Arbeitsplatz sollten über die Berufsgenossenschaften und die Angehörigen alle staubmindernden Maßnahmen eingeleitet worden sein. Der Nutzen niedrig dosierter Kortikosteroide in der Fütterungsperiode ist fraglich. Bei weiterer Progression der EAA ist eine Berufsaufgabe zu empfehlen.

Prognose Eine Fortsetzung der schädigenden Tätigkeit begünstigt Rezidive und die Entwicklung einer Lungenfibrose. Eine akute Alveolitis kann fatal verlaufen. Eine Lungenfibrose mit den kardialen Folgen erleiden 20%.

32.5 Differenzialdiagnosen

Bronchitiden, Pneumonien Das ist sicher die häufigste Fehldiagnose. Jahrelang wird auf rezidivierende Bronchitiden (Röntgen negativ!) und Pneumonien behandelt. Typische Anamnese: »Seit Jahren werden mir Antibiotika verschrieben, und es nützt nichts.« »Konstitutionelle Schwächen« werden vermutet, und Heilpraktiker und Akupunkteure kommen zum Zug.

Pulmonale Mykotoxikose Synonyme sind »Organic Dust Toxic Syndrome« (ODTS) oder »Drescherfieber«. Es ist eine entzündliche Reaktion, die durch eine massive inhalative Belastung mit organischem Material, beispielsweise Schimmelpilzsporen, entsteht. Beim Dreschen oder »Spielen« im Stroh oder Heu kann eine akute Exo- und schließlich Endotoxinwirkung mit Krankheitsgefühl, Abgeschlagenheit, Fieber, Kopfschmerzen, Myalgien, Arthralgien und/oder Husten sowie Atemnot folgen. Die Reaktion ist dosisabhängig.

Es besteht keine Sensibilisierung (spezifisches IgG negativ). Eine inhalative Provokation mit niedriger »Dosierung« verliefe negativ. In der bronchoalveolären Lavage dominieren differenzialzytologisch direkt nach Exposition die Granulozyten. Lungenfunktionelle oder radiologische Veränderungen sind meist negativ, gering ausgeprägt oder nur passager vorhanden.

Als Berufskrankheit ist das ODTS nicht anerkannt, obwohl die Übergänge zur EAA fließend sind. Symptomatisch und präventiv sollten jedoch Allergenkarenz und staubentlastende Maßnahmen empfohlen werden. Im Zweifelsfall sollte der Verdacht auf eine EAA gemeldet werden. Staubschutzmaßnahmen können vor einer etwaigen Progression schützen.

Silokrankheit Das Abdecken eines Silos kann zur massiven Freisetzung von Allergenen (Schimmelpilzsporen) führen. Differenzialdiagnostisch sind eine EAA, ODTS, Asthma und die lebensgefährliche NO_2-Intoxikation zu bedenken. Das Phänomen der NO_2-Intoxikation ist dem Betreiber eines Silos bekannt. In der Regel finden sich entsprechende Warnhinweise am Siloeinstieg.

Lungenfibrosen Alveolitiden anderer Genese, Sarkoidose und tuberkulöse Veränderungen können im Einzelfall schwer abgrenzbar sein.

Obstruktive Atemwegserkrankungen Diese sollten immer ausgeschlossen werden. In der Lungenfunktion besteht bei EAA nach Exposition oder unspezifischer Reizung oft eine Hyperreagibilität mit Obstruktion. Insofern kann die Differenzialdiagnose schwierig sein. IgE-vermittelte Sofortreaktionen können mittels eines Hauttests geprüft werden.

> **Man sollte die Diagnose »Asthma auf berufsbedingte Allergene« nicht leichtfertig und ohne Expertise in den Raum stellen. Wenn berufsbedingtes Asthma berufsgenossenschaftlich anerkannt werden soll, würde dies meist (nicht immer!) eine Berufsaufgabe für den Betroffenen bedeuten (im Gegensatz zur EAA!). Asthma, COPD und Emphysem können auch gemeinsam mit der EAA auftreten.**

Sarkoidose Die Histologie, Röntgen und Anamnese trennen in der Regel die Sarkoidose von der EAA ab. Der ACE-Spiegel ist unspezifisch und bei Sarkoidose oft im Normbereich.

Wenn eine fibrosierende Alveolitis unklarer Genese mit Granulombildung jedoch nicht zuzuordnen ist, so hofft man vergeblich auf den T4/T8-Quotienten aus der BAL. Ein T4/T8-Wert unter 1 spricht für die EAA, eine T4/T8-Ratio über 5 spricht für die Sarkoidose. Etwa 10% der Patienten mit Sarkoidose haben einen T4/T8-Quotienten unter 1, etwa 10% der Patienten mit EAA haben einen Quotienten über 5. Zudem sind leider die T4/T8-Werte meist im Graubereich zwischen 1 bis 3.

Tuberkulose Differenzialdiagnostisch sollte man die Tuberkulose nicht vergessen. Histologisch können bei der paucibacillären Miliartuberkulose Granulome mit kleinen Nekrosen, ohne Verkäsung und ohne säurefeste Stäbe vorkommen. Bei alten Menschen ist der Tuberkulin-Hauttest oft negativ. Fluoreszierende Stäbe sind oft nicht nachweisbar. Eine Tuberkulose-Therapie ex juvantibus und/oder eine Kultur der Lungenbiospie können weiterhelfen.

Byssinose Sie kommt in Entwicklungsländern vor, in der Baumwollindustrie, auch bei der Flachs- oder Sisalverarbeitung. Es ist eine gutartige Pneumokoniose wie die Berylliose, die Eisen- und Aluminiumstaublunge, die Stannose (Zinnstaub) oder Bagassose (Zuckerpflanze). Die ungereinigte Baumwolle mit organischen Stäuben und Endotoxinen induziert eine schwere Entzündung der Atemwege nach Stunden. Diese klingt bei anhaltender Exposition subjektiv wieder ab (Tachyphylaxie). Die Beschwerden (initial bronchitisch-asthamtisch) sprechen aber auf Inhalativa wenig an. Die peribronchiale Entzündung führt einerseits langfristig zum Emphysem, erfasst andererseits wohl auch das Interstitium mit sekundärer pulmonaler Hypertonie.

Aktuelle, weiterführende Literatur

Agostini C, Trentin L, Facco M, Semenzato G (2004) New aspects of hypersensitivity pneumonitis. Curr Opin Pulm Med 10:378

Deutsche Gesellschaft für Pneumologie (1998) Empfehlungen zur inhalativen Provokationstestung bei exogenallergischer Alveolitis. Pneumologie 52:444

Hanak V, Golbin JM, Ryu JH (2007) Causes and presenting features in 85 consecutive patients with hypersensitivity pneumonitis. Mayo Clin Proc 82:812

Koschel D et al. (2006) Schwimmbadlunge – Exogen-allergische Alveolitis oder Mycobakteriose. Pneumologie 60:285–289

Lacasse J, Selmann M, Costabel U et al. (2003) Clinical diagnosis of hypersensitivity pneumonitis. Am J Resp Care Med 168:952

Mohr LC (2004) Hypersensitivity pneumonitis. Curr Opin Pulm Med 10:401

Sennekamp J (1996) Differentialdiagnose organic toxic dust syndrome (ODTS) – exogen-allergische Alveolitis. Allergologie 19:111–113

Sennekamp J et al. (2007) Empfehlungen zur Diagnostik der exogen-allergischen Alveolitis. Pneumologie 61:52–56

Sennekamp J, Joest M (2008) Exogen-allergische Alveolitis – neue Erkenntnisse. Pneumologie 62:51–54

Silvia CI et al. (2008) Chronic hypersensitivity pneumonitis. Differentiation from idiopathic pulmonary fibrosis and nonspecific interstitial pneumonia by using thin section CT. Radiology 245:288

Zacharisen MC et al. (2002) The long term outcome in acute, sub acute and chronic forms of pigeon bredder's disease hypersensitivity pneumonitis. Ann Allergy Asthma Immunol 88:175

Asbestbedingte Erkrankungen

Themenheft

Asbest und Erkrankungen der Lunge und Pleura. Der Pneumologe 7, Nr.1

33.1 Grundbegriffe

Exposition Asbest wird und wurde wegen einer Reihe von wichtigen Eigenschaften verarbeitet. Gebraucht wird es wegen der Feuerresistenz, der geringen Hitze-, Elektrizität- und Schallleitung. Verarbeitet wird es zur Isolation (Verkleidung, Verschalung, z. B. Schiffsbau, Großbauten, Kessel-, und Leitungsbau), als Asbestzement wurde es in der Bauindustrie verwandt sowie in der Reibebelagindustrie (früher Bremsen, heute noch Kupplungen).

Asbest – in Deutschland seit 1993 absolut verboten – findet sich noch in vielen Materialien. Die Entsorgung, gerade bei Bausanierungen, und die Schutzvorkehrungen werden sehr ernst genommen. Asbest wird in den Schwellenländern, wie Russland, China, Brasilien u.a., noch im großen Stil eingesetzt.

Anamnestisch erfragt wird die Mitarbeit in solchen Betrieben, die Arbeitskleidungsexposition zu Hause (Familienmitglieder, z. B. wenn die Gattin den »Blaumann« regelmäßig ausbürstete) oder die Nachbarschaft zu entsprechenden Produktionsstätten oder Minen. Kinder können beispielsweise in der Nachkriegszeit in Bunkern mit Asbestmatten gespielt haben. Asbesthaltiger Spritzputz in Gebäuden spielt keine Rolle. Gefährlich ist das Mischen dieses Putzes, das Anbringen und Abtragen. Entsprechend können bei Umbauarbeiten Asbeststäube freigesetzt werden. Bei gezielter Asbestbeseitigung wird in der Regel heute mit sehr gutem Schutz gearbeitet.

Das Intervall Exposition/Erkrankung kann Jahrzehnte betragen, im Mittel ca. 20 Jahre (Bandbreite ca. 5–50 Jahre). Bei massiver Exposition sind wenige Jahre ausreichend. Eine schwache Korrelation zwischen Fasergehalt der Lunge, freien Asbestfasern und Asbestkörper in Bezug auf das Erkrankungsrisiko spricht für eine individuelle Disposition.

Endemische Besonderheiten Große Vorkommen sind in Südafrika und Kanada. Mit Anthophyllith kontaminiertes Erdreich findet sich in Finnland, Bulgarien, Tschechien, der Slowakei und Griechenland. Dort diagnostiziert man gehäuft benigne Pleuraplaques. Mit Erionith und Zeolith kontaminiertes vulkanisches Tuffgestein wird in der Zentraltürkei, Region Karain, zum Hausbau verwandt – mit endemischer Häufung des Mesothelioms.

Asbesttypen Es sind faserförmig kristallisierte silikatische Mineralien. Chrysotil (Weißasbest), Krokylodith (Blauasbest), Amosith (Braunasbest), Tremolith, Anthophyllith, Zeolith und Erionith sind einige Typen. Unterscheidungen bezüglich Penetrationsverhalten, Löslichkeit usw. spielen für die Praxis keine wesentliche Rolle.

Pathogenese Asbest führt zur Asbestose (eine Lungenfibrose, ähnlich IIP/UIP), zu benignen Pleuraplaques, zur Asbestpleuritis und Pleurafibrose, zum malignen Mesotheliom und begünstigt die Entstehung eines Bronchialkarzinoms.

Fasern mit ca. $50 \times 0{,}5$ µm werden tief eingeatmet. Sie splitten sich weiter der Länge nach auf. Eliminiert wird über die mukoziliäre Reinigung und über die Lymphwege. Die verbleibenden Fasern werden von Ferritin umhüllt (positive Eisenfärbung); dies sind die so genannten Asbestkörper. Durch die Ferritinhülle reduziert sich deren Pathogenität. Die Fähigkeit zur Ferritinumhüllung schwankt zwischen den Individuen stark.

Asbestfasern bleiben im Lungengewebe oder penetrieren bis in die Pleura, Peritoneum etc. Die Phagozytose ist unvollständig, dadurch entsteht ein Reizzustand, der die Entstehung einer Fibrose, Entzündung oder eines Malignoms begünstigt. Die Fibrose und der gestörte Lymphabfluss vermindern lokal die Immunabwehr, und dadurch steigt zusätzlich das Risiko einer Entartung. Das Erkrankungsrisiko steigt mit der Exposition. Letztere wird ausgedrückt durch den Begriff »Faserjahre«:

$$\text{Faserjahre} = 1 \times 10^6\ \text{Fasern/m}^3 \times \text{Expositionsjahre.} \quad (33.1)$$

Die Faserkonzentration in der Atmungsluft am Arbeitsplatz wird vom technischen Aufsichtsdienst erfasst (TAD-Bericht).

33.2 Asbestose

Es handelt sich um eine Lungenfibrose mit Verdickung der Alveolarsepten, ursächlich ist die entzündliche Infiltration und Aktivierung der Fibroblasten. Symptomatik und körperlicher Befund sind nicht richtungsweisend. Die Latenz nach Exposition kann

20–30, selten über 50 Jahre betragen. Die Zeichen der Lungenfibrose (Dyspnoe, Husten, endinspiratorisches Knistern, ggf. Zyanose und Trommelschlegelfinger) sind unspezifisch. Wie bei allen Lungenfibrosen steht zunächst die Restriktion und Diffusionsstörung im Vordergrund. Wenn sich eine Obstruktion entwickelt, so ist diese fixiert (nicht zu beheben durch Beta-2-Mimetika).

Entscheidend für die Diagnose sind die Expositionsanamnese und die Abklärung anderer interstitieller Lungenerkrankungen!

Röntgen Man sieht retikulonoduläre Verschattungen mit 2–4 mm Durchmesser. Betroffen sind vor allem die Unterlappen. Die Lokalisation ist bevorzugt basal und peripher. Bei 50% der Patienten sieht man Pleuraverdickungen oder Plaques. DD: Ohne Plaques denkt man zuerst bildgebend an die idiopathischen Lungenfibrose. Für die Asbestose sprechen wiederum die so genannten Krähenfüße, bandförmige verdickte Septen, die durch die schrumpfenden Pleuraverdickungen bogig verzogen und pleuranah gebündelt werden. Das kann sich bis zu den Rundatelektasen entwickeln. Kurze horizontale Linien oberhalb des Zwerchfellrippenwinkels (Kerley-Linien, Lymphabflüsse) sind ein Frühzeichen. Eine Honigwabenlunge bildet sich bei fortgeschrittener Lungenfibrosierung. Pleuraveränderungen, meist Plaques, sind hinweisend, aber nur bei 50%. Mediastinale Lymphknotenvergrößerung gibt es bei ILP, EAA u.a., aber nicht bei der Asbestose.

Computertomographie In der CT werden die peribronchialen Fibrosierungen, die bandförmigen Verdichtungen entlang der Septen und entlang der bronchovaskulären Bündel früher erkannt. Pleurale Veränderungen (Plaques, Verdickungen) sind mit dem HRCT bei 80% der Betroffenen zu sehen.

Asbestinduzierte Veränderungen der Pleura und der Lunge sind zwar nie spezifisch, aber bildmorphologisch hinweisend. Dabei darf man auch nicht vergessen, dass andere Lungenkrankheiten (BK, Meso, TB, Silikose u.a.) auch parallel bestehen könnten, wobei dies eher selten der Fall ist.

Zytologie/Histologie Die Differenzialzytologie zeigt eine erhöhte Zellanzahl mit einer relativen Erhöhung der neutrophilen Granulozyten. Sind Asbestkörper in der BAL nachweisbar, so darf man davon ausgehen, dass der Betroffene stark exponiert war.

In frühen Stadien sieht man histologisch eine peribronchiale und alveoläre Fibrose, die interstitielle Fibrose nimmt im Verlauf zu. Asbestkörperchen in der Biopsie werden selten (1%) bei Lungenfibrosen anderer Genese gefunden.

Eine Quantifizierung der Asbestkörper (aus BAL und Biopsie) erlaubt eine Differenzierung zwischen der nichtexponierten Bevölkerung und exponierten Arbeitern. Als Grundlage wurden in pathologischen Studien Lungenproben mit 1 cm Kantenlänge bzw. 1 ml Lungengewebe ausgewertet. Die Größenordnung ist Asbestkörper pro ml Lungengewebe (Tab. 33.1).

Allerdings gibt es beim Asbestkörpernachweis auch falsch-negative Befunde. Eine Asbestart, der Weißasbest, löst sich im Laufe der Jahre auf (»Fahrerfluchtphänomen«). Andererseits ist die Asbestmenge nicht in allen Lungenarealen gleich. Deshalb nimmt man mehrere Biopsien (»random samples«), am besten von basal und peripher.

Wenn ohne Nachweis von Asbestkörperchen und Exposition der Verdacht auf eine Asbestose weiterbesteht, könnte man die Asbestfasern elektronenmikroskopisch nachweisen und quantifizieren. Selten könnte dies bei fraglicher beruflicher Exposition indiziert sein; in der Regel sind Asbestexpositionen über den TAD (technischer Aufsichtsdienst) zu erfragen.

Prognose Die Progression ist langsam mit stabilen Phasen. Aggressive Formen zeigen in der BAL vermehrt Entzündungszellen. Die Betroffenen sterben gehäuft am Bronchialkarzinom, einer respiratorischen Insuffizienz, Bronchialkarzinom (plus Inhalationsrauchen) oder am Mesotheliom.

33.3 Benigne Pleuraplaques

Es sind bilaterale, selten auch unilaterale Plaques an der Pleura parietalis der Thoraxwand, des Diaphragmas, Perikards und Mediastinum. Wahrscheinlich werden, entgegen dem Lymphstrom, die Fasern in den parietalen Lymphwegen, vor allem interkostal, abgelagert. Ähnliches findet man auch beim Kohlenstaub.

Röntgen Man sieht unscharf begrenzte Pleuraauflagerungen, oft mit Verkalkungsarealen. Multiple verkalkte Plaques können nahezu nur asbestinduziert sein (einzelne Verkalkungen können auch durch eine Blutung, Entzündung oder eine »abgeheilte« Tuberkulose bedingt sein). Im senkrechten Strahlengang stellt sich ein unverkalkter Plaque wie ein unscharfer Hauch einer Verdichtung dar, dies kann man mit einem frühen pneumonischen Infiltrat verwechseln. Mit Hilfe

Tab. 33.1 Differenzierung zwischen Asbestexposition und Nicht-Exposition (Einheit: Asbestkörperchen in 1 ml Lungengewebe)

Exponiert, Lungenfibrose, Rö-Befund positiv	> 10000
Exponiert, Lungenfibrose, Rö-Befund negativ	> 1000
»Minimalasbestose«	Lichtmikroskopisch minimale Herde mit Asbestkörperchen in den Bronchioli und Alveolarsepten
Nicht Exponiert	< 20, ~ 15

von Schrägaufnahmen kann man dieses differenzialdiagnostische Problem lösen.

Eine Diktion zur Beschreibung von Pleuraplaques kann beispielsweise wie folgt lauten: unregelmäßig geformte, keiner segmentalen Zuordnung gehorchende, bizarr konfigurierte, tafelbergartige, zum Teil kalkdichte Verschattungen im Sinne von Pleuraplaques, mit Befall des Zwerchfells.

Eine Verdichtung der Pleura im Mittelfeld bei Adipösen ist in der Regel kein Plaque, sondern eine Pleuraverfettung (»Fett am Bauch, Pleura auch«).

Histologisch Es sind hyalinisierte, fibrotische Plaques, oft mit Kalkeinlagerungen. Elektronenmikroskopisch kann man Fasern in den Plaques finden, die nicht mit Ferritin umhüllt sind. Bei Menschen mit Pleuraplaques findet man bei fast 100% Asbestkörper in der Lungenbiopsie, histologisch liegt bei ca. 30% eine Asbestose vor, bei ca. 15% ist die Asbestose radiologisch sichtbar.

In der Regel machen Pleuraplaques keine Beschwerden. Sehr selten ist ein diffuser Befall mit Schwartenbildung und Restriktion. Entsprechend gibt es auch keine therapeutischen Konsequenzen. Ein erhöhtes Mesotheliomrisiko, ausgehend von den Plaques, besteht nicht.

33.4 Asbestpleuritis und Pleurafibrose (heute sehr selten)

Asbestpleuritis Die Asbestpleuritis ist eine zunächst nur einseitige Pleuritis, die bei bis zu 20% der Exponierten vorkommen kann. Sie entsteht innerhalb von 15 Jahren nach Exposition, bildet sich meist spontan zurück und hinterlässt eine Verschwartung des Zwerchfellrippenwinkels. Sie kann mit BSG-Anstieg, Fieber und Krankheitsgefühl einhergehen oder subklinisch verlaufen. Im Verlauf kann sie beidseits auftreten, bei Perikarditis eventuell mit Perikardtamponade. Das Punktat ist exsudativ mit Granulozyten und blutig tingiert. Asbestfasern sind elektronenmikroskopisch nachweisbar, selten sieht man Asbestkörper im Lichtmikroskop. Die Spontanheilung ist die Regel. Antiphlogistika, z. B. Diclophenac, sind symptomatisch wirksam. Die Asbestpleuritis kann rekurrent verlaufen und zur Pleurafibrosierung führen. Hartnäckig rezivierende Ergüsse können eine Pleurodese erforderlich machen.

Die Differenzierung zwischen Asbestpleuritis und Mesotheliom kann sehr schwierig werden. Reizformen, gehäufte Mitosen, Zellatypien und proliferierende Mesothelzellen im Bindegewebe sind auch mit einem Mesotheliom vereinbar. Es gibt einige wissenschaftliche Ansätze zur Differenzierung, die in der Praxis oft nicht hilfreich sind. Eosinophilie des Ergusses spricht eher für eine Asbestpleuritis. Schwierig kann es sein, wenn bereits Plaques und Fibrosen makroskopisch vorliegen. Dann müsste eine Thorakoskopie/VATS mit multiplen Biopsien und Exzisionen die richtige Diagnose erbringen.

Diffuse Pleurafibrose Induziert wird die progrediente Fibrose durch Asbestpleuritiden. Sie ist seltener als Pleuraplaques. Es ist eine fibrotische Pleuraverdickung, ausgeprägt an der Basis, oft bis zur Lungenspitze reichend, mit Pleuraadhäsionen und subpleuraler Infiltrationen.

Anamnestisch eruiert man Atemnot. Ursächlich sind die Adhäsionen und die Restriktion und ggf. eine Lungenfibrose bei Asbestose. In der Vorgeschichte sucht man nach pleuritischen Beschwerden und Asbestexpositionen. Die Atemnot schreitet fort bei einer progressiven Schrumpfung des fibrotischen Gewebes.

Im Röntgenbild sieht man die Pleuraverdickung mit Obliteration des Zwerchfellrippenwinkels –

manchmal zunächst nur unilateral. Bei subpleuraler Fibrose ziehen sog. Krähenfüße entlang der segmentalen Septen (hier laufen die Lymphbahnen) tief in das Lungengewebe. Bei schrumpfender Pleuritis faltet sich die angrenzende Lunge und wird zuletzt sogar atelektatisch. Dies sind dann die so genannten Rund- oder Rollatelektasen. Differenzialdiagnostisch denkt man an periphere, pleuranahe Rundherde (z. B. Neoplasien). Dies lässt sich aber in der CT durch das so genannte Kometenschweifphänomen doch recht eindeutig differenzieren. Liegt die Rollatelektase im Oberlappen, könnte es auch ein Tuberkulom sein. Eine Biopsie würde nur atelektatisches und fibrosiertes Lungengewebe zeigen, weshalb sie nicht weiterführend ist. Legen sich in der CT (am besten Spiral-CT in Angiotechnik) die angrenzenden Bronchien und Gefäße um diese Verdichtung (sog. Kometenschweifphänomen), so ist die Diagnose Rollatelektase gesichert. Das HRCT erkennt die Lungenfibrose, differenziert eine ausgedehnte überlappende Plaquebildung von der Fibrose und einen Tumor von der Rollatelektase.

Eine Behandlung ist meist nicht erforderlich, auch wenn die Restriktion eine Tendenz zur Progression hat. Bei respiratorischer Insuffizienz wird eine Sauerstofftherapie erforderlich. Gegebenenfalls kann eine Dekortikation versucht werden, selten bringt sie eine Verbesserung.

33.5 Mesotheliom

Das Mesotheliom ist eine bösartige Neubildung, ausgehend von den Mesothelzellen der Pleura. Die Inzidenz liegt etwa bei 0,2 pro 100000 Einwohner. Meist ist die Pleura befallen, seltener das Peritoneum (Verhältnis ~ 10 : 1). Berichte über eine Primärmanifestation in der Tunica vaginalis oder am Perikard gibt es. Gerade bei blutigem Perikarderguss und »eigenartigen« unspezifischen Veränderungen in der CT an das BK, eine TB und natürlich das Mesotheliom denken.

Ätiologie Ursächlich ist Asbest. Bei schwerer Asbestexposition liegt das Risiko, in den nachfolgenden Jahrzehnten am Mesotheliom zu erkranken, bei 10–15%. Die Expositionsanamnese ist bei ca. 50% der Betroffenen negativ (Bedenke: häuslicher Kontakt, z. B. als Kind in der Nachkriegszeit; Leben in einer asbestbelasteten Umwelt, z. B. Zentraltürkei).

Gerade auf dem Land existieren noch viele alte gewellte Asbestdachabdeckungen auf Scheunen und Garagen, die man aus Sparsamkeit noch benutzen will; da wurde auch noch Einiges umgelagert, für die Holzstapel verwendet und zugeschnitten. Eine Lungenfibrose (Asbestose), Asbestkörperchen in der Lunge und benigne Pleuraaffektionen sind richtungsweisend. Im Tumor können Asbestfasern elektronenmikroskopisch nachgewiesen werden.

Es gibt jedoch immer wieder Patienten ohne jeglichen Hinweis (Anamnese, Befunde) für eine Asbestinduktion des Tumors (~ 10%).

Symptomatik Es wird vermutet, dass das Mesotheliom im Schnitt etwa zehn Jahre lang wächst, ohne Beschwerden zu verursachen, bevor es diagnostiziert wird. Bei Diagnosestellung sind fast alle Betroffenen symptomatisch. Ein nagender, dumpfer Thoraxschmerz ist das häufigste Symptom.

Cave: Eine protrahierte Pleuritis nach vermeintlicher Pneumonie und unspezifische Beschwerden – das kann auch mal ein lokalisiertes Mesotheliom sein. Gerade in solchen Fällen sollte man sich mit Punktionen und CT-Kontrollen nicht zu sehr zufrieden geben und frühzeitig eine TSK/VATS erwägen.

Eine Atemnot wird durch einen großen Pleuraerguss bedingt. Leistungsabfall, Gewichtsverlust und selten Fieber sind unspezifische Tumorsymptome. Eine lokale Symptomatik (Perikard, Peritoneum, Brustwand, Zwerchfell) ist bedingt durch eine lokale Infiltration. Beispielsweise können Schulterschmerzen (die der Orthopäde behandelt) ihre Ursache in einer Zwerchfellinfiltration haben.

Pathologie Initial sind es einzelne oder multiple kleine, weißgraue Läsionen. Später entwickelt sich eine dicke, derbe, grau-rosafarbene, gelatinöse Tumormasse, die die Lunge ummauert und schließlich infiltriert.

Histologie Man unterscheidet die epitheliale, die fibrosarkomatöse und die gemischte Form. Die histologische Unterscheidung einer benignen Pleuraschwarte von der fibrosarkomatösen Form kann sehr schwierig oder unmöglich sein.

Dasselbe gilt für die Unterscheidung des epithelialen Mesothelioms von einem Adenokarzinom, vor allem vom Adenokarzinom der Lunge. Mehrere immunologische und histochemische Spezialfärbungen können in der Gesamtschau die Differenzialdiagnose ermöglichen. Ein einzelner Test ist nicht diagnostisch (■ Tab. 33.2).

Das Wachstumsverhalten des Mesothelioms im fortgeschrittenen Stadien kann diese mitunter sehr schwierige Differenzierung nahezu überflüssig ma-

Tab. 33.2 Spezialfärbungen zur Differenzialdiagnose Adenokarzinom vs. Mesotheliom

CEA-positiv	60–100% der Adenokarzinome; ~ 10% der Mesotheliome schwach positiv
CEA-negativ	Bis zu 40% der Adenokarzinome; in manchen Studien fast alle Mesotheliome
PAS-positiv u./o. Alcian-positiv, u./o. Leu-M-1-positiv	Oft bei Adenokarzinom, selten bei Mesotheliom
Chondroitinsulfat-positiv	Spricht für ein Mesotheliom
Anzunehmen ist ein Adenokarzinom, wenn …	Positiv: CEA, PAS Alcian, Leu-M1. Negativ: Chondroitinsulfat
Anzunehmen ist ein Mesothelion, wenn …	Positiv: Chondroitinsulfat. Negativ: CEA, PAS, Alcian, Leu-M1

chen, die Diagnose ist anhand des makroskopischen Befundes (Röntgen, CT, Thorakoskopie) offensichtlich.

Zytologie/Biopsie Eine Pleurapunktion zeigt ein Exsudat, bei Obstruktion der Lymphbahnen oder Infiltration des Ductus thoracicus kann ein Chylothorax entstehen. Bei lange bestehendem Erguss fallen pH und Glukosespiegel ab (DD: Empyem), und der Erguss enthält überwiegend Lymphozyten (DD: Tuberkulose). Meist sind die Ergüsse hämorrhagisch. Die diffuse Hämorrhagie kann zur Anämie und zur operativen Sanierung zwingen.

Die Zytologie und die blinde Pleurabiopsie haben nur eine geringe diagnostische Trefferquote. Die sonographisch gesteuerte Stanzbiopsie ist in der Regel erfolgreich. Die Thorakoskopie hat eine diagnostische Trefferquote von über 95%. Vor der Indikationsstellung zu einer explorativen Thorakotomie prüft man die Operabilität und versucht, wenn das Mesotheliom ein endothelialer Tumor ist, andere epitheliale Primärtumore weitestgehend auszuschließen.

Differenzialdiagnose Bei epithelialem Mesotheliom sind in etwa in abnehmender Häufigkeit Adenokarzinom der Lunge, Karzinome der Mamma oder des Magens differenzialdiagnostisch zu betrachten. Seltener sitzt der Primärtumor im Pankreas, in den Ovarien, im Uterus, in der Leber, den Nieren, den Nebennieren, den Testes, im Larynx oder in der Schilddrüse. Vom fibrosarkomatösen Mesotheliom ist eine Pleuraschwarte schwer abzugrenzen.

Bei Pleuraerguss und Aszites kann ein Meigs-Syndrom vorliegen. Die Ergüsse klingen nach Resektion des gutartigen Adnextumors ab. Die Differenzierung eines Mesothelioms von einem pleuralen Reizzustand kann schwierig sein. Diese Frage stellt sich vor allem, wenn bereits solide pleurale Veränderungen, z. B. Pleuraplaques, vorliegen (▶ Abschn. »Asbestpleuritis«).

Röntgen/Sonographie Initial sieht man einen Erguss. Sieht man zusätzlich die Zeichen einer Lungen- oder Pleuraasbestose, so ist eine Asbestpleuritis oder ein Mesotheliom zu bedenken. Ein Mesotheliom im fortgeschrittenen Zustand zeigt zunehmend gelappte Pleuraverdickungen. Eine Rippendestruktion spricht für die Neoplasie.

Die Thoraxsonographie erkennt gekammerte Ergüsse, Perikardergüsse und Infiltrationen. Die Abdomensonographie erkennt Zwerchfellinfiltrationen und Aszites.

Therapie/Prognose Es gibt keine gesicherte kurative Therapie. Die radikale Operation hat selbst in frühen Stadien keinen gesicherten Wert. Sie ist ein umfangreicher 2-Höhlen-Eingriff und birgt eine hohe Komplikationsrate. In Einzelfällen wurde über »gute« Erfolge berichtet. Die Operation wird allenfalls bei sehr lokalisiertem Befall empfohlen. Kombinationen mit Radiatio und Chemotherapie werden angeboten. Bei allem Ehrgeiz und bei aller Hoffnung und mitunter sehr enthusiastischen Vorträgen, muss man leider nach wie vor sagen, dass es keine gesicherten Daten zu einem Nutzen gibt. Positiv beschriebene Gruppen können auch der Patientenselektion entsprechen. Es gibt auch ohne Operation Menschen in sehr guten AZ, die eine gute Prognose ohne Therapie haben.

Praxis

Die prophylaktische Bestrahlung (3 × 7,5 Gy) der Stichkanäle nach Thorakoskopie oder Punktion schien bis dato sinnvoll, sie schien vor lokalen Impfmetasta\sen zu schützen – was wieder in Frage gestellt wird. Es ist für die Menschen sehr belastend, wenn das Mesotheliom in die Haut sichtbar infiltriert – ohne Radiatio sahen wir das oft, mit nie mehr. Ich denke, dass dieses Thema noch nicht »vom Tisch« ist.

Tab. 33.3 Asbest, Rauchen und das Risiko, ein Bronchialkarzinom zu entwickeln

Risikofaktoren	Relatives Risiko (RR)
Nichtraucher, nicht asbestexponiert	1
Nichtraucher, asbestexponiert	5
Raucher, nicht asbestexponiert	10
Raucher, asbestexponiert	50–90

Bei Thoraxschmerzen nach Infiltration kann eine Bestrahlung Linderung bringen. Unter Chemotherapie mit Cisplatin/Gemcitabine sind nur vereinzelt Remissionen beschrieben worden. Das Pemetrexed ist nachweislich wirksam.

Palliativ werden Pleuraergüsse einer Pleurodese mit Talkum zugeführt. Bei sehr produktivem Erguss: initial mehrfach Bleomycin-Instillationen über volle Stunden, um die Sekretmenge etwas zu dämpfen. Gegebenenfalls muss eine Schmerztherapie eingeleitet werden – Sauerstoffgabe versteht sich von selbst.

Die Überlebenszeiten liegen im Mittel um 12–18 Monate, bei Peritonealbefall um 7 Monate. Selten sind Überlebenszeiten bis zu 5 Jahre. Wir sahen aber auch einige Männer, die nahezu 10 Jahre mit doch recht fortgeschrittenem Mesotheliom lebten, zuerst ganz gut, dann zufrieden stellend mit Schmerztherapie und erst sehr spät mit schweren Einschränkungen.

Benignes Mesotheliom Dies ist ein fibröser, mesenchymaler Tumor, der mit dem Mesotheliom nichts zu tun hat. Die Ätiologie ist unbekannt. Die Symptome erklären sich aus der lokalen Verdrängung durch den Tumor, der immense Ausmaße annehmen kann. Bei ca. 10–20% der Betroffenen bestehen Pleuraerguss, Trommelschlegelfinger oder eine Osteoarthropathie. Letztere bilden sich nach der Tumorresektion zurück.

33.6 Bronchialkarzinom

Das Risiko, nach Asbestexposition an einem Bronchialkarzinom zu erkranken, ist dosisabhängig und wird potenziert durch das Rauchen. Es gibt Schätzungen, dass das Risiko im Laufe des Lebens bei 3,5 (RR) liegt – und bei Rauchern bis zu 30% höher. Dies lässt sich leicht nachvollziehen, wenn man die Inzidenz des Bronchialkarzinoms pro Jahr mit dem relativ erhöhten Risiko durch Asbestexposition multipliziert (Tab. 33.3).

Wenn man Patienten mit Bronchialkarzinom gezielt nach einer **Asbestexposition** fragt, bekommt man häufig positive Antworten. In diesen Fällen sollte das Resektat auf Asbestkörper geprüft werden. Im positiven Fall (> 1000 Asbestkörper pro Meter Lungengewebe), kann eine Berufserkrankung gemeldet werden. Unabhängig hiervon wird ein Bronchialkarzinom bei Asbestose, Pleuraplaques (»Brückensymptome«) und/oder Asbestexposition mit mehr als 25 Faserjahren als Berufskrankheit anerkannt. Diese Faserjahre sind ein Produkt aus der Konzentration und der Zeit. Die Arbeit in Werften und engen Schiffrümpfen mit hoher Konzentration in der Luft kann beispielsweise der TAD (technischer Aufsichtsdienst) nachvollziehen und auf Anfrage für einen bestimmten Patienten, der ja gewerblich überwacht wurde, recht ordentlich nachvollziehen und angeben.

Die Latenzzeit zwischen Exposition und Erkrankung beträgt etwa 5–30 Jahre. Entstehen können alle bekannten Formen des Bronchialkarzinoms. Wahrscheinlich können auch Kolon-, Mund- und Larynx-Karzinome asbestinduziert werden. Letzteres wird mittlerweile von den Berufsgenossenschaften als Berufskrankheit anerkannt.

Bei berechtigtem Verdacht wird nicht selten eine BK abgelehnt. Lungenstaubanalytische Untersuchungen aus dem Resektat sind sinnvoll. Wenn man dies gut begründet, kann dies auch im Rahmen der Obduktion nochmals angeregt werden. Und das wird dann in der Regel auch von der BG übernommen.

Aktuelle, weiterführende Literatur

American Thoracic Society (2004) Diagnosis and initial management of nonmalignant diseases related to asbestos. Am J Crit Care Med 2004; 170:691–715

Gevenois PA et al. (1998) Asbestosis, pleural plaques and diffuse pleural thickening: three distinct benign responses to asbestos exposure. Eur Respir J 11:1021

Hoffmeyer F et al. (2007) Pneumokoniosen. Pneumologie 61:774–797

Kraus T et al. (2010) Beispiele asbestfaserstaubbedingter Veränderungen im HRCT. Pneumologie 64:37–44

Kurumatani N et al. (2008) Mapping the risk of mesothelioma due to neighborhood asbestos exposure. Am J Crit Care Med 178:624

Neumann V et al. (2009) Wertigkeit von pathologisch-anatomischen und staubanalytischen Untersuchungen bei asbestassoziierten Berufskrankheiten am Beispiel der BK 4104. Pneumologie 63:588–593

Silikose und seltene Pneumokoniosen

Gute Texte

Baur X et al. (2008) Diagnostik und Begutachtung der Berufskrankheit Nr. 4101. Quarzstaublungenerkrankung (Silikose). Pneumologie 62: 659–684

Hoffmeyer F et al. (2007) Pneumokoniosen. Pneumologie 61:774–797

34.1 Grundbegriffe

Die Inhalation anorganischer Stäube führt bei kristallinen Silikaten (meist Quarzstaub) zur Silikose, bei Mischstaub zur Mischstaubsilikose, bei Kohlebergarbeitern zur Anthrakosilikose, bei Asbest zur Asbestose und bei Beryllium zur Berylliose. Seltene Pneumokoniosen sind die Berylliose (Flugzeugbau, modernste Technologien), Aluminium- und Hartmetallinhalationslunge, Siderose und Zahntechnikerlunge.

Die Inhalation anorganischer Stäube war früher ein Problem im Bergbau und in der Industrie. Durch entsprechende Arbeitsschutzmaßnahmen der westlichen Industrienationen sind neu entstandene Pneumokoniosen heute bei uns eine Rarität. In der Regel sind Pneumokoniosen heute so genannte Altfälle, und die Erkrankung ist seit Jahrzehnten berufsgenossenschaftlich anerkannt. Neu diagnostizierte Fälle zeigen in der Regel asymptomatische Verläufe, die als Zufallsbefund oder wegen Komplikationen (Karzinom, Tuberkulose etc.) spät erkannt werden.

34.2 Silikose

34.2.1 Epidemiologie und Ätiologie

Epidemiologie Das Risiko einer Neu-Erkrankung ist gering, aber viele Expositionen der letzten Jahrzehnte werden erst spät manifest. Immerhin gibt es relativ konstant jährlich 1300 Verdachtsanzeigen (siehe unter DGUV [Deutsche Gesellschaft der Unfallversicherungen]). Wichtig ist bei Verdacht eine Arbeitsplatz- und Hobbyanamnese (beispielsweise ungeschützte Sandstrahlarbeiten). Eine Belastung in unterschiedlichem Ausmaß ist in der Bevölkerung häufig, entsprechend gibt es histologische Zufallsbefunde bei Obduktionen. Es sind dann meist asymptomatische minimale Belastungen, die im Röntgenbild nicht sichtbar werden (Knoten < 2–3 mm).

Eine Silikose entsteht durch die Inhalation kristalliner, freier Silikate (Quarz oder die Derivate Kristobalit und Tridymit). In den Alveolen schlagen sich die Teilchen mit einer Größe zwischen 0,5 und 5 μm nieder. Kleinere Kristalle werden wieder ausgeatmet, größere bleiben in den Bronchien hängen und werden abgehustet. Entsprechend begünstigen eine verminderte tracheobronchiale Clearance (Raucher) sowie eine hohe und dauerhafte Exposition bei körperlicher Belastung die Silikatdeposition in den Alveolen (◘ Tab. 34.1).

Die freien Silikate induzieren eine Immunreaktion mit Granulombildung. Die Makrophagen werden überstimuliert in einem Teufelskreis aus frustraner Phagozytose, setzen ihre Entzündungsparameter frei und induzieren dadurch zelluläre und humorale Entzündungskaskaden. Wie bei allen Entzündungsreaktionen wird die Freisetzung von Autoimmunantikörpern (RF, ANA etc.) gesteigert, und es werden vermehrt Immunkomplexe gebildet. Je nach Immunkompetenz (Alter) und Silikatbelastung kann die Immunreaktion sehr ausgeprägt sein (bis zur Triggerung von Autoimmunerkrankungen, Rheuma, Kollagenosen) mit akuter Symptomatik. Oder die Reaktion ist gering mit chronischem, über Jahrzehnte asymptomatischem Verlauf.

34.2.2 Diagnostik

Röntgen Die einfache Form der Silikose zeigt im konventionellen Röntgen feinnoduläre Verschattungen von wenigen Millimetern Durchmesser. Lokalisiert sind die Knoten bevorzugt in den Oberfeldern, ausklingend in den Mittelfeldern. Die Verteilungsmuster sind gleichmäßig und symmetrisch. Die Knoten lagern zunehmend Kalk ein, in der Befundung des Röntgenbildes wird das als »Schrotkornlunge« beschrieben. Eine Verkalkung der regionalen Lymphknoten, vor allem perihilär, ein so genannter Eierschalenhilus, gilt als typisch, kann jedoch auch bei Tuberkulose und Sarkoidose beobachtet werden.

Die internationale Staublungenklassifikation IL 2000 ist an verschiedenen Stellen publiziert, auch über das Internet unschwer abruf- und ausdruckbarbar. Sie ist die standardisierte Beschreibung des Lungenbefalls und ist gegliedert nach der Verteilung, Größe und Form der Knötchen. Sie beschreibt die Pleura und die vielen zusätzlichen Veränderungen, wie Kavernen, Honigwabenlunge usw., nach einem vorgegebenen Schema.

Eine progressive Silikose (auch: Konglomeratsilikose) zeigt Knoten über 10 mm Durchmesser, die verschmelzen können zu großen Massen und Schwielen.

Tab. 34.1 Die wichtigsten Beispiele für eine erhöhte Silikatbelastung

Stein-Sand-Bearbeitung	Bergbau (Kohle, Erz etc.), Tunnelbau, Steinbrüche etc. Kies-Sand-Zement-Industrie Und ganz neu: Straßenausbesserungsarbeiten durch Billigfirmen
Keramische Industrie	Porzellan, Kacheln, Isolatoren etc.
Ofensetzer	Schamott, vor allem durch die staubige Trockensubstanz, Eigenleistungen
Sandformguss	Metallguss, Gießen und Formen, Kleinbetriebe mit Leistungsdruck
Glasindustrie	Schleifen, Gravuren (Hobby!), staubige Grundsubstanz Graphit, Edelsteine
Sandstrahler **Hohe Belastung**	Möbel, Metall, »Hinterhofaktivitäten« etc. Schleifen, Scheuern

Betroffen sind hierbei bevorzugt die Unter- und Mittelfelder. Ein akuter Verlauf kann auch mit einer retikulonodulären oder diffusen milchglasartigen Trübung bei Silikoproteinose einhergehen, entsprechend einer silikatinduzierten Alveolarproteinose.

Die radiologisch sichtbaren Komplikationen sind Narbenretraktionen, vor allem mit kranialer Schrumpfung und kompensatorischer Überblähung weniger fibrosierter Areale (skarifizierendes Emphysem). Ebenso können neben Schwielen große perifokale Emphysemblasen entstehen. Eine Kavernenbildung, Pleuraverdickung und eine Größenzunahme der Knoten kann durch die Silikose bedingt sein, sollte jedoch immer an die Differenzialdiagnosen und Komplikationen, vor allem an die Tuberkulose denken lassen.

Differenzialdiagnostisch ist an Sarkoidose oder fibrosierende Alveolitiden zu denken. Eine Tuberkulose kann Ursache für ein feinnoduläres Muster, aber auch für ein skarifizierendes Emphysem sein. Bei einer umschriebenen Größenzunahme wird geprüft, ob eine Tuberkulose oder ein Bronchialkarzinom vorliegt. Gegebenenfalls ist eine offene Biopsie oder Resektion erforderlich.

Biopsie/Histologie Für die Individualdiagnostik kann eine transbronchiale oder offene Biopsie sinnvoll sein (DD: Tuberkulose, Bronchialkarzinom, Sarkoidose, Alveolitis oder Sicherung der Diagnose bei raschem Verlauf). Zur Anerkennung einer Berufskrankheit wird sie bei entsprechender Arbeitsplatzanamnese und typischem Röntgenbefund nicht gefordert und ist nicht duldungspflichtig.

Der Pathologe sieht ein hyalines Granulom. Im Zentrum ist Silikat. Dies ist konzentrisch umgeben von Kollagenfasern und staubbeladenen Makrophagen. Am Rand sieht man eine mehr oder weniger ausgeprägte Entzündungsreaktion. Das Granulom hat initial einen Durchmesser um 2 mm, mehrere Granulome können zu Linsengröße konfluieren.

Lungenfunktion Asymptomatische Patienten mit einer einfachen Silikose zeigen gewöhnlich keine Ausfälle. Restriktion, Obstruktion (mit partieller Überblähung, so dass die Restriktion bodyplethysmographisch zuerst gar nicht evident wird) und gemischte Formen können bei akuten Verläufen oder nach Jahrzehnten in individuell unterschiedlicher Ausprägung auftreten.

Erste Auswirkungen auf die Lungenfunktion sind erst ab einer ILO-Streuung über 2/2 zu erwarten oder bei Schwielenbildung. Entsprechend sind die Diffusionskapazität (DCO) und die Sauerstoffaufnahme (VO_2max) vermindert bzw. die alveobarterielle Sauerstoffpartialdruckdifferenz ($AaDO_2$) bei Belastung erhöht. Dieser Grenzwert von 2/2 scheint nicht 100%ig begründet. Bei einem Nichtraucher mit Silikose und funktionellen Einschränkungen kann auch unter 2/2 eine MdE gewährt werden.

Symptome Symptome sind: Husten, Atemnot, Giemen (Obstruktion bedingt durch die Silikose!), Belastungsatemnot oder Dyspnoe bereits in Ruhe sowie ein Gefühl der Einengung des Brustkorbes (Restriktion mit inspiratorischen Rasselgeräuschen).

COPD und Emphysem werden oft zuerst bedacht, weil sich diese Krankheitsbilder überlappen, oft auch geraucht wird und Silikose mit Obstruktion und Traktionsemphysem einhergeht. Komplikationen sind TB, BK, Emphysem. Entsprechend kann ein Cor pulmonale resultieren.

Die akute Verlaufsform bei massivster Belastung und genetischer Disposition ist heute so extrem selten, dass man diese selbst als Pneumologe voraussichtlich nicht sehen wird (evtl. in Südafrika oder ähnlichen Ländern). Das Röntgenbild wirkt wie bei einer Mischung aus akuter Pneumonitis und Silikose (bis zur Silikoproteinose), mit rasch progredientem und konsumierendem Verlauf über wenige Jahre. Wir sahen dies einmal im Rahmen einer leichtfertigen Sandstrahltätigkeit.

Berufskrankheit Eine Meldung hat bei Verdacht an die zuständige Berufsgenossenschaft zu erfolgen, die BeKV-Nummer ist 4101. Die radiologische Einteilung erfolgt nach der ILO-Klassifikation für Staublungenerkrankungen. Die Anerkennung als Berufskrankheit erfolgt bei positivem Röntgenbefund, positiver Berufsanamnese und entsprechenden Daten des technischen Aufsichtsdienstes (TAD-Bericht). Eine transbronchiale Biopsie ist nicht duldungspflichtig, meist aber auch nicht diagnosesichernd.

Befunde und Diagnose Die Korrelation zwischen Bildgebung, Anamnese und Einschränkung der Lungenfunktion ist sehr schlecht. Deshalb kann bei einer ILO-Streuung 1/1 bereits die Diagnose gerechtfertigt sein. Es sollte dann auch ein HRCT hinzugezogen werden. Die Lungenfunktion korreliert schlecht mit dem Gasaustausch, deshalb sollten zur Bodyplethysmographie auch die DCO und die Spiroergometrie mit PaO_2-Bstimmungen, VE und VO_2, als sensitivste Parameter hinzukommen.

34.2.3 Komplikationen

34

Die vorgeschädigten Lungen sind empfänglich für Infektionen, wie beispielsweise Tuberkulose, atypische Mykobakteriosen oder Nokardiosen. Ursächlich ist die lokal verminderte Immunabwehr.

Jährlich werden in Deutschland um 40 Silikotuberkulosefälle gemeldet. 25% der Betroffenen erkranken an einer Tuberkulose und haben dann eine so genannte Silikotuberkulose. Die Erkennung der Tuberkulose kann schwierig sein, da die Manifestationsformen der unterschiedlichen Verläufe bei Silikose einer Tuberkulose ähnlich sind. Eine positive Tuberkulinreaktion, Bronchiektasien, Hämoptysen, Gewebszerfall und eine miliare Aussaat erfordern eine gezielte Diagnostik und ggf. eine Therapie ex juvantibus. Die Silikotuberkulose ist eine anerkannte Berufskrankheit (BeKV-Nr.: 4102) ab einer ILO-Streuung von 1/1 und bei Vorliegen von Eierschalenhili und/oder silikotischen Schwielen. Heute trifft man vor allem auf Reaktivierungen von Silikotuberkulosen berenteter Bergleute.

Atypische Mykobakteriosen sind häufig Ursache einer Kolonisation oder Infektion. Sie werden als BeKV-Nr.4102 anerkannt, wenn eine Infektion gesichert ist. Allerdings müssen die Kriterien der Infektion gesichert sein, es darf sich also nicht um eine passagere Kolonisation handeln (▶ Kap. 31).

Das Bronchialkarzinom tritt bei Silikosen gehäuft auf, in Deutschland gibt es jährlich 100 Meldungen. Das Risiko liegt etwa um den Faktor 6 über dem der Normalbevölkerung. Weitere Risikofaktoren, vor allem das Rauchen, wurden bei dieser Risikoangabe berücksichtigt. Bevorzugt sind dies nichtkleinzellige Bronchialkarzinome. Kleinzellige Bronchialkarzinome treten auch gehäuft auf. Diese Häufung ist weniger signifikant, und ein kleinzelliges Bronchialkarzinom wird von den Berufsgenossenschaften nicht grundsätzlich als Berufskrankheit bei Silikose anerkannt.

Rheumatische Erkrankungen sind bei 10% der Silikose-Patienten zu beobachten. Die Serumtiter einiger Autoimmunantikörper, wie beispielsweise RF oder ANA, sowie der Immunkomplexe sind bei etwa 30% der Menschen mit Silikose erhöht. Bekannt ist das Caplan-Syndrom. Das Risiko, an einer Sklerodermie zu erkranken, ist um den Faktor 200 erhöht. Extrapulmonale Silikateinlagerungen werden als ätiologisches Agens der Sklerodermie diskutiert; bei 80% der Sklerodermie-Patienten gibt es eine Lungenbeteiligung.

34.2.4 Verlauf, Therapie und Prognose

Verlaufsformen Bei sehr massiver Belastung kann der Verlauf akut sein. Nach einer Manifestationszeit von 6–24 Monaten ist der weitere Krankheitsverlauf fulminant und endet letal. Derartige Verläufe sind heute Raritäten. Patienten mit einer subakuten Verlaufsform werden nach ca. 5–15 Jahren symptomatisch. Das Fortschreiten wird beschleunigt durch eine anhaltende Exposition.

Selbst nach Karenz ist eine Progression häufig. Die Manifestation wird oft erst Jahrzehnte nach dem Einstellen der Arbeit deutlich. Bei chronischen Verlaufsformen werden die Betroffenen nach etwa 20 Jahren symptomatisch, die Progredienz der Befunde ist bei diesen Patienten nur geringgradig.

Therapie Karenz ist die wichtigste Therapie. Die Glukokortikoidgabe oder Lungenlavagen sind nur bei akuter Silikose indiziert. Unkontrollierte Studien bzw. Beobachtungen ergaben kurzzeitige Verbesserungen bei chronischer Silikose und Verbesserungen bei akuter Silikose. Bei akuter Silikose, insbesondere wenn eine massive Staubbelastungen oder eine Silikoproteinose vorliegt, wurden Lungenlavagen erfolgreich eingesetzt.

Die Therapie der obstruktiven Komponente ist indiziert. Hier ist der Versuch einer optimalen Strategie durch Verlaufskontrollen auszuloten. Kombinationen können sinnvoll sein. Eine Sauerstofflangzeittherapie sollte einsetzen, sobald dies nötig scheint. Nicht gesichert, aber wahrscheinlich sinnvoll ist der Lungensport. Durch muskuläre Konditionierung kann die pulmonale Einschränkung über weite Strecken kompensiert werden. Eine Lungentransplantation kann selten zu erwägen bzw. zu diskutieren sein (ab einem bestimmten Stadium analog zu den Lungenfibrosen).

Die Behandlung der Komplikationen (Tuberkulose, Atemwegsobstruktionen, respiratorische Insuffizienz, rheumatische Erkrankungen, Bronchialkarzinom) versteht sich von selbst. Vor der antibiotischen Ära war die Tuberkulose die häufigste Todesursache. Wegen ungünstiger Penetrationsbedingungen für die Antituberkulotika wird man eine Therapiedauer von mindestens 9 Monaten wählen. Grundsätzlich wird im englischsprachigen Raum eine präventive Chemotherapie (12 Mo. INH oder 4 Mo. INH/RMP) bei positiver Tuberkulinreaktion empfohlen. Erwägen kann man eine präventive Therapie auch bei uns, wenn bei positiver Tuberkulinreaktion eine hochdosierte immunsuppressive Therapie erforderlich wird. Dies können Glukokortikoide sein, TNFA-Hemmer oder Zytostatika (Leukämien). Bei soliden Tumoren und Lymphomen und Chemotherapie spielt es keine Rolle. Starkreaktionen und TNF-H sind erwägenswert.

34.3 Weitere

34.3.1 Mischstaubpneumokoniose

Bei der Mischstaubpneumokoniose ist der Quarzanteil variabel. Beispielsweise liegt bei der Anthrakosilikose, die auch eine Mischstaubpneumokoniose ist, der Quarzanteil bei ca. 1–3%. Die Aggressivität des Staubes hängt vom Quarzanteil ab, anders ausgedrückt: Der Silikatanteil ist verlaufsbestimmend. Entsprechend sind Mischstaubpneumokoniosen in der Regel Zufallsbefunde ohne Symptomatik. Mischstaubpneumokoniosen werden als Berufskrankheit bei uns nicht anerkannt, bei hohem Silikatanteil (TAD-Bericht) kann eine Individualentscheidung anders ausfallen. Die Röntgenbefunde der Mischstaubsilikosen werden auch nach der ILO-Klassifikation beschrieben. Die Herde sind jedoch im Allgemeinen weicher gezeichnet und unschärfer begrenzt als bei der reinen Silikose.

34.3.2 Anthrakosilikose/Anthrokose

Die englische Bezeichnung lautet »coal workers pneumoconiosis«. Der Silikatanteil ist bei der Anthrakose gering, er liegt bei ca. 1–3%. Allerdings können Silikose und Anthrakose auch nebeneinander bestehen. Die Anthrakose ist eine Ablagerung von Rußpartikeln bei Kohlebergleuten. Die einfache, unkomplizierte Verlaufsform ist die häufigste. Die Kapazitäten zum Abtransport der Rußpartikel über die tracheobronchialen Reinigungsmechanismen und den Lymphabfluss werden überschritten.

Im Röntgenbild zeigen sich feinnoduläre Verschattungen, die nach der ILO-Klassifikation beschrieben werden. Die Knoten sind jedoch, im Vergleich zur Silikose, weicher gezeichnet und unscharf begrenzt. Die Lokalisation bevorzugt die Oberfelder. Histologisch ähnelt das Bild der Granulombildung der Silikose. Bleibende Schäden oder Krankheitssymptome werden durch die einfache Anthrakose nicht hervorgerufen, denn Kohlenstaub ist wesentlich weniger zytotoxisch als freies Silikat. Derartige Ablagerungen finden sich in geringem Ausmaß auch bei der Stadtbevölkerung häufig.

Bei anhaltender Exposition schreitet die einfache Anthrakose zur komplizierten Form fort. Im ungünstigsten Fall kann die komplizierte Form zur progressiven massiven Fibrose mit Einschmelzungen führen. Dieses Risiko ist erhöht bei langjähriger Exposition, Verarbeitung hochwertiger Steinkohle und bei zusätzlicher Silikatexposition. Im kontinentalen Europa wird die Existenz der komplizierten Anthrakose bestritten, im angloamerikanischen Raum gilt sie als gesichertes, eigenständiges Krankheitsbild. Heute ist dieses Krankheitsbild im modernen Bergbau nicht mehr anzutreffen, insofern spielt diese Frage keine praktische Rolle. Eventuell kann sich das Problem bei Asylanten oder Aussiedlern stellen.

Hierzu erwähnenswert ist die BK 4111, die COPD mit Emphysem durch langjährigen Steinkohlebergbau. Hier treten keine silikosetypischen radiologischen Veränderungen auf, es dominieren die obstruktive und emphysematische Komponenten.

34.3.3 Seltene

Nun wird man bei vielen Beschwerden nur schwer den Zusammenhang zwischen Exposition und Erkrankung herstellen können. Die Analyse des Arbeitsplatzes kann man über die gesetzlichen Unfallversicherer, die Berufsgenossenschaften und den Technischen Aufsichtsdienst eruieren. Da wird man nicht selten erleben, dass der Betroffene eine ganz andere Schilderung abgegeben hat (Dämpfe, Stäube, massive Expositionen usw.). Da muss man dann sehr vorsichtig sein, wenn man verschiedene Aussagen einander gegenüberstellen will: Wenn Aussagen widersprüchlich sind und scheinbar konfrontativ, werden die Arbeitnehmer fast immer einen »Rückzieher« machen – also Vorsicht.

Die vielen verschiedenen Stäube können allergisierend sein und eosinophile Reaktionen in der Lunge hervorrufen. Man sollte also akut entzündliche Geschehen bedenken, ebenso chronisch fibrosierende, aber auch inerte Stäube bedenken. Ebenso sollte man nicht zu schnell auf den Arbeitsplatz »anspringen«. Infekte, Autoimmungeschehen, »normale Krankheiten« wie Asthma und das private Umfeld müssen einbezogen werden. Eine CT und BAL kann man immer mal machen, sie sind wenig invasiv und klären u.a. Alveolitiden ab. Da können Herzfehlerzellen z. B. anzeigen, dass eigentlich eine latente Herzinsuffizienz (Rückstau nur bei Belastung) vorliegt. Ab wann man biopsiert, das Ganze gar chirurgisch über eine VATS, ist sehr individuell und kritisch zu prüfen.

Berylliose – vielleicht doch nicht so selten? Beryllium ist ein hartes, leichtes Metall mit hoher Wärmeleitfähigkeit. Es wird vor allem verwandt in der Elektronikindustrie, Computertechnik, im Raketen- und Flugzeugbau. Expositionen bestehen beim Bearbeiten des Materials (Schmelzen, Polieren, Schneiden etc.). Es gibt immerhin 20 Anzeigen auf Verdacht pro Jahr. Pathogenetisch bedeutsam ist wahrscheinlich eine zellvermittelte Immunreaktion auf das Metallsalz.

Massive Expositionen kommen heute kaum noch vor. Sie können zur akut verlaufenden, toxischen Beryllium-Bronchopneumopathie führen. Im Röntgenbild zeigen sich diffuse, fleckige, konfluierende Herde. Neben den pulmonale Beschwerden bestehen eine Verschlechterung des Allgemeinzustandes und die unspezifischen Symptome einer toxischen Reaktion. Unter Karenz und einer Kortikoidstoß-Therapie bildet sich die Pneumopathie bei 90% der Betroffenen zurück.

Die chronische Form ist klinisch und radiologisch von einer Sarkoidose oder Silikose nicht zu unterscheiden. DD: Sarkoidose, Silikose, ILP und Asthma. Bei akuten Formen oder bei der Erstvorstellung neigt man dazu, eine Sarkoidose zu diagnostizieren. Husten und Giemen würden auch zu einer Schleimhaut-Sarkoidose passen. Ein hoher Anteil von Sarkoidosen (bis zu 10%) erwies sich nach dem Lymphozyten-Proliferations-Test aus Blut und BAL tatsächlich als Beryllliosen! Die Anamnese gibt einen Hinweis, betroffen sind aber auch Menschen im Umfeld solcher Betriebe. Beryllium kann im Urin und im Lungengewebe nachgewiesen werden.

Aluminium Eine Exposition besteht beispielsweise bei der Bauxitverarbeitung und in der Sprengstoffherstellung, besonders gefährlich ist die Einatmung von Aluminiumdämpfen. Es entwickelt sich eine retikuläre Lungenfibrose.

Hartmetalle Wolfram, Titan, Vanadium, Chrom, Molybdän etc. sowie Stäube, Dämpfe und Räuche können zur Lungenfibrose führen. Wichtig sind Karenzmaßnahmen. Eine spezifische Diagnose ist nicht möglich. Eine Anerkennung als Berufskrankheit erfolgt bei Lungenfibrose und nachgewiesener Exposition (TAD-Bericht). DD: EAA auf Keimantigene (Pseudomonaden, Pilze und deren Sporen) im Schmiermittel sowie auf Metallsalze.

Siderose Die Inhalation von Eisenstäuben induziert eine retikulonoduläre Zeichnungsvermehrung. Diese bildet sich unter Karenz wieder zurück. Auch eine langjährige Exposition macht keine Beschwerden. Eine Kombination mit anderen Teilchen, z. B. mit Silikaten, kann die Auswirkungen verstärken.

Zahntechniker inhalieren feine Stäube der unterschiedlichsten Substanzen. Pathologische Lungenbefunde treten gehäuft auf, funktionell wirksame Fibrosen sind die Ausnahme.

Talkose Es gibt keine Talkose, da Talkum, ein Magnesiumsilikat, in der reinen Form keine Pneumokoniose verursacht. Verunreinigungen mit Quarzstäuben oder Asbest können zur Asbestose oder Silikose führen. Heute sind in hochwertigem Talkum, vor allem im medizinischen Bereich, keine Verunreinigungen mehr.

Aktuelle, weiteiführende Literatur

Baur X et al. (2005) Positionspapier der DGP zur Begutachtung der Silikose. Pneumologie 59:549–553

Infante PF et al. (2004) Beryllium exposure and chronic beryllium disease. Lancet 363:415

Müller-Quernheim J et al. (2007) Chronische Berylliose. Pneumologie 61:109–116

Nowak D, Bäuerle V (2006) Informationen zur neuen Berufskrankheit (BK 4112): Lungenkrebs durch die Einwirkung von kristallinem Siliziumdioxid (SiO2) bei nachgewiesener Quarzstaublungenerkrankung. Pneumologie 60:86–88

Rimal B et al. (2005) Basic pathogenetic mechanism in silicosis. Curr Opin Pulm Med 11:169

Roseman KD et al. (2003) Estimating the total number of newly recognized silicosis cases in the US. Am J Ind Med 44:141

Wang XR et al. (2000) Respiratory symptoms and functional status in workers exposed to silicea, asbestos or coal mine dust. J Occup Environ Med 42:1076

Strahlenpneumonitis

Update

Konietzko N (2008) Lungenschädigung durch Strahlen, Hitze und Druck. Der Pneumologe 6:30–34

Auslöser Diese sind strahlenbedingte Zellmembranschädigungen und – dadurch induziert – eine erhöhte Membranpermeabilität, Zerfall von Kollagenfasern und Gefäßsklerose. Diese Gewebsläsionen initiieren eine Entzündungsreaktion (akute Alveolitis), entzündlich-reaktive Proliferationen (Pneumonitis und Re-Modeling), die zur Fibrosierung (Folgeschaden) fortschreiten können. Eine Hypersensitivitätsreaktion wird dabei wohl auch angestoßen, weil die nichtbestrahlte oder sogar die kontralaterale Lunge akut in Form einer lymphozytären Alveolitis mit betroffen sein kann (Zytokinkaskade induziert Lymphozytenaktivierung). Die Fibrose nach Monaten ist eine Folge der Pneumonitis, es gibt aber auch nach über sechs Monaten strahleninduzierte Fibrosen, denen keine Alveolitis/Pneumonitis vorausging.

Risikofaktoren Risikofaktoren sind die Feldgröße, die Dosis und die Zeit; kleine Bestrahlungsfelder verursachen in der Regel keine Strahlenpneumonitis. Natürlich ist die Dosierung wesentlich; fragmentierte Dosierungen bis 30 Gy schädigen selten die Lunge; hingegen führt die Applikation von mehr als 40 Gy innerhalb von fünf Wochen häufig zur Pneumonitis. Bei Brustkrebs und Radiatio wurden Risiken von 0–10% angegeben, bei Morbus Hodgkin 5%, beim Bronchialkarzinom früher 5–15%, heute weit unter 5%.

Ein besonderer Risikofaktor ist die Chemotherapie : Sensitizer sind Doxorubicin und Taxane, Mitomycin, Vincristin, Dactinomycin, Cyclophosphamid und natürlich das Bleomycin. Gerade die simultane Behandlung mit Anthrazyklinen und Radiatio gilt es zu vermeiden. Paclitaxel und Radiatio sequenziell sind weniger toxisch, allerdings wird diskutiert, ob dadurch Strahlenfeld und Dosis reduziert werden könne.

Weitere Risikofaktoren sind Rauchen (nicht in allen Studien), eine nicht vollständig entfaltete Lunge (z. B. bei Kompression durch Tumor oder Erguss), Vorbestrahlung, COPD, eingeschränkte Lungenfunktion (Body, DCO, Gasaustausch), weibliches Geschlecht und Prednisolon-Reduktion unter Radiatio.

Befunde Histologische Veränderungen im bestrahlten Gebiet sind erwartungsgemäß die Regel. Milchglasartige Trübungen im HRCT sind häufig. Im Röntgen beschränkt sich die Verdichtung auf das bestrahlte Areal. Nicht so selten sind alveoläre, grobfleckige, zum Teil flächig-konfluierende Verschattungen kontralateral, eine »sympathische« Mitreaktion, eine Hypersensitivitätsalveolitis, die sich nicht nur auf das Bestrahungsfeld beschränkt. Atelektasen bilden sich aus wegen einer Störung der Surfactantsynthese.

Symptome Meist bleiben die Betroffenen asymtomatisch. Etwaige Beschwerden beginnen nach Wochen mit Alveolitis und Bronchiolitis. Akut verläuft die Strahlenpneumonitis oft parallel mit einer Hautaffektion oder Ösophagitis, mit Atemnot und trockenem Reizhusten, oft mit Hämoptysen oder blutig tingiertem Sputum und geringem Fieber. Dyspnoe geht mit einer chronischen Fibrosierung oder einem akuten ARDS einher. Eine respiratorische Insuffizienz ist initial partial. Pleuritische Beschwerden sind meist im Areal der Hautveränderungen. Ösophagitiden und Osteonekrosen kommen vor. Die Beschwerden einer etwaigen Lungenfibrose nach Monaten hängen vom Ausmaß der Initialreaktion ab, diese späte Fibrose gibt es aber auch ohne vorausgehende Akutreaktion.

Komplikationen Akute Komplikationen können ARDS, Atelektasenbildung und Superinfektion sein. Chronische Veränderungen sind Lungenfibrose, deformierende Bronchitis und Pleuraschwarten mit Kontraktionen.

Therapie Kleinflächige Strahlenpneumonitiden sind meist asymptomatisch und bedürfen keiner Therapie.

Bei symptomatischen, großflächigen Pneumonitiden wird mit Kortikosteroiden behandelt. Initial gibt man 1 mg/kg/d Prednisolon für einige Wochen (initial z. B. 3 × 20 mg), dann 3 × 10 bis 3 × 5 mg/d für weitere Wochen. Es gibt Berichte über eine Steroidresistenz und den Nutzen von Cyclosporin A.

Ein ALI (acute lung injury) oder ARDS wird entsprechend therapiert. Einer Atelektasenbildung kann man durch Atemtherapie und Maskenbeatmung (nCPAP, nBIPAP) versuchen vorzubeugen. Bei einer Superinfektion wird (Fieber, Bakteriologie) antibiotisch behandelt.

Niedermolekulare Heparine scheinen günstig, um Mikrothrombosen in der Lungenstrombahn vorzubeugen. Auch sollte man frühzeitig an Superinfektionen denken.

Eine gesicherte Prophylaxe gibt es nicht. Die ersten Daten mit Pentoxyfillin schienen aber gut. Ähnlich wie bei der Sarkoidose und Pentoxyfillin könnte dies etwas mit der TNF-A-Kaskade zu tun haben. Oder

35

mit der Mikroperfusion und Plättchen-Aggregation in den geschädigten Kapillaren, analog oder additiv zu den NMH protektiv.

Aktuelle, weiterführende Literatur

Heilmann KM (2007) Pulmonale Strahlenreaktion nach stereotaktischer Bestrahlung von Lungentumoren. Inaugural-Dissertation Universität Würzburg

Kim TH et al. (2005) Dose-volumetric parameters for predicting severe radiation pneumonitis after three dimensional conformal radiation therapy for lung cancer. Radiology 235:208

Kocak Z et al. (2005) Challenges in defining radiation pneumonitis in patients with lung cancer. Int J Radiol Onc Biol Phys 62:635

Movsas B, Raffin TA, Epstein AH, Link CJ jr. (1997) Pulmonary radiation injury. Chest 111:1061

Nonn RA, Gross NJ (1996) Effects of radiation on the lung. Curr Opin Pulm Med 2:390

Medikamenteninduzierte Lungenerkrankungen

Update

Schreiber J (2009) Medikamenteninduzierte Lungenerkrankungen. Der Pneumologe 6:113–124

Eine vollständige Übersicht über alle Medikamente, die Lungenerkrankungen induzieren können, würde den Rahmen dieses Buches sprengen. In der Praxis sind diese Krankheiten recht selten, so dass dieses Thema nur als Übersicht dargestellt wird (◘ Tab. 36.1).

Theoretisch können die einzelnen in der Tabelle genannten Erkrankungen jeweils durch eine Unzahl von Medikamenten induziert werden. Drogen (Crack, Kokain u.a.) sind zu bedenken. Oft sind es Einzelfälle, so dass der Zusammenhang fraglich ist. Die häufigsten Auslöser wurden gelistet. Der Nutzen der Gabe von Kortikosteroiden ist nicht immer gesichert.

Praxis

Wichtig: Allerorten wird das Azathioprin beschrieben, es hat keine pulmonalen Nebenwirkungen! Auch so manch andere Medikamente sind vermeintlich mit Einzelfällen assoziiert, doch wir haben diese über Jahrzehnte eingesetzt und nie irgendeine pulmonale Nebenwirkung erlebt.

Bei diesen umfangreichen Listen, die die gesamte Rote Liste® umfassen, muss man sehr, sehr vorsichtig sein (u.a. www.pneumotox.com). Man muss immer kritisch bleiben und andere Genesen sicher und gründlich abklären, bevor man exotischen Zuordnungen folgt, etwa der, dass Diuretika eine Lungenfibrose induzieren oder ASS mediastinale Lymphknotenvergrößerungen.

Pneumonitis Alveolitiden mit Infiltration des Interstitiums bis zur Lungenfibrose können durch eine Reihe von Medikamenten verursacht werden (◘ Tab. 36.1). Radiologisch erwartet man ein alveoläres Muster, das in eine retikuläre Zeichnung übergeht. Eine Restriktion mit zunehmender Diffusionsstörung führt zur respiratorischen Insuffizienz. In erster Linie denkt man an zytotoxische Medikamente. Risikofaktoren sind Dosis, Polychemotherapie, Alter, andere Lungenerkrankungen, eine inspiratorische Sauerstoffkonzentration über 40% und eine Bestrahlung.

Bleomycin induziert eine Alveolitis ab einer kumulativen Dosis über 500 mg mit einer Morbidität von 10% und einer Mortalität von 1%. Die Zeichen und Beschwerden treten noch 1–3 Monate nach der Therapie auf. Mit Kortikosteroid-Therapie ist eine Heilung bei über 70% zu erwarten. Nach der Chemotherapie mit Bleomycin muss bei Hodentumoren oft noch komplett, kurativ und radikal reseziert werden. Es ist nicht gesichert, wie lange man die COP/BOOP mit Prednisolon zu behandeln hat und ab wann operiert werden kann – wahrscheinlich am besten kurzzeitig und hochdosiert mit Prednisolon und rasch reduzieren. Dann folgt in einem Low-dose-Intervall die Operation. Im Nachgang ist eine engmaschige Verlaufskontrolle bezüglich eines Rezidivs der COP/BOOP notwendig.

Ähnliches gilt für **Busulfan** (vor Stammzelltransplantation); hierbei ist eine Latenz über sechs Monate möglich. Während die Inzidenzen einer klinisch manifesten Pneumonitis für diese beiden Zytostatika bei 5% liegen, erreicht der histologische Nachweis interstitieller Veränderungen 40%. Chlorambucil (bei CLL) kann während oder noch Jahre nach der Einnahme zur Alveolitis, COP/BOOP oder LF führen.

Taxane (Paclitaxel und Doxetaxel) sind Radiosensitizer und mit einer erhöhten Strahlenpneumonitis assoziiert. Ebenso wird dosisabhängig (bei sehr hohen Dosen) eine Hypersensitivitäts-Pneumonitis beschrieben (vielleicht auch nicht nur substanzspezifisch, sondern bedingt durch die Galenik?). In Kombination mit Gemzitabine kommt es ebenfalls wohl gehäuft zu Lungenschädigungen.

Rheumamedikamente induzieren eine hochakute Alveolitis, vor allem bei alten Menschen. Die Therapie besteht im Absetzen der Medikamente. Die Abheilung wird durch Kortikosteroide beschleunigt (► Kap. 71.2).

Selten führt Methotrexat (unabhängig vom Folsäurespiegel) zur Alveolitis bis zur Fibrose. Asthma, Bronchiolitis und Granulombildungen sind Einzelfälle. Insgesamt wird m.E. die Häufigkeit dieser Nebenwirkung weit überschätzt, wenn man 30 Jahre lang ein solches Ereignis nie selbst gesehen hat. Zu bedenken sind aber Infektionen durch die Immunsuppression, also Pneumocystiis, atypische Mykobakterien, Aspergillen, Cryptocokken u.a.

TNF-Alpha-Blocker sind in erster Linie mit Infektionen, insbesondere der TB assoziiert. Deshalb wird dies vorher geprüft (Tuberkulintest, Röntgen, evtl. CT und Bronchsoskopie und Urinkultur). Interessanterweise ist die Mortalität unter dieser Medikation wesentlich erhöht (RR 4), wenn eine Lungenerkrankung vorbesteht.

Gold kann eine Pneumonitis zu induzieren (ab kumulativ 500 mg), mit Fieber und lymphozytärer

Tab. 36.1 Medikamenteninduzierte Lungenerkrankungen

Alveolitis bis zur Fibrose	Bleomycin, Busulfan, Methotrexat, Mitomycin C, Sirolimus
COP, BO oder BOOP **EAA**	Nitrofurantoin, Amiodaron, medikamenteninduzierte SLE; Rheumamedikation mit Methotrexat, D-Penicillamin, (Sulfasalazin?) Goldsalze
Lupus erythematodes	Dihydralazin, Procainamid, Isoniazid, Chlorpromazin
Asthma	Betablocker, nichtsteroidale Antiphlogistika, ASS, Kontrastmittel
Eosinophilie	Noch Wochen nach Absetzen: Penicilline, andere Antibiotika; Sulfonamide, Salicylate, Nitrofurantoin, Methotrexat.
ARDS	Gemzitabin (»nur« passager ALI bei bis zu 10%), Heroin, Methadon, Zytosinarabinosid
Pulmonale Hypertonie	Appetitzügler, Serotoninantagonisten, Drogen
Pulmonale Hämorrhagie	Penicilline, Marcumar, Fibrinolyse
Fett-Aspiration	Ölige Nasentropfen, Laxantien
Atemantrieb, -pumpe **Mediastinalfibrose** **Pleuraerguss**	Verstärkung von Myopathien durch Aminoglykoside; Opiate, Muskelrelaxantien Methysergid Bromocriptin und Analoga

Alveolitis. Penicillamine kann eine obstruktive Bronchiolitis verursachen.

Mitomycin C induziert eine Pneumonitis bei ca. 10%, insbesondere in Kombination mit Vincristin. Die Mortalität liegt dann bei 50%. Die Therapie besteht im Absetzen und der Gabe von Kortikosteroiden.

Unter **Amiodaron** ist bei 5% der Behandelten mit einer Lungenfibrosierung nach über drei Monaten zu rechnen. Die Mortalität liegt dann bei ca. 5%. Fällt die Diffusionskapazität um 20% ab, so ist das Medikament abzusetzen. Ist eine Lungenerkrankung vorbestehend, ist das Risiko einer Fibrose erhöht. Eine akute Form entwickelt Infiltrate in den Lungenspitzen. Der Verlauf kann einer soliden karnifizierenden Pneumonie entsprechen. Oft denkt man zuerst an eine schwere Pneumonie oder ein Alveolarzellkarzinom. Beim Amiodaron haben die Ärzte die Alveolitis bis zur Lungenfibrose vor Augen, aber auch eine schwergradige COP/BOOP-Verlaufsform (initial), und eine schwere beidseitige Pneumonie (so getriggert?) ist nicht selten.

Nitrofurantoin kann eine hochakute Reaktion mit Fieber, Husten und Atemnot induzieren. Die Therapie besteht aus Absetzen und Kortikosteroiden. Chronisch kann sich ein Husten entwickeln.

Die **Sulfasalazingabe** bei entzündlichen Darmerkrankungen ist mit Alveolitiden, Fibrosen und fibrosierender BO der Bronchioli assoziiert. Ob Sulfasalazin ursächlich ist, ist nicht gesichert.

Lupusinduzierende Medikamente sind vor allem Hydralazin, Procainamid, Isoniazid und Chlorpromazin. Viele weitere Medikamente können selten (zum Teil nur Einzelfallassoziationen) einen SLE auslösen. ANAs können nachgewiesen werden, Anti-ds-DNS wird nicht gebildet; nur selten ist bei medikamenteninduziertem SLE mit einer Nierenbeteiligung zu rechnen.

Medikamenteninduzierte fibrosierende Alveolitiden können nach Karenz abklingen. In der Regel wird man Kortikosteroide geben, um die Rekovaleszenz zu beschleunigen. Abhängig vom Verlauf kombiniert man mit Immunsuppressiva (Azathioprin, Cyclophosphamid). Gesicherte Daten hierzu gibt es nicht.

Eosinophile Infiltrate Churg-Strauß-Syndrom, Asthma, Tbc oder Parasitosen sollten ausgeschlossen werden, bevor man eine medikamenteninduzierte Eosinophilie diagnostiziert. Kortikosteroide sind sehr wirksam.

Aktuelle, weiterführende Literatur

Antony VB (1998) Drug-induced pleural disease. Clin Chest Med 19:331

Cannon GW (1997) Methotrexate pulmonary toxicity. Rheum Dis Clin North Am 23:917

Copper JA jr. (1997) Drug-induced lung disease. Adv Intern Med 42:231

Denman JP et al. (2002) Hypersensitivity reaction to Doxetaxel after treatment with paclitaxel. J Clin Oncol 20:2760

Endoh Y et al. (2000) KL-6 as a potential marker for amiodarone induced pulmonary toxicity. Am J Cardiol 86:229

Foucher P et al. (1997) Drugs that may injure the respiratory system. Eur Resp J 10:265

Limper AH, Rosenow EC 3rd (1996) Drug-induced interstitial lung disease. Curr Opin Pulm Med 2:396

Wolfe F et al. (2006) Treatment for rheumatoid arthritis and hospitalization for pneumonia. Arthrtitis Rheum 54:628

Ertrinken/Schadstoffe/ Höhenkrankheit

Übersichten

Baur X (2006) Arbeitsbedingte obstruktive Atemwegserkrankungen. Pneumologie 60:178, 305

Matthys H (2009) Höhenmedizin für Pneumologen. Der Pneumologe 6:7–14

Tetzlaff K (2009) Tauchmedizin für Pneumologen. Der Pneumologe 6:15–21

37.1 Beinahe-Ertrinken

Akut Hier steht die Aspiration von Wasser (nasses Fast-Ertrinken) oder ein reflektorischer Laryngospasmus (so genanntes trockenes Fast-Ertrinken bei 10%) im Vordergrund. Entsprechend besteht die primäre Aufgabe in der Sicherung der Vitalfunktionen (Atemwege, Beatmung, Kreislauf, Drugs etc.). Ablaufenlassen von Wasser durch Kopftieflage ist sinnlos. Wesentlich ist, möglichst rasch die Lunge zu belüften, z. B. durch Mund-zu-Mund-Beatmung.

In den USA sterben daran jährlich 4000 Menschen. Meist sind es kleine Kinder in der Badewanne, im Swimmingpool, in Gartenteichen etc. Daneben gibt es Vorfälle unter Alkoholeinfluss, kardiale Ereignisse, Überschätzung, Hyperventilation vor Schnorcheltauchgängen.

Röntgen Bei Wasseraspiration erwartet man im konventionellen Röntgen das Bild eines Lungenödems. Ein ARDS oder eine sekundäre Pneumonie können sich nach Tagen entwickeln.

Salzwasser Gelangt Salzwasser in die Alveolen, so folgt Serum dem osmotischen Gradienten. Die Folgen sind ein Lungenödem mit respiratorischer Insuffizienz, Volumenmangel mit Blutdruckabfall und eine metabolische Azidose. Dies tritt nicht akut und nicht regelhaft auf. Diese Zusammenhänge sollten jedoch im Verlauf bedacht werden.

Süßwasser Das Süßwasser folgt dem osmotischen Gradienten in den Blutkreislauf. Die Folge ist eine Hämolyse mit Hyperkaliämie und Kammerflimmern. Auch diese Komplikationen treten nicht regelhaft auf. Salz- und Süßwasser zerstören erst einmal den Surfactantfilm, sodass es zum Kollaps der Azini kommt. Dies ist also ein überwiegend »mechanisches« Problem.

Kaltes Wasser Es gibt Berichte von Erwachsenen und Kindern, die im kalten Wasser sehr lange überlebt haben. Günstig ist die Kühlung des Gehirns, die vor einem Hirnschaden schützt. Daher gibt es die Richtlinie, dass man mindestens reanimiert, bis der Unterkühlte aufgewärmt ist.

Weitere Die Hypoxie führt zum Hirnödem und zum Hirnschaden. Hypoxie mit kardialen Arrhythmien und Blockbildern muss bedacht werden. Massive Elektrolytverschiebungen (vor allem Kalium) und Nierenversagen sind sekundär.

Vorgehen Natürlich raus aus dem Wasser. Dabei muss man Wirbelsäulenfrakturen und ein Schädel-Hirn-Trauma bedenken. Sorgfältig den Puls suchen, oft kann zentral noch ein ausreichender Kreislauf bestehen, also Carotiden und Leisten tasten und auskultieren. Es wäre desaströs, gegen ein pumpendes Herz zu komprimieren. Möglichst wenig bewegen bzw. umlagern (Zentralisierung schützt erst mal – ansonsten sog. Bergungstod). Hypothermie schützt ebenfalls, deshalb nasse Kleidung weg, warme Decken, aber kein Alkohol, kein »Durchreiben-Kneten« (wie man es in Abenteuerfilmen immer wieder sieht).

Beatmung (ggf. CPR) ist führend, um die Lunge wieder zu belüften. Bei erhöhtem Hirndruck leichte Hyperventilation anstreben, aber eben nur leicht – meist wird massiv hyperventiliert. Die Azidose ist auszugleichen; ansonsten zentrale und periphere Wiedererwärmung, wie geläufig. CPR bei Kindern und Jugendlichen (auch stundenlang), bis die Körpertemperatur über 35°C ist. Es besteht die Chance auf eine völlige Gesundung. Eine dumme Regel besagt, dass gebrochene Rippen Zeichen einer guten Reanimation seien – das ist kompletter Unsinn, und es kommt im Nachgang zu schwerem ARDS mit Kontusionsschäden. Bei CPR muss man, falls nötig, die hohe Frequenz zu beachten, unter 100/min ist die CPR unzureichend.

Eine schlechte Prognose besteht bei folgenden Tatsachen:

- über 10 min unter Wasser,
- CPR über 25 min bzw. erfolglos bis zur Ankunft im Schockraum,
- Kerntemperatur unter 32°C,
- Koma,
- < 3 Lj.,
- Azidose (pH < 7,1),
- Wassertemperatur über 10°C (kaltes Wasser schützt: Kühlung des Gehirns, und durch einen Laryngospasmus wird weniger aspiriert).

■ Tab. 37.1 Beispielhafte Auswahl irritativ-toxischer Lungenschädigungen

Fibrosierende Alveolitiden	Chlor, Phosgene, NO2, Metallschmelzräuche, Ledergerbmittel, Schuhsprays, Lösungsmittel und deren thermische Abbauprodukte.
BOOP, COP, BO	Textilfarben, vor allem Inhalation der Aerosole von einigen Sprühfarben (Arbeiten ohne Absaugung) Leder-Textil-Imprägniermittel, nicht selten! Toxische Gase/Dämpfe Schwefel, Ammoniak, Säuredämpfe
Lungenödem	Zinkrauch (Schweißen, Löten), Rauchgase aller Art Vor allem bei Bränden moderner Gebäude
COPD	Ammoniak, organische Stäube, mineralische Stäube
Asthma **Bronchiolitis**	Toxische Gase/Dämpfe Feuerspucker verwenden u.a. pyrotechnische Stoffe aus getrockneten Pflanzensporen
Weitere	Nylonflocken usw.

37.2 Irritativ-toxische Lungenerkrankungen

Dieses Thema im Detail abzuhandeln würde den Rahmen dieses Buches sprengen. Ich verweise auf die entsprechende Literatur der Arbeitsmedizin. Nachfolgend eine Auswahl im tabellarischen Überblick (■ Tab. 37.1).

Praxis

Nach dem Imprägnieren etlicher Schuhe und Mäntel kam es bei einem jungen Mann zu einer akuten Pneumonitis/Alveolitis mit allen Komponenten einer Entzündung der Atemwege und Alveolen. Prednisolon systemisch (erst 3 × 50, dann 3 × 20 und rasch 3 × 10 mg), inhalative Kortikosteroide, Inhalativa und vorbeugend Antibiotika führten zu einer ganz langsamen Besserung.

Ähnliches geschieht in galvanischen Betrieben, die eigentlich heute gut geschützt sind. Hier kommen die Metallsalze noch hinzu.

Gefährlich können auch Zinkräuche sein, vor allem, wenn man privat mal ein bisschen was verarbeitet, mit dem Bild einer ALI (acute lung injury). Den berühmten Feuerspucker sieht man nicht so ganz selten. Da gibt es heute Trockensubstanzen, die Sporen von exotischen Farnen beinhalten, die so schon fliegen, brennen, funkeln und leuchten – und in der Lunge natürlich nicht landen sollen. Ebenso sind auch die Räuche moderner Gebäude mit unterschiedlichsten Kunststoffen und Baumaterialien eine große Gefahr, die die Feuerwehr kennt, aber der Laie nicht.

37.3 Höhenlungenödem

Mit zunehmender Höhe fällt der O_2-Partialdruck in der Atemluft. Dies führt zu neuen Sollwerteinstellungen mit Adaptation feinsinniger Regelkreise. Diese »Neu-Einstellung« umfasst ja nicht nur den Sauerstoff. Kohlendioxid muss neu austariert werden. Alveoläre Ventilation und Perfusion bedürfen neuer Stellgrößen. Drücke, Flüsse, Permeabilitäten, Gewebedruck, Mediatoren, neurogene Regelung und Lymphabflüsse suchen ein neues Gleichgewicht. Ebenso müssen die Veränderungen der Regelkreise bei Anstrengung und nachts, die mehrdimensional ineinandergreifen, auf allen Ebenen neu adjustiert werden.

Wanderungen in den Alpen sind da selten ein Problem, weil man da fast nie über 2500 m übernachtet – außer man ist trainierter Extremberggeher – und weil man nicht mehrere Tage über 2500 m bleibt. Deshalb passiert auch nichts, wenn Massen von Menschen nur tagsüber mal auf der Zugspitze sind. Hingegen muss man für lange Expeditionen mit Übernachtungen über 3000 m, meist im Himalaya oder in den Anden, sehr gut trainiert und angepasst sein. Ebenfalls ist ein vorab stattfindendes Höhentraining ein Muss.

Bei Nicht-Angepassten, Untrainierten und raschem Anstieg auf über 3000 m (auf der Zugspitze ist da noch nichts passiert!) mit Übernachtung, Anstrengung und mehrtägigem Aufenthalt bei 30% entstehen Husten und Atemnot. Geht man 500–1000 m nach unten oder ruht sich einen Tag aus, so verschwinden leichte Symptome meist wieder.

Zerebral kann das Fortschreiten zum Hirnödem führen, pulmonal zum Lungenödem – mit allen Folgen. Mit der Affektion des Gehirns, wenn diese noch ganz leicht ist, überschätzen sich die Betroffenen, werden unvernünftig, läppisch und euphorisch (sehen Yetis), kritiklos und lassen sich keinen Rat mehr geben. Sie gehen weiter, und es folgen alle erdenklichen zerebralen und allgemeinen Symptome: Schwindel und Übelkeit, schnelle Atmung und Herzjagen usw. Es besteht Lebensgefahr!

Deshalb ist ein nur langsamer Aufstieg empfehlenswert. Die Kenntnis und das Wissen über die Kontrolle dieses Krankheitsbildes muss man haben, wenn man solche Touren oder Expeditionen unternimmt. Alkohol ist strikt zu meiden. Ausreichend Flüssigkeit ist ganz wichtig. Man sollte nicht mit Infekten losmarschieren und bei sehr hohen Bergen auch mal Ruhephasen einlegen.

Dexamethason hilft gegen die Schwellung des ZNS, aber nicht pulmonal. Retardiertes Nifedipin ist wirksam, ebenso Sildenafil mit gesichertem Nutzen. Natürlich sind dazu die O_2-Gabe und körperliche Ruhe sowie ein Rückzug auf niedrigere Höhen anzuraten.

Aktuelle, weiterführende Literatur

Bureau of labor statistics (2007) National census of fatal occupational injuries in 2006. Department of labor. www.bls.gov./iif/oshcfoil.htm

DeNicola LK et al (1997) Submersion injuries in children and adults. Crit care Clin 13:477–502

Golden FS, Tipton MJ, Scott RC (1997) Immersion, near-drowning and drowning. Br J Anaesth 79:214

Papa L et al. (2005) Systematic review of drowning accidents. Resuscitation 65:255-265

Verive MJ (2009) Near drowning. eMedicine 4 (sehr, sehr gut!)

Atemwegserkrankungen

Asthma bronchiale

Leitlinien

Buhl R, Berdel D et al. (2006) Leitlinie zur Diagnostik und Therapie von Patienten mit Asthma. Pneumologie 60:139–183

Nationale Versorgungsleitlinie Asthma 3/2010. AWMF online

38.1 Grundlagen

38.1.1 Grundbegriffe

Epidemiologie Betroffen sind etwa 5% der Gesamtbevölkerung Deutschlands. Bei den Kindern liegt die Prävalenz bei 10%. Sind beide Eltern Asthmatiker, steigt das Erkrankungsrisiko auf 25%.

Regionale epidemiologische Schwankungen hängen nicht nur mit der genetischen Konstellation zusammen. In ländlichen Gebieten mit einfacher oder ursprünglicher Lebensweise und nichtindustrieller Ernährung ist Asthma selten. Insbesondere die organischen Schwebeteile in Kuhställen induzieren eine leichte, unmerkliche Entzündung (rote Bäckchen und glatte Haut der Kuhmagd, heute noch bei Melkerinnen zu sehen) der Haut und der Atemwege, die vor Allergie und Asthma schützt. In städtischen Lebensräumen mit der so genannten westlichen Lebensweise in Wohlstand ist Asthma häufig. Beispielsweise sind die Prävalenzen hoch bei rotblonden Menschen englischer Abstammung in städtischen Gebieten. Besonders selten ist das Asthma bronchiale bei Indianern, Eskimos und in ländlichen Gebieten Neu-Guineas.

Definition Asthma bronchiale ist definiert als chronische entzündliche Erkrankung der Atemwege. An der Entzündungsreaktion sind vor allem Mastzellen und Eosinophile beteiligt. Die Atemwegsobstruktionen schwanken und sind variabel, wobei diese Obstruktionen spontan oder nach Behandlung reversibel sind. Die Entzündung geht mit einer Hyperreagibilität der Atemwege einher.

Die Definition enthält die wichtigen Begriffe, die für die Diagnose entscheidend sind: chronisch, Eosinophile, schwankende und reversible Atemwegsobstruktion, Hyperreagibilität.

Pathophysiologie Bronchokonstriktion, Schleimhautödem und Dyskrinie (zähes, glasiges Sekret) sind das funktionelle Korrelat des Asthmas. Getriggert wird diese Trias durch die Freisetzung von Mediatoren (Histamin, Interleukin u.a.) aus den Mastzellen und eosinophilen Zellen. Ursächlich für diese Freisetzung von Mediatoren sind Reize aus der Umwelt (exogenes Asthma) oder eine Akkumulation von Eosinophilen in der Bronchialschleimhaut unbekannter Ursache (endogenes Asthma).

38.2 Ursachen

Wesentlich ist die Zahl stattgehabter bakterieller und parasitärer Infektionen sowie Keim- und Schmutzexpositionen. Die Relation zweier T-Helfer-Lymphozytenpopulationen (TH1 vs. TH2) wird beeinflusst von bakteriellen Infektionen. Ein Überwiegen der TH1-Population findet man bei »aktivem« Immunsystem bei keimexponierten Lebensweise. Ein Überwiegen der TH2-Lymphozyten entspricht einem »gelangweilten« Immunsystem und geht mit atopischen bzw. esoinophilen Reaktionen einher.

Es wird sehr viel diskutiert über alles Mögliche, wie Genetik, Infektionen, Kontakt zu Felltieren, Größe der Familien, Kindergrippen, Feinstaubbelastung. Aber all dies liefert keine Trennlinie. In meiner Kindheit auf dem Lande gab es keinen Menschen mit Allergien oder Asthma. Heuschnupfen kam nicht vor. An der Universität in München sind wir vor 30 Jahren nicht in die Allergologie-Vorlesungen gegangen, weil wir dachten, dass es dieses Krankheitsbild nahezu nicht gäbe. Heute bekommen 70-Jährige plötzlich Allergien und Asthma aus heiterem Himmel.

Es wagt derzeit noch niemand zu sagen, weil es nicht gesichert ist und weil Interessen dahinter stehen: Die Ernährung scheint die Trennlinie zu sein. Nur dies kann die Entwicklung und die Unterschiede erklären. In Australien, England und Florida mit hoher Asthmarate ernähren sich die Menschen nur noch aus Packungen und Plastikflaschen. Die gesamte Palette der Werbung findet man dort in den Einkaufswägen, in den Küchen und auf dem Essenstisch.

Dort, wo Menschen sich nur natürlich ernähren, gibt es nahezu kein Asthma. Das sehen wir in Mitteleuropa fast nur noch bei den Menschen mit bestimmter Weltanschauung, zum Teil mit religiösem Hintergrund (z. B. Anthroposophen u.a.)

Industriell hergestellte Nahrungsmittel werden mit unendlich vielen Zusatzstoffen abgepackt, konserviert, vermischt, prozessiert, gefärbt. Plastik gibt Substanzen ab, die nachweislich Allergien begünstigen. Diese vielen Zusatzstoffe kennt der Organismus nicht, und die Lebensmittelchemie lagert sich in Eosinophile und Mastzellen ein, weil der Körper nicht weiß, was er sonst mit diesen Molekülen tun soll, dafür gibt es sonst keine Verwendung und keinen Stoffwechselweg. Dies kumuliert in den Vesikeln bis zum Platzen, steigert die Freisetzung der Mediatoren, führt dabei zu einem »Hochrüsten« dieser Zelllinien – und der geringste Impuls, der früher allenfalls ein leichtes, vorübergehendes, nahezu unbemerktes Nasenjucken ausgelöst hätte, wird jetzt zur handfesten Allergie, bis zum Asthma. 30% der Kaukasier haben dazu die genetische Disposition.

An die Vielfalt, Mischungen, Kombinationen und Verbindungen ist das Immunsystem ebenfalls nicht adaptiert. Dazu noch eine Vorspeise, Nachspeise, Süßigkeiten und ein industriell hergestelltes Getränk. Da sind natürliche Zusatzstoffe drin, die kaum noch definierbar sind. Besonders gefährlich sind heutzutage die preisgünstigen Backmischungen (Papayaextrakt, Johanniskern, Lupinen usw.). Die natürliche Ernährung ist wesentlich schlichter und einfacher.

Der Bauernhofeffekt mit organischen Schwebeteilchen im Kuhstall ist protektiv. Genauso wie an der Haut induziert das eine leichte neutrophile Entzündung, die protektiv ist. Aber die Trennlinie ist auch hier nicht alleine der Kuhstall, sondern die Ernährung. Kinder auf Bauernhöfen, die sich »industriell« ernähren, haben diesen protektiven Effekt nicht.

Adipositas kristallisiert sich als Risikofaktor heraus. Das könnte wiederum mit oben genannter Ernährung zusammenhängen. Adipositas geht mit leicht erhöhten Entzündungsreaktionen einher (freie Fettsäuren, h-CRP) und einer Einlagerung von Fett in die Submukosa, was eine allergische Entzündungsreaktion wohl begünstigt. Durch das Körpergewicht werden die ganz kleinen Atemwege komprimiert, Mechanik und Entzündungsreiz könnten Ko-Faktoren sein.

Exogenes Asthma Allergie gegen Pollen, Hausstaubmilbenexkremente, Pilzsporen oder Tierepithelien (so genannte ubiquitäre Allergene) sind die häufigsten Ursachen des exogenen, exogen-allergischen bzw. extrinsic Asthma. Beginn ist meist in der Kindheit, Hinweise für weitere Atopien (Rhinitis, Ekzem, Nahrungsmittelintoleranzen) und eine positive Familienanamnese bezüglich Atopien und Asthma sind häufig. Heute bekommen aber auch alte Menschen plötzlich ein allergisches Asthma.

Eine Triggerfunktion hat die Hausstaubmilbenexposition bis zum 3. Lebensjahr. Diese Fermente reizen die Atemwege primär nichtallergisch. Das Risiko der Asthmaentwicklung ist »dosisabhängig«.

Anamnestisch kann eine Verschlechterung auf Allergenexpositionen erfragt werden, z. B. zu bestimmten Pollenflugzeiten. Bei Tierallergenen ist der Zusammenhang weniger offensichtlich, da die Allergene in der ganzen Wohnung vorkommen können. Katzenallergene sind, wegen der weiten Verbreitung der Tiere und des Allergens, heute als ubiquitär anzusehen (Kinos, Schulen, Busse). An Hausstaubmilbenasthma denkt man, wenn die Symptome zu Beginn der Heizperiode, im späten Herbst, exazerbieren.

Besserung bei Karenz ist ein wichtiger Hinweis, beispielsweise Besserung am Wochenende (Abwesenheit vom Arbeitsplatz) und Beschwerdefreiheit im Hochgebirge (milben- und pollenfrei). Aber: Irgendwann lässt sich das alles nicht mehr so genau trennen, weil der unspezifische Reizzustand zunimmt und die zunehmende eosinophile Infiltration eine chronische Entzündung induziert.

Endogenes Asthma Synonyme sind nichtallergisches oder intrinsic Asthma. Eine allergische Ursache ist nicht erkennbar. Die Allergieanamnese ist negativ. Diese Menschen berichten oft, dass ein bronchialer Infekt am Anfang der Symptomatik stand. Meist handelt es sich um eine Erstmanifestation im Erwachsenenalter.

Menschen mit allergieähnlicher Reaktion auf Acetylsalicylsäure fallen in diese Gruppe; sie reagieren mit Konjunktivitis, Rhinitis und Asthma auf diese Medikamentenklasse. Rezidivierende Nasennebenhöhlenentzündungen und Nasenpolypen treten bei dieser Gruppe (ca. 10%) gehäuft auf.

Auch hier gibt es die Reaktion der Mastzellen und Eosinophilen, aber mit Entladung auf unspezifische Reize und nicht IgE-vermittelt. Aber: Meist unbedachte Allergene müssen ins Kalkül gezogen werden, etwa Küchenschaben, Zierfischfutter, Vorratsmilben, Pilzsporen (Topfpflanzen, Vogelkot), sowie Hobbys (Isocyanate, Holzstäube) etc.

Mischbilder Grundsätzlich gibt es Asthmatiker, die keiner der zwei Gruppen solitär zuzuordnen sind. Bei chronischem Verlauf mit chronischer Entzündung der Atemwege verselbstständigt sich das Krankheitsbild, es kommt zu Reaktionen ohne sichere Zuordnung eines Auslösers. Bei späterer Diagnose oder langzeitiger insuffizienter Therapie ist eine Zuordnung oft nicht mehr sicher möglich, dann spricht man vom gemischtförmigen Asthma bronchiale.

Bronchiale Hyperreagibilität (BHR) Sie entsteht durch eine Läsion der Bronchialschleimhaut. Dadurch können geringe Reize zur Bronchokonstriktion führen. 15% der Bevölkerung haben eine BHR, nur 5% haben ein Asthma.

Asthmatiker haben immer eine BHR. Es ist eine stete Diskussion, ob eine BHR bereits als Asthma zu bezeichnen ist. Einerseits kann es ein frühes Stadium des endogenen oder exogenen Asthmas sein. Andererseits findet sich eine BHR auch bei Gesunden, bei Menschen, die schadstoffexponiert sind (Rauch, Staub, Kälte, Chlorwasser), 2–3 Monate nach einem bronchialen Infekt, Bronchitis, Alveolitiden oder bei Herzinsuffizienz.

»Chronische Bronchitis« Hierunter fällt auch eine Gruppe von Menschen mit stetem, ungerichtetem Reizzustand der Atemwege, die immer wieder über Verschleimung, Atemnot, Husten und rezidivierende Infekte klagen. Diese Gruppe füllt die Wartezimmer und ist numerisch eine große Patientengruppe des Lungenarztes. Da wird dann alles Mögliche immer wieder abgeklärt, und Dosieraerosole werden immer wieder ausprobiert sowie nicht selten rezivierende Antibiosen durch den Hausarzt. Folgendes ist stets zu beachten:

- Durch Übergewicht kommt es zur Kompression der kleinen und erst spät der großen Atemwege (Tracheobronchialer Kollaps). Dieser Kollaps reizt, entzündet sich, Sekret wird retiniert.
- Sehr spätes Abendessen mit einem guten Gläschen ist leider sehr in Mode gekommen. Nächtliche Mikroaspiration führen zu einem chronischen Reizzustand.
- Mangelnde »Abhärtung«: Mukokutane Reflexbögen (Head'sche Zonen) werden übersensitiv durch eine sehr »verweichlichte« Lebensweise.
- Mangelnder Muskelmantel führt dazu, dass Oberkörper und Hals keine gut durchblutete Schutzschicht haben.
- Mangelnde Bewegung führt zur mangelnden Belüftung und Durchblutung.
- Individuell gibt es unterschiedliche Empfindlichkeiten. Manche Menschen müssen sich einfach im Oberkörper-Hals-Bereich mehr schützen als andere. Wobei dies auch sehr mit Training, Muskulatur und »Abhärtung« korreliert.

Meist treffen alle diese Dinge gleichzeitig zu, und es handelt sich zunehmend junge, bewegungsarme dickliche Mädchen. Konsequentes und richtiges Ausdauertraining im Freien, richtiges Muskeltraining, Gewichtsreduktion, Abhärtung durch Wechselduschen und Saunieren, Abendessen vor 17.00 Uhr etc. sind meist die Lösung dieses kleinen, aber lästigen Problems.

Anstrengungs-Asthma Eine Bronchokonstriktion bei Anstrengung oder Lachen ist bei Menschen mit BHR oder Asthma meist zu erfragen. Tiefes Einatmen von kalter Luft und Erschütterung der Bronchien führt zur Bronchokonstriktion bei hyperreagiblem Bronchialsystem. Treten diese Beschwerden nur bei körperlicher Belastung auf, so spricht man vom Anstrengungs- oder Belastungs-Asthma. Für diese Gruppe am ungünstigsten ist Joggen in kalter, nebliger Luft; eine günstige Sportart ist Schwimmen in warmem Wasser. Deshalb wird Schwimmen als Sportart für Asthmatiker empfohlen. Nahezu nie wird die Krankheit durch die Chlorexposition in Schwimmbädern ungünstig beeinflusst.

Gastroösophagealer Reflux Er kann durch die Säureeinwirkung und/oder einen vagalen Reflex (Säurereiz des distalen Ösophagus) die Bronchien reizen. Die Folgen sind meist nächtliches Husten und eine BHR.

Betamimetika und Theophyllin senken den Sphinktertonus, sodass ein medikamentös stimulierter Reflux die Asthma-Symptomatik verschlechtern kann. Wenn unter Asthma-Therapie Hustensymptomatik und Bronchokonstriktion weiterbestehen, so kann man mittels Ösophagus-pH-Metrie diese Diagnose abklären. Praktikabel ist ein Therapieversuch mit Säureblockern über mehrere Wochen. Er müsste zu einer Besserung führen, wenn ein gastroösophagealer Reflux Ursache der bronchialen Reizung war (ca. bei 30% der Asthmatiker).

Übergewicht und Reflux führen zu nächtlichem Giemen. Gewichtsreduktion, kein Alkohol, keine Süßigkeiten, Essen fester Speisen (festes Brot, Gemüse, Obst) und Abendessen vor 17.00 Uhr beseitigen das Problem oft.

Sulfit-Asthma Dies betrifft weniger als 5% der Asthmatiker. Sulfithaltige Nahrungsmittel sind die Auslöser. Hierzu gehören Bier (nicht rein gebraut), Wein, Zitronenlimonade, Meeresfrüchte, Fertiggerichte mit Kartoffeln, Obstkonserven und Trockenfrüchte, verpacktes Gemüse, Salate, Weinessig, Fertiggerichte und konserviertes Hackfleisch.

Berufs-Asthma Es ist eine bedeutsame Untergruppe des Asthmas. Meist ist es ein allergisches Asthma. Es tritt beispielsweise bei Bäckern (Bäckermehl und Enzyme), Tierbetreuern (z. B. Zoologen, Tierlabors), Floristen (Pollen) und Landwirten (Heu, Getreidestaub) auf. Auch wird es im Gesundheitswesen (Latex) und bei der Kunststoffverarbeitung (sehr wichtig:

Tab. 38.1 Symptome des Asthma bronchiale

Atemnot und Giemen	Sie sind typisch, müssen aber nicht immer vorliegen
Husten	Husten bei Belastung oder nachts sind ein Hinweis, am sensitivsten scheint Husten beim Lachen zu sein (das wird vermieden)
Hyperventilation	Dieses Symptom erfordert die Abklärung Asthma und Lungenembolie
Zäher glasiger Schleim	Wenn ein Infekt der Auslöser ist, so ist der Schleim trübe bis grün
Sprechdyspnoe	Lange Sätze können nicht mehr gesprochen werden

Isocyanate und Polyurethanschäume) beobachtet. Bekannt sind auch Byssinose (Montagsasthma), Isocyanate (Klebstoffe) etc.

Allerdings kann berufsbedingtes Asthma auch ein chemisch-irritatives Asthma sein (toxisches Asthma). Davon abzugrenzen ist das so genannte RADS.

Chemisch-iritatives Asthma Die Exposition gegen Räuche, Stäube, ätzende Gase oder Lösungsmittel reizt die Atemwege und kann zum toxischen Asthma führen.

Eine Untergruppe ist das bereits erwähnte RADS (reactive airway disease). Die einmalige Exposition gegen hochkonzentrierte Schadstoffe führt zum Asthma oder zu einer Hyperreagibilität der Atemwege. Die gereizten Atemwege sind ab diesem Zeitpunkt unspezifisch hyperreagibel. Diese Schädigung kann über Wochen bis zu Jahren andauern.

Eine detaillierte Ausführung beruflicher Schadstoffe, die Asthma induzieren könnten, würde den Rahmen dieses Buches sprengen. Bei Verdacht auf eine Berufskrankheit erfolgt die Meldung an den staatlichen Gewerbearzt im Gewerbeaufsichtsamt. Eine Stellungnahme des technischen Aufsichtsdienstes wird bei gutachtlichen Fragestellungen eingeholt.

38.3 Diagnostik

38.3.1 Symptome

Solange die Atemwegsobstruktion noch nicht fixiert ist, ist der Verlauf laut Definition noch wechselhaft, mit beschwerdefreien Intervallen.

Atemnot und Giemen treten anfallsweise auf, bei allergischem Asthma nach Exposition. Symptome nachts und frühmorgens werden begünstigt durch die hormonelle Tagesrhythmik. Asthmaanfälle gehen mit Herzrasen, Sprechdyspnoe, Angst und Agitiertheit einher (Tab. 38.1).

Unbewusst stöhnen diese Menschen beim Ausatmen, da sich der erhöhte Ausatemwiderstand günstig auswirkt (Lippenbremse). Die Frage nach erschwertem Ausatmen wird hingegen negativ beantwortet. Da die Lunge überbläht, empfindet der Betroffene die Inspiration als anstrengend (»Es geht nichts mehr rein«).

38.3.2 Befunde

Auskultation Man hört exspiratorisches Giemen und Brummen mit verlängertem Exspirium. Zu provozieren (wenn anamnestisch keine Asthmaanfälle vorkamen) ist dies z. B. durch ein strammes Jogging bei kühler Luft mit einem dünnen T-Shirt. Liegt zusätzlich inspiratorisches Giemen vor, so muss man an eine fixe Stenose der Atemwege denken, z. B. an einen Trachealtumor. Bei massiver Überblähung sind keine Atemgeräusche zu hören; dieses Phänomen wird als »stille Lunge« bezeichnet. Differenzialdiagnostisch ist an einen Pneumothorax zu denken.

Perkussion Spielt keine wesentliche Rolle.

Lungenfunktion Ein erhöhter Atemwegswiderstand und ein verminderter FeV1 beschreiben die Obstruktion. Die ausgeprägte Hyperreagibilität und die Reversibilität auf Beta-2-Mimetika grenzen das Asthma von den chronisch-obstruktiven Atemwegserkrankungen ab. Allerdings spricht eine Bronchokonstriktion bei Prälungenödem bzw. pulmonalvenösem Rückstau auch etwas auf Beta-2-Mimetika an.

Reversibilität muss nicht sofort eintreten. Bei manchen Menschen sind die Veränderungen schon derart fixiert, dass es Tage bis Wochen dauern kann, bis sich die Obstruktion unter Therapie zurückbildet. Und: COPD bildet sich auch partiell zurück. Hier trennt dann das Peak-Flow-Tagebuch am besten COPD vs. Asthma.

Blutgasanalyse Sie ist im Intervall unauffällig. Menschen mit undiagnostiziertem, leichtem Asthma neigen zur Hyperventilation und fallen durch eine milde Hypokapnie auf.

Im Anfall besteht zuerst eine Hypokapnie wegen Hyperventilation. Eine Hypoxie mit Cyanose ist ein sehr spätes Symptom, dies wird noch sehr lange und gut kompensiert, eine leichte respiratorische Insuffizienz (PO_2 unter dem individuellen Normbereich) kann sich früher abzeichnen. Erst vor der Dekompensation die Hypoxie und letztlich eine Hyperkapnie bei Erschöpfung sind nur bei schweren Anfällen zu beobachten.

Bei Hyperkapnie beachtet man den pH und das Bikarbonat. Kompensiert ist die respiratorische Azidose, wenn diese länger als sechs Stunden besteht; ansonsten ist sie nicht metabolisch kompensiert. Das spricht dann für einen akuten und bedrohlichen Verlauf.

Bronchiale Hyperreagibilitit (BHR) Getestet wird die BHR durch Metacholin- und/oder Kälteexposition. Gemessen werden die FeV1 und der Atemwegswiderstand. Es besteht eine BHR, wenn die FeV1 um 20% abfällt oder der Atemwegswiderstand sich verdoppelt bzw. auf über 0,5 kPa x s/l ansteigt. Dann wird eine stufenweise Provokation abgebrochen.

Peak-Flow Spitzenfluss heißt maximaler Fluss, der bei einer stoßartigen Ausatmung zu messen ist. Hierzu gibt es kleine handliche Geräte. Der Normwert liegt größenabhängig bei ca. 300–600 l/min.

Die Peak-Flow-Messung eignet sich zur Diagnose eines Asthma bronchiale. Asthmatiker haben Tagesschwankungen um mehr als 15–20%. Das Tief ist am Morgen (»morning dip« oder morgendliche Tief).

Ebenso eignet es sich zur Früherkennung von Verschlechterungen, bevor das Asthma exazerbiert. 20% der Asthmatiker nehmen eine zunehmende Bronchokonstriktion subjektiv nicht wahr. Ein Peak-Flow-Protokoll kann tendenzielle Verschlechterungen frühzeitig erkennen. Es kann auch den Erfolg einer Therapie widerspiegeln.

Eine unzureichende Dosierung mit Beta-2-Mimetika kann erkannt werden. Steigt nach Inhalation der Peak-Flow-Wert jedesmal deutlich (z. B. um 100 l/min), so ist die Basistherapie unzureichend. Inhalative Kortikoide oder langwirksame Beta-2-Mimetika müssten in der Dosis gesteigert werden. Täglich tiefe Peak-Flow-Werte am Morgen sprechen für eine unzureichende Medikation und für die Gabe eines lange wirksamen Beta-2-Mimetikum vor dem Schlafengehen. Regelhaft schlechte Werte am Nachmittag sprechen dafür, dass das morgendliche, lange wirksame Beta-2-Mimetika nicht über zwölf Stunden wirkt. Es müsste entsprechend öfter inhaliert werden, z. B. 3-mal pro Tag.

Eosinophile im Sputum Spielt keine praktische Rolle (schneller Zerfall, nicht gesichert, umständlich und teuer).

Allergietests Hautreaktionen im Pricktest (Sofort-Typ mit Quaddel) auf Allergene zeigen eine Sensibilisierung an. Wenn dieser Befund zur Anamnese passt, so handelt es sich um den oder die Auslöser. Die Korrelation ist 0,8.

Ein Asthmatiker kann auf etliche Allergene Hautreaktionen zeigen, die nicht Ursache des Asthmas sind. Umgekehrt muss ein Allergen, das Asthma verursacht, sich nicht immer im Hauttest bestätigen. Beispielsweise gibt es Reaktionen auf Hundeindividuen. Unterschiedliche Testsubstanzen unterschiedlicher Hersteller führen nicht immer zu vergleichbaren Ergebnissen. Es gibt auch Menschen, die bei Tierkontakt an der Unterarminnenseite Quaddelbildung haben (z. B. bei Pferdekontakt), die Atemwege aber nicht betroffen sind.

Tests auf spezifische IgE-Antikörper (RAST) im Serum bestätigen eigentlich nur die Hauttests. RAST ist empfehlenswert bei Hautveränderungen, bei Kindern, die nicht ruhig halten, und bei Allergenen, die man nicht vorrätig hat (wie Vorratsmilben, Schaben, seltene Tiere). Die Bestimmung von Gesamt-IgE hat keine Bedeutung; damit kann Asthma weder bestätigt noch ausgeschlossen werden. Meist treten normale oder etwas erhöhte Werte auf, abhängig vom Ausmaß der Allergie, allerdings auch bei einem Drittel der Patienten mit intrinsischem Asthma. Man kann gelegentlich sehr hohe Werte bei intrinsischem Asthma und insbesondere bei der ABPA haben.

Anamnese und Hauttests sind für die Diagnose in der Regel ausreichend. Wegen einer drohenden Ausweitung des Allergenspektrums sind ohnehin umfassende Maßnahmen erforderlich. So wird man beispielsweise einem Menschen mit Reaktion auf Hausstaubmilbenexkremente auch die Abschaffung der Katze nahe legen (was aber ohnehin keiner tut).

Hauttests sind in der Regel die Pricktests mit Sofortreaktion – und die können bestimmte Konstellationen nicht erfassen. Sensitiver ist der Reibetest, da kann man das verdächtige Allergen nehmen, z. B. von einem bestimmten Pferd, wenn der Pricktest auf Pferde negativ ist. Man reibt einfach das Allergen (z. B.

Pferdehaare, aber auch an den Speichel denken!) auf der Haut und vergleicht mit einer allergenfreien »Kontrollreibung«. Noch sensitiver ist der Scratchtest; die Haut wird mit Nadeln angeritzt, dann wird das Allergen in Kochsalzlösung daraufgelegt. Der Scratchtest kann zu schwerwiegenden systemischen Reaktionen führen; entsprechende Vorkehrungen sollten getroffen werden.

Expositionstest Bei berufsgenossenschaftlichen Fragestellungen mit erheblichen existenziellen Konsequenzen (Umschulung, Berentung, Betriebsumstellung etc.) muss der Zusammenhang zwischen Beruf und Asthma gesichert werden. Bei Unsicherheit wird der zu Untersuchende mit den fraglichen Allergenen exponiert. Die Einwilligung zur inhalativen Allergenprovokation kann nicht gefordert werden, da sie eine invasive Maßnahme ist. Sie ist jedoch möglicherweise im Interesse des zu Untersuchenden.

Die Methode ist erfahrenen Zentren vorbehalten. Eine Verdoppelung des Atemwegswiderstandes, ein Anstieg des Atemwegswiderstandes über 0,5 kPa x s/l und ein Abfall der FeV1 um 20% sind die Kriterien. Bei diesen geringen Veränderungen sind die Symptome Atemnot, Giemen und einem entsprechenden Auskultationsbefund noch nicht zu erwarten. Die Exposition soll niedrigdosiert beginnen, mit engmaschiger Überwachung. Wenn man Bedingungen imitiert, die der Patient bis dato hatte, ohne ernsthaft bedroht zu sein, ist das Risiko gering.

Der Patient sollte vor Testung beschwerdefrei sein und die Lungenfunktion höchstens leichtgradig beeinträchtigt. Eine unspezifische Hyperreagibilität auf Stäube oder NaCl-Lösung darf nicht vorliegen; ansonsten ist die allergische Reaktion nicht von der unspezifischen zu trennen.

Röntgen Im akuten Anfall kann man eine Überblähung mit abgeflachten Zwerchfellkuppen, vertieftem Thoraxdurchmesser und langgestrecktem Herzen sehen. Ein Infiltrat wäre erkennbar (Peribronchitis, Flecken und Schienenstrangphänomen, z. B. bei ABPA). Bronchitiden und beginnende Bronchopneumonien sind radiologisch oft nur zu ahnen. Ein Pneumothorax ist auszuschließen, als häufige Komplikation bei rupturierten Lungenbläschen. Ein pulmonalvenöser Rückstau mit Prälungenödem ist eine wichtige Differenzialdiagnose, in der frühen Phase jedoch unsicher zu diagnostizieren.

38.3.3 Differenzialdiagnostik

Bei vollständiger Diagnostik dürfte Asthma bronchiale mit anderen Krankheiten von Lunge und Herz eigentlich nicht zu verwechseln sein. Diese Möglichkeiten zur vollständigen Abklärung werden jedoch oft nicht genutzt bzw. nicht in Anspruch genommen.

Pneumothorax Er kann übersehen werden und ist beim Asthmatiker immer zu bedenken; die Perkussion und Auskultation versagt bei Überblähung. Die Sensitivität der körperlichen Untersuchung ist bezüglich der Erkennung eines Pneumothorax gering, vor allem bei vorbestehender Lungenerkrankung.

Praxis

Einmal hatten wir eine Patientin mit beidseitigem Pneumothorax, der Verlauf war zunächst dramatisch, »nichts half«. Der Röntgenbefund war überraschend (Gott sei Dank umgehend durchgeführt).

Linksherzinsuffizienz Sie beginnt mit ödematöser Bronchospastik (»bronchial cuffing«), Rasselgeräusche folgen im Verlauf später. Besserung der ödematösen Bronchospatik auf Broncholytika. Eine Echokardiographie wäre rasch diagnostisch, aber: Viele pulmonalvenöse Rückstaus gehen mit einer normalen Echokardiographie in Ruhe einher (entweder Rückstau bei geringster Belastung oder »steifes« Herz = diastolische Funktionsstörung bei Hypertonie, KHK, Degeneration). Im Röntgen können die Zeichen initial noch sehr diskret sein. Das »bronchial cuffing« mit Umverteilung in die Oberfelder und die Auffiederung eines unscharfen Hilus sind manchmal die einzigen oder ersten Zeichen.

Lungenembolie Sie führt ebenfalls zu Atemnot und Hyperventilation. Gerade rezidivierende kleine Lungenembolien bewirken eine anfallsweise Atemnot, die als Asthma fehlinterpretiert werden kann.

Praxis

Wir erinnern uns an einen Freizeitsportler (Rennradfahrer), der durch die enge Hose im Bereich des Oberschenkels eine Einschnürung mit einem Thrombus im Adduktorenkanal hatte. Er lief recht lange unter der Diagnose »Asthma«.

Infektion Eine infektionsbedingte Exazerbation ist von einer nichtinfektiösen Exazerbation akut kaum abzugrenzen. Typisch sind Verschattungen im Röntgenthorax, eine infekttypische Anamnese, Fieber. Und bei trübem bis grünem Sputum wird man bereits initial Antibiotika einsetzen. Eosinophile Lungenerkrankungen durch Parasiten können wie ein Asthma bronchiale verlaufen, pulmonale Infiltrationen liegen meist nicht vor. Aber: Virus-, Chlamydien-, Mykoplasmen- und Rickettsieninfekte sowie Keuchhusten (und Verwandte) können sehr langwierig sein (über 3–6 Monate). Da muss man immer wieder mal beruhigen, Hausmittel empfehlen und Geduld zeigen.

Interstitielle Lungenerkrankungen Alveolitiden und Lungenfibrosen jeder Genese (Rheuma, Vaskulitiden, EAA, Sarkoidose etc.) führen auch zu einer Beteiligung der großen und der kleinen Atemwege. Obstruktion und Hyperreagibiltät der Atemwege können in frühen Phasen der interstitiellen Erkrankung in die Irre führen, nämlich dann, wenn die Veränderungen im konventionellen Röntgen noch nicht erkennbar sind. HRCT und/oder bronchoalveoläre Lavage sind diagnostisch. Gerade die EAA (»duale Reaktion«) kann initial wie Asthma imponieren.

Tumore Tumore in den großen Atemwegen werden nicht selten lange als Asthma bronchiale fehldiagnostiziert; solche Patienten werden mit der Diagnose »Therapieresistentes Asthma« und entsprechender Therapie (orale Kortikosteroide usw.) vorgestellt. Oft sieht man die Lumeneinengung der Trachea und Hauptbronchien bereits am Röntgen-Thorax oder bei den Hilustomographien. Inspiratorischer Stridor liegt fast immer vor. Die Bronchoskopie ist diagnostisch.

Praxis

Wir erinnern uns an eine Dame, die als »psychisch überlagert« galt. Dafür sprach, und da war man sich schnell einig, dass es unter Sedierung immer gleich besser wurde. Letztlich war es ein gestielter, benigner Tumor im Bereich der Hauptkarina – und bei Angst und Pressatmung wurde die Symptomatik natürlich unerträglich und bedrohlich. Nachträglich hätte man das anhand der Röntgenaufnahme auch ahnen können.

Instabile Atemwege COPD und verschiedene Tracheobronchopathien führen zur Instabilität der Atemwege. Dies kann mittels Bronchoskopie abgeklärt werden. Meist bestätigt sich dies in einer typischen Spirometriekurve. Meist sind es dicke Damen mit bauchbetonter Adipositas und opulenter Oberweite, die noch zusätzlich komprimiert.

Pressatmung führt zum Kollaps. Auslöser können beispielsweise Anstrengung oder Angst sein; Atemnot und Hypoxie unterhalten Pressatmung und verstärken die Angst des Patienten. Dies wird gerne als Asthmaanfall interpretiert und entsprechend mit Beta-2-Mimetika parenteral usw. behandelt.

Tatsächlich würde mit Lippenbremse, PEP-Ventil und leichter Sedierung dieser Teufelskreis durchbrochen werden können. Bei regelmäßigem nächtlichem Kollaps der Atemwege ist ein Therapieversuch mit nCPAP (plus Befeuchter) indiziert.

Stimmritzendysfunktion oder »vocal cord dysfunction« (VCD) Eine funktionelle Engstellung der Stimmritzen kann lange Zeit als Asthma bronchiale fehlinterpretiert werden. Bronchoskopisch sieht man die Engstellung im anterioren Bereich mit einer kleinen rautenförmigen Restöffnung vor den Aryknorpeln.

Auslöser sind wahrscheinlich meist Infekte und Reizungen der Atemwege. Oft tritt sie auch gemeinsam mit Asthma bronchiale auf. Auf Antiobstruktiva und Kortikosteroide spricht die VCD natürlich nicht an. Ein Anfall kann durch Midazolam gemildert werden. VCD geht mit psychischen Auffälligkeiten einher.

Aber: Auch Reflux, nächtliche Mikroaspirationen (spätes opulentes Abendessen mit Rotwein), eine Sicca-Symtomatik (zu viel in geschlossenen überheizten Räumen und zu wenig Flüssigkeit), Mundatmung und ein sinubronchiales Syndrom müssen als mögliche Ursachen bedacht werden.

Die Therapie ist psychosomatisch und logopädisch. Entspannungsübungen und Atemtechniken führen in der Regel zu einer deutlichen Besserung.

38.4 Allergenkarenz

38.4.1 Übersicht

Wesentlich ist die Meidung auslösender Situationen. Und das ist in der Praxis immer ein Problem. Niemand (durch eine englische Studie belegt) schafft seinen Hund ab, auch die Katze nahezu nie. Bei Vogelhaltung geht das noch am ehesten. Beim Reitsport auch. Immer muss dann aber auch der Rest der Familie mitziehen, weil Kleidung und Haare die Allergene transportieren. Ebenfalls an Pilzsporen aus Topfpflanzen denken!

Tab. 38.2 Meidung von Allergenen

Hausstaub	Besser: Allergie gegen »Hausstaubmilbenexkrementfermente« (▶ Abschn. »Hausstaubmilben«)
Pollenallergiker	Pollenflugzeit über Kalender und Medien erfahren; in diesen Zeiten: – Urlaub am Meer oder im Hochgebirge – im Haus bleiben – Räume wenig lüften, evtl. Pollengaze an die Fenster und Autolüftung – kein Sport im Freien – abends Haare waschen
Tierepithelien	Tiere sollten abgeschafft werden, auch wenn dies sehr schwerfällt (anhaltende Entzündungsreize führen zum Lungenemphysem) Katzenallergene persistieren im Haus > 6 Monate nach Entfernen des Tieres (mehrfach gründlich reinigen) Nicht auf andere Tiere wechseln (die Allergenspektrum weitet sich aus)
Pilzsporen	Feuchtstellen in der Wohnung sanieren Zimmerpflanzen entfernen Einstrom von außen prüfen (Kompost etc.)
Arbeitsplatz	Meldung an den staatlichen Gewerbearzt im lokalen Gewerbewerbeaufsichtsamt; die Prüfung einer Berufskrankheit wird eingeleitet, mit dem Ziel der Umschulung, oder ggf. Berentung (Cave: Vorher bedenken, wie man die Existenz sichern wird, die Renten sind meist gering und entfallen bei Besserung!!!!)

Rauchen muss unbedingt unterlassen werden. Die Einwirkung von Stäuben und Passivrauchen ist oft nicht ganz zu vermeiden. Dasselbe gilt für Kälte- und Nebelexpositionen. Allerdings kann man diese gering halten und körperliche Belastungen unter diesen Bedingungen vermeiden (z. B. kein Jogging bei kaltem Nebel). Beim Belastungsasthma sollten Brust und Hals warm bleiben (Weste, Schal), und man sollte sich an Sportarten halten, die den Körper nicht erschüttern (Schwimmen, Radfahren etc.).

Bei allergischem Asthma bedeutet dies, dass man Allergenquellen meiden soll. Es ist wichtig, diese zu erkennen. Hierzu bedarf es einer allergologischen Diagnostik.

Schabenallergene sind in den USA die führende Ursache, bedingt durch das Klima, die zum Teil sehr schlechte Bausubstanz und die Holzbauweise mit Hohlräumen. Bei uns sind sie so ganz selten auch nicht. Man sollte einfach häufiger daran denken.

Praxis

Es gab einige Patienten, bei denen genau das dann die dauerhafte Lösung des Problems war. Nach jahrelangen Exazerbationen mit deszendierendem Verlauf passte dies nicht zu den eruierten Allergenen, man sprach vom gemischtförmigen Asthma. Einmal gingen wir zunächst von einem intrinsischen Asthma aus. Und dann trennten sich diese Menschen von ihren schabenbesetzten Häusern oder Wohnungen – und waren wieder gesund.

Allerdings gibt es in der Regel keine anamnestischen Hinweise. Die Prick-Testungen auf Schaben sind zudem oft falsch-negativ, man sollte sich also nicht auf einen oder zwei Tests verlassen (Tab. 38.2).

38.4.2 Hausstaubmilben

Die Abkürzung ist HSM; lateinisch: Dermatophagoides pteronyssinus und D. farinae. Wegen der enormen Bedeutung für das Asthma werden sie ausführlich beschrieben.

Diagnose Hauttest und spezifische IgE-Titer sprechen nur für eine Sensibilisierung. Zusammen mit einer positiven Anamnese ist die Diagnose so gut wie gesichert.

Positive Anamnese heißt: Beschwerdemaximum zu Beginn der Heizperiode, nachts und bei Staubexposition. Im Urlaub im Hochgebirge über 1500 m wäre ein Betroffener beschwerdefrei. Leider ist diese Anamnese nur initial zu eruieren. Im Verlauf nimmt die Entzündung zu, und das Hausstaubmilben-Asthma tritt über das ganze Jahr auf. Bereits minimale Expositionen und unspezifische Reize führen dann zu Beschwerden.

Vorkommen Die Hausstaubmilbe lebt in Textilien, Teppichen, Vorhängen, Polstermöbeln und im Staub auf Regalen und Buchrücken. Die höchste Konzentration ist allerdings in Matratzen und ungewaschenen Synthetik-Kopfkissen. In diesem Bereich kommen die Atemwege den Exkrementen zudem am nächsten.

Beschreibung Die Milbe hat eine Größe von 0,2 mm. Sie ernährt sich vor allem von abgeschilferten Hautschuppen des Menschen. Dies sind ca. 1 g/Tag/Mensch; davon ernähren sich pro Tag ca. 1,5 Millionen Milben, die ca. drei Monate leben und dabei das 200-Fache ihres Körpergewichtes ausscheiden. Die Hautschuppen werden von Bakterien und Pilzen angedaut und sind damit für die Milben besser nutzbar. Pilze, Bakterien sowie Pollen und Speisereste bereichern den Speiseplan der Milben. Begünstigend für das Wachstum ist warme, feuchte Luft und wenig Luftbewegung.

Allergie Es handelt sich nicht um eine Reaktion gegen die Milbe selbst, sondern auf ein dünnes Fermenthäutchen, das den Kot umgibt. Die Membran um die Exkremente der Hausstaubmilbe enthält Fermente, die das kleine »Insekt« vor der Selbstverdauung schützt, da es keinen geschlossenen Darm hat. Diese Membran trocknet, zerfällt und wird aufgewirbelt. Die Fermente dieses Häutchens können die Bronchialschleimhaut auch reizen, ohne dass eine Allergie vorliegt. Die Entwicklung einer HSM-Allergie ist konzentrationsabhängig.

Allergenkontakt Die Milben leben am besten in abgedunkelter, warmer und feuchter Umgebung ohne Luftbewegung. In warmen Sommermonaten gedeihen die Populationen. Mit Beginn der Heizperiode sinkt die Luftfeuchtigkeit, und die Milben sterben ab. Die Exkremente sind mittlerweile kumuliert und trocken. Durch die Umwälzung der Luft durch die Zentralheizung werden diese Stäube nun aufgewirbelt, und es entstehen hohe Luftkonzentrationen. Die Beschwerden sind typischerweise zu Beginn der Heizperiode am größten.

Beschwerden im Bett oder beim Bettenmachen sind für den HSM-Allergiker typisch. Die idealen Voraussetzungen für das Milbenwachstum sind im Bett, vor allem in der Matratze gegeben. Im vollständigen Gegensatz zu Angaben in früheren Empfehlungen sind die Milben gehäuft in Kunststoff- und Latexmatratzen sowie in Synthetikmaterialien anzutreffen.

Feder- vs. Synthetikbetten Eine vergleichende Untersuchung zwischen Feder- und Synthetikkissen ergab nach sechs Monaten eine 10-fach höhere Konzentration an Hausstaubmilbenexkrementen in letzteren. Federbetten mit makellosem Inlet sind kein Lebensraum für Milben; auf Federn können Milben sich nicht halten, die Feder entzieht der Milbe Feuchtigkeit. In alten Federbetten mit altem Inlet leben Milben in den alten Nähten und Staubablagerungen. Die feine Struktur der Füllung des Synthetikbettes hingegen ist ein sehr guter Lebensraum für Milben. In diesen Mikrofasern bleibt es feucht, und die Milbe kann sich in diesem Gewebe gut bewegen. Synthetikbettzeug ist also nur dann für Allergiker geeignet, wenn sie alle 2–4 Wochen bei mindestens 60°C über eine Stunde lang gewaschen wird – im Vorwaschgang sollte man einen Schuss Essig hinzugeben.

Ebenso wurden auch sehr hohe Konzentrationen an Beta-Glukan in Synthetikfüllungen nachgewiesen. Dies sind Membrananteile von Pilzen, die dosisabhängig die Atemwege irritieren.

Allergenvermeidung Die allergischen Symptome auf HSM im häuslichen Bereich können durch so genanntes Encasing der Matratzen, Waschen des Synthetikbettzeugs alle zwei Wochen oder neuwertige Federbettwäsche bei 99% der Betroffenen beseitigt werden. Eine Studie (2007) besagte, dass das Encasings nichts nütze. Diese Analyse ist untauglich. Es wurden unkritisch alle Encasing-Nutzer erfasst. Dabei wurde diese Gruppe nicht definiert und nicht gegliedert. Von 1200 Patienten hatten nur 700 eine Sensibilisierung, ohne weitere Aussagen bezüglich Allergie und Symptome etc. (Wahrscheinlich lag bei der Masse eine unkritische und falsche nichtindizierte Verordnung vor.) Ungeeignete und gute Encasings wurden auch nicht differenziert (milbendicht vs. milbenallergendicht). Nach 25 Jahren ärztlicher Erfahrung und 15 Jahren als Pneumologe bleibe ich dabei, dass das Encasing bei gesicherter Indikation die richtige Maßnahme ist. Zudem nimmt die Konzentration der HSM im Schlafzimmerteppich rasch ab, wenn diese Maßnahmen getroffen wurden.

Polstermöbel, Vorhänge, Regalstaub und Teppiche sind vergleichsweise gering an der Exposition und Symptomatik beteiligt. Die Allergenmenge ist im Vergleich zur Menge im Bett gering, und die Allergene sind weiter von den Atemwegen entfernt (■ Tab. 38.3).

Tab. 38.3 Schrittweises Vorgehen zur Wohnraumsanierung

Bettsanierung	Sie gilt als wesentlicher und erster Schritt Encasing der Matratzen Achtung: vorher neue Matratzen, da sonst Schimmel wächst; bei Ehebetten müssen beide Betten saniert werden Synthetikbettzeug alle zwei Wochen waschen, besser neues Federbettzeug oder gereinigte Federn mit neuem Inlet Bettwäsche, Laken und Schlafanzug häufig wechseln
Sauberkeit	Keine Staubansammlungen entstehen lassen, allerdings Reinigung nicht durch den HSM-Allergiker Staubsauger mit Spezialfilter oder, besser, mit Wasserfalle
Lüften	Die Wohnung häufig lüften, vor allem beim Staubsaugen
In der Regel sind diese Maßnahmen ausreichend, bestehen weiterhin oder schwere Beschwerden:	
Weitere Schritte	– Encasing des Kopfkissens – Selten ist das Encasing des Oberbettes erforderlich – Offene Regale, Polstermöbel, Raufasertapeten entfernen oder regelmäßig wischen – Sehr kurzhaariger Teppich ist besser als glatter Boden, weil dieser Staub bindet! – Sanierung feuchter Wände und Böden – Fußbodenheizung (trocknet Milben aus)

Encasing der Matratzen Luft- und feuchtigkeitsdurchlässige Hüllen umschließen die Matratze vollständig. Es gibt eine Unzahl von Produkten, die damit werben, HSM-undurchlässig zu sein. Das ist aber nur die »halbe Miete«, denn der Staub der Exkremente hat einen Durchmesser unter 0,3 µm. Die Hülle muss also auch die Exkremente zurückhalten. Dabei sollte sie atmungsaktiv sein, damit man auf dieser Hülle nicht schwitzt. Es sollten auch Studien vorliegen, die den Nutzen dieses Produktes bei HSM-Asthmatikern belegen. Die Auswahl ist riesig, und es gibt einige Produkte, die die Anforderungen nachweislich nicht erfüllen. Zu empfehlen sind insbesondere derzeit die Produkte von der Firma Beckman, ACb-Bezüge. Eine Beratung sollte beim Allergologen oder Pneumologen erfolgen. Bei Beratung in Fachbetrieben sollte man sich vergewissern, dass deren Empfehlungen nicht von der Gewinnspanne geleitet werden.

Alle Hersteller verschweigen, dass auch die Matratze erneuert werden muss. Die Luftzirkulation in der Hülle ist nahezu null. Schimmelsporen sind überall und können ansonsten wunderbar gedeihen.

38.5 Medikamentöse Therapie

38.5.1 Nach Schweregrad

Wie wir bereits sahen, besteht der erste Schritt in der Meidung auslösender Situationen bzw. Allergene. Die medikamentöse Therapie des Asthma bronchiale richtet sich nach dem Schweregrad. Es ist unmöglich, die Vielzahl der angebotenen Produkte, Applikationstechniken und Dosierungen zu beschreiben. Dies ist in der Regel sehr gut in der Packungsbeilage beschrieben.

Inhalationstherapie Grundlage der Asthmabehandlung ist die inhalative Therapie. Die korrekte Inhalation mit Dosieraerosolen ist leider nicht allseits bekannt. Mehr als 50% der Ärzte und Schwestern wissen nicht, wie es geht – und das gilt auch für Lungenkliniken! Die richtige Anwendung wird auf der Packungsbeilage beschrieben, man sollte sie üben und dann mit dem Patienten durchgehen. Und auch dann wird es rasch wieder falsch gemacht.

Dosieraerosole deponieren den Wirkstoff hauptsächlich im Mund. Deshalb sollten sie idealerweise nur in Verbindung mit einem Spacer verwandt werden. Die richtige Verwendung dieser Reservoirglocke wird ebenfalls in der Packungsbeilage beschrieben.

Tab. 38.4 Schweregradeinteilung des Asthma bronchiale

Schweregrad	Symptome ohne Therapie	Lungenfunktion
Intermittierend	Am Tag ≤ 2 x/Woche In der Nacht ≥ 2 x/Monat	Im Intervall keine Obstruktion BHR positiv
Leicht	Kurz dauernde Beschwerden, bis 2 x/Woche Nächtliche Beschwerden bis 2 x/Monat	Peak-Flow oder FeV1 > 80% des Solls Peak-Flow-Tagesschwankungen < 20% FeV1 normal (reversibel) nach Beta-Mimetika
Mittelschwer	Beschwerden > 2 x/Woche Nächtliche Beschwerden > 2 x/Monat	Peak-Flow oder FeV1 60–80% des Solls Peak-Flow-Tagesschwankungen 20–30%
Schwer	– Häufige Anfälle – Ständig Symptome – Regelmäßig nächtliche Beschwerden – Körperliche Aktivität eingeschränkt – Wiederholte stationäre Aufnahme – Lebensbedrohliche Anfälle	Peak-Flow oder FeV1 < 60% des Solls Peak-Flow-Variabilität > 20–30% Trotz Therapie Lungenfunktion eingeschränkt

Einfach in der Anwendung und wirkungsvoll sind Pulverinhalatoren. Verschiedene Bauarten werden angeboten.

Ultraschallvernebler sind geeignet für Menschen mit geringer Vitalkapazität. Durch die Inhalation des Nebels über mehrere Minuten können die kleinen Bronchien erreicht werden. Deshalb werden diese Geräte (z. B. Pari-Inhalator) bei exazerbierter COPD oder schwerem Asthma eingesetzt.

Therapie nach Schwere des Asthmas Diese ist nur partiell sinnvoll. Besser ist die Step-down-Therapie. Ziele sind die kontrollierte Einstellung mit Beschwerdefreiheit und dann eine schrittweise, kontrollierte Reduktion. Es gibt verschiedene Schweregradeinteilungen, die sich in etwa ähnlich sind (Tab. 38.4).

Die geringen Unterschiede in den empfohlenen Schweregradeinteilungen spielen praktisch keine Rolle. Die Anamnese lässt ohnehin nicht so präzise trennen in den Grenzbereichen der verschiedenen Schweregrade.

Eine Empfehlung der Deutschen Atemwegsliga in der Deutschen Gesellschaft für Pneumologie ist leicht zu memorieren (Tab. 38.5).

Die verschiedenen Vorschläge zur Stufentherapie beim Asthma bronchiale variieren ebenfalls nur geringfügig. Das Ziel ist Beschwerdefreiheit, falls möglich, dann folgt die Step-down-Therapie nach ca. drei Monaten. Wenn die Symptome auf einer Stufe nicht beherrschbar sind, so wird nach dem Schema der nächsthöheren Stufe behandelt (Tab. 38.6).

Eine ausreichende Dauertherapie mit inhalativen Steroiden und lange wirksamen Beta-2-Mimetika ist symptomatisch und prognostisch sehr günstig. Beschwerden, Lungenfunktion, Peak-Flow-Messungen, Anzahl der Exazerbationen und die Häufigkeit des Bedarfs kurz wirksamer Beta-2-Mimetika sind der Maßstab des Erfolgs.

Für die intermittierende Form des Asthma bronchiale ist eine Therapie nur bedarfsweise erforderlich. Bei allergischer Genese kann eine Prophylaxe (z. B. mit inhalativem Kortikoid) bereits vor zu erwartender Exposition eingeleitet werden (z. B. Beginn zwei Wochen vor bestimmten Pollenflugzeiten).

Bei Anstrengungsasthma oder ausgeprägter bronchialer Hyperreagibilität kann in kritischen Situationen mit einer Beta-2-Mimetikum-Inhalation vorgebeugt werden. Dies ist aber nur kurz wirksam, was aber bei häufiger Anwendung mit einer Progredienz assoziiert ist. Wahrscheinlich ist da ein Kombinationspräparat ICS/LABA besser (Tab. 38.7).

Natürlich erwartet man, dass sich mit obiger Therapie die Asthma-Symptomatik im Verlauf bessert. Unter pneumologischer Verlaufskontrolle kann die Medikamentendosierung dann nach 3–6 Monaten versuchsweise reduziert werden.

Statt Stufentherapie nach Schweregrad sollte besser die Step-down-Therapie angewendet werden: Zielstellung ist erst einmal Beschwerdefreiheit, da können initial hohe Dosen erforderlich werden. Beispielsweise wirkt Formoterol < 8 h, sollte man also auch mal 3-mal/Tag verabreichen. Initial: ICS hochdosiert, evtl. kurz mit systemischen Steroiden, dann Step-down.

Tab. 38.5 Klassifizierung der Asthmaschweregrade

	Symptome tagsüber	Symptome nachts	FeV1 oder Peak-Flow
4 schwer	Ständig	Häufig	≤ 60%
3 mittel	Täglich	> 1 x/Woche	60–80%
2 leicht	< 1 x/Tag	> 2 x/Monat	≥ 80%
1 intermittierend	≤ 2 x/Woche	≤ 2 x/Monat	> 80%

Tab. 38.6 Kontrolle des Asthmas (nach DGINA 2006)

	Symptome tagsüber	Symptome nachts	FeV1 oder Peak-Flow
Unkontrolliert	Ständig	Häufig	Exazerbationen
Teilkontrolliert	> 2 x/Woche	Jede	60–80%
Kontrolliert	≤ 2 x/Woche Kurz wirksame Beta-Mimetika ≤ 2 x/Woche	Keine	normal, ≥ 80% PEF-TB stabil/linear

Tab. 38.7 Medikamentöse Stufentherapie des Asthma bronchiale

Schweregrad	Bedarfstherapie	Dauermedikation
Intermittierendes Asthma	Kurz wirksames inhalatives Beta-2-Mimetikum	
Leichtes Asthma	Kurz wirksames inhalatives Beta-2-Mimetikum	Inhalatives Steroid, niedrige Dosis oder DNCG, Nedocromil
Mittelschweres Asthma	Kurz wirksames inhalatives Beta-2-Mimetikum	Inhalatives Steroid, mittlere Dosis und lange wirksames inhalatives Beta-2-Mimetikum 2 x/d (vor allem, wenn Bedarf für kurzes Beta-2-Mim > 3–4 x/Woche) retardiertes Theophyllin
Schweres Asthma	Kurz wirksames inhalatives Beta-2-Mimetikum	Inhalatives Steroid, hohe Dosis Lange wirksames inhalatives Beta-2-Mimetikum 2 x/d retardiertes Theophyllin orales Steroid, initial 50–60 mg Prednisolon/d

38.5.2 Substanzgruppen

In der Therapie des Asthma bronchiale unterscheidet man die »Controller« und die »Reliever«. »Controller« reduzieren die chronische Entzündung, »Reliever« die akute Bronchospastik.

»Controller« Dies sind Kortikosteroide, DNCG und Leukotriene – und IgE-AK. Sie supprimieren die Entzündungsreaktion und damit das Asthma dauerhaft. Bedeutsam sind in erster Linie die inhalierbaren, topisch wirksamen Steroide. Diese sind nebenwirkungsarm.

Leukotrienantagonisten (Singulair, Montelukast) sind ebenfalls Entzündungshemmer mit sehr umschriebenem Ansatz. Ihre Wirkung ist isoliert betrachtet gering. Ihre Bedeutung liegt in der Kombination mit den anderen Substanzen. Bei leichtem bis mittelschwerem Asthma bessern sich die Symptome. Insbesondere geeignet sind sie bei jungen Menschen in Kombination mit Rhinitis, nächtlichem Asthma, Anstrengunsasthma und Neigung zur Urtikaria, was auf eine Leukotrientriggerung hinweist.

Die Einnahme von oralen Kortikoiden ist bei schwerem Asthma unumgänglich. Diesem Stadium sollte jedoch durch die regelmäßige Medikation und Meidung auslösender Situationen vorgebeugt werden.

Lange wirksame inhalative Beta-2-Mimetika könnte man zu den »Controllern« rechnen. Die regelmäßige Inhalation soll Beschwerden, Exazerbationen und einem progredienten Krankheitsverlauf vorbeugen. Dies gilt insbesondere für die Kombination mit inhalativen Kortikosteroiden.

»Reliever« Das sind in erster Linie die inhalativen kurz wirksamen Beta-2-Mimetika, die man nicht öfter als 2–3 x/Woche brauchen sollte. Bei Beschwerden werden sie genommen und lösen die Bronchospastik. Ein gehäufter Gebrauch spricht für eine insuffiziente Dauertherapie mit den »Controllern«.

Theophyllin ist ein schwach wirksamer »Reliever« mit geringer antiinflammatorischer Wirkung. Wenn es eingesetzt wird, sollte der Nutzen durch Verlaufskontrollen gesichert werden. Die therapeutische Breite ist zu gering, um einen ungezielten Einsatz zu rechtfertigen. Serumspiegelbestimmungen sind erforderlich. Ein gesicherter Nutzen ist erst ab einem Spiegel über 10 µg/ml zu erwarten. Die Nebenwirkungsrate nimmt zu ab 15–20 µg/ml.

Beta-2-Mimetika Dies steht kurz für die modernen, bronchoselektiv wirksamen Beta-2-Mimetika. Die Substanzen sollten so bronchoselektiv wie möglich sein. Das Ziel ist klar definiert: Durch die vorbeugende Inhalation von Kortikoiden und lange wirksamen Beta-2-Mimetika soll die Bedarfsmedikation mit kurz wirksamen Beta-2-Mimetika gering oder null sein.

Die Notwendigkeit einer häufigen Bedarfsmedikation bedeutet eine schlechte Einstellung. Eine schlechte Einstellung mit häufigen Bronchospastiken und häufigem Einsatz von kurz wirksamen Beta-2-Mimetika ist assoziiert mit einer Progression des Asthmas und einer Verschlechterung der Prognose. Eine gute Einstellung hingegen schränkt die Lebenserwartung nicht ein.

Die inhalative Anwendung bietet den größten Nutzen bei geringer Nebenwirkungsrate. Antriebssteigerung, Unruhe und Tremor treten zu Beginn der Therapie auf. Injektionslösungen werden eingesetzt, wenn der Patient nicht mehr inhalieren kann. Dies kann im Status asthmaticus der Fall sein. Orale Präparate haben sich bei alten Menschen bewährt, die eine Inhalationstherapie mental und manuell nicht umsetzen können (◘ Tab. 38.8).

◘ Tab. 38.8 Beta-2-Mimetika-Präparate

Art der Einnahme	Präparat
Inhalativ, kurz wirksam	Dosieraerosole: z. B. Salbutamol
Inhalativ, lange wirksam	Dosieraerosole: z. B. Bronchospray novo, Foradil P Pulverinhalator: z. B. Serevent Diskus
Oral	Bricanyl, Zeisin, Bambec
Intravenös	Bronchospasmin
Subkutan	Bricanyl

Lange wirksame inhalative Beta-2-Mimetika Diese sind das Salmeterol und das Formoterol. Die Wirkdauer ist 8–12 Stunden. Das kann in der Einstellung ein Problem sein. Im Einzelfall können die Wirkspiegel phasenweise zu niedrig sein und eine instabile Asthmaeinstellung verursachen – mit häufigem Gebrauch kurz wirksamer Beta-2-Mimetika. Dies muss bedacht werden. Immer wieder erreichen wir mit einer niedrigen Dosis Formoterol (alle 8 h) bessere Ergebnisse als mit 2 x/Tag eine hohe Dosis.

Formoterol wirkt bereits nach wenigen Minuten, sodass es auch symptomatisch eingesetzt werden kann. Salmeterol wirkt erst nach Stunden und kann nach 8–10 Stunden schon nicht mehr ausreichend wirken. Dadurch kann das Intervall mit zu niedrigen Wirkspiegeln im Rahmen der Dauertherapie noch zusätzlich verlängert sein. Salmeterol verwenden wir nur noch, wenn es 3x/Tag eingesetzt wird.

Auch die LABAs scheinen nun assoziiert mit einer Verschlechterung der Prognose. Ein abschließendes Urteil ist noch nicht möglich, die Daten sind zum Teil nicht plausibel. Es gilt die Kombination mit ICS. Es folgen Step-down (frühestens nach 3 Monaten), und zwar bei guter stabiler Einstellung, und die kritische Prüfung der Notwendigkeit der Kombination. Anmerkung: Ich vermute die stark schwankenden Wirkspiegel der LABAs bei zweimaliger Gabe, insbesondere bei Salmeterol, als Ursache.

Neue LABAs wirken über 24 h, wie z. B. das Indacterol (Onbrez 1x 300 µg oder 1–2 × 150µg). Das ist ein sehr guter Ansatz. Es ist zu vermuten, analog dem Triatropium-Respimat, dass man auch da mit

Tab. 38.9 Inhalative Glukokortikoide

Budesonid Pulverinhalator	Zum Beispiel Pulmicort Turbohaler; Dosierungen in µg/d: niedrig: 400; mittel 800; hoch 1600
Fluticason Pulverinhalator	Zum Beispiel Flutide Diskus, Dosierungen in µg/d: niedrig 250; mittel 500; hoch 1000
Beclometason DA	Zum Beispiel Ventolair: ► Abschn. 38.6

einer zweimaligen Gabe die stabilere Einstellung haben könnte.

Inhalative Kortikosteroide Sie sind im akuten Anfall wenig geeignet (helfen in hohen Dosen aber auch). Durch regelmäßige Inhalation wird eine Wirkung auf die Entzündung nach einer Woche erreicht. Die empfohlenen Dosierungen sind zu beachten, um eine Wirkung zu erzielen. Initial (~ 1 Woche) kann eine höhere Dosis gewählt werden.

Häufige Nebenwirkungen sind Heiserkeit und Pilzinfektionen. Die Ursache der Heiserkeit ist eine Reizung der Stimmbänder – gerade Sänger mögen das gar nicht; eine Pausierung, eine Re-Exposition oder ein Wechsel auf ein anderes modernes Präparat mit hoher Zuzahlung ist meist erfolgreich. Pilzinfektionen werden vermieden, wenn vor den Mahlzeiten inhaliert wird (Tab. 38.9).

Anticholinergika Sie wirken auch bei Asthma etwas und können additiv sinnvoll sein. Bezüglich des Triatropiums gibt es eine sinnvolle Dosis: mit dem Respimaten am besten nicht morgens 2-mal, sondern 1-mal morgens und abends.

Ipratropium wird regelhaft massiv unterdosiert, deshalb schneidet es auch immer schlechter ab als das Triatropium. Die Dosis von 4 × 2 Hüben ist etwa 10-fach unter der Dosis, mit der ursprünglich die Studien liefen. 3-mal pro Tag ist im Intervall zu lange. Man beachte die Dosierungen in den Lösungen für den Pari-Inhalator (Rote Liste®). Entweder man nimmt Ipratropium mit 4 × 6 Hüben oder besser gleich das Triatropium als Respimat (1 – 0 – 1).

Systemische, orale Kortikosteroide Es gilt nach wie vor: Mit Kortikosteroiden sollte man nicht kleckern, sondern kurzzeitig klotzen. Initial werden Dosierungen um 50–80 mg Prednisolonäquivalent pro Tag über mindestens drei Tage eingesetzt.

In der Praxis hat sich die Initialdosis von 3 × 20 mg bewährt, selten sogar 3 × 50 mg p.o. I.v. Methylprednisolon wirkt nur 4 Stunden und ist auch akut nicht wirksamer als p.o., deshalb i.v. alle 4 Stunden – und nur, wenn nötig. Orale Steroide wirken im Wesentlichen nur 8 Stunden, die lange Wirklücke führt zum Therapieversagen.

Die alte These von der Tagesrhythmik und Suppression der Nebenniere ist obsolet – selbst das Ausschleichen hat sich nicht bewahrheitet, man kann nach 2–3 Wochen innerhalb weniger Tage reduzieren und absetzen.

Nächtliche Attacken bedürfen einer geteilten Dosierung mit 1/3-Tagesdosis am Abend (z. B. Prednisolon 20 – 10 – 10). Eine Dauertherapie mit Prednisolon-Äquivalent über 10–15 mg/Tag sollte möglichst vermieden werden.

Praxis

Es spricht alles dafür, dass geteilte Dosierungen grundsätzlich von Vorteil sind. Es sinkt der Tagesbedarf bei besserer Wirksamkeit, mit weniger Nebenwirkungen, und ohne dass die Nebenniere mehr supprimiert werden würde. Beispielsweise zeigt sich mit 3 × 5 mg eine besseres Ergebnis mit weniger Nebenwirkungen als mit 1 × 30 mg. Erfahrene Rheumatolgen geben deshalb auch mal Dosierungen wie 4 × 2 mg Prednisolon. Ähnliches gibt es bei den Kolitiden. Mit dem Abfall des Predni-Spiegels bei Einmalgabe springt am späten Nachmittag wieder die Entzündungsreaktion an.

Es gibt mehrere Untersuchungen, die zeigen, dass ein konstanter Wirkspiegel über 24 Stunden bei schwerem, steroidabhängigem Asthma von Nutzen ist.

Mit inhalativen Steroiden können systemische Dosierungen »eingespart« werden. Deshalb werden inhalative Wirkspiegel von Anfang an aufgebaut und erhalten. Wenn eine Dauertherapie über 20 mg Prednisolon pro Tag erforderlich ist, sind inhalative Steroide nicht mehr sinnvoll.

Wichtig ist eine Osteoporose-Prophylaxe. Gerade während der ersten Wochen und bei Risikopatienten wird Knochen rasch abgebaut. Biphosphonate sind die wirksame Substanzgruppe. Vitamin D und Calcium haben hier prophylaktisch keinen Nutzen!

Hyposensibilisierung Die Progression einer Rhinokonjunktivitis zum Asthma kann nachweislich verhindert bzw. vermindert werden. Der Nutzen beim manifesten Asthma ist nicht immer, aber häufig gegeben. Bei jungen Menschen mit kurzzeitiger Allergieanamnese und wenigen Allergenen ist die Erfolgsquote am höchsten. Die Methode der Wahl ist die subkutane Injektion. Die orale oder sublinguale Hyposensibilisierung gilt als deutlich weniger wirksam; neuere Studien einer Arbeitsgruppe zeigten wechselhafte Ergebnisse, die jedoch noch nicht mit der s.c.-Gabe vergleichbar waren.

Antihistaminika Ein begrenzter Nutzen überschreitet den Plazeboeffekt nicht. Sie sind deshalb nicht zu empfehlen. Aber: Bei Nahrungsmittelreaktionen und nasaler Symptomatik kann es sinnvoll sein, alternativ Montelukast zu versuchen.

Omalizumab Ganz hervorragende Ergebnisse gibt es hierzu. Der Antikörper stoppt die allergische Kaskade in den meisten Fällen sehr beeindruckend und rasch. Gabe: alle zwei Wochen s.c. nach IgE-Spiegel und Körpergewicht. Bei allergischem Asthma ab Schweregrad II, auch saisonal, und wenn das Allergen nicht vermeidbar ist.

Interferon-Alpha Was tun in verzweifelten Fällen, wenn alle Möglichkeiten, differenzialdiagnostisch und therapeutisch ausgeschöpft sind? Pegyliertes Interferon-Alpha kann eine gute Möglichkeit sein.

38.5.3 Vermeiden von Exazerbationen

Infektexazerbation Regelmäßige Grippe- und Pneumokokkenimpfungen sind für Asthmatiker zu empfehlen. Bei chronischen Verläufen scheinen auch lyophylisierte Bakteriensuspensionen in Kapseln (z. B. Broncho-Vaxom) die Exazerbationsrate zu senken, was aber nie gesichert wurde.

Bronchitiden und beginnende Bronchopneumonien sind radiologisch nicht zu erkennen. Spricht die Anamnese für einen Infekt und expektoriert der Asthmatiker trübes bis grünes Sputum, so wird antibiotisch behandelt.

Rauch, Staub, Nebel, Kälte und Allergene All diese Einflüsse versucht der Asthmatiker zu meiden. Leider ist dies aus beruflichen Gründen selten konsequent möglich.

Urlaub in der Wüste ist ideal. Beispielsweise ist die Insel Fuerteventura mit einem trockenen Wüstenklima im Meer das ideale Urlaubsland für Asthmatiker. Hochgebirgslagen sind ebenfalls zu empfehlen. Das raue Nordseeklima ist wahrscheinlich nicht immer und nicht für jeden gut.

Medikamente Betablocker sind bekanntermaßen eine Kontraindikation bei Asthma. Das wird leider sehr oft vergessen. Auch Augentropfen können zur Bronchokonstriktion führen.

Nichtsteroidale Antiphlogistika und Acetylsalicylsäure können Asthma auslösen bzw. verursachen. Die hemmende Wirkung auf bestimmte Schritte im Prostaglandin-Stoffwechsel spielt eine Rolle.

Vor allem bei Sedierungen muss bedacht werden, dass es Histaminliberatoren gibt (Pethidin und Muskekelaxantien). Die Antagonisation von Muskekelaxantien mit Acetylcholinesterase-Hemmern führt zur Schleimsekretion und Bronchokonstriktion.

Sinubronchiales Syndrom Asthma kann durch Sinusitiden, Rhinitiden und Polypen verstärkt werden. Deshalb sollten diese behandelt werden.

Fortgeschrittene Schleimhautveränderungen können sich unter Kortikoid-Stoßtherapie zurückbilden. Initial können abschwellende Nasentropfen in niedrigstmöglicher Konzentration eingesetzt werden. Antihistaminika haben sich bei Rhinokonjunktivitis bewährt. Topische Steroide sind saisonal oder dauerhaft indiziert. Nasenspülungen mit Kochsalz- oder Emser-Salz-Lösung sind subjektiv sehr angenehm und halten die Nasenwege frei. HNO-ärztliche Interventionen sind bei erfolgloser medikamentöser Therapie indiziert.

Patientenschulung Die Schulung von Asthma-Patienten ist heute Standard. Sie wird von Pneumologen, Lungenkliniken und Rehabilitationskliniken in unterschiedlicher Qualität angeboten. Maßgeblich sind, wie bei allen Schulungen, das aktive Wollen und die Motivation des Betroffenen. Nachweislich kann hiermit der Krankheitsverlauf günstig beeinflusst werden.

Nächtliche Exazerbationen Ursachen sind meist mäßige Einstellung tagsüber, keine lange wirksamen Beta-2-Mimetika spätabends, persistierender Allergeneinstrom (z. B. Milbe, Federn, Wildseide), Herzinsuffizienz oder eine obstruktive Schlafapnoe. Alkohol ist ein Histaminliberator. Nächtlicher Magensäurereflux ist häufig Ursache.

38

38.6 Status asthmaticus

Der Status ist ein lebensbedrohlicher Anfall. Inhalative Medikamente sind in der Regel bereits vom Patienten in hoher Dosis erfolglos eingesetzt worden. Deshalb lautet die Definition: schwerer Asthmaanfall, der auf die üblichen Bronchospasmolytika nicht mehr anspricht.

Sauerstoff Über Nasensonde sollen 2–4 l/min zugeführt werden, das reicht aber oft nicht. Initial bis 10 l/min über eine Nasenbrille auch nicht immer, eine Gesichtsmaske alleine wird meist nicht toleriert, der FiO_2 ist damit nur 60% – und das ist in dieser lebensbedrohlichen Situation mit unsäglicher Angst viel zu wenig.

> **Praxis**
>
> Seit Jahren hat sich bei uns die Kombination Nasenbrille und Gesichtsmaske bewährt, mit jeweils 15 l/min, also 30 l/min, damit liegt der FiO_2 bei 100%. Das führt zu einer sofortigen Entspannung der Lage.

Kortikosteroide Gabe intravenös, initial 250–500 mg (die berühmten 100 mg sind zu wenig, bei COPD mit fixierter Obstruktion sind in einer Krisensituation auch mal 1 g notwendig), dann alle 4 h 50 mg. Die Wirkung beginnt erst nach 30 Minuten. Unabhängig von der antientzündlichen Wirkung sensibilisiert das Kortison die Rezeptoren der Bronchialmuskulatur wieder für die Beta-Stimulation. Nun können die inhalativen Beta-Mimetika wieder wirksam werden.

Beta-2-Mimetika Per Definition sind inhalative Beta-2-Mimetika im Status »ausgereizt« und bessern den Asthmaanfall nicht mehr. Wegen Tachypnoe mit niedrigem AZV erreicht das inhalierte Pulver oder Aerosol die Bronchien nicht mehr. Nur ein kleinster Bruchteil erreicht die Trachea.

Ein Spacer sollte bei Dosieraerosolen verwandt werden – damit kann man oft noch eine Besserung erreichen. Wenn verfügbar, wählt man den sauerstoffbetriebenen Vernebler, damit ist eine suffiziente Inhalation möglich und gleichzeitig die O_2-Zufuhr.

> **Praxis**
>
> Wir machen in der Klinik aus einem Blatt Papier einen Trichter und erzeugen mit dem Dosieraerosol einen dichten Wirkstoffnebel – O_2 muss vorher ganz kurz abgestellt werden, damit es den Wirkstoff nicht wegbläst. Gerade Ipratropium plus Betamimetika sind dann sehr wirksam.

Intravenös gibt man, falls noch nötig, Salbutamol oder Reproterol (Bronchospasmin) langsam i.v. Anschließend weiter über Perfusor oder Terbutalin (Bricanyl) s.c. Die Dosierung ist abhängig von der Vormedikation, den Nebenwirkungen (Tachykardie etc.) und den Begleiterkrankungen. Nicht selten braucht man etwas Verapamil bei zunehmender Tachkardie und muss auf einen hochnormalen Kaliumspiegel achten.

Theophyllin Es ist umstritten, ob Theophyllin im akuten Anfall das »Outcome« verbessert. Meines Erachtens ist die Wirkung so offensichtlich, dass man nicht darauf verzichten sollte, vor allem, wenn der Patient bis dahin noch kein Theophyllin einnahm.

Initial gibt man einen Bolus von 100–200 mg (2–6 mg/kg/30 min), anschließend ca. 600–1000 mg (10–20 mg/kg/d) über 24 Stunden. Eine Überdosierung muss vermieden werden, da die Patienten ohnehin sehr tachykard sind. Spiegelbestimmungen können aus dem Speichel (Trockenchemiestäbchen) oder besser aus dem Serum erfolgen. Die Vormedikation muss unbedingt im Asthmaanfall berücksichtigt werden.

Flüssigkeit Die körperliche Anstrengung und Hyperventilation führt zur Exsikkose. Zudem haben die Betroffenen meist seit längerer Zeit nichts mehr getrunken. Der Flüssigkeitsbedarf eines Menschen wird im Angesicht der Notfallsituation gerne vergessen. Da Beta-Mimetika und Glukokortikoide zum Kaliumverlust führen, versucht die Niere bei Hypokaliämie Natrium kompensatorisch auszuscheiden. Die Folge ist eine vermehrte Diurese. Reichlich Flüssigkeit und Kalium schützen vor der Exsikkose. Dadurch wird einer zunehmenden Bedarfstachykardie und Eintrocknung des Bronchialsekrets vorgebeugt.

Ebenso muss man den erschöpften Menschen Energie zuführen. Das wird in der allgemeinen Aufregung gerne vergessen. Glukose 10% kann periphervenös infundiert werden. Und man muss an das Kalium denken (Theophyllin, Betamimetika, Prednisolon).

Verapamil Die Herzfrequenz kann derart schnell werden, dass man sie senken muss. Abhängig von kardialen Vorerkrankungen können tachykarde Phasen zu Komplikationen führen. Wenn man Verapamil injiziert, sollte man es nicht langsam tun. Dies führt nur zu Blutdruckabfallen. Geben Sie die halbe Ampulle (5 mg) als Bolus, bei sehr hohen bedrohlichen Frequenzen die ganze Ampulle.

Beatmung Sie sollte möglichst vermieden werden. Die Gefahr besteht in einer zunehmenden Überblähung der Lunge. Durch die unnatürliche Beatmung mit positivem Druck in den Bronchien wird die Luft in den Alveolen gefesselt (»air trapping« oder »gefesselte Luft«). Hinzu kommen die Komplikationen der Sedierung und Intubation.

Die nichtinvasive Maskenbeatmung vermeidet die vollständige Sedierung und Intubation. Die Atempumpe wird entlastet, der erforderliche Druck ist geringer, und die Schutzreflexe bleiben erhalten. In vergleichenden Studien zeigte sich, dass die nichtinvasive Beatmung bei Erschöpfung der Atempumpe die Methode der Wahl ist.

Die **NIPPV** hat überhaupt nicht gehalten, was Studien suggeriert haben. Sie ist nicht alltagstauglich! Viele werden darunter sogar schlechter. Beim Prä-Lungenödem ist es günstig, wenn man ganz zärtlich manuell steuert (das muss man aber können, unter Sicht fein koordiniert mit der Maske beatmen). Bei exazerbierter COPD oder Asthma haben wir leider zu oft Verschlechterungen gesehen, die vermeidbar gewesen wären, wenn man es nicht getan hätte. Neue Studien bestätigen diese Sicht auch. In Einzelfällen gibt es gute Ergebnisse, aber man darf den Patienten nicht einfach an die Maschine setzen und weggehen. Da muss man die Maske selbst in die Hand nehmen und ganz einfühlsam unterstützen.

Unter **Ausschöpfung obiger Maßnahmen**, bei ca. einem Fall pro Tag, kann der Patient in der Regel nach einer Stunde aus dem Schockraum, unbeatmet auf die IMC. Ausreichend Prednisolon (100 mg ist viel zu wenig), ausreichend Beta-Mimetika (2–4 Hübe sind viel zu wenig), Theophyllin (bei Bedarf plus Verapamil, auch 1–2 Amp), FiO_2 100% (60% sind zu wenig) – und die Beatmung ist ein seltenes Ereignis. Und die Krise ist in 45–60 Minuten in der Regel überstanden.

Sedativa Sie sind kontraindiziert. Bei Angst und Hyperventilation kann eine leichte Sedierung mit 1 mg Pethidin hilfreich sein.

Praxis

Das Dogma, dass Sedativa kontraindiziert sind wird möglicherweise nicht mehr ewig halten. Einer Erschöpfung der Atempumpe kann durch eine leichte Sedierung bzw. Anxiolyse vorgebeugt werden. Die Betroffenen tolerieren eine leichte Hyperkapnie und ökonomisieren ihre Atemarbeit. Hierzu können niedrigstdosiert kurz wirksame Opiate oder Sedativa titriert werden, unter intensivmedizinischer Überwachung. Dies ist allerdings nicht gesichert, erfordert sehr viel Erfahrung und kann derzeit nicht allgemein und nicht jedem empfohlen werden.

38.7 Inhalationstherapie

38.7.1 Einleitung

Fehler Einerseits wird über feinsinnigste Therapieregime obstruktiver Atemwegserkrankungen geforscht, publiziert und diskutiert. Tatsächlich liegt mit Abstand das größte Potenzial (über 50%) der Verbesserung der Asthma-Therapie lediglich in der korrekten Anwendung der Inhalationshilfe und der Auswahl des individuell optimalen Gerätes.

Wirkstoffdeposition Für den Erfolg der Asthma-Therapie sind nicht nur effektive Wirkstoffe erforderlich, sondern auch effiziente Inhalationssysteme. Der Wirkstoff (meist Beta-Mimetika oder inhalatives Kortikoid) soll zuverlässig in die tiefen Atemwege transportiert werden. Diese Anforderungen werden von treibgasgetriebenen FCKW-haltigen Dosieraerosolen und Pulverinhalationssystemen mit Lungendispositionsanteilen von ca. 5–25% mehr oder weniger gut erfüllt.

Schulung Gerade für die inhalativen Steroide ist der frühe und konsequente Einsatz wichtig und hilft auf lange Sicht, Kosten zu vermeiden. In jeder Packung (Dosiererosole, Pulverinhalatoren, Spacer etc.) findet man gute Beschreibungen der korrekten Verwendung und Handhabung.

Während die möglichen Nebenwirkungen nahezu regelhaft studiert werden, wird leider diese Anleitung und Beschreibung fast nie gelesen. In über 50% der Fälle wird der verordnete Inhalator nicht richtig angewandt. Die Folgen sind mangelnder Erfolg und die Verschwendung von Ressourcen.

Patient Nicht für jeden Patienten ist jedes System richtig. Folgende Daumenregeln gelten: Ältere COPD-Patienten und Patienten mit schwerer Atemwegsobstruktion können oft keinen ausreichenden Sog mehr aufbringen. Die Inhalationssysteme für diese Patientengruppe sollten keinen hohen Widerstand haben (wie bei Pulverinhalatoren) und keine Koordinationsprobleme machen (wie bei normalen Dosierosolen). Hier sind Autohalersysteme oder große Spacer geeignet.

Junge Patienten werden meist mit Dosieraerosolen und Pulverinhalatoren versorgt. Dies führt in der Regel auch zum Erfolg. Vorteilhaft können auch hier Autohaler und Dosieraerosole mit neuartigen, sehr effizienten Wirkstoffträgern sein.

38.7.2 Pulverinhalatoren

Pulverinhalatoren erzielen im Allgemeinen gute Ergebnisse. Studien konnten meist eine bessere Wirkstoffdeposition als mit den üblichen Dosiererosolen belegen (max. 25% vs. max. 10%). Man spricht nicht von Hüben, sondern von Zügen. Es gibt Aerolizer (z. B. Foradil®), Turbohaler (z. B. Oxis®), Diskus (z. B. Flutide®) u.a.

Der erforderliche Sog zum optimalen Ansaugen des Wirkstoffes in die Atemwege ist für Pulverinhaltoren jedoch oft zu hoch, insbesondere beim Diskus. Bei Kindern und Alten oder bei einer akuten Verschlechterung der Asthmasituation kann es vorkommen, dass die inspiratorischen Atemflüsse nicht mehr ausreichen.

Die Handhabung ist für ältere Menschen oft schwierig. Die Inhalation wird, im Vergleich zu den Dosiererosolen, subjektiv nicht wahrgenommen; dies hinterlässt eine Unsicherheit, ob tatsächlich erfolgreich inhaliert wurde. Technische Defekte und Feuchtigkeitsempfindlichkeit der Systeme müssen bedacht werden. Es darf nicht in einen Pulverinhalator geatmet werden, ansonsten ist dessen Funktion nicht gewährleistet.

38.7.3 Dosieraerosole

80% der Patienten mit obstruktiven Atemwegserkrankungen benutzen Dosieraerosole. Sie sind klein, transportabel, unauffällig, preiswert und etabliert – und oft ineffizient.

Spacer Die Wirkstoffdeposition in den Atemwegen ist mit herkömmlichen Dosieraerosolen gering. Vor allem deshalb werden Spacer hinzugezogen. Spacer werden aus vier Gründen vor Dosieraerosole geschaltet:

- Erhöhung der Lungendeposition von 10 auf 20%,
- Vermeidung von Koordinationsproblemen,
- Verringerung der Wirkstoffdeposition im Rachen,
- Vermeiden des Kältereizes im Rachenraum.

Die korrekte Handhabung wird in der Packungsbeilage detailliert beschrieben. Leider werden Spacer wenig eingesetzt. Sie sind groß, schlecht zu transportieren, unhandlich und müssen gereinigt werden. 50% der Patienten, die einen Spacer verordnet bekamen, wenden ihn nicht an.

Nur 50% der verbleibenden Patienten können Inhalation und Sprühstoß, mit oder ohne Spacer, richtig koordinieren. Anwendungsprobleme könnten oft durch eine Schulung eliminiert werden. Voraussetzung ist natürlich, dass der Schulende weiß, wie es geht. Ist dies nicht der Fall oder ist der Patient nicht schulbar, sollte auf einen Autohaler umgestellt werden.

Der richtige Spacer ist innen beschichtet und sehr groß. Nur so kommt es zu einer guten Verteilung ohne Deposition am Plastik.

38.7.4 Autohaler®

Der Autohaler® (■ Abb. 38.1) ist ein Dosieraerosol, das über den Atemzug ausgelöst wird. Eine Koordination ist nicht mehr nötig. Die Auslösung des Sprühstoßes erfolgt durch den Atemzug, und zwar durch einen Auslösemechanismus immer zum richtigen Moment. Das System gilt als »narrensicher«.

Für die Auslösung des Autohalers® reicht ein minimaler inspiratorischer Fluss von ungefähr 28 l/min aus. Dadurch ist es auch Patienten mit schweren Atemwegsobstruktionen möglich, das Gerät ohne Probleme zu bedienen. Die verbesserte Wirkstoffdeposition ist für den Patienten ein Vorteil. Hierdurch wird der Autohaler® auch ökonomisch. Nachgewiesenermaßen werden hierdurch die Therapiekosten gesenkt.

FCKW-freie Dosieraerosole Die sehr feinen, gelösten Partikel werden bis tief in die Lunge transportiert. Die Sprühwolke ist kompakt und schlägt sich kaum an der Rachenwand nieder. Die Wirkstoffdeposition mit Ventolair® erreicht 60% (■ Abb. 38.2). Demgegenüber

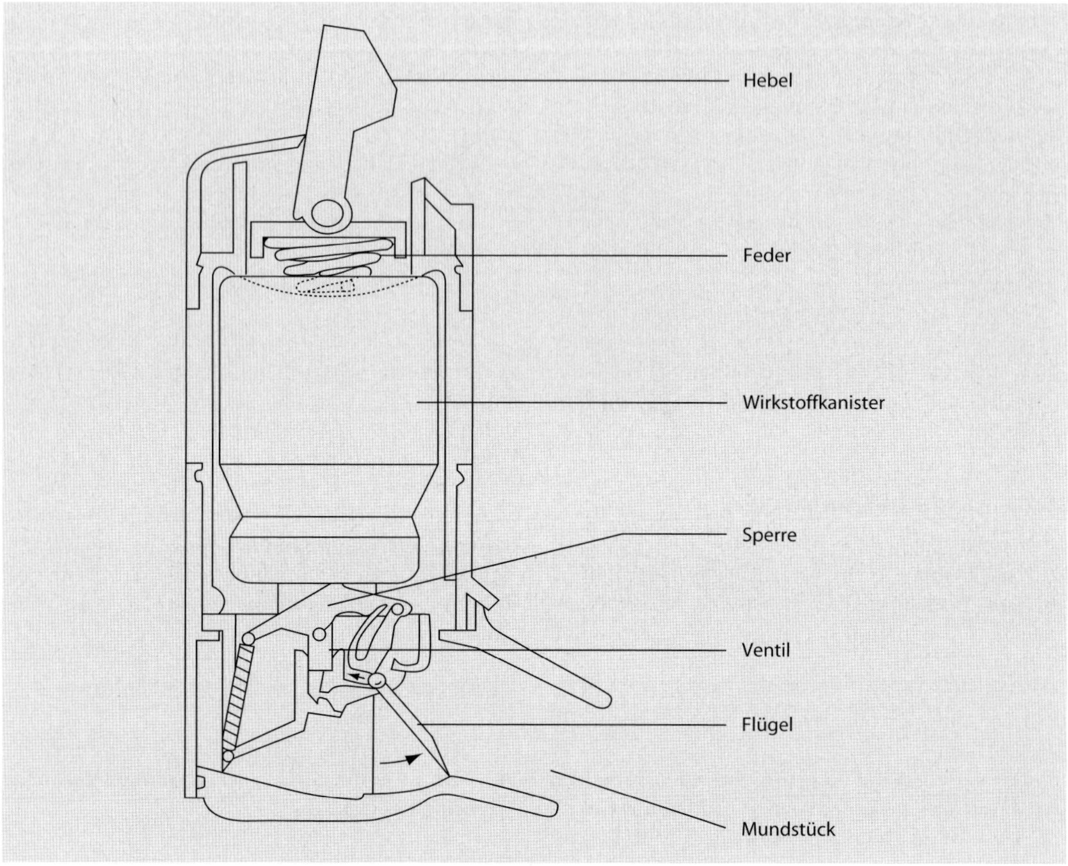

Abb. 38.1 Dargestellt ist die Schemazeichung des Mechanismus des Autohalers®

stehen bestenfalls 25% bei Pulverinhalatoren und Dosiererosolen mit Spacern und ca. 10% bei herkömmlichen Dosiererosolen.

Da mehr Wirkstoff den Zielort, die kleinen Atemwege, erreicht, kann die Dosis um 60% gesenkt werden. Entsprechend wird die Nebenwirkungsrate vermindert. Ein Schütteln ist, wegen der guten Lösung im Treibgas, nicht mehr erforderlich. Spacer sind ebenfalls nicht erforderlich.

38.7.5 Feuchtvernebler

Der Wirkstoff (meist Beta-Mimetika oder Ipratropium) wird in eine Kochsalzlösung gegeben. Die Vernebelung erfolgt durch Ultraschall oder Druckluft. Der Nebel wird über ein Mundstück fortgeleitet und inhaliert. Beispielsweise handelt es sich um die Geräte PariBoy® oder RespiJet®.

Die Feuchtvernebler sind mit einer Depositionrate bis 25% den Dosieraerosolen und Pulverinhalatoren nicht überlegen. Trotzdem werden sie bei der Behandlung älterer COPD-Patienten gerne verordnet. Diese Patienten können bei der Verwendung von Dosieraerosolen/Pulverinhalatoren vieles verkehrt machen; dann ist die Wirkung für viele Stunden nicht gegeben. Bei Feuchtvernebelung wird über mehrere Minuten inhaliert, sodass dieses Risiko geringer ist. Hinzu kommt, dass die Inhalation der Kochsalzlösung bei chronischer Bronchitis subjektiv angenehm und schleimlösend ist. Letzteres ist insbesondere bei chronisch-deformierender Bronchitis und Bronchiektasen günstig. Manchen Patienten gibt das Feuchtinhalieren das positive Gefühl, etwas für sich tun zu können.

Leider zerstört die Feuchtverneblung den schützenden Mukus der Bronchien, sodass die Ergebnisse vielleicht nur kurzfristig gut sind. Eine Studie mit

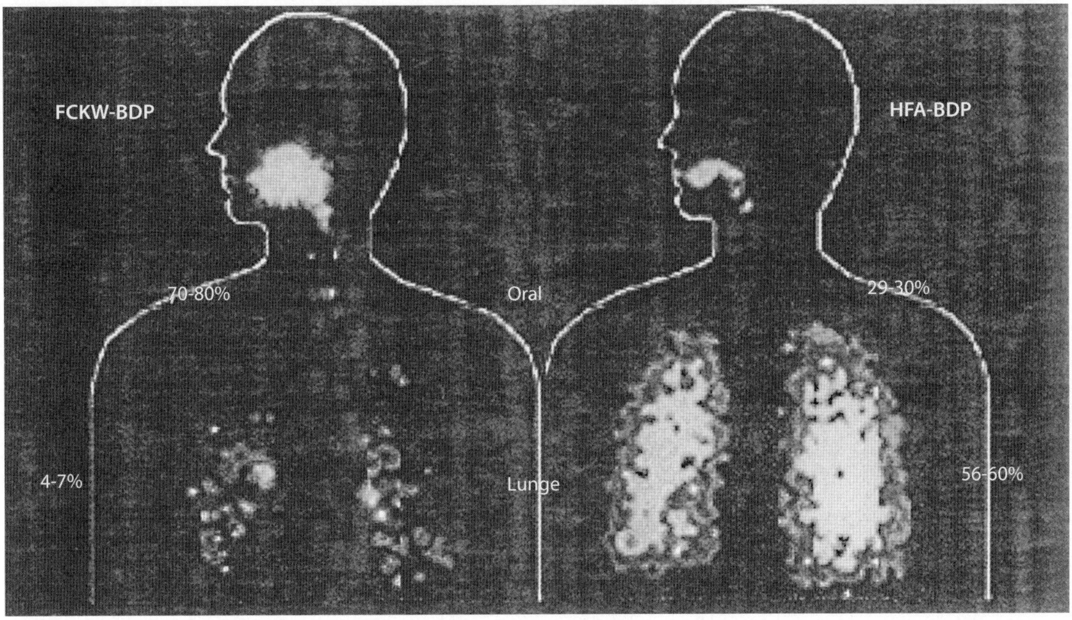

Abb. 38.2 Diese Abbildung zeigt zwei Technetiumszintigramme. In Depositionsstudien mit markierten Partikeln konnte die hohe Wirkstoffdisposition des Ventolair® gezeigt werden. Daneben ein Szintigramm mit einem herkömmlichen FCKW-Aerosol

Salzlösungsinhalation über längere Zeit führte zu einer Verschlechterung der Lungenfunktion.

Die Verordnung der erforderlichen Lösungen wäre langfristig relativ preisgünstig. Ungünstig ist, dass die Geräte im häuslichen Bereich zu oft nur im Schrank stehen, da die Anwendung umständlich und zeitraubend ist.

38.7.6 Fazit

Leider verwendet nur jeder zweite Asthma-Patient seine Inhalationshilfen korrekt. Für den Erfolg der Asthma-Therapie sind aber nicht nur effektive Wirkstoffe erforderlich, sondern auch die effiziente Inhalation. Der Wirkstoff muss zuverlässig und in konstanter Dosis zum entzündeten Gewebe transportiert werden.

Beim Asthma bronchiale sollten insbesondere die inhalativen Steroide früh und konsequent eingesetzt werden, da sie den Krankheitsverlauf positiv beeinflussen. Unabhängig hiervon werden durch eine optimale Therapie mit inhalativen Steroiden auch die Kosten gesenkt.

Initial müssen die Wirkstoffe meist hochdosiert und kombiniert eingesetzt werden. Formoterol und ein Bodesonid im Turbohaler sind z. B. eine gute Lösung.

Aktuelle, weiterführende Literatur

Ayres JG et al. (1998) Brittle asthma. Thorax 53:315–321

Baur X (2006) Arbeitsbedingte obstruktive Atemwegserkrankungen. Pneumologie 60:178–195 und 305–319

Baur X, Budnik T (2009) Neues zum beruflichen Umgang mit Cyanaten. Pneumologie 63:656–661

Demoly P, Bousquet J (1998) Anti-IgE Therapy for Asthma. Am J Respir Crit Care Med; 155: 1825–1827

Hananel JI, Barbers RG (1998) Critical care management of the asthmatic patient. Curr Opin Pulm Med 4:4

Holz G et al. (2007) Messung der Atemwegsentzündung in der pneumologischen Praxis – Anwendung und Interpretation. Pneumologie 61:194–201

Kemper P (2008) Asthma bronchiale und Sport – Risiko und Chance. Pneumologie 62:367–371

Kroegel C et al. (2009) Interferon-Alpha als Therapieoption bei der Behandlung des schwergradig persistierenden, unkontrollierten Asthma bronchiale. Pneumologie 63:307–313

Menz G et al. (2007) Rehabilitation bei Asthma bronchiale. Pneumologie 61:710–720

Petro W et al. (2005) Inhalative Therapie mit Dosieraerosolen – Fehleranalyse und Varianten der Verbesserung. Pneumologie 59:316–320
Randeroth W, Rühle KH (1998) Analgetika-Asthma-Syndrom. DMW 123:123
Reisner C, Nelson HS (1997) Vocal cord dysfunction and nocturnal awakening. J Allergy Clin Immunol 99:843

Chronisch obstruktive Lungenerkrankungen

Leitlinie

Vogelmeier C, Buhl R et al. (2007) Diagnostik und Therapie von Patienten mit chronisch obstruktiver Bronchitis und Lungenemphysem (COPD). Pneumologie 61:e1–e40 (und AWMF online)

39.1 Grundbegriffe

39.1.1 Definition

Der Sammelbegriff chronisch obstruktive Atemwegserkrankung (COPD) umfasst irreversibel fortgeschrittene Stadien der chronisch obstruktiven Bronchitis, des fortgeschrittenes Asthmas mit fixierter Obstruktion und das Lungenemphysem (◘ Tab. 39.1). Die Atemwege sind irreversibel verengt, deformiert oder instabil bzw. kollabierend.

Atemwegsobstruktion und Überblähung sind, trotz Therapie über Monate, nicht mehr oder nur noch teilweise rückgängig zu machen. Patienten mit einer COPD können hyperreagibel (also COPD mit asthmatischer Komponente) sein; deren Hyperreagibilität ist jedoch selten sehr ausgeprägt, und der Atemwegswiderstand lässt sich im Akutversuch mit Bronchodilatatoren nur gering beeinflussen.

39.1.2 Ursachen

Risikofaktor Nummer 1 ist mit Abstand das Rauchen. Ein gut behandeltes Asthma schreitet nur selten zur COPD fort. Alle anderen Ursachen sind vergleichsweise selten (◘ Tab. 39.2).

Oxydantien-Antioxydantien-Ungleichgewicht Dieser Risikofaktor ist nicht messbar. Außer dem Alpha-1-Proteinase-Inhibitor (A1-PI) sind andere Antioxydantien nicht messbar und wenig erforscht. Man geht davon aus, dass es eine individuelle Ausstattung mit Antioxydantien gibt, die das Risiko eines Lungenemphysems beeinflusst. Manche Menschen können rauchen, so viel sie wollen, und bekommen kein Lungenemphysem. Andere entwickeln dies rasch bei geringer Schadstoffexposition. Die Ausstattung des Körpers mit Antioxydantien ist wahrscheinlich genetisch festgelegt. Hierzu gehören neben dem bekannten A1-Pi u.a. das Vitamin E, das Vitamin C, Caeruloplasmin, Gluthation, Antileukoproteinase, Elafin, Antichymotrypsin oder Alpha-2-Makroglobulin. Allerdings ist die Menge verfügbarer Antioxydantien auch mit einer gesunden Ernährung verknüpft. Essenzielle Fettsäuren aus Meeresfisch sowie Obst und Gemüse spielen eine besondere Rolle.

Alpha-1-Proteinase-Inhibitor-Mangel Sehr selten. Der homozygote ZZ-Genotyp erreicht nur 10–20% des normalen Alpha-1-PI-Serumspiegels, er findet sich bei weniger als 1% der Patienten mit COPD. Der heterozygote SZ-Genotyp hat ein gering erhöhtes Emphysem-Risiko (► Kap. 59).

Infektionen und Kindheit Schwere bronchopulmonale Infektionen des Säuglings behindern die Lungenreifung und das Lungenwachstum. Dadurch sind die pulmonalen Reserven gering. Dies kann oft jahrzehntelang durch die enormen kardiopulmonalen Reserven kompensiert werden. Im Rahmen des physiologischen Funktionsverlustes wird die kritische Grenze entsprechend früher erreicht. Ein Beispiel für eine schwere einseitige Entzündung mit Reifungsstörung ist das Swyer-James-Syndrom.

Postinfektiöse Veränderungen können zudem die Clearance-Funktion stören. Folgen sind Bronchiektasien, eine deformierende Bronchitis oder obliterative Bronchiolitis. Das ist aber heute, im Zeitalter sehr wirksamer Antibiotika, nahezu nie mehr zu beobachten.

39.1.3 Histopathologische Unterteilung

Chronische Bronchitis Man sieht eine Vermehrung der submukösen Drüsen im Tracheobronchialbaum und der Becherzellen in der Peripherie. Es findet sich eine Rötung, entzündliche Schwellung und vermehrte Gefäßinjektion der Schleimhaut.

Emphysem Der Durchmesser des normalen Alveolus beträgt 0,2 mm. Makroskopisch wird ein Emphysem sichtbar ab einem Durchmesser von 1 mm (◘ Tab. 39.3). Ab diesem Zeitpunkt ist die Lungenoberfläche bereits auf 25% der altersentsprechenden Norm reduziert.

39.2 Pathophysiologie

Asthma Patienten mit gut eingestelltem Asthma sollten keine COPD entwickeln. Patienten mit einem chronischen schweren Asthma oder einer unzureichenden Therapie entwickeln etwa ab dem mittleren

Tab. 39.1 Definition der obstruktiven Atemwegserkrankungen

COPD	Sie ist charakterisiert durch pathologische Verminderung des exspiratorischen Flows, die sich über einen Behandlungszeitraum von einigen Monaten nicht oder nur teilweise bessern
Chronische obstruktive Bronchitis	Sie ist definiert als eine exzessive Mukussekretion in den Bronchialbaum. Sie findet an den meisten Tagen von mindestens drei Monaten im Jahr statt. Diese dreimonatige Periode sollte während mindestens zwei aufeinander folgenden Jahren abgelaufen sein, bevor man von einer chronischen Bronchitis spricht Eine Einengung der Bronchien und Bronchiolen führt zur obstruktiven Bronchitis Neutrophile Entzündung, die nicht/wenig auf Prednisolon anspricht
Emphysem	Dies ist ein Zustand der permanenten Vergrößerung (Überblähung) der Lufträume distal der terminalen Bronchiolen (respiratorische Bronchiolen und Alveolen), auch durch die Destruktion der Wände dieser Lufträume
Asthma	Eine chronisch entzündliche Erkrankung der Atemwege unter Beteiligung der Eosinophilen. Die Atemwegsobstruktionen schwanken und sind variabel, wobei diese Obstruktionen spontan oder nach Behandlung reversibel sind. Eine Überblähung und die Einschränkung der VC klingen mit Bronchodilatatoren ab, oft sogar bevor sich die exspiratorischen Flows verändern Die eosinophile Entzündung geht mit einer Hyperreagibiltät der Atemwege einher und spricht gut auf Kortikosteroide an

Tab. 39.2 Risikofaktoren für eine COPD

Rauchen	Vor allem das Zigaretten-Inhalationsrauchen über viele Jahre; die Größenordnung wird in pack-years (p.y.) angegeben, z. B.: 1 Päckchen pro Tag über 10 Jahre ist 10 p.y. kumulativ (10 × 1)
Alter	Physiologischer Abfall der FeV1 ab dem 30 Lj. um 20–30 ml FeV1 pro Jahr, bei Rauchern mit 60–100 ml pro Jahr
Kindheit	Schwere Infektionen stören die Lungenreifung
Asthma	Bei schwerem Asthma mit unzureichender Therapie und mangelnder Meidung etwaiger Auslöser Die Kombination Rauchen und Asthma ist ein sehr hohes Risiko
Umwelt	Stäube, Feinstaub, landwirtschaftliche organische Stäube und Holzstäube (nicht als BK anerkannt), Ruß, Dämpfe, Abgase, Kälte und Nebel erhöhen das Risiko
Beruf	Siehe Umwelt
Alpha-1-P1-Mangel	Alpha-1-Proteinase-Inhibitor-Mangel, früher Alpha-1-Antitrypsin-Mangel; sehr selten Ursache eines Emphysems

Tab. 39.3 **Die 5 Emphysem-Typen**

Zentroazinäres Emphysem	Zentrilobuläres Emphysem bei Rauchern und Kohlebergleuten, radiologisch lokalisiert im Oberfeld. Histologisch finden sich die Blasen um die Bronchioli respiratorii
Panazinäres Emphysem	Bei Alpha-1-PI-Mangel, radiologisch lokalisiert im Unterfeld, bei Rauchern disseminiert. Histologisch finden sich die Emphysem-Blasen im ganzen Azinus
Paraseptales Emphysem	Periazinares Emphyem: Die Blasen finden sich an Randstrukturen wie Septen, Pleura oder Blutgefäßen, Assoziation mit dem Spontanpneumothorax
Narbenemphysem	Es ist lokalisiert um Narbenzüge (Traktion)
Bullöses Emphysem	Es kann das Endstadium aller Formen sein. Oft sieht man es posttuberkulös oder bei fibrotisch-vernarbender Sarkoidose

Tab. 39.4 Pathophysiologische Veränderungen bei COPD

Hypoxie	Inhomogenität von Ventilation und Lungenperfusion (V/Q-mismatch)
Hyperkapnie	Das erforderliche überhöhte Atemminutenvolumen kann nicht mehr bewältigt werden
Mundverschlussdruck	Hyperkapnie bei Erschöpfung der Atempumpe geht mit hoher Atemarbeit und hohen Munddrücken einher
Dynamische Überblähung(intrinsic peep)	Die Überblähung schreitet fort und erzeugt überhöhte Drücke in den Azini
Atemzugvolumen	Mit zunehmender Überblähung fallen die Vitalkapazität und das AZV. Bei Bronchospasmolyse steigen diese Werte wieder an
Atemhilfsmuskulatur	Zunehmende Atemarbeit und Überblähung bedürfen des Einsatzes der Hilfsmuskulatur
Pulmonale Hypertonie	Bei obstruktiver Bronchitis wegen reflektorischer Vasokonstriktion; bei Emphysem nur selten mehr als latent oder leichtgradig
Ödeme	Hypoxie führt zur Katecholaminausschüttung (renale Mangelperfusion), Hyperkapnie führt zudem zur peripheren Vasodilatation

Erwachsenenalter eine irreversible Obstruktion (= COPD; ◘ Tab. 39.4).

Chronisch obstruktive Bronchitis Beim Gesunden ist der Gesamtquerschnitt der peripheren Bronchiolen so groß, dass der Atemwegswiderstand dadurch nicht beeinflusst wird. Bei entzündlicher Einengung entsteht eine zunehmende Obstruktion der großen und kleinen Bronchien. Im klassischen Fall werden diese Patienten als »blue bloater« bezeichnet und sind adipös. Man weiß noch nicht genau, warum, aber diese Menschen tolerieren eine Hyperkapnie unbewusst und ökonomisieren dadurch ihre Atemarbeit.

Emphysem Die Destruktion der Alveolarwände führt zur zunehmenden Überblähung. Über die Kohnschen Poren werden überblähte Azini immer größer und komprimieren die funktionstüchtigen (Laplace-Gesetz). Die überblähten Azini komprimieren aber auch die Bronchien. Diese werden zunehmend instabiler. Die Kompression der Bronchien bei der Ausatmung bedingt zudem eine unvollständige Exspiration. In diesem Teufelskreis schraubt sich die Überblähung nach oben.

Diese Menschen versuchen gegen die Atemnot anzukämpfen, die massive Überblähung ist, getriggert über die Pleurarezeptoren, ein enormer Atemstimulus (der dicke »blue bloater« ist eher restriktiv). Sie hyperventilieren und tolerieren keine Hyperkapnie. Man nennt diesen Typ »pink puffer«. Die Patienten sind meist hager bis kachektisch, mit Fassthorax und offensichtlich angestrengter Atmung (◘ Tab. 39.5).

Hypoxie Ursache ist die Verteilungsstörung von Ventilaton und Lungenperfusion. Trotz erhöhtem Atemminutenvolumen fällt der Sauerstoffpartialdruck ab. Ursachen sind eine lokal reduzierte Ventilation (Obstruktion und Kompression), geringe Durchmischung in den vergrößerten Lufträumen (funktioneller Totraum), erhöhter $PaCO_2$ in den kaum ventilierten Alveolen, anteilig zu wenig Blutfluss in den belüfteten Arealen und der dadurch reduzierte Gasaustausch.

Hyperkapnie Die Vermeidung einer Hypoxie bei Lungenkrankheiten erfordert eine vermehrte Atemarbeit. Oft sind diese Menschen sogar hypokapnisch. Kann diese vermehrte Atemarbeit nicht mehr geleistet werden, so wird der Betroffene zuerst hypoxisch, später hyperkapnisch (komischerweise nicht immer). Die Lungenfunktionsparameter wie FeV1 liegen meist um 0,7 bis 1,0 Liter. Meist liegt eine respiratorische Azidose vor, metabolisch kompensiert – besteht die Azidose ohne Kompensation, so ist sie akut, der Patent ist noch nicht adaptiert, und es droht die Dekompensation.

Mundverschlussdruck Die Atemarbeit wird im Krankheitsverlauf größer. Die Vitalkapazität und die Atemzüge werden immer kleiner. Der Atemstrom muss gleich initial möglichst tief gehen. Hierfür muss man erhöhte Munddrücke mit der Atempumpe erzeu-

Tab. 39.5 Pink puffer vs. blue bloater

Emphysem (pink puffer)	Obstruktive Bronchitis (blue bloater)
Anamnestisch meist schwerer Raucher	Anamnestisch meist Raucher
Schwere Atemnot	Keine ausgeprägte Atemnot
Hager bis kachektisch	Adipös
Überblähung bis Fassthorax	Supraklavikuläre Emphysem-Polster
– Hypersonorer Klopfschall	
– Vermindertes Atemgeräusch	
– Herz langgestreckt	Herz quer liegend bei Adipositas
Keine Besserung auf Beta-Mimetika	
Fast normale Blutgase; in Ruhe	Hypoxie und oft Hyperkapnie
Keine Zyanose	Zentrale Zyanose
– Hkt < 55%	
Keine Ödeme	Ödeme bei Hyperkapnie
Selten PHT, allenfalls leichtgradig	PHT
Atemnot wg. dynamischer Überblähung	Oft KHK und/oder Hypertonie
	Oft Schlafapnoe-Syndrom

gen, bis zum 5-Fachen des Normalen. Man spricht von einer erhöhten Last der Atempumpe.

Andererseits erschöpft die Atemmuskulatur. Spitzendrücke können nicht mehr erreicht werden. Man spricht von der verminderten Kapazität der Atempumpe.

Verminderte Kapazität der Atempumpe bei erhöhter Last spricht also für eine zunehmende Erschöpfung. Dieser Befund korreliert mit der Hyperkapnie. Wegen der schwierigen Messbarkeit und hohen Variabilität, gepaart mit weit schwankenden Normwerten, hat dieser Parameter keine eigenständige Bedeutung bei COPD-Patienten.

Dynamische Überblähung Eine Überblähung der Lunge spannt die Bronchien auf und beugt einer Obstruktion vor. Mit zunehmender Überblähung entsteht jedoch ein Teufelskreis. Überblähte Azini komprimieren die Bronchiolen und Bronchien bei Exspiration. Bei Inspiration füllen sie sich weiter. In der Lunge ist gefesselte Luft (»air trapping«).

Der erhöhte Druck in den Azini heißt »dynamische Überblähung« oder »intrinsic peep«. Unter künstlicher Beatmung lässt er sich leicht messen. Man misst den Druck am Tubus, nachdem die Beatmung über 10–30 Sekunden pausiert wurde. Man geht davon aus, dass sich die Drücke angleichen.

Diese Zeit zum Druckangleich hat der spontanatmende Patient jedoch nicht. Wegen Atemnot wird die Exspiration vorzeitig abgebrochen durch die nachfolgende Inspiration. Letztlich müssen die überhöhten intrinsischen Drücke logischerweise auch noch überwunden werden, um erfolgreich einzuatmen.

Der »intrinsic peep« spielt eine große Rolle bei der Beatmung von COPD-Patienten. Man wählt lange Exspirationszeiten, um ausreichende Exspirationsvolumina zu gewährleisten. Ein PEEP sollte zwei Drittel des »intrinsic peep« nicht überschreiten, sonst kommt es zur dynamischen progredienten Überblähung.

Atemhilfsmuskulatur Das Diaphragma und die Interkostalmuskulatur passen sich lange Zeit an die verminderte Vordehnung und ungünstige Atemmechanik an. Letztlich muss die Inspirationsarbeit von der Hilfsmuskulatur unterstützt, wenn nicht sogar übernommen werden. Obwohl der Atemwegswiderstand exspiratorisch ist, muss er durch vermehrte inspiratorische Atemarbeit kompensiert werden.

Die Ergotherapie beinhaltet Atemtechniken und das Training der inspiratorischen Muskulatur. Muskelabbau und Körpergewichtsverlust müssen vermieden werden. Die Kortikosteroide werden möglichst vermieden oder unter 10 mg Prednisolon dosiert, da die steroidinduzierte Myopathie auch die Atemmuskulatur schwächt.

Pulmonale Hypertonie Die Hypoxie bei obstruktiver Bronchitis (»blue bloater«) führt zur reflektorischen Vasokonstriktion der Pulmonalarteriolen. Dies mündet in eine Muskelhypertrophie. Ein Hämatokrit über 60% erhöht etwas die Blutviskosität. Der Kapillarverlust durch ein Emphysem spielt hingegen keine Rolle. »Pink puffer« haben nahezu nie eine PHT.

Periphere Ödeme Es handelt sich nur selten um ein Cor pulmonale oder eine manifeste Herzinsuffizienz.

Die Hypoxie führt zur Katecholaminausschüttung; dadurch wird die Nierenperfusion gedrosselt. Dies führt alleine nur selten zur Flüssigkeitsretention.

Die Hyperkapnie führt zudem zur peripheren Vasodilatation (u.a. rote Konjunktiven mit dicken dilatierten Gefäßen = Blickdiagnose!). Nun sinkt die renale Perfusion kritisch ab, und der Renin-Angiotensin-Aldosteron-Mechanismus springt an. Mit einer Beseitigung der Hyperkapnie (z. B. durch eine passagere Maskenbeatmung) werden die Ödeme mobilisiert und ausgeschieden.

Bei vielen Exazerbationen und schwerem Emphysem meint man, dass initial auch ein vermehrter pulmonalvenöser Rückstau konventionell-radiologisch zu sehen ist. Tatsächlich führt die Kompression des Herzens von außen zu einer erniedrigten Herzleistung bei normaler Ejektionsfraktion. Exazerbationen werden häufig von einem pulmonalvenösen Rückstau begleitet, aggraviert oder ausgelöst.

Natürlich begünstigen diastolische oder gar systolische linksventrikuläre Insuffizienzen eine Flüssigkeitsretention oder können die alleinige Ursache sein. Über 50% der peripheren Ödeme sind auf eine Flüssigkeitsretention bei Linksherzinsuffizienz zurückzuführen.

> **Die mechanistische Vorstellung von einer Rechtsherzinsuffizienz als Ursache peripherer Ödeme gilt nur für den sehr kleinen Teil der Patienten, bei dem das Cor pulmonale auch die LV-Funktion reduziert. Ödeme entstehen nicht durch den mechanischen Rückstau, auch wenn das viele heute noch glauben und formulieren.**

39.3 Symptome und Befunde

Eine zunehmende Atemnot wegen Atemwegsobstruktion entwickelt sich langsam über Jahre. Meist treten lange Zeit keine Beschwerden auf. Eine FeV1/VC <70% kann der erste Hinweis sein. Sie kann aber subjektiv auch plötzlich bewusst werden. Eine FeV1 von 1,0/s kann für einen Patienten invalidisierend sein, ein anderer kann noch, subjektiv wenig eingeschränkt, leichte Arbeiten ausführen. Ein thorakales Engegefühl entsteht durch die vermehrte Atemarbeit.

Die BODE-Skala beschreibt einen Score aus FeV1, 6-Minuten-Gehtest, Dyspnoeskala und BMI. FeV1 ist auch hier nur ein Parameter neben anderen, die zu beachten sind. Seit kurzer Zeit wird die ganzheitliche Beachtung der COPD und der Komorbiditäten betont.

Die chronisch obstruktiven Bronchitis und das Emphysem sind die beiden pathophysiologischen Komponenten der COPD. Bei einzelnen Patienten kann eine Form ganz im Vordergrund stehen.

Überblähung Man achtet auf einen Fassthorax mit geringer Atemexkursion, aktivierter Hilfsmuskulatur, hohem Jugulum und tief stehenden Zwerchfellkuppen. Bei abgeflachten Zwerchfellschenkeln kann es sein, dass die unteren Rippenbögen paradox eingezogen werden. Giemen und Brummen, wie beim Asthma, muss nicht vorhanden sein. Das Atemgeräusch ist vermindert.

Trommelschlegelfinger Sie kommen praktisch nie bei COPD vor. Wenn, dann sollte man an Bronchiektasen oder ein Bronchialkarzinom denken (◘ Tab. 39.6).

Abgrenzung zum Asthma Bei 10–30% der COPD-Patienten besteht eine asthmatische Komponente. Ebenso wenn sich die COPD auf dem Boden eines langjährigen schweren Asthmas entwickelt hat. 70–90% sind eine reine COPD. Gut unterscheidet das PEF mit der Tagesrhythmik und dem Morgentief (COPD ist linear). Unter Therapie gibt es in der Regel beim Asthma eine meist rasche und oft vollständige Reversibilität der Obstruktion. Beim Asthma tritt ein schwankender Verlauf des PEF mit gut definierten Auslösern beim allergischen Asthma auf (◘ Tab. 39.7).

39.4 Therapie

Nutzen Initial erreicht man eine Besserung, dann wird bei COPD in erster Linie das Fortschreiten verlangsamt. Die Therapie verändert die Lungen-

Tab. 39.6 Typische Befunde bei der COPD

FeV1/FVC	Norm ~ 75%; < 40% bei Überblähung mit niedrigem FeV1
RV/TLC	Norm ~ 25%; > 30% bis zu 80% bei Emphysem
Gefesselte Luft	ITG-/FRC-Differenz Body vs. Helium bis zu 3 l und mehr
DCO	Kann volumenkorrigiert bei mittelschwerer Erkrankung noch normal sein
Beta-2-Mimetika	Sie sind im Akutversuch oft unwirksam, die Entzündungsreaktion und Überblähung werden, wenn überhaupt, nur langsam gebessert
Röntgen	Überblähung (Gefäßrarefizierung, Zwerchfellabflachung, vertiefte Durchmesser); Bronchienverdickung im Quer- und Längsschnitt; Strukturbündelung zwischen den überblähten Arealen (»dirty chest«); zystische Aufhellung bei Bronchiektasen (geringe Sensitivität)
Bakteriologie	Streptokokkus pneumoniae und Haemophilus influenzae werden meist isoliert. Pseudomonas bei rezidivierenden Infekten und Bronchiektasen. Staphylokokken, Branhamella bei bis zu 30%
HRCT	Zur Diagnostik des Emphysems und der Bronchiektasen wesentlich sensitiver als das Röntgen; zur präoperativen Diagnostik indiziert, falls eine Bullektomie oder Lungenvolumenreduktion in Frage kommt

Tab. 39.7 Der Schweregrad bekommt auch mit der ICD-Kodierung Bedeutung

I	FeV1 > 80%	FeV1/VK < 70%
II	FeV1 < 80%	Dyspnoe bei Belastung
III	FeV1 < 50%	
IV	FeV1 < 30% oder FeV1 < 50%	Und chronische respiratorische Insuffizienz oder Cor pulmonale

funktion bei reiner COPD oft nicht oder nur wenig. Insbesondere die FeV1, der viel zitierte Parameter, erweist sich als recht therapieresistent. Natürlich kann eine COPD initial mal gleich eine deutliche Besserung erfahren, auch numerisch, wenn zuvor nicht behandelt wurde, bei asthmatischer Komponente oder nach Exazerbationen.

Wichtiger als der FeV1-Wert sind die FVC und der 6-Minuten-Gehtest.

FVC Zuerst bildet sich die dynamische Überblähung etwas zurück, und es ist wieder möglich, mehr durchzuatmen. Die FVC ist also der erste und sensitivste Marker einer Besserung.

6MGT Durch die Besserung können die Leute auch wieder flotter und weiter gehen, was sich auch subjektiv gleich positiv niederschlägt. Leider ist die Depression recht häufig bei COPD, deshalb sollte man das durch die Spiroergometrie und/oder den 6-Minuten-Gehtest (6MGT) objektivieren.

Noxen meiden Hierzu gehört vor allem das Rauchen. Der jährliche Abfall der FeV1 wird dadurch vermindert. Vermeidung von inhalativen Noxen (z. B. Staubmasken), Allergenen (z. B. Encasing) und/oder Klimawechsel (z. B. Meidung von kaltem Nebel).

Raucherentwöhnung Wir bieten in Zusammenarbeit mit der Diakonie ein Raucherentwöhnungs-Programm an. Damit werden diese Menschen unterstützt, nicht alleine gelassen und können selbst aktiv beitragen.

Etliche Schulungsprogramme mit gut fundierten psychologischen Techniken erreichen eine Langzeitentwöhnung bis zu 30% nach einem Jahr. Die Kombination mit wirksamen Rezeptoragonisten kann dies bis zu 60% steigern. Einige Kliniken beginnen mit dem Programm schon im Rahmen des stationären Aufenthaltes.

Und: Es gibt keine Studie, die zeigt, dass die Inhalationstherapie bei Rauchern einen Benefit hat. Vielleicht ist die symptomatische Therapie sogar schlecht,

Tab. 39.8 Langzeittherapie der COPD

Leichte COPD	bei Bedarf kurz wirksame Beta-Mimetika	Schulung
Mittelgr. COPD	LABA u./o. Anticholinergika ggf. Versuch mit Theophyllin	Rehabilitation Lungensport
Schwere COPD	Plus ICS bei Exazerbationen	Wie oben
Sehrschwergradige COPD	Ggf. O_2-Therapie (LOT) (kurzzeitig system. Steroide)	Ggf. Heimbeatmung Ggf. Lungenvolumenreduktion Ggf. Transplantation
COPD und Asthma	Stets mit ICS	

weil die Noxe dann in noch höheren Dosen einwirken wird und es dadurch eher zu einem schnelleren Progress kommt. Deshalb gilt, dass die Vermeidung der Noxe der erste therapeutische Schritt ist.

Impfungen Sie sind wichtig; hierzu gehören die Impfungen gegen Grippe und Pneumokokken. Die Immunisierungen werden im stabilen Stadium durchgeführt, nicht bei Exazerbationen.

Antibiose Eine frühzeitige Antibiose ist bei Infektexazerbationen im Herbst und Winter wichtig, andererseits nur bei gegebener Indikation (grünes Sputum mit klinischen Infektionszeichen). Ansonsten muss man über eine Intensivierung der Therapie (ICS, kurz Prednisolon, Kombinationen usw.) und konservativer Maßnahmen (wärmer anziehen, Wohnung nicht überheizen) nachdenken. Eine empirische Therapie mit einem Makrolid und Amoxicillin/Clavulansäure ist bei COPD in der Regel richtig. Bei Bronchiektasen verfährt man nach Antibiogramm, z. B. sind oft Quinolone oder Trimethoprim bei Pseudomonaden möglich. Allerdings sind diese Keime innerhalb von zwei Wochen resistent, deshalb Kombinationstherapie.

Training Im Wesentlichen geht es um den Muskelaufbau, die Konditionierung der Muskulatur und die Koordination von Atmung und Bewegung bei alltäglichen Belastungen (▶ Kap. 42). Die Menschen befinden sich da meist in einer Abwärtsspirale der Dekonditionierung und verlieren zunehmend das Zutrauen und ihr Selbstbewusstsein. Diese Abwärtsspirale gilt es in eine Aufwärtsspirale umzudrehen.

Inhalative Beta-2-Mimetika Bei instabilem Bronchialsystem ist die Wirkung auf die großen Bronchien erwartungsgemäß gering. Chronisch entzündete Bronchien reagieren nur langsam auf die Inhalationstherapie. Die Überblähung geht etwas zurück, mit einer Zunahme der Vitalkapazität. Während die Lungenfunktion nach FeV1 kaum reagiert, bessert sich die Belastbarkeit.

Beta-2-Mimetika
- Fenoterol ist am wenigsten selektiv mit entsprechend ausgeprägten kardiovaskulären NW.
- Reproterol, Terbutalin und Salbutamol sind selektiver mit einem Wirkmaximum nach 20 Minuten und einer Wirkdauer von 4–6 Stunden.
- Salmeterol hat einem Wirkbeginn nach Stunden und einer Wirkdauer von 8–10–12 Stunden.
- Formoterol hat sein Wirkmaximum nach 20 Minuten und einer Wirkdauer von 8–10–12 Stunden.
- Orale Präparate mit einer 10-fachen Rate an NW sind noch bei Menschen, die nicht inhalieren können oder wollen, einsetzbar.

Pulverinhalatoren/Dosieraerosole Pulverinhalatoren haben theoretisch eine gute Wirkstoffdeposition im Bronchialsystem. Mit Dosieraerosolen werden große Wirkstoffmengen ungenutzt im Rachenraum deponiert. Dieser Nachteil kann mit Inhalationshilfen (Spacer) ausgeglichen werden (▶ Abschn. 38.6).

Beta-Mimetika Kurz wirksame Beta-Mimetika werden bei Bedarf eingesetzt. Sie münden sehr rasch in einen übermäßigen Missbrauch. Dieses Wechselspiel aus Bronchokonstriktion und Dilatation (Beta-Mimetika) scheint die Muskulatur in den Bronchien erst so richtig zu trainieren und führt zu einer Verchlecherung der Prognose – analog Asthma. Ein festes Schema mit lange wirksamen Beta-Mimetika und/oder Anticholinergika ist günstiger. Jeweils alleine und besonders in der Kombination ICS/LABA wird Stabilität, Lungenfunktion und Prognose günstig beeinflusst. Kurz wirksame Beta-Mimetika sollten (wie beim Asthma) nur für den »Notfall« mitgeführt werden.

Salmeterol beginnt erst nach 2–3 Stunden richtig zu wirken und flaut nach 8 Stunden schon wieder ab. Also entsteht auch damit ein steter Wechsel aus Bronchokontriktion und Broncholyse. Um eine gleichmäßige Wirkung zu erzielen, sollte die Inhalation alle 8 Stunden stattfinden – das hat sich in der Praxis bewährt. Zudem wird dann auch die Kombination mit ICS gefordert. Etwas günstiger ist das Formoterol, aber auch mitunter 3-mal pro Tag günstiger. Ganz neue Beta-Mimetika wirken über 24 Stunden.

Inhalationstherapie

- Wirkungsvollste Applikation mit Pulverinhalatoren und Autohaler (▶ Abschn. 38.6)
- Am zweitbesten ist die Inhalation mit einem Dosieraerosol plus Spacer
- Wesentlich ungünstiger mit geringer Deposition in den Bronchien ist das Dosieraerosol alleine
- Medikamentenvernebler bringen theoretisch keine weiteren Vorteile, praktisch schätzen vor allem ältere Menschen diese Form der Inhalation sehr. Bei verminderter Vitalkapazität gute Applikation in den kleinen Bronchien
- Nach einer Studie wirkt sich diese regelmäßige Inhalation von Kochsalzlösung negativ auf den Verlauf aus, vielleicht wegen der Zerstörung der schützenden Mukusschicht

Anticholinergika Sie sind die Medikamente der ersten Wahl mit einer Besserung aller Parameter und einem guten additiven Effekt mit LABAs. Eine cholinerg-stimulierte Muskelkontraktion der Bronchien und vermehrte Schleimsekretion entstehen bei Infektionen oder unspezifischen Reizen mit Kaltluft oder Nebel. Die Schleimsekretion wird vermindert, was bei Bronchitis erwünscht sein kann. Eine unangenehme Nebenwirkung können trockener Husten und trockene obere Atemwege sein.

Das Ipratropium wird regelhaft unterdosiert. Wegen der kurzen Wirkdauer sollte es 4-mal pro Tag eingenommen werden. Alle Untersuchungen liefen mit Lösungen und Vernebler, da wären 4 × 2 Hübe nur ein Bruchteil. In der Fertiglösung (250–500) µg, im DA pro Hub nur 20 µg! Da müssen es dann schon mindestens 4 × 6 Hübe sein – in der Wirkung dann immer noch nicht analog zur Dosis 1-mal pro Tag Tiotropium als Kapsel oder 2-mal über Respimat.

Methylxanthine Der Atemwegswiderstand und die Überblähung werden bei COPD kaum beeinflusst. Bei akuter Exazerbation sollten sie nur einen geringen zusätzlichen Nutzen bringen. Eine aktuelle Empfehlung der British Thoracic Society gebraucht den Begriff »limited value«. Diese Substanzgruppe sollte also nur nach gesichertem Nutzen und nicht ungezielt eingesetzt werden. Nutzen bei etwa 50% der Patienten. Additiv scheint sie sinnvoll sein zu können, einzelne Patienten »schwören darauf«. Objektivierbar ist der Nutzen meist nicht.

Im Notfall ist die intravenöse Gabe nach meiner Erfahrung schon sinnvoll, insbesondere, wenn der Patient vorher kein Theophyllin hatte. Zu achten ist auf die Tachykardie, ggf. Gabe von Verapamil und Kalium im hochnormalen Bereich halten.

Aber: Roflumilast (Daxas®) wird, analog den ICS, bei instabilen Verläufen voraussichtlich einen hohen Stellenwert bekommen.

Kortikosteroide Systemisch 2 bis max. 4 Wochen bei akuter Exazerbation, meist initial in hoher Dosis. Wir verwenden 3 × 20 mg, manchmal initial auch 3 × 50 mg. Danach findet keine Dauertherapie statt, sie wäre ohne Nutzen.

Topische inhalative Steroide – ICS Bei FeV1<50% des Sollwertes und bei gehäuften und schweren Exazerbationen sind ICS günstig. Die Rate der Exazerbationen wird für einen Teil der Patienten reduziert und die Lebensqualität gesteigert. Lungenfunktion und Prognose werden nicht beeinflusst. Der Preis ist eine geringe (RR 1,3) Zunahme von Pneumonien.

Gesichert und eindeutig ist deren Nutzen für das Asthma bronchiale. 10–30% der COPD-Patienten haben entweder eine asthmatische Komponente oder die COPD auf dem Boden eines Asthma bronchiale – diese Gruppe braucht ICS. Und man erkennt sie über einige Merkmale:

Merkmale einer asthmatischen Komponente
- Eosinophile Granulozyten im Sputum (macht nahezu niemand)
- Bronchokonstriktion auf Beta-Mimetika rasch teilreversibel
- Peak-Flow-Tagesschwankungen i.S. eines Asthmas liegen über 15–20% mit »morning dip«
- Bronchiale Hyperreagibilität
- Asthma- und Atopie-Anamnese
- Wechselhafter Verlauf mit rezidivierenden Exazerbationen

Ein Therapieversuch mit 20–30 mg (unseres Erachtens am besten drei Dosen pro Tag, z. B. 10 – 5 – 5 mg) über 14 Tage lässt erkennen, ob der Betroffene von den Kortikosteroiden profitieren könnte. Das Kriterium ist die Lungenfunktion und die spiroergometrische Verlaufskontrolle. Subjektiv profitieren viele Patienten passager, da Steroide die Stimmung positiv beeinflussen. Natürlich ist der Therapieversuch bezüglich einem Nutzen nur in der stabilen Phase aussagekräftig. Parameter sind PEF und Bodyplethysmographie.

Inhalative Steroide (ICS) plus lange wirksame Beta-Mimetika (LABA) Gegenüber Plazebo bedeuten inhalative Steroide natürlich einen enormen Benefit – gegenüber Tiotropium auch, aber nur zum Teil und geringer. Bezüglich der einzelnen Komponenten und den Kombinationen existiert eine wechselnde Datenlage. Auch zu den verschiedenen Kombinationen gibt es keine einheitlichen Aussagen.

Aus widersprüchlichen Studien erkannt man, dass es *die* COPD nicht gibt. Eine individuelle Vorgehensweise ist gefragt: bei schlechter Lungenfunktion und Exazerbationen Step-down, bei asthmatischer Komponente mit ICS. Bei stabilem Verlauf sollte man testen, inwiefern Kombinationen überhaupt einen Nutzen bringen können (PEF, FVC, 6MGT, Spiroergo).

Nochmals: Lungensport, Würdigung der Komorbiditäten und Üben einer richtigen Inhalationstechnik sind in der Praxis ganz wesentlich, oft wichtiger als die Frage, ob man kombinieren sollte oder nicht.

Mukolytika Bromhexin hat keinen Nutzen. Acetylcystein, 2 × 300 mg p. o. pro Tag, beschleunige die Rekonvaleszenz bei bronchialen Infektionen, heißt es. Mit Ambroxol, 3 × 25 mg p. o pro Tag, könne man die Infektexazerbation in sechs Monaten von 50 auf 15% senken. Tatsächlich ist der Nutzen dieser Medikamente umstritten bzw. nicht gesichert. Salzinhalationen sind akut für 1–2 Tage angenehm, auf die Dauer schlecht (Mukusschicht).

Opiate Sie werden nicht empfohlen. Allerdings gibt es Erfahrungen und Beobachtungen, die einen Nutzen zeigen. Schwerste Dyspnoe bei Emphysematikern (»pink puffer«) bessert sich auf Dihydrocodein. Einschleichend unter Überwachung kann daraus eine Atemökonomisierung bei erschöpfter Atempumpe resultieren. Ein leichter permissiver Anstieg des $PaCO_2$ kann die Atemarbeit bereits wesentlich reduzieren und eine Erholung der Atemmuskulatur erlauben. 90 mg/d haben in einer Studie bei schwerer COPD die Atemnot reduziert, ohne Verschlechterung der Lungenfunktion bzw. der Blutgase. Derzeit können (noch?) keine Empfehlungen ausgesprochen werden. Nach wie vor sind Opiate umstritten und werden kontrovers diskutiert. In einer terminalen Lebensphase in angemessener Dosis zur Palliation sind sie natürlich ein Segen für die leidenden Menschen.

Nächtlicher CPAP/BiPAP Oft versucht, meist mit wenig Erfolg. Der Nutzen ist noch nicht ausreichend gesichert. Ein Nutzen kann bei instabilem Bronchialsystem und Hustenattacken gegeben sein. Kollabierende Bronchien sind ein starker Hustenreiz. Mit einer Nasenmaske, die einen positiven Druck liefert, werden die Bronchien geschient (wichtig: plus Befeuchter mit Anwärmer). Die Anwendung erfolgt vor allem nachts zur Vermeidung nächtlicher Hustenattacken. Tagsüber können Lippenbremse oder PEP-Ventil eingesetzt werden.

Es profitieren allenfalls Patienten mit Overlap-Syndrom (COPD und OSAS) und solche mit adipositasbedingter Restriktion und Hyperkapnie (also »blue bloater«). Beim »pink puffer« mündet es rasch in eine dynamische Überblähung und Verschlechterung.

Begleiterkrankungen Wie bei der Herzinsuffizienz. Ansonsten muss man Übergewicht, Kraftlosigkeit durch einen schlecht geführten Diabetes und – ganz häufig – eine Depression mit bedenken.

Lungensport Er ist heute ein Standard. Wir sehen dadurch einen großen Nutzen durch die muskuläre Konditionierung, den Kraftaufbau, die Kondition und die Schulung in der Gruppe – wenn all dies in den Alltag eingebaut wird, sind die Ergebnisse ganz wunderbar.

Tab. 39.9 Therapie des respiratorischen Versagens

Ursachen	Beseitigen, falls möglich
Hypoxie	Sauerstoff-Nasensonde, PaO_2-Soll > 55 mmHg (zur Sauerstofflangzeittherapie ▶ Kap. 19)
NIPPV	»non invasive positive pressure ventilation« über Maske; sie kann aber eine drohende Intubation nach aktueller Studienlage meist nicht abwenden
Intubation	Beatmung beinhaltet das sehr große Problem der Entwöhnung. Zu beachten sind:
	1. Die permissive Hyperkapnie, ggf. mit $PaCO_2$-Werten bis 100 mmHg, denn sie vermeidet:
	a. die dynamische Überblähung und
	b. die Folgen der metabolischen Alkalose (Atemdepression, negative Inotropie und Elektrolytverschiebungen)
	2. Lange Exspirationszeiten, z. B. Insp./Exsp. von 1:4
	3. Überwachung des Verlaufes des »intrinsic peep«
	4. Geringgradige Peep-Beatmung, Druck 2/3 »intrinsic peep«
Diurese	Sie »springt« an mit Beseitigung der Hypoxie/Hypokapnie. Diuretika sind keine primäre Maßnahme: – Diuretika alleine wirken kaum – Hypovolämie und hypokaliämische Alkalose sind zu vermeiden – Die Reaktion auf Diuretika ist einige Tage verzögert und selbstlimitierend (Gegenregulation)

39.5 Respiratorische Insuffizienz

Ursachen Die kontinuierliche Verschlechterung der Lungenfunktion ist eine Ursache. Akute Ursachen sollten jedoch gesucht werden. Infektexazerbation, Kaltluft und Nebel in den Wintermonaten, Pneumothorax, Lungenembolie, Herzinsuffizienz, Pneumonie, Lungenfibrose oder Alveolitiden, Bronchialkarzinom, Hustenattacken bei instabilem Bronchialsystem können die respiratorische Situation verschlechtern.

Hypoxie Die Symptome der Hypoxie treten bei COPD-Patienten meist nicht auf. Es entstehen keine mentalen Einbußen bei langsamer Adaptation. Beispielsweise sind Bewohner hoher Berge mit einem PaO_2 von 50 mmHg normal leistungsfähig. Viele COPD-Patienten sind an eine Hypoxie adaptiert, die ein Gesunder als vital bedrohlich empfinden würde. Nicht selten wirken COPD-Patienten mit einer Sättigung zwischen 80–85% in Ruhe wenig beeinträchtigt (Tab. 39.9).

Hyperkapnie Ebenso bewirkt eine chronische Hyperkapnie wenige Symptome. Morgendliche Kopfschmerzen sind allerdings häufig. Akut oder in schweren Fällen finden sich Kopfschmerz, Verwirrung, Tremor (ein grober Tremor der Hände), Myoklonus (verstärkte Eigenreflexe), Schläfrigkeit und Apathie. Bei akuter Dekompensation ist die respiratorische Azidose nicht metabolisch kompensiert, diese Kompensation beginnt erst nach sechs Stunden wirksam zu werden.

Ödeme In der Regel ist dies kein Cor pulmonale, wie fast immer fälschlich angenommen. Eine Hypoxie führt zu erhöhten Katecholaminspiegeln, die die Nierenperfusion drosseln. Ursächlich ist vor allem die systemische Vasodilatation im Rahmen der Hyperkapnie, wodurch die renale Mangelperfusion verstärkt wird.

Ödeme sind mit einem PaO_2 von 60 mmHg rar, finden sich jedoch bei den meisten Patienten mit einem PaO_2 um 40 mmHg. Wesentlich ist jedoch die Hyperkapnie. Die Hypoxamie und insbesondere die Hyperkapnie sind assoziiert mit einem Abfall der Nierenperfusion und der GFR.

Man findet pulmonale Rasselgeräusche, Jugularvenenstauung, gelegentlich auch einen Pleuraerguss und eine schmerzhafte hepatische Stauung bei Flüssigkeitsretention.

Mit der Therapie (Abfall der Hyperkapnie, Anstieg des PaO_2) verschwinden die Ödeme, das erhöhte

HZV normalisiert sich, und der niedrige systemische Gefäßwiderstand und der Blutdruck steigen an.

Die Ödemflüssigkeit stammt zum Teil aus den intrazellulären Kompartementen (Puffersubstanzen zur Kompensation der respiratorischen Azidose ziehen Wasser mit). Daraus erklärt sich auch, dass ein Abklingen der Ödeme nur initial mit einem Gewichtsverlust einhergeht.

Häusliche Beatmungstherapie Die assistierte oder kontrollierte nächtliche Maskenbeatmung bei Hyperkapnie mit einer Nasenmaske ist die Methode der Wahl. Dies betrifft vor allem die Bronchitis-Patienten vom Typ »blue-boater« mit Hyperkapnie, peripheren Ödemen und nächtlichen Atmungsstörungen. Zu Letzteren gehören die adipositasinduzierte Hypoventilation und das Schlafapnoe-Syndrom. Von Seiten der Adipositas-Hypoventilation und Restriktion und der OSAS ist ein Nutzen zu erwarten.

Schlanke Emphysem-Patienten profitieren nur inital subjektiv, verschlechtern sich oft unter NIV. Ein langfristiger Nutzen ist nicht gesichert, die Prognose wird nicht verbessert. Dafür gibt es einen Grund: Unter Beatmung resultiert eine dynamische Überblähung. Damit wird die Atemmechanik zunehmend ungünstiger, und die Atemmuskulatur kann sich nicht dauerhaft erholen.

Isoliert gibt es bezüglich der COPD oder einer Hyperkapnie nach wie vor keinen gesicherten Nutzen und keinen gesicherten positiven Einfluss. Einen Versuch ist es wert, im Einzelfall sehr genau zu prüfen und zu beobachten.

Lungenvolumenreduktion (LVR) Verlaufsbeobachtungen über drei Jahre zeigen, dass die Patienten im Mittel von der Operation profitieren können. Bei ca. 50% ist der Erfolg sehr gut, mit deutlich verbesserter Belastbarkeit im ersten Jahr postoperativ. Dies drückt sich jedoch kaum in der FeV1 aus, die sich nur in der Größenordnung von 10–20% bessert.

Wesentlicher scheint bei den Emphysematikern die Verbesserung der Atemmechanik zu sein. Die Überblähung mit gestörter Atemmechanik ist die Behinderung, Hypoxie/Hyperkapnie folgen erst viel später – das ist ja auch der Benefit: die verbesserte Atemmechanik und Rekrutierung zuvor komprimierter, im Idealfall eigentlich weitestgehend »gesunder« Lungenareale.

Bewährt hat sich die sequenzielle Operation beider Lungenflügel. Am günstigsten wirkt sie bei großen Emphysem-Blasen apikal. Manche Operateure reduzieren gleichzeitig beidseits nach Sterniotomie. Die Operation nur einer Lunge ist obsolet, außer wenn große Bullae nur einseitig vorkommen sollten.

Einschlusskriterien zur LVR

- Apikales bullöses Emphysem
- Dyspnoe trotz optimaler medikamentöser Therapie
- FeV1 > 25% d. S. (unterschiedl. Angaben von 30–45%)
- RV > 200% vom Sollwert
- TLC > 120% vom Sollwert
- PaO_2 in Ruhe > 55 mmHg (Raumluft)
- $PaCO_2$ in Ruhe < 48 mmHg
- PAPm < 40 mmHg

Ausschlusskriterien zur LVR

- Alter > 70–75 Jahre
- DCO und FeV1 < 20% d.S.
- Homogenes Emphysem
- Deutlich reduzierter 6MGT
- Schwere Begleiterkrankungen, wie akuter Infekt, Bronchiektasen
- zusätzliche restriktive Erkrankung
- Pleuraschwarte, Zwerchfellparese
- Mehr als leichtgradige Pulmonale Hypertonie
- Asthma mit ausgeprägter Hyperregibilität
- Nebenerkrankungen mit hohem Operationsrisiko (KHK, Herzinfarkt in den letzten 6 Monaten, linksventrikuläre Insuffizienz, Leberschaden, Kreatinin > 2 mg%, schlechter Gefäßstatus)
- Tägliche Prednisolon-Einnahme > 20 mg
- Kachexie oder deutliche Adipositas
- Nikotin-, Alkohol-, Drogenkonsum in den letzten 6–12 Monaten
- Geringe Compliance
- Alpha-1-AT-Mangel

Laut der NETT-Studie aus dem Jahr 2001 existiert kein Nutzen bei FeV1 und DCO < 20% d.S. und generalisiertem, gleichmäßigem Befall der Lunge. Unter anderem sind vor der LVR ein HRCT, eine Echokardiographie und eine Rechtsherzkatheteruntersuchung durchzuführen. Präoperativ sollte zur Operationsplanung ebenso eine Ventilations- und Perfusionsszintigraphie vorliegen, um Aussagen über die Funktion der verschiedenen Lungenareale zu bekommen.

Geeignet ist ein relativ junger Patient mit guter Muskulatur und ohne wesentliche Begleiterkrankungen mit apikalem, hier fast schon bullösem Emphysem, und einer wenig alterierten sonstigen Lunge. Er sollte kein »blue bloater« sein und kein Asthma haben. (Wir erinnern uns an einen solchen Patienten, der schwer invalidisiert war und den wir nach der LVR mit dem Mountainbike und vollkommen beschwerdefrei trafen.) Die LVR ist aber auch bei Patienten ohne Nutzen, wenn man nicht gut auswählt – bei Einzelnen kann sogar eine Verschlechterung eintreten und eben auch das Risiko der Operation. Deshalb sind die meisten Zentren mit der Empfehlung zurückhaltend und beziehen den Patienten in diese Entscheidung mit allen Konsequenzen recht verbindlich mit ein.

Transplantation Einerseits ist durch eine Transplantation eine symptomatische Besserung möglich. Dabei gibt es ein akutes OP-Risiko und die Risiken der nachfolgenden Abstoßungsreaktionen und der Medikamenten-Nebenwirkungen. Andererseits gibt es im Mittel auch keinen Einfluss der Transplantation bei COPD und Emphysem auf die Prognose. Deshalb wird man bevorzugt sehr junge Menschen auswählen, die bei rascher Verschlechterung (z. B. Alpha-1-AT-Mangel) einen hohen Benefit zu erwarten haben. Für diese Gruppe ist ein Nutzen gesichert, ähnlich wie bei ILF und Mukoviszidose.

39.6 Komplikationen bei COPD

Akute Exazerbation Die Exazerbation ist ein lebensbedrohlicher Anfall (► Abschn. 38.5). Inhalative Medikamente sind in der Regel bereits vom Patienten in hoher Dosis erfolglos eingesetzt worden. Deshalb lautet die Definition: Schwerer Anfall, der auf die üblichen Bronchospasmolytika nicht mehr anspricht.

Die bedrohlich exazerbierte COPD
- Hechelatmung mit minimalen Atemzügen, d.f. aufrecht sitzen und »weiterhecheln« lassen
- FiO_2 passager 100% (Maske plus Brille à 15 l/min)
- Ausreichend inhalative Anticholinergika und Beta-Mimetika (über Sauerstoffvernebler oder Trichter, 2–4 Hübe sind wesentlich zu wenig bei minimaler Deposition)
- Bei COPD und vitaler Bedrohung initial 500–1000 mg Prednisolon i.v.
- Theophyllin bei Nicht-Vorbehandelten günstig
- Eventuell Beta-Mimetika i.v.
- Verapamil bereithalten (wird bei maximaler Therapie fast immer gebraucht)
- Maskenbeatmung kann sehr schlecht sein, d. f. gefühlvoll, manuell, gekonnt (am besten vermeiden)
- Und: Komorbiditäten beachten, wie Herzinsuffizienz, Pneumonie, Lungenembolie etc.

Antibiotika Sie sind indiziert bei putridem Sputum, Fieber, Entzündungszeichen wie CRP/PCT, hohem Schweregrad der Erkrankung, Deformierungen, Bronchiektasen.

Aber in praxi wird es initial nahezu immer gegeben, weil der Arzt nicht plötzlich zur Verantwortung gezogen werden möchte, dass er kein Antibiotikum gab, wenn es zu einer dramatischen Verschlechterung käme. Eine aktuelle Studie (El Moussaoui 2008) stützt dieses Vorgehen mit besserem Outcome und längerem exazerbationsfreiem Intervall.

Fazit: Bei schwerer Erkrankung und/oder mit putridem Sputum und/oder erhöhten Entzündungszeichen wird man in der Regel, zumindest initial, auch antibiotisch behandeln – zumindest außerhalb universitärer Pneumologien.

Pneumothorax Eine plötzliche Zunahme der Atemnot, mit oder ohne Pleuraschmerz, erweckt den Verdacht. Die Auskultation ist bei Emphysem-Patienten nicht sensitiv genug, d.f. der Verdacht wird radiologisch abgeklärt (zur Therapie ► Kap. 14).

Bullae Eine akute, rapide Vergrößerung (LaPlace-Gesetz, Ventilmechanismus) mit zunehmender Atemnot ist möglich. Bullae können rupturieren (Pneumothorax) oder sich infizieren. Abhängig von der Dynamik, den Komplikationen (Infekte, Pneumothorax) und den Beschwerden wird man ab einem Drittel des Hemithorax beginnen, die Bullektomie zu erwägen. Ebenso hinzuziehen ist das CT; wenn Lungengewebe anhaltend komprimiert und nicht mehr belüftet wird, hat es entweder seine Funktion schon verloren und ist organisiert. Oder es kann bei rechtzeitiger Bullektomie wieder belüftet werden.

Karzinom Es gibt eine Koinzidenz des Bronchialkarzinoms mit COPD bei Rauchern, Asbest- und Kokereigasexposition, Silikose und bei Stahlarbeitern.

Kachexie Emphysem-Patienten vom Typ »pink puffer« essen zu wenig. Wegen vermehrter Atemarbeit ist der Verbrauch hoch. Atemnot beim Essen, Inappetenz wegen Zwerchfelltiefstand und eine abnormale zentrale Appetitregulation (Stress) supprimieren das Hungergefühl. Eine ausreichende Energieaufnahme wäre notwendig, um die Funktion der Atemmuskulatur, eine Gewichtszunahme und damit die Leistungsfähigkeit wiederherzustellen. Leider wird auch in Studien bei konsequenter Ernährung keine wesentliche Besserung nachgewiesen.

Polyzythämie Ab einem Hämatokritwert von 60% wirkt sich die Viskosität auf den pulmonalkapillären Widerstand und die Belastbarkeit des COPD-Patienten aus. Sinnvoll wäre der Aderlass ab einem Hämatokrit von 60%. Beim Gesunden liegt die optimale Sauerstoff-Transportkapazität bei einem Hämatokrit von 35%, bei COPD sollte man nicht unter einen Hämatokrit von 55% gelangen. Die Herzfunktion und die Belastbarkeit steigen nach dem Aderlass. Der Hämokrit sollte mit der Sauerstofflangzeit-Therapie unter 60% fallen.

Pulmonale Hypertonie (PHT) Bei obstruktiver Bronchitis (»blue bloater«) entsteht eine manifeste pulmonale Hypertonie, vor allem im Rahmen einer respiratorischen Dekompensation, mit hohem HZV und Flüssigkeitsretention. Der COPD-Typ »pink puffer« bekommt allenfalls eine latente oder leichtgradige PHT.

Bronchiektasie Gehäufte Infektionen mit Abflussstörungen von Mukus und Pus begünstigen Strukturveränderungen der Bronchien. Die Ansiedelung von Aspergillus fumigatus unterhält chronische Entzündungen und kann bis zur allergischen bronchopulmonalen Aspergillose führen. Die Kolonisation mit atypischen Mykobakterien, vor allem vom Typ fortuitum, kann Bronchiektasien verursachen (► Kap. 40).

Aktuelle, weiterführende Literatur

Baur X (2006) Arbeitsbedingte obstruktive Atemwegserkrankungen. Pneumologie 60:178–195 und 305–319

Bösch D (2009) Rauchersprechstunde als Intervention zur Tabakentwöhnung bei stationären Patienten. Pneumologie 63:578–581

Buist AS et al. (2007) International variation in the prevalence of COPD (the BOLD study) – a population based prevalence study. Lancet 370:741

El Moussaoui R et al (2008) Short course antibiotic treatment in acute exacerbations of COPD: a metaanalysis of double blinded studies. Thorax 63(5):415–422

Gillissen A et al. (2008) Indikationen und Limitationen einer fixierten Kombinationstherapie mit inhalativen Kortikosteroiden und langwirksamen Beta-Mimetika bei der COPD. Pneumologie 62:430

Glaab T et al. (2006) COPD-Management nach aktuellen Leitlinien bei niedergelassenen Pneumologen. Pneumologie 60:395

Global initiative for chronic obstructive lung disease (2006) Executive summary. Global strategy for the diagnosis, management and prevention of COPD. www.goldcopd.com (accessed January 2008)

Groneberg DA et al. (2006) Die chronisch obstruktive Lungenerkrankung (COPD) – Grundlagen, Risikofaktoren und Diagnose. Pneumologie 60:679

Halbert RJ et al. (2006) Global burden of COPD: systematic review and analyzes. Eur Resp J 28:523

Moussaoui EL et al. (2008) Short-course antibiotic treatment in acute exacerbations of COPD: a meta-analysis of double blind studies. Thorax 63:425–422

Petro W et al. (2005) Inhalative Therapie mit Dosieraerosolen – Fehleranalyse und Varianten der Verbesserung. Pneumologie 59:316–320

Puhan MA et al. (2008) Interpretation of treatment changes in 6-minute-walk distance in patients with COPD. Eur Resp J 32:637

Sapey E, Stockley RA (2006) COPD exacerbations – aetiology. Thorax 61:250

Teschler H et al. (1996) Funktionelle Ergebnisse der chirurgischen Lungenvolumenreduktion beim schweren Lungenemphysem. DMW 121:1248

Vogelmeier C et al. (2007) Leitlinie der Deutschen Atemwegsliga und der DGP zur Diagnostik und Therapie von Patienten mit chronisch obstruktiver Bronchitis und Lungenemphysem (COPD). Pneumologie 61:e1–e40

Bronchiektasen

40

Im Internet

Bronchectasis. MedlinePlus 9/2008. NIH, US National library of medicine, Harvard Medical School

Bronchiectasis. eMedicine 6/2010. Emmons EE, Chief pulmonary disease/critical care medicine, Brooke Army Medical Center

40.1 Pathophysiologie

Bronchiektasen sind in der Regel irreversible Bronchialwandaufweichungen mit abnormaler Dilatation oder mit Aussackungen. Ursächlich sind fast ausschließlich Infektionen. Mit der Möglichkeit zur Antibiotika-Therapie ist diese Erkrankung beträchtlich zurückgegangen. Nach sehr schweren Pneumonien können sich passagere »Aufweichungen« wieder zurückbilden.

Pathogenese Ursache der chronischen Entzündung sind in der Regel ein Sekret-Mukus-Eiter-Rückstau und bakterielle Infektionen. Bronchitiden, Asthma oder »Giemen«, beispielsweise in der Kindheit, also die Neigung zu Entzündungen der Atemwege mit zähem Schleim, sind häufig zu eruieren.

Im stagnierenden Mukus siedeln sich einerseits Bakterien an, andererseits führen Infekte zur Störung der bronchialen Reinigungsmechanismen (entzündliche Stenose, Zilienmotorik etc.). Die Entzündung führt zu einer Obstruktion durch ödematöse Schwellung und zähes Sekret bis zu Sekretpropfen. Dahinter staut sich der Sekrettransport, und einer chronischen Entzündung mit Peribronchitis wird Vorschub geleistet. Es ist also ein Teufelskreis, der letztlich die Struktur der Bronchialwand zerstört.

Begünstigend sind lokale Immundefekte (z. B. gestörter Sekrettransport bei Mukoviszidose oder bei Obstruktionen) oder systemische Immundefekte. Frühkindliche schwere Infektionen stören die Entwicklung befallener Atemwege. Bei Kindern sind Keuchhusten oder Superinfektionen nach Masern-, Adeno- oder Influenzaviren das initiale Ereignis.

Fremdkörperaspirationen als Ursache der Obstruktion können lange Zeit unerkannt bleiben. Die Mukoviszidose ist in den Industriestaaten heute die häufigste Ursache. Da gibt es aber auch oligosymptomtische Verlaufsformen, die erst im Erwachsenenalter auftreten und schwer zu diagnostizieren sind – daran muss man denken und den Schweißtest mehrfach durchführen.

Pneumonien verursachen reversible (1–6 Monate) zylindrische Bronchiektasen bis zur Restitution des Gewebes. Mykobakterien, vor allem Mycobakterium tuberculosis oder fortuitum, sind häufige Ursache persistierender lokaler Bronchiektasen. Andererseits können nichttuberkulöse Mykobakterien Bronchiektasen besiedeln.

Die allergische bronchopulmonale Aspergillose ist eine wesentliche Ursache zentral gelegener Bronchiektasen. Entzündungen, Einschmelzungen und Traktionen, wie bei Sarkoidose-IV oder anderen Granulomatosen, Fibrosierungen oder Vaskulitiden können Aussackungen der Bronchien nach sich ziehen (■ Tab. 40.1).

Bronchiektasien, die nicht durch eine Mukoviszidose verursacht sind

- Adulte, ablative Verlaufsform der Mukoviszidose (schwer zu diagnostizieren, nicht so selten)
- Angeborene, sehr seltene Immundefekte, Immunglobulin-Mangel
- Ziliendyskinesie, Yellow-Nail- oder Kartagener-Syndrom
- Young-Erkrankung (ähnlich CF)
- Alpha-1-AT-Mangel
- Passager nach schweren Pneumonien
- Massiven gastroösophagealen Reflux
- Fremdkörperaspiration
- Sehr schwergradige obstruktive Atemwegserkrankungen
- Mittellappensydrom
- Kompression und Rarefizierung durch entzündete Lymphknoten (TB u.a.)
- TBC Sarkoidose-IV und atypische Mycobakteriosen
- Distal einer Stenose, z. B. durch ein Karzinoid
- Kollagenosen/Vaskulitiden mit Lungenbeteiligung, wie Rheuma, Lupus erythematodes
- ABPA

Pathologie Eine Entzündung führt zur Destruktion der Bronchialwand. Knorpel, Muskulatur und elastische Faser werden durch eine Fibrose ersetzt. Die dilatierten Bronchien enthalten dickes Sekret und Pus. Die nachgeschaltenen Bronchien werden durch eingedicktes Sekret und die Fibrose okkludiert. Entsprechend verändert sich das versorgte Lungengewebe

Tab. 40.1 Ursachen der Bronchiektasie

Infektionen	Bakteriell und mykobakteriell; Superinfektion nach Virusinfekten Kolonisationen, wie Aspergillen
Obstruktive Atemwegserkrankungen	Aus einer deformierenden Bronchitis entwickeln sich Aussackungen; Schleimretention und Infektion Allergische bronchopulmonale Aspergillose bei exogenem Asthma
Mittellappensyndrom	Das wiederum ist nicht selten Hinter der dynamischen Obstruktion mit Clearance-Störung bilden sich zylindrische Bronchiektasen aus mit zunehmender Peribrobchitis
Fremdkörperaspirationen	Entzündung distal des Fremdkörpers
Immunglobulinmangel	Bei > 10%, z. B. IgA- oder IgG-Subklassenmangel
Ziliendyskinesie	Sehr seltene Erberkrankungen in unterschiedlicher Ausprägung
Nichtinfektiöse Ursachen	Sarkoidose Toxine: Ammoniak, heiße Dämpfe, Magensaftaspirationen Alpha-1-Proteinaseinhibitor-Mangel Lungenfibrosen mit Wabenlunge Seltenste Syndrome mit Knorpelanlagestörung Komplikation nach Lungentransplantation

mit Atelektase, Bronchopneumonie, Fibrosierung und Emphysem.

Die chronische Entzündung bewirkt eine starke Vaskularisierung über die Bronchialarterien mit Shunts im Pulmonalkreislauf (PaO_2 sinkt). Die Gefäße sind irregulär und deformiert, ähnlich in entzündeten Sigmadivertikeln. Häufig sind Hämoptysen, vor allem im Rahmen von Entzündungsschüben und Infektexazerbationen.

Drei Formen sind zu unterscheiden: Zylindrisch und varikös sind heute die häufigsten Formen mit guter Prognose. Zystisch (sackförmig) sind Bronchiektasen schwergradiger und mit schneller Progression; sie sind proximal und bilden Blindsäcke ohne weiterführende Bronchien; sie sind heute selten.

40.2 Symptome und Befunde

Symptomatik Bronchiektasie wird meist als chronische Bronchitis abgetan. Oft wird erst dann an Bronchiektasen gedacht, wenn die Veränderungen fortgeschritten sind.

Persistierender Husten mit purulentem Sputum ist die klassische, aber nicht die häufigste Angabe. Die Menge ist reichlich, am Morgen maulvoll, und setzt sich aus reichlich Schleim und Pus zusammen. Rezidivierende Infekte der Atemwege sind zu erfragen.

Der Beginn ist in der Regel schleichend. Müdigkeit und Leistungsknick sind häufig. Das Bild der chronisch bronchialen Sepsis sieht man heute nicht mehr. Sehr selten sind Hirnabszesse und die Amyloidose. Ein dauernder unerträglicher Husten ist meist produktiv; er kann bei Oberlappen-Bronchiektasen trocken sein, denn diese drainieren sich selbst.

Hämoptoe, mit teilweise massiven Blutungen, sind auf die fragilen, hypertrophen (entzündlich veränderten) Bronchialarterien zurückzuführen.

Vor- oder Begleiterkrankungen können Hinweis für die Ursache der Bronchiektasen sein. Bronchiektasen sind häufig mit Otitiden, Sinusitiden und obstruktiven Atemwegserkrankungen assoziiert (80%).

Alle normalen oder pathologischen Auskultationsbefunde sind denkbar. Trommelschlegelfinger entstehen bei chronischen Entzündungen der Lunge und sind bei schwergradigen Bronchiektasen tatsächlich nahezu regelhaft.

Röntgen Bronchiektasen sind heute, im Zeitalter der Antibiose, in der Regel so klein, dass sie im konventionellen Röntgen nicht zu erkennen sind. Ein Normalbefund schließt also Bronchiektasen nicht aus.

Röntgendiagnstik bei Bronchiektasen
- Zystisch Räume (DD: Wabenlunge, Emphysemblase), selten mit Flüssigkeitsspiegel

- Mehrere verdickte Bronchialwände nebeneinander (Eisenbahnschienenzeichen)
- 50% bilateral, meist im Unterfeld parakardial
- TBC und Sarkoidose bewirken »trockene« Ektasien im Oberlappen
- Opazifizierung des Bronchiallumens durch Sekret
- Interstitielle Pneumonien im Bereich der Bronchiektasen
- Atelektasenbildung wegen Verlegung der distalen Bronchien z. B. Mittellappensyndrom

Ein Synonym für den Begriff »Eisenbahnschienenzeichen« ist »Strukturbündelung«. Man sieht Verdickungen der Bronchialwände zwischen Lunge um die zystisch-aufgehellten Bronchiallumina.

Die Bronchographie wurde vom HRCT verdrängt und ist heute obolet (außer bei der Frage nach Ösophagusfistelungen). Letzteres ist weniger invasiv, ebenso sensitiv und kann zudem weitere Erkenntnisse bezüglich der Lungenerkrankung liefern (z. B. bihiläre Lymphome o. Ä.).

Bronchoskopie Sie ist meist nicht diagnostisch bezüglich Bronchiektasen, kann jedoch wichtige Informationen liefern. Zeichen der Bronchitis, deformierende Bronchitis, Stenosen, instabiles Bronchialsystem, Mittellappensyndrom oder ein Fremdkörper werden erkannt. Die Bakteriologie aus dem Bronchialsekret erlaubt eine keimgerechte Antibiose, eine Aspergillose wird geprüft. Bei Verdacht auf eine Sarkoidose helfen Biopsien weiter.

Labor Der Schweißtest ist diagnostisch bei Mukoviszidose. Entzündungszeichen und eine normozytäre Infektanämie erwartet man bei chronischer Infektion.

Lungenfunktion In der Regel besteht eine bronchiale Obstruktion. Die chronische Entzündung bewirkt eine bronchiale Hyperreagibilität. Ein instabiles Bronchialsystem (initialer Kollaps bei forcierter Exspiration) begünstigt die Schleimretention und Infektion.

40.3 Therapie

Neben der Therapie der Infektion und Schleimretention ist es wesentlich einer Progression vorzubeugen.

Antibiose Initial kann mit Cotrimoxazol oder mit Chinolonen in Kombination mit einem Betalaktam-Antibiotikum behandelt werden. Initial handelt es sich um gut ansprechende »übliche« Atemwegsinfektionen. Aber: Besser ist hier eigentlich immer eine gezielte Kombinationsantibiose, initial intravenös. Es geht ja darum, den richtigen Keim oder die Keime punktgenau zu behandeln und zu eradizieren. Dabei sind eben Pilze, hier auch mal Candida, NTM, resistente Staphylokokken oder Pseudomonaden ganz wesentlich mit zu bedenken.

Möglichst sollte eine konsequente Eradikation der Keime stattfinden, das dauert manchmal, insbesondere bei Kindern mit zystischer Fibrose und Pseudomonas aeruginosa. Dieser Keim und sein Übergang in die mukoide Form sind der entscheidende Parameter für die Entwicklung und das Fortschreiten der Bronchiektasen.

Eine präventive oder Intervalltherapie oder Dauerantibiose ist indiziert, wenn wiederholte gezielte intravenöse Antibiotikaregimente in Kombination mit physikalischer Therapie nur für wenige Wochen zur Besserung führten. Hierzu kann man wiederum Cotrimoxazol oder Chinolone verwenden. Inhalative Antibiotika, z. B. bestimmte Aminoglykoside, werden eingesetzt. Auch submaximale Antibiotikaspiegel können eine Supprimierung der Keimzahl erreichen und damit die Bronchialschleimhaut schützen:

Antibiotische Langzeittherapie

- Ciprofloxazin an 7–17 Tagen im Monat
- 3-mal pro Woche ein Makrolid
- Tobramycin 2 × 300 mg inhalativ
- Oder Tobramycin alle 2 Wochen (und für 2 Wochen)
- Oder intermittierend intravenös
- Oder obigen Strategien im Wechsel (weil alle nur relativ kurzzeitig validiert)
- Und immer wieder Pilze, Aspergillen und Mykobakterien abklären

Impfung Die Impfungen gegen Influenza und Pneumokokken in einer stabilen Phase der Erkrankung sind indiziert.

Physikalische Therapie Lagerungsdrainagen, Abklopfen, Vibrationen und Hustentechniken sind wesentlich, um Sekretretentionen zu mobilisieren. Je nach betroffenem Lungenlappen kann man bestimmte Stellungen einnehmen, damit das Sekret abfließen kann. Die Knie-Ellenbogen-Lage (Quincke-Lagerung) mit Kopftieflage wird am frühen Morgen gleich noch im Bett durchgeführt. Bewährt hat sich das so genannte Flutterventil. Eine ausreichende Flüssigkeitszufuhr und Sole-Inhalationen gewährleisten die Verflüssigung des Sekrets. Training, Bewegung im Freien, Muskelaufbau sind wichtig.

Inhalationstherapie Bei obstruktiven Lungenerkrankungen ist dies selbstverständlich. Unabhängig hiervon verbessert die Inhalation von niedrig dosierten Beta-2-Mimetika den Sekrettransport. Über die Vernebler können auch Sole-Lösungen inhaliert werden.

Mukolytika/Flüssigkeitszufuhr Reichlich Flüssigkeit, Sole-Inhalation und Acetylcystein (wohl am besten auch inhalativ) verflüssigen das Bronchialsekret. Der therapeutische Nutzen ist nach wie vor umstritten. Die Patienten nehmen diese Medikamente gerne, da sie das Gefühl einer erfolgreichen Schleimexpektoration haben. Die Gegner führen an, dass Mukolytika nutzlos sind; der Effekt einer Inhalationstherapie, einer physikalischen Therapie und reichlich Flüssigkeitszufuhr könne durch die zusätzliche Gabe von Mukolytika nicht mehr gesteigert werden. Wegen des Kostendruckes im Gesundheitswesen muss man sich regelhaft überlegen, ob man derartige Medikamente dauerhaft einsetzen will. Ein bis zwei Wochen NAC (ACC) bei sehr zähem Schleim hilft sehr gut, diesen zu verflüssigen.

Immunglobuline Sie spielen bei Erwachsenen nur eine geringe Rolle. Bei IgA-Mangel sollten vor der Substitution IgA-Autoantikörper ausgeschlossen werden; ansonsten besteht das Risiko lebensbedrohlicher anaphylaktischer Reaktionen.

IgG sollte intravenös (besser als intramuskulär) ersetzt werden. Diese Therapieformen sind sehr teuer, sodass die Indikation und der Nutzen gesichert werden müssen. Die Kostenübernahme muss mit dem Versicherer geklärt werden, da es sich um eine Dauertherapie handelt. Ansonsten werden diese betroffenen Menschen nur »herumgereicht«, weil kein niedergelassener Arzt diese Therapie durchführen will.

Kortikosteroide Sie sind vor allem bei Asthma und allergischer bronchopulmonaler Aspergillose indiziert (plus Antimykotika). Bei obstruktiven Atemwegserkrankungen kann eine chronische Entzündung durchbrochen werden.

Bei Hämoptysen kann, in Kombination mit einer Antibiose, die Vulnerabilität der entzündlich veränderten Gefäße reduziert werden. Analog bei akuten Exazerbationen in Kombination mit Antibiotika können inhalativ und systemisch Kortikosteroide zum Einsatz kommen.

Operation Sie ist indiziert bei lokalisierten, resezierbaren Bronchiektasen, wenn eine konservative Therapie unbefriedigend ist oder schwere Komplikationen auftreten. Hierzu gehören ausgeprägte, therapieresistente oder rezidivierende Hämoptysen, Pneumonien oder invasive Aspergillosen. Die Bronchiektasie kann eine progrediente Erkrankung sein, der ständige Entzündungsherd kann sich kontinuierlich ausbreiten. Da können gezielte Lappen- oder Segmentresektionen ein Segen sein. Gerade bei atypischen Mykobakteriosen kann das die beste Lösung sein. Studien hierzu gibt es nicht.

HNO Eine chronische Sinusitis ist mit Bronchiektasie in 80% der Fälle assoziiert. Ob ein so genanntes post-nasal-drip des Eiters Ursache ist, ist fraglich. Wahrscheinlich manifestiert sich die Erkrankung der Atemwege auch im nasalen Bereich, wie z. B. beim Asthma. Trotzdem sollten chronische Sinusitiden konsequent behandelt werden. Initial abschwellende Maßnahmen und Antibiose sollten den Herd sanieren. Mittelfristig können orale Steroide und Drainagen erforderlich werden. Langfristig sollten lokale Steroide vor entzündlichen Schleimhautschwellungen, Sekretretentionen und Eiteransammlungen bewahren.

Aktuelle, weiterführende Literatur

Barker AF (2002) Bronchiectasis. N Engl J Med 346:1383

Farrell PM et al. (2009) Association between mucoid Pseudomonas infection and bronchiectasis in children with cystic fibrosis. Radiology 25:534–543

Fühner T, Pletz MW, Welte T (2006) Bronchiektasen. Der Pneumologe 3:487–496

Hansell DM (1998) Bronchiectasis. Radiol Clin North Am 36:107

Martinez-Garcia MA et al. (2006) Inhaled steroids improve quality of life in patients with steady-state bronchiectasis. Respir Med 100:1623

Scheinberg P et al. (2005) A pilot study of the safety and afficacy of tobramycin solution for inhalation for patients with severe bronchiectasis. Chest 127:1420

Swyer-James- oder Macleod-Syndrom

Diagnostik

Müller-Wening D, Resch A (1985) Zum Problem der einseitig hellen Lunge: 3 Fälle von Swyer-James-Syndrom. Prax Klin Pneumol 39:894

Bildmaterial

Schuster W, Färber D (1996) Kinderradiologie. Springer, Berlin Heidelberg New York Tokio

Swyer-James Syndrom. Die Lunge im Netz (www.dielunge.de)

Swyer-James-Syndrom. Wikipedia

Wood BP (2008) Swyer-James Syndrome Imaging. eMedicine 9

Ein Swyer-James-Syndrom mit einseitig heller Lunge und hypoplastischem Hilus ist meist ein Zufallsbefund und heute extrem selten geworden. Die Symptomatik reicht von Beschwerdefreiheit bis zur chronischen Bronchitis unklarer Genese.

Ätiologie Es handelt sich um die Folge einer bronchopulmonalen Infektion des Neugeborenen oder in der frühen Kindheit. Hierdurch kann die Entwicklung der betroffenen Lunge nachhaltig behindert werden. Histologisch handelt es sich um eine chronisch deformierende, zum Teil obliterierende Bronchiolitis. Die Gefäße bleiben hypoplastisch. Bei obliterierender Bronchiolitis kann eine Überblähung resultieren, radiologisch ist die betroffene, hypoplastische Lunge dabei meist normal groß oder kleiner. Bronchiektasien können die Ursache rezidivierender Infektionen sein.

Diagnostik Auffällig ist zunächst eine einseitig helle Lunge mit hypoplastischem Hilus. Unter Durchleuchtung sieht man, dass die betroffene Lunge schlechter belüftet wird; bei Inspiration shiftet das Mediastinum zu dieser Seite. Im HRCT sieht man Bronchialabbrüche, -erweiterungen, -stenosen und -ektasien auf der hellen Seite. Wählt man das Spiral-CT, so kann man die Hilushypoplasie erkennen und große Lungenembolien ausschließen.

Differenzialdiagnosen Nachdem mittels Durchleuchtung die Diagnose wahrscheinlich gemacht wurde, schließt das Spiral-CT die Differenzialdiagnosen aus. Eine derart große Lungenembolie müsste Symptome verursachen. Allerdings können chronisch-rezidivierende Lungenembolien auch oligosymptomatisch verlaufen. Ein lokales Emphysem mit verdrängenden Bullae ist möglich.

Bronchoskopisch schließt man Fremdkörper und Bronchialkarzinom aus. Ein Tumor kann zur lokalen Obstruktion, Engstellung einer Thoraxseite und Gefäßverschluss führen. Der kontralaterale Hilus wird dann vermehrt perfundiert und erscheint vergrößert; zumal, wenn die betroffene Seite eng gestellt wird (»paradoxe Hilusvergrößerung«). Partielle Obstruktionen, z. B. durch einen Fremdkörper, können eine reaktive Vasokonstriktion verursachen.

Eine Mastektomie oder ein Mangel der Brustmuskulatur können eine einseitig helle Lunge vortäuschen. Oft verbirgt sich der linke Hilus hinter der Herzsilhouette und könnte fälschlicherweise als hypoplastisch beschrieben werden.

Wird eine Röntgenaufnahme versehentlich leicht schräg angefertigt, so erscheint eine Lunge heller. Es ist die, die versehentlich weiter von der Platte entfernt ist. Durch die schräge Projektion kann zudem ein Hilus überlagert werden. Schräge Aufnahmen erkennt man am schrägen Stand der Klavikulae und an der unterschiedlichen Dichte der supraklavikulären Weichteile.

Therapie Oft bestehen keine Beschwerden oder Komplikationen. Die Therapie rezidivierender Infektionen und Bronchitiden ist konservativ, sie entspricht der Behandlung bei Bronchiektasie. Resektionen wegen Infektionen können selten erforderlich werden.

Respiratorische Insuffizienz oder COPD können sich komplizierend entwickeln und sind entsprechend zu behandeln.

Das angeborene oder früh erworbene Lobäremphysem (Infekt wie oben, mesenchymale Fehlentwicklung oder mangelnde Gefäßversorgung) ist nicht so selten – und kann sich mitunter erst im Erwachsenenalter manifestieren (vorher keine Beschwerden und nicht geröntgt bzw. noch nicht aufgefallen. Bei Beschwerden kann der afunktionelle Lappen (Infektionsgefahr und zunehmende Überblähung) entfernt werden.

Aktuelle, weiterführende Literatur

Ghossain MA, Achka A et al. (1997) Swyer-James syndrome documented by spiral CT angiography and high resolution inspiratory and exspiratory CT. J Comput Assist Tomogr 21:616

Remy J, Remi-Jardin M, Ribet ME (1994) Swyer-James/Macleod's syndrome. Ann Thorac Surg 75:784

Stanton M, Davenport M (2006) Management of congenital lung lesions. Early Hum Dev 82:289

Atemschulung und Lungensport

Links

www.lungensport.org
www.lungensport.de
www.aufatmen-in-deutschland.de

42

42.1 Therapieziele

Die Krankengymnastik und Atemtherapie stellt eine wichtige Ergänzung der medikamentösen Therapie dar. Erreicht werden soll eine bessere Belastbarkeit. Folgende Techniken sollten beherrscht werden:

Therapieziele
- Wahrnehmung der Atembewegung
- Selbsthilfe bei Atemnot
- Verbesserung der bronchialen Reinigung
- Hustentechniken
- Übung von Belastungen des täglichen Lebens
- Verbesserung der Leistungsfähigkeit durch Training

Durch bewusstes Atmen erleben die Patienten das Gefühl für den eigenen Körper und das eigene Atemverhalten. Schädigende Atemformen wie Schnapp-, Seufzer- und Pressatmung können vom Betroffenen erkannt und vermieden werden. Bei instabilem Bronchialsystem muss die Pressatmung vermieden werden, ansonsten kollabieren die Bronchien.

Dies kann beispielsweise durch Entspannungstechniken bewusst gemacht werden. Hierzu gehören Wahrnehmung der Atembewegungen durch Handkontakt und Bauchatmung, Autogenes Training, aber auch muskuläres Training.

42.2 Akute Atemnot

Drei wesentliche Punkte
- Korrekte Handhabung der Inhalationshilfen (Pulverinhalator, Dosieraerosole, Vernebler)
- Atemerleichternde Körperstellungen
- Ausatmung mit dosierter Lippenbremse

Dosieraeresole Bildmaterial und Anleitung müssen aktiv studiert werden. Mehr als 50% der Ärzte und des Personals können die Inhalationshilfen nicht richtig anwenden und dementsprechend auch die Handhabung nicht korrekt weitergeben. Im Grunde ist der Umgang einfach und in den Packungsbeilagen sehr gut beschrieben.

Atemerleichternde Körperstellungen Im Prinzip geht es um die Fixierung des Schultergürtels, um die Atemhilfsmuskulatur (Hals, Sternokleidomastoideus u.a.) optimal einsetzen zu können. Damit wird der Thorax entlastet, es entsteht eine günstigere Längen-Spannungs-Beziehung der Atemmuskulatur, und der Atemwegswiderstand wird etwas vermindert.

Beispiele sind der so genannte Kutschersitz, Abstützen an Stuhllehne, Wand, Tisch etc. oder das Abstemmen an der Hüfte.

Dosierte Lippenbremse Die Exspiration erfolgt gegen leicht geschlossene Lippen; dabei sollte die Ausatmung passiv sein. Es geht um die Vermeidung eines exspiratorischen Kollapses der Atemwege, die Verlängerung der Exspirationsdauer und die Verhinderung der Pressatmung.

Durch diese Atemtechnik werden instabile Bronchien nicht komprimiert und Erhöhung der Atemmittellage vermieden. Das PEP-Ventil (positive exspiratory pressure) bietet keine weiteren Vorteile; für ältere Menschen kann das Konzept einer »mechanischen« Lippenbremse leichter umsetzbar sein.

42.3 Reinigung der Bronchien

Im Vordergrund steht die Vermeidung eines exspiratorischen Kollapses der Atemwege durch Pressen oder durch zu schnelle Exspiration mit Hilfe der Lippenbremse. Drainagelagerung, Lagewechsel, Dehnlagerungen, Knie-Ellenbogen-Lage und Thoraxperkussion erleichtern den Abfluss von Sekret. Das so genannte Flutterventil (z. B. VRP1) führt zu Vibrationen des gesamten Oberkörpers und mobilisiert das Sekret. Dieses Ventil wird bevorzugt bei Bronchiektasien, chronisch deformierender Bronchitis oder Mukoviszidose eingesetzt. Diese Methode wird auch als »endogene Perkussion« bezeichnet. Es entsteht eine Frequenz von 12 Hz mit Drücken bis zu 15 cmH_2O.

42.4 Hustentechniken

Es geht darum, Hustendisziplin zu erlernen. Die Schleimexpektoration sollte unter Vermeidung von Atemwegskollaps, Atemnot und langen Hustenattacken möglich werden.

◘ Tab. 42.1 Anstrengung und Exspiration gegen die Lippenbremse (zwei Beispiele)	
Treppensteigen	Leichte Dyspnoe: 2 Stufen bei Inspiration – 3 Stufen bei Exspiration Mittlere Dyspnoe: 1 Stufe bei Inspiration – 2 Stufen bei Exspiration – dann Pause Schwere Dyspnoe: Inspiration in Ruhe – 1 Stufe bei Exspiration – dann Pause
Gegenstand aufheben	Inspiration – Exspiration beim Bücken, Inspiration usw. Exspiration beim Anheben – Inspiration bei aufrechter Körperhaltung

Beachtenswerte Hustentechniken

- Vermeidung häufigen Hustens oder ständigen Hüstelns
- Nur zwei Hustenstöße mit einem Atemzug
- Husten gegen geschlossene Lippen oder Handrücken
- Atemerleichterne Körperstellung einnehmen
- In der Hustenpause oberflächlich und leicht weiteratmen
- Üben, einen Hustenreiz zu unterdrücken

Die Lippenbremse ist eine wichtige Technik beim Husten. Beim Hustenreiz muss man zunächst etwas ausatmen gegen die Lippenbremse, um die Bronchien aufzuspannen; dann husten, solange der Thorax noch gut gefüllt ist.

Auch sollte geübt werden, den Hustenreiz zu unterdrücken. Man kann Speichel schlucken, die Luft kurz anhalten, durch die Nase atmen und in Atemmittellage atmen.

Stressinkontinenz bei Husten ist vor allem für ältere Damen ein Problem. Kurzfristig hilft das Übereinanderschlagen der Beine, langfristig muss der Beckenboden trainiert werden. Hierfür gibt es Trainingsprogramme.

Bei sehr instabilem Bronchialsystem wird der Schleim nicht abgehustet, sondern abgehaucht. Der englische Fachbegriff heißt »huffing«.

42.5 Training und Lungensport

Es geht um die Minimierung der Belastungsatemnot. Bewegungsablauf und Atemtechniken werden gekoppelt, Belastungstechniken werden erlernt. Im Alltagsleben können schon Tätigkeiten wie Aufstehen aus dem Bett, Sich-Ankleiden, Schuhe binden, Aufheben von Gegenständen, Bücken, Tragen und Treppensteigen Probleme bereiten (◘ Tab. 42.1).

Training Atemnot, verminderte Belastbarkeit und körperliche Schonung sind ein Teufelskreis. Die nichtpulmonalen Kompensationsmöglichkeiten werden immer geringer. Hierzu gehören neben dem Herz-Kreislauf-System auch die Muskulatur und deren Energiebereitstellung. Eine gute Kapillarisation der Muskulatur mit hoher Mitochondriendichte erlaubt bei Adaptation an niedrige Sauerstoffkonzentrationen eine gute Belastbarkeit. Körperlich aktive Menschen können trotz einer respiratorischen Partialinsuffizienz noch gut belastbar bleiben. Voraussetzung ist ein beständig aktiver Lebensstil.

Lungensport findet 4-mal im Monat statt. Systematisch werden Ausdauer und Kraft in der Gruppe aufgebaut. Alltagsbelastungen werden ebenfalls trainiert. Das Team besteht bei uns aus einem Pneumologen, einer Sportlehrerin und einer Physiotherapeutin. Ganz typisch ist, dass nach ca. sechs Monaten die Mitglieder stolz sind, Dinge leisten zu können, die sie sich früher nicht zugetraut hätten.

Beim **6-Minuten-Gehtest** handelt es sich um körperliche Trainingsprogramme, die für Patienten mit COPD/Lungenemphsem entwickelt wurden. Täglich wird mehrfach über 30 Minuten gegangen, ohne die Dyspnoeschwelle zu erreichen. Maßstab des Erfolges ist der »6-minute-walk«. Täglich wird gemessen, über welche Strecke der Patient mit selbstgewählter Geschwindigkeit geht. Alleine durch regelmäßiges Training ist die Gehstrecke steigerbar. Je nach respiratorischer Situation kann mit oder ohne Flüssigsauerstoff gegangen werden. Ein signifikanter Gehstreckenzuwachs nach siben Tagen spricht für einen so genannten Trainingsresponder, der von einem weiteren Training profitieren wird. Der maximale Nutzeffekt wird nach 8–12 Monaten erreicht.

Es ist mühsam und oft frustrierend, mit den Kostenträgern und dem Behindertensport eine Lungensportgruppe aufzubauen, geschweige denn, am Leben zu erhalten. Der Aufwand und die Bürokratie sowie die haarkleinen Vorgaben und die minimalen Beträge sind nur behindernd für alle Beteiligten.

Praxis

Wir haben Trainingsgruppen mit einem gemeinnützigen Sport- und Kulturverein recht erfolgreich gestalten können. Dadurch entstanden mehrere große Freundeskreise, die zudem viel gemeinsam unternehmen. Die Finanzierung der Übungsleiter wurde dadurch sehr gut. Und es wurde zu einer konstanten und stabilen Einrichtung seit vielen Jahren.

Aktuelle, weiterführende Literatur

Bösch D et al. (2007) Ambulante COPD-Patientenschulung (ATEM) und BODE-Score. Pneumologie 61:629

Kemper P (2008) Asthma bronchiale und Sport – Risiko und Chance. Pneumologie 62:367

Menz G et al. (2007) Rehabilitation und Asthma bronchiale. Pneumologie 61:710

Petro H et al. (2007) Rehabilitation bei COPD. Pneumologie 61:384

Wittmann M et al. (2007) COPD-Schulung im Rahmen der stationären Rehabilitation verbessert Lebensqualität und Morbidität. Pneumologie 61:636

Allergische bronchopulmonale Aspergillose

Sonderheft

Kirsten A, Schmitz J, Magnussen H, Kirsten D (2009) Leitthema: Die allergische bronchopulmonale Aspergillose. Der Pneumologe 6, Nr 5

43.1 Ursachen

Die Abkürzung ABPA steht für allergische, bronchopulmonale Entzündung durch Aspergillus fumigatus. Der Pilz kolonisiert »nässende«, chronisch entzündlich veränderte Bronchien mit Schleimretention, bevorzugt, wenn bereits Bronchiektasen bestehen. Diese Veränderungen bilden einen günstigen Nährboden für diesen Pilz. Und dies ist ein Teufelskreis, denn der Pilz unterhält die Entzündung und Ausweitung von Bronchiektasen. Vorkommen: bei Asthma und bei Mukoviszidose.

Aspergillus fumigatus ist ubiquitär, u.a. in Topfpflanzen. Er kolonisiert erst nur, infiltriert dann lokal. Er löst IgG-vermittelte und IgE-vermittelte lokale und systemische Reaktionen mit Eosinophilie aus.

Allergisches Asthma prädisponiert zur ABPA. Diese Krankheit kompliziert deshalb bevorzugt das allergische Asthma bronchiale. Bronchiektasien können sowohl Ursache als auch Folge einer ABPA sein.

Aspergillen selbst verursachen einen sehr zähen Mukus, der die kleinen Bronchien fingerförmig ausmodelliert und verlegt. Bronchiektasen und kleine Atelektasen sind die Folge. Die IgG-Reaktion führt zu einer lokalen Reaktion, die IgE-Reaktion zur asthmatisch-allergischen Reaktion mit Bronchospastik.

43.2 Diagnostik

ABPA gibt es sehr häufig bei Kindern mit zystischer Fibrose, bis zu 15%. Die akute ABPA manifestiert sich wie eine Infektexazerbation eines Asthma bronchiale mit Fieber, Husten und Giemen. In einer US-Untersuchung sind 30% der Asthmatiker positiv auf Aspergillen getestet worden, und bei 6% wurden eine ABPA nachgewiesen – was sich eigentlich nicht mit der täglichen Erfahrung in Deutschland deckt. Hier sind die Zahlen sicher wesentlich niedriger.

Röntgen Weichgezeichnete, wandernde Infiltrate, meist fleckig, sind bei ABPA zu beobachten. HRCT wesentlich sensitiver.

Schleimpfropfe führen zum Kollaps von Lungenarealen. Entzündete Bronchien erscheinen verdickt und unscharf begrenzt. Seiten ist ein entzündungsbedingter Pneumothorax oder die Progredienz zur Fibrose mit Wabenlunge (▪ Tab. 43.1).

43.3 Therapie

Wesentlich ist die konsequente Therapie des Asthma bronchiale. Alle möglichen Allergene oder Quellen im häuslichen Umfeld sollen beseitigt werden. Ein Rehabilitations-Aufenthalt in einer allergenfreien Umgebung, z. B. im Hochgebirge, sollte an dieser Stelle eingeleitet werden. Die akute ABPA wird initial mit 3 × 10–20 mg Prednisolon pro Tag über mehrere Wochen behandelt. Eine reduzierte Dosis auf ca. 2 × 10 mg/Tag wird für 2–3 Monate beibehalten. Die niedrig dosierte orale Prednisolon-Therapie wird oft zur Dauertherapie (▪ Tab. 43.2).

Die Behandlung des Asthmas und der Supprimation der Entzündung mit Prednisolon sind wesentlich. Die Prognose und der Verlauf sind also auch mit der Nebenwirkungsrate durch Kortikosteroide verknüpft.

Eine Behandlung mit dem Antimykotikum Itroconazol über 16 Wochen ist wesentlich, initial 3 Tage lang 3 × 200 mg p.o.

Das Omalizumab – ein Anti-IgE-Antikörper – hat hier eine hervorragende und rasche Wirkung. Getestet wurde dies bei Kindern mit Mukoviszidose und ABPA ohne wesentliche Besserung unter Prednisolon. Hier sollte man einen möglichst frühen Einsatz erwägen, um die Nebenwirkungen einer langen und hoch dosierten Prednisolon-Therapie zu vermeiden.

■ **Tab. 43.1** Diagnosekriterien einer ABPA

Hauptkriterien	
Asthma bronchiale	Vor allem allergisches Asthma
Röntgeninfiltrate	Transient und migratorisch. In der HRCT Bronchiektasen und kleine Dystelektasen
Eosinophilie	Im Sputum und im Blut (> 1000/µl)
Pricktest positiv	Sofortreaktion mit Urtikaria auf Asp. fum.
IgE-ges. erhöht	Mehrfach über der Norm, meist > 1000 U/L.
Nebenkriterien	
Antikörper	IgG- und IgE-Antikörper auf Asp. fum. sind meist erhöht
Bronchiektasen	Bronchiektasen durch Asp. fum. sind zentral
Scheimpropfe	Braune Farbe, zäh und fingerförmig spricht für Aspergillenbefall
Bakteriologie	Wachstum von Asp. fum. bzw. mikroskopischer Nachweis von Pilzhyphen

■ **Tab. 43.2** Fünf Stadien bzw. Verlaufsformen der ABPA und deren Therapie

	Symptome	Röntgen	Labor	Therapie
Akut	Fieber, Husten, Giemen	Infiltrate, Atelektasen, Schleim etc.	Eosinophilie, IgE, spez. IgE, spez. IgG	Prednisolon hoch dosiert bis zur Remission
Remission	Keine Symptome	Keine Infiltrate,	IgE, IgG, Eos. etc. rückläufig	Verlaufsbeobachtung, Prednisolon reduzieren, ggf. Absetzversuch
Exazerbation	Wie Akut	Wie Akut	Oft IgE x 2	Wie Akut
Persistenz	Schweres Asthma		IgE persistiert	Prednisolon-Langzeittherapie
Fibrose				Ggf. plus Langzeitsauerstoff-therapie

Aktuelle, weiterführende Literatur

Walsh TJ et al. (2008) Treatment of aspergillosis: clinical practice guidelines of the infectiuous disease society of America. Clin Infect Dis 46:327

Zander DS (2005) Allergic bronchopulmonary aspergillosis – an overview. Arch Pathol Lab Med 129:924

Respiratorisches Versagen

Erschöpfung der Atempumpe

Sonderheft

Windisch W, Crieé CP (2010) Leitthema: Pathophysiologie und Grundlagen des respiratorischen Versagens. Der Pneumologe 7(2):74–80

44.1 Grundbegriffe

Eine Erschöpfung der Atempumpe bedeutet Hyperkapnie. Das erforderliche Atemminutenvolumen (AMV) kann nicht mehr aufrechterhalten werden. Hyperkapnie heißt also, dass das AMV erhöht werden müsste.

Die gesunde Lunge eines Erwachsenen erfordert ein AMV um ca. 5 Liter. Eine erkrankte Lunge, z. B. bei einem ARDS, braucht jedoch 10–20 l/min, um einen suffizienten Gasaustausch zu gewährleisten. Zudem erfordert eine erkrankte Lunge nicht nur ein höheres AMV, sondern auch eine erhöhte Atemarbeit pro Zugvolumen. Beispielsweise sind ödematöse Lungen steif, überblähte Lungen bewirken eine ungünstige Atemmechanik, höhere Züge bzw. Drücke werden benötigt, um die Luft einzuatmen.

Respiratorische Partialinsuffizienz Um einen Sauerstoffmangel zu kompensieren, wird hyperventiliert. Typisch ist die Hyperventilation bei Prälungenödem, kleineren Lungenembolien oder leichtem Asthma. Dabei sind die $PaCO_2$-Werte unter 30 mmHg und die PaO_2-Werte grenzwertig oder oft noch im Normbereich. Zuerst fallen bei Lungenerkrankungen also der PaO_2 und oft auch der $PaCO_2$ ab. Bei ausgeprägten Verteilungsstörungen mit hohem Shunt-Anteil ist dieser Kompensationsmechanismus nicht erfolgreich. Der PaO_2 fällt unter den individuellen Normwert (▶ Kap. 4), und die respiratorische Insuffizienz wird offensichtlich.

Bei Erschöpfung der Atempumpe steigt der $PaCO_2$, und es entsteht eine respiratorische Globalinsuffizienz.

Respiratorische Globalinsuffizienz Kohlendioxid diffundiert 300-mal besser durch die Alveolarwand als Sauerstoff. Dadurch wirkt sich eine Lungenerkrankung erst spät auf den $PaCO_2$ aus. Diffusionsstörungen und Verteilungsstörungen können noch lange Zeit durch ein erhöhtes AMV kompensiert werden, bevor es zur Hyperkapnie kommt. Hyperkapnie ist also ein Zeichen der Minderbelüftung, sie könnte durch Erhöhung des AMV beseitigt werden.

Diese vermehrte Atemarbeit kann akut oft nicht mehr aufgebracht werden, beispielsweise beim ARDS. Bei chronischen Lungenkrankheiten (z. B. COPD, Typ »blue bloater«) entwickelt sich eine Hyperkapnie sehr langsam. Die Hyperkapnie ist bei chronischen Erkrankungen aber auch Ausdruck einer Ökonomisierung der Atemarbeit. Diese kann reduziert werden, wenn schlechtere Blutgase toleriert werden. Damit kann das Gleichgewicht aus Bedarf und erforderlichen Aufwand gehalten werden.

Patienten mit Lungenemphysem (Typ »pink puffer«) tolerieren aus unbekannten Gründen keine Hyperkapnie. Deren Prognose ist schlechter als die der »blue bloater«, auch weil sie sich erschöpfen (Kachexie). Die Aufrechterhaltung einer Normokapnie führt bei Emphysematikern vorzeitig zur endgültigen Erschöpfung der Atempumpe. »Blue bloater« hingegen sind zyanotisch und hyperkapnisch, ohne Atemnot zu empfinden – erschöpfende Atemarbeit wird dadurch vermieden. Warum diese beiden COPD-Typen so unterschiedlich reagieren, ist nicht bekannt. Meine These lautet: Bei massiver Überblähung führt ein pleuraler Reflexbogen zur Erstickungsangst und erschöpfender Atemarbeit, selbst bei Normoxämie – wahrscheinlich ist dieser pleurale Reflexbogen die Ursache.

Akute Atemnot Bei akuter Hypoxie steigen die Katecholaminspiegel an (Stress). Die Folgen sind bekannt: Ringen um Luft, kaltschweißige Stirn, Angst, Agitation, Verwirrung, Tachykardie und Blutdruckanstieg. Ursächlich sind z. B. ARDS, Herzinsuffizienz, Asthma-Anfall. Oft ist der Verlauf so rasant, dass es gar nicht erst zu einem $PaCO_2$-Anstieg kommt, im Vordergrund steht die akute Hypoxie.

Mittelfristige Erschöpfung Dies sind meist Menschen, bei denen eine Atemstörung bekannt ist. Eine Hypoxie wird durch Mehratmung oder Sauerstoffgabe gering gehalten. Die ist beispielsweise der Fall bei COPD, Lungenfibrosen und Herzinsuffizienz oder auch nach einer Respiratorentwöhnung.

Ein rascher Anstieg des $PaCO_2$ bei Erschöpfung der Atempumpe bewirkt alle Nebenwirkungen einer CO_2-Retention: zentrale Eintrübung, Kopfschmerz, Gefäßerweiterung (u.a. Konjunktive) mit Tachykardie und Blutdruckabfall. Steigt der $PaCO_2$ innerhalb von sechs Stunden an, so kann nicht renal und metabolisch gegenreguliert werden. Der pH-Wert sinkt ab.

Chronische Erschöpfung der Atempumpe Bei chronischer Hyperkapnie, meist mit $PaCO_2$-Werten um 50–60 mmHg, hat eine Adaptation stattgefunden. Flüssigkeit wurde retiniert, um die weitgestellten Blutgefäße ausreichend zu füllen. Durch renale und intrazelluläre Kompensationsmechanismen wird ebenfalls Flüssigkeit retiniert und zudem die respiratorische Azidose kompensiert.

Der Organismus hat sich an niedrige O_2-Sättigungen und hohe CO_2-Drücke adaptiert. Es gibt Menschen mit $PaCO_2$ und PaO_2 um 50 mmHg, die subjektiv, bei gut trainierter Muskulatur (z. B. Landwirte) ausreichend belastbar sind. Beispielsweise sind dies dicke Menschen mit adipositasinduzierter Hypoventilation, COPD-Patienten vom Typ »blue-bloater« oder Menschen mit Kyphoskoliose.

Munddruckmessungen Um eine erkrankte Lunge zu füllen, ist ein starker initialer Sog erforderlich. Die Last der Atempumpe ist deshalb hoch. Mit zunehmender Erschöpfung der Atempumpe sinkt die maximale Saugkraft der Atempumpe, die Kapazität ist niedrig (► Abschn. 3.8).

Die Munddruckmessungen können also eine Aussage machen über Last und Kapazität der Atempumpe. Eine drohende Erschöpfung kann erkannt werden. Meist korreliert diese Messung mit der respiratorischen Globalinsuffizienz bzw. Hyperkapnie. Eine wesentliche Zusatzinformation liefert diese Untersuchung, über Blutgase und Klinik hinaus, also nicht.

44.2 Therapie

Natürlich geht es immer darum, die Grundkrankheit zu therapieren. Manchmal ist jedoch die Grunderkrankung nicht mehr zu bessern, und die respiratorische Störung steht im Vordergrund.

Respiratorische Partialinsuffizienz Mit Sauerstoffzufuhr sollten die Werte über einen PaO_2 von 60 mmH bzw. eine O_2-Sättigung über 90% ansteigen. Die Nasensonde liefert inspiratorische Sauerstoffkonzentrationen bis 40%, normale Masken bis 60% und Masken mit Sauerstoffreservoir bis 90%. Der erforderliche Sauerstoff-Fluss kann zwischen 1–5 l/min (selten 10–20 l/min) sein.

Akute respiratorische Insuffizienz Wenn die Sauerstoffzufuhr nicht mehr ausreicht, muss beatmet werden. Eine Reihe von einfach erfassbaren Kriterien sind gute Indikatoren für die Indikation zur Beatmung – wohlgemerkt bei akuten Erkrankungen, chronisch Erkrankte sind oft adaptiert.

Indikation zur Beatmung bei akuten Erkrankungen

- Zeichen der Hypoxie, Erschöpfung und intolerabler Stress, trotz Sauerstoffzufuhr
- Verhältnis Atemfrequenz zu Atemzugvolumen > 105
- Atemfrequenz > 35/min, Atemzugvolumen < 4 ml/kgKG
- PaO_2 < 60 mmHg, trotz Sauerstoffzufuhr
- $PaCO_2$-Anstieg über 10 mmHg und $PaCO_2$ > 50 mmHg, bei pH < 7.1

Chronische respiratorische Insuffizienz Es besteht die Indikation zur Sauerstofflangzeittherapie, wenn der Betroffene noch nicht hyperkapnisch ist (► Kap. 19).Die Hyperkapnie ist bei chronischer respiratorischer Insuffizienz ein Zeichen für die Erschöpfung der Atempumpe. Man behandelt eine begleitende Hypoxie mit Sauerstoff. Allerdings bedarf es der engmaschigen Überwachung. Der $PaCO_2$ sollte nicht über 8 mmHg innerhalb von 30–60 min ansteigen. Ansonsten droht die Eintrübung bei zunehmender Hyperkapnie. Die Sauerstoffzufuhr wird entsprechend gering gewählt, um 1,0 l/min.Entscheidend ist bei Hyperkapnie die Entlastung der Atempumpe. Hierzu hat sich die Maskenbeatmung bewährt. Die $PaCO_2$-Spiegel werden abgeraucht, und die respiratorische Globalinsuffizienz kann in eine Partialinsuffizienz zurückgeführt werden. In der Regel wird nachts mit Maske beatmet und tagsüber, falls erforderlich, Sauerstoff zugeführt (► Kap. 45).

Aktuelle, weiterführende Literatur

Turkington PM et al. (2000) Rationale for the use of non-invasive ventilation in chronic ventilatory failure. Thorax 55:417
(► Literaturangaben der Kap. 3, 19 und 45–50)

Nichtinvasive Beatmung

Richtlinien

Schönhofer B et al. (2008) Nichtinvasive Beatmung als Therapie der akuten respiratorischen Insuffizienz. Pneumologie 62:449

Windisch W et al. (2010) Nichtinvasive und invasive Beatmung als Therapie der chronischen respiratorischen Insuffizienz. Pneumologie 64:207–240

45.1 Akute Indikationen

Eine akute, notfallmäßige Indikation zur Beatmung besteht bei akutem Lungenversagen, Herzversagen, einer akuten Verschlechterung oder eine Erschöpfung der Atempumpe bei chronischer Lungenerkrankung. Hier gewinnt die nichtinvasive Beatmung mit Maske zunehmend an Bedeutung.

Davon zu unterscheiden ist die semi-elektive Indikation oder nach dem Akutereignis zur dauerhaften Beatmung bei chronisch pulmonaler Insuffizienz (◘ Tab. 45.1).

Notfall Es besteht eine flache rasche Atmung, die energetisch günstiger ist als tiefe Atemzüge. Diese Hechelatmung mit hoher Frequenz und niedrigen Volumina ist meist die letztmögliche Kompensation. Wenn man diese durch langsame ruhige Atemzüge mit Maske ersetzen möchte, fühlt sicher der Patient noch bedrohter, wird sich wehren und dekompensieren. Erfahrung in der Führung solcher Patienten, Umgang mit dem Gerät und Auswahl der geeigneten Masken sind wichtig.

Die Beatmungsparameter müssen initial den ständig wechselnden den Bedürfnissen angepasst werden (»minute-to-minute-monitoring«). Zu hohe und zu niedrige Drücke werden schlecht toleriert. Im Idealfall empfindet der Patient die nichtinvasive Beatmung als angenehm, die Atemnot wird gelindert, und die respiratorische Situation bessert sich (Blutgase, Atemfrequenz etc.). Erfahrungen im Umgang mit diesen Patienten zeigen, dass sich innerhalb etwa einer Stunde subjektive und objektive Verbesserungen entstehen. Wenn nicht, ist eine Intubation erforderlich.

Oft muss man die Menschen an die maschinelle Beatmung heranführen. Im Notfall geschieht dies über die manuelle Maskenbeatmung, die den Rhythmus übernimmt und die Einatmung sofort unterstützt, sobald Bauch- und Thoraxwand die Einatmung ankündigen, was wesentlich besser ist als maschinell-assistierte Verfahren. Unter Beobachtung und Fühlen der Atembewegung unterstützt man den Rhythmus des Patienten und kann dadurch eine Normalisierung der Blutgase erreichen. Dann hyperventiliert man, um deren Atemantrieb zu unterdrücken. Ist dies erreicht, so tolerieren die Betroffenen eine maschinelle Maskenbeatmung.

Eine gekonnte und suffiziente Maskenbeatmung empfinden die Patienten rasch als angenehm. Eine insuffiziente Beatmung wird nicht toleriert. Also: Maskenbeatmung muss geübt werden. Am besten kann man dies im Rahmen der Narkoseeinleitung beim Anästhesisten erlernen.

Praxis

Gerade im Notfall darf man eines nicht vergessen: Beatmungsdrücke über 20 cm H_2O öffnen den Ösophagussphinkter, führen zur Magenblähung und damit zur Aspirationsgefahr. Und die Atemfrequenz ist im Notfall eine Hechelatmung, also muss man auch dies nachahmen. Klassischer Laienfehler: »Sie müssen ruhig und tief atmen.«

COPD/Lungenversagen Bei weit fortgeschrittener COPD mit chronisch-progredientem Lungenversagen trotz Ausschöpfung der Therapie wird nicht beatmet, wenn keine Aussicht auf eine Rekrutierung von Reserven besteht (das muss man als Arzt möglichst früh im Verlauf ganzheitlich mit dem Patienten, dem Team und den Angehörigen ansprechen, damit sich diese Frage nicht nachts um 2.00 Uhr einem Diensthabenden stellt). Es ist nicht zu erwarten, dass diese Menschen vom Beatmungsgerät jemals wieder entwöhnt werden können. Und die meisten alten Menschen oder in einer terminalen Lebensphase haben sich schon geäußert, dass sie genau das nicht wollen.

Akute Exazerbation Anders ist es bei akuter Exazerbation (»acute-on-chronic«). Ursache können Infekte sein, Herzschwäche, Flüssigkeitsretention bei Hyperkapnie, Lungenembolie u.a. Eine Intubation wird möglichst vermieden, um die schwierige Respiratorentwöhnung zu vermeiden. Durch Intubation und Sedierung würde die Lunge nämlich zunehmend überbläht werden, wodurch die Muskulatur schwindet. Dynamische Überblähung, unphysiologische Belüftung, Sedierung und ggf. Relaxation tragen mit zu einer Verschlechterung der Ausgangslage bei. Durch die nichtinvasive Maskenbeatmung können diese Schwierigkeiten nachweislich vermieden und die Prognose verbessert werden.

Tab. 45.1 Nichtinvasive Maskenbeatmung, Indikationen

Vermeidung der Intubation	Eine richtig indizierte und durchgeführte Maskenbeatmung hilft meist, eine Intubation zu vermeiden
Intensiv-/Notfallmedizin	Zur passageren Beatmung im respiratorischen Versagen; dies in der Hoffnung, dass die Therapie der Grundkrankheit (kardiales Lungenödem, ARDS, Status asthmaticus, Pneumonie, exazerbierte COPD etc.) rasch (manchmal nur 30–60 min) wirksam wird. Akute Ereignisse sind oft rasch reversibel, z. B. bei exazerbierter COPD, vor allem wegen der nachfolgenden sehr schwierigen Entwöhnung und Extubation
Chronische Erkrankungen	Häusliche Beatmung mit Maske (selten Tracheostoma) bei chronischen Erkrankungen mit Hypoxie, Hyperkapnie und/oder Erschöpfung der Atempumpe, vor allem bei: – neuromuskularen Erkrankungen – Thorax-Restriktionen wie der Kyphoskoliose – adipositasinduzierter Hypoventilation – chronisch obstruktiver Bronchitis (»blue-bloater«)
Instabile Trachea und Bronchien	Gestörte Exspiration in der Nacht mit Hustenattacken und Atemnot
Weaning	Entwöhnung von der Intubationsbeatmung

Intensiv-Notfallmedizin Intubation und Sedierung will man heute möglichst vermeiden. Die Nebenwirkungen, Probleme und Kosten längerer Aufenthalte auf Intensivstationen will man umgehen. Kurzzeitige Maskenbeatmungen können helfen, die kritischen Phasen eines respiratorischen Versagens (vor allem kardiales Lungenödem, exazerbierte COPD, ARDS, Pneumonie oder Asthmaanfall) zu überwinden.

Es ist schwierig, abzuwägen, ob man eine Intubation wirklich vermeiden kann. Möglicherweise richtet man sogar Schaden an, wenn man eine notwendige Intubation verzögert. Dies gilt vor allem bei vitaler Gefährdung ohne jegliche funktionelle Reserven, oder wenn keine ausreichende Logistik (geschultes Personal, Ärzte und Geräte) zur Maskenbeatmung vorhanden ist.

In der Phase der Maskenbeatmung in der Intensiv-Notfallmedizin muss eine engmaschige Überwachung gewährleistet sein. Die NIPPV ist für das Team aufwändiger und personalintensiver als die Intubation. Sie bindet mit uneingeschränkter Aufmerksamkeit einen erfahrenen versierten Arzt mehrere Stunden am Patienten. Weggehen, andere Maßnahmen, Delegieren an junge Ärzte, die Pflege usw. – all dies ist da definitiv nicht möglich.

Kontraindikationen zur akuten Maskenbeatmung

- Notfallintubation bei Atemstillstand
- Lebensbedrohliche Hypoxie (FiO_2)
- Hämodynamische Instabilität, Schock, Reanimation (CPR)
- Zu erwartende lange Beatmung (schwergradiges ARDS, flächenhafte Pneumonie bds.)
- Aspirationsgefahr, keine Schutzreflexe
- Ausgeprägte Azidose
- Mangelnde Kooperation
- Bewusstlosigkeit ohne Schutzreflexe
- Verletzungen der oberen Luftwege, Gesichtstrauma, akute Kiefer-OP o.Ä.
- Aktuell Ösophagus- oder Magen-OP
- Massive Hypersekretion

Kontraindikationen zur häuslichen Maskenbeatmung

- Mangelnde Umsetzung im Alltag (Pflege, Umfeld)
- Noncompliance und Unverständnis
- Keine stabile Einstellung erreichbar, z. B. wegen kaum lösbarer Anwendungsprobleme
- Anhaltend Rauchen, Alkohol u.a.

Die inspiratorische Sauerstoffkonzentration Die inspiratorische Sauerstoffkonzentration ist allenthalben unterbeachtet. Alle springen wichtig herum – der O_2-

Fluss steht z. B. auf 2 l/min und die solitäre Nasensonde selten mal auf 5 l/min, geschweige denn 10 l/min – und bleibt dabei irgendwo zwischen 20–40% FiO_2. Ganz schlimm ist es auch, wenn man die O_2-Maske mit 2 l/min aufsetzt, so dass der Patient noch durch die Seitenlöcher mit mehr Totraum ziehen muss, sowieso schon keine Luft mehr kriegt und jetzt auch noch »ganz ruhig und tief atmen« soll. Oft auch über die Nasenbrille, wenn der Patient kämpft, um vor allem über den Mund noch ausreichend Luft zu bekommen.

Mit einem **FiO_2-Wert von 100%** in den ersten akuten 10 Minuten (exazerbierte COPD, Status asthmaticus, kardialer Stau, selten großer Pleuraerguss, Pneumothorax, Aspirat) ist den meisten Menschen schon geholfen. Dazu die Nasenbrille mit 10 l/min und an einem zweiten Anschluss die Sauerstoffmaske zusätzlich mit 10 l/min, bis zum Anschlag (Pfeifen vermeiden, perakut braucht man keine Sprudelbefeuchtung). Manche Geräte liefern auch 15 l/min, was natürlich noch besser ist. Die Menschen sind dankbar, jetzt kriegen sie wieder besser Luft, der hohe Fluss unterstützt noch so ein bisschen den Atemzug, Luft muss nicht erst in Bewegung gesetzt werden, fließt schon in die richtige Richtung – und meist ist das perakute Problem in 10 Minuten weitestgehend gebessert.

Wann und wie? Ab wann wird beatmet? Eine unnötige Beatmung soll natürlich vermieden werden, sie zieht Komplikationen und Kosten nach sich und bindet Personal, das man nur begrenzt hat. Und es gibt Menschen, die unter der NIPPV »schlechter« werden – sie gehen über einen sehr schmalen Grat der Besserung, und die NIPPV kann den Absturz bewirken.

Aber: Zu spät bedeutet, dass man plötzlich in eine Notfallsituation gerät, die enormen Zeitdruck und ein hohes Risiko für den Patienten bedeutet. Deshalb muss die Beatmung bereits früh im Verlauf bedacht und vorbereitet werden. Alle Eventualitäten müssen bereitstehen. Und in dieser Situation ist immer ein Arzt am Patienten, kontinuierlich wertet er den Verlauf. Scheint dieser in Richtung Besserung gehen zu können, werden alle konservativen Maßnahmen ausgeschöpft.

Praxis

Wenn die Belüftung der Lunge langsam besser wird und die Angst des Patienten langsam weicht, ist man auf dem richtigen Weg. Zunehmende Unruhe, Angst, Eintrübung und Kaltschweißigkeit sprechen für einen deszendierenden Verlauf.

Neuere Studien zeigen, dass die NIPPV wesentlich schlechtere Ergebnisse in der Praxis liefert, als so viele kleine Studien gezeigt haben wollen. Wie kommt das? Teams, die sonst weitestgehend freigestellt sind (man will habilitieren, promovieren usw.), um Studien durchzuführen und sich im Wesentlichen nur mit einer Sache befassen, stehen nicht flächendeckend zur Verfügung. Vielleicht haben diese Teams auch viele Patienten ins Feld geführt (man will ja eine Aufgabe erfüllen = Selbstrechtfertigung), die ein erfahrener Notfallmediziner gar nicht beatmet hätte.

Beispiel: Mittelschwere COPD-Exazerbationen müssen nahezu nie intubiert werden, werden aber unter Maskenbeatmung zum Teil dramatisch schlechter, also Vorsicht bei COPD, nicht überreagieren. Analog bei der Herzinsuffizienz: Die Masse der Patienten mit Herzinsuffizienz fahren besser mit Sauerstoff (initial FiO_2 100) als mit NIPPV. Wenn man die Maske unnötig einsetzt oder nicht einfühlsam genug, kann eine minimale Verschlechterung der Situation (Kraft, Stress, AZV etc.) den Ausschlag dafür geben, ob der Patient sich rasch erholt oder dekompensiert. Für derartige Situationen gibt es keine Leitlinien, da muss man in jeder Sekunde sehr einfühlsam sein.

Der erfahrene Arzt erkennt die zunehmend insuffiziente Hechelatmung, interkostale Einziehungen, Kaltschweißigkeit, Erschöpfung, Verwirrung, Agitation, Verwirrung, Angst und letztlich Eintrübung. Ist der Verlauf trotz Ausschöpfung aller Maßnahmen deszendierend, kann jemand dekompensieren, der noch normale Blutgase hat. Und es kann jemand stabil sein mit Besserung, der im Moment noch hypoxisch ist. Das ist die ärztliche Kunst der Beobachtung und Einschätzung. Meines Erachtens ist hier die »Klinik« der wesentliche Parameter.

Aus eigener Erfahrung kann ich für den Notfall Folgendes empfehlen

Die Beatmung sollte man früh vorbereiten, aber auch:

- Engmaschige sekündliche Beurteilung und das Prozedere immer wieder kritisch hinterfragen
- Deszendierender Verlauf in Richtung drohende Erschöpfung/Eintrübung (kalter Schweiß) erkennen
- Viele Patienten, die ein junger Arzt intubiert hätte, wurden bei uns nie beatmungspflichtig

- Viele Patienten, denen man eine Maske aufgesetzt hatte, dekompensierten erst hiermit so richtig
- Der FiO_2 von 100% ist in den ersten 15 Minuten sehr wichtig (wird oft übersehen)
- Viele Maskenbeatmungen sind sehr schlecht. Maske drauf, Gerät an und vorher sehen, welcher Modus in den aktuellen Studien der beste sein soll – das geht nahezu immer total schief, und man landet schnell bei der Intubation
- Maskenbeatmung ist eine Kunst, das muss man können und üben, üben, üben, üben …
- Initial mit der Hand arbeiten, ganz fein, Körper beobachten und Atmung fühlen, ganz zärtlich und gekonnt assistieren. Und wenn der Patient merkt, dass das hilft, langsam steigern, da macht der dann auch gerne mit

Wenn man so herangeht, stellt sich die Indikation zum Wann und Wie nicht. Die Antwort sieht und fühlt man. In der akuten Phase merkt man ganz schnell, ob diese Unterstützung hilft oder nicht. Ob man besser ganz ohne fährt (was meist der Fall ist!), die Maske helfen kann oder man besser gleich intubiert. Nochmals: Maskenbeatmung ist eine hohe und wichtige Kunst.

Am Beatmungsgerät

- Viele sind akut Mundatmer, meist funktioniert die Nasenmaske hier nicht
- Beatmungsgerät mit Schenkeln an der Maske verhindert CO_2-Akkumulation im Totraum
- Gerät erlaubt FiO_2 100%
- PSV Pressure support (aber stets erst manuell!) ist druckkontrolliert und vermeidet Spitzendrücke, ist also das initial bessere Verfahren. PAV synchronisiert auch noch das Druckniveau, ist noch »einfühlsamer« als PSV
- Minimale Sedierung (insbesondere Morphin bei Lungenödem) kann sehr hilfreich sein
- Monitoring versteht sich (eine arterielle Kanüle brauchen wir akut nie)

Komplikationen Beatmungsdrücke über 20 cmH_2O führen zur Magenblähung und Erbrechen. Selten ist es erforderlich, höhere Drücke einzustellen. Zwar gibt es Menschen, die an höhere Drücke adaptiert werden können, sie stellen aber Ausnahmen dar.

Exspiratorische Drücke von 5–10 cmH_2O sind bei kompensierter Herzinsuffizienz kein Problem. Bei dekompensierter Herzinsuffizienz ist eine Überwachung erforderlich; die exspiratorischen Drücke sind nach den Kriterien des »best peep« zu wählen (▶ Kap. 50). Niedrige nCPAP-Drücke können durch die Wiedereröffnung kollabierter Alveolen zu einer dramatischen Besserung führen – hohe Drücke können den venösen Rückstrom behindern.

45.2 Indikation bei chronischer Erkrankung

Chronische Erkrankungen Menschen mit chronisch respiratorischer Insuffizienz (CRI), mit Erkrankungen der Lunge, der Atemwege, des Thorax oder der Atempumpe können die überhöhte Atemarbeit irgendwann nicht mehr leisten. Die initiale Gabe von Sauerstoff, die Sauerstofflangzeittherapie (LOT), gleicht die Hypoxie aus, eine leichte Hyperkapnie kann lange Zeit toleriert werden.

Das Abrauchen des CO_2 ist kaum eine Funktion der Diffusionskapazität, sondern in erster Linie eine des Atemminutenvolumens. Die Atempumpe erschöpft bei vielen Patienten zunehmend, und es entsteht eine Hyperkapnie. In diesem Verlauf stellt sich schon sehr früh die Frage, ob und ab wann eine dauerhafte häusliche Beatmung (meist nur nachts und ggf. mittags) bedacht werden soll.

Gesichert ist der Nutzen der intermittierenden Maskenbeatmung bei neurologischen, thrako-skelettalen oder muskulären Beeinträchtigungen der Atempumpe.

Häufigste Indikationen

- Kyphoskoliose dauerhaft
- Guillain-Barré und Myasthenie passager
- Myasthenie passager
- ALS, M. Duchenne dauerhaft
- Bei COPD, vor allem der »blue bloater« (adipös, Hypoventilation, OSAS, Hyperkapnie, Cyanose)
- Vor Transplantationen

Allen gemeinsam ist die wesentlich verschlechterte Ausgangslage. Der Gesunde braucht keine Kraft für die Atmung. Die Erkrankung der Lunge, der Atemwege und des Thorax bewirken eine enorme Anstrengung für jeden Atemzug (Last), und es bestehen nur noch geringe Reserven (Kapazität). Komorbiditäten und Kombinationen sind häufig, meist die Kombination mit einer Herzschwäche.

Hierzu gehören vor allem die Menschen mit Kyphoskoliose oder neuromuskulären Erkrankungen (ALS etc). Diese Menschen können tagsüber wieder normale Blutgase aufrechterhalten, wenn sich die Muskulatur über Nacht am Beatmungsgerät erholt hat und CO_2 abgeraucht wurde. Unabhängig von einer Besserung der Lebensqualität wird auch die Überlebenszeit durch die intermittierende Maskenbeatmung verlängert.

Bei Lungenemphysem (Typ »pink puffer«) muss man mit einer zunehmenden Überblähung und Verschlechterung rechnen. Bei Patienten mit obstruktiver Bronchitis (Typ »blue bloater«) werden in erster Linie eine Adipositas-Hypoventilation, der tracheobronchiale Kollaps, eine OSAS und die erschöpfte Atempumpe behandelt.

Patienten, die auf einer Warteliste zur Lungentransplantation stehen, sollten mit intermittierender Maskenbeatmung behandelt werden, wenn dies erforderlich wird. Dies sind meist Menschen mit Mukoviszidose, ILF oder Sarkoidose.

Bei instabilem Bronchialsystem werden die Bronchien durch nCPAP »geschient«. Ein Kollaps wird dadurch vermieden. Nächtliche Erstickungsanfalle und Hustenattacken können dadurch vermieden werden. Der erforderliche Druck ist in der Regel niedrig, bei ca. 6–9 cmH_2O. Eine warme Luftbefeuchtung ist notwendig.

Symptome der chronischen respiratorischen Insuffizienz (CRI)

- Atemnot, erst bei Belastung, dann in Ruhe und auch nachts, initial als »schlechter Schlaf«
- Ständige Abgeschlagenheit, Erschöpfung, Tagesmüdigkeit, Einschlafneigung
- Morgendlicher Kopfschmerz, Angst, Depression
- Diuretikareistente periphere Ödeme
- Rezidivierende Dekompensationen und Exazerbationen
- Bei nächtlicher Hypoxie und Hyperkapnie
- Tachykardie, Arrhythmien
- Polyglobulie
- Cor pulmonale

Voraussetzung für eine erfolgreiche nichtinvasive Beatmung ist eine gute Kenntnis der Methode. Erfahrungen bestehen vor allem in pneumologischen Fachkliniken mit Schlaflaboren und Zentren, die zudem Strukturen für die Einleitung der Heimbeatmung (inkl. der außerklinischen Betreuung) geschaffen haben.

Nutzen/Effekte Die Besserung der respiratorischen Situation wäre wünschenswert, und die Atemmuskulatur kann sich auch unter der Beatmung erholen, aber insbesondere eine Normokapnie ist oft nicht gegeben. Oft ist der Verlauf initial etwas besser, dann – abhängig von der Grunderkrankung – sogar deszendierend. Wesentlich ist eine Besserung oben genannter Symptome. Kraft und Ausdauer der Atemmuskulatur erholen sich. Die Schlafqualität wird gebessert. Das soziale Leben (Teilhabe) wird positiv beeinflusst. Im Vordergrund stehen also die Lebensqualität, die Belastbarkeit, funktionelle und psychische Aspekte. Die Verlängerung des Überlebens ist nur ein Kriterium, das bei vielen Indikationen nicht im Vordergrund steht.

45.3 Technik bei chronischer Heimbeatmung

Als primärer Beatmungszugang ist eine Nasenmaske zu empfehlen. Der Patient toleriert sie in der Regel besser als die Mund-Nasen-Maske. Die Gesichtsmasken haben viele Nachteile, wie Druckstellen, Aspirationsgefahr, hohe Anpressdrücke, schränken auch subjektiv sehr ein. Rülpsen (nicht unwichtig!) ist nicht möglich, es entsteht Druck im Mittelohr, usw. – furchtbare Folgen, die kaum jemand langfristig toleriert. Der Totraum ist mit Nasenmaske wesentlich geringer, und der Patient kann kommunizieren. Individuell angepasste Nasenmasken haben viele Vorteile, wie ganz geringer Totraum und minimaler Anpressdruck bei breitflächig stabiler und angeformter Auflagefläche. Zudem hat die Nasenmaske einen sehr guten und verlässlichen Sitz.

Ist wegen eines nicht zu behebenden Mundlecks (oft auch, weil die Beatmung unzureichend ist!) der nasale Zugang uneffektiv, empfiehlt sich eine Mund-Nasen-Maske. Kooperative Patienten können auch für eine Beatmung mittels Mundstück in Frage kommen. Die Beatmung über ein Tracheostoma ist nicht so selten.

Beatmungsmodi

- Assisitierend/supportiv druck- oder volumenkontrolliert (PSV und AC)
- Assistiert druckunterstützt (z. B. BiPAP®)
- Spontanatmung mit kontinuierlichem Atemwegsdruck (Masken-CPAP)

Tab. 45.2 Beatmungsmodus bei häuslicher Maskenbeatmung

Zu beachten	Strategie
Erschöpfung der Atempumpe	Volumenkontrollierte (AC) oder druckkontrollierte (PSV) Beatmung, mit PEEP, stellt den Gasaustausch sicher. Hiermit optimale Entspannung und Entlastung, wird aber oft nicht toleriert
Erste Schritte	Flow-Unterstützung, z. B. mit nBIPAP®, flowgetriggert, mit inspiratorischer Druckunterstützung und exspiratorischem PEEP – entlastet die Atempumpe auch
Stufenweises Vorgehen	Schrittweises Vorgehen: – Erst nur stundenweise – Beispielsweise am Anfang nur manuelle Maskenbeatmung und Hyperventilation – Dann CPAP (kann wg. Ineffizienz bedrohlich sein) – Dann BIPAP® (zu niedrige Drücke idem) – Zuletzt assistiert-supportive oder gar kontrollierte Beatmung
CPAP vs. BiPAP®	CPAP und langsamer Übergang mit Druckunterstützung (nBiPAP®) auch möglich

Exotisch sind rüstungsähnliche Oberkörperschalen, die über einen Sog eine Atemexkursion erzeugen. Ganzkopfhelme retinieren zu viel CO_2. Unterdruckkammern (die alte eiserne Lunge) sind hingegen vom Konzept sehr gut, nur teuer und schwer in den Alltag zu integrieren. Kann aber sehr sinnvoll sein und wird auch noch verwendet.

Die Ersteinstellung erfolgt schrittweise und unter guter Überwachung stationär. Beatmungszentren haben meist ein Setting mit IMC und/oder um das Schlaflabor. Das richtige Atemminutenvolumen wird durch Messungen bestimmt (Blutgase, Pulsoxymeter, transkutane O_2/CO_2-Messung). Damit kann eine Hyperkapnie (zum Teil) abgeraucht werden, und die Muskulatur erholt sich. Das ist aber nicht alles: Im Rahmen der Ersteinstellung sind polysomnographische Überwachungen zur optimalen Anpassung Standard.

Initial (in der Eingewöhnungsphase) ist die Beatmung nicht selten nur stundenweise möglich. Wenige Menschen können sich so entspannen, dass sofort eine suffiziente Beatmung möglich ist. Während der Einstellungsphase für die häusliche Selbstbeatmung in der Klinik muss sich der Patient schrittweise an das Gerät und einen Modus gewöhnen. Dies geschieht erst tagsüber intermittierend.

Die Masken sind nicht immer die gleichen, die zur Behandlung der Schlafapnoe eingesetzt werden (Tab. 45.2). Individuell angefertigte Masken können mit weniger Druck und Totraum eine wesentlich bessere Beatmung sicherstellen. (Maskenprobleme und deren Lösung werden in Kap. 60 dargestellt.)

Zwei verschiedene BiPAP® Der intensivmedizinische BiPAP® ist eine Weiterentwicklung des CPAP. Auf zwei verschiedenen Druckniveaus, die innerhalb einer Minute wenige Male wechseln, kann der Patient spontan atmen. Das rekrutiert Alveolen, trägt minimal zur Gesamtventilation bei, stimuliert die Spontanatmung und wird zur Entwöhnung eingesetzt.

Der schlafmedizinische BiPAP® für die Häuslichkeit ist ganz einfach eine assistierte Druckunterstützung der Spontanatmung mit PEEP. Der exspiratorische Druck ist der PEEP und der inspiratorische Druck der druckunterstützte Beatmungsdruck. Das wird in der Regel flowgetriggert und kann auch mit einer mandatorischen Frequenz analog SIMV kombiniert werden.

Chronische Erkrankung Manche Menschen entspannen sich und sind sofort in der Lage, eine Beatmung über sich ergehen zu lassen. Manchmal muss man die Beatmungsmodalitäten langsam einführen. Häufig empfiehlt es sich, mit einer druckunterstützenden Beatmung, z. B. BiPAP®, zu beginnen. Wichtig ist die Frage, ob »genug Luft aus der Maske kommt«. Ist dies nicht der Fall, so sind die gewählten Drücke zu gering. Ein Nicht-Tolerieren der Maskenbeatmung liegt oft auch an einer unzureichenden Beatmung.

Die BIPAP®-Beatmung (Druckunterstützung mit PEEP) wird vom inspiratorischen Flow oder Volumen getriggert. Die Empfindlichkeit des Triggers sollte möglichst gering sein, damit der Patient so wenig Atemarbeit wie möglich hierfür aufbringen muss. Eine Kompensation des Maskenlecks durch das Gerät ist obligatorisch.

Davon zu unterscheiden der BiPAP® (BiLevel) auf zwei Ebenen (z. B. 8 und 14 cmH_2O), der jeweils eine Spontanatmung erlaubt und auf der Intensivstation zum Weaning eingesetzt wird.

Bei erschöpfter Atempumpe kann eine assistierte Beatmung mit Druckunterstützung unzureichend sein. Die Triggerung des Gerätes erfordert zu viel Energie, und die Muskulatur kann sich mit BIPAP® nicht ausreichend erholen. Bei ungünstiger Atemmechanik (muskulär, skelettal, Überblähung, steife Lunge) ist der Energiebedarf, um diesen initialen Sog zu erzeugen, zudem wesentlicher höher als für einen gesunden Menschen.

Bei Menschen mit Erschöpfung der Atempumpe ist deshalb eine vollständige Entlastung über Nacht vorzuziehen. Die volumenkontrollierte Beatmung ist die Methode der Wahl.

Monitoring mit **Pulsoxymetrie** oder einer **Kapnometrie** kann in Ausnahmen oder punktuell sinnvoll sein. Im häuslichen Bereich sollte die Einstellung dann aber stabil sein, hier gibt es dann in der Umsetzung so viele Komplexitäten, dass das regelhaft nicht sinnvoll ist.

Geräteeinstellung Aus der Anästhesie und Intensivmedizin ist die Faustregel »Atemfrequenz 10/min und Atemzugvolumen 10 bis 15 ml x kgKG« geläufig. Diese Formel stammt aus der perioperativen Beatmung ansonsten gesunder Menschen. Hierfür muss man Menschen sedieren, ansonsten ist diese Beatmungsform nicht tolerabel. So kann man Menschen mit Lungenerkrankungen oder erschöpfter Atempumpe erst recht nicht beatmen. Sie tolerieren derart niedrige Atemfrequenzen und derart hohe Atemhübe niemals. Die hierfür erforderlichen Drücke und erzeugten Scherkräfte wären zudem zu hoch.

Physiologisch sind Atemfrequenzen über 15/min. Atemfrequenzen zwischen 16/min und 30/min werden gewählt, um lungenkranken Patienten die Synchronisation zu erleichtern. Das Atemzugvolumen ist entsprechend niedriger. Diese »sanfte« Beatmung wird der eingeschränkten Lungenfunktion und Atemmechanik gerecht.

Bei gut eingestellter Maskenbeatmung und fachkundiger Überwachung kann ohne Sedierung kontrolliert beatmet werden. Eine leichte Hyperventilation mit $PaCO_2$-Werten um 35 mmHg supprimiert den eigenen Atemantrieb. $PaCO_2$-Werte unter 30 mmHg führen zur zerebralen Vasokonstriktion; dies kann bei Menschen mit zerebrovaskulären Erkrankungen zu Apoplexen führen. Der PaO_2 soll über 60 mmHg bzw. die O_2-Sättigung über 90% liegen. Zur Sicherheit wird man im Notfall hochnormale Werte bevorzugen.

Außerklinische Beatmung Hier bedarf es professioneller und verlässlicher Organisationen. Kontrollen zu Hause und in der Klinik, die hohe Fachlichkeit, Gerätetechnik, das Überleitungsmanagement, Teambildung, Einbindung von Angehörigen sowie die »normale« Pflege und die ärztliche Betreuung – all dies kann heute nur noch von Beatmungszentren gewährleistet werden.

45.4 Krankheitsbilder und Heimbeatmung

COPD Es kann erfolgreich sein, und es ist immer einen Versuch und die Anstrengung wert. Man darf da auch nicht vorschnell sein. Mehrere Wochen können hier notwendig werden, bevor man zu einem Urteil kommt, aber:

Die Datenlage ist widersprüchlich, einerseits wird ein Nutzen propagiert, auch bezüglich der Lebensqualitätsparameter – andererseits ist dieser Nutzen seit Jahrzehnten wohl sehr schwer reproduzierbar. Aus eigener Erfahrung gibt es nur wenige Menschen mit COPD, bei denen zuletzt eine sinnvolle Umsetzung möglich war. Etliche neue Oberärzte sahen hier ein Feld der Tätigkeit und der Profilschärfung und haben es wieder bleiben gelassen. Dazu bedarf es nicht nur einer hohen Motivation der Mitarbeiter, sondern auch der Patienten. Die Widersprüchlichkeit der Studienergebnisse und Metaanalysen wird auf Methodik und Design zurückgeführt. Wie auch immer: Die Marge scheint wohl extrem gering zu sein und nur für ausgewählte Patienten gegeben. Bei diesem hohen Dissens möchte ich eigene empirische Erfahrung mit in den Ring werfen:

Bei Patienten mit obstruktiver Bronchitis (Typ »blue bloater«) kann eine Besserung der Blutgase erreicht werden. Hier werden in erster Linie eine Adipositas-Hypoventilation, der pharyngotracheobronchiale Kollaps, ein Overlap-Syndrom-OSAS-COPD und die erschöpfte Atempumpe behandelt. Hyperkapnie, Wasserretention und latente Herzinsuffizienz wirken wesentlich mit. Abgeschlagenheit, Eintrübung und progredienter Gewichtszunehme kann zudem entgegengewirkt werden. Wenn diese Patienten motiviert sind (wären) und auch im Rahmen einer Rehabilitation und danach am Ball bleiben, kann (könnte) ein hoher Nutzen erzielt werden.

Bei Lungenemphysem (COPD, Typ »pink puffer«) muss man mit einer zunehmenden Überblähung rechnen. Diese Menschen sind sehr agitiert bei ihrer Angst zu ersticken. Bei stabilen Verhältnissen und Blutgasen wird ständig Hilfe gefordert. Diese massive Überblähung schürt eine Todesangst, und jedes Hilfsangebot wird wahrgenommen. Sie profitieren initial nicht selten, aber allenfalls subjektiv und nur passager (oft nur 1- bis 2-mal) von einer Unterstützung der Atempumpe. Dauerhaft werden sie von den Folgen der dynamischen Überblähung mehr Nachteile als Vorteile haben. Bei dieser Gruppe muss man stattdessen die Indikation zur Operation prüfen (Bullektomie, Volumenreduktion, Transplantation).

COPD-Patienten sind oft adaptiert und können sich bei angepasstem Umfeld arrangieren. Es sollte also ganzheitlich und im außerklinischen Umfeld geforscht werden, wie es die moderne Geriatrie tut, bevor man Maßnahmen ergreift.

Nicht selten sind das nicht so alte Menschen. Die Familie, z. B. der Ehepartner, erwartet noch mehr vom Leben, setzt den Patienten unter Leistungsdruck. Da sollte man auch im Umfeld mal wirken und die Erwartungshaltung korrigieren

Praxis

Ich erinnere einen Patienten, der war sehr zufrieden, 60 Jahre alt. Stabil bei gutem, normalem Ernährungszustand, in Ruhe nicht eingeschränkt, normnahe Blutgase. Das Leben zwischen Terrasse, Schlaf- und Wohnzimmer war für ihn völlig in Ordnung – der Gattin aber zu wenig: Alleine wollte sie auch nicht losziehen und baute enormen Druck auf. Verschiedene Experten wurden allerorten aktiviert. Mit einer Maskenbeatmung kam es zu massiver Überblähung, dann zu einer Transplantation. Postoperativ ist der Mann an Komplikationen verstorben.

Adipositas-Hypoventilation Sie wird auch »Pickwick-Syndrom« genannt und nimmt sehr zu. Regelhaft ist sie assoziiert mit einem Schlafpnoe-Sydrom; dies ist initial obstruktiv und dann zunehmend gemischtförmig mit langen Phasen zentraler Ereignisse. Es gibt ein typisches Muster in der Polysomnographie. Blickdiagnose ist wichtig. Erschwerend kommen häufig hinzu: Overlap-Syndrome mit COPD, tracheobronchialer Kollaps und Herzinsuffizienz.

Eine kontrollierte Beatmung ist meist nicht nötig und wird auch meist nicht akzeptiert. Druckunterstützung mit PEEP initial und CPAP alleine bedarf zu hoher Drücke und wird auch der zentralen Komponente nicht gerecht. Selten bis nie nehmen die zentralen Ereignisse unter CPAP zu, das sollte durch mehrere Kontrollen im Schlaflabor ausgeschlossen werden.

Mukoviszidose Hier existiert ein gesicherter Nutzen über alle Kriterien und Parameter, insbesondere als Bridging zur Transplantation.

Thorakal-restriktive Erkrankungen Sie sind die häufigste und segenreichste Indikation, meist bei Kyphoskoliose, aber auch bei verschwartenden (Pleura, TB, Bechterew), posttraumatischen oder postoperativen Restriktionen.

Neben den numerischen Befunden sind vor allem die Symptomatik und Dynamik wichtig. Gerade mit einer guten Entlastung der Atempumpe über Nacht und Besserung der Ventilation sind rasch die positiven Auswirkungen zu erreichen: besseres Befinden und Belastbarkeit tagsüber, erholsamer nächtlicher Schlaf, geringere Hospitalisation und bessere Lebensqualität.

Praxis

Beeindruckend war ein junger Mann, der sich für eine »eiserne Lunge« entschied, nachts darin schlief (Kopf draußen), sich ganz schlicht volumengesteuert beatmen ließ und damit sehr gut zurechtkam.

Neuromuskuläre Erkrankungen Atemnot kann auch mal ein Erstsymptom sein, mit entsprechender ventilatorischen Insuffizienz. Ansonsten tritt die CRI meist erst im Verlauf auf, und regelmäßige Kontrollintervalle werden individuell festgelegt. Auch hier ist die Beatmungsindikation nicht nur abhängig von den Blutgasen und funktionellen Werten, sondern sehr von der Symptomatik und der Dynamik. Die Indikation zur »prophylaktischen« Beatmung gibt es nicht, andererseits sollte man aber auch nicht abwarten, bis sich eine Hyperkapnie einstellt.

Meist handelt es sich um die Myasthenie, die Duchenne-Muskeldystrophie, die amyotrophe Lateralsklerose, das Postpoliosyndrom, eine hohe Querschnittlähmung oder die beidseitige Phrenicusparese. Viele andere sind selten.

Die Maskenbeatmung kann schwierig sein, wegen Muskelschwäche, Mundschlussproblematik, Aspirationen oder Sekretretention bei mangelndem Hustenstoß sowie wegen eines Bulbärsyndroms mit mangelnden Schutzreflexen und Schluckstörung mit Hypersalivation. Dann muss man mit Patient und Betreuer die Frage der Tracheotomie besprechen. Ein komplexes nichtinvasives (atemphysiotherapeutisch) und medikamentöses (Anticholinergika) Sekret-Management ist sehr häufig erforderlich und kann mitunter nicht ausreichen.

Der Nutzen ist bei korrekter Umsetzung und Betreuung im Verlauf für alle Kriterien und Parameter gesichert. Bei infauster Prognose wünschen es viele Patienten nicht, insbesondere wenn eine 24-h-Beatmung oder Tracheotomie erforderlich wird.

Ethik in der terminalen Lebensphase Eine intensive Aufklärung und Kommunikation im Team und mit dem Patienten sowie seinen Betreuern ist ganz wichtig. Der Arzt und die Pflege dürfen keine Scheu haben, sich auf die Emotionen und Bedürfnisse des Patienten einzustellen und sich darauf einzulassen. Ein Verhältnis, das zu gerne paternalistisch und dominant ist, wird zu einem Dialog auf Augenhöhe – die Liebe zur Aufgabe und zu den Menschen ist essenziell.

Alle sinnvollen palliativen Maßnahmen sind zu ergreifen. Andererseits müssen Therapiezieländerungen regelmäßig bedacht und besprochen werden. Eine Therapiebegrenzung oder der Abbruch laufender Therapien (Medikamente, Nahrung, Beatmung u.a.) sind bei erklärtem und gut nachvollziehbarem Patientenwillen im Konsens nach dem Bundesverfassungsgericht 1991 und 2009 zu prüfen, um gegebenenfalls einen natürlichen, der Würde des Menschen gemäßen Verlauf zuzulassen.

Aktuelle, weiterführende Literatur

Diaz CG et al. (2005) Non-invasive positive pressure ventilation to treat hypercapnic coma secondary to respiratory failure. Chest 127:952

Dreher M et al. (2008) Nichtinvasive Beatmung und körperliche Belastung bei Patienten mit COPD. Pneumologie 62:162–169

International consensus conference in intensive care medicine (2001) Non invasive positive pressure ventilation in acute respiratory failure. Am J Resp Crit Care Med 153:283

Köhnlein T, Welte T (2005) Nichtinvasive Beatmung bei Patienten mit Lungenödem und akuter respiratorischer Insuffizienz. Der Pneumologe 2:339–347

Maheshwari V et al. (2006) Utilization of non-invasive ventilation in acute care hospitals. A regional survey. Chest 129:1226

Schucher B, Magnussen H (2007) Beatmung bei chronisch ventilatorischer Insuffizienz. Pneumologie 61:644–654

Turkington PM et al. (2000) Rationale for the use of non-invasive ventilation in chronic ventilarory failure. Thorax 55:417

Intubation

Tip

Lehrbücher der Notfallmedizin, der Anästhesie und der Intensivmedizin

46.1 Maskenbeatmung

Der Intubation wird eine Maskenbeatmung vorausgehen, die man beherrschen muss – da sieht es oft schlecht aus. Der Kopf wird in der so genannten Schnüffelposition gelagert oder von einem Helfer gehalten. Das heißt: Rückenlage, Hinterkopf etwas erhöht und Kopf/HWS überstreckt. Mit dem so genannten Esmarch-Handgriff wird der Unterkiefer im Kiefergelenk nach vorne geschoben; dadurch wird der Hypopharynx frei. Nun legt man die Maske auf das Gesicht.

Geübte können mit einer Hand die Maske halten und mit der anderen manuell beatmen. Ansonsten muss einer mit beiden Händen die Maske halten, das Unterkiefer nach vorne ziehen, und ein zweiter »bebeutelt«. Über den Beutel fühlt man die Atembewegung, die man zudem am nackten Brustkorb und Bauch beobachten kann. Man kann die Atmung zunächst unterstützen und dann durch Hyperventilation übernehmen. Die Ein-Mann-Methode ist die feinere und effizientere, wird in ihrer Bedeutung und Wichtigkeit leider oft unterschätzt und nicht beherrscht. An dieser Stelle möchte ich die Aufforderung aussprechen, das unbedingt zu erlernen.

46.2 Oropharyngeale Intubation

Dies ist die Methode der Wahl bei Erstintubationen oder im Notfall. Die Kopfposition soll sein, wie für die Maskenbeatmung beschrieben. Ganz wesentlich sind die Vorbereitungen sowie eine nachvollziehbare Anleitung der Mitarbeiter durch den zuständigen Arzt (◘ Tab. 46.1).

Etomidate ist für die Intubation günstig. Es beeinflusst das Herz-Kreislauf-System kaum und wirkt nur ein bis zwei Minuten. Die Sedierung wird fälschlicherweise oft nur mit Etomidate durchgeführt. In bis zu 10% der Fälle kommt es zu einem Myoklonus, der eine Intubation unmöglich machen kann. Dem kann man vorbeugen, indem man zuvor ein Benzodiazepin oder ein Opiat niedrigdosiert gibt.

Der Hypoxiestress setzt hohe Katecholaminspiegel frei. Wird dieser Stress durch die Sedierung genommen, so fällt der Blutdruck. Opiate können bei instabilem Kreislauf den Blutdruckabfall noch verstärken, vor allem das Fentanyl. Das muss man vermeiden. Deshalb kann in kritischen Situationen ohne Sedierung intubiert werden (◘ Tab. 46.2).

Morphin und Propofol verlangsamen den Puls. Die Intubation ist ein starker vagotoner Reiz. Passagere Asystolien können die Folge sein. Deshalb sollte Atropin bereitliegen. Bei vorbestehender Bradykardie sollte Atropin vorab gegeben werden.

Position 22 cm Höhe Zahnreihe sind meist richtig, sodass der Cuff 2–6 cm oberhalb der Karina liegt. Beidseitig muss auskultiert werden, noch besser ist aber die Röntgenkontrolle. Nach dem Blocken müsste man entblocken, wenn der Tubus neu positioniert werden soll. Cuff-Druck liegt bei 15–25 cmH2o; bei einem Beatmungsgdruck über 40 cmH2o sind dabei geringe Leckagen in Ordnung. Bei Flugtransporten Cuff-Druck regelmäßig prüfen!

Komplikationen Ein Larynxödem kann nach mehrfachen Versuchen entstehen, Ulzerationen nach 3–4 Tagen, selten Granulome bei Langzeitbeatmung. Druck auf einen Nervus-laryngeus-Seitenast kann zur Stimmbandlähmung führen, die meist innerhalb von Tagen bis wenigen Monaten wieder abklingt.

46.3 Nasopharyngeale Intubation

Die Indikation galt früher als gegeben bei Langzeitbeatmungen. Man dachte, dass die nasale Lage die Pflege erleichtert und für den Patienten komfortabler wäre. Leider hat diese Lage drei große Nachteile: Sie kann sehr schmerzhaft sein, wodurch der Bedarf an Analgosedierung steigt. Es entstehen gehäuft bakterielle Sinusitiden (Sepsis). Die Tuben sind lang und schmal, wodurch Atemwegswiderstand und Totraum für die Respiratorentwöhnung zu hoch sind.

Deshalb ist die Methode weitestgehend verlassen. Sie wird noch verwandt für HNO- oder Zahn-Kiefer-chirurgische Eingriffe. Man betäubt die Nasenschleimhaut lokal und macht den Tubus gleitfähig. Dann schiebt man den Tubus durch die Nase bis zum Pharynx. Nun stellt man die Stimmritzen mit dem Laryngoskop ein. Mit der Magill-Zange wird der Tubus durch die Stimmritzen geführt. Der Tubus darf nicht am Cuff gepackt werden.

Wenn der Tubus nicht durch die Nase geht, kann man mit einem Absaugschlauch schienen. Dieser wird durch die Nase geschoben und durch den Mund nach

Tab. 46.1 Vorbereitung zur Intubation

Sedativa	Midazolam (Dormicum) niedrigdosiert initial Etomidat (Hypnomidate) zur Sedierung Opiat (z. B. Morphin oder Fentanyl) fakultativ Muskelrelaxation ist selten erforderlich
Laryngoskop	Die Lichtquelle muss funktionieren Zu lange Spatel sind kein Problem, aber zu kurze
Tubus	Durchmesser 7,0 bis 8,5 mm bereithalten Cuff vorher auf Dichtigkeit prüfen Größtmöglichen Tubus verwenden
Fixierung	Blockerspritze bereithalten Klebeband oder Mullbinde vorbereiten
Beatmung	Zumindest Ambu-Beutel und Sauerstoffquelle sollten bereit sein
Instabiler Patient:	Bei instabilen Herz-Kreislauf-Verhältnissen sollte ein Mitarbeiter gleich Adrenalin und Dobutamin vorbereiten Atropin sollte bereitliegen; die Intubation kann zur vagotonen Reaktion führen

Tab. 46.2 Oropharyngeale Intubation

Sedierung	s. o.
Lagerung	Schnüffelposition
Laryngoskop	Mit der linken Hand Spatel am rechten Mundwinkel einführen, Epiglottis aufladen, Zungengrund anheben und dabei Unterkiefer nach vorne bzw. oben ziehen; niemals hebeln (Zahnverletzung)!
Tubus	Der Tubus wird unter Sicht eingeführt, Führungsdrähte sind eher hinderlich, Platzierung des Cuffs unter Sicht 2 cm unter den Stimmritzen, Cuff leicht blocken, bis Trachea abgedichtet ist
Fixierung	Mit einer Hand Tubus, am Backenknochen abgestützt, festhalten, unter Bebeutelung beide Lungen abhören, bei seitengleicher Belüftung kann verklebt werden

außen geführt. Über den gespannten Absaugschlauch wird der Tubus geschoben.

Im Notfall kann die nasopharyngeale Intubation in der Hand des Geübten ein Vorteil sein. Man kann »blind« intubieren. Wenn Zeit ist, wird der Nasengang mit Lokalanästhetika eingesprüht und der Tubus gleitfähig gemacht. Der Tubus wird blind vorgeschoben, sobald man am Tubusende Atemgeräusche hört, schiebt man den Tubus durch die Stimmritzen.

Der Tubus darf für diesen Zweck der notfallmäßigen blinden Intubation dünn sein (z. B. Größe 6 mm). Aber er muss lang genug sein! Und man muss den Konnektor vorher 100%ig sichern – das ist ganz, ganz wichtig!

46.4 Fehlintubation/schwierige Intubation

Schwierige Intubation Je öfter man intubiert hat, desto seltener erlebt man schwierige oder unmögliche Intubationen. Man kann auf zwei Methoden zurückgreifen. Man tut aber grundsätzlich gut daran, vor einer Sedierung eine sichere Maskenbeatmung, eine gute Sättigung zu haben und sich vorher Anatomie und Weichteile von außen anzusehen. Die Prüfung der Halsbeweglichkeit ist wichtig sowie jene, ob man beim Mundöffnen die Uvula sehen kann.

Sieht man diese nicht, so sind Schwierigkeiten zu erwarten.

Fehlintubation Bei Intubation unter Sicht ist diese extrem unwahrscheinlich, man kann den Tubus dabei sicher platzieren. Ansonsten: Fehlen von Atemgeräuschen, Blubbern im Mund und mangelnde Exspirationsluft sprechen für die Ösophaguslage.

Die Fehllage im Ösophagus kann schwierig zu erkennen sein. Bei überblähten Lungen hört man ohnehin kein Atemgeräusch. Man sollte also bei Emphysem-Patienten oder Asthmatikern den Tubus nicht panisch wieder herausziehen. Bei Ösophaguslage hört man normalerweise kein Atemgeräusch. Allerdings können fortgeleitete Geräusche aus dem Magen und die Belüftung erkrankter Lungen mit Verschleimung ähnlich klingen. Im Zweifel muss man die Tubuslage mit dem Laryngoskop nochmals kontrollieren.

Fehlintubation möglich
- Auskultieren bei maximalem AZV, forciert mit Ambu-Beutel
- Nochmals inspizieren mit Laryngoskop; wenn unsicher, besser Bronchsokop
- Bei Fehllage über Larynx und guter Maskenbeatmung mit Hilfe zweiter Versuch
- Bei Fehllage im Ösophagus: leicht blocken, zweiter Versuch mit Hilfe oder blind über die Nase
- Dabei Durchleuchtung subglottisch mit einem Lämpchen: Hilft sehr!

Nun kann die Lage aber verzweifelt sein, Hilfe nicht verfügbar und keine Zeit:
- Cricothomie oder (m.E. schneller) **retrograde Intubation**

Bronchoskopische Intubation Sie ist bei schwieriger Intubation, HWS-Traumen, Rheuma und Morbus Bechterew indiziert. Der Tubus wird über das Bronchoskop geschoben. Man führt das Bronchoskop bis in die Trachea und kann nun den Tubus vorschieben. Analog mit dem dicken Absaugschlauch im Notfall. Über den kann man auch kurzzeitig viel Sauerstoff geben bei geringer Restatmung.

Retrograde Intubation Sie kann sinnvoll oder gar die letzte Möglichkeit sein bei massiven Blutungen in die oberen Atemwege (z. B. bei Tonsillektomie), Larynx-Pharynx-Tumoren oder bei stenosierender Epiglottitis. Die Methode ist kaum bekannt. Sie funktioniert ganz hervorragend und ist, wider Erwarten, komplikationsarm.

Eine dicke Nadel wird unter dem Krikoid eingestochen, bis man Luft aspiriert. Die medial verlaufende Schilddrüsenvene wird meist gesehen und sollte möglichst nicht verletzt werden. Dann schiebt man einen langen Führungsdraht (ZVK-Set, besser dicker) nach oben gerichtet hindurch. Der Führungsdraht kommt am Mund heraus oder muss im Rachen gegriffen (manuell oder Magill-Zange) werden. Die Nadel wird dann entfernt. Der Draht wird am Kehlkopf sicher mit Klemme fixiert. Nun führt man den Tubus peroral über den Draht vor. Der Draht muss hierzu gespannt werden. Sobald der Tubus im Kehlkopf zu liegen kommt, wird der Draht entfernt, und der Tubus kann in die Trachea vorgeschoben werden.

46.5 Tracheostoma

Die Indikation besteht bei Langzeitbeatmung. Der genaue Zeitpunkt ist nicht gesichert. Zur Respiratorentwöhnung kann das Tracheostoma ein großer Vorteil sein, da der Totraum verkleinert wird. Die operative Anlage des Tracheostomas wird zunehmend verlassen. Die Methode mit Seldinger-Technik und Dilatatoren erwies sich als einfacher und komplikationsärmer. Die operative Methode kommt bei dauerhaftem Tracheostoma zum Einsatz, da es stabiler ist (wichtig bei Wechsel und Reinigung) und epthelialisiert.

Eine Notfalltracheotomie ist so selten erforderlich, dass sie hier nicht beschrieben wird. Ich selbst musste nie darauf zurückgreifen und kenne niemanden, der dies musste.

Aktuelle, weiterführende Literatur

Dunn S et al. (2004) Resident training in advanced airway management. J Clin Anesth 16:472-476 (mit interessanten Literaturangaben)

Hung OR, al-Qatari M (1997) Light-guided retrograde intubation. Can J Anaesth 44:877

Kleemann PP (1995) Fiberoptische Intubation. Anästhesiol Intensivmed Notfallmed Schmerzther 30:141

Sagarin MJ et al. (2005) National emergency airway registry investigators. Airway management by US and Canadian emergency medicine residents: a multicenter analysis of more than 6000 endotracheal intubation attempts. Ann Emerg Med 46:328

Treu TM, Knoch M, Focke N, Schulz M (1997) Die perkutane dilatative Tracheotomie als neues Verfahren in der Intensivmedizin. DMW 122:599–605
Weber S (2002) Traumatic complications of airway management. Anesthsiol Clin North Am 20:503

Grundbegriffe der Beatmung

Lehrbücher

Bremer F (2009) 1 × 1 der Beatmung. Lehmanns Media-Lob.de

Larsen R, Ziegenfuß T (2009) Beatmung, 4. Aufl. Springer, Berlin Heidelberg New York Tokio

47.1 Indikation zur Beatmung

Akutes respiratorisches Versagen Respiratorisches Versagen (Lungenembolie, COPD, Pneumonie, ARDS etc.), akute-progrediente Hyperkapnie, Reanimation, schweres Thoraxtrauma, Lungenödem oder Narkosen sind Indikationen zur Beatmung. Die Entscheidung wird im Notfall klinisch gestellt. Der erfahrene Arzt erkennt die insuffiziente Hechelatmung, interkostale Einziehungen, Kaltschweißigkeit, Erschöpfung, Verwirrung, Agitation und letztlich Eintrübung.

Eine Lungenfunktion, Munddruckmessung oder gar Berechnungen irgendwelcher komplizierter Sauerstoffformeln wird kein Arzt in der Akutsituation durchführen, Trends sind wichtiger als Absolutwerte. Chronisch Kranke können an Werte adaptiert sein, die für einen Akut-Erkrankten bedrohlich sind. Ein hilfreicher Parameter ist hier die Azidose, sie zeigt die akute Verschlechterung an.

Allgemein gesprochen, kann man sagen, dass, wenn keine Notfall-Intubation erforderlich ist und keine Kontraindikation für die NIPPV bestehen, zuerst ein Versuch mit Maskenbeatmung bedacht werden soll (◻ Tab. 47.1). Zu der Frage, wie und wann man beatmen sollte, ► Kap. 47.

Anmerkungen Die Tachypnoe mit kurzen Atemzügen ist ein sinnvoller Kompensationsmechanismus im respiratorischen Versagen. Im Bereich dieser Atemmittellage kann ökonomischer geatmet werden, wenn Lunge oder Atempumpe gestört sind. Sobald dieser Kompensationsmechanismus nicht mehr ausreicht, kommt es zur Hechelatmung (die Anweisung »Ruhig atmen« ist hier nicht sinnvoll).

Ein akuter $PaCO_2$-Anstieg mit respiratorischer Azidose (nicht oder noch nicht metabolisch kompensiert) sowie akute Hypoxie sind Kriterien zur Beatmung. Diese Befunde decken sich auch mit dem klinischen Bild mit Eintrübung. Davon abzugrenzen sind chronische Hypoxien und Hyperkapnien. Die Betroffenen sind adaptiert, und es besteht keine Indikation zur sofortigen Beatmung oder gar Intubation.

Chronisches respiratorisches Versagen Die Indikation zur intermittierenden Maskenbeatmung von Menschen mit chronischen Erkrankungen der Lunge und/oder Atempumpe kann bestehen, sobald eine Hyperkapnie vorliegt. Diese Menschen sind an Hypoxien adaptiert, die Blutgasanalyse zeigt eine metabolische Kompensation der Hyperkapnie.

Die Indikation ist am besten gesichert für Menschen mit neuromuskulären Erkrankungen oder Kyphoskoliose. Die Methode der Wahl ist die intermittierende Heimbeatmung über Nacht mit einer Nasenmaske (► Kap. 45).

47.2 Respiratorsteuerung

Respiratorsteuerung Im Wesentlichen unterscheidet man drei Typen: Die Steuerung über das Volumen, über den Druck oder über die Zeit. Flow-Parameter werden zur Feinsteuerung additiv hinzu gezogen:

- volumenbegrenzt/-gesteuert: Die Inspiration endet, wenn ein vorgegebenes AZV erreicht ist
- druckbegrenzt/-gesteuert: die Inspiration endet, wenn ein vorgegebener Druck erreicht ist
- zeitbegrenzt/-gesteuert: die Inspiration endet nach einer vorgegebenen Zeit
- flussbegrenzt: Inspiration endet, wenn ein bestimmter Flow unterschritten wird; flowbegrenzte/-gesteuerte Inspiration

In der Regel sind die modernen Beatmungsgeräte volumengesteuert und druckbegrenzt und kombinieren die drei Parameter plus in Variationen die Flow-Parameter. Atemfrequenz und Atemminutenvolumen werden eingestellt, eine bestimmte Druckspitze und ein bestimmter Plateaudruck sollten dabei nicht überschritten werden. Mittels Flow-Geschwindigkeit und Zeitverlauf ergibt sich die entsprechende Steuerung der Zufuhr. Es ist wesentlich, dass die Applikation eines bestimmten Atemminutenvolumens sichergestellt wird. Dies ist jedoch verbunden mit dem Risiko überhöhter Drücke und Überblähungen der Lungen. Deshalb muss man Kontrollen bzw. Begrenzungen eingeben.

Beatmungskontrollen Der inspiratorische Maximaldruck wird eingestellt, initial meist mit Spitzendruck um 35–40 cmH_2O und Plateaudruck unter 35 mmHg. Diese können nicht überschritten werden. Die Lunge soll vor überhöhten Drücken geschützt werden, um

Tab. 47.1 Indikatoren des akuten respiratorischen Versagens

Klinik	Zeichen der Hypoxie, Erschöpfung und intolerabler Stress, kaltschweißig, Eintrübung, trotz Sauerstoffgabe
Hechelatmung	Atemfrequenz Af > 35/min Atemzugvolumen AZV < 4 ml/kgKG Af/AZV > 105
Blutgase	PaO_2 < 50–60 mmHg trotz Sauerstoffzufuhr $PaCO_2$-Anstieg > 10 mmHg, $PaCO_2$ > 50 mmHg und dabei pH < 7,1

Barotraumen, Überblähung, aber auch Beeinträchtigungen des Herz-Kreislauf-Systems gering zu halten.

Die Flussgeschwindigkeit bei Inspiration wird ebenfalls begrenzt. Bei hohen Füllungsgeschwindigkeiten würden sich bevorzugt Lungenareale mit niedrigem Atemwegswiderstand füllen, und die Areale mit hohem Widerstand würden zunehmend komprimiert werden.

Das Verhältnis Inspirationszeit versus Exspirationszeit (kurz: I/E) wird ebenfalls kontrolliert. Das Verhältnis 1/1,5 bis 1/2 ist für gesunde Lungen richtig. Bei Atemwegsobstruktionen will man genug Zeit für die Exspiration haben. Bei ödematösen Lungen will man, dass sich alle Lungenareale mit niedrigen Drücken langsam und gleichmäßig füllen; man wählt das Verhältnis 1/1. Inversed Ratio wird gewählt, wenn die langsame und gleichmäßige Belüftung aller Lungenabschnitte ein Thema ist, vor allem, um funktionelle Shunts zu vermeiden.

47.3 Beatmungsmuster

Eine Reihe von Beatmungsmustern und die Abkürzungen der Fachbegriffe sollen bezüglich ihrer Bedeutung dargestellt werden. Die Abkürzungen beziehen sich oft auf den angloamerikanischen Sprachgebrauch.

Volumenbegrenzte Beatmung Wird auch syn. volumenkontrollierte Beatmung genannt. Vorgegeben werden das AZV, die AF, Fluss (Form und Geschwindigkeit), E:A-Ratio und PEEP. Der Druck leitet sich dann aus diesen Variablen ab, könnte also bei steifer oder massiv überblähter Lunge in schädlich hohen Bereichen zu liegen kommen. Dann muss man die AF wesentlich steigern und das AZV reduzieren. Folgende Modi gibt es:

Modi der volumenbegrenzten Beatmung

CMV: Nur die Maschine stellt die Beatmung sicher.

AC: Der Patient kann seine Atemzüge selbst auslösen über Druck-Flow-Triggerung. Der Arzt legt die minimale AF des Gerätes fest, überschreiten kann der Patient nach Belieben. Wenn es zu wenige sind, dann übernimmt das Gerät. Syn.: synchronisierte cmV, A/C, S-IPPV.

SIMV: Eine bestimmte Zahl von Atemzügen wird synchronisiert mit vorgegeben. Alles darüber hinaus kann der Patient frei atmen, aber eben ohne (das ist der Unterschied zu AC) Geräteunterstützung, allenfalls mit CPAP. AC ist also mehr Unterstützung bei Kränkeren, SIMV erlaubt bereits mehr Eigenatmung.

Druckbegrenzte Beatmung Festgelegt werden der Inspirationsdruck, AF, der Flow, I:E-Ratio und PEEP. Und dann muss man sehen, wie viel AZV und AMV so bewegt werden kann. Auch hier Steuerung über die AF. Der große Vorteil: Schädliche Spitzendrücke werden vermieden.

Modi der druckgesteuerten Beatmung

Druckgesteuerte cmV: Nur die Maschine stellt die Beatmung sicher.

Druckgesteuerte AC: Patient kann gut kooperieren und sehr viel zusätzlich an Volumen bewegen, aber auch genau das Gegenteil: Es werden bei mangelnder Kooperation nur Drücke aufgebaut und viel zu wenig Volumen bewegt.

Druckgesteuerte SIMV: idem

PSV (pressure support ventilation) Ein Inspirationsdruck wird vorgegeben. Sobald der Flow 25% unter den Spitzenfluss abfällt, wird die Inspiration beendet. Hoher Druck bedeutet hoher Flow initial und mehr Volumen. Sehr schonend, weil sowohl Druck als auch Flow limitieren. Dadurch natürlich unzuverlässig bezüglich ausreichendem Volumen. Das Verfahren ist also gut geeignet für kooperative Patienten.

Dazu kommt eine proportional assistierte Form **PAV**, die den Flow und die Druckunterstützung über den Atemzyklus abstimmt; wenn also stark eingeatmet/getriggert wird (Geschwindigkeit des Druckabfalls und negativer Flow), wird dementsprechend stärker unterstützt.

Tab. 47.2 Beatmungsmuster

Kontrollierte Beatmung	Sedierte, bewusstlose oder gar relaxierte Patienten werden von der Maschine kontrolliert beatmet. Eigenaktivitäten sind nicht möglich. Abk.: cmV = controlled mandatory ventilation IPPV = intermittend positive pressure ventilation = cmV ohne PEEP CPPV = controlled positive pressure ventilation = cmV mit PEEP
PEEP-Beatmung	Abk.: PEEP = positive endexspiratory pressure Drücke von 3–5 cmH_2O entsprechen dem natürlichen Stimmlippenwiderstand Drücke über 5 cmH_2O werden zum offenhalten von Alveolen und Bronchien eingesetzt Drücke über 10 cmH_2O scheinen keinen Nutzen zu haben, eher schädlich
IMV	Abk.: IMV = intermittend mandatory ventilation Vorgegebene Atemzüge (z. B. 4–8) pro Minute macht die Maschine, dazwischen kann der Patient spontan atmen
SIMV	Abk.: SIMV synchronized IMV Diese Form hat IMV abgelöst, da sie wesentlich angenehmer für den Patient ist. Das Gerät synchronisiert die vorgegebenen maschinellen Atemzüge mit den Eigenaktivitäten des Patienten
Assistiert	Abk.: ASB = assisted spontaneous breathing PSV = pressure support ventilation Das Gerät erkennt spontane Atemzüge des Patienten an Druck- oder Flussveränderungen und unterstützt diese mit einem vorgegebenen Druck
CPAP	Abk.: CPAP = continuous positive airway pressure Ein konstant gehaltener Druck wirkt bei Spontanatmung auf Inspiration und Exspiration. Die Inspiration wird erleichtert (Tubuswiderstand, Vordehnung, offene Alvolen), ein exspiratorischer Kollaps von Alveolen und Bronchien wird vermieden
APRV	Abk.: APRV = airway pressure release ventilation Kurze (1 s) Absenkung des PEEP-Druckes, damit bei Exspiration sich gesunde Alveolen (die kein PEEP brauchen) schneller entleeren können; kann u.a. bei COPD und Inversed-ratio-Beatmung sinnvoll sein
BIPAP	Abk.: BIPAP = biphasic airway pressure Es ist wie ein CPAP auf zwei Niveaus, über die jeweils spontan geatmet wird.

BIPAP Der Begriff BIPAP stammt aus der Intensivmedizin. Es sind zwei, ständig wechselnde CPAP-Niveaus, über die der Patient jeweils spontan atmen kann; der wechselnde Blähungszustand unterstützt dabei die Spontanatmung. Es ist unverständlich, warum die Schlafmediziner diese bekannte Abkürzung unnötigerweise und verwirrenderweise für die druckunterstützte Maskenbeatmung mit PEEP verwandt haben. »Schlafmedizinischer BIPAP« ist die Druckunterstützung bei Heimbeatmung, adipositasinduzierter Hypoventilation und/oder zentralem Schlafapnoe-Syndrom. Die Inspiration dieser Patienten triggert über einen Flusssensor die Druckunterstützung. Mit PEEP werden die oberen Luftwege bei Exspiration offen gehalten (■ Tab. 47.2).

Kombination SIMV, ASB und PEEP/CPAP sind kombinierbar. Damit kann man eine suffiziente Beatmung bei geringer Sedierung erreichen. Zur Entwöhnung sind Kombinationen, die zu sehr unterstützen, wenig geeignet.

PEEP Er hält die Alveolen und Bronchien bei Exspiration offen. Der natürliche PEEP eines spontan atmenden Menschen ist 3 cmH_2O. Er erzeugt dies durch die Engstellung seiner Stimmlippen. Beim ARDS werden stets PEEP-Werte über 5 cmH_2O benötigt, um Scherbewegungen durch ständiges Kollabieren und Wiedereröffnen der Alveolen zu vermeiden. Barotraumen werden dadurch vermindert. Die Lunge wird zudem gleichmäßiger belüftet.

■ Tab. 47.3 Respiratoreinstellung bei Lungengesunden

Beatmungsindikation	Beispielsweise Narkose zur Operation oder invasiven Diagnostik, Polytrauma, Epiglottitis, Larynxtrauma, Schädel-Hirn-Trauma
Atemfrequenz	Af ~ 12–14/min
Atemzugvolumen	AZV ~ 8 ml/kgKG
Atemminutenvolumen	AMV: ~ 100 ml/kgKG/min
Atemzeit	I/E: 1/1,5 bis 1/2
O_2-Konzentration	FiO_2: Bei Intubation zur Sicherheit 100%, dann 21–30%
Druckbegrenzung	Spitzendrücke < 35 cmH_2O, Plateaudruck < 30 cmH_2O
Flussbegrenzung	Flow: ~ 20–40 l/min
PEEP	3–5 cmH_2O

Mit niedrigen PEEP-Drücken um 7 cmH_2o kann ein Lungenödem, vereinfacht ausgedrückt, weggepresst werden. Hohe PEEP-Drücke über 10 cmH_2o überblähen die Lunge und ziehen das Interstitium in die Länge; dadurch entsteht eine Dehnung des entzündeten Interstitiums und Lymphbahnen, wodurch wiederum ein Lungenödem begünstigt wird. Dies erklärt, warum hohe PEEP-Drücke ein Lungenödem und eine Schädigung der Lunge bewirken können. PEEP über 10 cmH_2O deshalb in der Regel schädlich. Der optimale PEEP hält die Azini/Alveoli offen, ohne zu überdehnen. Er liegt zwischen 5–10 mmHg.

47.4 Spezielle Krankheitsbilder

Ziele Das Ziel ist eine Sauerstoffsättigung über 90% bzw. PaO_2 über 60 mmHg, idealerweise strebt man den sicheren Bereich von um 70–80 mmHg an. Hierfür sollten inspiratorische Sauerstoffkonzentrationen über 40% vermieden werden, denn sie sind toxisch für die Lunge.

> **Cave: Chronisch respiratorisch insuffziente Patienten sind an eine Hyperkapnie und Hypoxie adaptiert – hier können ehrgeizige Ziele der Normalisierung die Lunge sehr schädigen.**

Der $PaCO_2$ soll bei 35 mmHg liegen. Diese leichte Hyperventilation unterdrückt die Spontanatmung. $PaCO_2$-Werte unter 30 mmHg führen zur Vasokonstriktion, was sich vor allem bei zerebrovaskulärerer Vorschädigung schädlich auswirkt. $PaCO_2$-Werte über 40 mmHg induzieren Vasodilatation, Blutdruckabfall, Unruhe und Spontanatmung. Für die Respiratorentwöhnung sind solche $PaCO_2$-Werte natürlich notwendig. Menschen mit vorbestehender Hyperkapnie brauchen höhere $PaCO_2$-Werte, wenn ein spontaner Atemantrieb gewünscht ist. Bei ARDS müssen gelegentlich hohe $PaCO_2$-Werte in Kauf genommen werden, um eine Lungenschädigung durch hohe Atemvolumina zu vermeiden (permissive Hyperkapnie).

Bei unterschiedlichen Krankheitsbildern und Grundkrankheiten muss man das Beatmungsgerät unterschiedlich einstellen (■ Tab. 47.3).

Andere Beatmungsformen Zusätzlich zur Druckbeatmung kann die »highfrequency-jet-ventilation« mit Frequenzen über 60/min und AZV unter 300 ml. Dies ist also eine sehr sanfte Beatmung, sie kann sinnvoll sein bei bronchopleuralen Fisteln oder sehr schwerem ARDS. Es besteht kein generell gesicherter Nutzen, tendenziell CO_2-Retention, Einsatz in Einzelfällen; u.a. als Jet-Ventilation bei starrer Bronchoskopie. Dann gibt es die »high-frequency-oscillation« mit Atemfrequenzen über 200/min über eine schwingende Membran. Bei Hyperkapnie kann die akzessorische intrabronchiale Sauerstoff-Luft-Insufflation den Totraum reduzieren.

Die extrakorporale CO_2-Elimination und geringe PaO_2-Verbesserung mittels ECMO/ECLA ist als Zusatztherapie bei manchen Patienten sinnvoll, z. B. bei solchen mit permissiver Hyperkapnie. Die pumpengesteuerte extrakorporale Membranoxygenierung (ECMO) ist aufwändig; einfacher einsetzbar ist die pumpenlose arterio-venöse extrakorporale Lungenassistenz (ECLA). Diese hat den wesentlichen Vorteil, dass man die protektive Beatmung weiterführen kann.

Tab. 47.4 Optimaler PEEP – eine stete Diskussion

Ein prophylaktischer PEEP > 5 mmHg hat sich nicht bewährt. PaO_2 < 55–60 mmHg bei FiO_2 > 0,6, d. f.: PEEP 5–10 mmHg PEEP schrittweise steigern in 3er-Schritten, der Erfolg eines PEEP stellt sich erst nach 15–60 min ein. Der PaO_2 bessert sich meist, ist aber nur ein Maßstab. Eine PEEP-Nebenwirkung ist die Flüssigkeitsretention, der man vorausschauend entgegenwirken muss.	
Herzfunktion	Das HZV unter PEEP darf nicht oder nicht wesentlich abfallen Gesucht: Bestes HZV bei PaO_2 > 55–60 mmHg bzw. Sä 90%
Beatmungsdruck	Druckanstieg maximal auf Ausgangsplateaudruck plus aktueller PEEP, besser darunter, ansonsten befindet man sich im suboptimalen Bereich oder im Bereich der Überdehnung
Sauerstofftransport	Sollte ansteigen, zumindest nicht abfallen
Diurese	Negativ bilanzieren, aber nicht überschießend, steuern nach Vorlast und Herzleistung

Der Membranoxygenator ECMO/ECLA hat die Prognose im statistischen Mittel nicht verbessert, in Kombination mit sehr schonenden Beatmungsmustern ist er aber sehr sinnvoll.

47.4.1 ARDS

Bei ARDS ist die »sanfte Beatmung« gefordert, da hohe Beatmungsdrücke die ödematöse Lunge schädigen. Die Beatmung selbst kann also ein ARDS unterhalten, verschlechtern oder gar induzieren. Deshalb ist das Ziel eine möglichst schonende Beatmung. Hohe Beatmungsdrücke und -volumina führen zur lokalen Überdehnungen und zur Kompression schlecht belüfteter Lungenareale. Die Folge sind Atelektasenbildung, Barotrauma, Störung des Lymphabflusses, Lungenödem und sekundäre Infektionen.

»Sanfte« Beatmung bei ARDS

- Ziel-PaO_2 ist 55–60 mmHg, entsprechend einer Sättigung von 90–91% (höher ist nicht erforderlich)
- PEEP initial = < 5 cmH_2O, max 10 cmH_2O
- Niedrige Hubvolumina 6 ml/kgKG, hohe Frequenzen, in Einzelfällen bis 30/min
- Beatmungsspitzendrücke < 35–40 cmH_2O, Plateau < 30 cmH_2O

Falls dies nicht ausreicht für ausreichenden Gasaustausch:

- Optimalen PEEP suchen
- Inversed-ratio-Ventilation (1/1 bis 2/1) mit möglichst niedrigem inspiratorischen Flow; langsame inspiratorische Flows gewähren eine gleichmäßigere Dehnung verschiedener Lungenareale.
- Kein Erfolg, d. f.: permissive Hyperkapnie (PH) mit $PaCO_2$-Partialdrücken bis 80–100 mmHg (eine prophylaktische PH ist nutzlos)

PEEP-Einstellung Shunts bei kollabierten Lungenarealen verhindern eine ausreichende Oxygenation trotz hoher Sauerstoffkonzentration und hohem AMV. Die Funktion des PEEP ist die Redistribution des Blutflusses (V/Q-Mismatch) und das Rekrutieren (Offenhalten) kollabierter Alveolen. Dadurch sollte der Beatmungsdruck fallen, da der hohe Druck zum Wiedereröffnen kollabierter Alveolen wegfällt. Durch das Vermeiden dieser ständigen Scherbewegungen wird unter dem »optimalen PEEP« die Lunge durch die Beatmung zudem weniger geschädigt. Der Sauerstofftransport und die Herzfunktion sollten sich unter optimalem PEEP bessern, zumindest nicht verschlechtern (Tab. 47.4). Maßstab ist der so genannte intrinsic PEEP, also der Druck in den Atemwegen, kurz bevor wieder eingeatmet werden muss (beim Gesunden und Unbeatmeten 3 cmH_2O), bei ARDS und COPD kann das bis zu 20 cmH_2O sein. Gerade bei Inversed-ratio-Ventilation kann sich dieser intrinsic PEEP langsam nach oben schaukeln – und es geht gar nichts mehr.

Tab. 47.5 Beatmung bei COPD

Nichtpulmonale Indikation	Beispielsweise zur Operation: Die Beatmungszeit wird kurz gehalten, Sedierung möglichst gering (also plus Lokalanästhesie), rasche Entwöhnung
Exazerbation	Beatmung vermeiden – fast immer vermeidbar; falls erforderlich möglichst Maskenbeatmung, Therapie der Ursache
Erschöpfung	Intermittierende Maskenbeatmung günstig bei obstruktiver Bronchitis, nicht bei Emphysem mit massiver Überblähung

Tab. 47.6 Respiratoreinstellung bei COPD

I/E-Verhältnis	Es kann um 1/3 betragen, um eine ausreichende Exspirationszeit zu bekommen und eine zunehmende Überblähung zu vermeiden. APRV – schnellere Entleerung »noch gesunder« Lungenanteile
PEEP	Einstellung bei ca. 5–7 cmH_2O, um ein exspiratorisches Kollabieren zu vermeiden. PEEP-Einstellung entspricht etwa zwei Drittel des intrinsic PEEP.
Inspiratorischer Flow	Niedrige Geschwindigkeiten gewähren eine Belüftung möglichst vieler Lungenareale. Mit hohen Flows würde man nur die Areale mit niedrigem Atemwegswiderstand belüften. Niedriger Flow und niedriges I/E sind nur bedingt gleichzeitig möglich.

47.4.2 Kardiales Lungenödem

Es gelten die Richtlinien für das ARDS. Die Beatmung bei kardialem Lungenödem führt meist zur raschen Rekompensation. Stress und Atemarbeit entfallen. Die Lunge wird wieder belüftet. Wahrscheinlich ist auch der positive Umgebungsdruck auf das Herz günstig für die Retonisierung des Herzens (Nachlastsenkung). Die Vorlast wird gesenkt durch PEEP.

Allerdings müssen die individuell optimalen Beatmungsparameter gesucht werden. Bei der Beatmung können hohe Drücke den venösen Rückstrom und die Lungenperfusion (von rechts nach links) behindern. Bei kompensierter Herzinsuffizienz sind hohe PEEP-Einstellungen kritisch; ab 10 cmH_2O können bereits Blutdruckabfälle auftreten. Bei dekompensierter Herzinsuffizienz können PEEP-Einstellungen über 5–10 cmH_2O kritisch sein, wenn das Herz die erhöhte Vorlast braucht, um seine Restfunktion noch aufrechtzuerhalten.

Inspirationszeit/Exspirationszeit-Verhältnisse über 1/2 sind meist ungünstig. Kurze Inspirationszeiten gewährleisten hingegen eine ausreichende Zeitspanne für den venösen Rückstrom und die Lungenperfusion. Dies ist oft nur mit höheren inspiratorischem Gasfluss zu erreichen.

47.4.3 Obstruktive Atemwegserkrankungen

Es gibt unterschiedliche Beatmungsindikationen bei obstruktiven Atemwegserkrankungen, die wiederum unterschiedliche Beatmungsformen erfordern (Tab. 47.5).

Die Probleme bei COPD sind: exspiratorische Obstruktion, dynamische Überblähung, Kollabieren der Bronchien, Verteilungsstörung und Rechtsherzbelastung.

Intrinsic PEEP Dies ist der überhöhte Druck in den Alveolen, verursacht durch gefesselte Luft (air trapping). Bei obstruktiven Atemwegserkrankungen, insbesondere beim Emphysematiker und bei Asthma, selten bei Bronchiolitis, entsteht eine Überblähung. Diese Überblähung wird begünstigt durch die Beatmung. Positive Drücke blasen die Azini auf, die überblähten Azini wiederum drücken die anliegenden kleinsten Bronchien ab, sodass die Luft nicht mehr vollständig abgeatmet werden kann. Man spricht von »dynamischer Überblähung«. Dies ist das große Problem bei der Beatmung von obstruktiven Atemwegserkrankungen – die gefesselte Luft kann nicht mehr abgeatmet werden.

Gemessen wird der intrinsic PEEP bei beatmeten Patienten über das Beatmungsgerät. Nach Exspiration wird die Beatmung wenige Sekunden ausgesetzt. Die

Drücke in den Azini, Bronchien und im Beatmungssystem gleichen sich langsam an. Dieser Druck kann am Gerät abgelesen werden.

Der intrinsic PEEP sollte im Laufe der Beatmung nicht zunehmen. Gegengesteuert wird durch eine möglichst lange Exspirationszeit. Eine permissive Hyperkapnie muss in Kauf genommen werden, wenn es nicht anders geht. Eine PEEP-Beatmung (PEEP etwa zwei Drittel des intrinsic PEEP) kann helfen, die Bronchiolen offen zu halten und damit die Exspiration zu verbessern. Darauf kann man sich jedoch nicht verlassen, der intrinsic PEEP muss auch unter PEEP-Beatmung engmaschig überwacht werden und sollte nicht ansteigen, am besten abfallen (◘ Tab. 47.6).

Aktuelle, weiterführende Literatur

Calfee CS et al. (2005) Recent advances in mechanical ventilation. Am J Med 118:584

Chiumello D et al. (2002) Different modes of assistant ventilation in acute respiratory failure. Eur Resp J 20:925

Geideler J, Karg O (2007) Beatmung bei akuter ventilatorischer Insuffizienz. Pneumologie 61:531

Kuhlen R, Dembinski R (2007) Beatmung beim akuten Lungenversagen. Pneumologie 61:249–255

Prella M et al. (2002) Effects of short-term pressure controlled ventilation in ALI/ARDS: comparison with volume controlled ventilation. Chest 122:1328

Weiler N, Eberle B, Heinrichs W (1998) Grundlagen und Prinzipien der künstlichen Beatmung. Atemw Lungenkrkh 24:75–83

Sedierung bei Beatmung

S3-Leitlinie

Leitlinien der Deutschen Gesellschaft für Anästhesiologie und Intensivmedizin (DGAI) (2009). Analgesie, Sedierung und Delirmanagement in der Intensivmedizin. AWMF online

48.1 Analgosedierung – verschiedene Formen

Für die Sedierung auf der Intensivstation werden oft Fentanyl und Midazolam verwandt. Dies liegt nicht an der grundsätzlichen Überlegenheit dieser Kombination. Deren Verwendung ist eine vertraute Routinemaßnahme, die alle Mitarbeiter kennen. Dadurch wird der Ablauf vereinfacht. Wegen der mangelnden Kenntnis anderer Substanzen wird deren Vorteil zu wenig genutzt. Einige Kombinationen zur Analgosedierung werden in der folgenden Übersicht vorgestellt.

Fentanyl – Midazolam

Bolus:
- Fentanyl initial 0,05–0,2 mg/70 kgKG
- Midazolam initial ca. 2–15 mg

Perfusor:
- Fentanyl 1,5 mg (= 30 ml) + Midazolam 90 mg (= 20 ml)
- Perfusorgeschwindigkeit 2–12 ml/h
- Oder: Midazolam 150 mg /50 ml mit 0,3–6 ml/h
- Fentanyl 1,0 mg /50 ml mit 3–10 ml/h

Cave:
- Hämodynamisch instabile Patienten wegen peripherer Vasodilatation
- Asthma-Patienten wegen opiodbedingter Histaminfreisetzung
- Oft langwieriger Überhang bei Langzeitanwendung

Weaning:
- 72 h zuvor auf kurz wirksame Substanzen wechseln
- Fentanyl und Midazolam kumuliert
- Alternativ Bolusgaben von Piritramid b.B.

Es gibt keine überlegenen Kombinationen. Kontinuierliche Gaben führen zu Kumulationen und sehr langen Abklingzeiten. Die Sedierung sollte so gering wie möglich sein, nichtsedative Aspekte müssen beachtet werden.

Es ist gesichert, dass die wesentlichen preisgünstigeren Alternativen (Morphin, Piritramid, Diazepam) bei repetitiver Gabe b.B. keine längere Abklingquote haben. Dies gilt vor allem für die repetitive Anwendung lange wirksamer Substanzen. Es wird also eine Sedierung durch die Bolusgabe erreicht und abgewartet, bis eine erneute Gabe erforderlich werden sollte. Damit werden sofort alle Rezeptoren besetzt bzw. die Substanzen in die Membranen der Nervenzellen eingelagert. Es findet also keine unnötige Kumulation und Speicherung im Fettgewebe statt.

Es gibt einen Ceiling-Effekt unter Fentanyl-Midazolam. Ab 2 Stunden Infusion haben Midazolam und Fentanyl eine sehr lange Halbwertszeit. Die Kombination **Propofol-Sufentanil** hat diesen Ceiling-Effekt nicht, und beide haben eine kurze Halbwertszeit, auch bei längerer Infusionszeit. **Remifentanil** ist hier noch wesentlich »schneller«.

Eine Analgosedierung unter 24 Stunden kann man mit Propofol-Remifentanil durchführen. Drei Tage wird man Propofol-Sufentanil nehmen, für langfristige Beatmungen über 3–7 Tage (ARDS, Polytrauma etc.) Midzolam-Fentanyl. Propofol hat für mehr als eine Woche keine Vorteile mehr, aber das Risiko der Rhabdomyolyse und Azidose.

Opiat – Propofol

Bolus:
- Fentanyl initial 0,05–0,2 mg/70 kgKG
- Propofol initial als Bolus
- dann Perfusor 1g/50 ml mit 3–10 ml/h

Perfusor:
- Fentanyl 2 mg (= 40 ml) + DHBP 25 mg (= 10 ml)
- Perfusorgeschwindigkeit 1–8 ml

Alternative zu Fentanyl:
- Remifenatanil 5 mg/50 ml mit 1–12 ml/h
- Sufentanil 0,5 mg/50 ml mit 2–10 ml/h

Additiv zum Propofol:
- Clonidin 1,5 mg/50 ml mit 1–6 ml/h
- Midazolam als Bolus
- Haloperidol als Bolus

Clonidin erlangt Bedeutung als Co-Sedativum durch seine analgosedative und anxiolytische Wirkung. Es senkt den Sympathikotonus mit Nutzem bei adrenerg-stumulierter Aufwachreaktion, Entzugssymptomatik und Zittern (shivering). **Haloperidol** kann additiv bei starker Agitation eingesetzt werden.

Ketamin – Midazolam

Bolus:

- Midazolam initial ca. 1–15 mg
- Ketamin initial 0,5–1,5 (-3) mg/kgKG langsam i.v., Nachinjektionen mit 0,2–1,0 mg/kgKG

Perfusor:

- Ketamin 1 g (= 20 ml) + Midazolam 150 mg (= 30 ml)
- Perfusorgeschwindigkeit 2–10 ml/h
- Oder: Ketamin 1,5 g/50 ml mit 2–10 ml/h
- Midazolam 150 mg/50 ml mit 0,3–6 ml/h

Ketamin ist geeignet als gute Alternative zu Opiat – Midazolam bei:

- hämodynamisch instabilen Patienten,
- Patienten mit hohem Katecholamin-Bedarf (z. B. Sepsis),
- Patienten mit COPD, Asthma,
- gewünschter Spontanatmung,
- Heranführung an die Weaning-Phase,
- Unter Ketamin erhaltene Schutzreflexe und Spontanatmung,
- Patienten mit Ileus oder Subileus-Symptomatik (z. B. paralytischer Ileus, Pankreatitis, Z. n. operativen Baucheingriffen, Obstipation bei langzeitiger Opiatgabe und/oder langzeitiger parenteraler Ernährung).

Ketamin – Propofol

Bolus:

- Propofol ca. 10–20 ml (► Kap. 8)
- Ketamin, s. o.

Perfusor:

- Zwei getrennte Perfusorspritzen:
  - Ketamin 1,0 g auf 50 ml Perfusorgeschwindigkeit 1–10 ml/h
  - Propofol 500 mg (= 50 ml) Perfusorgeschwindigkeit 7–60 ml/h

Diese Kombination ist geeignet

- für die Heranführung an das Weaning,
- bei Patienten mit COPD, Asthma, Insuffizienz der Atempumpe,
- bei Patienten, die kurzfristig aufwachen und bewegungsfähig sein sollten (z. B. bei neurologischen Operationen oder der Skoliose-Op).

48.2 Beschreibung der Substanzgruppen

Im Folgenden werden die wichtigsten Substanzgruppen vorgestellt. Dies erfolgt nicht propädeutisch, sondern beschränkt sich auf einige »pearls«, die wichtig sind.

48.2.1 Ketamin

Ketamin ist eine wertvolle Substanz. Sie wird nur von Anästhesisten und Pädiatern eingesetzt. Erfahrene Intensivmediziner wissen diese Substanz zu schätzen:

Ketamin

Dosierung: 0,5–2,0 mg/kgKG/h

Wirkdauer: 7–11 min

Eliminationshalbwertszeit: 2–3 h

- Es wirkt stark analgetisch.
- Es erhält die Spontanatmung, dabei milde Hyperkapnie (Verschiebung der CO_2-Antwort).
- Die Schutzreflexe bleiben erhalten.
- Es aktiviert zentrale sympathische Areale mit endogener Katecholaminfreisetzung.
- Dies führt zur Bronchospasmolyse und Anstieg von Blutdruck, Herzfrequenz und HZV sowie Abnahme eines eventuell vorhandenen exogenen Katecholaminbedarfs (z. B. bei Sepsis).
- Die gastrointestinale Funktion wird nicht beeinträchtigt.

Probleme:

- Erhöhter myokardialer Sauerstoffverbrauch bei KHK, d. f.: KI bei instab. KHK, Herzinfarkt.
- Wegen Albträumen (»Horrortrips«) bei höheren Dosierungen immer mit einem Hypnotikum (z. B. Propofol) oder Sedativum (z. B. Midazolam) kombinieren.
- Starke Bronchosekretion, vorher geringe Atropin-Gabe.

48.2.2 Opiate

Besprochen werden nur die reinen Agonisten, die in der Anästhesie- und Intensivmedizin verwandt werden.

Opiate

Allgemein:

- Keine oder geringe Amnesie, außer Sufentanil, das stark sediert
- Direkte Vasodilatation, vor allem zusammen mit Benzodiazepinen
- Histaminfreisetzung, vor allem durch Pethidin und Morphin
- Akkumulation in Fettdepots der kurz wirksamen synthetischen Opiate, wie Fentanyl, vor allem bei kumulativer Dosierung
- Suchtentwicklung praktisch nie bei Schmerz- oder Intensiv-Patienten; allerdings kann nach Absetzen ein Durchgangssyndrom (= Entzug) auftreten

Morphin:

- HWZ 1–3 h
- Günstig bei Lungenödem
- Histaminliberation, Vasodilatation und Bradykardie als NW
- Wasserlöslich, also kein Rebound (= Redistribution aus dem Fettgewebe)
- Ausscheidung über die Niere

Piritramid:

- Wirkdauer 4–6 h
- 15 mg Piritramid sind äquipotent mit 10 mg Morphin
- Sehr geringe kardiovaskuläre NW!

Fentanyl:

- Lipophil, also Rebound und lange HWZ bei kumulativer Dosierung
- Rebound kann Stunden nach erfolgreichem Weaning auftreten, wenn Fentanyl aus dem Fettgewebe wieder »ausflutet« (Stichwort: silent death)
- Bei Einmalgabe weniger Kreislaufwirkung als Morphin
- Bei kumulativer Dosierung mehr kardiovaskuläre Auswirkungen
- Thoraxwandrigidität (selten)
- Krampfanfälle
- Cave: Rascher RR-Abfall

Sufentanil und Remifentanil:

- Beide sehr kurz wirksam
- Insbesondere Remifenatanil ohne Kumulation

Pethidin:

- Blutdruckabfall und Tachykardie
- Krampfanfälle
- Histaminfreisetzung
- Unterdrückt Schüttelfrost bei Auskühlung, Transfusionszwischenfällen, Sepsis
- 100 mg Pethidin sind äquipotent mit 10 mg Morphin
- HWZ 3–5 h, wirksame Metaboliten 20 h

Antagonsit Naloxon:

- Nach Wirkung titrieren (Nebenwirkungen nicht vergessen)
- Verdünnen auf 10 ml
- HWZ 30 min: ggf. in die Infusion oder i. m. zum Prolongieren

48.2.3 Benzodiazepine

Sie sind Sedativa, Anxiolytika und zentrale Muskelrelaxantien. Sie sind lipophil und akkumulieren im Fettgewebe. Direkt vasodilatatorisch sind sie bei gefährdeten Patienten und insbesondere in Kombination mit Opiaten.

Benzodiazepine

Diazepam:

- Preisgünstig
- Eliminations-HWZ 24 h
  Bei Alten oder Leberinsuffizienz bis 100 h; die wirksamen Metaboliten bis 180 h
- Diazemuls reizt die Venen nicht

Midazolam:

- Teurer als Diazepam
- Eliminations-HWZ 1–4 h
  Bei Alten oder Leberinsuffizienz über 50 h
- Lipophiler als Diazepam und damit längere HWZ als Diazepam nach kumulativer Dosierung

Flunitrazepam:

- Wirkdauer ca. 8 h
- Keine wirksamen Metabolite, deshalb »kein Overhang« nach ca. 8 h
- Starke Auswirkung auf Herz und Kreislauf; nicht bei instabilen Patienten anwenden
- Stellenwert: Sedierung für eine Nacht und Weaning am Morgen

48.2.4 Muskelrelaxation

Diese Substanzgruppe ist dem Internisten wenig bekannt, sodass sie an dieser Stelle ausführlicher besprochen wird. Allerdings verzichtet man bei Beatmung und in der Intensivmedizin zunehmend auf diese Komponente, weil sie viele Nachteile hat, insbesondere für das Weaning.

Die Indikationen zum Einsatz von Muskelrelaxantien bestehen vor allem in der Anästhesie. In der Intensivmedizin werden sie ganz selten zur Intubation eingesetzt, z. B., wenn diese sehr schwierig ist. Bei der Beatmung senken sie den Muskeltonus, den Atemwegswiderstand, den Beatmungsdruck und den Sauerstoffverbrauch.

Die Verwendung von Muskelrelaxantien zur Intubation kann problematisch sein. Man sollte nur Patienten relaxieren, die mit Maske beatembar sind. Gerade bei Muskelrelaxation kann der Rachen so zusammenfallen, dass nur noch der Geübte eine Maskenbeatmung gewährleisten kann. Außer Anästhesisten ist praktisch niemand geübt. Die Larynxmaske kann helfen oder – im Notfall – die retrograde Intubation. Andererseits kann eine schwierige Intubation durch die Muskelrelaxation erleichtert oder ermöglicht werden, da die Muskulatur vollkommen erschlafft.

Kardiovaskulär instabile, noch kompensierte Patienten (insbesondere bei der akuten Herzinsuffizienz unterschiedlichster Genese) können bei der Sedierung mit dem Blutdruck plötzlich abfallen in den manifesten Schock. Die Gründe sind die direkte Vasodilatation der Sedativa und der Abfall der Katecholamine, wenn der »Stress« und die Angst durch Sedierung weggenommen werden. Man hat also bei der Intubation plötzlich zwei Probleme: die Intubation und den Blutdruck. Wer die alleinige Muskelrelaxation zur Intubation in einer solchen Situation durchführt, sollte sicher intubieren können sowie den Umgang mit der Maske (Larynxmaske) und die retrograde Intubation beherrschen. Es ist also keine Empfehlung für jeden.

Bei Patienten mit Vollnarkose kann die Sedierung abklingen und die Muskelrelaxation noch bestehen. Zunächst sind diese Menschen noch teilweise sediert und nehmen den Zustand nicht wahr; die vegetativen Zeichen der unzureichenden Sedierung sind zu beachten: HF, RR, Schwitzen, Tränen, Pupillendilatation.

Praxis

Muskelrelaxation ohne Sedierung wurde von Betroffenen als sehr grausames Erlebnis beschrieben. Ganz wenige Abteilungen haben deshalb EEG- und AEP-Monitoring bei Narkosen.

Es gibt eine Reihe von Medikamenten und Umständen, die die Wirkung der Muskelrelaxation abschwächen oder verstärken. Eine Abschwächung spielt keine praktische Rolle, da man auch nach Wirkung dosiert. Wirkungsverlängerungen bzw. -verstärkungen sollte man jedoch kennen. Eine Zusammenfassung der wichtigsten verstärkenden/verlängernden Einflüsse gibt ◘ Tab. 48.1.

Nebenwirkungen Einige Substanzen setzen regelhaft Histamin frei, diese werden heute kaum noch verwandt. In geringem Ausmaß gilt dies für alle nichtdepolarisierenden Muskelrelaxantien. Bei gefährdeten Patienten kann man vorher Antihistaminika geben. Extrem selten ist die maligne Hyperthermie. Die Therapie besteht in Kühlen (Wasserzerstäuber sind nachgewiesenermaßen am effektivsten) und der Gabe von Dantrolene. Zu erwähnen sind prolongierte Muskelschwäche, beschleunigter Muskelabbau (da Rezeptorimpulse wegfallen, bekommt die Muskelzelle keine trophischen Reize mehr), Dekubitus.

Die zwei wichtigsten Vertreter nichtdepolarisierender Muskelrelaxantien sind das **Vecuronium** und das Pancuronium. Das Vecuronium ist kurz wirksam (20–30 min), hat geringe Einflüsse auf Herzfrequenz und Blutdruck, wird vor allem biliär ausgeschieden und ist dafür 15-mal so teuer wie das Pancuronium. **Pancuronium** wirkt ca. 45 min und wird vor allem renal ausgeschieden.

Beachte bei der Verwendung von Muskelrelaxantien auf der Intensivstation

1. Meide gleichzeitige und hochdosierte Kortikosteroid-Gabe
2. Vermeide Muskelrelaxantien

Tab. 48.1 Verstärkung oder Verlängerung der Wirkung von Muskelrelaxation

Medikamente	Neuromuskuskuläre Affektionen	Elektrolyte, S/B, Temperatur
Ca-Antagonisten β-Blocker Cyclosporin Aminoglykoside Tetrazykine Clindamycin Chinin	Erkrankungen wie Myasthenia gravis etc. Muskelatrophie bei langer Sedierung oder nach hochdosierten Kortikosteroiden Seltene Pseudocholinesterasevarianten: Leider im vornherein quantitativ oder qualitativ, in der Praxis nicht erkennbar Lidocain	Resp. Azidose Met. Alkalose Hyponatriämie Hypokaliämie Hypermagnesiämie Hypothermie

3. Wenn notwendig, nur einmalige oder intermittierende Gaben mit langen Intervallen
4. Unter Paralyse zweistündige Umlagerung, Dekubitus-Prophylaxe intensivieren, Lagerung der Gelenke in Funktionsstellung und passive Bettgymnastik
5. Erhöhtes Thromboserisiko (gelähmte Extremität nach zerebralem Insult: 40%)

48

48.3 Sedierung im Schock/Prä-Schock

Reinhard Larsen (2006) schreibt im Standardwerk »Anästhesie« Folgendes:

» Eine übereilte Sedierung bei Patienten im Schock ohne ausreichende Primärbehandlung verschlechtert die Überlebenschancen erheblich. (…) Um schwere Komplikationen zu vermeiden, dürfen im Schock Sedativa nicht schematisch, sondern nur gering dosiert nach Wirkung injiziert werden. (…) Im Schock sollte die endotracheale Intubation möglichst im Wachzustand erfolgen. «

A. P. Wheeler (M. D. Division of pulmonary and critical care, Vanderbilt University) bestätigt diesen Standpunkt:

» Possibly temporary paralysis of a very unstable patient could be justified if needed to accomplish an emergent lifesaving intervention. «

Die geplante Intubation zur Anästhesie oder auf der Intensivstation stellt in der Regel kein Problem dar. Material, Personal und gegebenenfalls Hilfe sind zur Verfügung. Schwierig ist der akute Notfall, bei dem die Medikamente, das Intubationsmaterial und das Personal nicht optimal zur Verfügung stehen. Obligatorisch ist, dass der leitende Arzt in dieser Situation Sicherheit und Ruhe ausstrahlt, seine Mitarbeiter gezielt einsetzt und sie nicht überfordert. Das Motto lautet: »Langsam, es pressiert.«

Die Sedierung ist ein besonderes Problem in dieser Situation. Kardiovaskulär sind Menschen im Prä-Schock (Zentralisation, Tachykardie) oft noch stabil, die Dekompensation ist imminent. Durch die Sedation (direkte Vasodilatation, Stress wird genommen, Katecholaminspiegel fällt, zentralisierter Kreislauf) ist der Puls plötzlich nicht mehr palpabel. Jetzt steht man mit dem Spatel und dem Tubus da, irgendeine Schwester schreit, dass kein Druck mehr da sei. Diese Situation kennt jeder. Wie kann man sie vermeiden, einige Beispiele:

Morphin Wenn ein Patient mit kardialem Lungenödem noch ansprechbar ist, erfolgt die initiale Sedierung einschleichend und gering dosiert. Bei Lungenödem ist Morphin das Mittel der Wahl, aber einschleichend ganz wenig (1–2 mg), bei Bradykardie sollte man besser Piritramid wählen. Maskenbeatmung wird in der Regel nicht toleriert. Intubation: sobald möglich. Wenn ein Patient durch die Hypoxie und zerebrale Mangelperfusion beginnt einzutrüben, wird sofort intubiert.

Ketamin Es ist günstig, wenn man Blutdruckabfälle vermeiden will. Zudem bleibt die Spontanatmung bestehen. Die Pädiater setzen es regelmäßig für derartige Situationen ein. Psychosen und Albträume lassen sich durch die vorherige Gabe eines niedrig dosierten Sedativums vermeiden. Im Prä-Schock zunächst nur Gabe von Ketamin.

Muskelrelaxation Grundsätzlich gilt, dass eine Muskelrelaxation nie ohne Sedierung stattfinden soll. Jedoch: Keine Regel ohne Ausnahme. Relaxiert wird im Schock oder Prä-Schock, wenn der Patient eintrübt, aber noch abgewehrt, vorab minimal, z. B. Morphin 1 mg. Dies kann die einzige Chance sein, erfolgreich zu intubieren, eine prolongierte Hypoxie und eine prolongierte Pulslosigkeit zu vermeiden.

Wenn man Sicherheit in der Intubation und Maskenbeatmung hat, was praktisch vor allem für Anästhesisten gilt, ist dies eine gute Möglichkeit. Die Larynxmaske kann für diese Situation sehr wertvoll sein; früher war es der sog. Ösophagusobturator. Eine schwierige Intubation kann plötzlich leicht werden, da der Patient vollkommen erschlafft. Die kardiovaskulären Einflüsse, z. B. des Vecuroniums, sind gering. Hier ist auch das Rocuronium denkbar. Nachdem die Atemwege und Beatmung gesichert sind, wird »alles vorbereitet für den Blutdruckabfall«. Jetzt kann vorsichtig sediert werden.

Fentanyl und Etomidate Sie sollten initial nicht verwandt werden. Ohne vorherige Sedierung können beide Substanzen fatal sein. Fentanyl bewirkt eine seltene, aber bedrohliche Thoraxrigidität. Eine Beatmung ist dann oft nicht mehr möglich. Etomidate hat bei 10% der Patienten Myoklonien zur Folge; oft sind diese über Minuten so ausgeprägt, dass der Mund nicht mehr geöffnet werden kann. Geht also nur mit vorab gering dosiert Benzodiazepine.

48.4 Sedation und Therapieverlauf

48.4.1 Komplikationen der Sedation

Im Idealfall wollen wir einen Patienten, der beatmungspflichtig wird, zunächst gut sedieren und dann möglichst rasch wieder vom Beatmungsgerät entwöhnen. Die Sedierung sollte initial qualitativ und quantitativ ausreichend sein. Am Beispiel des kardialen Lungenödems oder der Erschöpfung der Atempumpe heißt das: qualitativ in dem Sinne, dass sich ein erschöpfter Mensch erholen kann und keinen unnötigen Sauerstoffverbrauch oder Stress hat, weil er gegen die mechanische Beatmung ankämpft; quantitativ heißt, dass die Sedierung mindestens bis zum Therapieerfolg erfolgt, also ca. 12–24 Stunden. Nach 24 Stunden beginnen die Probleme der Sedierung und mechanischen Beatmung:

Komplikation der Beatmung unter Sedierung

- Der Muskelabbau beginnt nach 24–72 Stunden
- Ab einer Beatmungszeit von 12–24 Stunden kann die Atmungsmuskulatur nicht mehr spontan koordiniert arbeiten
- Überhang einer längeren Sedierung über Tage bis Wochen mit Diskoordination der Atempumpe
- Durchgangssyndrom nach längerer Sedierung (Entzugssymptomatik)
- Die Venen- und Lymphpumpe arbeitet nicht mehr mit gehäuften Thrombosen und Embolien (im apoplektisch gelähmten Bein entwickeln sich in 40% d. F. Thrombosen)
- Kolonisation des OGIT und der Atemwege mit GNB
- Nosokomiale Pneumonien
- Paralytischer Ileus
- Gestörte Immunabwehr:
  - lokal bei Beatmung
  - systemisch wegen Sedierung (auch des Immunsystems)
  - wegen Darmparalyse (Darmfunktion und Immunabwehr sind eng verknüpft)
- Stressulzera
- Druckulzera
- Kaliumverlust und metabolische Alkalose
- Kardiovaskuläre Auswirkungen

48.4.2 Meiden unnötiger Sedation

Sobald die Kriterien für eine Entwöhnung vom Respirator erfüllt sind (▶ Kap. 49), sollte die Sedierung abgeklungen sein. Dies ist wichtig, denn eine überhängende Sedierung verringert die Chancen für eine erfolgreiche Entwöhnung. Eine erfolglose Entwöhnung erhöht die Morbidität und Mortalität.

Die kontinuierliche Gabe eines Opiates und Benzodiazepins führt zur Kumulation. Insbesondere Fentanyl und Midazolam kumulieren im Fettgewebe. Die repetitive Gabe lange wirksamer Präparate hat bei gleicher Wirkung eine kürzere Abklingquote. Phasen der Wachheit mit Bewegungen im Intervall sind sogar wünschenswert.

Es gibt eine Reihe von nichtpharmakologischen Möglichkeiten, die man nutzen kann, um die Sedierung nicht unnötig tief und lange durchzuführen (■ Tab. 48.2).

Tab. 48.2 Wie man unnötige Sedierung vermeidet

Nichtpharmakologische Sedierung	Zuwendung durch Personal Angehörige stehen bei und spenden Zuversicht
Meiden des »ICU-Delirs«	Gespräche, Musik (z. B. Walkman: Nutzen durch Studien belegt), TV Wahrung der Persönlichkeit: eigene Uhr oder Kalender am Nachttisch, kein ständiges und überraschendes Hantieren am Patienten Tag-Nacht-Rhythmus beachten
Tag-Nacht-Rhythmus wahren	Tagsüber Zuwendung Nachts b. B. Sedierung mit Flunitrazepam oder Propofol Nachts Störungen meiden: Alarme, Licht, unnötige Maßnahmen Keine Morgentoilette, wenn Patient schläft
Verwirrung und Delir durch Medikamente bedenken	Hochdosierte Steroide Lidocain und Procain Antihistaminika Anticholinergika und Acetylcholinantagonisten Antibiotika wie Acyclovir, Imipenem, Chinolone
Bei Agitation	Ursachensuche Clonidin- oder Haloperidol-Gabe?
Keine Sedierung zur Arbeitserleichterung	Kritisch zu prüfen sind folgende Vorwände: »Der arme Mensch braucht das.« »Er hat doch Schmerzen.« (Zum Beispiel beim Umlagern oder Waschen) »Er hatte einen Krampfanfall.« »Er kommt ins Delir.« Und last not least: »Wir sind heute schwach besetzt, da können wir uns nicht ständig kümmern.« Für Transporte oder Maßnahmen wird der Patient »ruhiggestellt«.

Unnötige Maßnahmen sollten vermieden werden. Hierzu gehört die kritische Prüfung, ob beispielsweise ein Blasenkatheter (DK), ein Pulmonalarterienkatheter (RHK oder PAK) oder ein zentraler Zugang (ZVK) wirklich nötig sind.

Es ist gesichert, dass wiederholte Einmalkatheterisierungen der Harnblase ungefährlicher (Striktur, Infekte) und komfortabler sind als ein Verweilkatheter. Der DK kann sehr unangenehm sein. Der Nutzen des RHK in der Intensivmedizin ist nicht gesichert, sogar im Gegenteil. Für eine 24-stündige Beatmung muss nicht unbedingt total parenteral ernährt werden. Der ZVD kann sehr gut inspektorisch und sonographisch bestimmt werden. Also kritisch prüfen, ob man all diese Maßnahmen wirklich braucht.

Eine optimale Koordination des Beatmungsgerätes mit dem Patienten ist wichtig. Hier lernen wir derzeit viel aus der häuslichen Beatmung von Menschen mit erschöpfter Atempumpe und den Entwicklungen in der Therapie des ARDS. Die rigiden Vorgaben, die sich aus den Erkenntnissen bei der Narkose ergeben haben, sind für die Intensivmedizin unbrauchbar.

Es ist schon gut, eine gesunde Lunge bei einem Baucheingriff gut zu blähen, die Empfehlungen gingen sogar mit einzelnen Atemzügen bis zu 20 ml/kgKG und einer dementsprechenden Verminderung der Atemfrequenz Af. Will man bei längerer Beatmung einen Menschen an das Gerät ohne Sedierung adaptieren, wählt man heute höhere Frequenzen (12–18/min) mit geringeren Volumina (5–8 ml/kgKG).

Sehr oft lässt sich auch eine unnötige Sedierung vermeiden, wenn die Ursachen für Stress, Angst, Schmerz und damit Agitationen beseitigt werden können (Tab. 48.3).

48.4.3 Lagerung

Sie ist ein wichtiges Element der intensivmedizinischen Therapie. Eine sehr wichtige Ursache für die Agitation eines beatmeten Patienten ist eine schmerzhafte oder unbequeme Lagerung. Eine schlechte Lagerung erhöht also den Bedarf an Sedativa und erhöht die Morbidität und Mortalität auf der Intensivstation.

Tab. 48.3 Ursachensuche bei Agitation

Lagerung unbequem oder schmerzhaft	Umlagern
Kopf-Schmerz und subjektive Atemnot bei Hyperkapnie	$PaCO_2$ um 30 mmHg (35 mmHg bei Zerebralsklerose)
Subjektive Atemnot bei normalen Blutgasen	Kühle Luft übers Gesicht: Ventilator, offenes Fenster
»Kampf« mit Beatmungsgerät	$PaCO_2$ zu hoch? oft AZV zu hoch (> 10–15 ml/kgKG ist unangenehm) oft Af zu niedrig (< 10/min ist schwerlich tolerabel, 16/min ist angenehm, 25/min kann im Einzelfall sinnvoll sein) Zunehmende Überblähung bei Airtrapping? Leckage? Knick? Sofortmaßnahme: Diskonnektion und Beatmung mit Beutel, FiO_2 100%.
Tubus drückt?	Prüfe Cuff, Nasenspitze Mundwinkel, Rachen Nasaler Tubus: schmerzhaft, Sinusitis? Cuff-Druck > 25 mmHg führt zu Nekrosen, ein Cuff-Druck < 15 mmHg wäre ideal, macht aber oft nicht dicht (Aspiration!)
Trockene Luft reizt die Atemwege	Luft ist zu 50% mit Wasserdampf gesättigt, die Respiratorluft ist strohtrocken, also befeuchten
Schmerzsuche	Ileus, Ulzera im OGIT, Darmischämie? Harnstau? Cystitis? (Lidocaininstillation als Therapieversuch ex juvantibus) Druckulzera? Pneumothorax?
Mangelzustände: Schlafentzug? Angst? Schilddrüsenfunktionsstörung? Zerebraler Insult? Fixierung als Ursache?	Beispielsweise Eiweiß, Phosphat, Zink, Selen, Glukose

Die Lagerung spielt deshalb heute in der Intensivmedizin eine wesentliche Rolle. Hierfür gibt es eine Vielzahl von Gründen, die in diesem Abschnitt besprochen werden.

Natürlicherweise wechselt man im Schlaf ca. 5- bis 10-mal pro Stunde die Lage. Ansonsten wird es unbequem bis schmerzhaft. Es kann wie eine Folter werden (irgendwo drückt es, weil die Venen nicht abfließen, spannt es, irgendwo kribbelt es, irgendwo liegt ein Knöchel auf, ein Gelenk ist arthrotisch und erträgt eine Lage nicht ständig etc. etc.). Sedierte Patienten werden heute ca. alle zwei Stunden umgelagert, idealerweise in speziellen Betten. Die Vorteile der Lagerungstherapie in der Intensivmedizin sind mittlerweile durch die Erfahrungen und durch Studien vielfach gesichert worden:

Vorteile der Lagerungstherapie
- Weniger Druckulzera
- Weniger Atelektasenbildung bei besserer Belüftung der Nase
- Weniger Sekretretention (Lunge, Nase, Sinus)
- Weniger Pneumonien
- Geringerer Befall an Sedativa
- Kürzere Beatmungszeiten bei erfolgreichem Entwöhnen vom Respirator
- Erhaltung der autonomen Gefäßregulation
- Verbesserter lymphatischer und venöser Abfluss
- Bessere Darmmotilität

Tab. 48.4 Auswirkungen der Körperlage auf die Lunge

Rückenlage	500–1000 ml Blut werden verlagert, zu 80% in die Lunge Das Zwerchfell drückt nach oben Der Pleuradruck dorsal steigt mit Kompression der Alveolen, Atelektasen und Infektion Das Herz komprimiert die Lunge Die FRC sinkt um ca. 800 ml
Bauchlage	Der Pleuradruck nimmt nur gering zu Das Herz drückt nicht auf die Lunge, es liegt auf dem Sternum Die FRC sinkt um ca. 400 ml Cave: Ein in Rückenlage optimaler PEEP kann nun zu hoch sein
Sitzen	Schützt vor Atelektasenbildung Reduziert Aspirationen Das Lungenvolumen ist um 400–800 ml größer als im Liegen Zudem werden die Gefäßreflexe »trainiert«

Früher war in der Intensivmedizin die häufigste oder gar einzige Lage die Rückenlage. Halbseitenlagerungen wurden bereits als »Umlagerung« bezeichnet. Die Rückenlage ist am ungünstigsten; man schläft subjektiv am schlechtesten, und sie ist am »unphysiologischsten« (Tab. 48.4).

Grundsätzlich sinkt also im Liegen der Gasaustausch. Zudem steigt der Atemwegswiderstand um 40%, und die Dehnbarkeit des Thorax nimmt ab. Hinzu kommen der Sekretverhalt in den Nasennebenhöhlen und Luftwegen. Die Auswirkungen auf den PaO_2 durch Umlagerung können rasch und eklatant sein. Bei Lungenödem, Infiltraten oder Atelektasen kann es viele Stunden dauern, bis ein positiver Effekt nachweisbar ist.

Selten kann bei chronischen Lebererkrankungen der PaO_2 durch Rückenlage besser werden, denn basale Gefäß-Shunts werden weniger perfundiert.

Eine Besonderheit der Lagerungstherapie ist die so genannte **good lung down rule**. Die gesunde Lunge wird dadurch besser perfundiert, der Shunt durch die kranke Lunge wird geringer, und damit verbessern sich die Blutgase. Vor allem beim spontan atmenden Patienten kann hierdurch eine Intubation oder Reintubation vermieden werden, z. B. bei drohender Intubation oder nach der Respiratorentwöhnung.

Eine Kontraindikation für diese Regel ist die Lungenblutung. Man kann gelegentlich lesen, dass beim Lungenabszess eine konsequente Lagerung auf der betroffenen Seite indiziert sei; dies erscheint unnötig und unpraktikabel, da der Patient über viele Tage auf der betroffenen Seite liegen müsste.

Bei lange bestehendem ARDS kann die Umlagerung zunächst zu einer Verschlechterung der Sauerstoffaufnahme (ca. 50%) führen. Deshalb sollte engmaschig überwacht werden. Meist kommt nach einer Phase der Stabilisierung doch zu einer Verbesserung des Gasaustausches.

Aktuelle, weiterführende Literatur

Jacobi J et al. (2002) Clinical practice guidelines for the sustained use of sedatives and analgesics in the critically ill adult. Crit Care Med 30:119

Kelbel C, Schönhofer B (2007) Beatmung und Analgosedierung. Pneumologie 61:357–362

Larsen R (2006) Anästhesie, 8. Aufl. Urban & Fischer, München

Ostermann ME et al. (2000) Sedation in the intensive care unit: a systematic review. JAMA 283:1451

Richman PS et al. (2006) Sedation during mechanical ventilation. Crit Care Med 34:1395

Respiratorentwöhnung

Richtlinie

MacIntyre NR (2001) Evidence-based guidelines for weaning and discontinuing ventilatory support. Chest 120: 375S–396S

Themenheft

Schönhofer B, Herth F, Windisch W (2010) Nichtinvasive Beatmung und Respiratorentwöhnung. Der Pneumologe, Vol 7; Nr 2

Tolle Studie

Girard TD et al. (2008) Efficacy and safety of a paired sedation and ventilator weaning protocol for mechanically ventilated patients in intensive care (awakening and weaning trial). Lancet 371:126–134

Man unterscheidet die schwierige von der unkomplizierten Respiratorentwöhnung (= weaning). Der Begriff »unkompliziert« bezieht sich auf die Entwöhnung nach kurzzeitiger Beatmung. Hierzu gehören beispielsweise die Entwöhnungen nach einer Narkose zur Operation oder nach sehr kurzzeitiger Beatmung.

Die schwierige Entwöhnung erwarten wir beispielsweise nach einer Erschöpfung der Atempumpe (COPD, neuromuskuläre Erkrankungen), einem ARDS, der Langzeitbeatmung oder persistierenden kardiopulmonalen Einschränkungen.

49.1 Voraussetzungen/Timing

Voraussetzungen und Timing müssen bei für eine erfolgreiche Entwöhnung stimmen. Der erfahrene Arzt erkennt dies zudem intuitiv. Die Kriterien, die zu beachten sind, werden beschrieben:

Voraussetzungen Folgendes sollte beseitigt oder zumindest behandelt sein: Fieber, Hypovolämie, Überwässerung, Lungenödem, Ileus oder Meteorismus, Infekte, Arrhythmien, Azidosen/Alkalosen, Elektrolytentgleisungen, Mangelernährung oder eine Bronchokonstriktion. Ein hoher Katecholaminbedarf ist zwar keine Kontraindikation, aber sicher auch nicht die beste Voraussetzung für eine erfolgreiche Entwöhnung. Dasselbe gilt für eine starke bronchiale Verschleimung (Versuch mit Anticholinergika inhalativ und gering i.v.). Am Tag der Entwöhnung sollte keine Überernährung mit Kohlenhydraten stattfinden, da hierdurch zu viel CO_2 produziert wird. Das Abatmen von übermäßigem CO_2 erfordert mehr Atemarbeit.

Idealerweise ist eine Sedierung oder Muskelrelaxierung vollständig abgeklungen. Dies kann Tage bis Wochen dauern, wenn unkritisch und kumulativ sediert wurde. Dies gilt vor allem für die Muskelrelaxation. Auf Aufforderung Kopf heben (> 5 s), kräftiger Kieferschluss, Hände kräftig drücken und gute Schlundreflexe (= Schutzreflexe) sprechen für einen wachen und kräftigen Menschen.

Eine Schlafdeprivation sollte aber auch nicht vorliegen. Der Patient wurde in der Nacht vorher kontrolliert beatmet, wurde dadurch entlastet und konnte sich erholen. Der $PaCO_2$ wurde hierzu um 30–35 mmHg gewählt. Wenn in der Nacht vor dem sog. Weaning unbedingt sediert werden muss, so verwendet man bolusweise Etomidate, passager Propofol.

Der PEEP-Bedarf sollte unter 10 cmH_2O sein. Ein PEEP von 5 cmH_2O entspricht den Verhältnissen durch einen physiologischen Glottisschluss und sollte zur Entwöhnung belassen werden. Ein intrinsic PEEP über 10 mmHg ist ungünstig; er muss für eine erfolgreiche Inspiration überwunden werden, das bedeutet vermehrte Atemarbeit und das Risiko einer vorzeitigen Erschöpfung.

Voraussetzungen für die Respiratorentwöhnung

- Eine obtruktive Komponente wird optimal therapiert
- Gerne übersehen wird eine latente Herzinsuffizienz (Echo, BNP, RR, ZVD etc.)
- Schwäche der Muskulatur kompensieren
- Adipositas und Lagerung
- Ernährungsstatus früh bedenken, u.a. Fette
- Psyche, Delir, neurologische Defizite bedenken

Timing Der Zeitpunkt der Entwöhnung sollte nicht zu früh sein; es würde ein ernsthafter Rückfall drohen, der den Verlauf prolongiert und die Prognose verschlechtert. Zu spät sollte er auch nicht sein, da sich die Komplikationen der Intensivtherapie ansonsten häufen. Der erfahrene Arzt schätzt den optimalen Zeitpunkt oft richtig ein. Unbewusst wertet er wohl eine Reihe von Parametern (Hustenreflexe, Atemhilfsmuskulatur, Wachheit, interkostale Einziehungen,

Schaukelatmung, Schwitzen usw.). Es gibt eine Reihe von Messwerten, an die man sich hält. Diese müssen nicht alle erfüllt sein:

Prädiktoren einer erfolgreichen Entwöhnung bei Spontanatmung

$AaDO_2$ < 300–350 mmHg bei einem FiO_2 von 1,0

Formel: $AaDO_2v = FiO_2 \times (\text{Barometerdruck} - 47) - PaCO_2 - PaO_2$ (49.1)

- PaO_2 > 60 mmHg bei einem FiO_2 < 0,4
- PaO_2/PAO_2 -Ratio > 0,35
- Plmax < –15 bis –30 cm H_2O
- PO,1/PO,1max-Ratio < 30%
- AMV in Ruheatmung < 10 l/min (< 15 l/min)
- Af < 30/min
- Vt > 325 ml oder > 4 ml/kgKG
- VK > 10–15 ml/kgKG
- VD/Vt < 0,6
- $PaCO_2$-Anstieg < 10 mmHg
- Intrinsic PEEP <10 cmH_2O

Studien belegen, dass der beste Prädiktor bezüglich einer erfolgreichen Respiratorentwöhnung der Quotient aus Atemfrequenz und Atemzugvolumen (Af/Vt < 100) ist. Die Hechelatmung hat drei Ursachen: eine erschöpfte Atempumpe, einen Überhang an Sedativa und Zustand nach Langzeitbeatmung.

Eine erschöpfte Atempumpe kann durch »Hechelatmung« noch eine Zeit lang kompensieren. Bei Hechelatmung meidet der Patient die volle Ausdehnung des Thorax und bewegt die Lunge im Bereich der höchsten Compliance. Dadurch braucht er weniger Kraft. Die Hechelatmung ist also meist ein Anzeichen für die drohende Erschöpfung. Beurteilt wird sie eher im Verlauf als anhand des Quotienten Af/Vt < 105. Bei Menschen mit chronisch eingeschränkter Leistungsbreite der Atempumpe kann diese Art der flachen Atmung vor einer Dekompensation schützen.

Ein Überhang von Sedativa und Langzeitbeatmung führen zudem zur Diskoordination der Atemmuskulatur, die sich zunächst in unkoordinierter Atemarbeit zeigen. Nach Langzeitbeatmung (insbesondere bei neurologischen Patienten) erlernt die Atempumpe nur langsam wieder eine koordinierte Tätigkeit.

49.2 Praktische Durchführung

Voraussetzungen und Timing sollten möglichst erfüllt sein. Ein hoher Personaleinsatz und viel Zuwendung sind unvermeidlich. Ausgeklügelte Beatmungstechniken und computergestützte Entwöhnungsprogramme haben daran überhaupt nichts geändert.

Plötzliche Extubation Bei unkompliziertem Weaning, also bei Patienten in einem sehr guten Allgemeinzustand, und nach kurzzeitiger Beatmung ist die plötzliche Extubation sinnvoll. Der endotracheale Tubus bedeutet eine erhebliche Atemwegsstenose, sodass nach Extubation von einer 2- bis 4-mal längeren Spontanatmungsfähigkeit auszugehen ist. Die physiologische exspiratorische Glottisbremse erleichtert zudem die Atmung.

Schrittweise Entwöhnung Nach längerer Beatmung und bei Patienten mit schwerer Grunderkrankung ist eine schrittweise Entwöhnung üblich. Hierzu gehören das konventionelle Weaning sowie die SIMV- oder ASB-Methode. Es gibt keine exakten Grenzen, an denen man sich für eine plötzliche Extubation oder eine schrittweise Entwöhnung entscheidet.

Konventionelle Entwöhnung Für ein konventionelles Weaning sprechen ein unkomplizierter Verlauf, kurze Beatmungszeiten, wenig Vorerkrankungen und stabile Vitalfunktionen.

Auf den Tubus wird ein T-Stück aufgesetzt. Befeuchtung, Sauerstoff und ein CPAP von ca. 5 cm H_2O. Nasale Tuben erfordern einen CPAP von 9 cmH_2O, um den erhöhten inspiratorischen Widerstand auszugleichen. Der Tubus wird nahe am Mundwinkel abgeschnitten, um den Widerstand zu verringern. Der FiO_2 wird 10–20% höher als unter Beatmung gewählt. Der Patient sitzt möglichst.

Wesentlich ist die Einschätzung durch den erfahrenen Arzt. Kraft, Kooperation, Koordination, Einsatz der Atempumpe, Steifheit der Lunge sind Kriterien, die man in Zusammenschau einordnet.

Nach **Langzeitbeatmung** will man Rückfälle vermeiden. Folgendes Vorgehen wird meist 1- bis 2-mal pro Tag über je 30 Minuten wiederholt. Das zweistündige Protokoll scheint keinen Vorteil zu bringen. Dazwischen kann sich der Patient unter kontrollierter Beatmung erholen. Wenn der Patient suffizient spontan atmet, kann die Extubation nach 2–8 Stunden erfolgen. Nach Versagen dieses Versuchs braucht das Zwerchfell wieder 24 Stunden, bis es sich erholt hat.

SIMV oder AC Diese Menschen wurden längere Zeit beatmet, die Atempumpe arbeitet noch nicht koordiniert und kräftig, und sie haben grenzwertige Vitalfunktionen. Die Unterstützung wird schrittweise zurückgenommen.

Der PEEP muss oft über 5 cmH_2O gewählt werden. Hiermit lässt sich die Atemarbeit, der FiO_2 und die SIMV- oder AC-Frequenz verringern. Das Ziel ist eine SIMV-AC-Frequenz von 2–4/min und ein FiO_2 < 40%. Senkt man schließlich den PEEP, so erfolgt dies in Schritten ≤ 3 cmH_2O. Nach 5 Minuten sieht man die Auswirkungen der PEEP-Senkung. Zur Sicherheit wartet man 10–15 Minuten bis zur nächsten Absenkung ab. Letztlich führt die SIMV-Methode den Patienten an die konventionelle Methode heran.

SIMV bedarf hoher inspiratorischer Atemarbeit, und es scheint so, dass die Methode einerseits Sicherheit erzeugt, andererseits die Weaning-Phase unnötig verlängert.

PSV Für Patienten mit marginalen Reserven. Es eignet sich zur Heranführung an die SIMV-Methode. Leider gibt es auch hier keinen Vorteil. Atemarbeit am Gerät und die unphysiologische Atmung durch den Tubus können die Entwöhnung verzögern.

49

Maskenbeatmung/NIPPV/BiPAP® Es gibt zwei Gründe, sie einzusetzen: Nach Sedierung und Beatmung kann die Entwöhnung sehr schwierig sein. Die Entscheidung zur Extubation wird erleichtert, wenn man die Maskenbeatmung beherrscht. Bei richtiger Patientenselektion und Beherrschung der Methode sind die Vorteile in jeder Hinsicht eindeutig. Auch bei länger Beatmeten kann man eine frühe Extubation wagen, wenn diese Methode gekonnt angewandt wird.

Fazit: Alle Studien ergaben, abhängig vom Design, recht widersprüchliche Ergebnisse. Der individuell optimale Weg bleibt also weiterhin im Wesentlichen von der Erfahrung und Präsenz des Arztes und von ausreichendem Personal am Patienten abhängig.

Extubation Absaugen von Mund und Pharynx ist obligatorisch vor dem Entblocken. Ganz hervorragend ist, wenn der Patient den Tubus selbst herausziehen kann und vorher gezeigt hat, dass er kräftig atmen kann und einen kräftigen Hustenstoß hat.

Alternativ ist es günstig, unter Überdruck zu extubieren. Dann ist die Lunge gut gefüllt und der Patient kann gleich kräftig abhusten. Ganz schlecht ist die leider weit verbreitete Methode des Extubierens mit einem Absaugschlauch in der Trachea. Das Lungenvolumen wird dadurch reduziert, der Patient müsste erst mal einatmen; Letzteres kann er meist nicht, weil er durch den Reiz einen Stridor hat.

Durch die lange Spreizung und Reizung der Stimmbänder treten bei 10–20% der Patienten kritische Schwellungen auf, 5–8% entwickeln einen Stridor durch ein Larynxödem. Die prophylaktische Gabe von Kortikosteroiden hat in Studien überraschenderweise keinen Nutzen gebracht; die therapeutische Kortikoid-Gabe (also wenn ein Ödem besteht [cuff leak]) ist hingegen wirksam (50 mg Prednisolon, am besten 4 h vor Extubation), wenn eine traumatische Intubation vorausging, ein sehr großer Tubus und ein Stridor nach Extubation vorliegen.

Computergestütztes Weaning Die Motivation und Zuwendung durch das Personal und die Einschätzung des erfahrenen und engagierten Arztes können die Computer nicht ersetzen. Es ist jedoch interessant zu sehen, nach welchen Regeln computergestütztes Weaning funktioniert.

Programmierung eines »knowledge-based system«

1. Nachts CMV oder zumindest keine Reduktion der Unterstützung (Patient soll sich erholen können)
2. Komfortabel sind Atemfrequenzen von 12–18/min
3. Atemzugvolumen VT bleibt über 300 ml, bei 55 kgKG über 250 ml
4. Der Beatmungsplateaudruck soll 40 cmH_2O nicht überschreiten
5. $PaCO_2$ bei COPD bis ca. 60 mmHg (pH ent scheidend), sonst bis maximal 50 mmHg
6. ASB um 2 cmH_2O senken, wenn Patient 30 min stabil bei ASB < 20 cmH_2O
7. ASB um 4 cmH_2O senken, wenn Patient 60 min stabil bei ASB > 20 cmH_2O
8. Umstellung auf T-Stück, wenn beim Intubierten ASB bei 9 cmH_2O, beim Tracheotomierten, wenn ASB bei 5 cmH_2O
9. Extubation wenn Patient mit T-Stück und CPAP 5 cmH_2O über 2 h stabil ist
10. Bei Hypoventilation »switch to« SIMV/ASB

49.3 Wiederbeatmung

Bei Erschöpfung oder bei Versagen der Entwöhnung erfolgt die Wiederbeatmung. Die Erschöpfung des Patienten erkennt man. Für das Versagen gibt es eine Reihe von Parametern.

Anzeichen für eine drohende erfolglose Entwöhnung

- Af/Vt >105, also Hechel- oder Schaukelatmung
- $PaO_2 < 60$ mmHg
- $AaDO_2 > 400$ mmHg mit FiO_2 100%
- pH < 7,25; pH < 7,1 ist intolerabel; pH < 6,9 ist sehr kritisch
- HF > 120/min oder ein Anstieg über 20% vom Ausgangswert
- RRm > 15 mmHg über Ausgangswert
- PCWP > 20 mmHg
- Neuauftreten oder Zunahme von ERBS, Arrhythmien, Blockbilder
- $PaCO_2 > 50$ mmHg (bei COPD mit vorbestehender respiratorischer Globalinsuffizienz ist der pH entscheidend)

Wiederbeatmung Sie ist beim Weaning von Langzeitbeatmeten normal. In dieser Zeit sollten sich die Patienten erholen, z. B. über die Nacht. Alternativ zur Reintubation hat sich Maskenbeatmung bewährt.

Zunächst erfolgt die Adaptation an die Maskenbeatmung mittels Ambu-Beutel manuell. Der Patient kann sich an die Maskenbeatmung gewöhnen. Hierzu muss der Beatmende Erfahrung haben. Er beobachtet die Atemmuskulatur und fühlt die Eigenatmung. Die Unterstützung durch die Maske bzw. Beutel erfolgt bedarfsgerecht. Das Ziel ist eine Senkung des $PaCO_2$ und damit die Dämpfung des eigenen Atemantriebs.

Sobald der Patient derart adaptiert ist, ist er bereit, mit einem Gerät zu atmen. Es erfolgt der Wechsel an eine maschinelle Unterstützung durch nCPAP, nBIPAP® oder nIPPV (► Kap. 45). Diese Art der Ventilation ermöglicht heutzutage die schrittweise Respiratorentwöhnung bei Menschen, die vorher als nicht entwöhnbar galten. Im Vergleich zur Reintubation können die Morbidität, Mortalität und die Krankenhausverweildauer durch die Maskenbeatmung nachweislich gesenkt werden.

Wählt man die unterstützenden Formen der Maskenbeatmung (nCPAP, nBiPAP®), so verwendet man spezielle Geräte. Diese verfügen über eine »sensitive« flowgesteuerte Druckunterstützung und Druckkonstanz bei Spontanatmung. Eine Reihe von Untersuchungen konnte zeigen, dass mit diesen Geräten die Erfolgsrate bei schwierigem Weaning deutlich verbessert werden konnte. Pneumologische Erfahrungen und die Kenntnis der Technik sind erforderlich (► Kap. 45 u. 60).

Eine unterstützende maschinelle Maskenbeatmung mit einem herkömmlichen Beatmungsgerät kann nicht erfolgreich sein. Diese Geräte werden durch den inspiratorischen Sog, den der Patient erzeugt, getriggert. Diese Art der Triggerung erfordert zu viel Atemarbeit. Bei älteren Geräten mit einem erforderlichen Druck von minus 2 cmH_2O wird durch die assistierte Ventilation die Atempumpe nicht entlastet. Bei moderneren Geräten mit einem erforderlichen Druck von minus 0,5 cmH_2O können bis zu 70% der Atemarbeitet eingespart werden. Diese geringen Drücke führen zu jedoch oft zu einer Selbsttriggerung. Subjektiv tolerieren nur wenige Patienten dieses druckgesteuerte Atemmuster gut.

»Weaning-Versager« sind nicht selten Menschen in einer terminalen Lebensphase.

Praxis

Die Analyse der Versorgungssituation, der Perspektive sowie die Einbeziehung aller Beteiligten und das Eruieren des Willens des Patienten sind eine schwierige Aufgabe. Ein Therapieziel muss gemeinsam formuliert werden. Diesem darf man sich aber nicht durch Delegation, Verlegen, Konsile u.a. verweigern.

Oft stellt sich in einer terminalen Lebensphase, z. B. bei multimorbiden geriatrischen Patienten mit weit fortgeschrittenen unheilbaren Krankheiten, die irreversibel sind und rasch fortschreiten, die Frage des ärztlich geleiteten Therapieabbruchs. Ein aktuelles BGH-Urteil (Az. StR 454/09) in 2010 hat den Willen des Patienten gestärkt und gestattet es – unter ausgewählten Bedingungen –, eine Behandlung zu beenden.

Aktuelle, weiterführende Literatur

Esteban A et al. (2004) Noninvasive positive pressure ventilation for respiratory failure after extubation. N Engl J Med 350:2452

Khamiees M et al. (2001) Predictor of extubation outcomes in patients who have successfully completed a spontaneous breathing trial. Chest 120:1262

Magnussen H et al. (2009) Palliativmedizin in der Pneumologie. Pneumologie 63:289–295
Meyer FJ, Schönhofer B (2009) Herz und Weaning. Pneumologie 63:276–281
Tobin MJ (2004) Principles and protocols of weaning. Am J Crit Care Resp Med 169:661
Tobin MJ et al. (2006) Weaning from mechanical ventilation. In: Principles and practice of mechanical ventilation. McGraw-Hill, New York

ARDS

Im Internet

Harman EM (2011) Acute respiratory distress syndrome (update). eMedicine 1

MHH-Hannover: Arbeitsgruppe Atemwegsmanagement und Lungenversagen. www.ards.eu

Review

Girard TD, Bernard GR (2007) Mechanical ventilation in ards: a state-of-the-art review. Chest 131(3):921–929

50.1 Ursachen

ARDS steht für »acute« oder »adult respiratory distress syndrom«. Zugrunde liegt eine Schädigung der alveolo-kapillären Membran. Die synonymen Bezeichnungen »capillary leak syndrome«, »nichtkardiales Lungenödem«, »akutes Lungenversagen« oder »Schocklunge« erklären das Krankheitsbild recht gut. Eine Reihe von unterschiedlichsten Faktoren und Erkrankungen bewirken diese Erkrankung. Am häufigsten sind die Sepsis und Pneumonien die Ursache (◘ Tab. 50.1). Bei der Pneumonie kann die Schwierigkeit bestehen, zu erkennen, ob sich additiv eine nosokomiale Pneumonie entwickelt hat.

Sauerstofftoxizität ist immer wieder Thema. Reiner Sauerstoff – möglichst weniger als 6 Stunden, über FiO_2 0,6 über 12–24 Stunden – reizt zuerst »nur« die Atemwege, dann folgen Miktoatelektasen und zunehmend eine Affektion des Interstitiums. Das darf man aber akut nicht überbewerten. Wenn der FiO_2 erforderlich ist, wird man diesen dem Patienten akut nicht vorenthalten. Das Risiko gilt vor allem für unreife Lungen. Es ist zudem dann gegeben, wenn man nicht schonend, also nicht protektiv beatmet, mit zu hohen n AZV und Drücken. Sauerstoff ist strohtrocken, denn es bindet physikalisch keine Feuchtigkeit, also muss man dabei auch auf eine gute Befeuchtung achten und eine Exsikkose vermeiden. ACC und inhalative Beta-Mimetika sollen schützen, was sehr fraglich ist – wahrscheinlich schützt am besten der natürliche Mukus der Schleimhaut. Ganz sicher nutzt das Vermeiden unnötiger Absaugungen; diese sinnlose Spülerei mit Kochalzlösung löst den schützenden Mukus ab – das ist in der Regel vollkommen unnötig und ganz schlecht. Ganz wesentlich ist auch die protektive Beatmung, damit kann man einer O_2-Schädigung am besten entgegenwirken und dieses Risiko minimieren.

50.2 Pathophysiologie

Das ARDS kann sowohl systemisch (Sepsis, Trauma etc.) als auch intraalveolär (Aspiration, Sauerstoff, Beatmung) ausgelöst werden. Eine Schwäche der Immunabwehr (► Kap. 21 u. 40) ist ein wichtiger Risikofaktor. Gehäuft sind Raucher und Alkoholiker betroffen.

Die Histologie ist uniform, Biopsien sind nicht nötig. Eine kurze Beschreibung ist interessant. Uniform, unabhängig vom schädigenden Agens, läuft die pathologische Sequenz gleich ab:

Die Deckzellen der alveolo-kapillären Membran werden geschädigt (Atemnot und leichte Restriktion und Obstruktion merkt man ja schon bei einem Virusinfekt, diese feinen Alveolorsepten und Bronchioli sind also bei geringster Entzündung im Körper fast immer beteiligt). Bei der systemischen Ursache werden humorale und biochemische Mediatoren, Entzündungszellen und Endotoxine eingeschwemmt. Bakterielle Toxine kommen bei infektiöser Genese hinzu. Bei inhalativer Genese wird die Alveole primär geschädigt.

Lokale Entzündungsreaktionen werden ausgelöst, Neutrophile durchwandern das desintegrierte Endothel der Lungenkapillaren, das Surfactant-System wird sekundär gestört. Das interstitielle Ödem verschwillt die Bronchiolen und Blutgefäße. Die Alveolen füllen sich mit proteinhaltigem, zellreichem Exsudat. In der BAL würde man eine Neutrophilie (Norm < 2%) erkennen. Die granulozytäre interstitielle Infiltration wird im Verlauf ersetzt durch Monozyten und Lymphozyten. Intravaskuläre Mikrothrombosen (keine Embolien!) sind häufig.

Nach 1–2 Wochen folgt auf die exsudative Frühphase die fibroproliferative Spätphase. Bei Reparaturvorgängen werden die Alveolen mit kuboiden Zellen ausgekleidet. Das Interstitium der Azini wird Schrittweise durch Fibrosen und Narben ersetzt.

50.3 Symptome und Befunde

In ◘ Tab. 50.2 sind die Zeichen des ARDS aufgeführt.

Dem akuten Lungenversagen gehen Atemnot mit flacher und schneller Atmung voraus. Eine akute Lungenschädigung ALI (acute lung injury) muss nicht in ein ARDS einmünden. Beispielsweise entwickeln nur 10% der Patienten mit Dyspnoe auf Gemcitabin ein ARDS, auch nur wenige auf schwergradige beideitige Pneumonien.

Tab. 50.1 Ursachen eines ARDS

Systemische Einschwemmung von Entzündungszellen Mediatoren und Toxinen in die Lungenstrombahn	
Sepsis	Die häufigste Ursache, aber: Ein Problem kann die Herdsuche sein, der häufigste okkulte Herd bei Diabetikern ist eine Osteomyelitis (diab. Fuß); akalkulöse Cholecystitis bei Intensiv-Patienten bedenken, intraabdominelle Herde etc.
Pneumonie	Die zweithäufigste Ursache des ARDS: Parapneumonisches ARDS als Todesursache schwerer Pneumonien, gehäuft bei Alkoholikern und Rauchern Additiv die nosokomiale Pneumonie Andere, mögliche Ursachen einer ARDS stets bedenken
Trauma	Hierher stammt der Begriff »Schocklunge«: Blutungsschock, vor allem bei Polytrauma, Lungenkontusion, Schädel-Hirn-Trauma
DIC	Die DIC ist Folge schwerer Erkrankungen (wie der Sepsis)
Embolie	Fruchtwasser- und Fettembolien schädigen das Endothel der Lungenkapillaren direkt
Pankreatitis	Schock, Sepsis und/oder Ausschwemmung von Mediatoren
Massentransfusion	Die Schwere der Grunderkrankung (meist Trauma) und die Störung der Homöostase sind wesentlich
Verbrennung	Freisetzung von Mediatoren und Schädigung der Lungenkapillaren, ähnlich den Prozessen bei Sepsis, Pankreatitis, Trauma etc.
Herz-Lungen-Maschine	Postoperatives ARDS nach Herzoperationen, durch Abriebe (Silikon u.a.) Mediatorenfreisetzung und SIRS-Induktion
Medikamente	Gemcitabin, Intoxikation mit Barbituraten oder Heroin, Naloxon, Amiodaron, u.a.
Inhalative Auslöser	
Aspiration, Inhalation	Bei saurem Mageninhalt bekannt als Mendelson-Syndrom Aspiration von Wasser, ARDS nach dem sog. Beinahe-Ertrinken Inhalation bzw. Aspiration von Lösungsmitteln bzw. Kohlenwasserstoffen Inhalation von Räuchen oder toxischen Gasen (z. B. Ammoniak)
Sauerstofftoxizität	Ein FiO_2 um 1,0, unter 0,6 wird angestrebt
Bestrahlung	Im Strahlenfeld
Beatmung	Hohe Drücke und hohe Volumina können ein ARDS unterhalten Scherkräfte und Dehnung/Kompression sind traumatisierend, verschlechtern oder induzieren gar ein ARDS, deshalb AZV < 6 ml/kg/min und niedrige Spitzendrücke
Transfusionen	> 15 EKs

Auskultorisch hört man ein sog. Bronchialatmen, also die gute Fortleitung des scharfen bronchialen Atemgeräusches, fortgeleitet über die interstitielle Flüssigkeitsansammlung. Ödematös verschwollene Bronchien können spastisch werden. Rasselgeräusche sind selten.

50.4 Differenzialdiagnosen

Eine **Herzinsuffizienz** (z. B. bei Herzinfarkt, akutem Vitium etc.) ist beim Lungenödem auszuschließen. Im Einzelfall ist das schwierig, ARDS und kardial-be-

Tab. 50.2 Zeichen des ARDS

Anamnese	In der Anamnese ist meist eine Ursache offensichtlich; Beginn nach Stunden oder innerhalb 1–2 Tagen, bei Lungenkontusion auch mal erst nach einer Woche
PaO_2 vermindert	Initial bei kompensatorischer Hyperventilation mit erniedrigtem $PaCO_2$; ein Anstieg des $PaCO_2$ ist ein Zeichen der Erschöpfung der Atemmuskulatur
PaO_2/FiO_2-Quotient	Beispielsweise: 100/0,2 = 500, also normal 90/0,33 = 270, also < 300 (Vorstadium, acute lung injury = ALI) 70/0,5 = 140, also < 200 (= ARDS)
Thorax-Röntgen	Bilaterale Infiltrate müssen initial bei Dyspnoe und bronchialen Atemgeräuschen noch nicht vorliegen (»Rö-Tho hinkt nach«): zuerst normales Röntgenbild oder geringe interstitielle Zeichnung; und Patient schon schwer hypoxisch; dann alveoläres-fleckiges Muster; dieses kann Regionen aussparen oder initial lokalisiert sein, DD: Pneumonie, lokales Ödem; bilaterale Infiltrate, bei Aspiration auch unilateral
Nicht kardial	Wedge-Druck < 18 mmHg oder: kein Hinweis für einen linkskardialen Rückstau (Vorgeschichte, Echokardiographie) Bei ARDS rascher Abfall des PaO_2 und noch gering verändertem Rö-Bild, bei kardialem Rückstau umgekehrt

dingtes Lungenödem können beide eine Einflussstauung bewirken und auch in Kombination auftreten. Ein ARDS kann eine Herzinsuffizienz auslösen. Das Röntgenbild liefert kein ganz sicheres Kriterium zur Unterscheidung. Allenfalls der Nachweis von Kerley-Linien, pulmonalvenöser Stau (Auffiederung), Umverteilung in die Oberfelder und großes Herz, gepaart mit Vorgeschichte und Klinik (periphere Ödeme usw.), sind Hinweise auf ein hydrostatisches Lungenödem.

Bei Verdacht auf eine **Pneumonie** als Ursache des ARDS ist eine invasive Erregerbestimmung erforderlich. Bei AIDS-Patienten ist eine Pneumocystis carinii mögliche Ursache ausgedehnter Verschattungen. Legionellosen können den Gasaustauch sehr rasch verschlechtern. Ebenso muss man die schwere Influenza bedenken sowie die seltene akute alveoläre Hämorrhagie, die Hamann-Rich-Verlaufsform einer perakuten ILF, toxische akute Alveolitiden, ein Inhalationstrauma, eine medikamenteninduzierte COP/BOOP oder die akute-schwergradige EAA. Massive Aspirationen müssen ebenso bedacht werden. Eine Lymphangiosis kann ebenfalls mal sehr akut (embolisch, entzündlich, paraneoplastisch, Mediatoren?) verlaufen.

Bei diesen differenzialdiagnostischen Schwierigkeiten ist an ein ARDS zu denken, wenn prädisponierende Faktoren vorliegen: Sepsis, Ileus, abdominelle Infektionen, Pankreatitis, Polytrauma, Operation, Bluttransfusionen oder Aspiration von Mageninhalt.

50.5 Therapie

Eine zunehmend schnellere und flachere Atmung erfordert initial die Sauerstoffsonde, wegen der Diffusionsstörung bringt sie in der Regel auffallend wenig. Spontanatmung oder Maskenbeatmung wäre ideal, aber oft nicht mehr möglich (aber rasch wieder anzustreben, nur kurzzeitig sedieren).

Bei Verschlechterung der Blutgase oder Erschöpfung wird unverzüglich intubiert. Die nichtinvasive Beatmung spielt beim ARDS keine Rolle. Der Vorgang der Intubation selbst ist bereits ein Risiko für die Entstehung einer nosokomialen Pneumonie. Es gibt eine Studie, die eine prophylaktische Gabe von Antibiotika geprüft hat. 2 × 1,5 g Cefitroxim, 0 und 12 Stunden nach Intubation, reduziert das Risiko der frühen Beatmungspneumonie (< 5 Tage) bei ARDS signifikant um die Hälfte.

»Sanfte« Beatmung Die Beatmung selbst kann ein ARDS unterhalten, verschlechtern oder gar induzieren. Deshalb ist das Ziel eine möglichst schonende Beatmung. Hohe Beatmungsdrücke und -volumina führen zu lokalen Überdehnungen, Schädigungen und Mikroeinrissen und zur Kompression schlecht belüfteter Lungenareale. Die Folge sind Atelektasenbildung, Rechts-Links-Shunt, Barotrauma, Störung des Lymphabflusses, Lungenödem und sekundäre Infektionen.

Tab. 50.3 Optimaler PEEP

Ein prophylaktischer PEEP > 5 mmHg hat sich nicht bewährt PaO_2 < 55–60 mmHg bei FiO_2 > 0,6, d. f.: PEEP 5–10 mmHg Intrinsic PEEP als Maßstab PEEP > 10 mmHg (oder gar 15) meist schädlich Der Erfolg eines PEEP stellt sich erst nach 15–60 Minuten ein Der PaO_2 bessert sich meist, ist aber nur ein Maßstab Eine PEEP-Nebenwirkung ist die Flüssigkeitsretention, der man vorausschauend entgegenwirken muss	
Herzfunktion	Das HZV unter PEEP darf nicht oder nicht wesentlich abfallen Gesucht: Bestes HZV bei PaO_2 > 55–60 mmHg bzw. Sä 90%
Beatmungsdruck	Druckanstieg maximal auf Ausgangsplateaudruck plus zusätzlicher PEEP, besser darunter, ansonsten befindet man sich im suboptimalen Bereich oder im Bereich der Überdehnung
Optimaler PEEP	Bewahrt Alveolen/Azini vor dem Kollaps (alv. Öffnungsdruck)
Sauerstofftransport	Sollte ansteigen, zumindest nicht abfallen

»Sanfte« Beatmung

- Ziel-PaO_2 ist 55–60 mmHg, entsprechend einer Sättigung von 90–91% (höher ist nicht erforderlich)
- $FiO_2 \geq 0{,}6$
- PEEP initial < 5 cmH_2O, max. 10 cmH_2O
- Niedrige Hubvolumina 6 ml/kgKG
- Beatmungsdrücke Plateau < 30 cmH_2O, Spitze < 35 cmH_2O

Falls dies nicht ausreicht, für ausreichenden Gasaustausch:

- Optimalen PEEP suchen
- Inversed-ratio-Ventilation mit möglichst niedrigem inspiratorischen Flow, langsame inspiratorische Flows gewähren eine gleichmäßigere Dehnung verschiedener Lungenareale
- Kein Erfolg, d. f.: permissive Hyperkapnie (PH) $PaCO_2$ bis 80–100 mmHg

Unter der »sanften Beatmung« konnte auch die **Analgosedierung** deutlich reduziert werden, weil sie viel besser zu tolerieren ist. Eine möglichst niedrige Dosierung ist empfehlenswert – und diese nur intermittierend (nur nachts z. B.) –, um möglichst kurze Beatmungszeiten zu bekommen. Muskelrelaxantien sind zu vermeiden.

Fieber, Angst, Schmerz, »Kampf« mit dem Beatmungsgerät und Delir (aus verschiedenen Gründen) können gerade initial zu einer raschen Verschlechterung mit hohem O_2-Verbrauch und rapider Verschlechterung führen. Initial sollte man sehr darauf achten, u.a. Antipyretika, Delirbehandlung evtl. mit Neuroleptika, initial gute Analgosedierung, evtl. nur initial ganz kurzzeitig mit Muskelrelaxation.

PEEP Die Funktion des PEEP ist die Redistribution des Blutflusses (V/Q-Mismatch) und das Rekrutieren (Offenhalten) kollabierter Alveolen. Dadurch sollte der Beatmungsdruck fallen, da der hohe Druck zum Wiedereröffnen kollabierter Alveolen wegfällt. Durch das Vermeiden dieser ständigen Scherbewegungen wird unter dem »optimalen PEEP« die Lunge durch die Beatmung weniger geschädigt. Der Sauerstofftransport und die Herzfunktion sollten sich unter optimalen PEEP bessern, zumindest nicht verschlechtern (Tab. 50.3).

Moderne Konzepte der parenteralen **Ernährung** haben sich wesentlich verbessert. Soweit möglich, sollte enteral ernährt werden, wobei dies in der akuten Phase keinen greifbaren Nutzen hat.

Blutzuckerführung erfolgt im oberen Normbereich. Diese Verbesserung der Stoffwechsellage meidet strikt jeglichen katabolen Zustand, der rasch in Muskelschwäche (auch Zwerchfell!) führt. Zudem sind viele wesentliche Körperfunktionen (anabole Stoffwechselwege der Leber, Immunabwehr, Mikroperfusion) eng mit einer normnahen BZ assoziiert. Hierunter gibt es dann dramatisch bessere »Outcomes«.

Noskomiale Pneumonie: Hier gibt es stringente Schemata mit Antibiose zur Intubation, Mundpflege und sterile Absaugung, Lagerung und Lagerungsbetten, Vermeiden übermäßiger Sedierung, keine unnötige Antibiose (ansonsten rasche Fehlkolonisation), Hand- und Beatmungsschlauch-Hygiene.

Flüssigkeit einerseits eher restriktiv mit niedrigem ZVD und Pulmonalisdrücken. Aber dabei Zentralisierung und Perfusionsstörungen stringent vermeiden. In der Summe haben die restriktiven Schemata in Studien nicht den erwarteten Nutzen gezeigt.

Lagerungstherapie Sie ist ein sehr überzeugendes Konzept. Der Nutzen ist aber nur zu erwarten, wenn früh im Verlauf mit der Lagerungstherapie begonnen wird. Es existiert also nur ein Nutzen bei frühem Beginn, solange reversible Verhältnisse vorliegen. Der Zustand von etwa 50% der Patienten kann sich zunächst sogar etwas verschlechtern, wenn abhängige Partien bereits nachhaltig verdichtet sind und nun nach oben kommen. Eine engmaschige Überwachung ist notwendig. Meist erholt sich auch bei diesen Patienten die Lungenfunktion letztlich.

Hämatokrit Ein Hb um 10 g/dl ist erforderlich für einen ausreichenden Sauerstofftransport beim Herzgesunden. Bis 7 g/dl beeinflussen den Verlauf nicht negativ. Und: Transfusionen können zu einer Verschlechterung des ARDS führen.

Thrombose- und Ulkusprophylaxe sind heute selbstverständlich. **Aspirationen** und Mikroaspirationen sind zu vermeiden.

50

Diurese ARDS-Patienten sollten initial negativ bilanziert werden mit niedrigem PCW (unter 18 mmHg) und mit niedrigem zentralvenösen Druck (unter 5 mmHg). Der PEEP begünstigt die Flüssigkeitsretention (natriuretisches Hormon usw.).

Cave: Der PCW alleine entspricht nicht dem transkapillären Druck. Der PCW ist ein statischer Druck, der transkapilläre Druck ist ein dynamischer Druck. Der transkapilläre Druck (Pc) ist abhängig vom PAPm, da beim ARDS der pulmonalvenöse Abfluss behindert ist.

Es gilt deshalb:

$$\text{Po bei ARDS} = \text{PCW} + 0{,}6 \times (\text{PAPm} - \text{LAP}) \quad (50.1)$$

$$\text{LAP} = \text{linker Vorhofdruck} = \text{PCW} \quad (50.2)$$

Bei einem PCWP von 10 mmHg und einem PAPm von 30 kann also der transkapilläre Druck 22 mmHg betragen. Daraus folgt, dass die diuretische Therapie auch den PCW/LAP und den Pc berücksichtigen muss. Allerdings muss bei dieser Abflussstörung bedacht werden, dass die Vorlast nicht zu sehr abfällt. Eine Kombination aus diuretischer Therapie und nachlastsenkender-inotropischer Behandlung mit Dobutamin kann erforderlich werden.

Das ARDS ist prognostisch derart limitierend, sodass ein Anstieg der Nierenfunktionswerte manchmal in Kauf genommen wird. Unter diuretischer Therapie kann passager eine Dialyse notwendig werden. Die Kombination Albumin und Diuretika, um dies zu vermeiden, wird diskutiert. Zu beachten ist auch, dass Patienten im Verlauf resistent auf Schleifendiuretika werden können. Also sollte man eine Kombination mit HCT, ausreichend Natrium und Kalium und Vermeidung einer Azidose bedenken.

Cave: Bei Sepsis und septischen Verläufen geht eine Flüssigkeitsrestriktion mit einer weiteren Störung der Mikroperfusion und Verschlechterung der Prognose einher. Hier sollte also die Zufuhr nur initial bei Überwässerung stattfinden. Auch darf man nicht zu sehr reduzieren und sollte frühzeitig anpassen.

Kolloidosmotischer Druck (KOD) Der KOD wird durch das Gesamteiweiß (GE) bewirkt, zu 60–80% durch das Albumin. Wenn der transkapilläre Druck den KOD um mehr als 5 mmHg übersteigt, wird das Lungenödem begünstigt. Es gilt:

$$\text{KOD} = 2{,}1 \times \text{GE} + (0{,}16 \times \text{GE}) \text{ im Quadrat (in mmHg)} \quad (50.3)$$

Komplikationen bedenken Hohe Beatmungsdrücke und eine rasche hämodynamische Verschlechterung sprechen für einen Pneumothorax oder großen Pleuraerguss.

Andere Beatmungsformen Zusätzlich zur Druckbeatmung kann die »high frequency jet-ventilation« einsetzen, mit Frequenzen über 60/min und AZV unter 300 ml. Dies ist also eine sehr sanfte Beatmung, sie kann sinnvoll sein bei bronchopleuralen Fisteln oder sehr schwerem ARDS. Es besteht kein generell gesicherter Nutzen, tendenziell CO_2-Retention, Einsatz in Einzelfällen; u.a. als Jet-Ventilation bei starrer Bronchoskopie.

Die »high frequency oscillation« arbeitet mit Atemfrequenzen über 200/min über eine schwingende Membran. Bei Hyperkapnie kann die akzessorische intratracheale Sauerstoff-Luft-Insufflation den Totraum reduzieren. Der Membranoxygenator hat die Prognose nicht verbessert. Die extrakorporale CO_2-Elimination und geringe PaO_2-Verbesserung ist als Zusatztherapie bei manchen Patienten sinnvoll, z. B. bei permissiver Hyperkapnie. Die pumpengesteuerte extrakorporale Membranoxygenierung (ECMO) ist aufwändig; einfacher einsetzbar ist die pumpenlose arteriovenöse extrakorporale Lungenassistenz (ECLA), eben mit dem wesentlichen Vorteil, dass man die protektive Beatmung weiterführen kann. Allerdings kann mit dieser Methode die Prognose auch nicht verbessert werden.

Ohne Nutzen Die Gabe von **Surfactant** erbrachte, wie beim IRDS (»infant respiratory-distress syndrome« des Frühgeborenen), keinen allgemeinen Nutzen; in Einzelfällen ist sie denkbar (wahrscheinlich, weil diese Störung sekundär ist beim ARDS). Auch die NSAIDS (Ibuprofen etc.) brachten keinen praktischen Nutzen. Vasoaktive Substanzen, wie NO oder Prostaglandine, werden im Rahmen klinischer Studien geprüft; bis dato gibt es zum Teil gute Effekte, in der Summe besteht kein gesicherter Nutzen.

Unter **»liquid-ventilation«** versteht man die Instillation eines speziellen flüssigen Kohlenwasserstoffs in die Alveolen. Er leitet die Gase hervorragend. Die Instillation erfolgt bis zum RV oder FRC. Kollabierte Alveolen werden rekrutiert und »belüftet«. Im Tierversuch brachte diese Methode gute Ergebnisse. Klinische Studien mussten wegen niedrigerer Mortalität in der Kontrollgruppe abgebrochen werden. Derzeit werden wieder Tierversuche mit »liquid-ventilation« plus Surfactant-Applikation durchgeführt.

Inhalative Broncospasmolytika sind derzeit in Prüfung. Es besteht keine Kontraindikation, man muss also im Einzelfall entscheiden, ob eine Therapie der spastischen Komponente einen Nutzen bringt. Wenn, dann sollte man auf ausreichende Dosierungen und ausreichend kurze Intervalle achten, etwa: Ipratropiumbromid 4x/d, Formoterol oder Salmeterol 3x/d, kurz wirksame Beta-Mimetika mindestens 4x/d, am besten alle 4 h niedrig dosiert.

Kortikosteroide bringen eine akute Verbesserung des Gasaustausches, aber keine Senkung der Letalität. Wegen der Gefahr sekundärer Infektionen wird die Gabe von einigen Autoren abgeraten. Die Studien unterscheiden sich in ihren Beurteilungen durchaus:

Beispiele für Studienergebnisse zu Kortikosteroiden

- Hochdosierte Gaben haben keinen Nutzen
- Langfristige Gaben ebenfalls nicht, mit Muskel-(Zwerchfell-)Schwächung
- Früh gegeben (< 13 d), kurz (maximal 7–14 d) und physiologisch (im Stressstoffwechsel ist physiologisch 200–300 mg KS/D) dosiert: klinischer Nutzen kurzzeitig gegeben

Sinnvoll bei septischem Verlauf und Katecholaminpflicht

Die **Antibiose** ist nur bei Zeichen von Sepsis oder Infektion indiziert. Es gibt keine Indikation für eine prophylaktische Gabe, außer zur Intubation. Wegen der Zerstörung der physiologischen Flora und der Selektion resistenter Keime ist die »prophylaktische« Antibiose kontraindiziert. Trotzdem wird es oft praktiziert (Stichwort: »Prophylaktisch breit abdecken«). Bei nichtinfektiösem ARDS kommt es aber im Verlauf fast immer zu einer Superinfektion, sodass man in praxi großzügig antibiotisch behandelt. Idealerweise gibt es engmaschige Verlaufskontrollen und Mikrobiologie.

50.5.1 Aussicht und Nutzen

Wahrscheinlich ist die geschickte Kombination einzelner Methoden durch den erfahrenen Pneumologen und Intensivmediziner das Geheimnis des Erfolges. Vielen Studien ist gemeinsam, dass vorgegebene Schemata recht »stur« umgesetzt wurden. Da wird etwas vorgegeben und umgesetzt: Das geht aber bei derartigen Krankheitsbildern nicht. Einerseits ist das ARDS eine homogene Endstrecke, aber die Patienten, die Komorbiditäten und Ursachen sind unterschiedlich und auch das Ausmaß der Betroffenheit und die Verteilung in der Gesamtlunge.

Man muss auch ein Gefühl für einen bestimmten Patienten in Gesamtschau entwickeln, wo man was einsetzt. Das tut man ganz vorsichtig, beobachtet ganz genau (minute-to-minute-monitoring mit dem Arzt vor Ort am Patienten), dann kann man meist sehr gut entscheiden, ob man das »durchzieht«, nur passager oder intermittierend einsetzt oder lieber wieder bleiben lässt.

50.6 Prognose

Für das »schwere« ARDS wurde eine Mortalität bis 70% angegeben. Ab einem $PaO_2/FiO_2 < 300$ steigt die Mortalität sprungartig an. Durch viele Verbesserungen (supportiv, Beatmung etc.) liegt die Mortalität heute bei 20–30%. Extrapulmonale Organdysfunktionen, chronische Lebererkrankungen, chronischer Alkoholabusus und Sepsis erhöhen das Risiko, am ARDS zu versterben. Zudem ist bei diesen Patienten das Risiko erhöht, am ARDS zu erkranken. Eine schwere Pneumonie mit parapneumonischem ARDS sieht man gehäuft bei Patienten mit Abwehrschwäche (▶ Kap. 21 u. 40), insbesondere bei Rauchern und Alkoholikern. Auch die kompetente Berücksichtigung von Komorbiditäten durch den internistisch versierten Pneumologen ist ganz wesentlich.

Bei Überlebenden bilden sich die fibroproliferativen Lungenschäden nach 6–18 Monaten weitestgehend zurück. Funktionelle Auswirkungen normalisieren sich.

Aktuelle, weiterführende Literatur

Bernard GR (2005) Acute respiratory distress syndrome: a historical perspective. Am J Resp Crit Care Med 172:798

Estenssoro E et al. (2002) Incidence, clinical course and outcome in 217 patients with acute respiratory distress syndrome. Crit Care Med 30:2450

Jacobi J et al. (2002) Clinical practice guidelines for the use of sedatives and analgesics in critically ill adult. Crit Care Med 30:119

Lorraine BW, Michael AM (2000) The acute respiratory distress syndrome. NEJM 342:1334–1349

Piantadosi CA et al. (2002) Acute respiratory distress syndrome. Ann Int Med 141:460

Rubenfeld GD et al. (2005) Incidence and outcomes of acute lung injury. N Engl J Med 353:1685

Lungenembolie

Thrombembolische Lungenembolie

S2-Leitlinie

Diagnostik und Therapie der Venenthrombose und der Lungenembolie. Update 06/2010. AWMF online

51.1 Epidemiologie, Pathologie und Risikofaktoren

Man schätzt, dass etwa 1% der Patienten, die in ein Krankenhaus aufgenommen werden, eine Lungenembolie (LE) haben. Obduktionsstudien ergaben eine geringe diagnostische Trefferquote bezüglich der Diagnose »Lungenembolie« (◘ Tab. 51.1). 60% der Lungenembolien, die zum Tode führten, wurden nicht als solche erkannt. 60% der Patienten, bei denen eine Lungenembolie diagnostiziert wurde, hatten in der Autopsie keine. Diese Diskrepanz wurde vor allem auf die Perfusionsszintigraphie zurückgeführt, mit den modernen Angio-CTs stellt sich dies anders dar. Nur 10% der Patienten, die mit Verdacht auf LE eingewiesen werden, haben tatsächlich eine.

Prädisposition Die Kenntnis der Risikofaktoren ist wesentlich. Das Risiko der LE ist eng mit dem Risiko der tiefen Venenthrombose (TVT) verknüpft (◘ Tab. 51.2). Bei 70% der Lungenembolien ist eine proximale TVT nachweisbar Bei den restlichen 30% ist der Thrombus disloziert; Residuen oder Venenwandunregelmäßigkeiten sind oft noch nachweisbar. Die TVT der Unterschenkelvenen bis zur Trifurkation führt nicht zur LE. Isolierte Beckenvenenthrombosen sind eine Rarität. 90% der Patienten mit einer LE haben Risikofaktoren. Der wesentliche Risikofaktor ist die Immobilisation für mehr als eine Woche. Das Risiko einer LE steigt natürlich, wenn mehrere Risikofaktoren vorliegen.

51.2 Symptomatik

In abfallender Häufigkeit (von 80 auf 10%) werden Dyspnoe, Tachypnoe (> 20/min), Husten und Brustschmerz (ischämische Pleuritis, vergleichbar mit Darmischämie), Angst, Tachykardie und RR-Abfall sowie Hämoptysen beschrieben (◘ Tab. 51.3).

Vor allem der plötzliche Beginn eines Thoraxschmerzes mit Dyspnoe spricht für eine LE. 20% der Patienten einer internistischen Ambulanz mit plötzlich einsetzendem Thoraxschmerz hatten in einer Studie eine LE. Beinschmerzen und die palpatorischen Befunde der TVT bei einer LE haben weniger als 50% der Betroffenen (◘ Tab. 51.4 und ◘ Tab. 51.5).

51.3 Befunde

Blutgase, EKG, Echokardiographie, Sonographie der Venen, Phlebographie und Röntgen-Thorax sind umgehend verfügbar und werden als Basisdiagnostik bezeichnet. Diese Untersuchungen sollten ohne Verzug bei Verdacht auf eine LE durchgeführt werden. In Zusammenschau mit der Symptomatik und den Risikofaktoren wird die Indikation zur Antikoagulation gestellt. Perfusionsszintigraphie, Spiral-CT und Pulmonalisangiographie sollten die Diagnose sichern. Leider sind Sensitivität, Spezifität, positive- und negative-predictive-value (PPV, NPV) nicht so gut, wie man es sich wünscht. Die Größenordnung liegt bei etwa 50–90% (◘ Tab. 51.6). Die Wertigkeit wird 24 Stunden nach dem Ereignis zunehmend geringer.

Blutgasanalyse Diagnostisch ist die BGA nicht. Es findet sich kein statistischer Unterschied zwischen Patienten mit und ohne LE (PIOPED-Studie). Veränderungen der BGA, in Zusammenschau mit der Symptomatik und den Risikofaktoren, sind jedoch hilfreich.

Ein abfallender PaO_2 (unter der Norm, bezogen auf Alter und Körpergewicht) sowie ein normales oder erniedrigtes $PaCO_2$ sind ein Hinweis. Vor allem eine akute Hypoxie gemeinsam mit einer akuten Dyspnoe und Pleuritis sprechen für eine LE. Eine metabolische Azidose entsteht bei einer akuten, massiven LE.

Eine Hyperventilation mit normalem PaO_2 und Hypokapnie ist oft reaktiv; ein Asthma bronchiale und kleine Lungenembolien müssen ausgeschlossen werden. Eine Hyperventilation ungeklärter Genese kann beispielsweise durch rezidivierende Mikroembolien bei Thrombophilie (Protein-C-Mangel etc.) verursacht sein.

EKG Immer indiziert ist das EKG mit der Frage: Herzinfarkt oder Perikarditis? Zur Diagnostik einer LE ist es isoliert betrachtet nicht geeignet. Sensitivität und Spezifität liegen um 50%. Es gilt jedoch dasselbe wie für die BGA. Entstehen Zeichen einer LE im EKG, so ist in Zusammenschau mit Symptomatik, Risikofaktoren und BGA eine LE wahrscheinlich. Tachykardie, TAA und Arrhythmien und unspezifische ST- und T-Veränderungen finden sich bei 50% der LEs. T-Negativierungen in V1 und V2 sprechen für eine schwere LE, ebenfalls kann eine ST-Hebung in diesem Bereich für eine massive Rechtsbelastung mit transmuraler

■ Tab. 51.1 Verschiedene Formen der Lungenembolie

Akute LE	Die Verlegung von 30–50% der Lungenstrombahn ist vital bedrohlich, bei eingeschränkten Reserven (z. B. Herzinsuffizienz, COPD, vorausgehenden kleineren LE) reichen kleine bis mittlere Embolien zur kardiorespirat. Dekompensation
»Chronische« LE	Endogene Thrombolyse und ggf. Antikoagulation führen nicht immer zur vollständigen Auflösung, oft verbleiben wandädhärente Residuen, durch Gefäßeinsprossung entstehen »bands and webs« (Strickleiter); LE unterschiedlichen Alters können bei 15% der Betroffenen gefunden werden
Lungeninfarkt (< 10% der LE)	Eine Kollateralversorgung und Anastomosierung über die Bronchialarterien verhindert in der Regel einen Lungeninfarkt. Ein Lungeninfarkt wird begünstigt durch den Verschluss einer mittelgroßen Arterie sowie durch Herzerkrankungen, insbesondere Mitralstenosen
Lungenhämorrhagie	Der Lungeninfarkt ist fast immer härmorrhagisch Eine Ischämie (»unvollständige Infarzierung«) führt auch zur Einblutung, jedoch zur Restitution, da die Lungenstruktur nicht zerstört wird
Primäre Thrombosen	Mikroembolien können zur pulmonalen Hypertonie führen Bei pulmonaler Hypertonie wird die Entstehung von primären Thrombosen in den kleinen Gefäßen begünstigt Eine Unterscheidung zwischen Mikroembolien und primären Thrombosen ist nur postmortem möglich

Rechts-Ischämie sprechen. Das S1Q3T3-Bild (nach McGinn und White) wird bei 15% aller LEs gefunden. Bei weniger als 6% treten die Zeichen der Rechtsherzbelastung auf (P-pulmonale, Rechtsschenkelblock und Rechtslagetyp). Bei neu aufgetretenem Vorhofflimmern (< 4%) ist eine LE zu bedenken.

Thorax-Röntgen Immer indiziert ist ein Thorax-Röntgen zum Ausschluss anderer Diagnosen, wie beispielsweise eines Herzversagens mit Lungenödem, Pneumonie, Pneumothorax oder eines Tumors.

Für den Rö-Tho. gilt dasselbe wie für obige Untersuchungen. Radiologische Veränderungen bei LE sind häufig (PIOPED-Studie > 80%), aber unspezifisch. Es gibt Autoren, die meinen, dass der Rö-Tho. in der Diagnosestellung einer LE nicht weiterhilft.

Am häufigsten sind Atelektasen und Verschattungen (bei Infarkt oder Hämorrhagie) bei 60%, ein Pleuraerguss bei 50%, Zwerchfellhochstand bei 20–50% und das Westermarkzeichen bei 10%. Der Zwerchfellhochstand geht mit einer Atelektasenbildung einher. Eine Erweiterung der zentralen Unterlappenarterien und Kallibersprung korrelieren mit dem Perfusionsausfall.

Echokardiographie Die Echokardiographie (Echo/UKG) ist immer indiziert zum Ausschluss anderer Diagnosen, wie Herzinfarkt (regionale Akinesie), Linksherzversagen, Perikardtamponade und einer Aortendissektion (transösophageal).

Eine Reihe von Echo-Befunden triff nur bei einer massiven LE (> 30% der Strombahn verlegt) auf und ist unspezifisch. Dies gilt vor allem bei kardiorespiratorischen Vorerkrankungen (z. B. Herzinsuffizienz, COPD, Lungenfibrose). Man kann da zwischen chronischem oder akutem Cor pulmonale nicht unterscheiden.

Vor allem muss man das sensitivste echokardiographische Zeichen, die Form des Flusses im pulmonalen Ausflusstrakt, beachten; ist diese asymmetrisch, mit Maximum im ersten Drittel bei Menschen unter 60 Jahre, so ist das so gut wie sicher eine Rechtsbelastung.

Praxis

Etliche Patienten mit Pneumonien hatten dieses Zeichen, sonst nichts bezüglich einer LE. Also wurde ein Echo nur »zur Sicherheit« durchgeführt, weil nicht klar war, wie ein junger Mensch zu einer schweren Pneumonie kam – und im Angio-CT sah man dann die Thromben.

Erst bei massiver Lungenembolie findet man im Echo eine rechtsventrikuläre Dilatation, mit Septumdyskinesie und Verlagerung mit Hypokinesie, die Pulmo-

■ Tab. 51.2 Risikofaktoren für tiefe Venenthrombosen (TVT) und Lungenembolien (LE)

Immobilität	Postoperativ, Intensivstation und Beatmung Schlaganfall, Hirntumor, Rückenmarksverletzung (z. B. Kontusion bei Wirbelsäulenfraktur) Lange Bus- oder Flugreisen Trauma, insbesondere Polytrauma Frakturen, Gipsbehandlung	
Operation	Vor allem im Bereich des Beckens, der Hüften oder Kniegelenke Höheres Risiko bei Vollnarkose, verglichen mit Regionalanästhesien	
Schwangerschaft	Nicht erhöht während der Gravidität Deutlich erhöhtes Risiko postpartal (Freisetzung thrombogener Substanzen aus dem Chorion u.a.)	
Kardiorespiratorische Erkrankungen	Herzinfarkt, Herzinsuffizienz Chronische Lungenerkrankungen Nephrotisches Syndrom	
Malignome	Stase und Veränderung der Blutzusammensetzung Bei rezidivierenden Thrombosen »ungeklärter« Genese immer an ein »okkultes« Malignom denken (vor allem: Lymphome oder Karzinome des Uterus, Pankreas, Magens oder der Mammae) Erhöhtes Risiko durch Radiatio und Chemotherapie (bis 20%) Erhöhtes Risiko bei Metastasierung	
Frühere TVT	Erhöhtes Thromboserisiko Bei Varikosis Umgehungskreislauf ausschließen	
Hereditäre Thrombophilie	Protein C, -S und AT-III-Mangel APC-Resistenz (funktioneller Protein-C-Mangel, F-V-Leiden) Antiphospholipid-Antikörper oder Lupusantikoagulans Prothrombin-Gen-Mutation	
Medikamente	Antikonzeptiva	Ausmaß der Risikoerhöhung umstritten, wahrscheinlich bei Frauen bis zum 40. Lebensjahr nur gering Risiko zusätzlich erhöht durch Rauchen
	Heparin	Heparinduzierte Thrombozythopenie HIT-2 mit Thrombosierung
	Kokain	TVT, LE und diffuse Hämorrhagien der Lunge
Weitere	Alter	Exponentieller Anstieg ab dem 50. Lebensjahr
	Geschlecht	Vor dem 50. Lebensjahr junge Frauen häufiger (~ 3-fach) als junge Männer
	Adipositas	Gesichert als unabhängiger Risikofaktor
	Dehydratation	

nalarterie ist erweitert, über eine Trikuspidalinsuffizienz ist der pulmonalarterielle Druck messbar. Aus einer gestauten Vena cava (Durchmesser rund/oval?) mit fehlendem Kollaps bei Inspiration kann der ZVD semi-quantitativ geschätzt werden.

In Zusammenschau mit der Symptomatik, anderen Basis-Befunden (Rö. etc.) und dem Ausschluss anderer Diagnosen wird die LE sehr wahrscheinlich gemacht. Der Nachweis von Thromben im rechten Herzen oder der Pulmonalarterie (transösophageal) ist wenig sensitiv, aber nahezu beweisend (DD: Myxom, MET bedenken).

Die transösophageale Echokardiographie (TEE) soll bei akuten Lungenembolien Thromben in 20–50% der Fälle in den Pulmonalarterien erkennen. Bei chronischen Lungenembolien erkennt man oft fibrinöse Einengungen der Strombahn. Heute ist das durch das hochauflösende Spiral-CT obsolet.

Tab. 51.3 Wells-Score: Wesentliche Parameter der Wahrscheinlichkeit einer TVT

Kriterium	Punkte
Neoplasie (aktuell oder < 6 Mo.)	1
Umfangsdifferenz Wade > 3 cm	1
Einseitige Erweiterung der Venen (keine Varizen)	1
Einseitiges eindrückbares Ödem	1
Schwellung eines gesamten Beines	1
Schmerz entlang der Vene	1
Parese/Immobilisation eines Beines	1
Bettruhe > 3 d. Große OP < 12 Wo.	1
TVT i. d. VG	1
< 1 Punkt: TVT nicht annehmbar 1–2 Punkte: mittlere Wahrscheinlichkeit > 2 Punkte: hohe Wahrscheinlichkeit	

Tab. 51.4 Wells-Score: wesentliche Parameter der Wahrscheinlichkeit einer LE

Kriterium	Punkte
Klinische Zeichen einer TVT	3
Andere Diagnose unwahrscheinlich	3
Herzfrequenz > 100/min	1,5
Immobilisation > 3 d oder OP < 4 Wo.	1,5
TVT oder LE i.d.VG	1,5
Hämoptyse	1
Neoplasie	1
Bettruhe > 3 d oder große OP < 12 Wo.	1
TVT i. d. VG	1
< 2 Punkte: geringe Wahrscheinlichkeit 2–6 Punkte: mittlere Wahrscheinlichkeit > 6 Punkte: hohe Wahrscheinlichkeit	

Echokardiographisch sollte man ein offenes (funktionell oder anatomisch) Foramen ovale abklären. Bei Thrombus in diesem Foramen besteht Emboliegefahr und erfordert eine Operation. Systemische Embolisationen können durch ein offenen Foramen ovale bedingt sein.

Phlebographie/Venensonographie Eine Kompressions- und Farbdopplersonographie der Venen vom Leistenband bis unter die Kniekehle ist rasch durchgeführt. Mit den modernen Geräten hat man meist eine hohe Sicherheit, aber eben nicht immer.

Bei negativem Befund und anhaltender Unsicherheiten folgt die Phlebographie. Mit ihr werden die Beckenvenen und alle Unterschenkelvenen sicher erfasst.

Die Sensitivität der Sonographie ist in Studien sehr hoch. In der Praxis ist der Untersucher nie ein Subspezialist ist, der sich jahrelang ausschließlich mit den Venen befasst. Deshalb ist ein negativer Befund nicht geeignet, eine TVT auszuschließen. Thrombosen der Unterschenkelvenen können sonographisch meist nicht ausgeschlossen werden. Allerdings soll die Phlebographie auch bis zu 50% der Unterschenkel-TVT nicht erkennen und vor allem die seitlichen Zuflüsse nicht erkennen, wie V. circumflexa und die V. ischiadica sowie eine nicht so seltene gedoppelte V. femoralis.

Plasma D-Dimere Dies ist ein Fibrinabbauprodukt. Es ist bei fast allen kranken und/oder bettlägerigen Patienten erhöht. Bereits eine leichte Grippe oder Diarrhoe erhöht das D-Dimer, es ist also extrem unspezifisch. Der negativ-prädiktive Wert, also die Sicherheit, mit der eine LE und TVT ausgeschlossen werden kann, solle für den Elisa-Test (und nur für den!) um 95% liegen, sagt man.

Aus eigener Beobachtung können wir sagen, dass es aber bei bis zu 20% der Menschen mit Thrombosen und LE keinen D-Dimer-Anstieg gibt. Da hatten wir ein eindeutiges Cor pulmonale und dicke Thromben in der V. femoralis gesehen – bei negativem D-Dimer. Warum? In der akuten Phase der ersten Tage ist das D-Dimer stets erhöht. Wenn das Ereignis wenige Tage zurückliegt, kann die Oberfläche von Thrombus und Embolus schon organisiert sein, und das D-Dimer wird wieder negativ.

Im Rahmen des Europäischen Pneumologenkongresses in München haben zwei Gruppen von gesicherten Lungenembolien und Thrombosen bei negativem D-Dimer berichtet.

Praxis

Negatives D-Dimer schließt eine TVT/LE nicht aus! In einem Fall sahen wir einen flottierenden Thrombus im rechten Ventrikel und das D-Dimer war negativ.

Tab. 51.5 Faustregeln bezüglich der Symptomatik bei LE

Differenzialdiagnosen	Sie sind stets zu bedenken bzw. auszuschließen: Herzinfarkt, Herzinsuffizienz, Perikarditis. Dissezierendes Aortenanneurysma, Pneumothorax, Pneumonie, Atelektasen, Erkrankungen von Thoraxwand, Mediastinum sowie Ösophagus etc. Asthma, Pneumonie, Lungenödem, Alveolitis Radiologisch z. B. Pneumonie, Karzinom, Swyer-James-Syndrom, einseitige Lungenvenenatresie
Ausschluss-LE	Eine LE ohne Dyspnoe, Tachypnoe und Pleuritis gibt es, aber bei weniger als 3% der Betroffenen
Synkope	Bei vorher weitestgehend Gesunden ein seltenes Ereignis: bedingt durch eine LE mit Verlegung von >50% der Strombahn Schock bei Rechtsherzversagen und respiratorische Insuffizienz bestimmen das Bild Bei Patienten mit kardiorespiratorischen Vorerkrankungen bestehen nur noch geringe Reserven: Kleine Embolien können bereits zur Dekompensation führen, entsprechend finden sich keine richtungsweisenden Symptome oder Befunde Und: Kleine LE können aber TAA und komplexe Arrhythmien auslösen! Bei Krampfanfall ohne sonstige Risiken, ohne Zungenbiss/Inkontinenz an den MAS-Anfall bei LE denken
Hämoptysen	Periphere, kleine bis mittelgroße Embolien mit Infarkt oder Ischämie: Pleuritis, Hämoptysen Oft zeigt sich eine keilförmige pleuranahe Verschattung im Röntgenbild und auch throraxonographisch AZ, BGA und Vitalparameter sind bei sonst Gesunden in der Regel bei kleinen LE nicht beeinträchtigt
Dyspnoe	Eine Dyspnoe spricht für eine LE, wenn: – keine sonstige Ursache in Betracht kommt, – Risikofaktoren für eine TVT oder LE vorliegen, – der $PaCO_2$ niedrig ist Ohne Pleuritis oder Hämoptysen ist es wahrscheinlich eine zentrale LE

Auch versierte Arbeitsgruppen berichteten, dass das hochgelobte D-Dimer nur bei niedriger klinischer Wahrscheinlichkeit, als zusätzlicher Baustein, zum Ausschluss mit herangezogen werden darf. Schnelltests sind ohnehin völlig ungeeignet.

Troponin Eine Rechtsbelastung mit Troponinerhöhung ist nicht selten! Hohes Risiko (RR 5–10-fach). Diese Gruppe mit akutem Cor pulmonale zeigt auch einen RR-Abfall.

Perfusionsszintigraphie (PS) Eine PS kann eine LE ausschließen, wenn der Befund unauffällig ist (LE bei 1%). Allerdings gilt dies nur, wenn die Untersuchung innerhalb von 24 Stunden nach dem Ereignis durchgeführt wird.

Die Sensitivität der Perfusionsszintigraphie (PS) ist hoch. Leider sind die Befunde der PS auch sehr unspezifisch. Sie ist nahezu ungeeignet bei Patienten mit kardiorespiratorischen Vorerkrankungen. Beispielsweise führt bei diesen Patienten eine regionale Minderperfusion zur reflektorischen Bronchokonstriktion – und umgekehrt. Die Folge sind täglich wechselnde PS-Befunde bei COPD. Eine Kombination der PS mit der Ventilationsszintigraphie bringt praktisch keine weiteren Vorteile. Ein Vergleich mit dem konventionellen Rö-Thorax ist obligatorisch, um eine Inhomogenität bzw. einen Perfusionsausfall (ventilation-perfusion-mismatch = V/Q-mismatch) zu erkennen.

Eine PS kann eine LE nur diagnostizieren bei einem PS-Befund mit hoher Wahrscheinlichkeit für eine LE (Spezifität 85%). Der PS-Befund muss in Zusammenschau mit der »klinischen« Wahrscheinlichkeit einer LE interpretiert werden, dann steigt die Spezifität auf 95%. Allerdings sind diese »klinischen« Parameter nicht definiert. Eine Übereinstimmung zwischen »klinischem« Verdacht und PS besteht nur bei 30% der Fälle.

Leider sind etwa 75% der PS-Befunde im Bereich der mittleren Wahrscheinlichkeiten für eine LE. Das heißt: 75% der PS-Befunde sind nicht verwertbar. Daher erklären sich auch die widersprüchlichen Obduktionsdiagnosen älterer Zeiten. Nach 24 Stunden steigt diese Rate: Zum einen ist die endogene Lyse in

Tab. 51.6 Schweregrad der Lungenembolie

Stadium I/II	Submassiv ohne Kreislaufwirksamkeit, also < 30–50%
Stadium III	Schock, also Tachykardie mit RR-Abfall und akutes Cor pulmonale
Stadium IV	Kreislaufstillstand

den Pulmonalarterien sehr ausgeprägt; zum anderen kollabieren nichtperfundiertes Lungenareale (Hämorrhagie, Surfactant-Verlust, reflektorisch etc.). Dann ist ein V/Q-mismatch kleiner oder nicht mehr nachweisbar (Tab. 51.7).

Nach oben Gesagten wundert man sich, warum die PS überhaupt noch durchgeführt wird. Wenn man eine PS plant, muss sie innerhalb von 24 Stunden stattfinden. Erschwerend kommt hinzu, dass bei 75% der Fälle Zeit und Geld verloren wird, ohne eine klare Diagnose zu bekommen. Deshalb wird zunehmend empfohlen, gleich eine hochauflösende Spiral-CT durchzuführen, die heute unkompliziert und allerorten zur Verfügung steht.

Pulmonalisangiographie (PA) Mit Einführung des hochauflösenden, schnellen Spiral-CT ist die PA obsolet. Die PA in DSA-Technik ist kein Goldstandard und in Bezug auf die Diagnostik einer LE vergleichbar mit dem alten Spiral-CT. Die hochsensitive Technik der Blattfilm-Pulmonalis-Angiographie wird nicht mehr durchgeführt.

Spiral-CT Während eines »Atemanhaltens« nach Kontrastmittelinjektion kann die gesamte Lunge abgebildet werden. Wichtig ist, dass das Spiral-CT in Angiotechnik durchgeführt wird, es muss also ausreichend viel und ausreichend lange Kontrastmittel injiziert werden.

Die Wertigkeit ist der PA in DSA-Technik vergleichbar. 30% der kleineren Embolien auf Subsegmentebene (Diagnose durch PA) wurden im Spiral-CT nicht erkannt. Die modernen, hochauflösenden Vielzeilen-CTs erkennen nahezu alle LEs.

Der Vorteil des Spiral-CT ist die Erfassung einer Reihe möglicher Differenzialdiagnosen (interstitielle Lungenerkrankungen, pleurale Veränderungen, zentrale Tumoren, Lungenemphysem, Bronchiektasen, diffuse Hämorrhagien, mediastinale Prozesse etc.). Man schlägt sozusagen zwei Fliegen mit einer Klappe – und die Methode ist nichtinvasiv.

Tab. 51.7 PIOPED Kriterien der Interpretation einer Perfusionsszintigraphie

Hohe Wahrscheinlichkeit bezüglich einer LE	≥ 2 segmentale Perfusionsausfälle (V/Q-mismatch) 1 segmentaler plus ≥ 2 subsegmentale Perfusionsausfälle (V/Q-mismatch) ≥ 4 sugbsegmentale Perfusionsausfälle
Normalbefund	Keine Perfusionsausfälle Die Perfusionsszintigraphie zeigt die vollständige Lunge

Ausschluss Lungenembolie Diese Frage ist meist wichtiger als die Diagnose einer LE. Mit einem normalen Spiral-CT in Angiotechnik, einer normalen DAS-Pulmonalisangiographie oder einem unauffälligen Perfusionsszintigramm innerhalb von 24 Stunden nach dem Ereignis wäre eine LE ausgeschlossen. Allerdings will man wegen des logistischen Aufwandes, der Arbeit und der Kosten meist nicht so weit gehen. Zumal 90% der ausgesprochenen LE-Verdachte nicht berechtigt sind. Es gibt also ein Zeit- und Kostenproblem. Trotzdem ist es sehr oft wünschenswert, eine LE sicher ausgeschlossen zu haben, und wenn es nur aus juristischen Gründen der Fall ist.

Es gilt derzeit: Eine Lungenembolie ist weitestgehend ausgeschlossen bzw. klinisch nicht relevant, wenn folgende Kriterien vorliegen:

Lungenembolie sehr unwahrscheinlich
- Rö.-Thorax o. B.
- Atemfrequenz < 20/min
- Blutgasanalyse unauffällig
- kein Thoraxschmerz
- D-Dimere nicht erhöht
- keine Risikofaktoren
- Venensono o. B.
- Alter < 40 Lj.
- Echo, EKG ohne Hinweis für LE

51.4 Therapie

Eine Thromboseprophylaxe bei Risiko-Patienten versteht sich von selbst und muss hier nicht ausgeführt werden. Bei Hypoxie ist die Gabe von Sauerstoff empfehlenswert. Bei niedrigem Blutdruck und venösem

■ Tab. 51.8 Anpassung der Heparin-Dosis (Nach Hirsh)

APTT (Norm 27–35 s)	Wiederholungsbolus (in IE)	Infusionsstopp (in min)	Änderung der Infusionsrate (in IE/d)	Zeitpunkt der nächsten APTT-Kontrolle
< 50	5000	–	+ 3000	6 h
50–59	–	–	+ 3000	6 h
60–85	–	–	–	nächster Morgen
86–95	–	–	– 2000	nächster Morgen
96–120	–	30	– 2000	6 h
> 120	–	60	– 4000	6 h

Rückstau sind Vorlastsenker oder Diuretika nicht indiziert, ein ausreichender rechtsventrikularer Füllungsdruck muss gewährleistet sein. Ein ZVD von 15–20 cmH_2O ist akzeptabel. Bei schmerzhafter Pleuritis: Gabe von Antiphlogistika und ggf. einschleichend Opiate unter Monitorüberwachung von Blutdruck und Atmung. Mit der Reduktion des Schmerzes sinkt der Adrenalinspiegel, und der Patient kann kardiovaskulär dekompensieren. Venöse Vasokonstriktiva (Akrinor®), Volumenexpander (HAES®) und eine intensivmedizinische Ausstattung sollten bereitstehen.

51.4.1 Heparin

Intravenöse Antikoagulation mit nichtfraktioniertem Heparin Standard war die APTT-wirksame Antikoagulation mit nichtfraktioniertem Heparin. Die APTT (aktivierte partielle Thromboplastinzeit) sollte 1,5–2,5-fach über dem oberen Normwert liegen (60–85 s). Die initiale Bolus-Gabe ist ca. 80 IU/kgKG (oder ca. 5000–10000 IU). Die kontinuierliche Infusion erfordert im Mittel ca. 18 IU/kgKG/h oder 400–600 IU/kgKG/h oder ca. 25000–35000 IU/d. Die erste APTT-Kontrolle erfolgt nach 6 Stunden, bei Änderung der Dosierung wieder nach 6 Stunden, bei Beibehaltung der Dosis am nächsten Morgen.

Das in ■ Tab. 51.8 zu sehende Schema wurde im klinischen Alltag in der Regel nie konsequent umgesetzt. Deshalb waren mangelhafte Antikoagulationen sehr häufig. Niedermolekulare Heparine erlauben bei gleicher Wirksamkeit eine einfachere Vorgehensweise.

Niedermolekulare Heparine (NMH) sind heute Standard Neuere Arbeiten belegen dies auch für die Lungenembolie. Im Schockraum gibt man je nach Risiko 5000–10000 IE Heparin i.v. – und gleich zu Beginn mit NMH s.c. (2–4 h Anflutungszeit). Eine Maßeinheit ist Units oder I. E. im Sinne von Anti-Faktor-Xa-Einheiten (Anti-Xa-I. E. als internationaler Standard) (■ Tab. 51.9).

Die Vorteile der NMH sind vielfach: die einfache subkutane Gabe 1- bis 2-mal pro Tag, keine Laborkontrollen erforderlich, weniger Nebenwirkungen (weniger heparininduzierte Thrombopenien, weniger schwere Blutungen), und ggf. ist eine ambulante Therapie möglich.

51.4.2 Orale Antikoagulation

Orale Antikoagulation mit Phenprocoumon (Marcumar) Marcumar wird gegeben mit Beginn der NMH-Antikoagulation. Die Antikoagulation mit NMH wird 5–10 Tage durchgeführt, nach 3 Tagen INR überlappend im therapeutischen Bereich bei INR 2,5–3,0, werden NMH gestoppt. Hohe initiale Dosen Marcumar haben zwei Nachteile: Sie führen kurzfristig (< 5 Tage) zur Thromboseneigung, weil Protein C initial stark abfällt, während die HWZ gerinnungsfördernder Faktoren ca. 5 Tage beträgt. Mittelfristig (5–15 Tage) wird die Einstellung kompliziert, da die Gerinnung überschießend gehemmt wurde. Die Dauer der oralen Antikoagulation wird uneinheitlich angegeben. Das Risiko der LE ist mit der TVT verknüpft; die höchste TVT-Rezidivrate liegt innerhalb der ersten 3 Monate und fällt im Laufe der zweiten 3 Monate ab. Eine umfassende und differenzierte Empfehlung wurde von Diehm und Stammler (2001) publiziert. Es gibt dazu viele Varianten der verschiedenen Fachgesellschaften, die im Laufe der Jahre immer wieder variieren. Bei guter

■ Tab. 51.9 Antikoagulation mit niedermolekularen Heparinen bei LE

Dalteparin (Fragmin P)	100 U/kgKG, 2 x/d	
Enoxaparin (Clexane)	100 U/kgKG; 2 x/d	Oder: 1 mg/kgKG, 2 x/d
Nadroparin (Fraxiparin) (9500 U/ml)	90 U/kgKG, 2 x/d	z. B.: 50 kgKG: 2 ´ 0,5 ml, oder 2 ´ 4700 U 80 kgKG: 2 ´ 0,8 ml, oder 2 ´ 7200 U
Tinzaparin (Innohep) (20000 U/ml)	175 U/kgKG, 1 x/d	z. B.: 50 kgKG: 1 ´ 0,45 ml 80 kgKG: 1 ´ 0,7 ml

Verträglichkeit der OAK ist eher eine längere Therapie empfehlenswert (■ Tab. 51.10).

51.4.3 Thrombolyse/Invasive Methoden

Thrombolyse Der Embolus wird unter Lysetherapie schneller abgebaut als unter Antikoagulation. Der pulmonalarterielle Mitteldruck PAPm normalisiert sich schneller. Eine ausgeprägte endogene Lyse in den Lungengefäßen führt zum Abbau des Embolus mit und ohne Antikoagulation, aber nicht immer. Wegen des erhöhten Blutungsrisikos (intrakranielle Blutung unter Heparin 1%, unter Lyse 2%) zeigten Vergleichsstudien nur tendenziell eine verminderte Mortalität. Damit besteht die Indikation zur Lysetherapie (■ Tab. 51.11) nur bei vital gefährdeten Patienten (Blutdruck, BGA, Echo).

Allerorten wird die Metalyse heute eingesetzt. Dafür gibt es keine Studien, rtPA hätte die Zulassung, aber die Metalyse ist im Analogschluss mindestens gleichwertig und hat sich, bei einfacher Anwendung, sehr bewährt. Die 2% ZNS-Einblutungen können wir nicht bestätigen. Allenfalls 0,2% sind mit diesen modernen Substanzen annehmbar. Selbst nach großen Operationen – Abdomen, Hüfte u.a. – kam es unter der Fibrinolyse erfreulicherweise nie zu bedeutsamen Komplikationen. Bei vitaler Indikation oder hohem Risiko einer Dekompensation ist also eine »frische« OP keine Kontraindikation.

Die Lyse ist auch eine **Rescue-Indikation** im Notfall: Wenn die Diagnose unklar ist, Herzinfarkt oder LE in Frage kommen, Verlauf rasch deszendierend und voraussichtlich frustran, dann kann die Lyse eingesetzt werden.

Die Lyse ist eigentlich nur indiziert bei vitaler Indikation. Andererseits sieht man auch bei schwerem Cor pulmonale und drohender Dekompensation (Troponin als ein Parameter) eine schnellere Rekonvaleszenz, sodass man es bei dieser Indikation in Erwägung ziehen kann (besprechen und Einwilligung!).

Die Lysetherapie kann 7–14 Tage nach dem Ereignis noch sinnvoll eingesetzt werden. Die Kontraindikationen der Antikoagulation und Lysetherapie stehen in allen internistischen Kitteltaschenbüchern und werden deshalb hier nicht aufgelistet.

Invasive Therapie Die Embolektomie ist bei vital gefährdeten Patienten indiziert, wenn die Lyse erfolglos ist. Über die transvenöse Absaugung des Thrombus gibt es positive Berichte. Es handelt sich hierbei um absolute Einzelfälle.

Als Indikation für einen Vena-cava-Schirm gelten Kontraindikationen für eine Antikoagulation bei rezidivierender LE oder rezivierender LE trotz Antikoagulation. Allerdings sind die Ergebnisse bei der ersten Gruppe sehr schlecht, weil ohne Antikoagulation der Schirm zum Ausgangspunkt für weitere TVT und LE wird. Deshalb sollte bei dieser Gruppe zumindest niedrigdosiert antikoaguliert werden, z. B. mit NMH.

51.5 Prognose

Bei mittleren bis großen Emboli liegt die Mortalität um 30% ohne Antikoagulation, bei 3–10% mit Antikoagulation. Deshalb wird die Antikoagulation bei begründetem Verdacht eingeleitet. Bei Patienten mit kardiorespiratorischen Vorerkrankungen können bereits kleine Emboli zur Dekompensation führen; entsprechend großzügig sollte die Indikation zur Antikoagulation gestellt werden. Mit den NMH (weniger Nebenwirkungen, einfachere Handhabung) fällt die Entscheidung leichter.

Bei kleinsten Emboli auf Subsubsegmentebene, die selbst mit modernsten hochauflösenden und

Tab. 51.10 Empfehlungen zur Intensität und Dauer der oralen Antikoagulation bei TVT und LE (Nach Diehm et al. 1997)

	Dauer der AK	Ziel-INR
TVT +/– LE, bei passagerem Risikofaktor (z. B. postoperativ)	6 Wo. (oder 3 Mo.)	2–3
Unterschenkel-TVT +/– LE, erstmalig, keine Risikofaktoren	3 Mo.	2–3
Mehretagen-TVT +/– LE, erstmalig, keine Risikofaktoren	6 Mo.	2–3
TVT +/– LE, erstmalig, permanente Risikofaktoren	6 Mo.	2–3
Rezidiv-Mehretagen-TVT, +/– Risikofaktoren	12 Mo.	2–3
Rezidiv-Mehretagen-TVT unter Marcumar, INR 2–3, keine Risikofaktoren	Langfristig	3–4,5
Rezidiv-TVT, befristetes Risiko (Immobilisation, kurables CA)	Für die Dauer des Risikos	2–3
Thrombophilie: (APC-Resistenz, Protein-C, -S, AT-III-Mangel), Erstdiagnose; keine Thrombose	Prophylaxe in Risikosituationen	
TVT, bei Thrombophilie	Langfristig	2–4,5
TVT, Thrombophilie plus passagerer Risikofaktor	6 Mo.	2–3
Rezidiv-TVT, bei Antiphospolipid-Antikörper-Syndrom	Langfristig	3–4,5
Schwangerschaft	≥ 3 Mo. (oder 6 Wo. pp)	NMH Marcumar während des Stillens umstritten (Osteoporose bei Heparin > 4%)

schnellen Spiral-CTs schwierig zu interpretieren sind, scheint das Risiko einer Antikoagulation so groß zu sein wie das Risiko, diese kleinen Lungenembolien nicht zu behandeln. Wenn zudem keine TVT nachweisbar ist, Echo o.B., D-Dimer negativ ist und das Risiko nur passager war (z. B. kurze Immobilisation oder Gips), ist eine Therapieindikation fraglich. Sinnvoll sind wahrscheinlich eine Thromboseprophylaxe und kurzfristige Verlaufskontrolle. Oder auch die niedrigdosierte Antikoagulation für 2–6 Wochen (OAK oder 2 x NMH) (Endothelialisierung der Intima).

51.6 Chronisch thromboembolische pulmonale Hypertonie (CTEPH)

Nach schweren Lungenembolien kommt es selten zur CTEPH, der chronisch thromboembolischen PAH. Andererseits lässt sich bei CTEPH oft (ca. 50%) kein thrombembolisches Ereignis eruieren, kann sich also zufällig darstellen bei der Abklärung Atemnot.

Bei **chronischer Lungenembolie** wurden die Gerinnsel nicht vollständig abgebaut (< 1% der Patienten). Meiner Meinung nach liegt das oft an einer zu scheuen oralen Antikoagulation mit zu langen Kontrollintervallen und stark schwankenden Werten, die über weite Strecken im unwirksamen Bereich lagen. Die Thromben können lokal kumulieren, und

Tab. 51.11 Lysetherapie bei vital gefährdeten Patienten mit LE

Streptokinase	Prednisolon i. v. 100–250 mg 250000 IU über 20–30 min, dann 100000 IU/h über 24 h Antikoagulation mit Heparin, sobald APTT < 2-fach der oberen Norm (nach einigen Stunden)
rtPA	100 mg über 2 h Antikoagulation mit Heparin (NMH überlappend) direkt danach
Urokinase	4400 IU/kgKG über 10 min dann 4400 IU/kgKG/h über 12 h Antikoagulation mit Heparin, sobald APTT < 2-fach der oberen Norm

eine pulmonale Hypertonie schädigt die noch offene Strombahn. Eine suffiziente Antikoagulation ist auch indiziert, um die Progredienz und die sekundäre Thrombosierung in den Pulmonalarterien aufzuhalten. Die pulmonale Thromendarterektomie führt nicht immer zur Besserung bei Patienten mit zentral gelegenen, operablen Einengungen. Nur bestimmte Konstellationen sind operabel (zentral, nicht diffus usw.). Direkt postoperativ können sich die Parameter sogar verschlechtern, und diese Operation hat eine sehr hohe perioperative Letalität. Deshalb sollte man vor diesem Schritt eine mehrmonatige konsequente OAK mit täglicher Quick-INR-Selbstmessung einsetzen. Es gibt auch Konstellationen, bei denen die orale Antikoagulation nicht suffizient wirkt. Man kann also auch mal für 2 Monate hochdosiert NMH einsetzen. Und dann muss man mit dem Kontroll-CT entscheiden, ob tatsächlich operiert werden soll oder die konsequente Antikoagulation über weitere 6–12 Monate erfolgreicher sein könnte.

Vier Typen werden unterschieden, die den Befall eher proximal oder distal beschreiben. Wichtig ist die Ursachensuche, also die nach Thrombophilie und Risikofaktoren. Ebenfalls sind die funktionellen Auswirkungen zu erfassen, Echokardiographie, Lungenfunktion, Blutgase und gegebenenfalls die Spiroergometrie.

Unter sehr guter und konstanter Antikoagulation kommt es meist innerhalb eines Jahres zur Rückbildung. Die orale Antikoagulation ist gekennzeichnet von recht schwankenden Werten und entfaltet nicht immer die gewünschte Wirkung bei jedem Patienten. Dieses Problem ist zu lösen über die Selbstmessung oder über einige Monate hochdosiert 2-mal pro Tag, NMH ist da einen Versuch wert, bevor man operiert.

Die Operation ist selten nötig und führt auch nicht immer zur gewünschten Verbesserung. Nach der Operation lebenslange orale Antikoagulation.

Aktuelle, weiterführende Literatur

Diehm C u. Stammler (2001) Tiefe Beinvenenthrombose. Welche Therapie bei welchen Patienten? CardioVasc 1(2):44–49

Drömann D (2009) Thromboembolien und pulmonale Hypertonie. Der Internist 50:1080–1085

Kucher N, Goldhaber SZ (2005) Management of massive pulmonary embolism. Circulation 112:e28

Nijkeuter M et al. (2007) The natural course of hemodynamically stable pulmonary embolism: clinical outcome and risk factors in a large perspective cohort study. Chest 131:517

Mathis G (2006) Sonografie bei Lungenembolie: drei Fliegen auf einen Streich. Pneumologie 60:600–606

Schellhaaß A et al. (2010) Diagnostik und Therapie bei akuter Lungenembolie. DÄ 107:589–595

Schreiber J et al. (2007) Thromboembolische pulmonale Hypertonie. Pneumologie 61:123–124

Task Force on Pulmonary Embolism, European Society of Cardiology (2000) Guidelines on diagnosis and management of acute pulmonary embolism. Eur Heart J 21:1301

Worth H. Aktuelle Diagnostik und Therapie der akuten Lungenembolie. Pneumologie 2007; 61: 181

Nichtthrombotische Lungenembolie

52.1 Septische Lungenembolie

Ätiologie Beobachtet werden septische Embolien bei Entzündungen im kleinen Becken (Appendizitis, Divertikulitis, Prostatitis), bei gynäkologisch-geburtshilflichen Eingriffen, unprofessionell durchgeführten Schwangerschaftsabbrüchen, intravenösem Drogenabusus (Fixer), infizierten intravenösen Kathetern oder Schrittmachersonden, einer (Rechtsherz-)Endokarditis und selten bei lokalen Infektionen oder Phlebitiden.

Diagnostik Im Röntgen typisch sind multiple, weichgezeichnete, kleine Herde. Die Größe nimmt innerhalb von Tagen zu. Im Verlauf treten neue Herde auf, alte Herde werden kleiner oder schmelzen ein. Die Entzündungsparameter sind erhöht. Die Blutkulturen sind negativ!

Symptomatik Meist ist es eine akute Erkrankung mit einer deutlichen Einschränkung des Allgemeinzustandes. Die Mortalität ohne Therapie liegt bei 50%. Bei Leberbeteiligung (Herd im Gastrointestinum abklären, meist gedeckte Diverikulitis) kann ein Ikterus entstehen. Die septischen Lungenembolien führen zur Pleuropneumonie mit pleuritischen Schmerzen. Differenzialdiagnostisch ist zu bedenken, dass sich auch ein Lungeninfarkt infizieren und einschmelzen kann.

Therapie Lokale Sepsisherde müssen gesucht werden (CT, TEE etc.). Der Leberabszess kann sowohl selbst der Ausgangsherd als auch der Streuherd sein. Die hochdosierte Antibiose sollte eine Mischflora mit gramnegativen Keimen, penicillinresistenten Staphylokokken und Anaerobiern erfassen; initial wählt man Amoxicillin/Clavulansäure intravenös und Ciprofloxacin p.o. Eine septische Thrombose würde eine Antikoagulation erfordern.

52.2 Seltene Ursachen

Paradoxe Embolien Ein seltenes Ereignis, das zudem nicht sicher diagnostiziert, sondern nur vermutet werden kann. Bei einem Rechts-Links-Shunt auf Vorhofebene, über ein funktionell offenes Foramen ovale, kann ein Embolus aus dem venösen Schenkel in das arterielle System wechseln. Diese Situation kann auftreten, wenn ein Mensch hustet oder stark presst. Ebenso kann eine akute Rechtsherzbelastung bei fulminanter LE zu einem Rechts-Links-Shunt führen. Die Therapie besteht aus einer Antikoagulation, gegebenenfalls aus einer Embolektomie. Vor einer etwaigen systemischen Lysetherapie muss man zerebrale Embolisationen bedenken.

Amnionflüssigkeitsembolie Der venöse Einstrom von Amnionflüssigkeit während der Geburt oder dem Kaiserschnitt kann die Lungenstrombahn erreichen und diese partiell okkludieren. Nach 1–2 Stunden induziert das Fruchtwasser intravasal eine disseminierte intravasale Hyperfibrinolyse bis in die Verbrauchskoagulopathie (DIC) und bis zum Multiorganversagen. Die Therapie besteht aus einer umgehenden Hysterektomie und Beatmung, einer niedrig dosierten Gabe von Heparin und der Gabe von FP. Die Mortalität liegt bei 80%; Frauen die überleben, entwickeln passager ein ARDS.

Fettembolie Nach Frakturen großer Knochen (Becken, Femur und Tibia) strömt Fett in die Venen, setzt sich im Lungenkreislauf ab und erreicht teilweise die systemischen Arterien. Die freien Fettsäuren sind toxisch und führen zum ARDS.

Anamnese (Trauma) und die Trias (Dyspnoe, Petechien, Verwirrung) sind typisch. Die Zeichen eines ARDS, LE, erhöhte Serumlipase und der Nachweis von Fetttröpfchen im Bronchialsekret oder Urin sichern die Diagnose. Im transösophagealen Echo kann man die kleinen Fetttröpfchen erkennen.

Die Therapie besteht aus Sauerstoffgabe, gegebenenfalls Beatmung und früher Stabilisierung der Fraktur. Hochdosiertes Heparin, über die Thromboseprophylaxe hinaus, ist kein gesichertes Konzept. Prophylaktisch wird man aber kurzzeitig Antibiotika geben, um eine Superinfektion der geschädigten Lunge zu vermeiden.

Luftembolie 10–20 ml Luft sind für einen gesunden Menschen nicht gefährlich, vor allem, wenn die Luft langsam »einströmt«. ZNS- und Halsoperationen, zentralvenöse Katheterisierung und die Beschleunigung der Flüssigkeitszufuhr mit Druckflaschen (veraltet!) – all dies kann zu bedrohlichen Luftembolien führen. Schaumbildung im rechten Ventrikel und der Pulmonalarterie behindert den Blutfluss. Entsprechend hört man auskultorisch knirschende Geräusche. Die Herzinsuffizienz, aber auch paradoxe Embolien, führen zur Eintrübung. Die Diagnose kann echokardiographisch (Reflexe im rechten Ventrikel) und radiologisch (freie Luft im rechten Herzen) gemacht werden. Letzteres kostet jedoch zu viel Zeit. Die Diagnose wird anhand Sono subxyphoidal, der Symptomatik, Auskultationsbefund und der Möglichkeit einer Luftembolie gestellt.

Eine Umlagerung (Linksseiten- und Kopftieflage) soll eine Umverteilung des Schaums in die Vena cava erbringen und dadurch den Durchfluss durch die pulmonale Strombahn wieder herstellen. Eine Absaugung der Luft mittels Katheter (oder eine perkutane Punktion von subxyphoidal als Ultima ratio) können hilfreich sein. Sogar mit einer prompten Behandlung liegt die Mortalität bei 50%. Über 100 ml Luft werden nicht überlebt, 30–50 ml über 1 Minute sind schon sehr lebensbedrohlich.

Tumorembolie Die akute Verschlechterung eines Tumor-Patienten kann durch eine Tumorembolie bedingt sein. Die Vorgehensweise zur Differenzialdiagnose zur thrombogenen Lungenembolie bzw. zur Tumorsuche bei Lungenembolien wird individuell gehandhabt.

Fremdkörper Abgescherte Katheterfragmente machen in der Regel keine Probleme. Bei Fixern können sich in den Lungenkapillaren verunreinigende Partikel ablagern. Feine röntgendichte Schatten können durch Quecksilber-Injektionen (Selbstmord, Aberglaube) verursacht worden sein. Splitter von Schuss- oder Granatverletzungen können in die Lungenstrombahn einbrechen und embolisieren. Auch Embolisationen durch zerbrochene Herzklappen und Vena-cava-Filter sind beschrieben.

Aktuelle, weiterführende Literatur

Burnstein RM, Newell JP, Jones JG (1998) Sequential changes in gas exchange following traumatic fat embolism. Anaesthesia 53:373

Duke DA et al. (1998) Venous air embolism in sitting and supine patients undergoing vestibular schwannoma resection. Neurosurger 42:1282

Hofmann S, Huemer G, Salzer M (1998) Pathophysiology and management of the fat embolism syndrome. Anaesthesia 53, Suppl 35

Kramer MS et al. (2006) Amniotic fluid embolism and medical induction of labour. Lancet 368:1444–1448

Martin RW (1996) Amniotic fluid embolism. Clin Obstet Gynecol 39:101

Mas JL (1996) Diagnosis and management of paradoxical embolism and patent foramen ovale. Curr Opin Cardiol 11:519

Richards RR (1997) Fat embolism syndrome. Can J Surg 40:334

Schutt M, McCord S, Croce M (1996) Paradoxical bullet embolism: case report and literature review. J Trauma 40:1034

Türk E et al. (2007) Luftembolie bei Durchführung einer Koronarangiografie. Rechtsmedizin 17:215–217

Wöckel W et al. (1997) Pulmonale Tumorzellembolien als Primärmanifestation maligner Neubildungen. Pneumologie 51:678

Neoplasien

Das Bronchialkarzinom

S3-Leitlinie

Goeckenjahn G et al. (2010) Prävention, Diagnostik, Therapie und Nachsorge des Lungenkarzinoms. Interdisziplinäre S3-Leitlinie der Deutschen Gesellschaft für Pneumologie und Beatmungsmedizin und der Deutschen Krebsgesellschaft (u.a.). Pneumologie 64, Suppl 2:S23–S155

53.1 Grundlagen

53.1.1 Epidemiologie und Ätiologie

Epidemiologie Die Inzidenz (jährliche Neuerkrankungen pro 100000 Einwohner) des Bronchialkarzinoms (BK) liegt für Männer bei 80/100000 und bei Frauen bei 20/100000. Während die Inzidenz für Männer konstant bleibt, steigt sie für die Frauen an. Früher waren es meist ältere Frauen mit Adenokarzinom, die nie geraucht haben. Heute erkranken zunehmend junge Frauen, die in jungen Jahren mit dem Rauchen angefangen haben. In den USA gab es 2007 215000 Neuerkrankungen und 165000 Todesfälle. In Hongkong nahm der Anteil der Männer, die täglich rauchten, stetig ab und damit auch das BK von 75 auf 50/100000, insbesondere die Plattenepithelkarzinome.

Ätiologie Mit 90% ist das Inhalationsrauchen die Hauptursache. Berufsbedingte Karzinogene sollen bei 10% der Fälle die Ursache sein. Hier ist eine Latenzzeit von 30–40 Jahren zu bedenken. In erster Linie ist es die Asbestexposition, durch sie wird das Risiko verfünffacht. Asbest und Inhalationsrauchen steigern das Risiko exponentiell, es steigt um den Faktor 90 (► Kap. 33). Eine weitere Noxe sind Radon- oder Uranexpositionen. Rauchen plus Bestrahlung im Thoraxbereich (Hodgkin, Mamma-CA) geht mit einem erhöhten BK-Risiko einher.

Passivrauchen Es erhöht das Risiko im Vergleich zur nichtexponierten Bevölkerung um 25%; dies geht aus Metaanalysen hervor. Aber: Langjährige und hohe Exposition im Kindesalter und in der Gastronomie sind ein hochsignifikantes Risiko bis zum Faktor 2,5.

Narbenkarzinome Es findet sich eine Häufung von nichtkleinzelligen BKs bei »Narben« in der Lunge. Bei idiopathischer Lungenfibrose zeigen sich ein deutlich erhöhtes Risiko (Angaben bis zu 10%) sowie ein bekanntermaßen erhöhtes Risiko bei Silikose, Sklerodermie und möglicherweise auch bei postspezifischen Vernarbungen. Man stellt sich vor, dass ungerichtete Proliferationen und die lokale Abwehrschwäche um die Narben das Risiko erhöhen.

17% von 5000 Menschen ohne Krebs mit einer Lungennarbe auf einer Seite entwickelten innerhalb von zwölf Jahren ipsilateral ein Bronchialkarzinom. Nach Bereinigung weiterer Risiken (Rauchen u.a.) blieb ein RR von 2,0 (Ying-Ying et al 2008).

Luftverschmutzung (z. B. Dieselruß) Sie soll für 7% der BKs verantwortlich sein, RR 1,5. Ein Rückgang in den Städten und der Unterschied des Risikos zwischen Stadt- und Landbevölkerung sind Grundlage für diese Berechnungen.

Arbeitsplatzbelastungen Sie sind oft ein Thema und oft schwer zu beurteilen. Stäube, Dämpfe, Gase und Ruße werden geschildert oder auch mal als Geruchsbelästigung, Reizungen beschrieben. Bei berechtigtem Verdacht wird man nicht selbst detektivisch tätig, sondern wird dies den Berufsgenossenschaften zur Klärung (u.a. TAD-Bericht) melden (◘ Tab. 53.1).

Prävention scheint durch viel Obst und Gemüse möglich, vor allem Tomaten und Kohlgewächse.

53.1.2 Klassifikation und Prognose

Klassifikation Üblicherweise wird die Einteilung der WHO angegeben (◘ Tab. 53.2). Manchmal kann der Pathologe die Formen nicht sicher trennen, dies gilt vor allem für wenig differenzierte BKs. Die histologische Unterscheidung zwischen undifferenziertem Plattenepithelkarzinom und dem Intermediärtyp des kleinzelligen BK kann schwierig sein. Adenokarzinom und Plattenepithelkarzinom können sich histologisch überlappen. Dies hat keine Konsequenzen, man spricht vom »adenosquamösen Karzinom«.

Es können auch zwei Primärtumore nebeneinander bestehen. Dies wurde bei bis zu 4% der Patienten mit Erstmanifestation eines BK beschrieben. Die Kombination Plattenepithelkarzinom und kleinzelliges BK erfordert ein Vorgehen, das beiden Typen gerecht werden muss. Bei der histologischen Aufarbeitung von Resektaten von SCLC, operiert im Stadium I, werden in bis zu 20% der Fälle Anteile von NSCLC gefunden.

Etwa 6% der BK-Patienten, die kurativ behandelt werden können, entwickeln einen zweiten Primärtumor im Verlauf der folgenden Jahre.

Tab. 53.1 Das BK wird als Berufskrankheit anerkannt, wenn folgende Noxen ursächlich sind

Noxe	BK-Nummer
Asbest	4104, 4105
Silikose	4101, 4112
Ionisierende Strahlung	2402
Arsen	1108
Dichlordimethyläther	1310
Zinkchromate	1103
Cadmium	1104
Lost	1311
Nickel	4109
Kokereirohgase, Benzpyrene	4110, 4113
Buchen-, Eichenholzstaub (meist HNO-Tu)	4203

Der Differenzierungsgrad spielt für die Prognose innerhalb eines Tumortyps keine Rolle. Meist werden Adenokarzinome als wenig differenziert (30%) beschrieben; insgesamt sind es 5–7% der BKs. Undifferenziert sind das SCLC und die großzelligen BKs. Letztere sind wahrscheinlich undifferenzierte Plattenepitel- oder Adenokarzinome.

Die Inzidenz, Prognose und die Konsequenzen bei der Diagnose eines Carcinoma in situ oder von Dysplasien sind noch nicht klar.

Mindestens 30% der Bronchialkarzinome sind **Mischtumore**, wenn man sie komplett histologisch aufarbeitet. Dies erklärt auch, warum einzelne Metastasen bioptisch histologisch unterschiedlich sein können. Und auch, warum manche Tumoranteile und Metastasen so gut, und andere zeitgleich gar nicht ansprechen.

Das erklärt auch das Phänomen vieler Studien mit modernen Substanzen. Große Tumoranteile sprechen sehr gut an, und man hat hohe Remissionsraten, aber die Gesamtprognose beeinflusst es kaum oder gar nicht. So führen z. B. hohe SCLC-Anteile in einem Bronchialkarzinom (auch über NSE zu erkennen) natürlich erst einmal zu einem tollen Ansprechen auf die Chemotherapie. Es ist unschwer vorstellbar, dass dies die Gesamtprognose aber nicht beeinflusst.

Prognose nach Therapie Für die nichtkleinzelligen BKe (non small cell lung cancer = NSCLC) hat sich die durchschnittliche 5-Jahres-Überlebensrate (5 JÜLR) in den letzten 25 Jahren von 11 auf 15% verbessert. Bei RO-Resektion im Stadium I ist sie bei 50–70%, im Stadium II bei 40%, im Stadium III bei 10–30% und im Stadium IV unter 7%. Daraus wird auch ersichtlich, dass die Diagnose unverändert erst in fortgeschrittenen Stadien gestellt wird. Nur 15–30% der Patienten können bei Diagnosestellung mit kurativer Intention behandelt werden.

Für das kleinzellige BK (small cell lung cancer = SCLC) ist die Prognose sehr schlecht. Dies liegt am sehr schnellen Wachstum und an der frühen Metastasierung. Unbehandelt liegt die mediane Überlebenszeit nach Diagnosestellung bei weniger als 3 Monaten. Mit Chemotherapie kann die ÜLZ verlängert werden: bei »limited disease« im Median auf 15–20 Monate, bei »extensive disease« auf 8–13 Monate. Die 5-Jahres-Überlebensrate (5 JÜLR) ist liegt bei weniger als 10% bei LD und ca. 1% bei ED.

Der Pancoasttumor (Sulkus superior BK mit Horner-Syndrom) hat eine schlechte Prognose. Bei Diagnosestellung hat er sich schon über die Pleuragrenzen hinaus ausgedehnt. Die Pleura elastica ist normalerweise ein Ausdehnungshindernis für ein BK. Im apikalen Bereich der Lunge finden sich gehäuft Narben und Adhäsionen, die die Integrität der Elastica bereits durchbrochen haben und eine Leitschiene für eine lokale Ausdehnung sind.

Ausgewählte Merkmale einiger BK 70% der BKs sind zentral lokalisiert. Bei peripherer Lokalisation oder zunächst isoliertem Befall der Pleura (DD: Mesotheliom) erwartet man meist ein Adenokarzinom.

Eine Manifestation des Adenokarzinoms ist die bronchoalveoläre Form. Die Tumorzellen kleiden die Alveolen aus und metastasieren rasch aerogen in der Lunge. Davon abzugrenzen ist die bronchoalveolärartige Tumorausdehnung um das Adenokarzinom und um/von Metastasierungen von Adenokarzinomen, z. B. aus dem Gastrointestinum, Niere, Mamma. Die Resektion eines großflächig befallenen Lungenlappens beim Alveolarzell-BK ist in der Regel nicht mehr kurativ. Unerkannt liegen bereits früh intraalveoläre Zellnester in anderen Lungenarealen vor. Dieser Tumor ist resistent auf Chemo- und Strahlentherapie (► Kap. 55). Noduläre Formen im Frühstadium können jedoch kurativ reseziert werden.

Das Plattenepithelkarzinom kann zerfallen und eine Kaverne bilden. Differenzialdiagnostisch sind Tuberkulose, Lungenabszesse und Aspirationspneumonien zu bedenken.

■ Tab. 53.2 WHO-Klassifikation der Bronchialkarzinome 2004

Typ	Häufigkeit
Plattenepithelkarzinom, papilär, klarzellig, kleinzellig, basaloid	20%, meist Männer und Raucher
– Variante: spindelzelliges P.	
Kleinzelliges BK	15% Relativ großzellig, aggressiv, therapieresistent
– Haferzelltyp (Oat-cell-Karzinom)	
– Intermediärer Zelltyp	
– Kombiniertes/variantes SCLC	
Adenokarzinom	40%, Rauchen nur bei 50%, meist Frauen
– Azinäres Adenokarzinom	
– Papilläres Adenokarzinom	
– Bronchoalveolär Adenokarzinom – Mutinös, nichtmuzinös, gemischt	
– Solides Adenok. mit Mukusproduktion – Siegelring, klarzellig, Zystadeno, fetal	
Großzelliges BK	5%, DD Nierenzellkarzinom schwierig
– Riesenzellkarzinom	
– Klarzellkarzinom	
Adenosquamöses BK	2–10%
Nicht sicher klassifizierbar & Mischtumore	5%
Karzinoide bzw. neuroendokrine Karzinome	1%
– Typisches Karzinoid (s.u.)	
– Atypisches Karzinoid (s.u.)	
Bronchialdrüsenkarzinom	
– Adenoidzystisches Karzinom	
– Mucoepidermoidtumor	
– Andere	
Weitere	1%
– Sarkomatoides BK (div. Formen) – (Sarkome etc.)	

Das typische Karzinoid befällt die großen Bronchien, wächst polypös, meist solitär und ist niedrig maligne mit einer 5 JÜLR um 90%. Die Abgrenzung zwischen dem typischen und dem atypischen Karzinoid im Schnellschnitt kann schwierig sein. Die Therapie ist operativ, entsprechend den NSCLC. Eine Besonderheit ist die starke Vaskularisation, deshalb sollte man bei guter Operabilität und gutem Bild eines Karzinoids keine Biopsie durchführen.

Das atypische Karzinoid (heute: hochdifferenziertes neuroendokrines Karzinom) steht bezüglich des Zelltyps dem SCLC sehr nahe und hat starke Atypien. Es hat keine bevorzugte Lokalisation. Die 5 JÜLR liegt um 65% (zu Histologie, Krankheitsverlauf und Therapie ► Kap. 55). Die histologische Unterscheidung vom

SCLC ist wegen der Verwandtschaft beider Tumore schwierig. Beide haben ihren Ursprung im neuroendokrinen Zellsystem. Kleine zytoplasmatische Granula, die sich in der Silberfärbung darstellen, sind richtungsweisend.

53.2 Diagnostik

Die **Früherkennung** eines BC ist immer wieder Thema. Alle großen Studien mit Röntgen-Thorax, Sputumzytologie, Bronchoskopie, Tumormarker und mehreren **CT-Screening-Studien** haben keine positiven Ergebnisse gebracht. Empfehlungen werden nicht ausgesprochen, es entsteht stets kein Einfluss auf die Mortalität. Es ist wahrscheinlich der besonderen Eigenschaft des Bronchialkarzinoms, sehr früh Mikrometastasen zu setzen, geschuldet und auch den leider sehr raschen Verläufen. Es gibt immer wieder vage Hinweise, dass der Zeitpunkt der Diagnosestellung möglicherweise keinen ganz so großen Einfluss haben könnte; dann wären die Eigenschaften des individuellen Tumors und des Betroffenen vielleicht bedeutsamer. Vielleicht sind jährliche Intervalle sind zu lange (▶ Abschn. »Autofluoreszenzbronchoskopie«).

Das CT-Screening, bevorzugt low-dose, zeigte aber schon in erster Linie T1-2-Tumore ohne Lymphknotenbefall. Neu aufgelegte prospektive randomisierte Studien laufen.

Problematisch sind die vielen kleinen Zufallsbefunde, die am ehesten benigne sind. Es gibt recht brauchbare Kriterien, wie man bei derartigen Befunden verfahren sollte.

53.2.1 Stufendiagnostik

Die vier Stufen der Diagnostik sind:
- der Verdacht,
- die Sicherung der Diagnose (Histologie, Zytologie),
- die Prüfung der Operabilität und
- die Stadieneinteilung.

Bei offensichtlicher Inoperabilität wegen fortgeschrittenen Stadiums und/oder sehr schlechtem Allgemeinzustand wird man individuell über das Ausmaß der weiteren Diagnostik entscheiden.

53.2.2 Verdacht auf ein BC

Der Verdacht auf ein Bronchialkarzinom wird meist durch ein Röntgenbild gestellt. Dies kann beispielsweise eine Routineaufnahme sein (z. B. präoperativ), bei pulmonaler Symptomatik (z. B. Lungenentzündung, blutig tingiertes Sputum) oder im Rahmen der Abklärung eines Symptoms gemacht werden. Der Verdacht erfordert die Sicherung der Diagnose (Histologie, Zytologie).

Röntgen Periphere Rundherde im Röntgen-Thorax sind in bis zu 80% der Fälle maligne. Meist sind peripher gelegene BKs NSCLC und hiervon wiederum vor allem Adenokarzinome. Zentrale BKs werden oft übersehen, da sie initial als geringfügige Hilusdeformitäten erachtet werden. Bei Diagnose sind BKs bei zwei Drittel der Patienten schon fortgeschritten (◘ Tab. 53.3).

Eine Verkalkung schließt einen malignen Prozess nicht aus, wie manche Lehrbücher schreiben. Verkalkungen bei Silikose oder nach Tuberkulose in vernarbten Prozessen können zudem der Ausgangspunkt für eine Neoplasie sein.

Computertomographie Die Computertomographie wird meist sehr großzügig und früh eingesetzt. Viele Differenzialdiagnosen sind zu bedenken: Abszesse, Aktinomykose, Pneumonien, Granulomatosen, Metastasen, andere Tumore, Infektionen, Pilze u.a. Gerade nach Pneumonien ist dies schwierig zu beurteilen.

Vergrößerte Lymphknoten im Zusammenhang mit einem BK sind auf sechs Ursachen zurückzuführen:
- eine Tumoraussaat,
- eine reaktive, unspezifische Vergrößerung im Abflussgebiet des Tumors,
- reaktiv bei Retentionspneumonie,
- eine reaktivierte Tuberkulose oder abgeheilte TB
- eine vorbestehende Lungenerkrankung (wie die Sarkoidose, Silikose, Alveolitiden, Fibrosen),
- alte, unspezifische, vorbestehende Lymphknotenvergrößerungen.

Metastasen ohne sichtbares Primärkarzinom Nicht selten beim SCLC. Der Primärtumor stellt sich bildgebend noch nicht dar, eine Metastasierung hat aber bereits stattgefunden.

Autofluoreszenzbronchoskopie Diese Methode ist sensitiver als die »Weißlicht«-Bronchoskopie. Unter Blaulicht erscheint gesunde Schleimhaut grün und

Tab. 53.3 Verdacht auf ein Bronchialkarzinom

Symptomatik	Asymptomatisch. Meist Husten (50–75%), Auswurf, blutig tingiertes Sputum bis Hämoptysen (30%), Atemnot (25%), Heiserkeit, Nachtschweiß, Knochenschmerzen (Filiae, paraneoplastisch), Thoraxschmerzen Nicht so selten primär Schluckstörung, Inappetenz, Ikterus, Gewichtsverlust, Dysphagie, Einflussstauung, oder ZNS-Symptome Selten Trommelschlegelfinger, Fieber (außer Retentionspneumonie), Anämie oder Schwäche als Erstsymptome
Vorgeschichte	Rauchen bei über 90% (50% der BK-Patienten sind Ex-Raucher, Nie-Raucher nur 4%), berufliche Schadstoffexposition (Asbest, Radon etc.), familiäre Häufung von Karzinomen, Malignom in der Vorgeschichte
Körperlicher Status	Einflussstauung (sowie Venenzeichnung thorakal), lokales Giemen (Stenose), Horner-Syndrom, Stimme, supraklavikuläre Lymphknotenvergrößerung, neurologische Ausfälle, Trommelschlegelfinger, Brustschmerz
Röntgen	Jedes Infiltrat bis zum Ausschluss des Gegenteils Kleine Infiltrationen dürfen nicht als Bagatellen abgetan werden (»Das ist nichts«); Volumenverlust bis Atelektase (Fissur verlagert, ZF-Hochstand, Gefäßdichte vermindert), bei bronchoalveolärem BK Volumenzunahme (DD: Pneumonie) Pneumonie bei einem Raucher Poststenotische, rezidivierende oder therapieresistente Pneumonien Lungenabszess Zwerchfellähmung Pleuraerguss Als typisch gelten Rundherde mit Spikulae, praktisch gibt es keinen typischen Befund Mediastinalverbreiterung, zentrale Prozesse sind oft nur zu ahnen (hilär, mediastinal), polyzyklisch-unregelmäßig vs. glatt (Fett, Gefäße, Exspiration). Einseitig verkleinerter Hilus mit vermehrter Strahlendurchlässigkeit der betroffenen Lunge und paradox verdickter kontralateraler Pulmonalartene bzw. vergrößertem Hilus
Sonographie	Pleuraerguss und solide Anteile Leberherde? Nebennieren? Nieren-Met? Hals-Lymphknoten
CT	Meist eindeutig Unter- und überschätzte Ausdehnung und Lkn um ca. 10–20% CAVE: CT i.R.e. Pneumonie und kurz danach mit Herden in Organisation und reaktiv vergrößerten Lymphknoten erzeugt meist unnötig viel Angst
Labor	Unspezifische Erhöhung der Entzündungsparameter, Ferritin, LDH Dabei sind leichte normozytäre Anämie und Eisenmangel (hohes Ferritin!) Paraneoplastische Auswirkungen (Hyponatriämie, Hyperkalziämie, Muskelschwäche etc.) nicht selten NSE bei 70% der SCLC, könnte SCLC-Anteile bei NSCLC wiederspiegeln Ansonsten spielen andere TM keine praktische Rolle. Deren Sensitivität und Spezifität ist zu niedrig für die Diagnostik. Dies gilt sowohl für die Serum- als auch die Titer im Pleuraerguss. Für eine Verlaufskontrolle ergeben sich aus der Beobachtung der TM bis dato keine praktischen Konsequenzen

krankhafte (entzündet, narbig, atroph, neoplastisch u.a.) rotbraun. Auch Verletzungen nach vorhergehender Bronchoskopie oder Hustenattacken bei instabilem Bronchialsystem sind zu bedenken. Carcinoma in situ und Dysplasien können frühzeitig erkannt werden. 15% der Menschen mit Bronchialkarzinom haben zusätzlich ein CIS, das Gleiche gilt für Dysplasien, annähernd hohe Raten gibt es auch bei sehr starken Rauchern.

Nur ca. 25% der Karzinoma in situ und nur ca. 4% der schweren Dysplasien erwiesen sich in Studien als persistent oder progredient. Diese sind, so wie es aussieht, wohl meist selbstlimitierend, oft auch multipel auftretend (bei Risiko-Patienten). Man stellt sich vor, dass es bei Risiko-Patienten im ganzen Bronchialsystem immer wieder einmal vereinzelt maligne Umbauvorgänge gibt – ähnlich wie beispielsweise bei der Colitis ulcerosa.

Zudem ist die Grenzziehung zwischen schweren Entzündungen mit Zellen in Involution zum Karzinom sehr schwierig, das kennt man von Biopsien aus Pneumonien. Da tut sich der Pathologe auch oft sehr schwer. Analoges gilt bei der chronischen Pankreatitis vs. Pankreaskarzinom. Entzündungszellen, die abgeschnitten sind von der »Versorgung« und atroph werden in Richtung Zelltod, können histologisch malignen Kriterien ähneln. Da muss man auch vorsichtig sein, wenn Zellen aus dem Pleuraerguss, bei einer Entzündung, die schon lange zurückliegt, beurteilt werden.

Dem entspricht auch die Erfahrung, dass der Nachweis von malignen Zellen im Sputum nur bei 75% mit einem Bronchialkarzinom einhergeht. Ein CIS am Schnittrand, z. B. nach Lobektomie, zeigte in der Verlaufskontrolle in einer Beobachtungsreihe mit der Fluoreszenzbronchoskopie regelhaft die Rückbildung. Die besondere Zelllinie und der »Wirtsfaktor« scheinen hier auch eine unbekannte Einflussgröße zu sein. Hierzu passt jeweils auch, dass der Rauchstopp nach Diagnosestellung sofort die Prognose verbessert und solche CIS vermindert.

Ein Carcinoma in situ hat noch nicht infiltriert und wird idealerweise operativ und gewebesparend reseziert, z. B. Lasersegmentresektion. Bei kleinen Prozessen unter 1 cm und multiplen Herden kann man photodynamisch ablatieren. Ebenso, wenn die Läsion zentral liegt und zu viel Lunge entfernt werden müsste. Die Frage der Verlaufskontrolle vs. Intervention ist nicht geklärt – es existieren keine randomisierten Studien zur operativen Therapie.

Die weitere Evaluierung der Wertigkeit dieser neuen Methode und der etwaigen Konsequenzen bleibt abzuwarten. Sie gehört derzeit noch nicht zum Standard der Diagnostik. Man hat eine höhere Sensitivität, aber daraus leitet sich bis dato keine Empfehlung ab, obwohl es die Methode schon lange gibt und sie auch in Screening-Studien (ohne Nachweis eines Nutzens) eingesetzt wurde. Man sollte mit den Befunden sehr kritisch umgehen.

53.2.3 Sicherung der Diagnose

Die Basis bilden die Anamnese und die körperliche Untersuchung. Röntgen und Sonographie Abomen folgen. Besteht der Verdacht auf ein BK, folgt die Bronchoskopie mit Gewinnung einer Histologie und Zytologie (mitunter besser als perkutane Stanzbiopsie zu erreichen: Leber, Thorax, Pleura oder Lymphknoten). Es ist auch eine Heiserkeit, blutig tingiertes Sputum oder eine B-Symptomatik unklarer Genese mit normalem Röntgen-Thorax eine Indikation zur bronchoskopischen Abklärung (◘ Tab. 53.4).

Peripherer solitärer Rundherd Dies ist zu 50–85% ein Malignom. Grundsätzlich ist die Resektion sinnvoll. Ein Primärtumor anderer Lokalisation wird weitestgehend ausgeschlossen (körperliche Untersuchung, Sonographie, Gastroskopie, Koloskopie, gynäkologisches Konsil). Ein Thorax-CT inkl. Oberbauch ist erforderlich, um ein etwaiges fortgeschrittenes Stadium zu erkennen. Eine bronchokopische Abklärung (nur 20% mit endluminalen Korrelat) ist indiziert. Eine Biopsie (z. B. TBB o. perkutan) ist nur bedingt sinnvoll:

Ist der Patient operabel und der Herd > 8–10 mm, so führt ein positiver Befund zur Operation, und ein negativer Befund kann ein Malignom nicht ausschließen. Allerdings ist das Risiko einer bronchoskopischen oder perkutanen Materialentnahme nicht sehr hoch, und der Zeitverlust beträgt lediglich ca. drei Tage. Deshalb wird in der Praxis einmal versucht, präoperativ eine Diagnostik zu erzielen. Dies erleichtert das Gespräch mit dem Thorax-Chirurgen und die weitere Planung erfahrungsgemäß sehr. Bei negativen Befunden sollte keine weitere Zeit für erneute Biopsien verschwendet werden.

Statt der Operation kommen auch videoassistierte endoskopische Techniken zum Einsatz, und es wird atypisch reseziert. Noch besser ist die Segmentlaser-Resektion, die kurativ sein kann. Bei positivem Schnellschnitt würde gegebenenfalls eine Thorakotomie und radikale Operation erfolgen.

Benigne vs. maligne Bei Herden, die seit vielen Jahren unverändert bestehen, ist ein Bronchialkarzinom weitestgehend ausgeschlossen. Deshalb sollte man immer alte Röntgenbilder besorgen (Konstanz > 2 J.). Dies erfordert keine weitere Abklärung/Überwachung. Unveränderte Verkalkungsmuster sprechen

■ Tab. 53.4 Histologische und zytologische Diagnostik

Sputum	Die Sputumzytologie spielt keine praktische Rolle mehr (Sensitivität 20%, Spezifität 70–90%)
Bronchoskopie	Der makroskopische Befund kann hinweisend sein (exophytisches Wachstum, verdickte Carinen, eingeengte Bronchien oder Gefäßneubildungen). Bei positivem Rö-Befund darf man bei über 50% einen sichtbaren Tumor erwarten, dieser wird 3- bis 5-mal biopsiert. Die mehrfache Biopsie sichtbarer Tumore ist fast immer diagnostisch (Sensitivität > 90%)
	Die transbronchiale Biopsie (TBB) bei peripheren Tumoren hat eine Trefferquote abhängig vom Durchmesser (Faustregel: Durchmesser in cm × 15 = Trefferquote in%). Es werden bis 5–10 transbronchiale Biopsien gefordert (m.E. zu viele, da wiederholte Biopsien aus einem Segment ein hohes Blutungsrisko bergen) bei bronchoskopisch nicht sichtbaren Tumoren. Die mittlere Sensitivität von Zytologie oder Histologie wird mit ca. 60% angegeben; die Kombination ergibt Sensitivitäten über 90%. Risiko der TBB: Mortalität < 0,1%, Komplikationen bis zu 7%
Nadelbiopsie	Wenn die Probenentnahme bei der flexiblen Bronchoskopie kein Ergebnis brachte. Transcarinal bei Lymphknotenvergrößerung oder verplumpten Karinen, perkutan bei thoraxwandnahen Prozessen Die Wertigkeit der Wang-Nadel (transbronchial needle aspiration = TBNA) ist in Studien hoch und in der Praxis gering
Transösophageale FNA/ Biopsie	Methode der Wahl, wenn endobronchial der Tumor nicht erreichbar ist
Transbrochiale FNA (EBUS)	Die transbronchiale EBUS erlaubt es, auch peribronchiale Tumore in der Peripherie gezielt zu biopsieren
Perthorakal	Die sonographisch gesteuerte perthorakale Lungenbiopsie setzt sich wieder zunehmend durch, weil bei sachgerechter Handhabung Nutzen vs. Risiko günstig ist
Operation	Bei weiterhin unklaren Prozessen Exploration Bei singulären Herden und Operabilität Resektion: Bei einer derartigen Manifestation verzichtet man auf weitere Biopsien, da im positiven Fall ohnehin operiert wird und im negativen Fall ein BC nie sicher auszuschließen ist

für etwas Benignes, insbesondere, wenn diese popcornartig sind (Chondrohamartom), wobei man sich darauf alleine nicht verlassen darf. Herde, die glatt und homogen sind (also nicht inhomogen, nicht mit invasivem, infiltrierendem Wachstum und nicht mit zentralem Zerfall) und unter 8–10 mm (meist sind diese um 5 mm), kann man gegebenenfalls engmaschig beobachten, initial alle drei Monate. »Gegebenenfalls« heißt hier: in Absprache mit dem Patienten.

Wichtige Kriterien für Malignität sind der Raucherstatus, die Vorgeschichte, eine Größe von über 8–10 mm, eine Dynamik, Hinweise auf einen extrapulmonalen Tumor, die Morphologie (homogen-glatt-Kalk vs. inhomogen-irregulär-Zerfall-infiltrativ) und das Auftreten bei einem jungem Menschen unter dem 50. Lebensjahr aus Deutschland. Bei einer Größe unter 5 mm ist das Risiko 1%, bei 10 mm bereits 30%.

Eher benigne sind die vielen und häufigen kleinen Herde um 5 mm bei alten Patienten. Auch Menschen aus Afrika, Asien oder Russland haben meist entzündliche oder narbige Residuen.

Nebenniere Eine Vergrößerung kann auch eine benigne Hyperplasie oder ein Adenom sein (rund, glatt begrenzt, < 3 cm). Minimalinvasiv oder mit gesteuerter Feinnadelpunktion oder dem MRT kann im Zweifelsfall (bei bildgebend V.a. Met) abgeklärt werden.

Lobektomie vs. Pneumektomie Der Abstand des Tumors von der Karina des jeweiligen Lungenlappens sollte erfasst werden. Beispielsweise erlaubt ein Abstand über 1 cm die Lobektomie, ein Abstand unter 1 cm erfordert eine Pneumektomie, Bilobektomie oder eine Manschettenresektion.

Lipidpneumonie Es gibt eine Reihe von Befunden, die an ein BK denken lassen. Um ein BK bildet sich eine endogene Lipidpneumonie mit Schaummakrophagen. Die zerfallenen Zellen werden phagozytiert. Die Lipidtröpfchen enthalten Cholesterin, es ist also eine endogene Lipidpneumonie. Das Gleiche gilt auch für Granulome und Riesenzellen, Derartiges darf man nie als »gutartig« abtun – das sind reaktive Veränderungen im Randbereich eines Karzinoms.

Primärtumorsuche bei Adenokarzinom Ein Adenokarzinom der Lunge kann eine Metastasierung sein. Rundherde, Hautmetastasen etc. sind Hinweise. Der Pathologe spricht meist einen Verdacht aus, immunhistochemisch kann relativ sicher zugeordnet werden. Um Metastasen stellt sich ein Adenokarzinom oft vom Aspekt bronchoalveolär dar. Indiziert sind Gastroskopie, Koloskopie, Hals- und Schilddrüsensonographie, Abdomen- und Blasensonographie, Palpation Mamma und Axilla sowie bei dicken Menschen ein Abdomen-CT. Bei gegebenem Verdacht ist eine urologische oder gynäkologische Abklärung erforderlich.

Die Empfehlungen und Studien sagen eindeutig, dass bei weitestgehendem Ausschluss eines anderen Primärtumors die operative Resektion des Lungenherdes nicht verzögert werden darf.

Paraneoplasien Im Rahmen der Diagnostik sollte man an die paraneoplastischen Syndrome denken. Häufig sind konstitutionelle Symptome wie Gewichtsverlust bis zur Kachexie, Inappetenz und Leistungsknick. Tumornekrosefaktor und Tumorstoffwechsel sind wahrscheinlich hierfür verantwortlich. Das Ausmaß steht nicht immer im Zusammenhang mit der Tumorgröße. Bei rascher Verschlechterung des Allgemeinzustandes, Herzkreislaufversagen und Tod wird die Todesursache vom Pathologen als tumortoxisch bezeichnet, da er keine andere Ursache findet.

BK und speziell das SCLC setzen eine Reihe von Polypeptidhormonen frei. Erhöhte Serumtiter werden bei bis zu 70% der Patienten gemessen; dies sind oft Prähormone. Diese Vorstufen sind unwirksam, werden bei herkömmlichen Messungen jedoch mit erfasst. Klinisch in Erscheinung treten hormonell-bedingte Paraneoplasien deshalb selten; nichthormonellbedingte Paraneoplasien sind häufiger.

SIADH Das Schwartz-Bartter-Syndrom. Eine Hyponatriämie mit Wasserintoxikation ist bei ca. 1% der Patienten mit SCLC zu beobachten, manche Autoren geben bis zu 10% an. Die Chemotherapie führt innerhalb von drei Wochen bei 80% der Patienten zur Normalisierung, bis zum Rezidiv. Diese Menschen präsentieren sich oft mit Eintrübung und Exsikkose, und das wird als Gastroenteritis fehlinterpretiert. Tatsächlich führt das leichte Hirnödem zur vegetativen Dysregulation.

Hyperkalzämie Meist ist sie assoziiert mit multiplen Knochenmetastasen. Eine nichtmetastatische Hyperkalzämie durch ein »parathyroidhormon-like peptide« beobachtet man vor allem beim Plattenepithelkarzinom, Häufigkeitsangaben bis zu 6%. Verwirrung, Eintrübung und Exsikkose sind Folgen der Hyperkalzämie.

ACTH Eine asymptomatische Erhöhung von ACTH findet sich bei ca. 30% der BK-Patienten, vor allem mit SCLC oder Karzinoid. Klinisch bedeutsam ist es bei weniger als 1–5%. Bei den Betroffenen ist die Prognose schlecht.

Gynäkomastie Diese ist sehr selten, meist beim Plattenepithelkarzinom, gelegentlich schmerzhaft, gelegentlich mit Hodenatrophie. Einzelfallbeschreibungen sind Hyperthyreose, Hypoglykämien oder eine Hyperpigmentierung (MSH).

Acanthosis nigricans Ebenso selten ist die **Acanthosis nigricans**, eine Hyperkeratose an Hand- und Fußflächen, am Abdomen und im Mund mit leichter Schwärung. Fein angedeutet sieht man es aber nicht so selten.

Trommelschlegelfinger Die Ursache ist unbekannt. Die angegebenen Inzidenzen bis zu 30% erscheinen mir zu hoch. Auftreten vor allem beim Plattenepithelkarzinom, sie können sich bei erfolgreicher Therapie zurückbilden.

Hypertrophe pulmonale Osteoarthropathie Das Synonym lautet »Pierre-Marie-Bamberger-Syndrom«. Es gibt Häufigkeitsangaben bis zu 10%. Es ist eine Periostitis mit Arthropathie und Trommelschlegelfinger. Sie tritt vor allem beim Plattenepithelkarzinom, aber auch bei einer Reihe von anderen benignen und malignen Erkrankungen auf. Betroffen ist vor allem das Periost von Unterarm und Unterschenkel mit entzündlichen Verdickungen und Schmerzen.

Lambert-Eaton-Syndrom Es zeigt sich als Schwäche der proximalen Beinmuskulatur. Man sieht es beim SCLC, 60% der Patienten mit Lambert-Eaton-Syndrom bekommen ein SCLC. Neurologische Diagnostik und Kalziumkanal-Antikörper sind diagnostisch. Mit einer erfolgreichen Therapie des SCLC klingen die Beschwerden ab. Es gibt auch eine spezifische Behandlung mit Diaminopyridin.

Andere Häufig sind Thrombosen und Phlebitiden, normochrome-normozytäre Anämien und Leukozytose, seltener leukämoide und polzythämische Reaktionen. Selten sind Hämolysen, retinale Mangelperfusionen, Embolien bis zur DIC; Dermatomyositis, Hypertrichose; Neuropathien (sensorische u./o. motorische Ausfälle), Myasthenie (z. T. antikörperbedingt), Enzephalitiden, Kleinhirndegeneration. Beschrieben sind Autoantikörperreaktionen gegen Purkinjezellen und entsprechende Veränderungen von Intellekt und Persönlichkeit. Sehr viele andere Paraneoplasien sieht man extrem selten.

53.3 Stadieneinteilung

53.3.1 TNM-Klassifikation

Nach der histologischen und zytologischen Artdiagnostik des Tumors folgt die Stadieneinteilung. Verwendet werden zunächst die Bronchoskopie, Röntgen-Thorax und die Sonographie. Stellt sich hier bereits ein inoperabler Befund heraus (z. B. Lebermetastasen), so ist eine weitere Diagnostik unnötig. Wäre nach Thorax-Röntgen, Bronchoskopie und Sonographie das BK noch resezierbar, so wird die Tumorausdehnung durch das Oberbauch-/Thorax-CT bestimmt (■ Tab. 53.5).

Aus der TNM-Klassifikation leitet sich die Stadieneinteilung des NSCLC ab. 2010 wurde die Stadieneinteilung auch neu gefasst. Wesentlich ist die feinsinnige Zuordnung, weil sich die Konsequenzen doch mittlerweile wesentlich differenzierter, als man 1997 noch dachte.

Die Stadieneinteilung nach TNM erlangt zudem zunehmend an Bedeutung in Studien zur operativen Therapie des SCLC VLD (»very limited disease«) (■ Tab. 53.6).

Wesentlich ist beim SCLC die Frage der Operabilität im Stadium »very limited disease« und bei günstigen Konstellationen bis T2N1M0. Wesentlich ist zudem die Frage nach der »limited disease«, weil diese eine sinnvolle Radiatio des Hemithorax nach Chemotherapie gestattet – also eine sehr sinnvolle funktionelle Einteilung (■ Tab. 53.7).

> **Praxis**
>
> Vorsicht bei Lungenrundherden bei Diagnosestellung oder im Verlauf! Bis zu 20% sind entweder gutartig oder ein Zweitumor. Man sollte also nicht vorschnell von einer Metastase ausgehen, das PET hilft da auch nicht. Wir erinnern uns an Patienten, die als inkurabel diskutiert wurden, mit positivem PET – und dann konnten beide Entitäten kurativ reseziert werden.

Die Infiltration in die Venen oder Lymphe schlägt sich nicht nieder. Ebenso wenig das Grading, Tumormarker oder Immunphänotypen – wobei Letztere sicher irgendwann mehr Bedeutung erlangen werden. Hingegen spielt das Regressions-Grading, also die Beschreibung des Erfolges nach Radiochemotherapie aus dem operativen Resektionspräparat, bei der multimodalen Therapie eine wichtige Rolle.

53.3.2 Staging

Bronchoskopie Sie wird stets beim Bronchialkarzinom durchgeführt, das Risiko ist bei guter Planung in der Regel gering. Die zentrale Ausdehnung ist sehr wichtig, insbesondere der Abstand zu den kleinen und großen Karinen, und die Frage nach etwaigem beidseitigen Befall und Ausdehnung muss beantwortet werden.

Das gilt auch für solitäre periphere Herde, da kann man Überraschungen erleben. Oft ist endoluminal das BK doch sichtbar. Dies ist mittels Biopsien, transbronchialen Biopsien, Spülungen, Bürste oder Nadelbiopsie, gegebenenfalls endosonographisch, fast immer histologisch oder zytologisch zu sichern.

Sonographie Sie erkennt Metastasen (Sensibilität 90%), Thoraxwandinfiltrationen, Hals-Lymphknoten (die palpatorisch oft noch negativ sind und morpholgisch beurteilt werden müssen), einen Pleuraerguss oder einen Perikarderguss. Oft wird durch die Sonographie oder das CT der Verdacht auf Nebennierenmetastasen ausgesprochen. Dies ist meist nur eine benigne Hyperplasie oder ein Adenom (rund, glatt, < 3 cm). Abgeklärt werden muss per MRT, die Feinnadelpunktion bleibt unsicher, sodass im Zweifel der Urologe minimal-invasiv abklärt.

Pleuraerguss Die meisten Pleuraergüsse bei BK sind maligne, insbesondere bei fortgeschrittenem BK und

Tab. 53.5 Klinische TNM-Klassifikation ab 2010

T	Primärtumor
T0	Kein Anhalt für Primärtumor
Tx	Primärtumor kann nicht beurteilt werden oder Nachweis von malignen Zellen im Sputum oder im Bronchialspülsekret, jedoch Tumor weder radiologisch noch bronchoskopisch sichtbar
TIS	Carcinoma in situ
T1	Tumor ≤ 3 cm in größter Ausdehnung, umgeben von Lungengewebe oder viszeraler Pleura, kein bronchoskopischer Nachweis einer Infiltration proximal eines Lappenbronchus (Hauptbronchus frei)* T1a < 2 cm T1b > 2 cm
T2	Tumor mit einem der folgenden Kennzeichen hinsichtlich Größe oder Ausbreitung:
	– > 3 cm bis 7 cm in größter Ausdehnung
	– Befall des Hauptbronchus ≥ 2 cm distal der Hauptkarina
	– Infiltration der viszeralen Pleura
	– Assoziierte Atelektase oder obstruktive Entzündung bis zum Hilus, aber nicht der ganzen Lunge (T2a < 5 cm; T2b > 5–7 cm)
T3	Tumor > 7 cm oder jeder Größe mit Infiltration folgender Strukturen
	– Brustwand (z. B. Pancoast-Tumor)
	– Zwerchfell
	– Mediastinale Pleura – Nervus phrenicus
	– Parietales Perikard
	– Hauptbronchus < 2 cm distal der Hauptkarina (ohne diese zu erreichen)
	– Atelektase oder obstruktive Entzündung der ganzen Lunge – Getrennter Tumorknoten im selben Lappen (vormals T4)
T4	Tumor jeder Größe mit Infiltration folgender Strukturen:
	– Mediastinum, Herz, große Gefäße, Trachea, Ösophagus, Wirbelkörper, N. laryngeus
	– Hauptkarina – Separater Tumor in einem anderen ipsilateralen Lappen (vormals M1)
	– Nicht mehr T4: Pleurakarzinose und maligner Erguss sind heute M1
	– Nicht mehr T4: zweiter Tumor im betroffenen Lappen ist heute T3
N	Regionäre Lymphknoten-Metastasierung
N0	Keine
N1	Ipsilateral peribronchial und/oder ipsilateral perihilär (einschließlich einer direkten Ausdehnung des Primärtumors in die Lymphknoten)
N2	Ipsilateral mediastinal und/oder (umschrieben) subcarinal
N3	Kontralateral: mediastinal, hilär, supraklavikulär oder Skalenus-Lk Ipsilateral: supraklavikulär oder Skalenus-Lk

Tab. 53.5 Fortsetzung

M:	Fernmetastasen
M0	Keine
M1	M1a: – Pleura- oder Perikardkarzinose – Maligner Perikard- oder Pleuraerguss – Knoten kontralaterale Lunge M1b: – Fernmetastasen

* Beschränkt sich ein BK ganz isoliert auf die Bronchuswand, so wird er auch dann noch als T1 erachtet, wenn er sich weiter proximal ausdehnt.

infiltrativem Wachstum. Bei Nachweis von malignen Zellen lag früher formal ein Stadium T4 vor, heute M1 – beides kann stimmen.

ABER: Ergüsse sind bei 5% nicht maligne, bei kleinen Randwinkelergüssen (»Reizerguss«, um den Tumor Entzündung und Lymphstau wie bei einer Wunde) bei bis zu 10%!

Die Pleurazytologie hat nur eine Sensitivität von 60%. Auch beim Perikarderguss kann der zytologische Befund wiederholt negativ sein. Wiederholte Punktionen steigern die Sensitivität, da eine Kontraktion des Volumens wahrscheinlich zur Abschilferung von Zellen führt. Eine blinde Pleurabiopsie erhöht die diagnostische Ausbeute nur unwesentlich. Mit dünner Pleuradrainage, komplettem Ablassen, Dekantieren und Zentrifugieren des »Bodensatzes« gelingt der Nachweis häufiger. Bleibt der Befund negativ, erfolgt eine Thorakoskopie – meist in Lokalanästhesie möglich, mit einer Sensitivität von über 90%.

Ein maligner Pleuraerguss spricht, isoliert betrachtet, nicht immer gegen Operabilität. In einer Untersuchung beeinflusste der intraoperative Nachweis von malignen Zellen im Pleuraerguss die Prognose, nach Tumorresektion in kurativer Absicht, nicht.

Praxis

Wir erinnern uns auch an Patienten mit positiver Zytologie (einzelne Zellen, wiederholte Punktionen, auch Mamma-NPL), die nach der Chemotherapie kuriert waren. Die zytopathologische Grenze zwischen Entzündung und involutierten Zellen (absterbend, geschrumpft und stark deformiert) kann zudem im Einzelfall unscharf sein.

Bei einem jungen Menschen mit ansonsten kurativ resezierbarem Tumor in einem frühen Stadium sollte man dies bedenken.

Funktionell operable Patienten mit ansonsten kurativ operablem Bronchialkarzinom werden deshalb exploriert (bevorzugt zunächst VATS). Findet sich keine pleurale Aussaat, bei ansonsten grenzwertigem Befund (wenige bis fragliche Zellen), so wird reseziert. Bei lokaler Infiltration der Thoraxwand wird man allerdings kritisch prüfen, ob man reseziert und nachbestrahlt. Wenige abgeschilferte Zellen müssen im Einzelfall nicht immer zwingend metastasierend sein. Die Zytologie muss man im Einzelfall kritisch betrachten. Ein Pleuraerguss muss nicht zwingend maligne sein (ist es aber meist). Eine poststenotische Pneumonie oder eine Störung des Lymphabflusses können einen Pleuraerguss bewirken, der nur indirekt durch das BK bedingt ist (Größenordnung ca. 5% der Ergüsse bei BK).

Thorax-CT Das Thorax-CT mit Kontrastmittel (Unterscheidung Gefäße vs. Lymphknoten) ist Standard. Im Vergleich mit dem intraoperativen Befund kann das CT das T- oder N-Stadium um bis zu 20% unter/oder überschätzen.

Blutgefäße, Stromagewebe, reaktive Entzündung, Reaktionen im Tumorgrenzbereich können sich als T4-Situation darstellen, sind es aber nicht. Umgekehrt kann eine Infiltration in ein Nachbarorgan bildgebend negativ sein, sich intraoperativ und histologisch aber so darstellen. Das T-Stadium wird nur bei 55% richtig beschrieben.

Im Vergleich mit der Histologie der Lymphknoten erkennt das CT nur 30% der betroffenen Lymphknoten. Lymphknoten mit einem Durchmesser < 1 cm sind bei 30% befallen, die mit einem Durchmesser >

53

Tab. 53.6 Stadieneinteilung der NSCLC nach UICC 2010

Stadien				Therapie
Okkultes BK	Tx	N0	M0	Weitere Diagnostik (Segmente einzeln ausspülen, Fluoreszenzbronchoskopie)
Stadium 0	Tis	N0	M0	(► Abschn. »Autofluoreszenzbronchoskopie«)
Stadium IA	T1a T1b	N0	M0	Prognostisch bedeutsamer Unterschied
Stadium IB	T2a	N0	M0	Tumor 3–5 cm
Stadium IIA	T1a–2a T2b	N1 N0	M0	> 5 cm beschreibt ein höheres Risiko
Stadium IIB	T2b T3 T3	N1 N0 N0	M0	T3 i.S.v. im gleichen Lappen zwei Herde
	T3	N0	M0	
Stadium IIIA	T1–2 T3 T4	N2 N1–2 N0–1	M0	Meist noch operabel, multimodal Bei T3 beschreiben, ob zwei Herde in einem Lappen Bei T4 beschreiben, ob umschriebenes T4
	T1–3 T4	N2	M0	Kann noch operabel sein (solitäres N2) Sollte keine »bulky disease« sein oder gar infiltrativ Prognostisch sehr ungünstig, falls Pneumektomie nötig
Stadium IIIB	jedes T	N3	MO	In der Regel nicht operabel, Radiatio (plus Chemo)
	T4	N0–2	M0	Ausgedehntes T4 oder zweiter ipsilateraler Herd in anderem Lappen
Stadium IV	jedes T	jedes N	M1a M1b	Nicht operabel, Chemotherapie, ggf. palliative Radiatio

1,5 cm bei 65% metastatisch befallen. Das N-Stadium wird nach CT nur bei 40% richtig eingeschätzt.

Auch wenn die Sonographie negativ war, wird man im Rahmen der CT-Untersuchung den Oberbauch mit untersuchen. Die Strahlenbelastung steht bei BK-Patienten nicht im Vordergrund; die sonographische Sensitivität bezüglich Leberfiliae ist immerhin nur 90%. Die Nebennieren sind zudem nicht immer sicher beurteilt, das Gleiche gilt für die retroperitonealen Lymphknoten (»überlagert« usw.).

Transösophageale Sonographie (TES/EUS) Das CT kann die Frage nach Inflitrationen in das Mediastinum nicht immer sicher beantworten. Die Auflösung an Grenzstrukturen ist oft nicht gut genug. Bei der Frage nach der Infiltration ins Mediastinum kann die TES/EUS oft weiterhelfen. An Grenzstrukturen mit interponierter dünner Fettschicht kann der Ultraschall besser auflösen. Dies gilt umso mehr, wenn sich Grenzschichten gegenläufig bewegen, wie bei den Pleurablättern.

Die Methode hat einen gesicherten Stellenwert. Es sind viele Regionen transösophageal gut einsehbar, manchmal kann man durch sanften Druck und Lagerung auf der entsprechenden Seite viel erreichen. Ebenso kann man ultraschallgesteuert Feinnadel-, fast schon Stanzbiopsien entnehmen. Hierzu bedarf es spezieller Sonden.

Das Risiko der TES ist gering (Mortalität < 1:10000, Komplikationen 1:1000). Ebenso ist sie sehr günstig bei Menschen, die pulmonal grenzwertig sind, weil man nicht endobronchial manipulieren muss.

Mit EUS-Biopsien könnte der Bedarf an Mediastinoskopien drastisch reduziert werden, insbesondere

Tab. 53.7 Stadieneinteilung des kleinzelligen BK

Very limited disease	T1 oder T2, N0
Limited disease	Befall eines Hemithorax mit oder ohne:
	– ipsilaterale hiläre Lk-Metasasen
	– ipsi- oder kontralaterale mediastinale Lk-Metastasen
	– Skalenus- oder supraklavikuläre Lk-Metastasen
	– malignem Pleuraerguss
Extensive disease	Alle Patienten, die nicht unter limited disease fallen, also bei »extrahemithorakaler« Metastasierung M1 oder kontralateralem **hilärem** Lkn-Befall, also nicht mehr »bestrahlbar«.

wenn man dies auch endobronchial einsetzen kann (EBUS). Die Sensitivität der ultraschallgesteuerten Punktionen ist schwankend, die Spezifität bezüglich eines Karzinoms jedoch nahezu 100%. Durch Zangentechniken (EBUS-Zange) steigt auch die Sensitivität.

Mediastinoskopie Sie ist indiziert, wenn im CT verdächtige Lymphknoten mit einem Durchmesser von über 1 cm beschrieben werden und diese über EUS oder VATS nicht erreichbar sind. Es werden kontralaterale Lymphknoten (N3) abgeklärt, weil sich daraus eine Kontraindikation zur Operation ableiten würde.

Aber: Die Mediastinoskopie wird zunehmend kritisch gesehen. Es gibt Stimmen, die das Risiko (Morbidität bis 10%), die eingeschränkte Sensitivität (nur 1–2 Bisse in den Lymphknoten) und die Streuung von Tumorzellen sehr in den Vordergrund gestellt haben.

Es können nur Lymphknotenstationen vor, neben und unter der Trachea erreicht werden, und zwar durch die zervikale Mediastinoskopie. Wenn andere Lymphknotenstationen betroffen sind, wird bei ansonsten gegebener Operabilität eine operative Exploration durchgeführt.

Es werden im Rahmen eines multimodalen Ansatzes sehr gute Erfolge ohne Mediastinoskopie berichtet. Bei fraglichem kontralateralen Befall (zudem keine »bulky disease«, keine Infiltration oder Kapseldurchbrüche, keine Pneumektomie erforderlich) und ansonsten kurativer Konstellation, insbesondere bei jungen Menschen, spricht viel für die initiale Operation. Die filigrane und komplette Lymphknotendissektion beidseits ist dann obligatorisch. Eine vollständige histologische Aufarbeitung mit mehreren Schnitten pro Lymphknoten ist dann gefordert. Daraus leitet sich dann möglicherweise ein multimodaler Ansatz ab, bei dem eben die Operation an erster Stelle steht.

Also muss man Indikation zur Mediastinoskopie sehr kritisch prüfen. Wichtig ist, dass eine Pneumektomie das »Outcome« mittelfristig (ca. 1 Jahr) verschlechtert und den Benefit eines derartigen Vorgehens wieder zunichtemacht.

Schädel-CT oder MRT CT ist indiziert bei neurologischen Symptomen. Nur 1% der neurologisch asymptomatischen Patienten hatten ein positives CT, hingegen bis zu 10% jene mit neurologischen Auffälligkeiten. Die Inzidenz von Schädelmetastasen liegt bei 5%, beim Adeno-BK bei bis zu 20%. Beim SCLC gibt es Zahlenangaben mit Hirnmetastasen bei 10% der Patienten bei Erstdiagnose und bei bis zu 80% im Krankheitsverlauf.

Solitäre Hirnmetastasen eines Adenokarzinoms können erfolgreich operiert und nachbestrahlt werden. Voraussetzung ist, dass der Primärtumor kurativ resezierbar ist. Man kann ausgehen von etwa 25% 5 JÜLR.

MRT ist angebracht im Stadium 1B–3B bei einer kritischen Operabilität, funktionell und technisch, und zum Ausschluss von ZNS-MET. Bei negativem CT kann man im MRT oft multiple kleine MET detektieren, vor allem im Bereich der Schädelbasis gibt es hier eine wesentlich bessere Auflösung.

Skelettszintigraphie Sie ist indiziert bei Symptomen wie Knochenschmerzen oder hinweisenden Laborbefunden (z. B. erhöhte alkalische Phosphatase). Die Inzidenz der Knochenmetastasen wird mit bis zu 10% angegeben. Asymptomatische Knochenmetastasen sind selten. Zum anderen sind falsch positive Szintigraphie-Befunde sehr häufig und erfordern dann eine invasive, zeitverschlingende und wiederum unsichere Abklärung. Besteht bei einem SCLC im Stadium 1 die

Chance zur kurativen Behandlung, so sollte bei negativer Knochenszintigraphie eine **Knochenmarksstanzbiopsie** erfolgen.

Sensitivität und Spezifität sind ungünstig. Zum einen gibt es viele falsch-positive Befunde, die dann den weiteren Ablauf empfindlich verzögern. Zum anderen sahen wir auch viele Patienten mit negativem Szinti, die dann Monate später doch Knochenmetastasen bekamen. Es ist also keine »Routine-Untersuchung«. Die PET-CT beschreibt die Knochen-MET mit hoher Sicherheit.

MRT Die Magnetresonanztomographie (MRT) mit i.v.-Kontrastmittel kann von Vorteil sein beim Sulcus-superior-Tumor bzw. Pancoasttumor, ebenso im Spinalkanal und in den Neuroforamina. Sie erkennt die Tumorinfiltration in die Weichteile mitunter besser. Bei einer Raumforderung im Bereich der Nebenniere könne die MRT mit höherer Sicherheit zwischen Adenom und Malignom unterscheiden, heißt es in einer aber schon »alten« Aussage – die modernen CTs sind gleichwertig.

Eine Indikation kann die Frage kleiner Hirnmetastasen sein. Im letzteren Falle kann eine isolierte Metastase bei Adenokarzinom kurativ entfernt werden, wenn dies die einzige Metastase ist und der Primärtumor auch in kurativer Intention reseziert werden kann. Bei grenzwertig kurativem Primärtumor kann man vorab die Frage nach ZNS-MET besser beantworten.

MRT sei besser bei T4-Tumoren in der Abgrenzung, insbesondere in Bezug auf Herz, Perikard, Gefäße, hieß es früher. Allerdings haben die ganz modernen CTs in der Ortsauflösung mittlerweile gleichgezogen, im Thorax- und Abdomenbereich sind sie oft sogar besser. 3D-Rekonstruktionen mit hoher Ortsauflösung sind möglich.

Positronenemissionstomographie (PET) Radionuklidmarkierte Glukose wird in malignen Geweben angereichert. In Kombination mit der CT (PET/CT) wird von der Schädelbasis bis zu den Oberschenkeln gescannt. Knochenherde seien sicher als MET ansprechbar. Im Gastrointestinum müsse man falsch-positive Befunde bedenken.

Beeindruckende Sensitivitäten und Spezifitäten werden immer angegeben, wenn bei lokal fortgeschrittenem BK die Frage nach weiterem Lymphknotenbefall oder Metastasen zu beantworten ist. Ansonsten tut man sich schwer im richtigen Leben, wenn man unter 10 mm schwer detektiert (hier Sensitivität nur 50% und im solitären Fall auch niedrige Spezifität) und manche Studien Spezifitäten mit 40–90% beschreiben; man weiß auch nicht so genau, welche Wertigkeit 80%-Angaben haben, wenn man einem betroffenen Menschen gegenübersitzt.

PET wäre aber vor allem interessant, wenn man eine Chance auf einen kurativen Ansatz hat, also keine weit fortgeschrittene Situation, und da ist die Sensitivität und Spezifität noch geringer. Die Exploration wird dadurch im Zweifel nicht ersetzt, weil die Unsicherheit bei wahrscheinlich kurativen Ansatz zu hoch bleibt.

Zudem können positive Herde Entzündungen oder stoffwechselaktives Gewebe sein, das können auch simultane Zweittumore sein.

Praxis

Wir erinnern uns an eine Dame mit beidseits PET-CT-positivem Herd. Letztlich war nur einer ein BK im Stadium 1, der kontralaterale Herd war ein Granulom – und die Diskussion wogte (fast schon zu lange).

Deshalb ersetzt das PET auch die Mediastinoskopie nicht. Bei vermeintlichen N2- und insbesondere bei N3-Lymphknoten muss man dies histologisch sichern, bevor man einen Patienten von einem kurativen Ansatz ausschließen würde. Und da fragt man sich nun: 2-mal möglicher Zeitverlust, einmal mit Risiko und jeweils für beide Verfahren mit hoher prädiktiver Unsicherheit. Würde ich als Patient bildgebend kontralateral unauffällige Lymphknoten haben und eine hohe Chance auf einen kurativen Ansatz, wünschte ich mir umgehend als ersten Schritt eine radikale Operation mit kompletter Lymphknotendissektion. Diese 80%- und 90%-Wahrscheinlichkeitsdiskussionen, im negativen und im positiven Fall und dann noch in Kombination, sind sehr akademisch, haben für den Patienten oft keinen Benefit und können dabei auch noch sehr traumatisierend sein.

Praxis

Bei einem sehr jungen Patienten mit grenzwertig operablem Befund war das PET-CT ansonsten negativ. Drei Wochen nach der Operation traten dann Skelett- und Lebermetastasen auf.

Dem steht die Aussage gegenüber, dass die Rate unerwarteter Fern-MET hoch sei, über 15% – aber bei diesen Angaben wurde SCLC und NSCLC nicht differenziert, was aber wichtig wäre.

Ungünstig ist die Frage bei kleinen BK und weiteren Herden. Kleine Metastasen unter 5 mm werden schlecht detektiert. Bei negativen Lymphknoten unter 10 mm ist jeder zwanzigste befallen, bei Lymphknoten über 15 mm sind 20% falsch-negativ. Ein negativer Befund schließt also den Befall nicht aus.

In der Summe muss man weiterhin sagen, dass die PET noch keinen gesicherten Einfluss auf die klinische Entscheidung und das Outcome hat. Man sagt, dass unnötige Operationen dadurch vermieden werden können. Unnötige Verzögerungen könnten das aber wieder aufheben, falsch-negative und falsch-positive Befunde können einen fraglichen und kleinen Nutzen wieder aufheben.

Die Methode ist elegant und beeindruckend, sollte aber im Einzelfall sehr kritisch bewertet werden. Positive Befunde müssen pathologisch, klinisch und/oder bildgebend eindeutig beurteilt sein, bevor man einen Patienten von einem kurativen Ansatz ausschließt. Und das soll rasch geschehen! Bei negativen Befunden darf man sich nicht zu sehr in Sicherheit wiegen.

Das IQWiG (Institut für Qualität und Wirtschaftlichkeit im Gesundheitswesen) hat aktuell aus diesen Gründen, wegen methodischer Mängel der Studien – ohne Nachweis einer Überlegenheit gegenüber CT/MRT/Sono, ohne gesicherten Zusatznutzen – erklärt, dass sich der Stellenwert der PET und des PET/CT derzeit nicht beurteilen lässt.

Palpation Sie wird zu gerne vergessen. Typischerweise erkennt erst der Chirurg im Rahmen eines Konsils supraklavikuläre Lymphknoten. Allerdings ist hier die Sonographie immer einzusetzen, viele palpatorisch unauffällige Hälse zeigten dann doch Lymphknoten.

Der Stellenwert der Leberpalpation mag für den Studentenunterricht hoch sein, in der Praxis ist sie durch die Sonographie ersetzt. Nur sehr selten sind Metastasen palpabel. Allerdings werden Hautmetastasen auch gerne übersehen, sodass hier eine komplette Inspektion und Palpation erforderlich ist, insbesondere am Kopf.

Neurologische Ausfälle, eine Einflussstauung oder einen Umgehungskreislauf (»Herr Doktor, ich habe da neuerdings so blaue Äderchen unter der Brust«) soll man erkennen.

Operative Exploration Im Mittel sollte, bei fundierter präoperativer Diagnostik, die Indikation zur Exploration in weniger als 5% der Fälle nötig sein. Bei peripheren Herden hat die videoassistierte Thorakoskopie (VAT) ihre Indikation. Abhängig vom Schnellschnitt wird gegebenenfalls thorakotomiert und operiert. Diese Methode wird von erfahrenen Thorax-Chirurgen nicht immer geschätzt. Die Palpation und Inspektion einer Thoraxhälfte ist der VAT in der diagnostischen Ausbeute überlegen.

Das Thorax-CT kann die Tumorausdehnung überschätzen, im statistischen Mittel um 20%, im Einzelfall wesentlich mehr. Das ist immer zu bedenken, wenn ein vitaler Mensch, mit gutem AZ und guter kardiovaskulärer Performance, laut CT vermeintlich inoperabel wäre.

Ebenso gibt es Standpunkte und Daten, dass bei Aussicht auf eine kurative Resektion immer primär die operative Exploration erfolgen soll. Voraussetzung ist ein guter Allgemeinzustand, bildgebend kein N3, keine »bulky disease«, keine Pneumektomie, und wenn T4, dann möglichst ein umschriebenes (wobei auch zwei Aorteninfiltration in der Bildgebung bei Exploration dann doch keine waren). Und, wenn der Primärtumor beherrschbar ist, die komplette beidseitige Lymphknotendissektion. Gegebenenfalls folgt dann die multimodale Nachbehandlung (z. B. T4, N2 oder N3). Damit werden sehr gute Ergebnisse erzielt und vielen Patienten die Heilung ermöglicht. Auch die N3-Patienten haben bessere Chancen, weil mit Nachbehandlung kleinste MET ganz früh erkannt und inklusive Lymphbahnen reseziert wurden. Wesentlich ist dabei die komplette Lymphknotendissektion beidseits mit kompletter pathologischer Aufarbeitung der Lymphknoten, um »nie« einen N3-Status zu übersehen. Es gibt nämlich immer irreguläre Querverbindungen der Lymphbahnen. N3 wird damit immer multimodal behandelt, kleinste MET sind schon reseziert. Andererseits ist N2 ist dann wirklich N2.

53.4 Funktionelle Operabilität

Ansonsten gesunde Menschen tolerieren Pneumektomien überraschend gut. Die BK-Patienten haben jedoch oft Vorerkrankungen, die durch Rauchen (COPD, KHK) und Alter bedingt sind. Deren kardiopulmonale und muskuläre Reserven sind meist eingeschränkt und oft bereits grenzwertig für eine Lungenoperation (▶ Kap. 10).

Anhand der Stadieneinteilung wird entschieden, ob ein Patient bezüglich seiner Tumorausdehnung technisch operabel ist und prognostisch von einer Operation profitieren kann. Unabhängig hiervon muss man vorher entscheiden, ob ein Patient funktionell operabel ist. Der Karnofsky-Index und kardio-

53

■ Tab. 53.8 Karnofsky-Index, WHO-Index und Zustand des Patienten

Karnofsky	WHO	Zustand des Patienten	Beschreibung
100%	0	Normal	Normalzustand: keine Beschwerden, keine manifeste Erkrankung
90%		Geringe Symptome	Normale Leistungsfähigkeit, geringe Krankheitssymptome
80%	1	Beginnender Leistungsabfall	Normale Leistung erfordert Anstrengung, sonst geringe Symptome
70%		Arbeitsunfähig	Kann sich selbst versorgen
60%	2	Braucht gelegentlich Hilfe	
50%		Braucht ständig Hilfe	Pflegerische und ärztliche Behandlung nötig, nicht bettlägerig
40%	3	Bettlägerig	Braucht spezielle Pflege
30%		Schwerkrank	
20%	4	Krankenhauspflege	Schwerkrank, supportive Maßnahmen erforderlich
10%		Moribund	Krankheit schreitet rasch fort

pulmonale Funktionsparameter sind die beiden Kriterien zur Beurteilung der funktionellen Operabilität (■ Tab. 53.8).

Allgemeinzustand Der Karnofsky-Index versucht, die Beschreibung des Allgemeinzustandes zu quantifizieren. Als inoperabel und einer Chemotherapie in der Regel nicht zuzuführen gilt ein Index unter 50%. Bestehen gravierende Erkrankungen (z. B. eine manifeste Herzinsuffizienz), ein hohes Alter und geringe Leistungsreserven, so wird man auch zurückhaltend mit der Indikationsstellung zur Operation sein. Bereits ab 70% kann der Allgemeinzustand kritisch sein, viele der Therapiestudien hatten methodisch einen Index über 70%.

Die Leistungsparameter sollten nach optimaler internistischer Therapie erhoben werden, also Einstellung von Herzinsuffizienz, COPD, KHK und gegebenenfalls Herzkatheter, Arrhythmien, Diabetes mellitus (Patient kräftiger mit guter BZ-Einstellung), Niereninsuffizienz, Carotis-Stenosen etc.

Kardiopulmonales Risiko Aus etlichen Studien kristallisierten sich nachfolgende präoperativen Kriterien zur Einschätzung des kardiopulmonalen Risikos heraus. Die angegebenen Zahlen beruhen auf einer groben Mittelung der Daten.

Vorab können natürlich Komplikationen nicht berücksichtigt werden (wie Blutverlust, Pneumothorax, bronchopleurale Fistelung, Empyem, Wundinfektion, zerebrale Insulte und Magenblutung), die ca. 30% der postoperativen Komplikationen ausmachen. Allerdings sollte die kardiopulmonale Leitungsbreite ausreichend funktionelle Reserven beinhalten.

Dauerhaft sind die Einschränkungen nach Lungenoperationen überraschend gering. Nach Lobektomie ist die bleibende Reduktion der FeV1 kleiner als 10%, die Sauerstoffaufnahme wird nicht nachhaltig beeinträchtigt. Nach Pneumektomie sinkt die FeV1 um 33%, die Sauerstoffaufnahme um 20%. Das Problem der Lungenoperation besteht also vor allem in der unmittelbaren postoperativen Phase. Lungenfunktion und maximale Sauerstoffaufnahmekapazität fallen initial deutlich ab. Dieses individuelle Risiko muss präoperativ abgeschätzt werden (■ Tab. 53.9).

Aber: Die Pneumektomie trägt ein hohes Langzeitrisiko; so sind Morbidität und Mortalität durch Pneumonien wesentlich erhöht. Deshalb wird der Nutzen einer Lungenresektion immer sehr kritisch geprüft, insbesondere bei mehr als umschriebenem N2-Befall (»bulky disease«, Infiltration u.a.). Und es sollte stets geprüft werden, ob eine Manschettenresektion möglich sein könnte.

Die entscheidenden Parameter zur Beurteilung der Operabilität sind der Karnofsky-Index, die Sauerstoffaufnahme (VO_2) und die FeV1. BGA, pulmonalarterielle Drücke und DCO (Messwert »störanfällig«, Vorsicht) sind sekundäre Phänomene; isoliert be-

Tab. 53.9 Leistungsparameter zur Beurteilung der Operabilität

Spirometrie	ppo-FeV1<1 l	Höchstes Risiko, 34% Komplikationen (19% kardial, 15% pulmonal)
	ppo-FeV1>1,4 l	Geringes Risiko, 11% Komplikationen (8% kardial, 3% pulmonal)
	ppo-FeV1<40% d. N. ppo-FeV1<30%	Mortalitätsangaben bis zu 50% Inoperabel
	präop-FeV1>2 l bzw. > 80% d.S. und TLCO > 60%	Pneumektomie möglich
	präop-FeV1>1,5 l	Lobektomie möglich
	präop-FeV1>0,6 l	Lasersegmentresektion kann möglich sein
Ergooxymetrie	Lobektomie möglich Pneumektomie möglich	Kein PaO_2-Abfall > 5 mmHg bei 30/60 Watt Kein PaO_2-Abfall > 5 mmHg bei 40/80 Watt
Spiroergometrie	Rampenprotokoll mit Steigerung um 20 Watt pro Minute, VO_2max in ml/kg/min	
	präop-VO_2max	< 10: Inoperabel, 70% Komplikationsrate mit 30% Mortalität
		< 15: Lobektomie möglich
		> 20: Geringes Risiko, Komplikationsraten 0–10% Pneumektomie möglich
		> 25: Kein erhöhtes Risiko
	präop-VO_2max in% d. N.	< 43% des Sollwertes: > 90% Komplikationen, sehr hohe Mortalität
		< 60% des Sollwertes: 90% Komplikationen, 33% Mortalität. Maximal eine Lobektomie ist zu empfehlen.
		> 75% des Sollwertes: 10% Komplikationen.
PAPm	Mittlerer pulmonalarterieller Druck	> 40 mmHg spricht für Inoperabilität > 35 mmHg: keine Pneumektomie
ppo	predicted postoperative value	
ppo-FeV1	Berechnung des postoperativen FeV1 mithilfe der zu resezierenden Segmente (S): ppo-FeV1 = FeV1 x (S x 5,26)/100	
ppo-FeV1% d. N.	Individueller ppo-FeV1 in Relation zum statistischen Soll-FeV1 also dem FeV1-Sollwert × (S × 5,26)/100	
VO_2	Sauerstoffaufnahme in ml pro kg-Körpergewicht pro Minute	
VO_2% d. N.	VO_2 bezogen auf den individuellen Normwert	

trachtet, beschreiben sie das Operationsrisiko nicht. In der Regel bestätigen sie jedoch die Wertung durch Karnofsky-Index, VO_2 und FeV1.

ppo-FeV1 ppo-FeV1-Werte unter 800–1000 ml galten als inoperabel, neuerdings geht man in der Literatur von 600–800 ml aus. Dies gilt jedoch nur für Studienbedingungen. In der Praxis ist man unter einer FeV1 von 1000 ml sehr zurückhaltend, denn 34% kardio-

■ Tab. 53.10 Funktionelle Operabilität, Entscheidung mit der FeV1 und der VO_2

	OP möglich bei FeV1		OP möglich bei VO2 (ml/kg/min)	
	präop	ppo	präop	ppo
Pneumektomie	> 2,5 (< 70 Lj.)	> 1,0	> 20	>> 10
Lobektomie	> 1,5 – 1,75	> 1,2	> 15	>> 10

pulmonale und 30% andere Komplikationen sind eine Komplikationsrate von 64%. Die Entscheidung hängt bei grenzwertigen ppo-FeV1-Werten von der Betreuung in der unmittelbaren postoperativen Phase ab, der Einschätzung durch die Fachärzte und dem Wunsch des Patienten (■ Tab. 53.10).

Grundsätzlich ist die Risikoeinschätzung nach dem ppo-FeV1 umstritten, da die Korrelation mit der Komplikationsrate gering ist. Die Resektion einer erkrankten Lunge oder eines Lungenlappens kann auch ein Vorteil sein. Gerade bei Emphysem-Patienten liegen sehr ermutigende Ergebnisse durch die Kombination Volumenreduktion, Bullektomie und BK-Resektion in frühen Stadien vor. Eine komprimierte, gesunde »Rest«-Lunge kann sich wieder ausdehnen, das Shuntvolumen wird vermindert, und bei Lungenemphysem kann die Volumenreduktion zu einer günstigeren Atemmechanik führen.

Deshalb liefern differenzierte Berechnungen postoperativer Volumina mit Perfusionsszintigraphie und invasiven Verfahren (Splitting-Technik mit Ausschaltung einer Pulmonalarterie durch Ballon) eine rechnerische Genauigkeit ohne praktische Relevanz. Feinsinnige und differenzierte Angaben zur Ermittlung des ppo-FeV1 mithilfe Perfusionsszintigraphie haben keinen Einzug in die Routine.

Die Berechnung nach den zu resezierenden Segmenten ist einfacher und praktikabler. Berücksichtigen muss man allerdings die Segmente, die durch den Tumor bereits ausgefallen sind. Bei Oberlappenatelektase durch ein Bronchialkarzinom beispielsweise sind die Lungenfunktion und Oxygenierung nach Lappenresektion wie die präoperative Lungenfunktion. Möglicherweise ist sie sogar besser, da der Shunt durch den Tumor wegfällt.

Sinnvoll kann die Perfusionsszintigraphie vor Pneumektomie und grenzwertiger Lungenfunktion. Man kann abschätzen, welchen Anteil die verbleibende Lunge am Gasaustausch haben wird. Das Risiko, dass die verbleibende Lunge ausgeprägte Perfusionsausfälle haben wird, wird gemindert. Allerdings unterliegt die Perfusionsszintigraphie bei Patienten mit COPD starken intraindividuellen Tagesschwankungen, abhängig von der aktuellen Belüftung (Obstruktionen, Schleimpropfen, Infekte) und Perfusion. Deshalb sollte man diese Befunde nicht überinterpretieren.

VO_2max Es wird gemessen als maximale Sauerstoffaufnahme im Rahmen einer symptomlimitierten Ergospirometrie. Die Fähigkeit zur Sauerstoffaufnahme war in Studien ein besseres Kriterium zur Einschätzung des kardiopulmonalen Risikos als die FeV1. Es wird hierdurch auch die kardiale Leistungsfähigkeit erfasst. Erwartungsgemäß ist eine auf den individuellen Normwert bezogene Berechnung der Sauerstoffaufnahme aussagekräftiger als der absolute Wert.

PAPm Für den mittleren pulmonalarteriellen Druck und die Komplikationsraten als eigenständigen Parameter gibt es keine gesicherten Daten. Diese Patienten sind in der Regel inoperabel, weil das FeV1 und die Sauerstoffaufnahme zu niedrig sind. Als Kriterium für Inoperabilität werden 35–50 mmHg diskutiert.

Blutgasanalyse Richtwerte sind ein PaO_2 über 60 mmHg und ein $PaCO_2$ kleiner als 45 mmHg für eine Operabilität. Eine respiratorische Globalinsuffizienz geht meist mit einer Inoperabilität einher. FeV1 und VO_2 sind in der Regel auch entsprechend eingeschränkt.

DCO Es zeichnet sich folgende Wertung bezüglich der funktionellen Operabilität ab: Bei präop-DCO > 60% der Norm und ppo-DCO > 40% der Norm besteht funktionelle Operabilität. Eine ppo-DCO < 30% vom Sollwert bedeutet Inoperabilität. Dies gilt aber nur in Zusammenschau mit VO_2max und FeV1. Auch ist zu bedenken, dass die DCO-Werte mitunter nicht sehr valide sind.

Ergooxymetrie Dieses Kriterium (Blutgasanalyse unter ergometrischer Belastung) ist nicht evaluiert und wird in der aktuellen Literatur nicht mehr diskutiert, ist aber trotzdem ein guter Anhalt. Diese Methode ist einfach durchführbar und vom Konzept logisch. Das Problem ist: Welchen Ruheausgangswert für PaO_2 sollte man fordern? Den individuellen Ausgangswert, den individuellen Normwert, davon den mittleren oder den unteren Normwert? Fakt ist, dass eine Hypoxie um 60 mmHg und eine Sättigung unter 90% sowie ein Abfall unter Belastung fast schon inakzeptable Risiken sind. Ein Anstieg unter Belastung ist eine Verteilungsstörung, was sich dann auch in der TLCO und Spirorgometrie günstig widerspiegeln sollte.

53.5 Stadiengerechte Therapie

53.5.1 Überblick

NSCLC Das NSCLC kann in den frühen Stadien I und II in kurativer Absicht reseziert werden, mit geringerer Heilungschance auch im Stadium IIIA. Eine kurative Resektion des Tumors ist leider bei weniger als 20% der neu diagnostizierten NSCLC noch möglich (► Abschn. 53.5.2). Die operativen Techniken sind im Wesentlichen die Lobektomie, Bilobektomie, Pneumektomie, Lobektomie mit Manschettenresektion, Brustwandplastiken, Zwerchfellplastiken, lasergestützte Segmentresektion und zunehmend die minimal-invasive Lobektomie (VATS bei Tumore < 5 cm im Stadium 1). Die beiden zuletzt genannten Methoden zeigten vergleichbare Ergebnisse, allerdings bei guter Patientenselektion. Neben der Radikalität wird auch hier die systemtische ipsilaterale Lymphknotendissektion gefordert, wegen wesentlich besserem Überleben.

Ist das NSCLC mehr als 1 cm vom Hauptbronchus entfernt, so ist eine Lobektomie möglich. Eine Pneumektomie möchte man vermeiden, wegen der eingeschränkten Reserven und der hohen Morbidität. Deshalb bevorzugt man eine Bilobektomie oder eine Manschettenresektion. Die Manschettenresektion ist sinnvoll, wenn der Oberlappenbronchus nahe dem Hauptbronchus befallen ist. Letzterer wird partiell entfernt und reanastomosiert (plus Gefäßreanastomose). Eine Lokalrezidivrate von 15% wird angegeben, ansonsten ist günstiger als die Pneumektomie für den Patienten.

Multimodale Konzepte (Chemotherapie plus Radiatio plus Operation) im Stadium IIIB hatten nicht gehalten, was sie lange Jahre immer wieder zu versprechen vorgaben. Stadium IIIA und IIIB sind auch deswegen im Jahr 2010 (Vorschlag 2007) neu sortiert worden. Eine Chance auf einen Nutzen besteht nur bei sehr gesunden Menschen, die das durchstehen können. Günstig für multimodale Konzepte sind:

Günstige Voraussetzungen für multimodale Konzepte

- Sehr guter Allgemeinzustand
- Umschriebener Lymphknotenbefall ohne Infiltrationen, bulky disease, wenige Lymphknoten
- Komplette Lymphknotendissektion
- Wird zunehmend auch bis kontralateral beschrieben (viele Querverbindungen)
- Im Fall T4 nur eine umschriebene Infiltration
- Die Vermeidung einer Pneumektomie
- Primäre radikale Operation ist bedacht

Die Chemotherapie im Stadium IV ist beim NSCLC Standard. Neben einer geringen Verlängerung der Überlebenszeit konnte die Verbesserung der Lebensqualität (weniger Schmerz, Komplikationen etc.) gesichert werden. Über dem 75. Lebensjahr ist der Benefit für den Patienten oft nicht gegeben, da ist dann eine möglichst nebenwirkungsfreie Strategie zu wählen.

SCLC Das SCLC ist bei Diagnose in 90% der Fälle fortgeschritten. Die Polychemotherapie ist deshalb die häufigste Therapieform. Im Stadium I und in ausgewählten Einzelfällen auch bei T2N1-Ausdehnung können heute durch Operation, Chemotherapie und Radiatio Heilungen erreicht werden. Leider sieht man selten SCLC-Patienten in diesen frühen Stadien.

Anti-emetische Therapie Vor der Chemotherapie wird prophylaktisch anti-emetisch behandelt. Oft ist es ausreichend, Carboplatin/Etoposid Metoclopramid (1 Amp.), ein leicht sedierendes Neuroleptikum, und 50 mg eines Prednisolon-Präparates zu verabreichen. Sehr wirksam, aber meist nicht nötig und auch teuer sind Serotonin-Rezeptor-Antagonisten (SRA) und NK1-Rezeptor-Antagonsiten (Aprepitant) (■ Tab. 53.11).

Chemotherapie/Leukozytenzahl Für jede Substanz sollten die Dosierungen und Nebenwirkungen beachtet werden. Wesentlich sind u. a. die Knochenmarksdepression und Leukopenie (sowie Anämie und Thrombopenie). Einerseits werden die Substanzen in deren Verträglichkeit immer besser. Andererseits werden, um die Erfolge zu optimieren, die Dosierungen höher und die Intervalle kürzer. Früher wurde eine

Tab. 53.11 Intravenöse Zytostatika und ihre emetogene Nebenwirkung

Substanz	Emetogenes Potenzial	Therapie
Cisplatin	> 90%	SRA Tag 1, Dexa Tag 1–3, ggf. NK1-RA (Aprepitant)
Doxorubicin	30–90%	plus Doxo., dann ggf. Aprepitant
Ifosfamid		
Paclitxel		
Carboplatin		
Cyclophosphamid		
Epirubicin		
Etoposid	10–30%	Dexa Tag 1
Gemcitabin		
Docetaxel		
Pemetrexed		
Topotecan		
Vinorelbin	< 10%	i.d.R. keine
Vincristin		
Erlotinib		

Leukozytenzahl über 4000/cmm gefordert, bevor man eine Chemotherapie fortsetzte. Heute werden Leukozytenwerte zwischen 2000 und 3000/cmm, für einzelne Substanzen sogar von 1000/cmm als ausreichend erachtet. Im Leukozytentief nach ca. 8–12 Tagen kann eine Infektion angehen. Dies sind meist gramnegative enterogene Keime. Die Antibiose erfolgt nicht prophylaktisch, sondern bei Infektion. Therapiert wird beispielsweise mit Amoxycillin/Clavulansäure und Ofloxazin.

Pemetrexed und Erlotinib supprimieren das Knochenmark nicht. Können also gerade bei verminderter Knochenmarkreserve (z. B. Second line und Z.n. Bestrahlung) sinnvoll zum Einsatz kommen.

Radiatio Vor Bestrahlung in kurativer Intention sollten die funktionellen Reserven geprüft werden unter Berücksichtigung des Bestrahlungsfeldes, denn die Bestrahlung hat Nebenwirkungen. Dies gilt nicht bei niedrigdosierter palliativer Bestrahlung. Allerdings ist der gesicherte Nutzen einer Bestrahlung nachweislich an einen ausreichenden Allgemeinzustand geknüpft: »Zur Bestrahlung sollte ein Patient zu Fuß gehen können.«

Akut in wenigen Wochen als Alveolitis oder chronisch als Fibrose 3–6 Monate nach Bestrahlung in kurativer Absicht entwickeln bis zu 10% der Patienten eine Strahlenpneumonitis. Es fallen die Lungenfunktionsparameter, die Sauerstoffaufnahme und der Allgemeinzustand (u. a. Kraftreserven der Atempumpe, kardiale Kompensation) ab. Akut sinnvoll sind Bettruhe, O_2-Gabe, Beta-2-Mimetika und Steroide (analog akute Alveolitiden) für einige Wochen bis Monate. Initial: niedrigdosiert NMH, um Thrombosen und Thrombosierungen in der »entzündeten« Lungenstrombahn zu vermeiden. Eine Antibiose wird nicht prophylaktisch gegeben. Die invasive Diagnostik (quantitative Kultur etc.) hilft bei der Entscheidung, ob eine Infektion vorliegt.

Eine strahleninduzierte Hautschädigung erfordert, dass die Haut nicht gewaschen wird, ein Puder wird aufgetragen. Eine Ösophagitis wird mit Lokalanästhetika, Antazida und gegebenenfalls mit Nystatin behandelt. Eine Knochenmarkssuppression kann auftreten, wenn die Wirbelsäule im Strahlenfeld ist, insbesondere nach Chemotherapie. Fallen die Leukozyten unter 1000/ µl und die Granulozyten unter 500/ µl, so wird der Patient von Infektionsquellen isoliert.

Täglich wird mehrfach rektal die Temperatur gemessen und bei Anstieg antibiotisch behandelt.

Thrombozytenkonzentrate sind erforderlich bei Blutungen, engmaschige Kontrollen (2x/d) ab einem Abfall der Thrombozyten unter 8000/µl. Prophylaktische Gaben: z. B. ab 8000/mül. Die Thrombozyten steigen mitunter unter Prednisolon an, gegebenenfalls Therapieversuch.

53.5.2 NSCLC

Operation Man unterscheidet die funktionelle Operabilität (s. o.) von der technischen Operabilität. Man spricht man von der Resezierbarkeit des Tumors (radikale Operation bzw. Resektion in kurativer Intention).

In den Stadien I und II, und auch im Stadium IIIA, ist die Operation die Therapie der Wahl, denn man darf von einer Resektion in kurativer Absicht ausgehen. Die Mortalität der Lobektomie liegt bei bis zu 2%, der Pneumektomie bei bis zu 6% (bei Pneumektomie auch nachfolgend hohe Komplikationsraten).

Die Operation im Stadium IIIA mit N2 ist nur noch bei weniger als 15% kurativ. Besonders ungünstig sind im Stadium IIIA mit N2 perinodal inifitrierte Lymphknoten sowie ein multilokulärer Lymphknotenbefall. Bei solitärem, umschriebenem N2 mit kleinem Tumor zeigt die Vermeidung einer Pneumektomie und adjuvanter Therapie (Radiochemo) gute Ergebnisse – dies mit kompletter Lymphknotendissektion, die zunehmend und auch gerade hier für kontralateral (sehr viele irreguläre Querverbindungen) mit guten Ergebnissen propagiert wird.

Die Pneumektomie (vor allem rechts) ist mit einem ganz hohen Risiko assoziiert. Es werden Operationsletalitäten bis zu 7% bechrieben – nachfolgend assoziiert mit einer sehr hohen Komplikationsrate und Morbiditäten, sogar bis 25%.

Der Erfolg wird ausgedrückt mit den R-Stadien:

R-Stadien

- R0 bedeutet: Histologisch waren die Absetzungsränder frei
- R1 bedeutet: Histologisch waren die Absetzungsränder nicht frei
- R2 bedeutet: Sogar makroskopisch musste noch Tumorgewebe verbleiben

Letzteres wird nicht selten erst intraoperativ offensichtlich, da das CT die wahre Ausdehnung nicht immer präzise beschreibt. Im Fall R1 soll am besten nachreseziert werden. Falls nicht möglich, wird mit 60 Gy »kurativ« nachbestrahlt. Für das Carcinoma in situ an der Absetzungsstelle gibt es keine Empfehlungen. In einer Beobachtungsserie gab es durchweg eine Rückbildung unter Verlaufsbeobachtung mit der Autofluoreszenzbronchoskopie.

Technische Operabilität Dieser Begriff ist verwirrend und eigentlich veraltet, denn technisch ist heute fast alles möglich. Sinnvoller ist es, von einer (vollständigen) Resektion in kurativer Intention zu sprechen.

Die Frage ist also, ob eine Operation die Chancen auf eine verlängerte Überlebenszeit oder gar eine Heilung verbessert. Dies galt als nicht mehr gegeben, wenn die Tumorausdehnung T4 oder N3 oder M1 erreicht hat.

Keine Regel ohne Ausnahmen: Für den Erfolg und die Überlebenszeit nach einer Operation ist der Lymphknotenstatus entscheidender als die Tumorausdehnung. Beispielsweise kann ein umschriebener T4-Befund mit lokaler mediastinaler Infiltration operabel sein. Solche Fälle sind jedoch selten. Ein Beispiel:

Als technisch inoperabel wurden früher tumorbedingte Recurrens- und Phrenicusparesen eingestuft. Sie liegen im Mediastinum und definieren bei Infiltration das Stadium T4. Tatsächlich sind Patienten mit derartigen Paresen meist inoperabel aus anderen Gründen. Isoliert betrachtet kann man diese Paresen heute nicht mehr als Operationskontraindikation gelten lassen. Kompressionen durch Lymphknoten oder isolierte kleine Infiltrationen können durchaus mit einem kurativ behandelbaren Tumor einhergehen, wenn es keine anderen Gründe gegen eine Operation in kurativer Absicht gibt.

Ähnliches gilt für den malignen Pleuraerguss. »Ausgeschwitzte« Tumorzellen müssen nicht zwingend mit einer Pleurakarzinose einhergehen. Das gilt aber nur bei ganz kleinen BK, die nur formal höhere Stadien beschreiben.

Solitäre Metstasen in der Nebenniere oder im ZNS bei Adenokarzinom können reseziert werden, wenn man den Primärtumor kurativ beherrschen kann. Bei 25% der Patienten führt das zur Heilung.

Operabel in kurativer Intention sind bei Diagnosestellung weniger als 15–30% der Patienten mit NSCLC. Kurativ ist in der Regel nur die operative Resektion.

Tab. 53.12 5JÜLR des NSCLC nach Therapie

Stadium	Therapie	5JÜLR	Multimodale Therapie	4JÜLR
IA	operabel	80%		
IB	operabel	40–50%		
II	operabel	35%		
IIIA, N1 u. N2	operabel	10–35%	Chemo, Rad, Op	30%
IIIA, N2	operabel	15%		
IIIB		6%	Chemo, Rad, selten Op	25%, durch Selektion geeigneter Patienten
IV		<5%	Ausnahme: – solitäre MET – gelegentlich Pleuraergüsse	

Multimodale Therapie Die adjuvante (= postoperative) Chemotherapie verlängert die rezidivfreie Phase und Überlebenszeit im Stadium II und IIIa, bevorzugt vier Zyklen Platin und Vinorelbine. Im Stadium 1A ist dies definitiv nicht indiziert, kann sogar zur Prognoseverschlechterung führen. Im Stadium 1B auch nicht, aber eine Einzelfallentscheidung ist möglich.

Multimodale Konzepte (Chemo-Op-Radiatio-Chemo oder Chemo-Radiochemo-Op etc.) im Stadium IIIA waren in Erprobung (Tab. 53.12). Einer durchschnittlichen Lebensverlängerung stehen sehr unterschiedliche Ergebnisse in Studien, hohe Komplikationsraten und eine lange Zeit im Krankenhaus gegenüber. In Studien wurden Patienten mit optimalen Voraussetzungen selektioniert (keine Randomisierung), sodass deren Überlebensvorteil möglicherweise gar nicht auf die Therapie, sondern auf die Patientenauswahl zurückzuführen war. Diese Patientengruppe sollte man natürlich weiterhin auswählen, und die neue Klassifikation 2010 wurde dem gerecht.

Operation im Stadium 3 mit N2: Manchmal ja und nicht immer nein (Fazit Kongress Lübeck 2008)

- Umschriebenes N2 kann weiterhin sinnvoll operiert werden
- Möglichst einzelne/solitäre Lymphknoten und diese nicht infiltrierend sowie dabei möglichst nur Lobektomie (oder Manschette)
- Pneumektomie vermeiden, vor allem rechts
- Multiple Lymphknoten, infiltrativ-verbacken (sowie kapselüberschreitend) und erforderliche Pneumektomie, dann bevorzugt Radiochemotherapie
- Bei einem zweiten Knoten im gleichen oder anderen Lappen (Lobektomie oder anatomische Lasersegmentresektion – niemals atypisch!) sollte reseziert werden, hier oft gute Ergebnisse mit Langzeitüberleben, insbesondere, wenn es ein simultaner Zweittumor ist
- Eine umschriebene Infiltration T4 kann auch erfolgreich reseziert werden

Also:

- Wenn operabel, dann zuerst operieren
- Radikale Operation mit wirklich (entscheidend!) kompletter Lymphknotenresektion
- Die Fähigkeiten und Möglichkeiten des Thoraxchirurgen sind wesentlich
- Bei N2 plus additive Radiatio (auch bei R1 und R2) oder adjuvante Chemotherapie (bei »kleinem« N2)

Im Stadium IIIB hoffte man auf das »downstaging«. Dieser Nutzen der neoadjuvanten Chemotherapie plus Radiatio ist nicht gegeben, der Erfolg ist nur ein »downsizing« ohne Benefit. Hier gibt es auch keine Schemata.

Stadium IIIB kann operabel sein, wenn es grenzwertige, ganz umschriebene Situationen sind, die bildgebend beherrschbar erscheinen und einer gezielten und lokalen adjuvanten Therapie zugeführt werden können. Es gibt auch Einzelfälle, es sind dies junge Menschen, die um eine maximale Intervention bitten – hier kann eine operative Exploration indiziert sein.

Tab. 53.13 N2-Lymphknotenstatus im Stadium III

IIIA1	Inzidentell erst in der Histologie	5JÜLR 34%
IIIA2	Inzidentell intraoperativ makroskopisch	
IIIA3	Präoperativ gesichert	
IIIA4	Verbackene Lkn und mehrere Stationen	5JÜLR 3%

Praxis

Wir sahen schon bildgebend scheinbar inkurable Konstellationen, die dann intraoperativ und histopathologisch ein wesentlich niedrigeres Stadium repräsentierten (leider gibt es das aber auch umgekehrt). Also das Plädoyer, die Exploration nicht zu vergessen.

Der N2-Lymphknotenstatus im Stadium III muss künftig mehr einfließen (Tab. 53.13).

Radiatio Eine postoperative Bestrahlung verlängert die Überlebenszeit nicht. Sie ist nicht indiziert bei vollständiger Resektion (RO) eines BK im Stadium I oder II. Im Stadium N2 oder bei unvollständiger Resektion (R1 oder R2) kann durch die Nachbestrahlung mit ca. 50–60 Gy die Lokalrezidivrate gesenkt werden, die Überlebenszeit wird nicht beeinflusst.

Nichtrandomisierte Studien ergaben einen Überlebensvorteil bei Nachbestrahlung von Patienten mit einem N2-Stadium; diese Ergebnisse konnten in randomisierten Studien nicht bestätigt werden. N2 ist eben nicht gleich N2.

Stellt sich intraoperativ ein N2-Status heraus, so sind die Empfehlungen der letzten Jahre nicht eindeutig. Bestrahlung wird in der Regel noch durchgeführt. In den USA wird die Chemotherapie empfohlen, Radiotherapie nur, wenn der Resektionsrand nicht adäquat sein sollte (ohne dies näher zu definieren).

Eine Ausnahme ist der Sulcus-superior- oder **Pancoasttumor**. Durch eine präoperative Bestrahlung werden die Operabilität verbessert und die Überlebenszeit verlängert, insbesondere durch die simultane Radiochemotherapie. Nach einer Bestrahlung mit 30–50 Gy folgte eine vierwöchige Erholungspause, dann die Operation. Es wurden 5JÜLR um 30% angegeben. Mit zusätzlicher Chemotherapie (adjuvant) und R0-Resektion liegen die Heilungschancen bei über 50%. Ebenso spricht viel für die prophylakische Schädelbestrahlung, weil ZNS-MET für 50% der Rezidive verantwortlich sind.

Alleinige Strahlentherapie in den Stadien I bis IIIA ist der Tumorresektion unterlegen. Die Radiatio ist in diesen Stadien nur indiziert, wenn der Patient aus medizinischen Gründen nicht operabel ist (funktionelle Inoperabilität) oder nicht operiert werden will. Allerdings muss man bedenken, dass eine Radiatio hohe Dosen erfordert – mit entsprechenden Nebenwirkungen. Auch für diese Menschen müssen die Kriterien der funktionellen Operabilität annähernd erfüllt sein.

Hyperfraktionierte Regime (niedrige Einmaldosen und häufige Sitzungen) erbrachten sehr gute Ergebnisse. Bei inoperablen Tumoren (Stadium IIIB und IV) werden derzeit vielversprechende neue Bestrahlungsmodalitäten entwickelt. Das Problem für die Praxis ist der Mangel an Kapazitäten für diese Vorgehensweise. Intensivierte Regime der Radiochemotherapie haben gute Daten, sind aber recht toxisch. Empfehlungen können derzeit noch nicht ausgesprochen werden.

Im Stadium IIIB kann durch die Bestrahlung die 3JÜLR von 5 auf 10–20% gesteigert werden – bei partieller Remission auf 10%, bei kompletter Remission auf 20%. Nach einer palliativen Dosis von ca. 30 Gy kann man einen etwaigen Erfolg abschätzen. Bei guter Verträglichkeit wird nach einer Dosis von ca. 50–60 Gy nochmals »geboostert«, mit ca. 5–10 Gy (Tab. 53.14).

Im Stadium IIIB verbessert die kombinierte Radiochemotherapie die Überlebenszeit im Vergleich zur alleinigen Strahlentherapie. Simultane Verfahren bringen bessere Ergebnisse, sind aber auch wesentlich belastender.

Hirnfiliae Ist der Primärtumor in kurativer Intention behandelbar und bestehen damit auch keine weiteren Metastasen, so werden einzelne Hirnmetastasen operiert und nachbestrahlt. Der 5JÜLR-Wert liegt bei 25%, es besteht also eine Chance auf Kuration – gesichert ist dies aber nur beim Adenokarzinom.

■ Tab. 53.14 Vorgehen im Stadium III

Stadium	Primäre Therapie	Adjuvante Therapie
IIIA1/2	Operation	Adj. Chemo nach ca. 5 Wo., 4 Zyklen, Cisplatin 4 Wo. danach Radiatio erwägen (50–60 Gy)
IIIA3	Individuell bzgl. OP od. nur Radiochemo	Falls OP, dann wie oben mit Radiatio
IIIA4	I.d.R. keine OP	Radiochemotherapie
IIIB	Radiochemotherapie	OP in Einzelfällen (T4N2 kann sehr unterschiedlich sein)
IIIA3/4 IIIB, T4/N3	Chemoradiotherapie	Meist sequenzielle (oder simult.) Radiochemotherapie Alleinige Bestrahlung weniger wirksam

Wenn der Primärtumor nicht kurativ behandelt werden kann, so werden einzelne Hirnmetastasen bestrahlt, und bei multiplen Hirnmetastasen wird, unter Berücksichtigung von Allgemeinzustand und Verlauf, individuell entschieden; evtl. findet eine Ganzhirnbestrahlung +/− stereotaktisch statt.

Eine prophylaktische Bestrahlung, wie beim SCLC, wird beim NSCLC bis dato nicht empfohlen. Wie beim SCLC sind die Nebenwirkungen geringer bei gleichem Nutzen, wenn häufige Sitzungen mit entsprechend niedrigerer Einzeldosis gewählt werden (z. B. 15 × 2 Gy pro Termin über 3 Wochen).

R1-Resektion und adjuvante Therapie R0-Resektion bedeutet tumorfreie Absetzungsränder. R1-Resektion bedeutet, dass die histopathologische Untersuchung des Resektats Tumorzellen am Absetzungsrand zeigte. Es wird bevorzugt nachreseziert, alternativ eine adjuvante Strahlentherapie durchgeführt.

Ein Nutzen der lokoregionären Bestrahlung bei R1-Resektion ist nur bezüglich der Senkung der Lokalrezidivrate gegeben. Wenn man sich dafür entscheidet, wird der Stumpf nicht vor sechs Wochen nach der Operation bestrahlt.

Bronchioloalveoläres Karzinom vs. Adenokarzinom Das bronchioalveoläre Karzinom ist eine Unterform des Adenokarzinoms. Im Röntgenbild erscheint es meist wie eine Pneumonie mit fleckigem Muster. Histologisch werden die Alveolen linear von den bösartigen Zellen ausgekleidet. Dieser Karzinomtyp hat sich bei Diagnosestellung in der Regel bereits aerogen weit ausgebreitet, mit Zellnestern in beiden Lungen. Auf Chemo- oder Strahlentherapie spricht dieser Tumortyp nicht an. Prognostisch günstiger ist eine Unterform: Ein umschriebenes, noduläres bronchioalveoläres Karzinom versucht man zu resezieren. Leider ist die Operation nicht mehr kurativ, wenn bereits ein Lungenlappen diffus befallen ist.

Vom bronchioloalveolären Karzinom abzugrenzen ist eine Erscheinungsform des Adenokarzinoms: Im Randbereich kann ein Adenokarzinom histologisch vom Aspekt einem bronchioalveolären Karzinom entsprechen. Dies ist kein bronchioalveoläres Karzinom, sondern lediglich eine Form der Tumorausdehnung im Randbereich des Adenokarzinoms. Dasselbe gilt oft für Metastasen eines Adenokarzinoms, z. B. bei Primärtumor im Gastrointestinum, Mamma, Niere.

Polychemotherapie beim NSCLC

80% der BK-Patienten haben ein NSCLC, eine Resektion in kurativer Intention ist bei weniger als 20% möglich. Die Überlebenszeit der Gruppe mit weit fortgeschrittenem oder metastasierendem NSCLC liegt bei ca. 4–12 Monaten. Der Nutzen einer Polychemotherapie beim NSCLC ist gesichert (■ Tab. 53.15).

Die Polychemotherapie gilt deshalb heute als Standard in der Behandlung des Stadiums IV. Im Stadium IIIB profitieren die Patienten von einer Radiotherapie plus Polychemotherapie, oft ist eine Radiatio nicht indiziert. Es profitieren jedoch in erster Linie Patienten in einem guten Allgemeinzustand (also Karnofsky-Index über 70%). Der Therapiebeginn sollte bei diesen Patienten nicht verzögert werden.

J. von Pawel hat die Ergebnisse aus 134 Studien bezüglich der Remissionsraten unter Monotherapie gemittelt und tabellarisch zusammengefasst (■ Tab. 53.16).

Ältere Standardschemata haben mit der Entwicklung neuer Substanzen überraschenderweise nicht an Bedeutung verloren. Immer wieder tauchen sie in Stu-

Tab. 53.15 Gesicherter Nutzen einer Polychemotherapie beim NSCLC

Palliativ	Die Lebensqualität wird verbessert, u.a. weniger Schmerzen, Husten etc.
Überlebenszeit	Es wird die mittlere ÜLZ um 20–30% verlängert – nach einer Studie im Median von 4 auf 6 Monate, – nach einer anderen Analyse im Durchschnitt von 8 auf 11 Monate.

dien oder bei multimodalen Ansätzen mit zum Teil recht hohen Remissionsraten (bis 50%) auf. Dies ist eben auch eine Funktion vom Allgemeinzustand, Alter und der Tumorlast – und nicht nur von den Schemata. Ein guter Gefäßstatus mit guter Herzfunktion und die damit verbundene gute Perfusion des Chemotherapeutikums in den Tumor könnten auch eine Rolle spielen (Tab. 53.17).

Im Stadium IV/IIIB ist heute die Kombination Cisplatin der Standard. Die Kombination mit der zweiten Generation wie Etoposid, Ifosfamid, Vindesin oder Mitomycin ist einer Platin-Kombination mit der dritten Generation (Paclitaxel, Doxetaxel, Vinorelbin, Pemetrexed) in Einzelanalysen etwas unterlegen. Bei Betrachtung des Gesamtüberlebens ohne Patientenselektion in Metaanalysen lässt sich das nicht mehr bestätigen.

In etlichen Vergleichen der dritten Generation mit Cisplatin ist das preiswerte Vinorelbin immer gleichwertig. Es hat zwar nicht so hohe Ansprechraten, was aber offensichtlich bezüglich des Überlebens doch nicht so entscheidend zu sein scheint.

Es ist tatsächlich so, dass das erste Ansprechen, z. B. Paclitaxel/Cisplatin, hohe Remissionsraten um 30% erreicht, wenn man sehr hohe Dosen und 3-Wochen-Intervalle wählt. Ähnliches geschieht auch mit Gemcitabin. Gemcitabin verursacht bei 10% der Patienten eine akute Luftnot und bei 1–2% der Patienten ein ARDS mit hoher Mortalität.

Die Kombination Carboplatin mit Etoposid oder Vinorelbin ist nicht so spektakulär, wird aber meist ohne Nebenwirkungen sehr gut vertragen. Monotherapien bei älteren Menschen, z. B. Navelbine oral, haben einen gesicherten Nutzen bei sehr guter Verträglichkeit.

Ifosfamid Zur Vermeidung einer Zystitis wird Mesna i.v. zu den Stunden 0, 4 und 8 nach Ifosfamid-Gabe injiziert. Die Mesna-Einzeldosis beträgt 20% der Ifosfamid-Dosis. Orale Gaben sind möglich.

Neue Substanzen haben in der Chemotherapie des NSCLC ein besseres Ansprechen bei etwa gleicher Wirksamkeit gezeigt. Gerade die Kombination mit Vinorelbin, das es mittlerweile als Generikum gibt, wird oft eingesetzt (Tab. 53.18).

Platin/Etoposid Viele kleine Studien wollten die vermeintliche Überlegenheit moderner Substanzen zeigen. In Metaanalysen hat sich das aber nicht bestätigt, auch nicht im historischen Verlauf. Der Erfolg ist von der gewählten Chemotherapie relativ unabhängig, vielmehr von der Tumorlast, dem Ansprechen des Tumors (unvorhersehbar) und vom Allgemeinzustand sowie Alter des Patienten. Der Versuch mit 1–2 Zyklen C/E ist nach wie vor gerechtfertigt, um bei Erfolg dann dabei zu bleiben oder zu wechseln. Die SWOG hat ganz aktuell diese Kombination wieder ausdrücklich empfohlen.

Carboplatin Es wird zunehmend nach Kreatinin-Clearance dosiert (AUC 4–6, meist AUC 5). Die Nebenwirkungen sind hierdurch geringer, Über- und Unterdosierungen werden vermieden.

Viele Kombinationen sind weitestgehend gleichwertig und gut untersucht, Cisplatin-Kombinationen sollten primär eingesetzt werden.

Mögliche Kombinationen
- Cisplatin plus Vinorelbin
- Cisplatin plus Paclitaxel
- Cisplatin plus Doxetaxel
- Cisplatin plus Gemzitabin
- Cisplatin plus Irinotecan
- Cisplatin plus Pemetrexed
- Carboplatin plus Paciltaxel
- Carboplatin plus Docetaxel
- Carboplatin plus Gemcitabin
- Carboplatin plus Etoposid
- Carboplatin plus Pemetrexed
- Carboplatin plus Vinorelbin
- Gemzitabin plus Doxetaxel
- Gemzitabin plus Paclitaxel
- Gemzitabin plus Vinorelbin
- Gemzitabin plus Pemetrexed
- Paclitaxel plus Vinorelbin

53

Tab. 53.16 Einzelsubstanzen in der Monotherapie des NSCLC (Mod. nach von Pawel)

Substanzen	Remissionsraten	Neue Substanzen	Remissionsraten
Ifosfamid	27%	Vinorelbin	~ 30%
Vindesin	18%	Docetaxel	~ 27%
Vinblastin	18%	Paclitaxel	~ 25%
Mitomycin	17%	Gemcitabin	~ 20%
Cisplatin	16%		
Carboplatin	11%		
Etoposid	9%		

Viele Studien ergaben zunächst, dass Carboplatin und Cisplatin gleichwertig sind, zuletzt ging der Ausschlag mehr in Richtung Cisplatin. Cisplatin scheint minimal wirksamer zu sein, bei mehr Nebenwirkungen. Cisplatin ist etwas wirksamer als das wesentlich besser verträgliche Carboplatin, und es hat lange gedauert, bis dieser recht minimale Unterschied Signifikanz bekam. Das mag vielleicht gar nicht an der Substanz liegen. Für das Cisplatin muss sehr gut gewässert werden. Studien mit Nitropräparaten zeigten unter dieser Vasodilatation ein wesentlich besseres Erreichen und Ansprechen des Tumors. Vielleicht ist Carboplatin gleichwertig, wenn man ebenso hydrieren würde.

Man wird Cisplatin einsetzen, wenn Wässerung und Nebenwirkung es erlauben, ansonsten ist Carboplatin (nahezu) gleichwertig.

Therapiedauer 4 (bis 6) Zyklen sollten gegeben werden. Die Erhaltungstherpie hat keinen gesicherten Nutzen.

Bevacizumab Dies ist ein Anti-VEGF-Antikörper, er hat additiv zur platingestützten Chemotherapie beim Nicht-Platteneithelkarzinom einen geringen positiven Einfluss auf die Remissionrate und das Überleben. Kann eingesetzt werden, bei hoher Nebenwirkungsrate – jedoch sind eine gute Überwachung und gute Vorauswahl geeigneter Patienten erforderlich.

Cetuximab Dies ist ein Antikörper, der am Trosinkinaserezeptor ansetzt. Er zeigt tendenziell gute Ergebnisse ohne zusätzliche Toxizität, auch hier muss man noch abwarten.

Geftinib Dies ist ein Tyrosinkinasehemmer. Es zeigte sich den Chemotherapien überlegen in Bezug auf das Ansprechen und Überleben bei Patienten mit aktivierenden Mutationen des EGF-Rezeptors, Adenokarzinom und allenfalls geringem Nikotinkonsum (94% Nie-Raucher). Es ist für die Erstlinientherapie zugelassen.

In der **Second line** wird man Doxetaxel, Pemetrexed oder Erlotinib auswählen. Sie haben einen günstigen Einfluss auf das Überleben, vor allem, wenn ein Intervall zwischen den Therapien erreicht werden konnte.

Erlotinib (Tarceva) Dieser Tyrosinkinasehemmer hat sich bewährt, zumal die Therapie ambulant und peroral möglich ist. In der Second line mit einer Verbesserung der ÜLZ um 30%. Nutzen besteht nahezu nur dann, wenn es auch zu den Nebenwirkungen kommt (mit Diarrhoe und Dermatitis). Dies wird man möglichst symptomatisch behandeln, weil diese Gruppe meist auch ein gutes Ansprechen hat. Hautveränderungen werden behandelt mit Fettsalbe, evtl. mit etwas Prednisolon, Diarrhoe supportiv mit Schutzpaste am After usw. Zudem ist das Erlotinib nicht knochenmarksuppressiv, was oft nach der Ersttherapie wichtig wird, vor allem, wenn evtl. noch eine 3-Linien-Behandlung folgen könnte.

Pemerexed Die Erhaltungstherapie mit Pemerexed ist vielversprechend. Eine Beobachtung zeigte eine Verlängerung der ÜLZ von 10,5 auf 13,5 Monate bei geringen Nebenwirkungen.

Hirnmetastasen und NSCLC

Die Ganzhirnbestrahlung mit 10 × 3 Gy hat bei ca. 40% ein partielles Ansprechen. Es ist dann mit ca. zwölf Monaten bis zur erneuten Verschlechterung zu rechnen. Die umschriebene stereotaktische Bestrahlung

Tab. 53.17 Ältere Polychemotherapie-Schemata bei NSCLC

Substanzen	Handelsnamen (Beispiele)	Dosierungen (mg/m²)	Tag	Wiederholungstag
»Gazemeier-Schema«				28
– Mitomycin	Mitomycin Medac	10	1	
– Vindesin	Elsidine	3	1	
– Ifosfamid	Holoxan	1500	1–5	
Mitomycin/Vindesin				28
– Mitomycin	Mitomycin Medac	10	1	
– Vindesin	Elsidine	3	1 +8	
»Cullen-Schema«				28
– Mitomycin	Mitomycin Medac	6	1	
– Ifosfamid	Holoxan	3	1	
– Cisplatin	Platinex	50	1	

erreicht 80% und wird meist mit einer Ganzhirnbestrahlung kombiniert. Sie kann bei bis zu vier MET sinnvoll sein und ist in der Tumorkontrolle der Operation vergleichbar.

Bei eingetrübten Patienten wählt man Dexamethason. Falls dieses nicht zum Abschwellen führt und ohne Erfolg bleibt, wird man von der Bestrahlung nach Rücksprache mit den Strahlentheraputen Abstand nehmen. Die Bestrahlung führt erst einmal zu einem weiteren Anschwellen und würde dann fatal verlaufen können.

Da bei Ganzhirnbestrahlung eine Besserung bei 40% nach drei Wochen eintritt, wird man die Indikation zur palliativen Bestrahlung vom gesamten Kontext abhängig machen (Tab. 53.19).

53

Skelettmetastasen beim NSCLC

Schmerzen, eine drohende Fraktur oder Kompressionen im Wirbelkanal sind die Indikationen zur Bestrahlung. Bei den langen Röhrenknochen kann eine stabilisierende Operation erforderlich werden. Dann wird nachbestrahlt.

Ist die Bestrahlung rein palliativ, so ist das einseitige Vorgehen (1 × 8 Gy) nahezu gleichwertig einem fraktionierten Regime (4×5 Gy ist 10×3 Gy). Bei fraktioniertem Regime sollten 30–40 Gy nicht überschritten werden, weil ansonsten die Osteoblasten unterdrückt werden.

Bei Myelonkompressionen muss man innerhalb 24 Stunden entlasten, wenn dieses Ziel besteht. Wenn der Querschnitt noch nicht eintritt, kann zunächst bestrahlt werden.

Biphophonate sind sinnvoll, wenn ein längerfristiger Krankheitsverlauf zu erwarten ist. Es dauert Monate, bis ihre Wirkung einzusetzen beginnt.

53.5.3 SCLC

Kleinzellige Karzinome sind ca. 15% der BK. Meist ist es ein klassisches SCLC. Mitunter ist der Übergang in die Reihe der neuroendokrinen Karzinome unscharf. Und es finden sich nicht selten kleine Areale NSCLC (meist Platte) im SCLC-Tumor.

Meistens gibt es einen zentralen Ursprung mit Lymphknotenbefall. Metastasierung fand vor allem in die mediastinalen Lymphknoten statt, aber mitunter auch schon Fernmetatstasen, nicht selten bevor der Primärtumor bildgebend sicher darzustellen ist. Der isolierte periphere Rundherd als SCLC ist eine Seltenheit.

Polychemotherapie Das SCLC wird in der Regel erst in fortgeschrittenen Stadien diagnostiziert. Über 90% der Patienten sind bei Diagnose inoperabel, 65% haben bereits Fernmetastasen.

Multimodale Therapien Sie sind indiziert bei Patienten im Stadium T1N0 und T2N0 mit einem resezierbaren, peripher gelegenem Tumor. In Phase-II-Stu-

Tab. 53.18 Derzeit häufige erste Polychemotherapie-Schemata bei NSCLC

Substanzen	Handelsnamen (Beispiele)	Dosierungen mg/m²	Tag	Wiederholungstag
Vinorelbin/ Carboplatin	Navelbine	30	1,8	21
	Carboplat	300	1	
Paclitaxel/ Cisplatin	Taxol	135–200	1	21 (28)
	Platinex	80	1	21 (28)
Cisplatin/ Gemzitabin	Cisplatin	100	1	21 (28)
	Gemzitabin	1250	1,8	21 (28)

dien konnten auch für T2N1-Stadien gute Ergebnisse gezeigt werden.

Empfohlen werden derzeit ein multimodales Konzept im Stadium T1N0, T2N0 und T2N1 bei peripher gelegenem SCLC, jedoch nicht bei zentraler Lage. Periphere Lage bedeutet idealerweise der periphere Rundherd im Stadium I.

Die Operationsstudien sind natürlich nicht randomisiert, und der Erfolg wird sich auch auf die Patientenselektion beziehen. Andererseits ist eine Konstellation, bei welcher der Körper und das Immunsystem einer schnellen und weiten Aussaat widerstanden haben, auch ein positives Prognosekriterium (Tab. 53.20).

Tab. 53.21 bietet eine Übersicht zur stadiengerechten Therapie.

Die Frage nach der Resezierbarkeit von SCLC muss heute beantwortet werden. Im Stadium T1- und T2N0M0 kann ein peripheres SCLC kurativ reseziert werden (es gibt also keine zentrale Lage), N1-Stadien möglicherweise auch. Viele Bronchialkarzinome sind Mischtumore, bei kompletter Aufarbeitung um 25%; es versteht sich, dass die komplette Resektion gerade bei NSCLC-Anteilen bei diesen 25% die Chancen auf Kuration enorm steigert. Wünschenswert ist die Beurteilung des Therapieerfolges im Rahmen von Studien, um die optimale Vorgehensweise spezifizieren zu können. Leider sehen wir äußerst selten operable SCLC-Patienten in diesen frühen Stadien und peripher gelegen.

Ein erweitertes Staging mit Spiral-CT, Oberbauch-CT, Schädel-CT sollte Fernmetastasen ausschließen. PET-CT ist umstritten. Zudem: EUS (paraösophageal sensitiver als CT) plus Stanze auch kleiner Lymphknoten.

Im Stadium I zeichnet sich die Sequenz Operation-Chemotherapie-Bestrahlung ab. Im Stadium II scheint die Sequenz Chemotherapie-Operation-Chemotherapie-Bestrahlung sinnvoller zu sein; ein Ansprechen des Tumors auf die Chemotherapie ist die Voraussetzung für eine erfolgreiche multimodale Therapie im Stadium II. Es schließt sich die prophylaktische Schädelbestrahlung an.

Bei sehr gutem Ansprechen auf die Radiochemotherapie im Stadium LD und sehr günstigen und umschriebenen Konstellationen kann man eine Operation erwägen.

Stellt sich ein Rundherd ganz oder anteilig als SCLC heraus, so wird lobektomiert, inkl. systematischer ipsilateraler Lkn-Dissektion. Ohne Letzteres oder mit Lkn-Befall findet eine Radiatio statt, in jedem Fall anschließend vier Zyklen C/E und die prophylaktsiche ZNS-Radiatio.

Polychemotherapie bei SCLC

Das SCLC proliferiert sehr rasch und spricht gut auf eine Polychemotherapie an. Mit der Polychemotherapie werden bei SCLC hohe Remissionsraten bis zu 90% erzielt. Deshalb kann der Erfolg bereits nach einem Zyklus beurteilt werden. Dies gilt sowohl für das Stadium »limited disease« (LD) – hier eher vier Zyklen und dann Radiation – als auch für das Stadium »extensive disease« (ED) – hier sechs Zyklen.

Für SCLC-ED gilt: Die Remissionsraten und die Überlebenszeit sind für verschiedene, standardisierte Polychemotherapie-Schemata etwa gleich. Es wird die Prognose nicht verbessert, wenn einem Menschen in schlechtem Allgemeinzustand ein toxisches Schema verabreicht wird. Deshalb wählt man das Schema abhängig vom Allgemeinzustand des Betroffenen. Die Dosierung und die Therapiedauer werden bei schlechtem AZ nicht starr eingehalten, das Nebenwirkungsspektrum ist zu beachten. Allerdings verbessert sich oft der Karnofsky-Index, wenn sich beim ersten Ansprechen die Tumorlast verringert und die tumorto-

Tab. 53.19 Empfehlungen

Stereotaktisch	Singuläre ZNS-MET, Karnofsky ≥ 70%, Primärtumor unter Kontrolle Hier kann die Ganzhirnbestrahlung als Salvagetherapie zurückgestellt werden
Stereotaktisch	Bis zu 4 ZNS-MET, Karnofsky ≥ 70%, Primärtumor unter Kontrolle Evtl. plus Operation Kombination mit Ganzhirnbestrahlung
Ganzhirnbestrahlung	Palliation bei > 3–4 ZNS-MET, Karnofsky < 70% und hoher Krankheitsaktivität

xische Komponente (Stoffwechselprodukte, irreguläre Substanzen, Mediatoren) auch abklingt.

Ein anthracyclinhaltiges Schema mit Adriamycin oder Epirubicin ist in der First line günstig. Bei Therapieversagen kann man C/E noch mit hoher Chance auf Erfolg einsetzen. Carboplatin wird bevorzugt (Tab. 53.22). Intensivierte oder Multidrugprotokolle haben keinen Vorteil.

Vincristin Die Dosierung ist altersabhängig: < 50 Lj.: 2 mg/qm, < 60 Lj.: 1,5 mg/qm, > 60 Lj. 1 mg/qm. Die Gabe von Vincristin an den Tagen 1, 8, 15 und 22 ist unpraktikabel. Vincristin ist neurotoxisch und kann durch das Vindesin oder Etoposid ersetzt werden. Gerade bei alten Menschen sollte man erst einmal die halbe Dosis geben.

Cisplatin Es ist bei SCLC sehr wirksam, aber auch sehr nephrotoxisch. Dies erfordert eine großzügige Wässerung des Patienten. Dies ist im Klinikablauf unpraktikabel und bei einem Patientengut mit häufigen kardialen Erkrankungen auch risikoreich. Bei SCLC ist Cisplatin nur gering wirksamer als Carboplatin. Bei LD bevorzugt Cisplatin, bei ED Carboplatin.

Cyclophosphamid Zur Vermeidung einer Zystitis wird Mesna i.v. zu den Stunden 0, 4 und 8 nach Cyclophosphamid-Gabe injiziert. Die Mesna-Einzeldosis beträgt 20% der Cyclophosphamid-Dosis. Die zweite und dritte Mesna-Gabe kann auch oral erfolgen. Wegen der verzögerten und inkompletten Resorption wird sie früher gegeben (Stunden 2 und 6) sowie in höherer Dosierung (40% der Cyclo.-Dosis). Ebenso ist eine Gabe über Perfusor möglich. Unter 2 g Cyclo. geben wir kein Mesna und beobachteten bis jetzt keine Zystitiden.

Andere Ifosfamid, Irinotecan, Topotecan, Doxetaxel, Vincristine, Paclitaxel, Teniposide und gering auch Vinorelbione und Gemzitabine können zum Einsatz kommen.

Etoposid-Mono Die Monotherapie über 21 Tage muss oft wegen Knochenmarkssuppression an den Tagen 10–14 bereits abgebrochen werden.

Schemawechsel Zeigt sich nach einem Zyklus keine Remission, so wird auf ein anderes Schema gewechselt, z. B. von ACO auf CE. Ein Rezidiv nach einer längeren Remission kann mit dem bewährten Schema erneut behandelt werden. Der Begriff »längere Remission« ist nicht definiert; einige Monate oder besser ein Jahr sollte die Zeit schon umfassen. Ein Nicht-Ansprechen oder ein frühes Rezidiv kann auch an einem Mischtumor liegen, z. B. SCLC und Plattenepithelkarzinom. Irgendwann ist das SCLC auf alle Kombinationen resistent.

Therapiedauer Es werden 4 bis max. 6 Zyklen durchgeführt. Mehr Zyklen bringen keine besseren Ergebnisse. Die Wiederholung nach 21 oder 28 Tagen muss man von der Verträglichkeit abhängig machen (Allgemeinzustand, Blutbild etc.).

Second-line-Therapie Ist eine First-line-Chemotherapie refraktär mit Progression unter Therapie oder folgt ein Frührezidiv innerhalb von zwölf Wochen, so ist ein Wechsel des Chemotherapie-Schemas indiziert. Beispielsweise könnte das der Wechsel von ACO auf CE sein – mit einer Erfolgsrate von 40%. Dies auch ein Grund, warum ein erster Therapieversuch bei ED mit einem anthracyclinhaltigen Schema wie Epi-Co rational ist. Topotecan hätte nach C/E sehr gute Daten. Man kann nach C/E nicht auf ACO wechseln, die Erfolgsquote liegt hierbei um 6%. Paclitaxel oder Irinotecan können erwogen werden. Eigentlich gibt es bis sechs Monate nach Ersttherapie die gleiche Konstellation, wobei nach zwölf Wochen die Daten für das Topotecn sehr gut sind.

Entsteht ein Spätrezidiv erst nach SECHS Monaten, so war die First-line-Chemotherapie erfolgreich und sollte wieder angewandt werden. Es gibt auch die Meinung, dass ein Rezidiv nach 3–6 Monaten bereits

Tab. 53.20 Prognose des SCLC

Unbehandelt	Mediane ÜLZ < 3 Mo.	
Polychemo. u. Radiatio	Bei LD mediane ÜLZ ~ 15–20 Mo.	
Polychemotherapie	Bei ED mediane ÜLZ ~ 7–12 Mo.	
	5JÜLR bei ED < 1% 5JÜLR bei LD ca. 10%	
Multimodale Therapie (Chemo, Rad, OP)	Mediane ÜLZ 36 Mo, 5JÜLR 46%	
	Bei der Gruppe der R0-Resektionen, meist Stadium I: mediane ÜLZ 68 Mo., 5JÜLR 63%	
	3JÜLR	Stadium I: 50–70%
		Stadium II: 30–40%
		Stadium IIIA: 25% (günstige Konstellationen)

als Erfolg der First-line-Chemotherapie zu werten ist und wie ein Spätrezidiv behandelt werden sollte. Die Grenze von sechs Monaten ist also nicht dogmatisch. Im Mittel soll die Second-line-Chemotherapie beim SCLC die ÜLZ um 60 Wochen verlängern können. Die Indikation besteht bei LD und ED, auch nach Schädelbestrahlung, wobei in fortgeschrittenen Stadien der Nutzen geringer ist.

Topotecan (Hycamtin) Ansprechraten um 30% in der Rezidivsituation konnten in mehreren Studien gezeigt werden. Die hohe Monoaktivität ist damit vergleichbar mit den Ansprechraten der etablierten Kombinationstherapien in der Second-line-Therapie, wie durch eine Phase-III-Studie gezeigt werden konnte. Dabei ist die Therapie subjektiv sehr gut verträglich.

Die Therapie erfolgt an fünf aufeinanderfolgenden Tagen mit einer Dosierung von 1,5 mg/qm/Tag im Abstand von drei Wochen. Es sollten möglichst 3–4 Zyklen verabreicht werden.

Topotecan zeichnet sich zusätzlich dadurch aus, dass es die intakte Blut-Liquor-Schranke überwinden kann. Im Liquor erreicht die Wirksubstanz hohe Konzentrationen. Diese Besonderheit scheint für das Ansprechen von Hirnmetastasen verantwortlich zu sein. Dies lässt erwarten, dass Topotecan künftig als Kombinationspartner in der First-line-Polychemotherapie eine Rolle spielen wird.

Intensivierte Protokolle, Hochdosischemotherapie Diese haben keinen gesicherten Nutzen.

53.5.4 Radiatio bei SCLC

Im Gegensatz zum NSCLC vermindert die Bestrahlung beim SCLC-LD nicht nur die Rate der Lokalrezidive, sondern auch die Überlebenszeit. Nach Polychemotherapie (Tab. 53.23) senkt die Nachbestrahlung die Lokalrezidivrate im Durchschnitt von 80% auf 30%, die 2JÜLR wird von 20–40% erhöht. 5JÜLR bis zu 20% (meist 10%) werden berichtet, es ist also ein potenziell kurativer Ansatz.

Hyperfraktionierte Regimen scheinen die Überlebenszeit noch günstiger zu beeinflussen. Verwandt werden höhere Gesamtdosen mit niedrigen Dosen in den Einzelsitzungen, wodurch die Toxizität gesenkt wird. Diese Verfahren sind noch nicht sicher evaluiert.

Praxis

Ein großes praktisches Problem sind die begrenzten Kapazitäten in den Strahlenkliniken. Eine frühe Anmeldung ist notwendig, um spätestens nach dem 2.–4. Zyklus beginnen zu können. Auch muss man frühe simultane Verfahren bei gutem Allgemeinzustand und jüngeren Patienten planen.

Bestrahlt wird lokoregionär, der Lymphabfluss (Hilus, Mediastinum) und die Supraklavikulargrube. Besteht noch ein Resttumor, so wird dieser mit einer Extradosis von ca. 10 Gy bestrahlt. Im Stadium ED wird die Bestrahlungsindikation nach palliativen Gesichts-

Tab. 53.21 Stadiengerechte Therapie des SCLC (Mod. nach Schalhorn und DKG)

Stadium	Primäre Therapie	Adjuvante Therapie
Very limited disease	Operation bei peripherer Lage	
– T1N0		4 Zyklen Polychemotherapie C/E
– T2N0		Zudem konsolid. Strahlentherapie ~ 60 Gy Sei bei N0/1 individuell (mMn auch hier) und bei N2 immer
– T2N1		Prophylaktische Schädelbestrahlung mit ~ 30 Gy
Limited disease		
I und II, zentr. Tu., IIIA u. IIIB	Polychemotherapie 4 (bis 6) Zyklen.	Nachbestrahlung mit ~ 50 Gy, prophylaktische Schädelbestrahlung bei Remission
Extensive disease:	Polychemotherapie, Dosis u. Dauer nach AZ	Individuelle Entscheidung bzgl. Radiatio, z. B.: – lokal palliativ – Vollremission und grenzwertig bzgl. LD/ED – Prophylaktische Schädelbestrahlung

punkten gestellt (Obstruktion, Einflussstauung, Hämoptysen etc.).

Kombiniert wird nahezu immer mit **Platin/Etoposid**, damit erzielt man mit Abstand die besten Ergebnisse – am besten mit der Radiation, vor allem simultan, zu kombinieren. Cisplatin gering besser als Carboplatin in einer von drei Studien. Mindestens 4 (bis 6) Zyklen, Gabe alle drei Wochen in adäquat hoher Dosis. Bei SCLC-ED gibt es zu den anthracyklinhaltigen Schemata keine Unterschiede.

Ungünstig in Kombination mit der Bestrahlung, und auch wenn diese erst später folgt (Recall-Phänomen), sind Substanzen wie Bleomycin, Doxorubicin, Cyclophosphamid, Mitomycin. Günstig und parallel zur Bestrahlung möglich sind die Platine, Etoposid, Vinorelbin, Taxane und in reduzierter Dosis das Gemzitabin.

53

Hirnfiliae Die Inzidenz ist bei Diagnosestellung um 10%, im Verlauf über 50%. Die Indikation zur Bestrahlung wird bei asymptomatischen Hirnfiliae individuell nach Karnofsky-Index, weiteren Metastasen, geschätzter Lebenserwartung und Ansprechen auf die Chemotherapie gestellt.

Bestrahlung von Hirnmetastasen bei SCLC
ED: Guter AZ sowie gutes Ansprechen auf die Chemotherapie
- Radiatio, singulär stereotaktisch plus Ganzhirn
- Bei multiplen MET Ganzhirnbestrahlung

ED: Mäßiger AZ und mäßiges Ansprechen auf die Chemotherapie
- Hirnfiliae asymptomatisch, d. f. Bestrahlung fakultativ
- Hirnfiliae symptomatisch, d. f. Bestrahlung (~ 30–45 Gy)
- Abhängig von der Prognose und dem AZ

Limted disease mit lokaler Tumorkontrolle
- Prophylaktische Schädelbestrahlung (~ 30 Gy)

Die prophylaktische Schädel-Bestrahlung bei lokaler Tumorkontrolle, also Teil- oder Vollremission bei LD und ED, reduziert die Inzidenz der ZNS-Metastasen auf ein Drittel. Die Überlebenszeit wird durch die prophylaktische Bestrahlung etwas verlängert. Ein hyperfraktioniertes Regime mit 15 × 2 Gy in drei Wochen ist nur gering toxisch. In einer Untersuchungsreihe war hierunter keine Neurotoxizität zu beobachten.

53.6 Palliative Therapie

53.6.1 Chemotherapie, Radiatio, Operation

Palliative Chemotherapie. Sie ist indiziert bei fortgeschrittenen Tumorstadien oder im Rezidiv. Sie hat

Tab. 53.22 Chemotherapie des SCLC, abhängig vom Allgemeinzustand

Allgemeinzustand (AZ)	Chemotherapie
Guter AZ	Adriamycin, Cyclophosphamid, Etoposid (ACE) Adriamycin, Cyclophosphamid, Oncovin (ACO) Oder EpiCO
Mäßiger AZ	Carboplatin und Etoposid (CE)
Schlechter AZ	Dosisreduziert
Sehr schlechter AZ plus Neuropathien	Etoposid p.o.

sich beim fortgeschrittenen NSCLC dem sogenannten »best supportive care« als überlegen erwiesen. Lebensqualität und Symptomatik werden nachweislich günstig beeinflusst. Vor allem die gut verträglichen neuen Substanzen bei alten Menschen, unter anderen das Vinorelbin und Erlotinib p.o. beim NSCLC. Auswahl der Substanz bzw. Kombination, die Dosierung und die Therapiedauer müssen oft vom Allgemeinzustand und vom Verlauf unter Chemotherapie abhängig gemacht werden.

Palliative Radiotherapie. Sie ist bei ca. 50–80% der Betroffenen erfolgreich. Insbesondere Hämoptysen und Husten können kontrolliert werden. Dyspnoe bei Bronchusobstruktion, Dysphagie bei komprimierenden Lymphknoten, die obere Einflußstauung und Knochenmetastasen sind weitere Indikationen. ZNS-Metastasen des NSCLC reagieren nur wenig. Kann das perifokale Ödem durch 3 × 8 oder 4 × 4 mg Dexamethason über 2–3 Tage erfolgreich behandelt werden, so ist eine Strahlentherapie sinnvoll. Gehen die Symptome auf Dexamethason nicht zurück, so besteht das Risiko, dass das Gehirn unter Radiatio weiter anschwillt und zudem keine Nutzen eintritt.

Bei einem Rezidiv kommt oft eine Bestrahlung in Frage. Die maximale Ortsdosis von ca. 66 Gy muss da bedacht werden. Mit ganz umschriebener Steuerung kann man lokal auch gezielt applizieren. Die **endoluminal Brachytherapie** erlaubt gerade bei dieser Konstellation nochmal eine wirksame Applikation.

Palliative Operation. Sie spielt heute keine Rolle mehr neben der Strahlentherapie, Lasertherapie und/oder der Stentimplantation.

53.6.2 Zentrale Atemwege

Diese sollten möglichst offengehalten oder wiedereröffnet werden. Man unterscheidet das endoluminale exophytische Wachstum von der extraluminalen Kompression mit integrer Mukosa. Letztere ist die Domäne der Strahlentherapie. Beim endoluminalen Wachstum wird die Lasertherapie bevorzugt. Die Strahlentherapie, gegebenenfalls eine Brachytherapie von innen, stabilisiert das Behandlungsergebnis der Lasertherapie.

Eine Einengung der Trachea oder eines Hauptbronchus ist eine Indikation. Bei Lappenbronchien ist die Indikation nur gegeben, wenn bei eingeschränkter Lungenfunktion dadurch eine Besserung des Gasaustausches zu erwarten sei. Grundsätzlich ist immer abzuwägen, ob ein Patient von einer Wiedereröffnung noch profitiert.

Im Notfall sind rein mechanische Abtragungen mit der Zange und mit dem starren Bronchoskop (»coring out«) möglich – bei hohem Blutungsrisiko. Bei extraluminaler Kompression kann eine Stenteinlage versucht werden. Auch hier ist nachfolgend eine Strahlentherapie zu prüfen.

Selten ist eine Ballondilatation erfolgreich, da hierfür noch ein Restlumen bestehen muss und die erzeugten Drücke gering sind. Der Nutzen ist allenfalls gering und kurzzeitig. Sinnvoll ist die Ballondilatation bei Narbenstenosen nach Radiatio oder zur Vordehnung vor Stentimplantation.

Laser Wir bevorzugen die Lasertherapie. Sie ist effizient, wiederholbar und bei gegebener Logistik mit geringer Mortalität und Morbidität belastet (Tab. 53.24).

Der **Argon-Plasma-Beamer** hat eine geringere Eindringtiefe. Ansonsten ist er von der Handhabung her einfacher, transportabel, komplikationsärmer und preiswerter und auch mit dem flexiblen Bronchoskop einsetzbar. Bei Blutungen ist dies die optimale Methode. Er löst den ND-Yag-Laser zunehmend ab. Schichtweise kann man abtragen, z. B., nachdem oberflächlich mit der Zange koaguliert wurde. Stents können gekürzt werden.

Tab. 53.23 Standardisierte Polychemotherapie-Schemata bei SCLC

Substanzen	Handelsnamen (Beispiele)	Dosierungen (mg/m²)	Tag	Wiederholungstag
ACE-Kombination				21 oder 28
– Adriamycin	Adriblastin	45	1	
– Cyclophosphamid	Endoxan	1000	1	
– Etoposid	Vepesid	80	1, 2, 3	
CE-Kombination				21 oder 28
– Carboplatin		300	1	
– Etoposid	Vepesid	150	1, 2, 3	
ACO-Kombination				21 oder 28
– Adriamycin	Adriblastin	50	1	
– Cyclophosphamid	Endoxan	750	1	
– Vincristin (= Oncovin)	Vincristin Lilly	altersabhängig	1, (8, 15)	
VE-Kombination				28
– Vincristin i. v.	Vincristin Lilly	1–2	1	
– Etoposid p. o.	Vepesid Tbl.	100	1 bis 5	
– Etopoid-Mono	Vepesid-Tbl.	50	1 bis 10	28

Kryotherapie Die Kryotherapie wurde zunächst im Rektum erfolgreich eingesetzt. Wesentlich feinere Verfahren sind nun endobronchial. Sehr schonend bei noch nicht okkludierenden Prozessen. Der ganze Erfolg setzt erst nach wenigen Tagen ein. Angefrorenes Gewebe wird extrahiert. Die Methode wird heute mit der Biopsie kombiniert, große zusammenhängende Proben können damit risikoarm entnommen werden.

53

Stents Sie können aus Silikon sein, mit und ohne Metallverstärkung. Drahtstents sind Metallmaschen mit und ohne Kunststoff. Sie werden eingebracht mithilfe eines Applikators. Die Bereitschaft zur starren Bronchoskopie sollte gegeben sein für Notfälle (Absaugen, Blutungen und gegebenenfalls Tamponieren unter Beatmung). Stents können die Passage freihalten, bis andere Maßnahmen greifen, wie die Bestrahlung und/oder Chemotherapie. Bei Metallstents ist mit dem Laser dem Durchwachsen des Tumors entgegenzuwirken. Sinnvoll sind die Stents nur in den großen Atemwegen, um eine Verbesserung des Gasaustausches zu gewährleisten. Auf Lappenebene existiert kein Nutzen. Die Probleme nach Stenteinlage sind Husten, Verschleimung, Materialermüdung, Dislokation, Blutung, Larynxödem durch die Applikation und der nur passagere Nutzen.

Endoluminale Bestrahlung Das Synonym ist »endobronchiale Brachytherapie«. Mithilfe der Seldingertechnik wird eine Strahlenquelle für wenige Minuten endobronchial eingebracht. Die Dosis kann 3×1 Gy bis zu 3×10 Gy einmal pro Woche betragen. Insbesondere zur Stabilisierung nach Lasertherapie ist diese Methode geeignet (zwei Wochen »Erholungspause« erforderlich). Das Restlumen des verschlossenen Bronchus muss ohne vorhergehende Lasertherapie größer als 3 mm sein. Tumore mit einem Durchmesser über 3 cm sollten nach Möglichkeit zusätzlich von extern bestrahlt werden. Auch bei einem Lokalrezidiv nach exogener Bestrahlung ist die endogene Bestrahlung noch möglich. Einerseits kann man Hämoptysen behandeln, andererseits sind massive Hämoptysen bei 10–20% der Patienten zu erwarten. Lokale Gewebseinschmelzungen treten bei 5% auf, Ösophagusfistelungen sind eine seltene Komplikation (in weniger als 2% der Fälle).

Tab. 53.24 Lasertherapie bei Verschluss zentraler Atemwege

Methoden	Plasma- oder Neodym-Yag-Laser Starre Intubation Zunächst wird »niedrigdosiert« verdampft und denaturiert Dann Nekroseabtragungen, teilweise gleich, zum Teil an den Folgetagen
Voraussetzungen	Exophytisches Wachstum (extraluminale Kompression ist eine Kontraindikation) Kurzstreckige Stenosen (einige cm) Leitstrukturen erkennbar (am besten abtragen vor komplettem Verschluss) Gegebenenfalls prüfen, ob die distale Lunge überhaupt noch perfundiert ist, mit Perf.-Szi. (ansonsten wird nur mehr Totraum ventiliert) Auch sinnvoll bei Retentionspneumonie
Konsolidierung	Radiatio Endoluminale Bestrahlung Stenteinlage Chemotherapie
Komplikationen	Totraumventilation Rauchinhalation mit Diffusionsstörung (Ödem) und Bronchospastik (vorher Prednisolon, Pausen zum »Abrauchen«, O_2 über Ansaugung) Pneumothorax, Mediastinalemphysem, Mortalität ca. 1%

53.6.3 Obere Einflussstauung

Sie wird in 80% der Fälle durch ein BK verursacht, meist SCLC. Eine Struma als weitere Ursache (ca. 2%) sollte ausgeschlossen werden. Zu etwa gleichen Teilen handelt es sich um eine Kompression der Vena cava von außen, eine Infiltration oder eine Thrombosierung. Der Umgehungskreislauf besteht zunächst nur aus einem diskreten Venenkranz im Bereich der unteren Thoraxapertur, die typische Veränderung der Flussrichtung wird durch Ausstreichen der Venen festgestellt. Ein Glottisödem durch Rückstau und eine Schwellung im Bereich der Schleimhäute der oberen Luftwege können bedrohlich werden.

Steroide können zur Linderung führen, indem eine Entzündung um den Tumor abklingt. Eine Thromboseprophylaxe und passager höher dosiert NMH sind bei Rückstau sinnvoll. Natürlich ist Oberkörper hoch zu lagern.

Wirksamste Methode ist die intravasale Implantation eines selbstexpandierenden Stents. In der Regel ist hierunter keine Antikoagulation erforderlich, niedrigdosiert NMH ist sinnvoll.

Bei nicht vortherapierten SCLC kann die Chemotherapie mit CE ganz rasch innerhalb weniger Tage helfen. Dies kann man abwägen, wenn die Stauung noch nicht so ausgeprägt ist. Das ist aus eigener Erfahrung immer erfolgreich, nach Studienlage bis zu 80%. Noch besser wirkt es in Kombination mit der Bestrahlung. Der Erfolg der Bestrahlung tritt schon nach 3–5 Tagen ein. Bei NSCLC gibt es geringere Erfolge – kann man auch versuchen, sollte aber der Spielraum für den Fall des Misserfolges noch größer sein.

53.6.4 Hämoptysen

Meist weniger dramatisch, als es klingt – es sind meist kleinere Einblutungen (»blutig tingiertes Sputum«), die abgehustet werden und keiner Intervention bedürfen. Analog einer Blutung aus Sigma-Divertikel oder Bronchiektasen platzen entzündlich veränderte, vulnerabel-hyperplastische Gefäße auf. Anti-entzündlich mit kurzzeitig hochdosiertem Prednisolon plus Antibiose plus Inhalationstherapie plus körperliche Ruhe kommt es meist zum Abklingen. Bronchoskopisch meist erfolgreich ist eine Adrenalin-Spülung (bitte kein Eiswasser – da können manche Menschen ganz heftig reagieren!) oder die Arbeit mit einer feinen Nadel in und um den Exophyten.

Größere Blutungen werden interventionell behandelt. Die Adrenalin-Instillation nützt dann wenig, das Umspritzen mit der Wang-Nadel kann auch ohne Laser erfolgreich eingesetzt werden. Unterspritzen sollte man erst, wenn die Blutung steht, ein Stich in den Tumor kann ein Gefäß platzen lassen. Palliativ wird bei Hämoptysen das BK dann bestrahlt.

Praxis

Die Blutungsquelle durch Laser zu koagulieren ist oft publiziert und klingt auch toll, ist aber in der Praxis selten nötig. NeoDym-Yag-Laser sind teuer und aufwändig, Argon-Plasma-Beamer einfacher und erfolgreicher.

Bei akuten starken Blutungen ist die Gegenseite zu schützen, das ist ganz wichtig nach Interventionen. Also muss die Lagerung auf der betroffenen Seite und Kopf tief sein, damit es ablaufen kann. Unter Sicht muss man nun einen dünnen Katheter (über die Nase) tief in den nichtbetroffenen Hauptbronchus einführen. Der O_2-Fluss direkt vor Ort führt zu einer guten Oxygenierung und wäscht das CO_2 und das Blut aus. Zudem hält der trockene Sauerstoff die Sicht frei. Nach wenigen dramatischen Minuten kommen dann Blutungen in der Regel zum stehen – immer (außer ein Mal in 25 Jahren) bevor der Anästhesist seinen Doppellumentubis platzieren will (er würde ohnehin nichts sehen und mehr kaputt machen als in Ordnung bringen) oder die Laser bereit sind.

Passager können starke Blutungen mithilfe eines Ballonkatheters tamponiert werden oder durch einen Doppellumenkatheter die gesunde Seite geschützt werden.

Ebenfalls gibt es Beschreibungen der Embolisation mit einem Angiographiekatheter bei massiven Blutungen. Dies ist allerdings nur Theorie. In der Praxis versterben Menschen mit massiven Blutungen zu rasch – solche Maßnahmen kann man dann nicht mehr gezielt durchführen. Das akute Problem ist die Asphyxie, nicht der Blutverlust. Bei chronischen Blutungen ist die Embolisation erfolgreich.

53.6.5 Maligner Pleuraerguss

Meist führt ein sehr großer Pleuraerguss zur schwergradigen Dyspnoe. Konsekutiv ist die Kompressionsatelektase, nicht selten mit Infektion. Meist läuft dieser Erguss nach Punktion recht rasch wieder nach. Dann gibt es Indikationen zur Pleurodese.

! Cave: Die Pleura visceralis ist dabei oft mit Tumor infiltriert und mit Fibrin bedeckt, die Lunge durch Surfactant-Verlust und Infiltration steif. Nun kann es beim Ablassen zur Mediastinalverschiebung kommen, mit Einklemmung der Vena cava und Schock. Deshalb nicht unter Sog, sondern passiv ablassen.

Und: die Lunge dehnt sich an der schwächsten Stelle aus. Das heißt: Steife, fibrinöse und tumorinfiltrierte Areale bleiben nahezu unverändert – und die Areale dazwischen überdehnen und reißen im vulnerablen Bereich ein. Folge ist dann eine therapieresistente bronchopleurale Fistel. Deshalb sollte man mit Einmalpunktions-Set erst einmal fraktionieren und passiv ablassen, z. B. täglich 1 Liter. Mit einer Thoraxdrainage funktioniert fraktioniertes Ablassen nicht, weil das Exsudat dann neben dem Stichkanal in den Verband läuft. Da meint man, man hätte einen »Pneu gestochen«, tatsächlich sind diese Einrisse mit persistierender Fistelung sehr häufig. Da muss man dann den Erguss wieder »nachlaufen« lassen, und erst dann verschließt sich der Riss mit Fistelung.

Am wirksamsten ist die Talkumpleurodese im Rahmen der Thorakoskopie. Es werden trockene Verhältnisse geschaffen durch gezieltes Absaugen unter Sicht, 5–10 g Talkum mit Zerstäuber unter Sicht über die gesamte Pleura verteilt, eine Thoraxdrainage eingebracht, der Stichkanal etwas komprimiert, sofort abgesaugt (ansonsten subkutanes Emphysem) und dann vernäht und verbunden.

Weniger erfolgreich ist die Talkumpleurodese über eine Pleuradrainage durch Einbringen einer Talkumsuspension. Das Problem ist, dass Talkum sofort ausklumpt und sich absetzt. Häufiges Umlagern bringt wahrscheinlich nichts, aber langes Liegenlassen der Saugdrainage über mehrere Tage, dann die Pleura richtig verkleben kann. Das ist oft frustrierend mit Kammerungen und Teilverklebungen – die Thorakoskopie ist also vorzuziehen. Andere Substanzen als Talkum sind wesentlich weniger wirksam.

Pleurodese mittels Talkumsuspension über die Thoraxdrainage

1. Thoraxdrainage bis zur Entleerung, sobald die tägliche Sekretmenge < 100–200 ml ist
2. 2 × 3 g Talkum in 50 ml NaCl-Perfusorspritze: direkt über die Drainage instillieren
3. 4–6 Stunden einwirken lassen, viel umlagern (eher kein Nutzen)
4. Dann Drainage an den Sog
5. Drainage ziehen nach frühestens 3–4 Tagen, wenn über 2 Tage das »Pleuraprodukt« < 50 (bis 100) ml/Tag; dies ist die Menge, die durch Reizung der Pleura durch den Schlauch produziert wird
6. Ist die Menge des drainierten Pleurasekrets nach 3–5 Tagen > 100 ml/Tag, d. f.: nochmals Talkum einbringen

Bei einer sehr starken Sekretion wählen wir oft ein zweizeitiges Vorgehen, zuerst mit Bleomycin. Dann wird das Pleuraprodukt etwas gedämpft, und der Erfolg unter Talkumsuspension ist möglicherweise besser. Das Risiko ist nämlich, dass die Karzinose extrem produktiv und fibrinogen ist. Dann kann die Pleurodese mit Talkumsuspension zum Desaster werden. Es bildet sich dann ein multipel gekammerter Erguss mit darin jeweils rasch nachlaufendem Exsudat.

Der Zustand alter Menschen kann sich durch eine Drainagebehandlung sehr verschlechtern. Ursachen sind wahrscheinlich die Schonhaltung, die zusätzliche Einschränkung der Mobilität und die nicht verstandenen Abläufe. Für diese Menschen sind wiederholte Punktionen sinnvoller.

Voraussetzungen für eine erfolgreiche Pleurodese

- Lunge nicht gefesselt, also Ausdehnung bei Drainage
- Kein »Abknicken« der Vena cava durch Absaugen (Blutdruckabfall)
- Zuführende Bronchien sind offen
- Besserung der Symptome nach Ablassen des Ergusses
- Ergussdrainage < 100–200 ml pro Tag vor der Pleurodese
- Patient nicht verwirrt oder pflegebedürftig
- Lebenserwartung > 3–6 Monate

53.6.6 Knochenmetastasen

Die Bestrahlung ist nach wenigen Sitzungen bereits bei bis zu 90% der Betroffenen schmerzlindernd. Das Ziel ist die Applikation von insgesamt 30–40 Gy in zwei Gy-Schritten. Werden weniger als 30 Gy appliziert, kommt es nicht zur Stabilisierung des Knochens. Die Durchbauung des Knochens dauert nochmals ca. 2–3 Monate. Bei ausgedehnten, schmerzhaften Knochenmetastasen kann eine Teilkörperbestrahlung mit 6–8 Gy den Schmerz erfolgreich bekämpfen.

Biphosphonate hemmen erfolgreich die Osteoklastenaktivierung durch den infiltrierenden Tumor. Das Problem ist also nicht nur der Tumor, sondern auch die Aktivierung der Osteoklasten, die der Tumorausdehnung im Knochen den Weg bahnt. Dieser Sequenz wurde in der Therapie des Plasmozytoms und Mammakarzinoms erfolgreich mit Biphosphonaten begegnet. Für das BK liegen keine Empfehlungen vor und aus eigener Erfahrung akut kein greifbarer Nutzen, auch nicht bezüglich des Schmerzes. Der langfristige Nutzen nach ca. sechs Monaten würde eine entsprechende Lebenserwartung voraussetzen.

53.6.7 Schmerztherapie

Stufenschemata Sie haben sich in der Praxis nicht bewährt. Es ist nicht sinnvoll, langsam eine Stufe nach der anderen zu nehmen. Gerade im ambulanten Bereich wird zu lange auf einer Stufe ausgeharrt. Sinnvoller ist bei Tumorschmerzen das Prinzip der De-Eskalation. Der Patient wird schmerzfrei »gemacht« – und dann wird geprüft, welche Erhaltungsdosis optimal ist.

Bedarfsmedikation Sie ist in der Regel ungeeignet. Durch eine regelmäßige Gabe soll der Schmerz gar nicht erst entstehen. Dies gilt auch vor dem Hintergrund, dass ein entstandener Schmerz letztlich einer höheren Gesamtdosis mit entsprechend höheren Nebenwirkungen bedarf (z. B. Darmparalyse). Die Überlegenheit einer regelmäßigen Gabe vs. Bedarfsmedikation ist heute gesicherter medizinischer Standard. Zusätzlich gibt es bedarfsweise die Akutmedikation für die Schmerzspitzen. Hier haben sich ganz kurz wirksame Opiate etabliert.

Kombinationen mit NSAIDS Sie sind bei Knochenschmerzen wirksam. Bei sehr akuten Schmerzen ist hochdosiertes Prednisolon plus Aspisol i.v. mit einem Opiat in der Regel akut wirksam. Bei Verwirrung oder reaktiver Depression sind Kombinationen der Opiate mit Neuroleptika bzw. Antidepressiva oder Anxiolytika sinnvoll. Bei Neigung zur Obstipation bedenkt man in erster Linie eine ausreichende Flüssigkeitszufuhr und eine ballaststoffreiche Kost. Laktulose in niedriger Dosierung ist obstipierend. Deshalb nicht 3-mal pro Tag niedrige Dosen, sondern einmal täglich hohe Dosen.

Metimazol ist sehr hilfreich als Kombinationspartner. NSAIDS können die Niere früh schädigen. Kortikosteroide, Antidepressiva, Neuroleptika und Gabapentin sind gute Ko-Analgetika. Kann ich für Biphophonate nicht bestätigen, hier sollte man eher an die palliative Bestrahlung denken, akut: Dexa/Aspisol.

53.6.8 Weitere

Weichteil- oder Thoraxwandmetastasen Es gilt Vergleichbares wie für die Knochenmetastasen. Subkutane Metastasen machen meist keine Beschwerden, konfrontieren den Menschen aber sehr mit seiner Krankheit, vor allem am Kopf.

Anämie Die Anämie schwächt einen Menschen. Ko-Faktoren wie Gastritiden, Eisen- oder Vitaminmangel sind zu bedenken. Erythropoetin kann man erwägen, hat aber nicht grundsätzlich einen gesicherten Nutzen, ist nicht anzuwenden bei hohem thrombogenen Risiko und hat bei manchen Tumorentitäten die Prognose verschlechtert. Ein Hb über 12 g/dl muss nicht erzwungen werden, um 10 g/dl ist meist ausreichend.

Hyponatriämie Die Symptome der Hyponatriämie werden initial oft fehlgedeutet als Übelkeit und Enteritis. Interessanterweise ist gerade die Flüssigkeitsrestriktion der Therapie gepaart mit einschleichender Natriumgabe.

Hyperkalziämie Selbiges gilt für die Hyperkalziämie; hier muss man reichlich Flüssigkeit geben (da die Niere durch eine Hyperkalziämie ansonsten geschädigt wird) sowie Diuretika, Kaliumsubstitution, Prednisolon (enterohepatischer Kreislauf von Kalzium) und Biphosphonate.

Granulopoetische Wachstumsfaktoren Sie werden in der Neutropenie häufig eingesetzt, hier ohne gesicherten Nutzen, bei Neutropenie und Fieber aber indiziert. Die prophylaktische Gabe, um ein Chemotherapie-Protokoll zu realisieren, kann beim Kleinzeller sinnvoll sein – unter erfolgreicher Chemotherapie kann sich dann zuletzt auch das Knochenmark erholen. Diese Konstellation gibt es sehr selten bei NSCLC.

53

Hustenreiz Eine endobronchiale Tumorausbreitung kann zu unstillbarem Husten führen. Eine Sekretretention mit Entzündung kann ebenfalls einen hartnäckigen Husten unterhalten. Medikamentös wird mit Codein in ausreichend hoher Dosis behandelt, passager mit Prednisolon. Antibiose und Lagerungstherapie bei Retentionspneumonie. Nach Behandlung einer etwaigen Retentionspneumonie kann eine palliative Bestrahlung (perkutan oder endoluminal) den Hustenreiz beseitigen. Die vielen Antitusiva nützen praktisch nichts. Prednisolon und eine Inhalationstherapie sind hilfreich (analog zu Asthma/COPD), wobei Anticholinergika die Atemwege sehr austrocknen können. **Trockene Schleimhäute** sind eine Qual, diesem muss man sehr entgegenwirken mit den verschieden Formen künstlichen Speichels im Wechsel; Mineralwasser trocknet weiter aus, also sollte man eher z. B. Bier, Tees, Getränke und die vielen Formen der Lutschtabletten zu sich nehmen, um einen Schutzfilm zu erzeugen und die Produktion anzuregen.

Atemnot Andere Ursachen sollten bedacht werden, wie beispielsweise die Linksherzinsuffizienz, COPD, Alveolitiden oder Lungenembolien und die Lymphangiosis.

Bei COPD werden Beta-2-Mimetika und Anticholinergika oft unterdosiert, Intervalle sind meist zu lang, Dosen zu gering. Auch wird die Inhalationstechnik nicht beachtet, weil das unterbewertet wird, nachweislich auch in Lungenzentren (bei 50%), sowie die passagere Prednisolon-Gabe. Zentrale Tumore können rasch entstehen. Beispielsweise gibt es häufig ein sehr gutes und beeindruckendes Ansprechen mit Paclitaxel, und einzelne MET wachsen ungehemmt weiter.

Pleura- und Perikarderguss muss man bedenken, ebenso Aszites und das Zwerchfell. Bei Sekretretention und hustenstillender Medikation wird bronchoskopisch abgesaugt. Die Sauerstofftherapie ist theoretisch ab einem PaO_2 unter 60 mmHg indiziert. Bei Karzinom-Patienten gilt dieser Grenzwert nicht, die Entscheidung erfolgt individuell. Opiate sollten bei fortgeschrittenem Tumorleiden großzügig eingesetzt werden, um eine Atemnot zu lindern.

Nach Pneumektomie Es bildet sich ein Erguss, der fibrosiert (»aufschwartet«). Der Erguss kann die gesunde Lunge verdrängen und zur Dyspnoe führen; dann muss der Erguss abgelassen werden.

Allerdings kann Luft und Flüssigkeit in der Pleurahöhle resorbiert werden, und es entsteht ein Unterdruck. Es luxiert das Herz mit Blutdruckabfall und Herzfrequenzanstieg. Nun muss man Luft in die Pleurahöhle lassen. Es ist zu bedenken, dass die gesunde Lunge herniert. Eine Punktion muss also subaxillär erfolgen.

Inappetenz Niedrig dosiert und passager werden Glukokortikoide und Astronautenkost eingesetzt. Überraschend oft ist man mit der Substitution von Pankreasfermenten erfolgreich. Säureblocker muss man ausreichend dosieren, z. B. auch mal ex juvantibus initial 3 × 40 mg. Glukose- und Lipidinfusionen haben den Charme, dass die intestinale Mukosa wieder Nährstoffe bekommt.

Psyche Die psychische Komponente darf man nicht vergessen, gerade hier brauchen Menschen viel Hilfe, Zuwendung und Liebe. Klar verabreicht man ein modernes Antidepressivum bei Bedarf und nachts ein kurz wirksames Anxiolytikum – aber das kann nicht alles sein.

Bronchorrhoe Vor allem das schleimbildende bronchioloalveoläre Karzinom kann zur massiven Bronchorrhoe führen. Diese Menschen haben anhaltend reichlich Schaum vor dem Mund und drohen daran zu ersticken. Diese Bronchorrhoe wird getriggert durch Superinfektionen, sodass eine intravenöse, initial breite Antibiose erforderlich ist. Scopolamin und Ipratropium können eingesetzt werden, um die Schleimsekretion möglicherweise zu unterdrücken.

Cave: Hier darf man keine Neuroleptika oder andere Anticholinergika einsetzen, um kein anticholinerges Syndrom zu bewirken (Verwirrung etc.).

Aktuelle, weiterführende Literatur

Albain S et al. (2009) Radiotherapy plus chemotherapy with or without surgical resection for stage III non-small-cell lung cancer. Lancet 374:379–386

Brückl WM et al. (2008) Medikamentöse Therapie des kleinzelligen Bronchialkarzinoms (SCLC) – neue molekulare Ansätze. Pneumologie 62:23

BTS Guidelines (2001) Guidelines on the selection of patients with lung cancer for surgery. Thorax 56:89

De Wever E et al. (2007) Detection of extrapulmonaty lesions with integrated PET/CT in the staging of lung cancer. Eur Respir J 29:995

Eberhardt R, Herth FJF (2006) Endosonographie in der Diagnostik und im Staging des Bronchialkarzinoms. Pneumologie 60:562–567

Ettinger DS et al. (2006) Changing face of small cell lung cancer. J Clin Oncol 24:4526

Fischer B et al. (2005) Therapie des Lungenkarzinoms. Pneumologie 59:783–803

Gottlieb J et al. (2010) Endoskopische Palliation bei Ösophagus- und Bronchialkarzinomen. Internist 51:237–245

Govindan R et al. (2006) Changing epidemiology of SCLC in the US over the last 30 years: analysis of the surveillance, epidemiologic and end result database. J Clin Oncol 24:4539

Jemal A et al. (2008) Cancer statistics 2008. CA Cancer J Clin 58:71

Kaufmann EL et al. (2008) Effect of breast cancer radiotherapy and cigarette smoking on risk of second primary lung cancer. J Clin Oncol 26:392

Loddenkemper R (2005) Management der malignen Pleuraergüsse. Pneumologie 59:120–135

Lübbe AS et al. (2008) Rehabilitation bei Patienten mit Lungenkarzinom. Pneumologie 62:502–506

NSCLC Meta-Analyses Collaborative Group (2008) Chemotherapy in addition to supportive care improves survival in advanced NSCLC: a systematic review and meta-analysis of individual patient data of 16 randomized controlled studies. J Clin Oncol 26:4617

Osseiran K et al. (2005) Die CT-gestützte perthorakale Punktion von peripheren Lungenrundherden mit Hilfe einer speziellen Punktionsnadel. Pneumologie 59:369–375

Rami-Porta R et al. (2007) The IALSC lung cancer staging project: proposals for the revision of T descriptots in the fortcoming 7th edition of the TNM classification of lung cancer. J Torac Oncal 2:593

Robinson LA et al. (2007) Treatment of NSCLC stage III-A: ACCP evidence based clinical practice guidelines. Chest 132:243

Serke M (2006) Pharmakologische Therapie des Bronchialkarzinoms. Pneumologie 60:493–508

Serke M (2007) Nicht kleinzelliges Bronchialkarzinom (NSCLC) – state of the art. Pharma Fokus Onkologie 1:24–27

Serke M (2007) Pharmakologische Therapie des Lungenkarzinoms. Pneumologie 62:162–169

Spiro SG et al. (2007) Initial evaluation of the patient with lung cancer: ACCP clinical evidence based practice guidelines. Chest 132:149

Viallat JR, Rey F, Astoul P, Boutin C (1996) Thoracoscopic talc poudrage pleurodesis for malignant effusions. A review of 360 cases. Chest 110:1387

Westhoff M (2007) Präoperative Funktionsdiagnostik vor lungenresezierenden Eingriffen. Pneumologie 61:256–263

Yau G et al. (2007) Systematic review of baseline low dose CT lung cancer screening. Lung Cancer 58:159

Ying-Ying Yu et al. (2008) Lung cancer risk following detection of pulmonary scarring. Arch Int Med 168:2326–2332

Zirlik S et al. (2007) Auf dem Weg zu einer individulisierten Therapie des nicht-kleinzelligen Bronchialkarzinoms (NSCLC). Stellenwert molekularer Prädiktions- und Prognosefaktoren. Pneumologie 61:731–740

Mesotheliom

Richtlinie

Laack E, Schütte J, Dierkesmann R (2005) Malignes Mesotheliom – Deutsche Gesellschaft für Hämatologie und Onkologie 2005. www.dgho.de

Updates

Gütz S (2010) Therapie des malignen Pleuramesothelioms – medikamentöse und palliative Optionen. Der Pneumologe 7:36–42

Sackmann S (2010) Klinik und Diagnostik des malignen Pleuramesothelioms. Der Pneumologe 7:19–27

Das Mesotheliom ist eine bösartige Neubildung, ausgehend von den Mesothelzellen. Die Inzidenz liegt etwa bei 0,2 pro 100000 Einwohner. Bis 2015 sollte der Gipfel überschritten sein, ist aber sehr von der Region abhängig und kann regional wesentlich höher sein (Werften, Rüstungsindustrie, Flugzeuge, Helikopter). In diesen Regionen gibt es sehr viele Patienten, andernorts ist das Mesotheliom eine Rarität. Meist ist die Pleura befallen, seltener das Peritoneum (Verhältnis > 10:1). Berichte über eine Primärmanifestation in der Tunica vaginalis oder am Perikard gibt es.

Ätiologie Ursächlich ist Asbest. Bei schwerer Asbestexposition liegt das Risiko, in den nachfolgenden Jahrzehnten am Mesotheliom zu erkranken, bei 10–15%. Ob die Faser nun lang oder kurz ist/war, wie sie zerfällt oder gar heißt, das dürfte den Kliniker wenig interessieren, davon bleibt er verschont. Bei beruflicher Exposition gibt es den Gipfel zwischen dem 50. und 70. Lebensjahr.

Die typische Expositionsanamnese ist bei 50% der Betroffenen erst mal negativ! Typische Anamnese mit folgenden Arbeiten: Werften, Rüstungsindustrie, Flugzeuge, Helikopter, Isolatoren, Bremsbeläge (würden früher von Hand zugeschnitten und noch lange Zeit der Abrieb »ausgeblasen« mit dem Mund, sodass alles staubte), bestimmte Handschuhe in Heimarbeit, Filteranlagen, im Bergbau, Bausanierung und – nicht zu vergessen – früher die Landwirtschaft.

Die Gefahr war aus der Schiffsbauindustrie seit den 30er Jahren sehr wohl bekannt und eindeutig gesichert. Sie wurde von allen Beteiligten munter ignoriert, auch von der Arbeitssicherheit und den Gewerkschaften. Harte Männer genossen den Aufschwung und die hohen Gehälter der modernen Industrie. Sie machten u.a. ihre Mittagspause auf den Asbestmatten, weil man ja so stark war, das machte einem nichts aus. In diesem Sinne, als Ergänzung sozusagen, gab es in den 70ern auch den Ehrenkodex unter Lackierern, dass man zum Aufsprühen keine Maske brauche und stolz war, dass diese ungenutzt blieb. Wer sich nicht mit auf die Matten setzte oder beim Sprühen eine Maske aufsetzte, wurde zum Teil in manchen Betrieben verhöhnt und ausgeschlossen. Dies nur zum Verständnis für unsere jungen Kollegen, warum und wie es zu solchen regionalen Häufungen kam und warum man die heutige Zeit mit dem letzten Jahrhundert nicht vergleichen kann. Kollektive Einstellung, Heldenmut und Gedankengut der ersten Hälfte setzte sich mancherorts zum Teil bis in die zweite Hälfte fort. Das war einfach so, nur war in manchen Gruppen ein akzeptierter, guter Zimmermann oder Dachdecker, der ungesichert mit Baumaterial frei über den First ging usw.

Man muss aber manchmal schon mehrfach und sehr genau nachfragen, dann reduziert sich die Negativanamnese auf 30%: häuslicher Kontakt, z. B. als Kind in der Nachkriegszeit, beim Ausbürsten des Blaumanns. Einige Patienten sind aufgewachsen in einer asbestbelasteten Umwelt, z. B. in der Zentraltürkei, andere haben Arbeiten am Haus verrichtet mit »Isolierplatten« oder in der Landwirtschaft, das war z. B. früher in den landwirtschaftlichen Genossenschaften der neuen Bundesländer weit verbreitet. Da wurden etwa Kuhställe damit ausgekleidet und Hühnerställe aus Asbestplatten gemacht, weil das so einfach, gut und praktisch war – und da stehen vereinzelt noch bis heute solche Hüttchen in den Dörfern.

Eine Lungenfibrose (Asbestose), Asbestkörperchen in der Lunge und benigne Pleuraaffektionen (Plaques) sind richtungsweisend. Im Tumor können Asbestfasern elektronenmikroskopisch nachgewiesen werden. Asbestexposition plus Bestrahlung (Seminom, NHL, M. Hodgkin) steigern das Risiko für ein Mesotheliom exponentiell. Rauchen hat keinen Einfluss.

Symptomatik Es wird vermutet, dass das Mesotheliom im Schnitt etwa zehn Jahre wächst, ohne Beschwerden zu verursachen, bevor es diagnostiziert wird. Auf eine wegweisende vorbestehende Asbestose darf man sich nicht verlassen (< 50%). Initial ist das Bild ganz unspezifisch: Aszites, B-Symptomatik, Wirbelsäule, Interkostalschmerz, Schulter-Arm-Syndrom (häufige Fehldiagnose, auch beim Pancoasttumor übrigens). Bei einem Chylothorax wird man jedoch

54

schon sehr nach einem »Meso« fahnden und es auch bei negativer Bildgebung nicht gut sein lassen.

Das ist wichtig: Das CT erkennt 10–20% der Karzinome im Frühstadium nicht! Und auch mit der Thorakoskopie findet man nicht 100% – z. B. war bei einer Dame erst die zweite Thorakoskopie diagnostisch.

Praxis

Wir erinnern uns an eine Frau, gänzlich ohne jegliche Expositionsanmnese, die an verschiedenen Stellen mit Pleuritis und dann Vernarbung nach vermeintlicher Infektion ein Jahr lang wiederholt zytologisch (Punktion, Pleurastanze) und bildgebend (drei CTs) abgeklärt wurde. Beschwerden waren gering, unspezifisch und leichtgradig, wiederholtes Fieber (immer wieder Infekt vermutet und Antibiose). Retrospektiv war anamnestisch der »nagende« Schmerz zu eruieren. Zuletzt war es ein Mesotheliom. Auch bei solchen Konstellationen ist frühzeitig an eine Thorakoskopie zu denken.

Bei Diagnosestellung sind fast alle Betroffenen symptomatisch. Ein nagender, dumpfer Thoraxschmerz ist das häufigste Symptom. Eine Atemnot wird durch einen großen Tumor mit Pleuraerguss bedingt. Leistungsabfall, Gewichtsverlust und selten Fieber sind unspezifische Tumorsymptome. Eine lokale Symptomatik (Perikard, Peritoneum, Brustwand, Zwerchfell) ist bedingt durch eine lokale Infiltration. Beispielsweise können Schulterschmerzen (der Orthopäde behandelt) ihre Ursache in einer Zwerchfellinfiltration haben.

So kann nur das Perikard infiltriert sein: in der CT »pneumonische« Infiltrate beidseits und kleine Ergüsse mit Perikarderguss. Gesamtkonstellation wie eine Pneumonie beidseits mit Pleura- und Perikarderguss, wird auch besser unter Antibiose (Pneumonie war der »Zufallsbefund«, der erst einmal in die Irre leitete). Pleuraerguss transudativ, Perikarderguss exsudativ, Zytologie o.B., Perikarderguss läuft ständig nach, zweite Punktion leicht hämorrhagisch, Zytologie wieder unauffällig. Dann dünne Perikard-Drainage und im »Bodensatz« die Zytopathologie eindeutig positiv. Lungenbefund zwischenzeitlich unter Antibiose abgeklungen, Mesotheliom »nur« im/am Perikard.

Pathologie Initial sind es einzelne oder multiple, kleine, weißgraue Läsionen. Später wird es eine dicke, derbe, graurosa-farbene, gelatinöse Tumormasse, die die Lunge ummauert und schließlich infiltriert.

Histologie Man unterscheidet die epitheliale (60%), die fibrosarkomatöse (20%) und die gemischte Form. Die histologische Unterscheidung einer benignen Pleuraschwarte oder des Pleurafibroms (benignes fibröses Pleuramesotheliom) von der fibrosarkomatösen Form kann sehr schwierig oder gar unmöglich sein.

Dasselbe gilt für die Unterscheidung des epithelialen Mesothelioms von einem Adenokarzinom, vor allem vom Adenokarzinom der Lunge. Mehrere immunologische und histochemische Spezialfärbungen können in der Gesamtschau die Differenzialdiagnose ermöglichen. Ein einzelner Test ist nicht diagnostisch (■ Tab. 54.1).

Aber: Zytopathologisch ist die Diagnosestellung meist gar nicht möglich, und immunhistochemisch bleibt die Trennlinie bei vielen Tumoren unscharf, trotz umfangreichen Färbens und Markierens. Man muss dann in Gesamtschau beurteilen. Das Wachstumsverhalten des Mesothelioms im fortgeschrittenen Stadien ist anhand des makroskopischen Befundes (Röntgen, CT, Thorakoskopie) meist offensichtlich. Einschränkend ist leider zu sagen, dass diese Differenzialdiagnose in den meist forgeschrittenen Fällen keine wesentlichen Konsequenzen mehr hat. Wenn die Wahrscheinlichkeit (»the bulk of evidence«) für ein Adenokarzinom spricht, ist eine Chemotherapie sinnvoll; und im Fall eines Mesothelioms auch.

Zytologie/Biopsie Eine Pleurapunktion zeigt ein Exsudat, viel Eiweiß, hohes LDH, pH und Glukose erniedrigt, Hyaluronsäure (Serum und Pleura) als Hinweis. Es gibt auch andere Marker, die von einzelnen Arbeitsgruppen propagiert werden. Denn gerade die Unterscheidung von alterierten Mesothelzellen (häufig bei Entzündungen vs. Mesotheliom) ist mitunter schwierig. Da gibt es versierte Zytopathologen, die sich festlegen, und andere, die diese Restunsicherheit und Differenzialdiagnose bei jedem Befund (»auch zur eigenen Absicherung«) recht betonen.

Bei Obstruktion der Lymphbahnen oder Infiltration des Ductus thoracicus kann ein Chylothorax entstehen. Bei lange bestehendem Erguss fallen pH und Glukosespiegel ab (DD: Empyem), und der Erguss enthält überwiegend Lymphozyten (DD: Tuberkulose). Meist sind die Ergüsse hämorrhagisch. Die diffuse Hämorrhagie kann zu massiven Hb-Abfällen führen und zur operativen Sanierung zwingen.

Tab. 54.1 Spezialfärbungen zur DD Adenokarzinom vs. Mesotheliom

CEA-positiv	60–100% der Adenokarzinome
	~ 10% der Mesotheliome schwach positiv
CEA-negativ	Bis zu 40% der Adenokarzinome
	In manchen Studien fast alle Mesotheliome
PAS-positiv u./o. Alcian-positiv u./o. Leu-M1-positiv	Oft bei Adenokarzinom, selten bei Mesotheliom.
Chondroitinsulfat-positiv	Spricht für ein Mesotheliom
Anzunehmen ist ein Adenokarzinom, wenn	Positiv: CEA, TTF1, PAS, Alcian, Leu-M1 Negativ: Zytokerantin, Vimentin, Chondroitinsulfat
Anzunehmen ist ein Mesotheliom, wenn	Positiv: Zytokerantin, Vimentin, Chondroitinsulfat Negativ: CEA, PAS, TTF1, Alcian, Leu-M1

Die Zytologie und blinde Pleurabiopsie haben nur eine geringe diagnostische Trefferquote. Sonographisch gesteuerte, großlumige perthorakale Stanzbiopsien sind fast immer diagnostisch. Auch über die EUS erreicht man den Tumor immer wieder sehr gut. Indiziert ist oft die Thorakoskopie mit einer diagnostischen Trefferquote von über 95%.

Nach Pleurabiopsie oder Thorakotomie entstehen bei einem Mesotheliom gehäuft Impfmetastasen im Stichkanal. Empfohlen wurde die prophylaktische Bestrahlung mit 3×7,5 Gy – nun heißt es, das sei jetzt nicht mehr sinnvoll, da die prophylaktische Bestrahlung keinen Einfluss hätte. Dieser neuen Empfehlung sollte man derzeit vielleicht noch mit Vorsicht gegenübertreten, es verwundert, dass eine einzelne Studie hierzu plötzlich eine ganz andere Aussage machen will. Vor der prophylaktischen Radiatio sahen wir oft diese Impfmetastasen, die für die Patienten seelisch belastend und schmerzhaft waren (ein Tumor im Körper ist schon schlimm genug, wenn dieser makroskopisch nach außen bricht und das »Bild vom Selbst zerstört«, ist das eine unglaubliche »Niederlage«) – mit dieser Maßnahme nie mehr. Deshalb hoffe ich, dass dieses Thema nicht beendet wird, sondern nochmals auf den Prüfstand kommt.

Differenzialdiagnose Bei epithelialem Mesotheliom muss man in etwa in abnehmender Häufigkeit denken an ein Adenokarzinom der Lunge, Karzinome der Mamma oder des Magens. Seltener sitzt der Primärtumor im Pankreas, den Ovarien, im Uterus, in der Leber, den Nieren, den Nebennieren, den Testis, im Larynx oder in der Schilddrüse. Vom fibrosarkomatösen Mesotheliom ist eine Pleuraschwarte oder das Pleurafibrom (benignes fibröses Pleuramesotheliom) schwer abzugrenzen. Bei Pleuraerguss und Aszites kann ein Meigs-Syndrom vorliegen – diese Ergüsse klingen nach Resektion des gutartigen Adnextumors ab (Zwerchfellücken und »sympathische« Mitreaktion.

Die Differenzierung eines Mesothelioms von einem pleuralen Reizzustand kann schwierig sein. Diese Frage stellt sich vor allem, wenn bereits solide pleurale Veränderungen vorliegen, z. B. Pleuraplaques, Rundatelektasen, Verschwartungen (post-TB, Silikose, Sarkoidose) (► Abschn. 33.4).

Röntgen/Sonographie Initial sieht man einen Erguss. Sieht man zusätzlich die Zeichen einer Lungenasbestose (nur 20%) oder Pleuraasbestose mit verkalkten Plaques (nicht bei allen Betroffenen), so ist eine Asbestpleuritis oder ein Mesotheliom zu bedenken. Ein Mesotheliom im fortgeschrittenen Zustand zeigt zunehmend gelappte Pleuraverdickungen und Rippendestruktionen. Die Thoraxsonographie erkennt gekammerte Ergüsse, Perikardergüsse und Inflitrationen. Die Abdomensonographie erkennt Zwerchfellinfiltrationen und Aszites (Tab. 54.2 und Tab. 54.3).

Therapie/Prognose Es gibt keine kurative Therapie, allenfalls eine Chance im Stadium 1. Im Stadium 1 gibt es mit multimodalen Konzepten Ansätze. Im Stadium 2 muss man schon den angestrebten und erhofften Nutzen mit den sehr belastenden Eingriffen abwägen. Eine palliative Pleurektomie kann sinnvoll sein, daraus wird eine erfolgreiche Pleurodese möglich, und

■ **Tab. 54.2** TNM-Klassifikation des malignen Mesothelioms (AJCC 2002)

T1	
T1a	Nur ipsilaterale parietale Pleura
T1b	Ipsilaterale Pleura plus fokal auch die viscerale Pleura
T2	Ipsilaterale parietale und viscerale Pleura mit Bildung einer Tumormasse, Invasion des Zwerchfells oder der Lunge
T3	T2 plus: Invasion der endothorakalen Faszie, des mediatinalen Fettgewebes, einzelne Foci in der Thoraxwand (Weichteile, nicht der Rippen/WK), nur oberflächliche Infiltration des Perikards, also lokal fortgeschritten, aber technisch noch resezierbar (was sehr kritisch zu sehen ist)
T4	T2 plus: diffuse und multifokale Infiltration der Thoraxwand plus Rippen und Wirbelsäule, durch das Zwerchfell bis ins Peritoneum, sowie der mediastinalen Strukturen, bis kontralateral, ins Perikard, bis ins/zum Myokard, Armplexus, also fortgeschritten und nicht mehr resezierbar
N1	Lymphknotenbefall ipsilaterale in der Lunge und hilär
N2	N1 plus subcarinal und ipsilateral mediastinal
N3	kontralateral mediastinal, ipsilateral supraclaviculär
M0	Keine Fernmetastasen
M1	Fernmetastasen

bei verminderter Tumorlast gibt es auch wieder die Chance der Chemotherapie, besser wirken zu können.

Die Überlebenszeiten liegen im Mittel um 4–13 Monate ohne Therapie und 6–18 Monate mit Therapie, bei Peritonealbefall um 7 Monate. Selten sind Überlebenszeiten bis zu 5 Jahre.

Mittlere ÜLZ: bis 10 Monate, 3JÜLZ liegt um 20%, im Stadium IV um 3 Monate. Prognostisch ungünstig sind: schlechter AZ, männlich, Alter > 65 Lj., nichtepithelialer Typ, hohe Leukozytenzahl, niedriger Hb, Gewebsinvasion > 0,5 mm.

Die günstigste Prognose ergibt sich aus statistischer Sicht idealerweise bei jungen weiblichen Patienten mit sehr gutem AZ ohne Thoraxschmerz und ohne Asbestexposition, sehr früher Diagnose, nur kleinem Erguss, epithelialer Histologie und im Stadium 1. Bei derartigen Patientinnen und im Stadium 1 nach Operation und multimodaler Therapie gibt es in einigen Fällen ein Langzeitüberleben (definiert > 5JÜLZ). Aber: schwierige und unsichere DD vs. Adenokarzinom. Und: Es gibt bekanntermaßen einzelne Menschen mit sehr langsamen Verläufen über fünf, vereinzelt sogar bis zehn Jahre ohne spezifische Therapie.

Pleurodese und Pleurektomie sind nur palliativ. Die radikale Operation, selbst in frühen Stadien, hat immer noch keinen gesicherten Wert. Sie ist meist ein umfangreicher 2-Höhlen-Eingriff und birgt eine hohe Komplikationsrate. Die EPP (extrapleurale Pneumonektomie) ist ohne Einfluss auf das Überleben. In Einzelfällen, bei sehr frühen Stadien und jungen Patienten, wurde über gute Erfolge berichtet.

■ **Tab. 54.3** Stadien des malignen Mesothelioms

Stadium	TNM-Klassifikation		
IA	T1a	N0	M0
IB	T1b	N0	M0
II	T2	N0	M0
III	T3	jedes N	M0
	Jedes T	N1	M0
	jedes T	N2	M0
IV	T4	jedes N	M0
	jedes T	N3	M0
	jedes T	jedes N	M1

Die palliative Strahlentherapie bewirkt eine Symptomlinderung, bleibt aber leider auch ohne Verbesserung des Überlebens. Bei Thoraxschmerzen kann eine Bestrahlung Linderung bringen.

In zwei Studien konnten Remissionen mit einer Chemotherapie mit Cisplatin und Gemzitabin erzielt werden (dies konnten wir vielfach leider gar nicht beobachten). Doxorubicin, Cisplatin, Oxaliplatin, Vinorelbine und Cyclophosphamid werden eingesetzt, Platin/Navelbine wird ebenfalls als wirksam beschrieben, ebenso Monotherapie, z. B. mit Navelbine und Gemzitabin. Es werden Ansprechraten von 0–30% berichtet. Wir sahen leider meist die linke Zahl. Pemetrexed geht als Monotherapie und ist gerade in der Kombination mit Cisplatin wirksam.

Trimodale Therapie Dies ist eine sehr aggressive Vorgehensweise. Der vermeintliche Nutzen wird von den Kritikern dieser Vorgehensweise der Patientenauswahl zugerechnet. Junge Menschen in sehr gutem Allgemeinzustand und geringer Tumorausdehnung haben ein längeres Überleben – randomisierte Studien fehlen.

Cisplatin/Pemetrexed Ansprechen bei bis zu 40%, das mediane Überleben wurde gesteigert von 9 auf 12 Monate. Im Vergleich zur Cisplatin-Monotherapie wurde der Progress von 4 auf 6 Monate verzögert. Die Anwendung ist genau einzuhalten, und Additiva sind zu beachten.

Benignes Mesotheliom Dies ist ein fibröser, mesenchymaler Tumor, der mit dem Mesotheliom nichts zu tun hat. Aber es ist ein lokal malignes Wachstum mit möglicher karzinomatöser Entartung. Die Ätiologie ist unbekannt. Die Symptome erklären sich aus der lokalen Verdrängung durch den Tumor, der immense Ausmaße annehmen kann. Bei ca. 10–20% der Betroffenen bestehen Pleuraerguss, Trommelschlegelfinger oder eine Osteoarthropathie. Letztere bilden sich nach der Tumorresektion zurück.

Aktuelle, weiterführende Literatur

Flores RM et al. (2007) Prognostic factors in the treatment of malignant pleural mesothelioma at a large tertiary referral center. J Thorax Oncol 2:957

Hansen J, deKlerk NH, Musk AW, Robbs MS (1998) Environmental exposure to crocidolite and mesothelioma: exposure-response relationships. Am J Respir Crit Care Med 157:69

Hodgson JT et al. (2005) The expected burden of mesothelioma mortality in Great Britain from 2002 until 2050. Br J Canc 92:587

Maziak DE et al. (2005) Surgical management of malignant pleural mesothelioma: a systematic review and evidence summary. Lung cancer 48:157

Munoz A et al. (2006) Malignant mesothelioma. N Engl J Med 354:305

Nagel S et al. (2005) Second-line-Behandlung des malignen Pleuramesothelioms mit Pemetrxed (Alimta) – eine Kasuistik. Pneumologie 59:108

Serke M, Loddenkemper R (2005) Therapeutische Optionen beim malignen Pleuramesotheliom. Pneumologie 59:337

Vogelzang NJ (2008) Chemotherapy for malignant mesothelioma. Lancet 371:1640

Andere Tumore und der Rundherd

Gute Texte

Hecker E, Ukena D (2004) Isolierter Lungenrundherd. Der Pneumologe 1:113–124

Hoffmann H, Dienemann H (2000) Der pulmonale Rundherd. Deutsch Ärztebl 97(16):907–912

55.1 Überblick

Die hier genannten Tumore der Lungen sind mit unter 2% recht selten. Selbst in pneumologischen Zentren sieht man andere Lungentumore als das Bronchialkarzinom nur ausnahmsweise. Sie sind nicht mit dem Zigarettenrauchen assoziiert. Radiologisch oder morphologisch sind sie nicht vom Bronchialkarzinom abzugrenzen. Die Histologie liefert die Diagnose.

Angestrebt wird, falls möglich, immer eine Resektion. Selbst wenn man im Randbereich eines Tumors eine gutartige Form zu diagnostizieren meint, kann die Neoplasie an anderer Stelle auch eine maligne Differenzierung haben. Überblicksartig werden diese Lungentumore hier dargestellt (◘ Tab. 55.1).

Die **endobronchiale Lage**, z. B. beim Zylindrom oder bei leiomyomartigen Gewebsvermehrungen (immunhistologisch ähnlich wie Uterusstrukturen), kann zu Atemwegsstenosen mit Komplikationen führen. Das kann auch mal längere Zeit als Asthma missverstanden werden.

55.2 Beschreibungen

Bronchialadenome 90% sind Karzinoide, 7% adenozystische Tumore und 3% mukoepidermoide Tumore.

Karzinoide Das Karzinoid-Syndrom ist bei weniger als 2% Lungenkarzinoiden sehr selten, manche Autoren schreiben, dass es bei dieser Lokalisation nie vorkomme. Meist ist das Karzinoid eine Zufallsdiagnose (z. B. OP-Vorbereitung). Rezidivierende Infektionen, Hämoptysen, Cushing-Syndrom oder Giemen (insp. und exsp.) sind Hinweise.

Das typische Karzinoid (low grade neuroendocrine tumor) befällt bevorzugt die großen Bronchien, wächst polypös und ist, bronchoskopisch sichtbar, sehr gut vaskularisiert (keine Biopsien!). Die Therapie ist operativ, Segment- oder Lappenresektionen sind meist ausreichend. Die Prognose ist sehr gut mit einer 5JÜLR von 90%. Die histologische Abgrenzung zum NSCLC kann schwierig sein.

Das atypische Karzinoid (intermediate grade neuroendocrine tumor) steht vom Zelltyp dem SCLC nahe. (Das SCLC [neuroendokrine carcinoma] gehört auch zu den entarteten Reihen, die aus dem neuroendokrinen System hervorgehen; auch deshalb so viele Paraneoplasien und aberrierende »Botenstoffe«.) Das atypische Karzinoid hat keine bevorzugte Lokalisation. Die histologische Unterscheidung vom SCLC kann mitunter schwierig sein, da beide ihren Ursprung im neuroendokrinen System haben und die Grenze fließend sein kann. Kleine zytoplasmatische Granula, die sich in der Silberfärbung darstellen, sind richtungsweisend.

Die 5JÜLR nach Therapie liegt bei 60%, da es aggressiver wächst und früher metastasiert. Bei atypischem Karzinoid entspricht das operative Vorgehen dem bei NSCLC mit Exploration, Lymphknotendissektion etc. Im Stadium IIIB und IV erfolgt eine Chemotherapie (wie bei SCLC). Die Ansprechraten liegen mit ACO um 40%, mit Carboplatin/Etoposid um 65%. Paclitaxel ist auch erfolgreich. Nach Chemotherapie wurden Überlebenszeiten zwischen zwei und zehn Jahren erfasst.

Tumorlets sind kleine neuroendokrine Zellen, die in fibrosierend-entzündlichen Lungenveränderungen (z. B. Bronchiektasen) nach Resektion und histologischer Aufarbeitung vereinzelt zu finden sind. Daraus leitet sich kein Krankheitswert ab.

Adenozystisches Karzinom Synonym war »Zylindrom«. Es entspringt den Schleimdrüsen der Trachea und der großen Bronchien. Häufig werden diese Menschen lange Zeit erfolglos wie Patienten mit einen Asthma bronchiale behandelt, da der stenosierende Tumor Giemen verursacht. Bei Hypoxie und Angstzuständen wird die Symptomatik wegen Pressatmung schlimmer. Sedierung hilft dann, ähnlich wie bei instabilem Bronchialsystem, Bronchospasmolytika helfen natürlich nicht. Da der Stridor auch inspiratorisch ist, müsste man die Differenzialdiagnose eines stenosierendes Tumors vs. Asthma bronchiale eigentlich stellen können.

Der Tumor ist lokal maligne. Theoretisch wäre er kurativ resektabel. Leider wächst er rasch in die Tiefe, bevor er Symptome verursacht (Eisbergphänomen). Die Therapie besteht dann aus Laserabtragung und Radiatio. Auch nach Radiotherapie ist die Prognose gut mit einer 5JÜLR von ca. 80% und einer 10JÜLR um 50%. Es besteht eine lokale Rezidivneigung, die wiederholte Laserabtragungen und lokale, endoluminale Bestrahlungen (Brachytherapie) erforderlich machen kann.

■ Tab. 55.1 Seltene pulmonale Tumore (Mod. nach Brewis et al. 1995)

Karzinoide	Klassisch (low grade neuroendocrine tumor) Atypisch (intermed. grade neuroendocrine tumor) Einzelne neuroendokrine Zellen (Tumorlets)
Tumore aus den submukösen Drüsen	Adenozystisches Karzinom (früher Zylindrom der Trachea) Mukoepidermoidtumore Mukuszelladenom Pleomorphes Adenom Onkozytom Papillome
Mukoepitheliale Karzinome	Maligne Varianten muköser Tumore Therapie analog zu bronchialem Adenokarzinom
Tumore gemischter Differenzierung	Karzinosarkom Lungenblastom Teratom
Gutartige mesenchymale Tumore	Hamartom, Lipom, Leiomyom, Fibrom Nervenscheidentumor, Granularzelltumor Chemodectom sklerosierendes Hämangiom Tracheobronchopathia osteochondroblastica hellzelliger Tumor
Bösartige mesenchymale Tumore	Malignes fibröses Histiozytom Hämangioperizytom Hämangioendotheliom Sarkom der Pulmonalgefäße Kaposi-Sarkom
Lymphoproliferative Erkrankungen	Hodgkin-Lymphome Non-Hodgkin-Lymphome (Plasmozytom, Waldenström u. a.) MALT/BALT-Lymphome
Seltene Lymphomvarianten	Leukämien Angioimmunoplastische Lymphadenopathie
Sowie	Lymphomatoide Granulomatose Pulmonales Melanom

Mukoepidemoidkarzinom Diese Karzinome entspringen den oberflächlichen Schleimdrüsen des proximalen Tracheobronchialsystems. Sie wachsen lokal infiltrierend. Abhängig vom Differenzierungsgrad gibt es Übergänge bezüglich Histologie, Therapie und Prognose zu den NSCLC.

Bronchioalveoläres Karzinom Es ist ein NSCLC. Synonym ist »Alveolarzellkarzinom«. Die feingewebliche Untersuchung zeigt, dass die Tumorzellen die Alveolarwand auskleiden. Es ist eine lineare Tumorzellschicht, die tapetenartig die Alveolen und Bronchii respiratorii überzieht. Der Tumor ist endobronchial nicht sichtbar und breitet sich nur in wenigen und fortgeschrittenen Fällen über die Lymphwege aus. Die Aussaat der Tumorzellen in die Lunge erfolgt aerogen mit früher Metastasierung in beide Lungen. Das Röntgenbild zeigt entsprechend oft eine fleckig-pneumonische Infiltration mit Dissemination. In frühen Stadien mit umschriebenem Herd ist eine operative Resektion in kurativer Intention noch möglich. Es gibt auch Einzelfälle mit multiplen Tumorknoten eines Bronchoalveolären CAs, die durch multiple Segmentresektionen erfolgreich behandelt wurden. Sobald ein ganzer Lappen befallen ist, darf man keine Kuration mehr erwarten. Der Tumor spricht auf Strahlentherapie nicht an, auf die Chemotherapie in der Regel auch nicht, moderne Kombinationen wären zu bedenken. Erlotinib (z. B. Tarceva p.o.) sollte man in der first line versuchen.

Kurativ operabel sind bronchioalveoläre Karzinome im Stadium I und II, wenn die Ausbreitung nodulär oder tumorös ist. Die diffuse pneumonische Form hingegen hat trotz Operation eine schlechte Prognose, wegen der frühen aerogenen Aussaat. Die 5JÜLR liegt postoperativ im Stadium I um 60% und im Stadium IIIa unter 8%.

Vom bronchioalveolären Karzinom abzugrenzen sind zwei weitere Formen, die wie dieses Aussehen. Metastasierungen eines »nichtbronchialen« Adenokarzinoms können die Alveolen auskleiden. Deshalb müssen bei der Diagnose »Bronchoalveoläres Karzinom« Adenokarzinome anderen Ursprungs abgeklärt werden, wie Kolon-, Magen- und Pankreas- oder Schilddrüsenkarzinom. Gynäkologische und urologische Abklärung sind erforderlich; Larynx, Niere und Nebenniere sind zu bedenken.

Zum zweiten kann sich am Rande eines »bronchialen« Adenokarzinoms der Tumor in bronchoalveolärer Form darstellen. Man müsste also die Diagnose nochmals bioptisch oder, falls operabel, gleich operativ sichern. Bei gesichertem Adenokarzinom spricht man deshalb vom »Aspekt eines bronchioalveolären Karzinoms«, wenn dieses das Adenokarzinom umgibt.

Es gibt eine stark schleimbildende Form. Diese Menschen haben derart viel Bronchialsekret, dass sie daran ersticken können. Oft ist die starke Schleimproduktion Folge einer Infektion, und sie geht auf Antibiose zurück. Mit Ipratropium-Inhalationen (> 4×6 Hübe/d) und Scopolamin-Injektionen kann man versuchen, die Schleimsekretion zu begrenzen (Octreotide, Prenisolon und Antibiose bei Superinfektion ebenfalls hilfreich).

Großzelliges Karzinom Es ist ein NSCLC mit raschem und aggressivem Wachstum. Die Grenze zwischen entdifferenzierten Adeno- bzw. Plattenepithelkarzinom zum großzelligen Bronchialkarzinom ist fließend. Entsprechend wird diese Diagnose unterschiedlich häufig gestellt. Bei einem Patienten kann in unterschiedlichen Biopsiearealen der Befund unterschiedlich sein.

Hellzelliger Tumor – Klarzelltumor, Riesenzelltumor Dies sind NSCLC. Sie präsentieren sich meist bei Menschen mittleren Alters als peripherer Rundherd. Die vollständige Resektion ist kurativ. Auszuschließen ist vor allem ein Primärtumor der Niere. Tumore der Schilddrüse und der Ovarien können auch hellzellig sein. In der Hierarchie des Entdifferenzierungspektrums der NSCLC stehen Klarzelltumor und Riesenzelltumor am Ende. Der Verlauf ist wie bei SCLC-ED, aber meist ohne Ansprechen auf die Chemotherapie.

Papillome Die Lokalisation ist im Kehlkopf und in der Trachea. Ursache ist wahrscheinlich ein humaner Papillomavirus (HPV). Befallen sind meist Kinder. Mit dem neuartigen Plasma-Laser können diese Wucherungen sehr schonend, »schön« und vollständig abgetragen werden. Sollten wiederholte Abtragungen erforderlich sein, kann ein Therapieversuche mit Interferon erwogen werden. Bei Erwachsenen ist mit karzinomatösen Entartungen zu rechnen.

Plattenepithelpapillome sind gutartig. Diese Papillome können oft endoskopisch abgetragen werden. Angrenzende Areale werden biopsiert, da dieser Tumor einem malignen Tumor anliegen kann. Oft zeigen sie Dysplasien oder ein Carcinoma-in-situ; dann wird bei unvollständiger Abtragung operiert, bei vollständiger Abtragung der Verlauf zumindest engmaschig überwacht.

Eine Behandlung einer schwergradigen respiratorischen Papillomatose mit Bevacizumab war recht erfolgreich. Das Prinzip der Inhibition des vaskulären endothelialen Wachstumsfaktors funktioniert, für ein schnelles Wachstum der Papillome wird die Neoangiongenese und damit die Blutzufuhr unterbunden.

Onkozytome und Mukuszelladenome Es gibt Einzelfallbeschreibungen von Adenomen ohne malignes Potential. Trotzdem muss man, wie bei anderen benignen Tumoren, zur Sicherheit Resektion anstreben.

Pleomorphes Adenom Dies ist eigentlich ein Tumor der Speicheldrüsen, der selten aus einer Drüse des Tracheobronchialsystems entspringen kann.

Karzinosarkom Ein gemischter Tumor mit später Metastasierung. Bei peripherer Lage wird er spät erkannt und ist bei der Diagnosestellung bereits fortgeschritten, mit schlechter Prognose. Bei zentralem Wachstum kann der Tumor früh symptomatisch sein (Infektion, Obstruktion, Hämoptysen), infiltriert aber auch früh ins Mediastinum. Eine frühe Diagnose mit kompletter Resektion wäre kurativ.

Lungenblastom Es wird in vielen Lehrbüchern gar nicht beschrieben, so selten ist es. Es ist eine Neoplasie, deren Zellen wie embryonales Lungengewebe aussehen, synonym ist »Embryom«. Der Tumor wächst aggressiv.

Teratome Sie sind Mischgeschwülste aus pluripotenten Zellen embryonalen Ursprungs. Sie können beispielsweise Haare, endokrine Drüsen oder glatte Muskelzellen enthalten. Meist sind sie im Bereich der

Gonaden lokalisiert. Im thorakalen Bereich sind Teratome meist im Mediastinum, selten in der Lunge. Nekrosen, Infektionen, Einblutungen und lokale Verdrängung bis zu 10 cm sind Komplikationen. Maligne Entartungen sind bei 20% zu erwarten. Auch bei diesem Tumor ist die Therapie der ersten Wahl die kurative Resektion. Die Rate der Lokalrezidive ist allerdings hoch.

Hamartome Dies bedeutet »lokal überschießendes Wachstum von ausgereiftem Gewebe«. Beispielsweise im Bereich der Haut sind es Naevi oder Blutschwämme, und im Darm sind es Polypen. In der Lunge sind es meist Chondrome mit Epithelverbänden, Fett und glatten Muskelzellen, Kollagen und Knorpel, unorganisiert angeordnet. Im Röntgen sieht man typischerweise bei **Chondohamartomen** popcornförmige (oder hantelförmige) Verkalkungen bei 20% (ein ganz typischer CT-Befund). Hamartome sind gutartig. Meist sieht man sie um das 60. Lebensjahr. Eine Resektion, zum sicheren Ausschluss eines Karzinoms, ist eigentlich nicht gefordert, bei typischem CT-Befund; andererseits sind Lasersegmentresektionen wenig belastend.

Lipom Es ist nach Definition auch ein Hamartom. Endobronchiales Wachstum kann zur Stenosierung führen. Bei subpleuralem Wachstum erkennt das Thorax-CT das Lipom (Dichtemessung). Es kann eine abwartende Haltung eingenommen werden, und es ist keine Operation erforderlich, wenn das subpleurale Lipom über zwei Jahre nicht wächst. Differenzialdiagnostisch wäre an ein hochdifferenziertes Liposarkom zu denken, das jedoch äußerst selten ist.

Leiomyom Es besteht aus glatten Muskelzellen. Mitunter gibt es stationäre kleine Knoten, die nicht wachsen. Der Pathologe beschreibt immunhistologisch Gewebe, das dem Uterus zuzuordnen ist, und gibt diese ICD an. Der MdK-Arzt versteht so etwas jahrelang nicht und will den Fall immer in eine preiswerte gynäkologische DRG verschieben. Ähnliche Histologien gibt es auch beim Uterus myomatosus. Zentrale Nekrosen mit Einschmelzung und Verkalkungen sind möglich. Metastasierungen und sarkomatöse Formen sind beschrieben, weshalb auch hier eine Resektion anzustreben ist. Bei nachgewiesenem Leiomyosarkom ist die mittlere 5JÜLR nach Operation bei 50%.

Nervenscheidentumore Neurofibrome sind meist im Bereich der Nerven (um die Wirbelsäule) lokalisiert. Selten sind sie in der Lunge. Granularzelltumore (aus Schwann-Zellen) wiederum sind bevorzugt in den großen Atemwegen. Erstere werden reseziert wegen ihres (geringen) malignen Potenzials. Letztere werden reseziert, da sie zu Obstruktionen führen.

Hämangiome Sie sind gutartig, sie zeigen sich als periphere Rundherde. Sie können Ursache rezidivierender Hämoptysen sein.

Tracheobronchpathia osteochondroblastica Eine bronchoskopische Blickdiagnose: Das zentrale Tracheobronchialsystem sieht aus wie eine Tropfsteinhöhle. Dies kann ein Zufallsbefund sein oder bei der Abklärung einer Obstruktion oder Husten diagnostiziert werden. Es sind exostotische Schleimhautveränderungen mit differenziertem Knorpelgewebe.

Maligne mesenchymale Tumore Diese Tumore der Lunge sind Sarkome. Sie sind äußerst selten. Deshalb muss eine Metastasierung von einem Primärtumor anderer Lokalisation ausgeschlossen werden. Die Histologie der primär pulmonalen Sarkome ist sehr unterschiedlich. Sie sind maligne und metastasieren weit und früh. Extrem rar, aber erwähnenswert sind Sarkome der großen Pulmonalgefäße, die diffus in die Lunge streuen. An das Kaposi-Sarkom denkt man bei AIDS-Patienten.

Lymphome/Leukämien Sie können auch die Lunge befallen. Wenn die Lunge der Ort der Erstmanifestation ist, muss ein weiteres hämatologisches Staging durchgeführt werden.

Ein umschriebenes Lymphom der Schleimhaut ist das MALT-Lymphom. Die kurative Therapie des bronchialen MALT-Lymphoms ist die Resektion.

Inflammatorischer Pseudotumor der Lunge Es handelt sich um ein benignes, plasmazellreiches, fibriohystiozytäres, oft auch epitheloidzelliges Granulom, meist bei jungen Menschen, meist nach Infektionen. Im konventionellen Röntgen erscheint es wie ein organisiertes Infiltrat im Sinne einer postpneumonischen Karnifizierung (analog BOOP/COP). Unter Antibiose und Prednisolon kommt es häufig zur Rückbildung. Allerdings wird die Abgrenzung zur Neoplasie immer unsicher bleiben, und es gibt derart benigne Befunde auch im Randbereich eines Bronchialkarzinoms. Deshalb wird zur Sicherheit reseziert, eine Segmentresektion mit Schnellschnitt.

55.3 Rundherde

Peripherer solitärer Rundherd Dies ist zu 50–85% ein Malignom. Grundsätzlich ist die Resektion sinnvoll. Ein Primärtumor anderer Lokalisation wird weitestgehend ausgeschlossen. Körperliche Untersuchung, insbesondere auf Lymphknoten, Halstumor, Melanom. Die Sonographie umfasst auch den Hals und die Leisten. Gastroskopie, Koloskopie und urologisches sowie gynäkologisches Konsil). Ein Thorax-CT inkl. Oberbauch ist erforderlich, um ein etwaiges fortgeschrittenes Stadium zu erkennen. Eine bronchoskopische Abklärung (nur 20% mit endluminalem Korrelat) ist indiziert. Eine Biopsie (z. B. TBB o. perkutan) ist nur bedingt sinnvoll:

Ist der Patient operabel und der Herd > 8–10 mm, so führt ein positiver Befund zur Operation, und ein negativer Befund kann ein Malignom nicht ausschließen. Allerdings ist das Risiko einer bronchoskopischen oder perkutanen Materialentnahme oft nicht hoch, und der Zeitverlust beträgt lediglich ca. drei Tage. Deshalb wird in der Routine einmal versucht, präoperativ eine Diagnostik zu erzielen. Dies erleichtert das Gespräch mit dem Thoraxchirurgen und die weitere Planung erfahrungsgemäß sehr. Bei negativen Befunden sollte keine weitere Zeit für erneute Biopsien verschwendet werden.

Statt der Operation kommen auch videoassistierte endoskopische Techniken zum Einsatz, und es wird atypisch reseziert. Noch besser ist die Segmentlaser-Resektion, die auch kurativ sein kann. Bei positivem Schnellschnitt würde eine Thorakotomie und radikale Operation erfolgen.

Benigne vs. maligne Bei Herden, die seit vielen Jahren unverändert bestehen, ist ein Bronchialkarzinom weitestgehend ausgeschlossen. Deshalb sollte man immer alte Röntgenbilder besorgen, eine Konstanz (> 2 J.) erfordert keine weitere Abklärung/Überwachung. Unveränderte Verkalkungsmuster sprechen für etwas Benignes, insbesondere, wenn diese popcornartig sind (Chondrohamartom), wobei man sich darauf alleine nicht verlassen darf. Herde, die glatt und homogen sind (also nicht inhomogen, nicht mit invasivem, infiltrierendem Wachstum und nicht mit zentralem Zerfall) und unter 8–10 mm (meist sind diese um 5 mm) groß sind, kann man engmaschig beobachten – initial nach sechs Wochen, dann gegebenenfalls zunächst alle drei Monate. »Gegebenenfalls« heißt: in Absprache mit dem Patienten.

Wichtige Kriterien für Malignität sind der Raucherstatus und die Vorgeschichte, eine Größe über 8–10 mm, eine Dynamik, Hinweise auf einen extrapulmonalen Tumor, die Morphologie (homogen-glatt-Kalk vs. inhomogen-irregulär-Zerfall-infiltrativ) und das Auftreten bei einem jungem Menschen unter dem 50 Jahren aus Deutschland. Bei einer Größe unter 5 mm ist das Risiko 1%, bei 10 mm bereits 30%.

Eher benigne sind die vielen und häufigen kleinen Herde um 5 mm bei alten Patienten. Auch Menschen aus Afrika, Asien oder Russland haben häufig entzündliche oder narbige Residuen.

Eine aktuelle Publikation namhafter Thoraxchirurgen im Deutschen Ärzteblatt fordert:

» Die komplette Rundherdresektion ist bei operablen Patienten grundsätzlich anzustreben, da eine Biopsie keinen zuverlässigen Malignitätsausschluss erlaubt. «

Diese Empfehlung basiert auf den Daten der Thoraxklinik-Heidelberg mit 50% Malignität bei solitären Rundherden bei 1465 Patienten in 13 Jahren.

Dieses Statement scheint provokativ und führte erwartungsgemäß zu einer Flut von Leserbriefen und Einwänden. Der Nutzen provokativer Standpunkte ist, dass man zum Nachdenken gezwungen wird. Dieses Statement ist selbst wiederum ist das Ergebnis einer traurigen Erfahrung: Es werden zu oft Lungenherde zu lange beobachtet und nicht sachgerecht abgeklärt.

Der Rundherd ist meist ein Zufallsbefund bei einer von 500 Röntgenthoraxaufnahmen, z. B. präoperativ oder bei Infektionen der Atemwege. Husten, Hämoptysen, Retentionspneumonien, Gewichtsverlust, Heiserkeit, Paraneoplasien und andere Symptome einer Neoplasie sind bei kleinen Rundherden nicht zu erwarten und dem Rundherd meist nicht zuzuordnen (◘ Tab. 55.2).

Definition des Rundherdes
- Eine von Lungengewebe umgebene, mehr oder weniger runde Verschattung
- Zirkumskript, also eindeutig erkennbarer Rand
- Nicht assoziiert mit einer Atelektase (Problem der Abgrenzung)
- Ohne Lymphknoten-Aussaat
- Solitär oder multipel
- Manche Autoren: nicht pleuraständig und nicht am Mediastinum
- Manche Autoren fordern max. 3 cm, andere max. 4–6 cm

■ **Tab. 55.2** Malignität bei solitären Rundherden

Heidelberg	1465 Patienten: maligne bei 50%: 40% BC, 5% Metastasen, sonstige 4%
USA (Bordow)	BC in 10–20% der Fälle Meist TBC, Coccidioidomycose, Histoplasmose 5% sind Metastasen Meist Kolon, Mamma, Niere, Hoden, Osteosarkome, Melanome
Andere	Malignität bei 12–80%
Benigne	U.a. 50% TB, 30% karnifizierende Pneumonie, 5% Sarkoidose

■ **Tab. 55.3** Kriterien zur Trennung von Malignität und Benignität

Wahrscheinlich benigne	Wahrscheinlich maligne
< 35 Lj.	> 35 Lj.
NR	R (früh begonnen, P.Y.)
VG & FA negativ bezüglich Malignität	positiv bzgl. Malignität
Durchmesser < 2 cm	Durchmesser > 2 cm
verkalkt	nicht verkalkt (aber 5% der CAs verkalkt)
glatt begrenzt	unscharf + Spikulae
keine Größenzunahme in 2 J.	Wachstum innerhalb von 1–6 Mo.

Es gibt Kriterien, die statistisch Malignität und Benignität trennen. Das heißt: Diese beiden Gruppen sind, als Ganzes betrachtet, mit hoher Wahrscheinlichkeit bezüglich eines Kriteriums unterschiedlich. Im Einzelfall ist ein einzelnes Kriterium nicht in der Lage, zu trennen, mit mehreren Kriterien steigt lediglich die Wahrscheinlichkeit an. Beispielsweise ist der Kalk alleine nicht geeignet, ein BK auszuschließen: So sieht man Bronchialkarzinome mit Verkalkungen, die sich zentral bilden oder bei Karzinomen um verkalkte Narben (Narbenkarzinome). Herde, die über zwei Jahre nicht wachsen, werden immer wieder beobachtet (■ Tab. 55.3).

Die Abklärung erfordert die Beachtung einer Reihe von Differenzialdiagnosen (■ Tab. 55.4). Primär ist jedoch der sichere Ausschluss einer bösartigen Genese.

Nicht indiziert ist die **Positronenemissionstomographie**. Einige Untersuchungen ergaben sehr gute Ergebnisse bezüglich der Sensitivität und der Spezifität. Diese beziehen sich aber auf die Konstellation bei bekanntem Tumorleiden, wobei die Wahrscheinlichkeit, dass ein Rundherd eine Metastase ist oder ein vergrößerter Lymphknoten befallen ist, ohnehin hoch ist. Ebenso werden in aktuellen Studien sehr neue Geräte verwendet, die im Routinebetrieb nicht zur Verfügung stehen. Die günstigen Daten, ermittelt mit diesen Geräten, wurden auf Kongressen mehrheitlich und öffentlich angezweifelt. Man geht derzeit davon aus, dass bei Rundherden, die Unterscheidung maligne vs. benigne durch die PET lediglich mit einer Spezifität und Sensitivität um 60–70% möglich ist.

Die **perkutane, CT-gesteuerte Punktion** ist nicht sinnvoll. Ein Ergebnis wird zwar in 95% der Fälle erzielt, allerdings sind 30% der benignen Histologiebefunde falsch-negativ. Beispielsweise handelt es sich bei den falsch-negativen Histologiebefunden um Fibrosierungen, Lipoidpneumonien oder Granulome. Das heißt, dass bei Nachweis von Bösartigkeit operiert werden muss, im Fall eines benignen Befundes aber auch. Hinzu kommt eine Komplikationsrate um 30%.

Ebenfalls trägt die **Skelettszintigraphie** nicht zur Entscheidungsfindung bei. Die Befunde sind in 30% der Fälle falsch-positiv (vor allem bei Arthrosen und degenerativen Wirbelsäulenveränderungen) und in 30% der Fälle falsch-negativ. Hinweisend ist die Symptomatik, Kalzium und alkalische Phosphatase sind nur bei 50% der Knochenmetastierungen erhöht. Auch

Tab. 55.4 Abklärung des Rundherdes

Anamnese	Rauchen, Malignität in der Vorgeschichte oder in der Familie Hinweise für Systemerkrankungen (Vaskulitis, Sarkoidose etc.) Abstammung, Reisen, soziales Umfeld, Tiere (TBC, Histoplasmose)
Palpation/Inspektion	Vor allem Melanom, Hoden-CA, Mamma, Axilla Lymphknotenstationen zervikal u. supraklavikulär
Röntgen-Thorax	10% der RH sind nur in der seitlichen Aufnahme erkennbar Voraufnahmen besorgen
Durchleuchtung	Erkenne: extrathorakale Lage, Mammille, Knochen Orthograd getroffene Gefäße
CT	Suche weitere Herde, Lymphknoten Hounsfield-Einheiten (Fett) und Kalk trennen benigne vs. maligne nicht sicher
Abdo.-Sono.	Oberbauch, Nieren, Prostata, Unterbauch, Aszites?, Pleura
Bronchoskopie	Gelegentlich (20%) manifestiert sich ein RH auch endoluminal OP-Planung Die Zytologie aus dem Spülsekret kann positiv sein Differenzialdiagnosen sind abzuklären (TB, Aspergillen, Sarkoidose) Die Indikation zur transbronchialen ist kritisch zu prüfen: RH 2 cm, d.f. »Diagnose« unter 25%, > 3 cm um 50% Blutungen um 1–5%
Operabilität	Die Kriterien umfassen Karnofsky-Index, FeV1, DCO, Spiroergometrie, ggf. Echok.

das **Schädel-CT** wird nur bei entsprechender Symptomatik durchgeführt.

Der sichere **Ausschluss eines Primärtumors** bei pulmonalem Rundherd ist aus mehreren Gründen nicht sinnvoll: Ohne klinischen Hinweis und bei negativer Vorgeschichte ist die Wahrscheinlichkeit unter 5%, dass ein Rundherd eine Metastase ist; die Resektion solitärer Metastasen ist prognostisch günstig; ein Primärtumor ohne Klinik ist oft kontrollierbar; nach Histologie kann gezielt gesucht werden. Ohne anamnestische oder klinische Hinweise (Ileus, Bauchschmerz, Hämaturie, Ausfluss, Schluckbeschwerden, Heiserkeit, Mamma-Palpation, rektaler Befund, Verdacht in der Sonographie oder der CT etc.) sind also Koloskopie, Gastroskopie, gynäkologisches Konsil usw. eigentlich nicht indiziert. Man macht es aber trotzdem, weil es unkompliziert und rasch geht.

Dieses Vorgehen ist bewährt, denn die **Metastasenchirurge** verlängert die Überlebenszeit. Oder andersherum betrachtet: Patienten, die für die Metastasenchirurgie in Frage kommen, haben eine bessere Prognose. Solitäre Metastasen, bei kurativ behandeltem Primärtumor, werden reseziert. Eine Verbesserung der Überlebenszeit, im Schnitt auf eine 5JÜLR von 25%, ist möglich. Beim Nierenzellkarzinom können beispielsweise ab Metastasierung über zehn Jahre gewonnen werden. Für manche Tumore gilt dies auch bei multiplen Metastasen, vor allem bei Ansprechen auf die Chemotherapie (Mikrometastasen). Die günstigen Ergebnisse werden erzielt, wenn der zeitliche Abstand zur »kurativen« Behandlung des Primärtumors über ein Jahr zurückliegt und eine abgegrenzte Metastase nicht oder kaum wächst. Diese Konstellation spricht für ein günstiges Gleichgewicht zwischen der tumorspezifischen Immunabwehr und dem Tumorwachstum. Die Wahrscheinlichkeit einer weiteren Aussaat bei Metastasen wird gering gehalten, wenn man eine pulmonale Metastasierung über 4–8 Wochen unverändert beobachtet. Dies ist vor allem relevant, wenn man Zweifel hat an einem Nutzen der Operation für einen bestimmten Patienten. Hier sind zu erwähnen: multiple Metastasen, schlechter Allgemeinzustand, frühe Metastasierung etc.

Die **operative Diagnostik des Rundherdes** umfasst als Standard die Thorakotomie und Keilresektion. Nach Schnellschnitt wird gegebenenfalls der betroffene Lappen entfernt, und die hilären und mediastinalen Lymphknoten werden disseziiert. Die chirurgische Thorakoskopie (VATS = videogestützte Thorakoskopie) wird eingesetzt bei thoraxwandnahen Herden unter 3 cm Durchmesser, die von der viszeralen Pleura weniger als 2 cm entfernt sind. Auch die Keilresektion

Tab. 55.5 CT-Screening-Studien (Lancet 1999)

N	1000
Rundherde	bei 233 Personen
Nicht verkalkt	NCN (non calcified nodules) bei 159 Personen
Alter	Median 67 Lj.
Risikogruppe	Raucher, im Median 45 P.Y.

kann chirurgisch-thorakoskopisch erfolgen. Dieses Vorgehen ist weniger invasiv und weniger belastend. Viele Thoraxchirurgen präferieren die Thorakotomie, denn der Herd kann sicher palpiert werden, ist in der Keilresektion sicher enthalten, und der Situs kann nach weiteren Knoten untersucht werden.

Multiple Rundherde Hier besteht im Fall von Malignität meist kein kurativer Ansatz mehr. Damit ist, falls Biopsien, Labor und Bildgebung nicht diagnostisch sein sollten, ein Beobachtungsintervall erlaubt. Gerade bei Verdacht auf multiple Metastasen und relevante Begleiterkrankungen erkennt man innerhalb von 4–8 Wochen die Kinetik eines Geschehens und kann damit den Nutzen einer Thorakotomie besser einschätzen.

Grundsätzlich gilt also die bereits zitierte **Empfehlung** (»Die komplette Rundherdresektion ist bei operablen Patienten anzustreben, da eine Biopsie keinen zuverlässigen Malignitätsausschluss erlaubt«), aber mit Einschränkungen.

Viele Thorakotomien wären unnötig: Die Empfehlung stammt von Thoraxchirurgen. Die Tatsache, dass der Anteil der malignen Rundherde zwischen 12 und 80% schwankt, zeigt, dass die Thoraxchirurgen ein unterschiedlich vorselektioniertes Patientengut sehen.

Die Mortalität der Lobektomie wird mit bis zu 4% angegeben. Also nur in Zentren operieren. Eine Lobektomie ist prinzipiell unspektakulär, aber intraoperative Komplikationen werden in nichtspezialisierten Zentren von nicht regelmäßig geübten Chirurgen nicht beherrscht. Zudem ist eine Lymphknotendissektion durch ungeübte Chirurgen unvollständiger.

Amerikanische Empfehlungen sind differenzierter: »Unnötige Thorakotomien vermeiden« (»When in doubt, cut it out«). CT-Screening-Untersuchungen zeigen, dass bei kleinen Rundherden eine abwartende Haltung gerechtfertigt sein kann (Tab. 55.5, Tab. 55.6 und Tab. 55.7).

Je nach Größe sind demnach 1–80% der pulmonalen Rundherde maligne. Das heißt, dass die Indikation zur Operation differenziert betrachtet werden muss. Dies ist vergleichbar mit der Appendektomie. Der Chirurg operiert eben nicht »automatisch« bei Schmerz im rechten Unterbauch. Die Differenzialdiagnosen müssen bedacht werden, die Relation des Nutzens zu der Komplikationsrate werden abgeschätzt.

Hinweise auf eine nichtmaligne Genese des Rundherdes, wie Verkalkungen, eine glatte Begrenzung und ein Durchmesser des Herdes unter 1 cm, schränken die Indikation zur VATS/Operation ein. Eine weniger invasive Abklärung und gegebenenfalls auch eine Beobachtung mit Verlaufskontrolle sind abzuwägen. Beispielhaft erwähnt seien alte Menschen und die Menschen aus Russland, bei denen postspezifische Rundherde sehr häufig gesehen werden.

Nichtoperatives Abklären und gegebenenfalls Beobachten ist erlaubt bei geringer Wahrscheinlichkeit für eine Malignität, fraglichem Nutzen der Operation (multiple Herde, im Falle eines BCs/TUs nicht kurativ) und hohem Operationsrisiko. Diese Entscheidung ist oft schwierig, denn Menschen mit hohem Malignitätsrisiko haben meist auch ein hohes Operationsrisiko (Alter, Rauchen). Dann sind engmaschige Kontrollen erforderlich.

Entscheidungsbeispiele

- Operation: 32 Jahre, Rauchen seit dem 12. Lebensjahr, neu aufgetretener Rundherd
- Nicht operieren: 75 Jahre, kleiner verkalkter Herd, auf Vorbildern vor fünf Jahren unverändert
- Beobachten: Eine karnifizierende Pneumonie bildet sich unter Antibiose und Prednisolon zurück (Ursache könnte ein BC sein!)

Bei sehr alten Menschen muss man bedenken, dass eine Resektion eines nicht bzw. langsam wachsenden Tumors die Überlebenszeit oft nicht oder wahrscheinlich nur wenig beeinflusst.

Symptome anderer Entitäten, wie die Auswirkungen einer Vaskulitis (Morbus Wegener), einer Sys-

Tab. 55.6 Nicht verkalkte Rundherde im CT-Screening

Durchmesser	Malignität
2–5 mm	1% maligne
6–10 mm	24% maligne
11–20 mm	33% maligne
20–45 mm	80% maligne (2 x Lymphknoten-Metastasen)

Tab. 55.7 Diagnostik und Verlaufsbeobachtung im Rahmen dieser Studie

Glatt, verkalkt und Durchmesser < 1 cm	Verlaufsbeobachtung, initial nach (2 -) 3 Mo. Kontroll-CT
nicht glatt und nicht verkalkt: - 2–5 mm - 6–10 mm - > 10 mm	 - Verlaufsbeobachtung (s.o.) - Versuch der Biopsie, dann Verlaufsbeobachtung (s.o.) - Biopsie erforderlich, ggf. VATS, ggf. OP

temerkrankung (Sarkoidose), einer Pneumonie mit Einschmelzung, oder beispielsweise rheumatische Beschwerden weisen bereits auf die möglichen Differenzialdiagnosen hin (Tab. 55.8).

Will man nicht operieren und kommt eine Differenzialdiagnose in Frage (z. B. TBC, karnifizierende Pneumonie), so ist es oft sinnvoll, mit Beginn der Verlaufskontrolle ex juvantibus zu behandeln (z. B. antituberkulös bei V.a. aktive TBC, Prednisolon und Antibiose bei karnifizierender Pneumonie).

Fazit: Es gilt die Empfehlung, dass jeder Rundherd bis zum Beweis des Gegenteils als maligne zu erachten ist. Die Indikationsstellung zur Operation und die Wahl des Zeitpunktes der Operation ergeben sich jedoch aus einem komplexen Algorithmus, der sehr viele Aspekte individuell gewichten muss. Zudem bedarf es fundierter Kenntnisse in der Differenzialdiagnostik.

55.4 Lungenmetastasen

Klassischerweise sind es hämatogene Streuungen eines Primärtumors mit mehr als einem dichten, glatt begrenzten runden Herd im Lungenparenchym. Die Metastase kann sich aber morphologisch entwickeln wie ein Bronchialkarzinom, mit mediastinalen Lymphknoten, Bronchusokklusionen, Lymphangiosis und allen Komplikationen.

In erster Linie denkt man an Metastasen einer Neoplasie der Mamma, der Niere, kolorektale Karzinome, Hoden, Prostata und natürlich die Lunge. Nicht ganz so häufig kommen sie vor beim Magenkarzinom, bei Uterus- und Zervix-Neoplasien oder der Blase als Primärlokalisation. Seltener sehen wir sie beim Pankreas-CA, bei Leber- und Gallenwegstumoren, Melanomen, bei der Schilddrüse und bei Lymphomen; nie von den Ovarien ausgehend und häufig beim Chorionkarzinom. Oft ist der Primärtumor nicht ersichtlich, also ein CUP-Syndrom. Tumormarker können die Primärtumorsuche unterstützen, vor allem die spezifischen, wie das Beta-HCG, AFP, PSA, CA-125, Calcitonin.

Potenzielle Kuration bei Lungenmetastasen An erster Stelle ist das Hodenkarzinom zu nennen. Bei vielen anderen Entitäten können solitäre Lungenmetastasen in kurativer Intention entfernt werden, wenn der Primärtumor beherrschbar ist. Meist ist eine Chemotherapie voranzustellen, mit gutem Ansprechen steigen dann auch die Chancen, die Residuen in kurativer Intention zu resezieren. Hierzu gehören Keimzelltumoren, Trophoblasttumoren und bestimmte günstige Konstellationen bei Sarkomen und Lymphomen.

Metastasenchirurgie Mit Laser lassen sich viele kleine Rundherde elegant entfernen. Ein langsames Wachstum, ein sehr langer Abstand zur radikalen Resektion des Primärtumors und ein gutes Ansprechen

■ Tab. 55.8 DD Rundherd	
BC	SCLC: T1-Tumore nach Resektion plus Chemotherapie: 5JÜLR von 35%
andere Lungentumore	Karzinoide, Lymphome, Sarkome, Zylindrome, Adenome, Blastome Leiomyofibrome, Hamartom, Chondrome, Lipome, Kaposhis Sarkom
Metastasen	5–10% der Rundherde sind Metastasen
Mykobakteriose	TB, NTM
Inflammatorischer Pseudotumor	
Interlobärerguss	Infektiös, kardial
Abszess	Auch Nokardien, Aktinomyceten, u.a.
Aspergillose	Beispielsweise Aspergillom in einer präformierten Höhle
Pneumonie	Akut, karnifizierend
COP/BOOP	U.a. postinfektiös, medikamenteninduziert, idiopathisch
Histoplasmose Coccidioidomykose	Endemisch in den USA (Südstaaten): Fledermäuse, Hühnerställe Tauben, Immunsuppression (opportunistische Infektion)
Silikose	
Sarkoidose	
Malformationen	Eingeblutete Zyste, flüssigkeitsgefüllte bronchogene Cyste
AV-Fistel	Beispielsweise bei unerklärter Hypoxämie
Rheumaknoten	1/3 solitär, meist mit subkutanen Knoten, Caplan-Syndrom Meist multipel und typischer CT-Befund
M. Wegener	Meist einschmelzend, Nasenbluten, Nierenaffektion
Neurofibrom	Morbus Recklinghausen, meist solitär paravertabral
Rundatelektase	Im Rahmen von Pleuritiden, meist bei Asbestpleuritis
sehr selten	Pneumocystiis, Viral (Masern mit Verkalkungen), Lungeninfarkt Kontusion, Sequester, Schleimpropf (Mukozele), Fremdkörper

auf eine Chemotherapie sprechen für den Erfolg einer Metastasektomie. Damit kann bei Karzinomen des Kolorektums, der Mamma, der Niere und bei bestimmten Sarkomen eine 5JÜLR von 50% erreicht werden. Beim Melanom, analog zu der gastralen Aussaat, kann auch der Lungenbefall mit Metastasektomen für einige Patienten Langzeitüberleben bedeuten. Es kommt also sehr auf die Auswahl geeigneter Patienten kann.

Rasches Wachstum, ein sehr kurzes Intervall zur Primärtumortherapie, dieser womöglich nicht beherrscht, und kein Ansprechen auf die Chemotherapie sind natürlich prognostisch ungünstig und stellen eine MET-Chirurgie in Frage. Daraus leitet sich auch ab, dass in Einzelfällen Metastasektomien bis zu 50 Herden sinnvoll sein können und man in einem anderen Fall schon bei 3–5 Herden kritisch reflektieren muss.

55.5 Tumore im Mediastinum

Man unterscheidet das vordere, vom mittleren und dem hinteren Mediastinum. Es ist ganz einfach: Vor der Trachea liegt das vordere Mediastinum, hinter der Wirbelsäulenvorderkante das hintere Mediastinum (■ Tab. 55.9).

Das **Thymom** ist nicht so selten. Initial hat es eine abgekapselte benigne Formation, assoziiert mit der Myasthenie. Im Verlauf kommt es zur Infiltration der Kapsel mit Durchbruch und zunehmender Entartung

Tab. 55.9 Tumore im Mediastinum

Vorderes Mediastinum	Mittleres Mediastinum	Hinteres Mediastinum
Thymome	Lymphome	Neurofibrom
Struma	Bronchialkarzinom	andere neurogene NPL
Bronchialkarzinom	Ösophagus-CA metastas. NPL Benigne Formationen: Tumore, Zysten, Teratome, Lipome-Lipomatose u.a.	

bis zum malignen Thymuskarzinom. Dies ist dann oft nicht mehr resezierbar, spricht meist hervorragend auf Platin/Etoposid an und kann bei Remission im Rahmen eines multimodalen Konzeptes (inkl. Radiatio) oft noch kurativ behandelt werden.

Aktuelle, weiterführende Literatur

Bellomi M et al. (2007) Evolution of lung nodules < 5 mm detected with low dose CT in asymptomatic smokers. Br J Radiol 80:708–712

Brewis RAL et al. (1995) Respiratory Medicine, 2nd ed. Saunders Ltd., New York

Griffin W (1998) Bronchio-alveolar carcinoma – editorial. Chest 114:5

Gustaffson B et al. (2008) Bronchopulmonary neuroendocrine tumors. Cancer 113:5

Henschke C et al. (1999) Early lung cancer action project: overall design and findings from baseline screening. Lancet 354:99–105

Kris MG et al. (2006) Systemic therapy of bronchioalveolar carcinoma: results of the first IASLC/ASCO consensus conference. J Torac Oncol 1:S32

Lang SM et al. (2008) Granularzelltumor der Trachea bei einer Patientin mit offener pulmonaler Tuberkulose. Pneumologie 62:158

Meyer T et al. (1998) Das primäre pulmonale Plasmozytom. DMW 123:730

Miller DL (1997) Rare pulmonary neoplasms. Sem Respir Crit Care Med 18:405

Müller T et al. (2010) Inflammatorischer Pseudotumor der Lunge. Pneumologie 64:246–248

Nagel S et al. (2009) Behandlung der respiratorischen Papillomatose – Kasuistik zur systemischen Therapie mit Bevacizumab. Pneumologie 63:387–389

Ringshausen FC et al. (2010) Tracheopathia osteoplastica. Pneumologie 64:374–375

Rocco G, Deschamps C (1997) Cylindroma, carcinoid tumors, and mucoepidermoid carcinoma. Sem Respir Crit Care Med 18:333

Ryu JH, Habermann IM (1997) Pulmonary lymphoma: primary and systemic disease. Sem Respir Crit Care Med 18:341

Teschner M, Gerbatsch KP, Lüllig H (1998) Endobronchiale Chondrome – Bronchoskopische Resektion oder thoraxchirurgische Intervention. Pneumologie 52:249

Travis WD (1997) Pathology of pulmonary, pleural, and mediastinal malignancies other than lung carcinoma. Sem Respir Crit Care Med 18:313

55

Angeborene Lungenerkrankungen

Zystische Fibrose

Reviews

Hirche TO et al. (2005) Neue Konzepte zur Pathophysiologie und Therapie der Mukoviszidose. Pneumologie 59:811–818

Köhnlein T, Welte T (2009) Mukoviszidose – ein kurzer Überblick für die pneumologische Praxis. Der Pneumologe 6:41–50

Pletz MW et al. (2010) Mukoviszidose im Erwachsenenalter. Internist 51:277–288

Im Internet

www.cftrust.org.uk/aboutcf/publications/consensusdoc/
www.ecfs.eu/publications/ecfs-guidelines
www.ecfs.eu/publications/consensus_reports

56.1 Grundlagen

Allgemeines Die zystische Fibrose (CF) oder synonym Mukoviszidose ist eine autosomal rezessive Erbkrankheit. Jeder 20. Kaukasier ist ein heterozygoter, asymptomatischer Merkmalsträger, homozygot erkranken einer von 4000 Neugeborenen, in Deutschland gibt es ca. 10000 Erkrankte. Asiaten oder Schwarze sind ca. 10-fach seltener betroffen. Ein Defekt im CF-Gen ist bei 70% der Betroffenen typisch, genannt Delta-F-508. Dieser und theoretisch 300 andere CF-Gen-Defekte können aus dem Blut oder der Amniozentese festgestellt werden. Die Diagnose wird mittels Schweißtest gestellt (aber: Sensitivität nur 50%). Die wesentlichen Manifestationen sind die Pankreasinsuffizienz und die bronchiale Erkrankung mit ganz unterschiedlicher Ausprägung und unterschiedlichem Verlauf der Erkrankung.

Mittlerweile ist die Hälfte der Patienten im Erwachsenenalter, sodass dieses Krankheitsbild schon lange die Domäne der Kinderpneumologie verlassen hat. Die mittlere Lebenserwartung liegt bei 37 Jahren. Und es gibt atypische Verläufe, die sich mit ca. 5% erst im Erwachsenenalter manifestieren (Bronchiektasen, Pankreatitis, biliäre Erkrankungen). Es gibt auch ablative Verlaufsformen mit ganz geringer oligosymptamtischer Ausprägung.

Pathophysiologie und Symptomatik Über das CF-Gen bzw. sein Proteinprodukt wird der zelluläre Transport von Ionen und Wasser reguliert. Das Protein ist das CF-Transmembran-Regulator-Protein, kurz CFTR. Bei homozygotem genetischem Defekt wird die Sekretion salzhaltig, wasserarm und zäh (Mechanismus nicht ganz geklärt), und es kommt zu einer gestörten mukoziliären Clearance.

Die Ausdehnung und Progression der Erkrankung ist variabel. Führend sind die konsekutive Pankreasinsuffizienz und die Lungenerkrankung. Der Schweiß kann salzig schmecken. Eine alte deutsche Volksweisheit sagte: »Kinder, die salzig schmecken, gedeihen nicht.«

In der Lunge wird der Mukus zäh und wandadhärent, die Zilien transportieren nicht mehr. Dies führt zur lokalen Schwächung der Immunabwehr und zu rezidivierenden Infektionen. Am Anfang der Lungenveränderungen stehen rezidivierende Bronchiolitiden mit Air trapping (häufige Fehldiagnose: Asthma). Überblähte Lungenflügel mit tiefem Thoraxdurchmesser, endexspiratorisches Giemen und trockene Rasselgeräusche sowie Trommelschlegelfinger nehmen mit dem Krankheitsverlauf zu. Aus einem Teufelskreis von Infektion und Obstruktion entstehen die Bronchiolektasien. Gehäufte und chronisch-rezidivierende Infekte führen zu organisierenden Pneumonien. Schleimpfropfe verursachen Atelektasen und kleine abszedierende Pneumonien, selten große Abszesse. Sinsuitiden streuen mit. Am Ende steht eine chronisch obstruktive Lungenerkrankung mit Bronchiektasen, Besiedelung mit Keimen (Pseudomonas, Aspergillus, NTM) und disseminierten Arealen mit chronisch fibrosierender Pneumonie.

Exokrine Drüsengänge sind betroffen. Die führende gastrointestinale Manifestation ist die exkretorische Pankreasinsuffizienz und auch Pankreatitiden. Hingegen sind Insulinmangel, biliäre Leberzirrhose bei Obstruktion der intrahepatischen Gallengänge, Gallensteine, portale Hypertension und die Verengung des Ductus paroticus nicht regelhaft. Fettmaldigestion und die Folgen sind zu bedenken, inklusive Vitaminmangel. Die regelhafte Obliteration der Samengänge führt zur Azoospermie, die Männer sind infertil. Das Plazentasekret wird zäh, ohne praktische Konsequenzen.

Kindheit 90% der Fälle manifestieren sich bis zum 12. Lebensjahr. Pathognomonisch sind der Mekoniumileus und die intestinale Atresie. Mekoniumileus-Äquivalente sind rezidivierende Obstruktionen in der Kindheit, auch die Intussuzeption. Clostridium dificile kolonisiert, Enteritiden gehen ohne Diarrhoe einher! Häufige pulmonale Infekte, fettige Stühle und Gedeihstörungen sollten an die Abklärung einer CF denken lassen. Schwere bakterielle Bronchiolitiden mit Überblähung bis zur Beatmungspflicht haben eine hohe Mortalität, akut und im Verlauf.

Im Kleinkindesalter sind rezidivierender Husten, Giemen, Atemnot, Allergien, Nasenpolypen, Bronchitiden und/oder Pneumonien ein Hinweis. Häufig sind auch Otitiden und Sinusitiden. Eine Diagnose »Asthma mit allergischer Rhinitis« (kann eine Fehldiagnose sein, oder beides liegt vor!) sollte spätestens kritisch überdacht werden, wenn Trommelschlegelfinger oder Pseudomonaden im Sputum auftreten. Bronchiektasenerkrankung, Hämoptysen, Pneumothorax und die ABPA sollten spätestens an die CF denken lassen.

Kolonisation Solange noch keine strukturellen Schäden vorliegen, sind Hämophilus und Staph. aureus die Kolonisationskeime. Mit dem Auftreten von Bronchiektasen findet man Pseudomas aeruginosa bei 80%; mukoide Formen sollten erkannt und konsequent eradiziert werden, weil diese eine rasante Verschlechterung induzieren. Bei 20% liegen Schimmelpilze vor, meist Aspergillus fumigatus, der eine ABPA triggern kann. Zwei Burkholderia-Spezies (Genomovare) sind mit einer schlechten Prognose nach Transplantation assoziiert, die Typen cenocepacia oder gladioli; B. multivorans scheint nicht negativ zu beeinflussen.

Eine Übertragung unter CF-Patienten muss vermieden werden. Das Cenocepacia-Syndrom ist gekennzeichnet durch Fieber, Bakteriämie, einen raschen Abfall der Lungenfunktion und einer deutlich verkürzten Überlebensdauer.

56.2 Diagnostik

Der Mekoniumileus des Neugeborenen ist pathognomisch. Der Stuhltest auf Albumin und Trypsin (Guthrie-Testkarte) hat eine Sensitivität von 70%, d.h., 30% der Erkrankten werden hiermit nicht erkannt. Die Bestimmung von Trypsinogen ist nur beim Neugeborenen sinnvoll.

Die Schweißsekretion ist salzig mit hohen Konzentrationen an Chlorid, Natrium und Kalium. Im Schweißtest mit der Pilocarpiniontophorese wird die Chloridkonzentration bestimmt. Zur Diagnose einer CF liegt dieser über 60 mmol/l (30–60 mmol/l sind kontrollbedürftig, < 30 mmol/l normal), meist liegt er bei den betroffenen Menschen im Bereich von 90–120 mmol/l. Falsch-negative Befunde sind häufig (50%). Man sollte daher bei klinischem Verdacht den Test in Abständen wiederholen. Nur ausgebildete Untersucher sind in der Lage, diesen Test korrekt durchzuführen und zu interpretieren.

Die Stromleitfähigkeit über die Nase ist Ausdruck dieser Elektrolytverschiebung und kann als diagnostischer Hinweis verwandt werden. Die Sensitivität des Schweißtests wird nicht erreicht, die Kombination beider Tests erhöht die Sensitivität kaum, wenn überhaupt.

Im Stuhl erfasst man den Fettgehalt (Sudanfärbung), das Trypsin, das Chymotrypsin und die Pankreaselastase.

Mit dem Gentest kann man 90% der CF erkennen. Die häufigste Mutation des CFTR-Gens (75%) ist die Deletion dF508. Mit der ersten Testung werden die 30 häufigsten im ersten Schritt abgeklärt. Seltene Mutanten (insgesamt 300) können aus Kostengründen nicht routinemäßig erfasst werden.

Sputumkultur Bei Kindern korreliert das Bronchialaspirat klinisch brauchbar mit der geschützten Probenentnahme. Beim Erwachsenen wird induziertes Sputum verwandt. Pseudomonas aeruginosa und Staphylokokkus sind die führenden Keime. Diese sind oder werden im Krankheitsverlauf multiresistent. Haemophilus influenzae ist selten, nur initial und schwer nachweisbar. Bei deutlich eingeschränkter Lungenfunktion spricht das Wachstum von mukoiden Pseudomonaden oder Burkholderia cepacia für einen rasch progredienten Verlauf. Die Tuberkulosediagnostik (speziell: atypische Mykobakterien) kann die Bronchiektasen kolonisieren, das sollte nicht vergessen werden. Selbiges gilt für Aspergillus fumigatus und eine ABPA.

Röntgen-Thorax Man sieht zunächst ein normales Bild. Frühe Veränderungen sind Überblähung mit kleinfleckigen Atelektasen. Die entzündeten Bronchialwände verdicken. Ein generalisierter Befall mit disseminierten Infiltraten (Atelektasen und Entzündungen), zystischen Veränderungen mit Kompression des übrigen Lungengewebes, verdickten Bronchien bis zum Schienenstrang-Phänomen, Bronchiektasien (vor allem im Oberfeld), mukusgefüllten Bronchien (bis zur Lappenatelektase) und eine Überblähung sieht man bei fortgeschrittener CF.

Lungenfunktion Eine zentrale und periphere Obstruktion sind teilweise reversibel auf Beta-2-Mimetika. Während eine Überblähung im Verlauf zunimmt, nehmen die Vitalkapazität und die FeV1 ab. Die Lungenfunktion verbessert sich wieder, wenn eine Exazerbation antibiotisch behandelt wird. Die Spiroergometrie ist als Verlaufsuntersuchung geeignet. Insgesamt ist der Verlauf sehr variabel und individuell nicht vorhersehbar. Eine zunehmende respiratorische Insuffizienz bis zum Cor pulmonale beschreibt das Endstadium.

56.3 Therapie

Die Therapie der CF wird verantwortungsbewussterweise nur noch in ausgewiesenen Zentren durchgeführt. Eine hohe Expertise ist erforderlich, um den Standard zu halten und die optimale Behandlung zu gewährleisten. Bei der CF hat sich dies vor allem wegen der sehr hohen Kosten der optimalen Behandlung und dem Engagement der Selbsthilfegruppen gesundheitspolitisch durchgesetzt.

Sekretmobilisation Wesentlich ist die Mobilisation des zähen Sekrets. Sehr viel trinken, Lagerungsdrainage, Perkussion und Vibration sind die Standards. Flutterventile, PEP-Ventile (positive expiratory pressure) und sportliche Übungen sind wertvolle Ergänzungen.

Antibiose Bei Infektionen bzw. Exazerbationen (Sputum, Purulenz, Gewicht, Atemnot, Husten, Fieber, Röntgen) werden die Vorbefunde herangezogen. Falls keine verfügbar sind, wird intravenös mit einem Betalaktam-Antibiotikum plus BLI behandelt (Azlocillin, Tibarcillin/Sulbactam, Piperacillin), bis das Kulturergebnis vorliegt, kombiniert mit Gentamyzin oder Chinolonen. Bei leichten Exazerbationen: Ciprofloxazon p.o. Pseudomonaswirksame Antibiosen muss man initial bedenken (Vorbefunde!) und gegebenenfalls eine Step-down-Strategie (initial z. B. Meropenem und Tobramycin) einleiten. Eine gezielte Therapie sollte 3–4 Wochen dauern. Bei fortgeschrittenen Fällen ist eine Eradifikation oft nicht mehr möglich.

Bei Nachweis von Staphylokokken ist Flucloxacillin das Mittel der Wahl. Die Symptome und Infiltrate sollen sich zurückbilden. Eine Eradifikation ist im frühen Krankheitsverlauf möglich, zumindest passager.

Prophylaktisch wird an einigen Zentren Pseudomonas 4-mal im Jahr zwei Wochen mit Chinolonen behandelt. Es entstehen zwar Resistenzen, diese bilden sich jedoch innerhalb von 2–3 Monaten zurück.

Pseudomonas cepacia ist oft multiresistent. Bei ausgedehnter pulmonaler Schädigung ist dieser Keim nicht mehr zu eradifizieren.

Makrolide haben sich sehr bewährt, akut und in der Dauertherapie, insbesondere das Azithromycin. Langzeitige Tobramycin-Inhalationen (o.a.) haben einen ähnlichen Effekt.

Impfungen Der Impfplan sollte in der Kindheit eingehalten werden. Ebenfalls sollte gegen Influenza, Pertussis, Pneumokokken geimpft werden.

Inhalationstherapie Inhalierte DNAase spaltet den zähviskösen DNA-Zelldebris in den Entzündungsarealen. Die Sputumviskosität nimmt dadurch deutlich ab. Der Nutzen konnte gesichert werden, die FeV1 nimmt unter dieser Therapie um ca. 15% zu. Die Inhalation (z. B. 1- bis 2-mal/d) ist sehr teuer.

Hypertone Kochsalzlösung (7%, 4-mal/d) scheint gleichwertig und reduziert auch die Infektexazerbationen, z. B. alternierende Gabe von DNAse und Kochsalzlösung, auch ist alternierend das Amilorid möglich.

NAC hat keinen Nutzen gezeigt, es kann bei Bronchiektasenerkrankung manchen Patienten sehr helfen – eine individuelle Entscheidung.

Beta-2-Mimetika-Inhalationen sind indiziert bei nachgewiesenem Nutzen, was meist der Fall ist. Giemen sollte abklingen oder der Erfolg in der Lungenfunktion nachvollziehbar sein. Der Nachweis einer Hyperreagibiltät und deren erfolgreiche Behandlung ist ebenfalls ein Kriterium. Zu bedenken ist, dass die lang wirksamen Beta-Mimetika oft weniger als 10 Stunden wirken – also lieber 3-mal/Tag Inhalation niedrigdosiert als 2-mal hochdosiert.

Prednisolon Nicht als Dauertherapie geeignet, aber sehr sinnvoll in der akuten Exazerbation. Dabei muss man auch stets an die ABPA denken.

Inhalative Steroide Sie sind sicher indiziert bei einer asthmatischen Komponente (PEF), sonst eigentlich nicht. Bieten sich an als Kombinationspartner in der Inhalationstherapie mit LABA.

Ernährung Pankreasenzyme werden nach Stuhlgewicht und Fettgehalt titriert. Wenn die orale Energieaufnahme nicht ausreicht, muss hochkalorische Kost oder Sondennahrung über eine PEG-Sonde über Nacht gegeben werden. Ganz wichtig sind die gut resorbierbaren mittelkettigen Triglyzeride und ungesättigten Fette. Die fettlöslichen Vitamine werden bei Bedarf substituiert (ADEK). Die Kost muss fettreich sein. Der Ernährungsstatus spiegelt sich im Körpergewicht, Wachstum, Körperfett sowie in den Serumspiegeln für Albumin, Cholesterin und Triglyzeriden wider.

Transplantation Ab einer FeV1 unter 30% der Norm mit gehäuften Exazerbationen und Hämoptysen liegt die 2JÜLR nur noch bei 50%. Dabei gibt es auch meist Hypoxie und Hyperkapnie und einen rasch deszendierenden Verlauf. Hämoptysen und Pneumothoraces sind mitunter therapieresistent.

Die Kontraindikationen für eine Lungentransplantation werden geprüft (▶ Kap. 20). Die Wartezeiten liegen bei 1–3 Jahre. Nur jeder 3. bis 6. Patient bekommt ein Spenderorgan. Das Verfahren der Wahl ist die Doppellungentransplantation. Eine Einzellunge würde ansonsten verbleiben, die Infektionen unter Immunsuppression exazerbieren und das Transplantat infizieren.

Infektionen der Lunge sind heute keine Kontraindikationen mehr bei einer Doppellungentransplantation. Während der ersten zwölf Monate nach Transplantation ist mit monatlichen Infektionen oder Abstoßungsreaktionen zu rechnen. Die 3JÜLR ist 60%.

Die meisten Anwärter erleben eine Transplantation wegen Spenderorganmangels nicht mehr. Die Abschätzung der individuellen Prognose und der Kontraindikationen für eine Transplantation sind deshalb sehr wichtig. Ebenso ist zu bedenken, ob eine Herz-Lungen- oder eine Lungen-Leber-Transplantation nötig sein könnte.

56.4 Komplikationen/Prognose

Hämoptysen Als massive Hämoptyse werden 250 ml Blut auf einmal oder 100 ml Blut pro Tag über drei Tage bezeichnet. Meist ist es nur blutig tingiertes Sputum. Es bluten die bronchialen Gefäße, die in den entzündeten Bronchiektasen proliferieren. Eine Sekretmobilisation und Kortikosteroid-Therapie unter Antibiose ist meist ausreichend. Man kann auch die Blutungsquelle bronchoskopisch mit Adrenalin spülen oder Adrenalin inhalieren. Selten denkt man auch an die Bronchialarterienembolisation (Coiling) (▶ Kap. 15).

Allergien/ABPA Atopien sind bei CF-Patienten häufig bei bis zu 60% der Betroffenen. 30–50% der CF-Patienten haben präzipitierende IgG-Antikörper gegen Aspergillus fumigatus. 5–20% haben eine ABPA. Die sechs Diagnosekriterien der ABPA sind: Giemen, Röntgeninfiltrate, Gesamt-IgE über 500–1000 IU/ml, Soforthautreaktion auf Asp. fum., Bluteosinophilie und präzipitierende IgG-Antikörper gegen Asp. fum. Theoretisch ist eine Therapie mit hochdosiertem Prednisolon recht langfristig indiziert. Deshalb sollte man dies verkürzen durch eine wirksame und sehr langzeitige Therapie mit Itraconazol. Das Problem sind die Nebenwirkungen und im Einzelfall die schwierige Abgrenzung des allergischen Infiltrats von einer Infektion; deshalb sind auch stets ein Antibiogramm und Kulturen auf Mykobakterien wichtig. Wenn die asthmatische Komponente nicht beherrscht wird, kommt es zum Einsatz von Anti-IgE (Omaluzimab).

Hypoxie/Hyperkapnie Sauerstoff sollte gegeben werden, sobald es erforderlich ist (▶ Kap. 19). Hierdurch werden das Befinden gebessert und die Belastbarkeit gesteigert. Es wird auch einem irreversiblen Cor pulmonale vorgebeugt bzw. der Progress verzögert. Dies ist auch wichtig, wenn eine Transplantation in Frage kommt. Bei Hyperkapnie wegen Erschöpfung der Atempumpe wird mit nächtlicher nichtinvasiver Maskenbeatmung therapiert.

Pneumothorax 1% der CF-Patienten pro Jahr erleiden einen Pneumothorax. Alle Patienten mit Pneumothorax werden zunächst stationär aufgenommen, und nach 24 Stunden wird eine Röntgenkontrolle durchgeführt. Ein kleiner Pneumothorax kann asymptomatisch verlaufen. Ein schmaler Mantel- Pneumothorax unter ca. 20% des Hemithoraxvolumens, der in 24 Stunden nicht zunimmt, kann ambulant kontrolliert werden. Bei Symptomen und/oder einem Pneumothorax über 20% wird eine Drainage gelegt. Wenn die Lunge einige Tage ausgedehnt geblieben ist, wird ein Tag abgeklemmt, kontrolliert und die Drainage dann gezogen. Besteht eine Fistelung über mehr als fünf Tage oder ist es ein Rezidivpneumothorax, so werden Pleurodeseverfahren durchgeführt. Operative Pleurodesen werden wegen der besseren Langzeitergebnisse bevorzugt (▶ Kap. 14).

Prognose Vor der Ära der modernen Antibiose lag die 17JÜLR bei 5%, heute erreichen 50% der CF-Patienten das 37. Lebensjahr, künftig geht man von einer Lebenserwartung von ca. 50 Jahren aus. Im Einzelfall ist der Verlauf kaum vorhersehbar. Eine geringe Krankheitsausprägung mit optimaler und früh einsetzender Therapie hat erwartungsgemäß eine günstige Prognose. Vielleicht sollte man im Einzelfall auch langfristige Aufenthalte oder ein dauerhaftes Leben am Meer oder im Hochgebirge bedenken, wenn eine allergisch-asthmatische Komorbidität (Pollen, Milben etc.) aggravierend hinzukommt.

Aktuelle weiterführende Literatur

Aarias Llorente RP et al. (2008) Treatment compliance in children and adults with cystic fibrosis. J Cyst Fibros 7:359

Flume PA et al. (2007) Cystic fibrosis pulmonary guidelines: chronic medications for maintenance of lung health. Am J Resp Crit Care Med 176:957

Gibson RL et al. (2003) Pathophysiology and management of pulmonary infections in cystic fibrosis. Am J Crit Resp Care 168:918

Mukoviszidose: Ernährung und exokrine Pankreasinsuffizienz. Leitlinien der Dt. Gesellschaft für Pädiatrische Gastroenterologie und Ernährung. 10/2005. AWMF online

Yankaskas YR et al. (2004) Cystic fibrosis adult care: consensus conference report. Chest 125:1

Sichelzellenanämie

Review

Minter KR et al. (2001) Pulmonary complications of sickle cell anemia. A need for increased recognition, treatment, and research. Am J Resp Crit Care Med 164:2016–2019

Allgemeines Pleuropulmonale Manifestationen der Sichelzellerkrankung (SCD = sickle cell disease) sind häufig. Ursächlich sind Lungengefäßverschlüsse (pulmonary vascular occlusion = PVO) der kleinsten Gefäße und Infektionen. Die Lungenerkrankung schreitet fort und ist die häufigste Todesursache bei SCD. Die PVO kommen nicht bei den heterozygoten Verlaufsformen vor, außer (sehr selten) bei extremen Körperbelastungen mit Entsättigungen. Die heterozygote Sichelzell-Hämoglobin-C-Erkrankung oder Sichelzell-Beta-Thalassämie können selten zu PVO führen.

Pathophysiologie Die Sichelung der HbS-haltigen Erythrozyten wird begünstigt durch Fieber, Infekte, Dehydratation und natürlich durch die Deoxygenierung. Der Lungenkreislauf ist prädisponierend für die PVO. Entsättigtes Blut muss durch die kleinen Gefäße, bevor es oxygeniert wird. Folge sind kleine Lungeninfarkte.

Gefäßverschlüsse begünstigen wiederum Infektionen. Hinzu kommt eine verminderte Immunabwehr durch eine multipel infarzierte Milz (funktionelle Asplenie). Infektionen der Lunge wiederum begünstigen PVO durch eine Engstellung betroffener Gefäßareale, die Hypoxie (Aggregation) und lokale Endothelveränderungen (Adhäsion).

Knochenmarksnekrosen entstehen durch Gefaßverschlüsse und führen zu Fettembolien in die Lunge mit Lungenödem und ALI. Begünstigend sind Parvovirusinfektionen mit konsekutiven aplastischen Krisen sowie Virusinfekte generell, da diese die Endotheladhärenz begünstigen. Nekrotisches Knochenmark kann ebenfalls in die Lungenstrombahn embolisieren.

Die Anämie führt zu hyperzirkulatorischen Zuständen (Tachykardie, Dypnoe) und die Einschränkung der Lungenstrombahn zur Belastungsdyspnoe. Eigenartigerweise ist die periphere Sauerstoffabgabe gestört. Denkbar ist ein evolutionärer Selektionsvorteil, da das venöse Blut dadurch weniger entsättigt ist. Dies muss durch eine Erhöhung des Herzminutenvolumens ausgeglichen werden.

Symptomatik Die Symptomatik eines kleinen Lungeninfarkts lässt sich von einer Infektion nicht abgrenzen. Man spricht vom »acute chest syndrome« (ACS). Pulmonale Symptome treten häufig im Rahmen der Sichelzellkrisen mit muskuloskeletalen Schmerzen auf. Infarzierungen können im Rahmen von Sichelzellkrisen alle Organsysteme betreffen, wie z. B. den Darm, Hände und Füße, Nieren, Augen etc.

Therapie Natürlich sollte man akut erst einmal gut Oxygenieren, damit die Erythrozyten sich wieder normal formen können. Gehäuft besteht ein Asthma (in ca. einem Drittel der Fälle), also ist auch eine antiobstruktive Behandlung notwendig (ggf. auch Steroide). Bei Exsikkose muss der Patient reichlich trinken bzw. eine Infusion erhalten. Austauschtransfusionen können notwendig werden. Infekte bestehen ursächlich oder in Folge der Embolien bzw. Infarkte, also ist eine Antibiose wichtig; weil Mykoplasmen und Chlamydien hier besonders häufig sind, sollte zusätzlich ein Makrolid gegeben werden.

Eine kalkulierte Antibiose wird eingeleitet, wenn bei einem ACS der Verdacht auf eine Infektion besteht (Fieber, putrides Sputum). Die beiden Keime und Mykoplasmen werden erfasst. Geeignet ist beispielsweise die Kombination Makrolid und, initial, Amoxicillin/Clavulansäure. Bei Erwachsenen im guten Allgemeinzustand, ohne Fieber und mit Hämoptysen kann man mit der Antibiose abwarten.

Das Fieber wird gesenkt, eine Dehydratation oder eine Azidose werden ausgeglichen und eine Thromboseprophylaxe durchgeführt. Ein normwertiger Sauerstoffpartialdruck ist obligatorisch. Falls die Sauerstoffgabe nicht ausreicht, wird beatmet. Partielle Blutaustauschtransfusionen sind schweren Fällen vorbehalten, die auf diese Maßnahmen nicht ansprechen. Die Sauerstoffgabe sollte langsam ausgeschlichen werden, um erneute Sichelungen zu vermeiden.

Prophylaktisch wird wegen der funktionellen Asplenie gegen Influenza, Pneumokokken und Hämophilus geimpft. Bei Infekten wird früh behandelt. Wichtig ist auch, stets für reichlich Flüssigkeit zu sorgen.

Aktuelle, weiterführende Literatur

Hoppe C, Styles L, Vichinsky E (1998) The natural history of sickle cell disease. Curr Opin Pediatr 10:4952

Knight JM (1998) Management of sickle cell disease. Acute chest syndrome is common before puberty. BMJ 316:936

Koumbourlis AC, Hurlet-Jensen A, Bye MR (1997) Lung function in infants with sickle cell disease. Pediatr Pulmonol 24:277–281

Leong CS, Stark P (1998) Thoracic manifestations of sickle cell disease. J Thorac Imaging 13:128

Malformationen im Erwachsenenalter

Review im Internet

Kamal K, Abdulhamid I, Roxas R, Klein MD, Sarwar CMS (2009) Congenital lung malformations. eMedicine 10

58.1 Lungensequester

Sequester sind rudimentäre, kleine, akzessorische »Segmente«, meist im Bereich des Segmentes 10 und meist linksseitig lokalisiert (rechts vs. links ~ 1:3). Der Sequester kann eine eigene Pleurahülle haben oder innerhalb der Pleura visceralis oder gar des Unterlappens liegen. Anschlüsse ans Bronchialsystem sind meist rudimentär oder fehlen. Diese Anschlüsse entstehen erst sekundär nach Infektionen. Es kann auch eine ligamentäre Verbindung zum Gastrointestinum bestehen. Die Gefäßversorgung geht oft aus der Aorta ab.

Chronische Infektionen oder ein Lungenabzess können ihren Ausgang von einem Sequester haben. Lokales Air trapping und Überblähung mit Verdrängung sind beschrieben.

Bronchoskopie und Bronchographie sind zur sicheren Diagnose nicht geeignet. Mittels CT und Angiographie wird ein Sequester diagnostiziert. Die Resektion birgt ein hohes Risiko wegen der unübersichtlichen Gefäßversorgung. Gerade beim Abklemmen muss man sicher sein, dass man den Zufluss zuerst unterbindet; das muss präoperativ aortographisch geklärt werden, einige Variationen sind da vorab zu prüfen. Bei rezidivierenden schweren Infektionen ist dies oft unvermeidlich. Eine vorhergehende Embolisation sichtbarer Gefäße reduziert das perioperative Blutungsrisiko.

58.2 Arteriovenöse Fisteln

Pulmonale arteriovenöse Fisteln können isoliert oder zusammen mit generalisierten Teleangiektasien auftreten. Differenzialdiagnostisch ist an ein Hämangion oder einen Lungensequester zu denken. Erworbene Formen können die Folge eines Traumas oder einer Infektion sein.

Typischerweise ist der Sauerstoffsättigungsanstieg im Blut bei Inspiration von 100% Sauerstoff inadäquat. Da die Malformation meist basal ist, sinkt die O_2-Sättigung (Rechts-Links-Shunt) in aufrechter Körperhaltung. Hypoxie, ein Knoten in einem Unterlappen und Hämoptysen sind typisch. Im Röntgen sieht man meist eine oval-knotige Verdichtung. Spiral-CT in Angiotechnik und MRT sind diagnostisch. Goldstandard ist die Angiographie.

Eine lange abwartende Haltung gibt es nicht. Bei Symptomen (Atemnot, Hämoptysen, neurologischen Symptomen bei 30% im Verlauf, Hämatothorax u.a.) oder einer Größe über 2 cm und einer Arterie über 2 mm Durchmesser sollte man elektiv und nicht im Notfall behandeln. Die Malformation wird immer größer, die Mortalität liegt durch diese Fehlbildung bei 10–15%. Mögliche Folgen sind die Ausbildung einer Infektionsquelle (Streuherd) mit Hirnabszessen, Schlaganfälle und schleichende zerebrale Mikroembolien, zudem Hämoptysen und zunehmende Cyanose.

Die Embolisation bei symptomatischen Patienten ist die Methode der Wahl. Eine Operation kann erforderlich werden.

58.3 Agenesie und Hypoplasie

Pulmonale Agenesie Das Fehlen eines Lungenflügels bei der Geburt hat eine hohe Mortalität, nur wenige erreichen das Erwachsenenalter. Dies liegt vor allem daran, dass eine Agenesie häufig mit anderen Fehlbildungen assoziiert ist, wie Anenzephalie etc. Bei Überlebenden entwickelt sich eine Abflachung des Thorax, eine Skoliose und gehäuft eine pulmonale Hypertonie. Therapeutisch steht die Behandlung der anderen Malformationen im Vordergrund sowie die Prävention und Behandlung pulmonaler Infekte.

Pulmonale Hypoplasie Wie die Agenesie sind die Hypoplasien häufig mit anderen angeborenen Erkrankungen bzw. Fehlbildungen assoziiert. Eine einseitige Hypoplasie kann sich im Erwachsenenalter ähnlich wie das Swyer-James-Syndrom darstellen (▶ Kap. 41).

Die Lunge ist auf einer Seite kleiner mit Zwerchfellhochstand, Mediastinalverschiebung und zeigt eine vermehrt strahlendurchlässige Lunge mit rarefizierten, hypoplastischen Gefaßbündeln. Unter Durchleuchtung kann man ein Shifting zur hypoplastischen Seite bei Inspiration feststellen. Die Angiographie würde eine Gefäßhypoplasie zeigen, eine Bronchsokopie zeigt kleine Atemwege. Hypoplastische Lungen neigen, wegen Mangelbelüftung und Mangelperfusion, zu rezidivierenden Infektionen. Der Patient muss darüber und über seine Diagnose aufgeklärt werden, um nicht unnötig immer wieder neu invasiv untersucht zu werden.

Trachea/Bronchien Tracheale Agenesie, Aplasie oder Stenosierungen gehören in das Gebiet der Neonatologie. Das tracheale Divertikulum manifestiert sich im Erwachsenenalter, wenn es sich infiziert. Es ist im posterolateralen Bereich lokalisiert.

Die Tracheobronchomegalie (Mounier-Kuhn-Syndrom) ist eine massive Vergrößerung der Atemwege. Bindegewebe und Knorpel sind minderwertig mit Instabilität, Erschlaffung und hernienartiger Ausbeulung. Die Manifestation ist im Erwachsenenalter. Oft besteht eine Assoziation mit anderen angeborenen Erkrankungen, wie dem Ehler-Danlos-Syndrom. Das instabile Bronchialssystem hat eine gestörte Clearance. Die Therapie besteht aus Physiotherapie, Lagerungstherapie, Prävention und Bekämpfung von Infektionen sowie einer PEP-Behandlung.

Eine tracheobronchiale Malazie entsteht bei einem Mangel oder einer Deformation der Knorpelspangen. Diese kann erworben sein, wie bei komprimierenden Zysten, Gefäßringen oder nach Infektionen. Es kann auch angeboren sein, im Extremfall als Williams-Campbell-Syndrom mit Fehlen aller Knorpelspangen, oder assoziiert mit anderen angeborenen Erkrankungen, wie der Trisomie 21 oder Herzfehlern. Ösophagotracheale Fehlbildungen gehen ebenfalls gehäuft mit einer Tracheomalazie einher.

Bronchialstenosen können im Kindesalter die Ursache für rezidivierende Infektionen sein. Im Erwachsenenalter manifestieren sich lokale Stenosen als Bronchiektasen. Eine entsprechende konservative Behandlung (Drainagen etc.) ist indiziert. Eine Resektion kann erforderlich werden. Beim Erwachsenen sind Bronchusstenosen in der Regel sekundär (Karzinom, TB etc.).

Die Bronchialatresie betrifft meist den linken Oberlappen. Der Bronchusstumpf dilatiert, und es sammelt sich Zelldetritus mit reaktiver Entzündung. Das zugehörige Segment ist hypoplastisch. Die Alveolen werden jedoch über die interalveolären Kohnschen Poren belüftet und überbläht (Füllung bei Inspiration, Ventilverschluss bei Exspiration). Entsprechend sieht man im Röntgenbild eine verästelnde Verdichtung, die von einem Bronchus ausgeht; das zugehörige Segment ist emphysematös überbläht und kann andere Lungenanteile verdrängen. Meist handelt es sich um Zufallsbefunde. Bei wesentlichen Verdrängungen oder persistierenden Infektionen wird reseziert.

58.4 Zysten

Bronchuszyste Sie ist meist ein Zufallsbefund. Meist ist sie solitär, kann unabhängig vom Bronchialsystem im Mediastinum liegen, selten im Lungengewebe, kann Anschluss ans Bronchialsystem haben und kann sehr groß werden. Ösophagus und Trachea können komprimiert werden, die Zyste kann sich infizieren. Bei Infektion ist die Differentialdiagnose eines Abszesses oder einer infizierten Bulla kaum möglich. Die Artdiagnose wird durch das HRCT und bronchoskopisch gestellt. Da die meisten Zysten keine Beschwerden machen, wird eine Resektion nur bei Symptomatik und Komplikationen empfohlen.

Nichtpulmonale Zysten Enterogene Zysten werden elektiv reseziert, da Einblutungen und Infektionen und eine rasche Vergrößerung vorkommen können. Perikardzysten sitzen meist rechts anterior, die Artdiagnose wird echokardiographisch gestellt; Resektionen sind fast nie erforderlich. Thymuszysten sind meist multipel und machen meist keine Kompressionen.

Teratom/Dermoidzyste Es ist eine benigne Neoplasie, die ektodermale, mesodermale und endodermale Elemente enthält. Bevorzugte Lokalisation ist das vordere Mediastinum. Symptome können durch eine Kompression bedingt sein. Im Röntgenbild sieht man Verkalkungen oder gar Zähne. Differenzialdiagnostisch denkt man an ein Thymom, ein Lymphom oder an eine Echinokokkenzyste. Selten werden Teratome bösartig. Sie werden exzidiert.

Einfache Lungenzysten Sie sind solitär oder multipel und beschränken sich meist auf ein Segment oder einen Lappen. Die Übergänge zwischen bronchogenen Zysten, zystischen Bronchiektasen oder Parenchymzysten können erwartungsgemäß fließend sein. Flüssigkeitsgefüllte Parenchymzysten bleiben meist asymptomatisch. Luftgefüllte Zysten können überblähen (Kohnsche Poren) oder sich infizieren. Aberrante Gefäßversorgungen können zu Einblutungen führen. Kompressionen können die Ursache für rezidivierende bronchopulmonale Infekte sein. Subpleurale Zysten können einen Pneumothorax verursachen. Deshalb werden große Parenchymzysten auch elektiv reseziert. Infektionen werden vorher behandelt. Aberrante Gefäßversorgungen, z. B. direkt aus der Aorta, werden vor der Operation erfasst.

58

Aktuelle, weiterführende Literatur

Daghfous MH et al. (1997) Agenesis of die diaphragm in a young adult. J Radiol 78: 09

Halkic N et al. (1998) Pulmonary sequestration. Eur J Cardiothorac Surg 14:127

Iisselstijn H et al. (1997) Long-term pulmonary sequela in Children with congenital diaphragmatic hernia. Am J Respir Care Med 155:174

Khalil A et al. (2000) Pulmonary arteriovenous malformations. Chest 117:1399

Langhorst H, Mali W, Janmieling-Langhorts A (1993) Fehlbildungen der Lunge. Pneumologie 47:566

Marchesani F et al. (1997) Pulmonary arteriovenous fistula. Respiration 64:367

Raymond GS, Logan PM (1997) Congenital thoracic masses: imaging features in die adult. Crit Dev Diagn Imaging 38:115

Ribet ME, Copin MC, Gosselin BH (1996) Bronchogenic cysts of die lung. Ann Thorac Surg 61:1636

Tirelli GA et al. (2004) Bronchogenic cysts: a rare congenital malformation of the lung. Surg Today 34:573

Tsunezuka Y, Sato H (1998) Intralobar pulmonary sequestration with three aberrant arteries in a 79-year-old-patient. Chest 114:936

Van Raemdonck D et al. (2001) Pulmonary sequestration: a comparison between pediatric and adult patients. Eur J Cardiothor Surg 19:388

Alpha-1-Proteinaseinhibitor-mangel

Updates

Schroth S et al. (2009) Alpha-1-Antitrypsin-Mangel: Diagnose und Therapie. Pneumologie 63:335–345

Vogelmeier C et al. (2009) Alpha-1-Antitrypsin-Mangel. Pneumologie 63:718–725

Allgemeines Die Abkürzung für Alpha-1-Proteinaseinhibitor ist A1-PI; bekannt sind auch die alten Begriffe Alpha-1-Antitrypsin und AATM für Alpha-1-Antitrypsinmangel. Das Protein wird in der Leber gebildet und hemmt Proteinasen. Es wird auch in geringem Umfang in den Epithelzellen der Lunge gebildet. Dieser Proteinase-Inhibitor schützt Leber- und Lungengewebe bei Entzündungsprozessen. Es handelt sich vor allem um freigesetzte Enzyme aus Granulozyten, z. B. bei Entzündungen in der Lunge wird Elastase aus Granulozyten und Proteasen freigesetzt. Dieses Enzym wird durch A1-PI neutralisiert, ansonsten käme es nach Pneumonien zu Destruktionen des Lungengewebes.

Heterozygote Genträger ist in Deutschland jeder 200. Homozygote Genträger mit schweren Einschränkungen sind in den USA etwa 80000 Menschen, davon 40000 mit Emphysem. Das wären in Deutschland nach einer Hochrechnung etwa 10000. Etwa 2500 Patienten mit AATM sind bekannt. Ungefähr die Hälfte (meist sind es Raucher, weil Rauchen den A1-PI hemmt) bekommen ein Emphysem. 1–3% der Lungenemphyseme liegt offenbar ein A1-PI-Mangel zugrunde.

Tatsächlich wird diese Differenzialdiagnose zu wenig bedacht. Wenn nur 15% mit schwerem Mangel identifiziert sind und alle Pneumologen schon daran denken, dann wird es wahrscheinlich bei einer großen Gruppe Nichtraucher wohl nicht klinisch relevant werden. 900 Patienten werden Deutschland substituiert.

Radiologisch sieht man das Emphysem bzw. die Bullae vor allem basal, feingeweblich handelt es sich um ein panazinäres Emphysem. Die Diagnose und Verlaufsbeobachtung mit HR-CT ist vor allem initial ebenso wichtig wie Funktionsparameter.

Oxydantien-Antioxydantien-Gleichgewicht A1-PI ist ein wesentliches und gut erforschtes Antioxydantium. Es gibt jedoch eine Reihe von anderen Antioxydantien, die die Lungenstruktur schützen: Vitamin E, Vitamin C, Caeruloplasmin, Antileukoproteinase, Elafin, Antichymotrypsin, Alpha-2-Makroglobulin u.a. Diese sind jedoch wenig erforscht und nicht messbar. Das Verhältnis von Antioxydantien zu Oxydantien beeinflusst das Risiko, eine chronisch obstruktive Lungenerkrankung zu entwickeln. Die individuelle Ausstattung mit Antioxydantien ist vor allem genetisch festgelegt. Eine gesunde Ernährung ist wahrscheinlich auch wichtig. Vor allem essenzielle Fettsäuren aus Meeresfisch spielen eine Rolle.

Diagnostik Normwerte für A1-PI sind 150–350 mg/dl (~ 20–53 μM). Bei Werten über 80 mg/dl ist kein Emphysem zu erwarten. Jeder Emphysem-Patient sollte untersucht werden. Ein Neugeborenen-Screening wäre wahrscheinlich sinnvoll. Familienuntersuchungen bei Betroffenen sind indiziert.

Die Alpha-1-Zacke der Serumeiweißelektrophorese (kurz: Elfo) besteht zu 90% aus A1-PI. Ist diese Eiweißfraktion im Normbereich, so ist ein relevanter A1-PI-Mangel ausgeschlossen. Dies ist aber kein Ersatz für die A1-AT-Bstimmung. Wesentlich ist der Alpha-1-PI-Spiegel, nicht der Genotyp.

Die Bestimmung erfolgt fast immer zu spät, deshalb an Folgendes denken:

Alpha-1-AT-Bestimmung

- COPD mit asthmatischer Komponente
- Frühes Emphysem
- Familie mit A1-ATM
- Lebererkrankung unklarer Genese
- Atemnot und Auswurf in der Familie
- Bronchiektasen
- Nekrotisierende Pannikulitis
- M. Wegener

Prognose Selbst bei signifikantem Mangel und dem homozygoten Phänotyp PiZZ erkranken viele nicht. Bis zum 40. Lebensjahr erleidet nur ein kleiner Prozentsatz initial Leber- und später Lungenerkrankungen. Es gibt Daten, dass etwa ein Zehntel der homozygoten Merkmalsträger erkranken. Das Rauchen, mit der Unterdrückung einer offensichtlich ansonsten gerade noch ausreichenden Restfunktion, scheint ein wesentlicher Manifestationsfaktor zu sein.

Genetische Phänotypen können bei Mangel bestimmt werden. Der homozygote PiZZ-Phänotyp erreicht höchstens 20% der A1-PI-Norm. 10% der Kinder mit diesem Phänotyp haben Leberentzündungen bis zur Leberzirrhose. Bei Erwachsenen mit diesem Phänotyp ist die asymptomatische Leberzirrhose häufig. Diese muss nicht mit einem Lungenemphysem einhergehen, und umgekehrt. Ein panazinäres Lungenemphysem erleiden die Betroffenen bereits um das 30.–40. Lebensjahr. PiZZ ist mit 95% der häufigste Genotyp bei Emphysem durch A1-PI-Mangel. Gefährdet ist ebenso der Phänotyp PiSZ, der bei ca. 35% der Norm liegen kann. In Einzelfällen kann der Spiegel jedoch auch normal sein.

Die Phänotypen PiSS und PiMZ haben eine günstigere Prognose. Sie erreichen bis zu 60% der A1-PI-Normwerte. Ohne weitere Risikofaktoren ist ein Lungenemphysem nicht zu erwarten.

Raucher vs. Nichtraucher Raucher mit A1-PI-Mangel werden im 30–50. Lebensjahr symptomatisch.

Nichtraucher mit A1-PI-Mangel sind in der Regel asymptomatisch und bekommen kein Emphysem. Geringe FeV1-Einschränkungen über die Norm erwartet man erst ab dem 70. Lebensjahr. Ein Emphysem entsteht erst über dem 50. Lebensjahr. Die Lebenserwartung ist nahezu normal. Selten sind bei Nichtrauchern schwere Emphyseme. Hier muss man dann auch Expositionen am Arbeitsplatz oder in der Kindheit bedenken, ebenso chronische Bronchitiden oder Asthma.

Praxis

Wir betreuen eine Dame, die nach Tracheostoma im 60. Lebensjahr durch den nun permanenten Entzündungsreiz ein Lungenemphysem entwickelt. Bis dahin war die Lunge auch in der HRCT unauffällig.

Therapie Wesentlich ist die Meidung weiterer Risikofaktoren, allen voran das Zigarettenrauchen. Bakterielle Entzündungen und obstruktive Lungenerkrankungen müssen konsequent mit Antibiotika, Inhalationen und bei Bedarf Steroiden behandelt werden. Impfungen sind wichtig (Grippe, Pneumokokken). Selbstverständlich sind die Standardtherapien der COPD und gegebenenfalls der Bronchiektasen.

Substitutionstherapie A1-PI kann intravenös substituiert werden. Man infundiert ca. 60 mg/kg einmal pro Woche. Die HWZ beträgt 4,5 Tage. Ein unterer Talspiegel von 80 mg/dl wird hierdurch nahezu regelhaft überschritten.

Diese Therapie ist sehr teuer und aufwändig. Ein funktioneller und prognostischer Nutzen ist bis heute nicht gesichert. Man vergleicht zum Teil mit historischen Kollektiven. Initiale Studien mit CT-Beurteilung waren widersprüchlich. Eine Literaturrecherche zeigt auch viele kleine Studien, die keinen Nutzen zeigen konnten.

Aktuelle Untersuchungen lassen vermuten, dass der Abfall der Lungenfunktion und die Rarefizierung (Densitometrie) in der CT durch Substitution etwas abgebremst werden könnten. Eine Indikation zur Substitution propagiert man bei Störungen der Lungenfunktion im Bereich FeV1 30–65% der Norm oder einem raschen Abfall der FeV1 (> 120 ml/a). Der jährliche Abfall der FeV1 von ca. 70–160 ml könne um ca. 25 ml abgemildert werden, heißt es. International gibt es noch keine einheitlichen Standpunkte. In den USA und in Deutschland wird die Empfehlung zur Substitution ausgesprochen. Bei den großen Fallzahlen würde man eine Studie mit eindeutigen Ergebnissen erwarten. Dies soll daran liegen, dass die Diagnose meist viel zu spät gestellt würde und die Familien zu wenige erfasst würden.

Die Inhalation des Enzyms wäre ein einfacherer und ökonomischerer Weg. Dies ist seit vielen Jahren in der Entwicklung.

Die Transplantation erfolgt nach den Kriterien zur Transplantation bei Emphysem. Die Leber wird erst im Endstadium transplantiert – sie würde dann auch wieder Aplpa-1-PI bilden. Nach der Lungentransplantation wird meist (80%) kein A1-PI substituiert. Hierfür gäbe es keine gesicherten Daten, es würde Outcome und Lebenserwartung nicht beeinflussen. Und es würde ja auch nicht mehr geraucht werden.

Insgesamt steht die Empfehlung zur Substitutionstherapie in den USA und Deutschland bis dato auf ungewöhnlich widersprüchlichen und schwachen Beinen. Da sind andere Nationen wesentlich zurückhaltender in ihren Empfehlungen.

Aktuelle, weiterführende Literatur

ATS/ERS (2003) Standards for the diagnosis and management of individuals with alpha1-atitrypsin deficiency. Am J Resp Crit Care Med 168:818–900

Köhnlein T, Rifai K (2010) Alpha-1-Antitrypsinmangel. Internist 51:269-276

Konietzko NJ (2005) ATS/ERS: Standards in der Diagnostik und Therapie bei Patienten mit Alpha-1-Antitrypsin-Mangel. Pneumologie 59:36–68

Schroth S et al. (2009) Alpha-1-Antitrypsin-Mangel: Diagnose und Therapie der pulmonalen Erkrankung. Pneumologie 63:335–345

Stoller JK et al. (2005) Alpha1-antitrypsin deficiency. Lancet 365:22–25

Vogelmeier C et al. (2009) Alpha-1-Antitrypsin-Mangel: Update. Pneumologie 63:718–725

Wencker M, Banik N, Buhl R, Seidel R, Konietzko N (1998) Long-term treatment of alpha-1-antitrypsin deficiency-related pulmonary emphysema with human alpha-1-antitrypsin. Wissenschaftliche Arbeitsgemeinschaft zur Therapie der Lungenerkrankungen (WATL-)alpha 1-AT-study group. Eur Respir J 11:428

Störungen der Atempumpe

Schlafbezogene Atmungsstörungen

Beispiele

Rühle KH (2008) Pneumologische Schlafmedizin. Der Pneumologe 5:337–348

Stuck B, Maurer J, Schredl M, Weeß H-G (2009) Praxis der Schlafmedizin. Springer, Berlin Heidelberg, New York, Tokio

60.1 Grundbegriffe

Die schlafbezogenen Atmungsstörungen (SBAS) werden auch als Schlafapnoe-Syndrom (SAS) bezeichnet. Es handelt sich meist um einen intermittierenden Kollaps des instabilen Hypopharynx im Schlaf, was zum Schnarchen, dann zum teilweisen und zuletzt phasenweise zum vollständigen Verschluss der Atemwege führt. Selten ist die rein zentrale Form der SBAS mit Ausbleiben der zentralnervösen Aktivierung (Hirnstamm) der Atemmuskulatur.

Betroffen sind ca. 1% der Frauen und 2% der Männer im arbeitsfähigen Alter. Je nach untersuchter Population und Definition der SBAS werden Prävalenzen bis 10% angegeben. Mit zunehmendem Lebensalter steigt die Prävalenz, nach Angaben bis zu 30% bei alten Menschen.

Bestimmte Symptome sprechen für SBAS. Besteht der Verdacht, so erfolgt die Diagnostik zuerst polygraphisch ambulant und dann polysomnographisch im so genannten Schlaflabor. Zum Verständnis der Diagnostik und Therapie des SBAS wird dieses Kapitel wie folgt gegliedert:

Die Gliederung dieses Kapitels

- Die verschiedenen Formen der SBAS
- Kriterien der polysomnographischen Diagnostik der SBAS
- Symptomatik
- Pathophysiologie
- Polysomnographie
- Therapie

Verschiedene Formen der SBAS Der Begriff »Schlafapnoe-Syndrom« beschreibt nur die Gruppe der SBAS mit Apnoe. Deshalb bevorzuge ich den Überbegriff »SBAS«. Unterschieden werden die Gruppe der obstruktiven SBAS (OSBAS), der zentralen SBAS (ZSBAS) und der gemischten SBAS (GSBAS). Eine tabellarische Kurzerläuterung erleichtert den Überblick (◘ Tab. 60.1).

60.2 Diagnosekriterien

Gleich an den Anfang stelle ich Ausschnitte aus Polysomnographie-Befunden vor (◘ Abb. 60.1, ◘ Abb. 60.2, ◘ Abb. 60.3, ◘ Abb. 60.4, ◘ Abb. 60.5 und Abb. 60.6). Die häufigsten Krankheitsbilder werden beschrieben. Dies geschieht an dieser Stelle, um den nachfolgenden Text verständlicher zu machen.

Die Diagnostik der SBAS erfolgt polysomnographisch. Eine Reihe von Kriterien sollten erfüllt sein, um von einer SBAS zu sprechen. Diese werden sie vorab dargestellt (▶ Abschn. 60.6). Damit kann sich der Leser eine plastische Vorstellung von den Krankheitsbildern machen.

Definiert wurde das Schlafapnoe-Syndrom, wie der Name schon sagt, zunächst über die Apnoe. Pathologisch ist ein Apnoe-Index von über 10/h oder 5/h mit Symptomatik. Viele Zentren stellen mittlerweile fest, dass Symptomatik und Auswirkungen des Schlafapnoe-Syndroms in der Regel erst ab einem Apnoe-Index von mehr als 15/h–20/h auftreten. Aus eigener Erfahrung haben erst Menschen mit einem Apnoe-Index über 30–40/h signifikant pathologische Befunde in Vigilanztests (◘ Tab. 60.2).

Die deutsche Definition des Schlafapnoe-Syndroms ist »großzügiger«. Obstruktives Schnarchen und Hypopnoen fließen ein. Man spricht demnach nicht vom Apnoe-Index. Will man die Hypopnoen mit erfassen, spricht man vom Apnoe-Hypopnoe-Index (AHI). Will man auch das obstruktive Schnarchen mit erfassen, so spricht man von den respiratorischen Ereignissen (respiratory disturbance index, RDI) pro Stunde.

Eine gesicherte, allgemeingültige Graduierung nach Schweregraden gibt es nicht. Mehr als 60 respiratorische Ereignisse pro Stunde gelten als sehr schwere SBAS, mehr als 50/h als schwergradige SBAS und weniger als 20/h als leichtgradige SBAS.

Nach dem oben Gesagten ist die numerische Definition sehr dehnbar geworden. Studien über die Pathophysiologie und die Folgen des SAS beziehen sich auf Menschen mit einem Apnoe-Index (nicht RDI!), der größer als 20–40/h ist.

Es besteht also eine Unsicherheit bezüglich der numerischen Definition der SBAS. Mit der Einbeziehung des obstruktiven Schnarchens und der Hypopnoen ist es sinnvoller, von den schlafbezogenen Atmungsstörungen als vom Schlafapnoe-Syndrom zu sprechen.

Für die Diagnostik von SBAS bedeutet dies Folgendes: Die Symptomatik wird stärker gewichtet. Während bei Menschen mit einem RDI < 20/h die

Tab. 60.1 Die Formen der schlafbezogenen Atemstörungen

Gliederung			Kurzerläuterung
1.	SBAS mit Obstruktion der Atemwege (OSBAS)		Der Rachen kollabiert, partiell oder vollständig, die Atemmuskulatur arbeitet weiter gegen Widerstand
	partiell	Schnarchen obstruktives Schnarchen (OS, UARS) obstruktive Hypoventilation (OH)	
	komplett	obstruktive Apnoe (OA)	OSAS > 95% der SBAS
2.	SBAS durch mangelnden Atemantrieb (ZSBAS)		Ohne Antrieb arbeitet die Atemmuskulatur nicht; Häufigkeit in der reinen Form < 1%, gemeinsam mit OA/OH/GA > 10%
	Partiell	zentrale Hypopnoe (ZH), periodische Atmung	
	komplett	zentrale Apnoe (ZA)	
3.	Gemischte Formen		Initial obstruktive Apnoe
	Partiell	gemischte Hypopnoe (GH)	Der Rachenkollaps induziert eine reflektorische zentrale Antriebsstörung
	komplett	gemischte Apnoe (GA), mit Atemarbeit gegen die Obstruktion	
4.	Weitere		
	Überlappungssyndrome (overlap syndrome)		COPD und SBAS treten gemeinsam auf; die Folge ist eine wechselseitige Verstärkung der respirator. Auswirkungen
	Adipositasinduzierte Hypoventilation (obesity induced hypoventilation syndrome)		Fett behindert mechanisch die Atempumpe und komprimiert die Lunge

Symptomatik anamnestisch oft nicht überzeugend ist, hören wir bei Menschen mit einem RDI über 20/h in der Regel die typischen Beschwerden.

60.3 Symptomatik

Kleinere und gelegentliche »Atemaussetzer«, geringe Abfälle der Sauerstoffsättigung und Schnarchen sind häufig. Der Übergang vom Normalen zu den SBAS ist fließend. Im Grenzbereich ist die Symptomatik ausschlaggebend (Tab. 60.3). Zu bedenken ist, dass ca. 5% der Patienten mit schweren SBAS keine Beschwerden haben.

Die in der Tabelle angeführten Beschwerden bekommt man von vielen Menschen in depressiver Grundstimmung geschildert. Bei grenzwertigen Befunden im Schlaflabor hat sich der Therapieversuch bewährt.

60.4 Pathophysiologie

Im Schlaf gilt für den Gesunden Folgendes: Der Hypopharynx wird bei Inspiration weitgestellt. Die CO_2-Werte steigen etwas an. Die Blutgase werden dabei in engen Grenzen reguliert. Nach Phasen der Hyperventilation (z. B. aufregender Traum) setzt die Atmung nicht aus, sie flacht »nur« etwas ab. Nach etwaiger Hypoventilation erfolgt ein rascher, aber nicht überschießender Ausgleich des Defizits.

60.4.1 Pathophysiologie der obstruktiven SBAS

Obstruktive Apnoe (OA) Wesentlich ist der Kollaps des Oropharynx. Die Obstruktion lokalisiert sich auf Höhe des Zungengrundes und/oder auf Höhe des Gaumensegels. In der Regel handelt es sich um eine Schwäche und mangelnde Innervation der Pharynxmuskulatur sowie um eine Kompression (Gewicht von außen) und/oder Einengung (von innen) durch Fettgewebe bei kurzem, dickem Hals. Dies wird logischerweise beim flachen Liegen zuerst manifest.

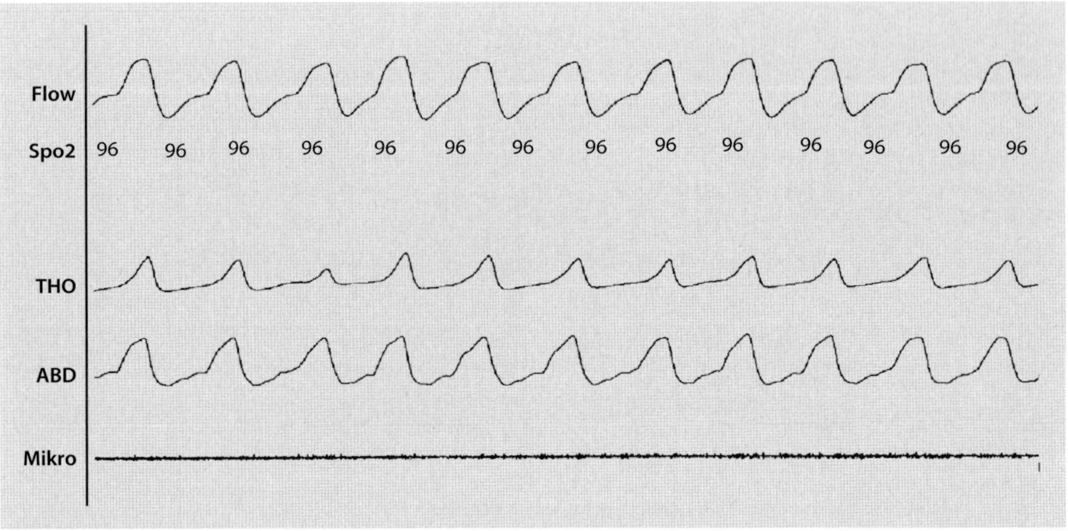

Abb. 60.1 Ein Normalbefund: Atemflus an der Nase (Flow), Thoraxwand- und Abdomenbewegungen (Tho, Abd) zeigen normale regelmäßige und gleichsinnige Ausschläge. Die Sauerstoffsättigung (SpO_2) ist im Normbereich. Das Schnarchmikrophon (Mikro) zeichnet kein Schnarchen auf

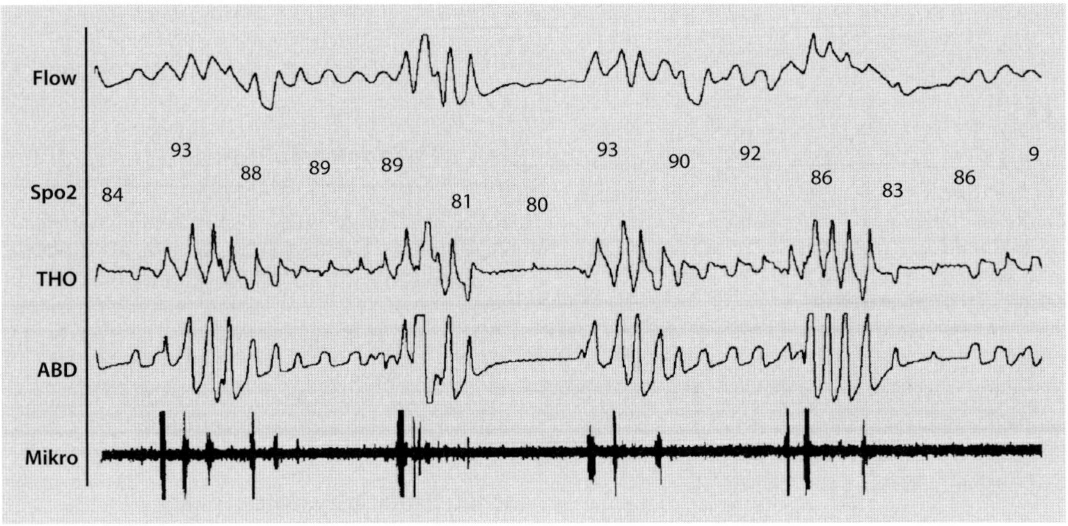

Abb. 60.2 Obstruktive Schlafapnoe. Atemfluss (Flow). Thorax- und Abdomenbewegungen (Tho, Abd) sind periodisch: Sobald der Rachen zufällt, sinken sie ab. Wenn der Patient ganz kurz unbewusst aufwacht (Mikroarousal wegen Atemnot und hoher Atemarbeit gegen Widerstand), schnarcht er und holt ein paarmal tief Luft. Dann fällt der Rachen wieder zu. Der Abfall der Sauerstoffsättigung hinkt, wegen der Kreislaufzeit, etwas hinterher

Alkohol oder Schlafmittel schwächen die Muskeln, die den Hypopharynx aktiv weit stellen. Es gibt eine Reihe weiterer Gründe, die OSBAS verursachen oder begünstigen (Tab. 60.4).

Die Atempumpe arbeitet gegen die Obstruktion der oberen Luftwege an. Es werden über die Ösophagussonde negative Drücke von bis zu –40 bis –100 mmHg gemessen. (Nebenbemerkung: Die Uvula wird durch den Sog typischerweise langgezogen und verschwollen.) Dies ist für den betroffenen Menschen Schwerstarbeit bis zur Erschöpfung.

Ein negativer thorakaler Druck und der ansteigende CO_2 sind ein starker, zunehmender Atemantrieb. Der Katecholaminspiegel steigt an. Im EEG sieht man eine kurze Aufwachreaktion (Mikroarousal), die der Patient nicht bewusst wahrnimmt. Dies kann man als Notfallreaktion des ZNS betrachten. Am Ende der Atempause steht ein explosionsartiges Schnarchen mit Öffnung der oberen Atemwege.

Die Symptomatik erklärt sich aus der erschwerten nächtlichen Atemarbeit, den Aufwachreaktionen und der Hypoxie. Hohe Katecholaminspiegel mit ausgeprägten Volumenschwankungen im großen und kleinen Kreislauf werden für die Hypertonie (pulmonal und arteriell) und für gehäufte Arrhythmien verantwortlich gemacht.

Eine ausgeprägte nächtliche Hypoxie kann zur Polyglobulie und pulmonalen Hypertonie führen. Bei nächtlicher Hyperkapnie wird Flüssigkeit retiniert. Am Morgen erkennt man eine nächtliche respiratorische Azidose an der noch bestehenden metabolischen Kompensation.

Es gibt drei Formen der OSBAS, die geringer ausgeprägt sind als die OA. Wenn der Verlauf nicht gestoppt wird (▶ Abschn. 60.7), sind diese Formen in der Regel die Vorstadien der OA:

Schnarchen Die Rachenwand, das Gaumensegel und das Zäpfchen (Uvula) flattern. Es ist eine geringe Einengung und eine Instabilität des Pharynx. Eine Stenosierung, vermehrte Atemarbeit, Schaukelatmung, starke intrathorakale Druckschwankungen oder gar eine Verminderung des Atemflusses liegen nicht vor. Schnarchen ist deshalb »nur« ein kosmetisches Problem. Bereits beim Schnarcher beobachtet man, was auch für alle OSBAS gilt. Begünstigt wird das Schnarchen durch flaches Liegen, Rückenlage, Alkoholgenuss oder eine behinderte Nasenpassage. Man nimmt an, dass das Flattern zur weiteren Instabilität des Pharynx und die Reizung der Schleimhäute zur Schwellung der Schleimhäute führen. Das Schnarchen schreitet im Laufe der Jahre, vor allem bei Gewichtszunahme, oft zum UARS, zur OH und letztlich zur OA fort.

Obstruktives Schnarchen oder upper airway resistance syndrome (UARS) Im Unterschied zum Schnarchen ist beim UARS im Schlaf der Hypopharynx zu eng. Dies führt zu einer erhöhten Atemarbeit. Man sieht in der Regel polysomnographisch eine Schaukelatmung. Die Ösophagusdruckmessung zeigt ausgeprägte intrathorakale Druckabfälle bei Atmung gegen eine Engstelle. Der Widerstand kann noch durch Mehrarbeit überwunden werden. Der Atemfluss fällt deshalb gar nicht oder um weniger als 50% ab. Diese Menschen geben oft die Symptome der SBAS an. Im Schlaflabor sehen wir allerdings selten Befindlichkeitsbesserungen durch die nCPAP-Therapie.

Obstruktive Hypopnoe (OH) Der Hypopharynx kollabiert zwar noch nicht vollständig, die Stenosierung kann aber auch nicht mehr durch ein Mehr an Atemarbeit vollständig kompensiert werden. Die Sauerstoffsättigung im Blut fällt um ≥ 3–4% ab, die Engstellung bewirkt eine Reduktion der Atembewegungen und des Atemflusses um mehr als 50%. Es wird diskutiert, ob der Sättigungsabfall zwingend zur Definition der OH gefordert werden sollte; gerade bei lungengesunden Menschen sollte dies meiner Meinung nach nicht so sein.

60.4.2 Pathophysiologie der zentralen SBAS

Beim Patienten mit ZA oder ZH wird die Atmung sehr grob reguliert. Klassisch ist das Bild einer Cheyne-Stoke-Atmung oder periodischen Atmung. Hyperventilation und Apnoen/Hypopnoen folgen im Wechsel.

Beim Gesunden wird im Schlaf der CO_2-Sollwert hochgestellt. Bei Menschen mit zentralen SBAS funktioniert dieser Vorgang nicht. Zunächst wird zu wenig geatmet, dann überschießend nachreguliert, im Sinne einer Grobregulation der Atmung. Ständige Sollwertverstellungen durch die Mikroarousals führen zur anhaltenden periodischen Atmung. Bezeichnenderweise geben diese Menschen nächtliche Atemnot in der Anamnese an.

Die Atempumpe arbeitet nicht gegen einen Widerstand, wie bei den OSBAS. Die Menschen mit ZA leisten also nachts keine vermehrte Atemarbeit. Mit dem Einsetzen der Atmung sind das Arousal und das Schnarchen nicht vorhanden oder geringer ausgeprägt. Diese Menschen berichten auch, dass sie nachts mit Atemnot (bis zur Erstickungsangst) aufwachen, und sie leiden unter dem Gefühl der Schlaflosigkeit. Es treten Beschwerden auf wie bei der Insomnie, mit gehäuftem Aufwachen und unruhigem Schlaf, tagsüber dann die Hypersomnie.

Ursachen der zentralen Apnoe

Primär:

- Alveoläres Hypoventilationssyndrom (Synonym: Undine Fluch Syndrom): Manifestation beim Neugeborenen, selten als Spätmanifes-

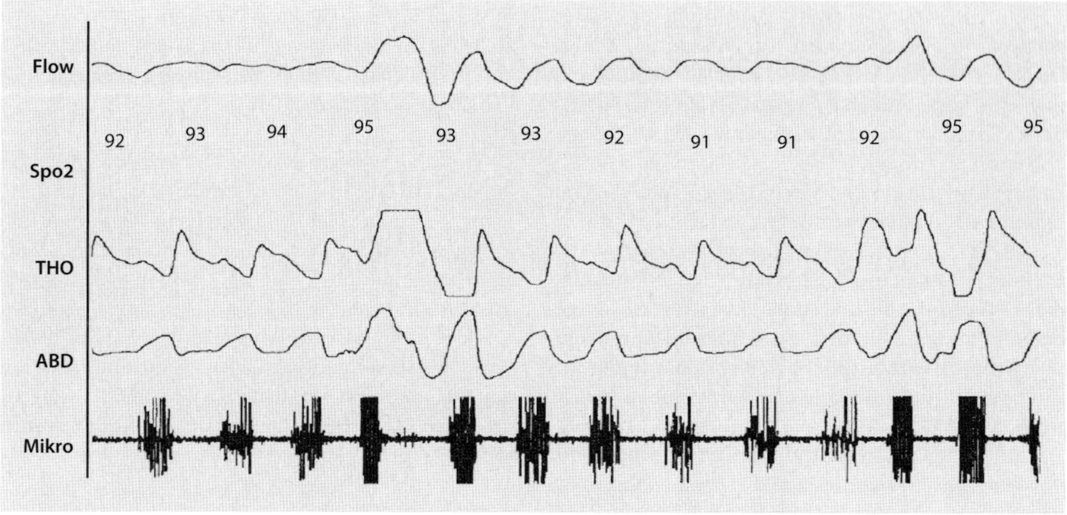

Abb. 60.3 Hypopnoe, eine leichtere Ausprägung der Obstruktion. Der Rachen fällt nur teilweise zu, entsprechend sind die Veränderungen weniger ausgeprägt

tation beim Erwachsenen oder Alten (sekundäre Ursachen prüfen)

Sekundär:
- Sonst asymptomatische alte Menschen (ZNS degenerativ?)
- Positive neurologische Anamnese bei 50% der ZA-Patienten: Enzephalitis, Zerebraler Insult, Multiple Sklerose, Poliomyelitis, Syringobulbi, Z.n. neurochirurgischen Eingriffen, Tumor u.a. führen zur Destruktion der Chemorezeptoren in der Medulla oblongata

Eine isolierte zentrale Apnoe ist nur bei ca. 1% der SBAS-Patienten zu beobachten. Viel häufiger (ca. 10% der SBAS-Patienten) beobachtet man es bei Menschen, die auch OSBAS und GSBAS haben. Die Ursache für diese Mischformen der SBAS bei vielen Patienten erklärt Tabelle Tab. 60.5.

In der Regel findet man die ZSBAS bei Menschen mit schweren gemischtförmigen SBAS. Mit der Therapie bessern sich dann such die ZSBAS.

Die zweite große Gruppe sind die Menschen mit Herzinsuffizienz und einer Cheyne-Stoke-Atmung bis zur ZSBAS. Kreislaufzeit, CO_2-Steuerung, pulmonalvenöser Rückstau und Drücke im Bereich der Pleura (Impedanz, Restriktion) führen zu einer groben Steuerung mit einem Wechsel aus Hyper- und Hypoventilation.

60.4.3 Pathophysiologie der gemischten SBAS

GSBAS In der täglichen Praxis findet man die GSBAS bei fast jedem Patienten, der eine mittlere bis schwere OA hat. Bei der GA besteht ein Atemaussetzer aus einer ZA initial und einer OA im zweiten Teil des Atemaussetzers. Initial ist also die ZA, d. h., es gibt keinen Atemfluss und keine Atembewegung. Zum Ende des Atemaussetzers setzt die Atembewegung wieder ein. Da nun der Rachen kollabiert ist, wird nicht geatmet. Die Atmung setzt erst wieder mit dem Schnarchen und Arousal ein.

Für das Entstehen der GA bei OA-Patienten gibt es zwei Erklärungsversuche: Bei OA vergröbert sich zunehmend die zentrale Regulation des Atemantriebes, sodass das häufig obstruktive und zentrale SBAS nebeneinander bestehen. Zudem hemmt der Kollaps des Hypopharynx reflektorisch den zentralen Atemantrieb. Zusammengefasst gilt Folgendes:

Für die gemischtförmigen SBAS gilt Folgendes
- Primär ist eine obstruktive Apnoe und Grobregulation des zentralen Atemantriebes
- Der Kollaps des Hypopharynx hemmt sofort reflektorisch den zentralen Atemantrieb

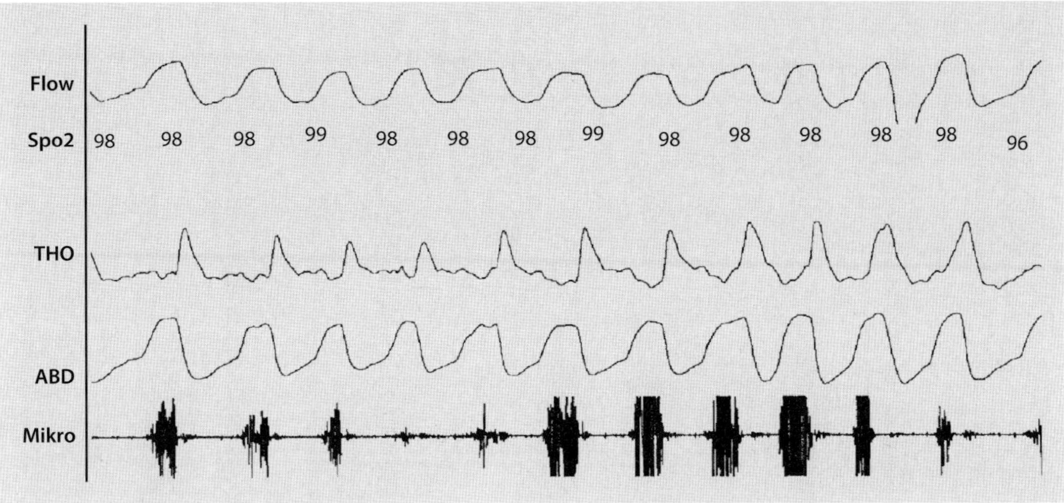

Abb. 60.4 Obstruktives Schnarchen (upper airway resistance syndrome). Dies ist wiederum die leichtere Ausprägung der Hypopnoe. Es ist eine Hypopnoe mit Schnarchen ohne Abfall der Sauerstoffsättigung. Typischerweise sind die Bewegungen von Thorax und Abdomen meist gegenläufig

- Die erste Phase der gemischten Apnoe verläuft ohne Atembewegungen und ohne Atemfluss
- Die zweite Phase der gemischten Apnoe verläuft mit Atembewegungen und ohne Atemfluss

60.4.4 Pathophysiologie des Überlappungssyndroms

Respiratorische Einschränkungen anderer Genese können mit den SBAS vergesellschaftet sein. Es erfolgt eine wechselseitige Beeinflussung, die beide Krankheitsbilder verschlechtert.

Klassischerweise gilt die Bezeichnung »overlap syndrome« für die Kombination COPD/OSBAS. Die Kombination ist assoziiert mit einer höheren Inzidenz an erschöpfter Atempumpe, respiratorischer Insuffizienz und pulmonalen Hypertonien (PHT). Meist sind auch noch Adipositas und eine latente Herzinsuffizienz mit KHK und Hypertonie dabei. Bei entsprechender Anamnese und Fremdanamnese sollte eine SBAS-Abklärung erfolgen; dies gilt auch für nächtliche Hypoxien, metabolische Alkalosen am Morgen und einer Polyzythämie, die sich aus den Blutgasanalysen tagsüber nicht erklären lässt.

Overlap syndrome: Obstruktive Atemwegserkrankungen und OSBAS

Nächtliche Exazerbation obstruktiver Atemwegserkrankungen wegen:
- nächtlicher, insbesondere frühmorgendlicher Zunahme des Atemwegswiderstandes,
- Zunahme des Atemwegswiderstandes im Liegen und bei kalter Luft,
- verminderten Lungenvolumina im Liegen,
- verminderter Sekret-Clearance im Schlaf,
- deshalb Prüfung auf OSBAS, vor allem beim COPD-Typ »blue bloater«.

Obstruktive Atemwegserkrankungen begünstigen OSBAS bei
- schlechter Ausgangslage der Blutgase und geringen respiratorischen Reserven,
- hohem PO,1 entsteht ein erhöhter Sog im Pharynx, der den Pharynxkollaps begünstigt.

OSBAS exazerbieren obstruktive Atemwegserkrankungen durch
- Erschöpfung der Atempumpe,
- nächtliche Hypoxien (Euler-Liljestrand-Reflex bewirkt eine PHT und einen V/Q-Mismatch).

Es ist nicht sinnvoll, bei schlecht eingestelltem Asthma bronchiale oder exazerbierter COPD eine Polysomnographie durchzuführen. Derselbe Zusammenhang gilt auch für die Herzinsuffizienz.

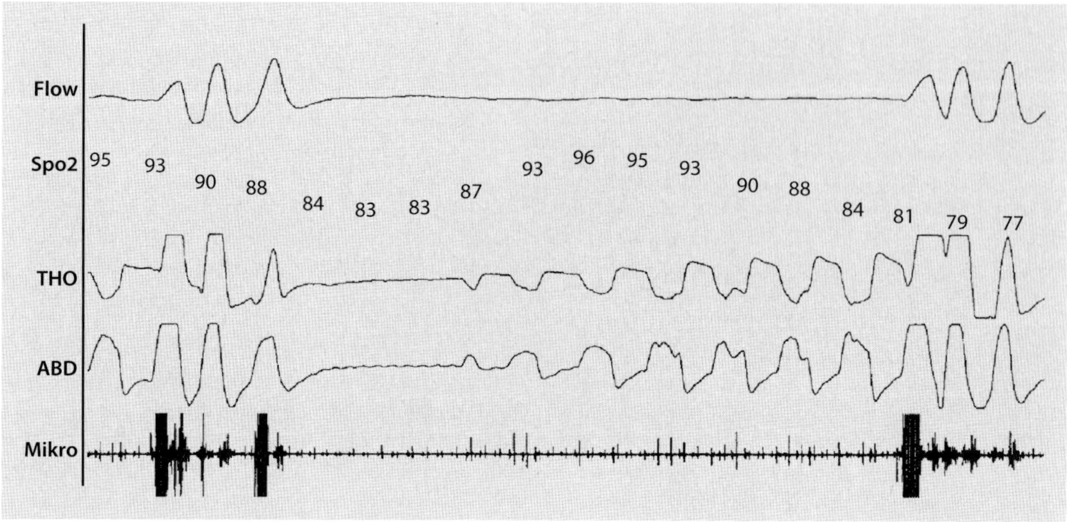

Abb. 60.5 Gemischte Apnoe. Bei obstruktiver Apnoe kommt es sehr oft sekundär zu einer Störung der zentralen Atemregulation. Der Kollaps des Rachens und die Grobregulation der Atmung führen, nach dem Mikroarousal, zum Sistieren der Atmung. Es findet bei gemischter Apnoe initial keine Atembewegung statt, entsprechend einer initial zentralen Apnoe

60.4.5 Pathophysiologie der adipositasinduzierten Hypoventilation

In der maximalen Ausprägung handelt es sich um das seltene Pickwick-Syndrom. Dieses Krankheitsbild ist der »Klassiker« der Schlafmedizin. Im Pickwick-Syndrom kommen alle Formen, Ursachen und Folgen der SBAS zusammen (Tab. 60.6).

Eigentlich ist der Begriff »Hypoventilation« meist falsch. Man müsste besser von adipositasbedingter Restriktion mit Dystelektasen und Verteilungsstörungen sprechen.

Durch die Kompression von Thorax und Lunge entstehen eine Restriktion, Dystelaktasen und Verteilungsstörungen. Die Alveolen werden komprimiert und das funktionelle Residualvolumen ist vermindert. Durch das Shuntvolumen sinkt der Sauerstoffparzialdruck bei erhöhter Atemarbeit. Nachts kann zudem eine Hyperkapnie bestehen. Die Atempumpe kann bei manchen Adipösen nachts die erhöhte Atemarbeit nicht mehr aufbringen, vor allem in den REM-Schlaf-Phasen oder bei Obstruktion der oberen Luftwege. Die stattgehabte nächtliche Hyperkapnie erkennt man in der morgendlichen Blutgasanalyse, wenn die metabolische Kompensation (Bikarbonatretention) noch besteht.

Durch körperliche Belastung oder willentliche Hyperventilation mit tiefen Atemzügen können die Blutgase gebessert oder gar normalisiert werden (= Verteilungsstörung). Bei Belastungsuntersuchungen steigen die Blutgase an.

60.5 SBAS-Einfluss auf das kardiorespiratorische System

Gasaustausch Bei der mildesten Formen der OSBAS, dem obstruktiven Schnarchen (UARS), wird der Gasaustausch noch nicht eingeschränkt. Zur Unterscheidung wird für die Definition einer Hypopnoe ein Abfall der Sauerstoffsättigung im Blut um ≥ 3–4% gefordert. Schätzungsweise ein Drittel der Patienten mit Apnoen zeigt hingegen keine Sauerstoffentsättigungen.

Mit zunehmendem Schweregrad der SBAS entwickeln sich im Rahmen der SBAS massive Entsättigungen und Hyperkapnien. Regelhaft beobachten wir Patienten mit Atemaussetzern über eine Minute und mit über 60 Ereignissen pro Stunde. Bei diesen Menschen normalisieren sich die Blutgase nach dem Arousal nicht mehr. Typischerweise kann man am Morgen in der Blutgasanalyse noch die metabolische Kompensation der nächtlichen respiratorischen Azidose finden.

Herzfrequenz Die intrathorakalen Druckschwankungen bei OSBAS wirken wie das Valsalva-Manöver und stimulieren den Vagus. Die Folge ist eine Bradykardie zur Zeit der Obstruktion. Hypoxie/Hyperka-

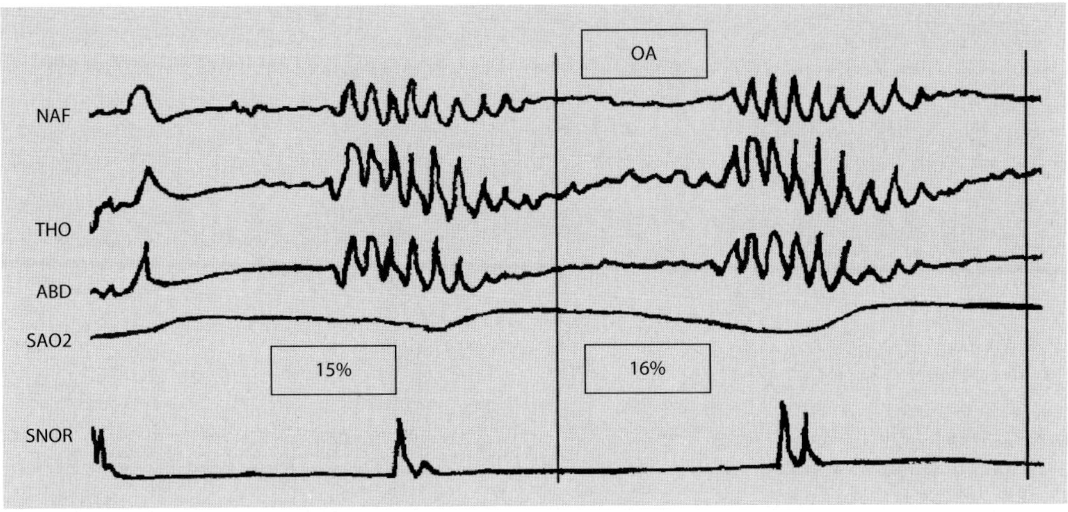

Abb. 60.6 Zentrale und obstruktive Apnoe. Hier sieht man vor der obstruktiven Apnoe eine zentrale Apnoe. Nach Kollaps des Rachens findet keine Atembewegung mehr statt

pnie und die starke Atemarbeit werden zum Stress. Zum Zeitpunkt des Arousals werden massiv Katecholamine freigesetzt. Die Folge ist eine Tachykardie. Diese Menschen haben eine starke Modulation der Herzfrequenz mit einem Wechsel zwischen bradykarden und tachykarden Phasen. In der graphischen Darstellung der Herzfrequenzen in der Nacht sieht man dann typischerweise zwei Gipfel: einen eher im bradykarden und einen im tachykarden Bereich. Diese Mechanismen erklären auch das gehäufte Auftreten von neu aufgetretenen Tachyarrhythmien, ventrikulären Arrhythmien, Sinusbradykardien, Sinusarresten und AV-Blöcken. Begünstigt werden Arrythmien und Blockbildungen durch vorbestehende Herzerkrankungen.

Blutdruck Beim Gesunden fällt der Blutdruck nachts um 5–15% ab. Bei SBAS steigen die Blutdrücke nachts um 20–30 mmHg an. Nächtliche Dekompensation, RR-Krisen und Angina pectoris können die Folge sein. Ursache ist die Hypoxie, die Atemarbeit, der Stress mit phasenweise erhöhten Katecholaminspiegeln und ausgeprägten Volumenschwankungen im Gefäßsystem. Letztere finden ihre Ursache im starken Sog der Atempumpe bei Obstruktion. Etwa 50% der SBAS-Patienten haben einen arteriellen Hypertonus in Ruhe oder bei Belastung. Ferner zeigte sich, dass 30% der Hypertoniker an einer SBAS leiden.

Pulmonale Hypertonie Es gilt dasselbe wie für den arteriellen Blutdruck. Bei Menschen mit schweren SBAS sind die morphologischen Zeichen der rechtsventrikulären Belastung echokardiographisch zu sehen. Typischerweise misst man tagsüber keine aktiv erhöhten pulmonalarteriellen Drücke. Diese steigen erst während der Apnoephasen nachts an.

60.6 Diagnostik/Polysomnographie

Anamnese, körperliche Untersuchung und eine internistische Voruntersuchung verstehen sich von selbst. Auf die Lungenfunktionsdiagnostik und gegebenenfalls die Echokardiographie wird man nicht verzichten wollen. Bei behinderter Nasenatmung wird HNO-ärztlich und allergologisch abgeklärt. Bei Verdacht auf psychiatrische oder neurologische Erkrankungen wird ein Facharzt hinzugezogen. Ob man immer eine Hypothyreose ausschließen soll, ist Gegenstand der Diskussion. Die TSH-Bestimmung ist aber heute internistischer Minimalstandard, der liegt dem Hausarzt vor. Wir entdecken bei routinemäßiger TSH-Bestimmung bei ca. 0,5% der Patienten bis dahin unerkannte Hypothyreosen.

So genannte ambulante Screening-Geräte (Atemfluss, Atembewegungen etc.) sind geeignet, eine SBAS zu erkennen (zur Definition der SBAS: ► Abschn. 60.2). Eine zuverlässige Differenzialdiagnostik und Schweregradeinteilung erlaubt die Polysomnographie (Tab. 60.7). Wechselhafte Verläufe sind möglich. Deshalb erfordern negative Befunde in der Polysomnographie bei weiter bestehendem klini-

Tab. 60.2 Polysomnographische Kriterien, die SBAS definieren (Wertung im Schlaf, d.h. im REM- und NREM-Schlaf; Wach- und Bewegungsphase nicht einbezogen)

Apnoe	
Dauer der Atempausen Häufigkeit der Atempausen	≥ 10 s > 10/h (sog. Apnoe-Index), 5–10/h wenn Patient symptomatisch
Sauerstoffsättigung	Meist mit Abfall, ca. 1/3 ohne, per definitionem nicht gefordert
Hypopnoe	
Dauer der verminderten Atmung Häufigkeit der Hypopnoen	≥ 10 s und < 1 min ≥ 10/h (sog. Hypopnoe-Index), 5–10/h wenn Patient symptomatisch
Ausmaß der Hypopnoe Sauerstoffsättigung	Flow-Verminderung um > 50% $SäO_2$-Abfall ≥ 3–4%
Fakultativ ist die Wertung von Aufwachreaktionen	pathologisch > 10–20/h (sog. Arousal-Index)

schen Verdacht (Anamnese, Körperbau) eine Wiederholungsuntersuchung. Eine Provokation von SBAS kann durch Alkohol und/oder flaches Liegen auf dem Rücken erfolgen.

Es werden nur die respiratorischen Ereignisse bezüglich einer SBAS gewertet, die während des Schlafs eintreten. Es gab einmal die Definition, dass nur die Ereignisse gewertet wissen wollte, die im NREM-Schlaf (S1, 2, 3 und 4) stattfanden. Begründet wurde dieser Standpunkt damit, dass im REM-Schlaf der Muskeltonus so niedrig sei, dass die Miterfassung des REM-Stadiums zu falsch-hohen Indizes führen würde. Dieser Standpunkt ist heute verlassen. Nachfolgende Abbildungen sollen helfen, eine Übersicht über die Erkennung und Definition der Schlafstadien zu bekommen (Abb. 60.7, Abb. 60.8, Abb. 60.9 und 60.10).

EEG-Befunde in den einzelnen Schlafstadien zeigt Tab. 60.8. Die Diagnostik der Schlafstadien ist in Tab. 60.9 zu sehen.

Multipler Schlaflatenztest (MSLT) Dies ist eine Polysomnographie, 5-mal am Tag, über 20 Minuten, im Abstand von zwei Stunden. Menschen mit Hypersomnie (SBAS, Narkolepsie u.a.) schlafen im Mittel innerhalb von fünf Minuten ein. Einschlafzeiten zwischen 5 und 10 Minuten sind verdächtig. Gesunde Menschen haben eine mittlere Einschlafzeit über 10 Minuten. Bei Narkolepsie beginnt der Schlaf mit einer REM-Phase. Dies wird als SOREM bezeichnet (sleep onset REM).

Frage nach Narkolepsie: Patient muss in der Vornacht sicher mehr als sechs Stunden geschlafen und darf zuvor kein Alkohol getrunken haben. Sensitivität ist gering, der Test muss bei klinischem Verdacht also öfter wiederholt werden. Der Test ist bei älteren Menschen zunehmend unspezifischer. Ein SBAS sollte vorher ausgeschlossen bzw. therapiert sein. Alle ZNS-wirksamen Medikamente einerseits weglassen, andererseits auch Entzug bedenken.

Für die Auswertung der Polysomnographie sind eine Reihe von Begriffen üblich, die sich nicht selbst erklären. Deshalb werden diese kurz vorgestellt (Tab. 60.10).

60.6.1 Differenzialdiagnosen

Eine Reihe von organischen oder psychiatrischen Erkrankungen, Medikamenten und psychischen Problemen können Schlafstörungen verursachen. Diese Probleme sind differenzialdiagnostisch abzugrenzen. Allerdings sind diese Störungen nicht nur abzugrenzen vom Schlafapnoe-Syndrom, sondern oft auch mit ihm assoziiert. Diese häufigen Erkrankungen, die abzugrenzen bzw. assoziiert sind, werden nachfolgend aufgelistet.

Tab. 60.3 Häufig vorkommende Symptomatik und anamnestische Hinweise bei Schlafapnoe

Symptomatik	Anamnese
Tagesmüdigkeit	Bei theoretisch zeitlich ausreichendem Nachtschlaf (>>6 h)
Unregelmäßiges lautes Schnarchen mit längeren nächtlichen Atempausen, meist mit Aufwachreaktionen (»Arousals«), oft mit heftigen Bewegungen	Diese vier Symptome sind in der Regel unbewusst, sie werden fremdanamnestisch erfragt (meist Gattin): Atempausen (z.T. über 60 s), explosionsartiges Schnarchen am Ende der Apnoe, mit unbewussten Aufwachaktionen; unruhiger Schlaf; oft mit heftigen Beinbewegungen. Das Bett ist am Morgen zerwühlt
Pathologische Einschlafneigung am Tag	Zum Teil unkontrollierbar, DD: Narkolepsie, Patient kann sich tagsüber nicht wach halten, vor allem bei Monotonie (z. B. Fernsehen, Auto fahren)
Morgendliche Abgeschlagenheit und Nachtschweiß	Patient wird am Morgen nicht munter, der Schlaf sei nicht erfrischend, nicht erholsam, er ist am Morgen erschöpft (hohe Atemarbeit gegen Widerstand), die Tief- und REM-Schlafphasen werden weniger
Morgendliche Mundtrockenheit	Verlegte Nasenatmung, Mundatmung und Schleimhautreizung durch Reibung
Intellektuelle Leistungsminderung, Persönlichkeitsveränderungen, Veränderungen im Affekt	Probleme am Arbeitsplatz, soziale Probleme: wegen Veränderungen von Intellekt, Persönlichkeit, Affekt, Reizbarkeit und Konzentrationsstörungen
Morgendliche Kopfschmerzen	Meist dumpf, wegen Sauerstoffmangel
Potenz- und Libidoverlust	Dies wird bagatellisiert
Bei ZSBAS	In der Regel kein bedeutsames Schnarchen, Patient wacht mit Atemnot auf (DD: Asthma, kardialer Rückstau). Im Vordergrund steht meist die Insomnie, weniger die Tagesmüdigkeit und nächtliche Atemnotattacken

60.6.2 Restless-legs-syndrome

Die Abkürzung ist RLS. Symptome sind kaum zu unterdrückender Bewegungsdrang der Beine, selten der Hände, mit Missempfindungen, oft mit Muskelzuckungen. Sie treten auf bei Entspannung und im Schlaf, eine Besserung tritt durch Bewegung ein. Differenzialdiagnostisch ist an Polyneuropathien, Wurzelreizsyndrome und Gefäßerkrankungen zu denken. Angeblich sollten ca. 2–5% der Bevölkerung und über 5% der Insomniker betroffen sein. Dies scheint mir zu hoch gegriffen.

Ursachen für ein RLS sind: Kaffee plus Nikotin plus Alkohol (da kann ein Glas Rotwein jeden Abend schon reichen), Histaminliberatoren wie Käse oder auch Allergien (z. B. auf Nüsse), Schwangerschaft, Eisenmangel, Urämie/Dialyse, AVK, Neuropathien (Diabetes mellitus, Alkohol, Vitamin-B-Mangel, Einengungen, Magnesiummangel, Kaliummangel), Rheuma, Parkinson, chronisch venöse Insuffizienz, Spinalkanalstenosen, Koffeinismus, Leistungssport, Bewegungsmangel und vegetative Dysregulation, zu viel Wärme und Überhitzung, sehr trockene Haut, Varikosis ohne Stützstrümpfe, Hyperthyreose und, vor allem, eine Störung des zentralen dopaminergen Systems. Bei idiopathischen Formen ist die Familienanamnese oft positiv.

Therapie des RLS

- Bei sekundärem RLS Therapie der Ursachen
- Dopaminagonisten (Bromocriptin, Pergolid, Pramipexol u.a.)
- L-Dopa (+ Benserazid), Beginn 50 mg bis 100 mg, bei Durchschlafstörungen retardiert bis 300 mg oder, besser, z. B.: 100 mg L-Dopa-Standard plus 100 mg L-Dopa-retardiert
- Opiate (sind für einige RLS-Patienten die einzige Möglichkeit, beschwerdefrei zu werden)
- Benzodiazepine, Carbamezepin, Gabapentin u.a.

Tab. 60.4 Ursachen der OSBAS

Kompression und Einengung	Durch Fettgewebe bei kurzem Hals
Einengung durch geschwollenes Gewebe	Reizung durch Schnarchen, u. a. Uvulaschwellung, myxomatöse Einlagerungen bei Hypothyreose
Sogwirkung auf den Pharynx	Obstruktion oder Restriktion mit erhöhtem PO,1, enge Nasenwege
Schwäche der Pharynxmuskulatur	Alkohol, Sedativa, Hypothyreose Und mit zunehmendem Lebensalter
Dyskoordination der Atempumpe	Nach Langzeitsedierung, bei Zerebralsklerose, zerebralem Insult
Einengung	Tonsillen, Dysplasien, Tumore, Polypen

- Kalt/Warm-Duschen, Massagen sind oft symptomatisch hilfreich
- Akupunktur, Elektrotherapie etc.: Kein Nutzen gesichert

60.6.3 Periodische Beinbewegungen

Die Abkürzung ist PLM. Symptome sind: Beinbewegungen über 0,5–5 s alle 20–40 s, zum Teil heftig; Dorsalflexion von Zehen, OSG, gegebenenfalls mit Flexion von Knie und Hüfte; häufig mit unbewussten Aufwachreaktionen mit Alphawellen > 15 s. Der Befund ist häufig bei Insomnikern, oft assoziiert mit Schlafapnoe (ca. 25%). Es gibt Schätzungen, dass 40% der alten Menschen PLM haben. Ursachen sind die gleichen wie beim RLS. PLM und RLS sind oft assoziiert. Ebenso ist zu denken an OSBAS, Medikation mit trizyklischen Antidepressiva und MAO-Hemmern, Entzug von Sedativa (Alkohol, Benzodiazepine, Carbamazepin) und an reichlichen Koffeingenuss. Häufig sind PLM in der Schwangerschaft.

Therapie In der Regel findet sich eine Ursache. Beispielsweise verschwindet dieses Symptom mit erfolgreicher Behandlung eines OSBAS. Ansonsten Therapie wie bei RLS (▶ Übersicht »Therapie des RLS«).

Definition der PLM
- Amplitude: Etwa 50% der Bioeichung
- Dauer: 0,5–5 s
- Periode: ≥ 4 x in Folge
- Intervall: > 4 s und < 90 s
- PLM-Index oder Myoklonie-Arousal-Index ≥ 5/Stunde.

- Unbewusst, mehr im REM-Schlaf kaum im Tiefschlaf

60.6.4 Asthma bronchiale und COPD

Der Atemwegswiderstand nimmt nachts zu. Das Asthma exazerbiert nachts aus verschiedenen Gründen: bei schlechter Therapie tagsüber, Bedarf an lange wirksamen Beta-2-Mimetika spätabends nicht gedeckt, Wirkdauer der lange wirksamen Beta-Mimetika oft unter acht Stunden, Infekt-Exazerbation oder persistierender Allergeneinstrom (z. B. Hausstaubmilben, Wildseide, Tiere). OSBAS, Herzinsuffizienz oder eine Erschöpfung der Atempumpe können nachts ebenfalls zur Exazerbation eines Asthmas bzw. einer COPD führen. Ein instabiles Bronchialsystem nach langjähriger Entzündung der Atemwege kollabiert mit quälenden Hustenattacken und Atemnot (Therapie: nCPAP).

60.6.5 Alkohol- und Schlafmittelmissbrauch

Dies ist eine ganz wichtige Differenzialdiagnose, weil sie so häufig ist. Vorsicht: Der Alkoholkonsum und Sedativagebrauch werden fast immer bagatellisiert. Positiv wird am Alkoholgenuss oder Schlafmittelgebrauch eine kurze Einschlafzeit ohne Wachphasen in der ersten Nachthälfte empfunden.

Negativ ist folgende Entwicklung: Dies geht auf Kosten der Tiefschlaf- und REM-Phasen. Wegen der kurzen Halbwertszeit besteht für die zweite Nachthälfte eine geringe Schlafeffizienz mit morgendlicher Insomnie. Die Folge ist ein wenig erholsamer

Tab. 60.5 Nichtneurologische Ursachen einer ZA

Obstruktive Apnoe	Der Kollaps des Pharynx hemmt den zentralen Atemantrieb
Herzinsuffizienz	Die langsame Kreislaufzeit vergröbert die Regulation, wahrscheinlich ist die Verschlechterung der Lungenfunktion ursächlich
Schlechte Lungenfunktion	Die Lunge kann nicht rasch genug gegenregulieren, die Folgen sind eine überschießende Stimulation, letztlich mit Vergröberung der Atemregulation
Pickwick-Syndrom	Zusammentreffen von schwergradiger OA und adipositasbedingter Restriktion

Schlaf. Nach Absetzen folgen zunächst Insomnie und oft nächtliche Angstzustände (vor allem nach Tranxilium). PLM sind häufig bei Alkoholentzug bzw. -mangel. Alkohol und Sedativa schwächen den Muskeltonus des Pharynx, d. f. Neigung zur obstruktiven Schlafapnoe.

Fazit. Zunächst wird durch Sedativa das Einschlafen »verbessert«. Die negativen Folgen sind dauerhafte Schlafstörungen mit rascher Ermüdbarkeit am Tage.

60.6.6 Narkolepsie

Die Inzidenz liegt bei ca. 0,05% der Bevölkerung, der Beginn liegt meist in der zweiten Dekade. Die Symptomatik der Narkolepsie ist der Symptomatik der SBAS sehr ähnlich, und es kann, wie so oft, auch Überlappungen geben. Die strengen Diagnosekriterien der Narkolepsie suggerieren ein umfassendes Krankheitsbild. Tatsächlich sind ca. 70% der Patienten oligosymptomatisch, d. h., sie erfüllen nur einige Kriterien. Nur ein Drittel hat alle vier Kriterien. Das so genannte SOREM, also das Sleep-onset-REM, soll für die Narkolepsie typisch sein; es hat jedoch eine geringe Sensitivität und Spezifität (Medikamente, SBAS, Schlafentzug etc.). Bei oligosymptomatischen Patienten kann ein Therapieversuch unternommen werden.

Ein verdrängter oder verleugneter Alkohol- oder Sedativamissbrauch sollte abgeklärt werden (Fremdanamnese, Spiegelbestimmungen). Pädiatrische Syndrome muss man bedenken und intrazerebrale Prozesse ausschließen. Die Symptome können extrem selten auch paraneoplastisch sein.

Diagnostik Wesentlich sind die Anamnese (narkoleptische Tetrade), der MSLT (multiple sleep latency test) und eine HLA-Genotypisierung (HLA-DR-2).

Die narkoleptische Tetrade plus zwei häufige Symptome

- Hypersomnie
- Kataplexie
- Schlafparalyse
- Hypnagoge Halluzinationen

Plus:

- Automatisches Verhalten
- Nächtliche Schlafstörungen mit häufigem Erwachen

Hypersomnie Es ist eine Einschlafneigung in monotonen Situationen. Diese »Einschlafattacke« dauert 10–20 Minuten, ist erholsam und wiederholt sich alle drei Stunden. Ständige Müdigkeit besteht, wenn diese »Nickerchen« nicht möglich sind.

Kataplexie Dies ist eine plötzliche und kurzzeitige Erschlaffung der quergestreiften Muskulatur. Das Ausmaß ist variabel: Ein Knie knickt ein, Fazialislähmung oder eine völliger Tonusverlust beider Beine. Die Dauer ist meist für Bruchteile von Sekunden, selten über Stunden. Das Bewusstsein bleibt erhalten. Oft gibt es einen affektiven Auslöser (»affektiver Tonusverlust«) wie Wut oder Lachen.

Schlafparalyse Beim Einschlafen oder Aufwachen ist der Betroffene für Sekunden oder Minuten bewegungsunfähig. Dabei ist er bei vollem Bewusstsein oder hat Halluzinationen. Die Folge ist Angst vor dem Einschlafen.

Hypnagoge Halluzinationen Sie sind Trugwahrnehmungen beim Einschlafen.

Automatisches Verhalten Wegen Übermüdung werden Handlungen halbbewusst und damit fehlerhaft

Tab. 60.6 Pickwick-Syndrom

Adipositas per magna	Mit Kompression von Pharynx, Lunge und Atempumpe
OA	Kurzer Hals, Adipositas, entzündlich-geschwollene Uvula
ZA	Bei Herzinsuffizienz, eingeschränkter Lungenfunktion und OA
Herzinsuffizienz	Flüssigkeitsretention durch Hyperkapnie, begünstigt durch Hypoxie (nächtliche Dekompensation, RR-Anstieg, Angina pectoris)
Lungenrestriktion	Kompression der Lunge mit deutlich verminderter FRC und erhöhter Atemarbeit. Die Folgen sind rasche Entsättigungen und permissive Hyperkapnie
Nun beginnt der Teufelskreis	Adpositas-Lungenrestriktion und OA-Hypoxie/Hyperkapnie-Flüssigkeitsretention-Herzinsuffizienz-ZA-Belastungsdyspnoe-weitere Gewichtszunahme-zunehmende Lungenrestriktion bis Prälungenödem usw.

durchgeführt. Schwerwiegende Fehler oder Unfälle können die Folge sein. Oft sind es auch unsinnige Handlungen, wie beispielsweise ständiges Bleistiftspitzen u.Ä.

Nächtliche Schlafstörungen Schlafstörungen mit häufigem nächtlichem Erwachen werden beschrieben und beobachtet. Polysomnographisch dominieren oberflächliche Schlafstadien.

Es ist nicht nur so, dass die meisten Narkolepsie-Patienten oligosymptomatisch sind. Die Anamnese bei Narkolepsie ist meist zweideutig. Besonders gefährlich und schwierig wird es, wenn ein Rentenbegehren besteht und der Betroffene merkt, dass »da was geht«. Deshalb sollte man diese Fragen initial wie zufällig einstreuen.

Mit der Bestimmung von HLA-DR-2 kann man eine Narkolepsie ausschließen. Der MSLT ist geeignet zur Diagnostik; leider ist er nicht sensitiv.

Diagnose nach den Honda-Kriterien
1. Anamnese mit narkoleptischer Tetrade plus zwei weitere Symptome
2. Sleep-onset-REM-Periode (SOREM): Schlafbeginn mit REM-Phase
3. HLA-DR-2 ist positiv
   - Ad 1.: ► Übersicht
   - Ad 2.: Im Schlaflabor oder dem MSLT sieht man, dass der Schlaf mit der REM-Phase beginnt (das so genannte SOREM [sehr geringe Sensitivität])
   - Ad 3.: Sensitivität des HLD-DR-2 > 99% bei niedriger Spezifität, da 10–30% der Bevölkerung diesen Genotyp haben

Therapeutische Allgemeinmaßnahmen Gewichtsreduktion, Meidung von Alkohol und Nikotin und versuchsweise eine zuckerfreie Diät. »Nickerchen« sollten in den Tagesablauf gezielt eingeplant werden. Bei Kataplexie sollte man die Auslöser, soweit möglich, vermeiden.

Trotz Therapie bleibt stets eine Restsymptomatik, sodass Wachheit und Schläfrigkeit im weiteren Verlauf geprüft werden – insbesondere, um die Gefährlichkeit bestimmter privater oder beruflicher Tätigkeiten einstufen zu können.

Medikamentöse Therapie Gute Erfolge werden durch REM-Schlaf-Unterdrückung erreicht, bei Patienten, bei denen die Kataplexie im Vordergrund steht. Venlafaxin wird von einigen favorisiert, ebenfalls gibt es Versuche mit GHB (Gamma hydroxybutyrat). Man verwendet Antidepressiva oder MAO-Hemmer einschleichend nach Wirkung.

Eine Vigilanzsteigerung mit Nootropika, L-Dopa, Imipramin und Amphetaminen tagsüber kann erfolgreich sein. Ein Therapieversuch ist bei oligosymptomatischer Narkolepsie indiziert – dies sind ca. 70%! Hier gibt es aber kardiovaskuläre Nebenwirkungen.

Modafinil ist wohl die beste Substanz. Sie senkt die Tagesschläfrigkeit, ohne den Nachtschlaf zu beeinflussen. Abhängigkeit oder Gewöhnung sind nicht zu befürchten. Einschleichende Dosierung zur Adaptation und Einschätzung der Nebenwirkungen. Selten werden 2 × 200 mg pro Tag erforderlich.

60.6.7 Weitere Differenzialdiagnosen

KHK Nächtliche Angina pectoris (Schmerz, Angst) führt zu Schlafstörungen. Durch SBAS kann eine

Tab. 60.7 Polysomnographie, standardisiertes Protokoll und Konsequenzen

EEG	Ableitung koronar an den Punkten C3 und C4 vs. Mastoid
	Erfassung der Schlafstadien (sog. Hypnogramm) nach Rechtschaffen und Kales. Nur die Atmungsstörungen während des Schlafes werden gewertet
	REM- und Tiefschlaf-Phasen sind bei SBAS vermindert bis kaum noch nachweisbar
EOG	Elektrookulogramm: Das Auge ist ein elektrischer Bipol. Diagonale Ableitung: oberhalb des rechten Auges, unterhalb des linken Auges. Die Augenbewegungen werden dadurch gegenläufig aufgezeichnet, und man kann sie hiermit von Artefakten unterscheiden.
	Heftige Augenbewegungen im Wachzustand oder REM-Schlaf Rollende Augenbewegungen beim Einschlafen Keine Bewegungen im Tiefschlaf
EMG	Kinn:
	Große Ausschläge im Wachzustand und beim Schnarchen Zunehmend geringere Ausschläge, je nach Schlaftiefe Oraktisch kein Ausschlag im REM-Schlaf
	Tibiavorderkante: Erkennung von Beinbewegungen im Rahmen von Arousals. Man erkennt auch periodische Beinbewegungen (PLM), die bewusst, aber auch unbewusst den Schlaf stören
Flow	Ein Sensor erfasst den oro-nasalen Atemfluss
	Kein oder minimaler Flow bei Apnoe <50% des »Ausgangs«-Flows bei Hypopnoe Kompensatorische Hyperventilation nach der Apnoe oder Hypopnoe
Atembewegungen	Gurte erfassen über Impedanzänderungen die Exkursionen von Thorax und Abdomen
	Keine Bewegung bei ZA Normale, meist verminderte Atemexkursionen bei OA Erst keine, dann zunehmende Exkursionen bei GA Gegenläufige Bewegungen bei OSBAS (Schaukelatmung oder paradoxe Atmung)
Ösophagussonde	Sie erfasst den Unterdruck bei der Inspiration
	Kein erhöhter Unterdruck bei ZA Erhöhter Unterdruck bei OSBAS (bis zu minus 100 cmH_2O)
	Diese Methode spielt keine praktische Rolle
EKG	Klassischerweise erwartet man eine Bradykardie bei Obstruktiver Apnoe (Valsalva) und eine Tachykardie im Rahmen der Aufwachreaktion (Stress wegen Hypoxie und Atemarbeit). Praktisch sieht man dies nicht immer
Sauerstoffsättigung	Das Pulsoxymeter erfasst die $SäO_2$-Abfälle bei Apnoe/Hypopnoe. Das Maximum des $SäO_2$-Abfalls und der Wiederanstieg sind erst einige Atemzüge nach dem Ende den respiratorischen Ereignissen zu sehen (wegen Anflutung, Kreislaufzeit)
Schnarchgeräusche	Ein Mikrophon wird am Kehlkopf angebracht: Es zeichnet die Schnarchgeräusche auf. Typisch sind heftige (explosionsartige) Schnarchgeräusche am Ende von Obstruktionen
Körperlage	Lagesensoren können beispielsweise zeigen, dass die Obstruktionen nur in bestimmten Schlafpositionen auftreten; in der Regel bevorzugt in Rückenlage

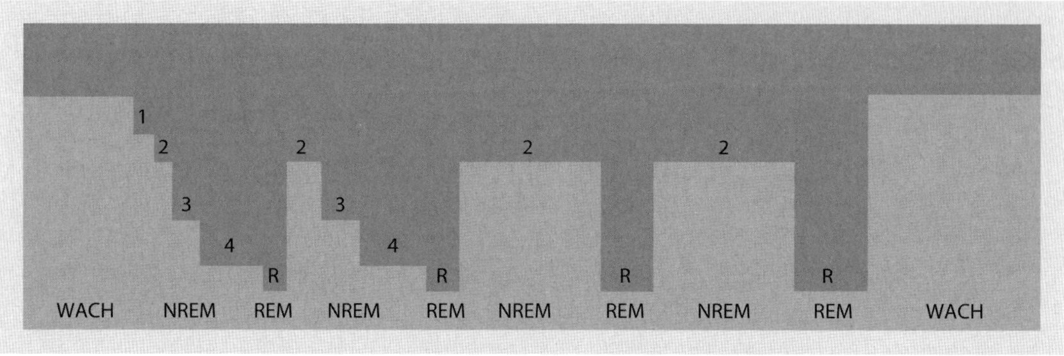

Abb. 60.7 Normale Schlafstadienverteilung bei gesundem Schlaf. Bei SBAS finden die Tiefschlafphasen NREM 3 und 4 sowie der REM-Schlaf kaum noch statt, und der Schlaf wird häufig von Wachphasen unterbrochen

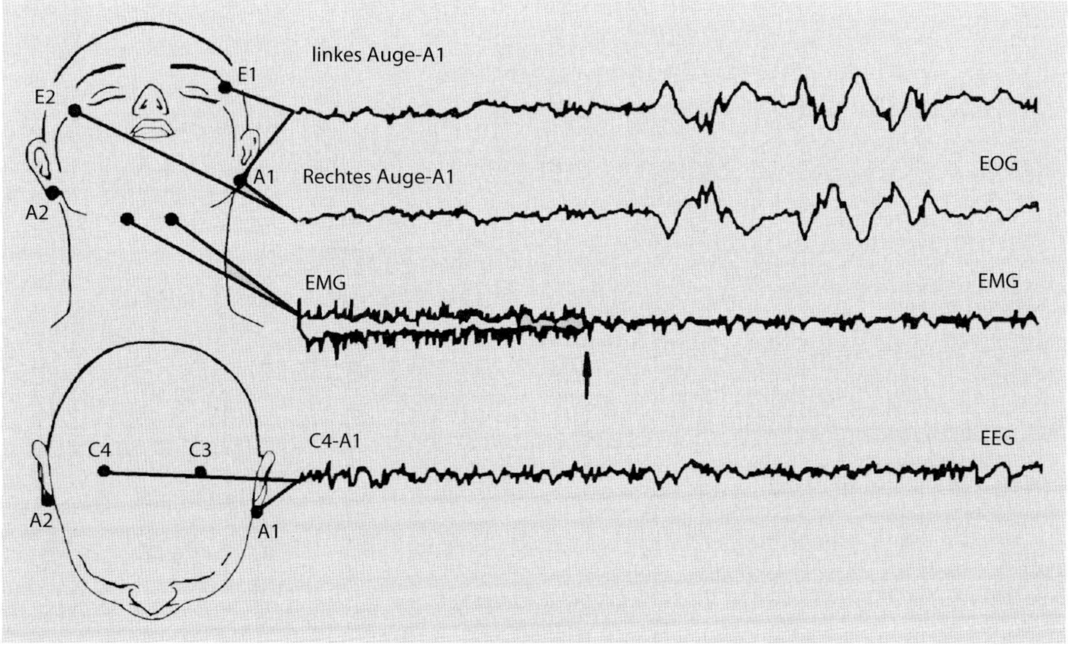

Abb. 60.8 Lokalisation der Kopfelektroden (Nach Dreßing u. Riemann 1994)

KHK exazerbieren, denn SBAS bewirken Bradykardie/Tachykardien, Arrhythmien, Hypoxien und erhöhte Katecholaminspiegel (Vasokonstriktion, Hypertonie, VES). KHK-Patienten werden aus diesem Grunde zunehmend in Schlaflaboratorien abgeklärt.

Herzinsuffizienz Die Folgen sind wie bei den SBAS: nächtliche Dyspnoe, Tagesmüdigkeit und Leistungsknick. Eine Cheyne-Stokes-Atmung (CSR) mit wechselnder Hyperpnoe/Apnoe ist häufig bei Herzinsuffizienz. Die Echokardiographie in Ruhe kann unauffällig sein!

Diagnostik und Therapie bei Patienten mit Herzinsuffizienz und der CSR mit nichtinvasiver nächtlicher Beatmung wirkt sich in vielerlei Hinsicht positiv aus. Ob es einen Nutzen im statistischen Mittel für alle Patienten gibt, ist zu bezweifeln. Sicher gibt es aber eine Gruppe, die subjektiv profitiert, und zwar jene mit Patienten, bei denen die Herzinsuffizienz verknüpft ist mit der Adipositas-Hypoventilation und instabilen Atemwegen.

Arterielle Hypotonie Niedriger Blutdruck und eine vagotone Kreislaufreaktion bei jungen Menschen und ehemaligen Sportlern führen zu Tagesmüdigkeit und Einschlafneigung.

Kaffee Sehr viel Kaffee bis in den Nachmittag stört den Nachtschlaf, vor allem die erholsamen Tief- und REM-Schlafphasen. Morgendliche Müdigkeit erfordert wieder zunehmend Kaffee – ein Teufelskreis. Zudem führt das alleinige Trinken von Kaffee zur Exsikkose mit den Folgen einer Hypotonie.

Niereninsuffizienz Die toxische Urämie und die metabolische Azidose beeinträchtigen das ZNS. Kopfschmerz, Übelkeit, Schlaflosigkeit und/oder ZA sind einige Folgen. Die Therapie besteht in der Dialyse. Sedativa sind zu vermeiden.

Peptische Ulzera Nachts steigt die Magensäuresekretion. Daraus folgt, dass Schmerz und Refluxbeschwerden zunehmen. Ebenfalls treten nächtlicher Husten und Mikroaspirationen bei sehr spätem Essen auf (was heute zunehmend Mode ist).

Diabetes mellitus Folgeerkrankungen sind u.a. KHK, Herzinsuffizienz, Polyneuropathie (PNP). Die periphere PNP kann zum Restless-legs-Syndrom führen.

Schilddrüse Hypothyreose ist eine wichtige Ursache der obstruktiven Apnoe, wegen Muskelschwäche, myxomatöser Einlagerungen und Schwellung der Pharynxwand. Die Hyperthyreose führt zur Schlaffragmentierung. Letztere bleibt bis ca. ein Jahr nach erfolgreicher Therapie bestehen.

Akromegalie Sie ist eine sehr seltene Ursache der Schlafapnoe.

Epilepsie Epilepsie, die Medikation und Schlafstörungen können einen Teufelskreis bilden: Antiepileptika führen zur vermehrten Müdigkeit am Tage; gibt der Patienten diesem Bedürfnis nach, so ist er nachts schlaflos; nächtliche Schlafstörungen begünstigen epileptische Anfälle; die Medikation wird erhöht!!

Morbus Parkinson Ein Mangel an dopaminerger Aktivität führt u.a. zu erhöhtem Muskeltonus (u.a. restless legs), Insomnie und Tagesmüdigkeit. Die L-Dopa-Substitution reicht oft nicht für die ganze Nacht. Deshalb sind Retardpräparate vor allem spätabends wichtig.

Kopfschmerz Er ist am Morgen ist ein Symptom der SBAS. Die Einnahme von Serotoninantagonisten bewirkt wiederum Schlafstörungen.

Demenz Es besteht häufig ein gestörter Tag/Nacht-Rhythmus mit Schlaflosigkeit nachts und Müdigkeit tagsüber. Die Zerebralsklerose begünstigt zudem SBAS.

Psychiatrische Erkrankungen Eine Beschreibung der Erkrankungen, die Folgen und die Nebenwirkungen der Medikationen würden den Rahmen des Kapitels sprengen. Ein Psychiater mit »somnologischer« Erfahrung sollte hinzugezogen werden.

Psychische Probleme Sie sollten im Rahmen der Anamnese erfasst und mit gesundem Menschenverstand gewertet werden: Beispielsweise können berufliche Probleme zu einem unruhigen und ineffizienten Schlaf führen, mit Tagesmüdigkeit etc.

60.7 Therapie der Schlafapnoe

Die Indikation zur Therapie leitet sich aus dem Apnoe-Index (AI) ab, da gibt es unterschiedliche Definitionen und Vorstellungen. Bei einem AI > 10/h oder einem AI > 5/h mit Symptomatik besteht die Indikation zur Therapie. Wählt man den Apnoe-/Hypopnoe-Index oder den RDI, wird man die Indikation zu einem Therapieversuch unter 10–20 Ereignissen pro Stunde von der Symptomatik abhängig machen. Diese Menschen profitieren nur teilweise von einer nCPAP-Therapie, da deren angegebene Beschwerden oft nicht durch die SBAS verursacht werden.

60.7.1 Therapie der OSBAS

Allgemeinmaßnahmen zur Therapie der OSBAS

- Gewichtsreduktion
- Sedativa und Alkohol vermeiden
- Spätes Abendessen vermeiden
- Schlafen mit erhöhtem Oberkörper
- Schlafen in Seitenlage
- Zahnprothesen nachts belassen

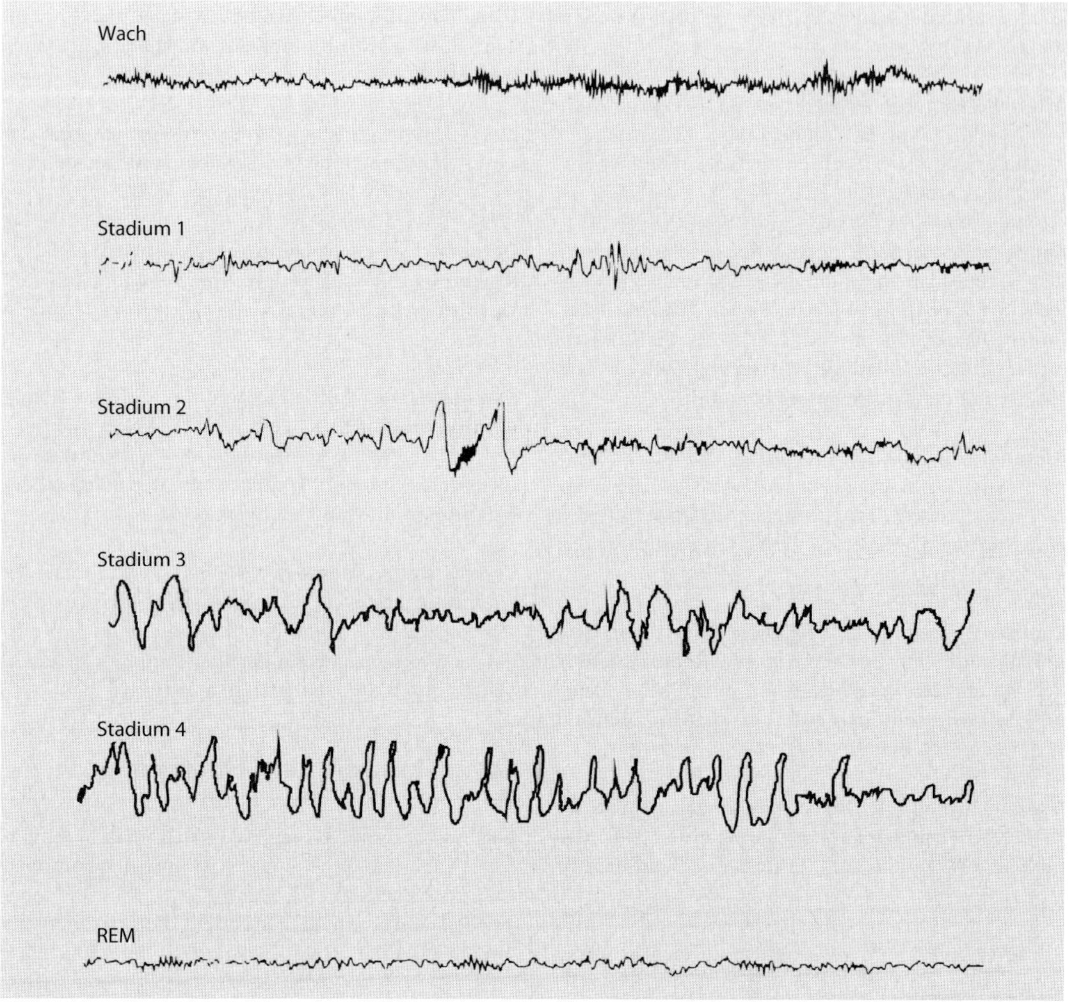

Abb. 60.9 EEG-Ableitungen in verschiedenen Schlafstadien (Nach Dreßing u. Riemann 1994)

- Freie Nasenatmung sichern
- Obstruktive Atemwegserkrankungen und Herzinsuffizienz behandeln lassen

Gewichtsreduktion Sie wird leider selten (oder nach einer Publikation der »Science« nie) erfolgreich durchgeführt. Durch sie könnte eine deutliche Besserung bis zur Heilung einer OSBAS erzielt werden (▶ Kap. 61). Diäten sind durchweg nahezu nutzlos. Wesentlich ist der Muskelaufbau unter fettreduzierter Kost, ansonsten wird nur Muskulatur abgebaut, es kommt zum Jo-jo-Effekt, und alles wird immer schlimmer.

Sedativa meiden Meist ist es der Alkohol, seltener Benzodiazepine. Alkohol wird völlig unterschätzt und bagatellisiert. In Deutschland werden pro Kopf und Jahr 130 Liter Bier getrunken. Wer trinkt das eigentlich? Und da sind Schnaps, Wein u.a. noch gar nicht dabei. Sie schwächen die Pharynxmuskulatur. Typisch ist die Aussage: »Immer wenn ich Bier trinke, schnarche ich und bin am anderen Tag erledigt.« Beispielsweise kann bei Verdacht auf SBAS und normaler Polysomnographie eine Provokation mit Alkohol erfolgen.

Lagerung Wenn man den Oberkörper nachts etwas erhöht, kann dies für einige OSBAS-Patienten schon die Lösung des Problems sein. Die Atempumpe wird entlastet, es kommt weniger Druck auf den Hals, und

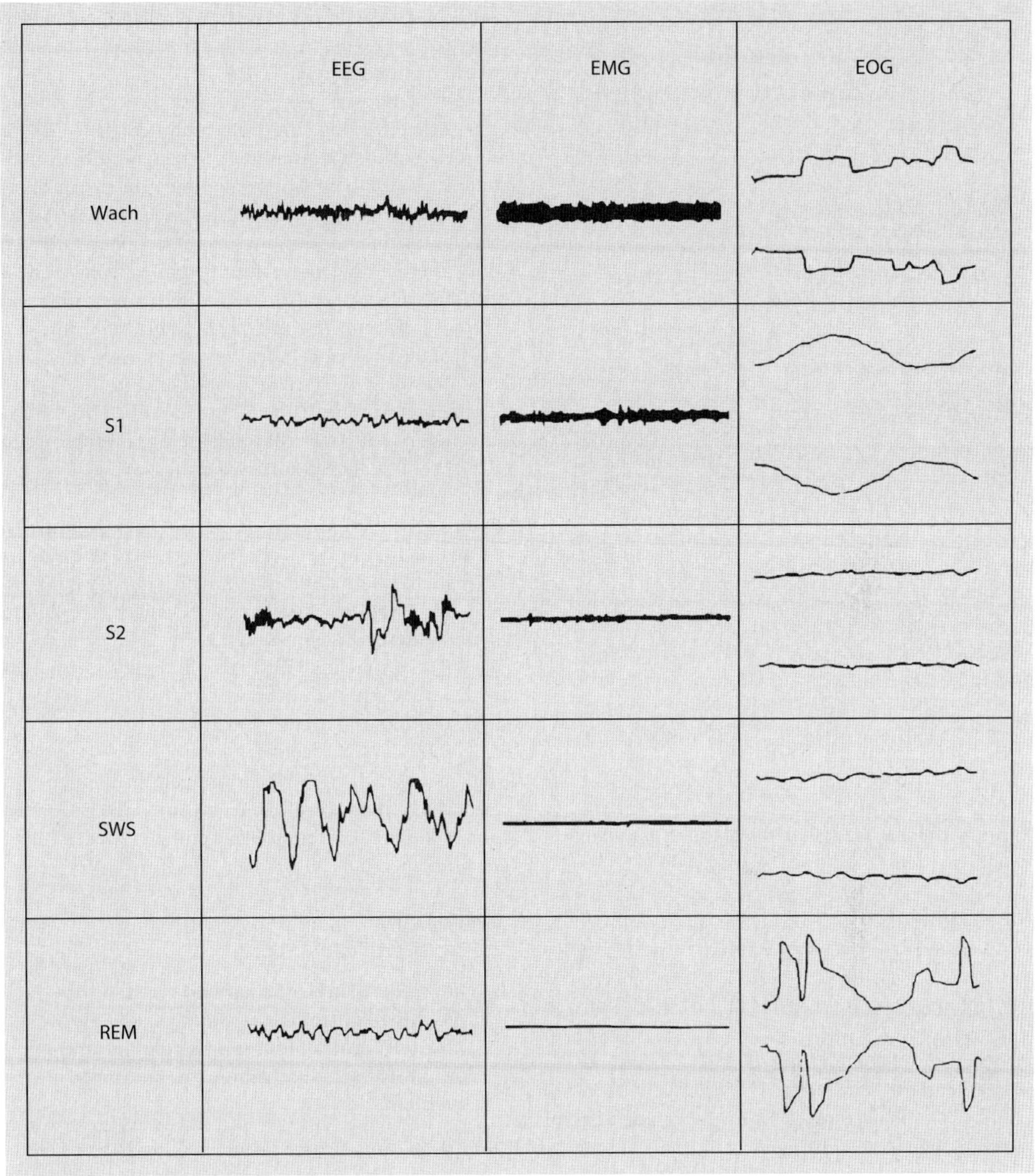

■ **Abb. 60.10** EEG, EMG (Muskelaktivität) und EOG (Augenbewegungen) in verschiedenen Schlafstadien (Nach Dreßing u. Riemann 1994)

die Nasen- und Pharynxschleimhäute schwellen weniger.

Die Meidung der Rückenlage, in der die Obstruktion bevorzugt auftritt, könnte sinnvoll sein. Praktisch ist dies nur zum Teil möglich. Der berühmte eingenähte Tennisball im Pyjama im Bereich der BWS wird nicht lange toleriert. Er führt selbst zu Schlafstörungen und verursacht muskuloskelettale Verspannungen durch krampfartiges Meiden bestimmter Positionen. Das Einnähen einer Schaumstoffrolle entlang der Wirbelsäule ist wahrscheinlich besser.

Tab. 60.8 EEG-Befunde in einzelnen Schlafstadien

Wach	Alpha-Wellen	8–12 Hz, Amplitude ca. 10–50 μV
S 1	»Auflockerung« der Stromkurve mit Alpha- und Theta-Aktivität	4–7 Hz, Amplitude ca. 10–50 μV
S 2	Schlafspindeln	0,5–1 s Dauer 12–16 Hz Amplitude ca. 5 μV
	Einzelne K-Komplexen	praktisch wie Delta-Wellen
		0,5–2 Hz Amplitude > 75 μV biphasischer Verlauf
S 3	Delta-Wellen	20–50% der Epoche (= 30 s)
S 4	Delta-Wellen	50% der Epoche
REM	Theta-Aktivität	
Cave: Überlagerung durch Herzstromkurven (EKG-R-Zacke)		

Zahnprothesen Sie sollten nachts auch getragen werden. Damit wird der Zungengrund stabilisiert.

Nasenatmung Eine behinderte Nasenatmung bewirkt einen Sog im Bereich des Rachens. Dies begünstigt einen Kollaps bei Inspiration. Nasennebenhöhlen und Allergien werden abgeklärt. Ein HNO-Konsil ist indiziert.

Bei Schwellneigung der Nasenschleimhäute unklarer Genese ist die Gabe abschwellender Nasentropfen über 1–2 Tage sinnvoll. Dann kann eine Therapie mit topischen Steroiden folgen. Kurzfristig können bei polypoiden Schwellungen zuvor orale Steroide eingesetzt werden.

nCPAP Die Beatmungstherapie erfolgt über eine Maske. In der Regel ist dies eine Nasenmaske. Gewöhnlich ist die nCPAP-Therapie erfolgreich (Tab. 60.11). Ein kleines Gerät liefert über einen Schlauch und eine Nasenmaske einen kontinuierlichen positiven Druck. Diese »Luftsäule« »schient« den Rachen und bewahrt ihn vor einem Kollaps. Der individuell erforderliche Druck kann nur 5–8 cmH_2O oder – bei sehr Adipösen – bis zu 18 cmH_2O betragen. Er bläht die Alveolen normalerweise nicht, weil diese niedrigen Drücke bis dahin nicht kommen.

Bei Adipösen mit hohen Drücken, gewichtsbedingter Restriktion und tracheobronchialem Kollaps werden kollabierte Atemwege anhaltend offen gehalten. Auch weil beim Sog kein großer Unterdruck entsteht, die Luft ist »gleich da«. Dies erleichtert die Atemarbeit wesentlich. Allerdings kann bei hohen Drücken und Überblähung eine zentrale Apnoe entstehen. Der optimale Druck wird im Schlaflabor unter Überwachung ermittelt. Er sollte hoch genug sein, um den obstruktiven Apnoe-Index zu normalisieren (<5/h). Er sollte nicht zu hoch sein, sodass zentrale Apnoen vermieden werden. Zudem können hohe Drücke unangenehm sein (u.a. Magendehnung, Druck in den Kieferhöhlen, Anpressdruck der Maske).

Auto-CPAP Ein Gerät, das selbst den optimalen Druck sucht. Flowgesteuerte Geräte werden mitunter schlecht toleriert, da diese ganz natürliche Schwankungen der Atemtiefe kompensieren wollen; sie liefern keine besseren Ergebnisse (eher sogar schlechtere) als das konventionelle nCPAP. Es gibt neuere schnarchgesteuerte Geräte, die auf das Schnarchen hin langsam und kontinuierlich das Druckniveau steigern. Auch Analysen der Druckanstiegs- und Abfallsgeschwindigkeiten scheinen Vorteile bringen zu können, zumindest kann man mit solchen Auto-CPAP-Geräten und einer 95%-Perzentile den optimalen Druck für zu Hause eruieren.

BIPAP Es gibt wichtige Differenzierungen in Bezug auf den Begriff »BIPAP«.

! Cave: BIPAP in der Schlafmedizin steht für die druckkontrollierte Atmung mit PEEP. Die flowgetriggerte Steuerung erfolgt in- und exspiratorisch durch einen Pneumotachographen.

BIPAP in der Intensivmedizin hingegen bedeutet CPAP oder PEEP auf zwei verschiedenen Druckniveaus, mit eingestellten Wechseln, z. B. 3-mal pro Minute, meist zur Respiratorentwöhnung. Der Patient kann über diese unterschiedlichen CPAP-Niveaus (z. B. 7 und 14 cmH_2o im Wechsel) ganz frei atmen. Der Niveauwechsel bewirkt eine geringe zusätzliche Belüftung und Gasaustausch – also so etwas wie ein »Doppel-CPAP«.

Gerade **perioperativ und bei geriatrischen Patienten** gewinnen die schlafbezogenen Atmungsstörungen zunehmend Beachtung. Im Vorfeld sollte die-

Tab. 60.9 Diagnostik (Staging) der Schlafstadien

Stadium	EEG	EMG	EOG
Wach	Alpha-Wellen	Bewegt	Auge geschlossen: ruhig Auge offen: Bewegung
S 1	Alpha-Wellen Theta-Aktivität	Ruhiger	Das geschlossene Auge »rollt«
S 2	Spindeln K-Komplexe	Ruhiger	Ruhig
S3	Delta-Wellen 20–50% der Epoche	Ruhig	Ruhig
S 4	Delta-Wellen ≥50% der Epoche	Ruhig	Ruhig
REM	Am Beginn Sägezahnwellen Theta- und Alpha-Aktivität	Erschlafft	Schnelle Augenbewegungen

ses Risiko bedacht werden, um peri- und postoperativ die Weichen richtig stellen zu können.

Indikationen für den »schlafmedizinischen« BIPAP

- nCPAP führt nicht zur Beseitigung der Schlafapnoe (Symptomatik, $SäO_2$, Apnoe-Index)
- Hohe nCPAP-Drücke sind nicht tolerabel (subjektiv, zentrale Apnoe)
- nCPAP bleibt bei 20–50% der zentralen Apnoen ohne Erfolg
- Zusätzlich tracheobronchialer Kollaps und Adipositas
- Kardialer Rückstau durch zu hohe CPAP-Drücke

60.7.2 Therapie der ZSBAS

nCPAP und zentrale Apnoe Die Therapie mit nCPAP bei obstruktiven SBAS ist logisch. Überraschend ist, dass diese Beatmungsform auch bei gemischter und gar zentraler Apnoe erfolgreich ist. Ein Grund für den Nutzen ist die reflektorische Lähmung des Atemzentrums durch Kollaps der oberen Atemwege. Mit Schienung der Atemwege fällt diese Hemmung weg. Dies gilt für aber für weniger als 50% der Patienten mit ZA.

Der andere Grund ist die Grobregulation der Atmung bei Patienten mit zentraler Apnoe. Normalerweise wird der Gesunde bei Hyperkapnie nur etwas weniger atmen – und bei Hypokapnie etwas mehr. Die zentrale Apnoe ist auch Folge einer zentralen Grobregulation der Atmung. Bei Hypoxie und Anstieg des CO_2-Partiadruckes wird nicht sofort, dafür dann sehr heftig gegenreguliert. Die Folge ist eine Hypokapnie, die mit einer Apnoe beantwortet wird. Es ist also eine träge, dann aber überschießende Gegenregulation.

Dieser Teufelskreis aus Apnoe-O_2-Abfall-CO_2-Anstieg, Hyperpnoe-CO_2-Abfall-ZA kann an beliebiger Stelle durchbrochen werden. Eine O_2-Nasensonde ist bei 50% erfolgreich, da sie die überschießende Stimulation durch die Hypoxie verhindert. nCPAP hält durch Erhöhung des Luftvolumens in den Lungen ebenfalls O_2 und CO_2 in einem physiologischeren Bereich. Die Gasveränderungen auf die Apnoe fallen geringer aus, die Atemregulation wird »feinsinniger«, das Wechselspiel Apnoe-Hyperpnoe wird bei mehr als 50% der betroffenen Patienten durchbrochen (Tab. 60.12).

Aber: Sauerstoff und CPAP müssen nachweislich den Apnoe-Hypopnoe-Index reduzieren, anonsten muss eine andere Modalität gewählt werden. BiPAP (flowgesteuerte Druckunterstützung) ist meist erforderlich – dies insbesondere, um zu langen Apnoephasen sicher entgegenzuwirken.

Beste Ergebnisse werden wohl derzeit mit der adaptiven Servoventilation erreicht. Letzterer kann auch als Auto-BiPAP verstanden werden. Sinnvoll ist dies, weil starre Vorgaben unphysiologisch sind. Das Gerät variiert zyklisch nach verschiedenen Parametern die Druckunterstützung. Dadurch werden sehr gute

Tab. 60.10 Auswahl wichtiger Begriffsdefinitionen

deutsch	Englisch	Erläuterung
Bettzeit	TIB: time in bed	Die gesamte im Bett verbrachte Zeit
Totale Schlafzeit	TST: total sleep time	Die effektive Schlafzeit, also Bettzeit minus alle Wachzeiten
Schlafperiode	SP: sleep period	Die Zeit vom Einschlafen bis zum Aufwachen, ohne Berücksichtigung der Schlafunterbrechungen
Schlafeffizienz	TST/TIB	Quotient aus totaler Schlafzeit und Bettzeit
Schlaflatenz	SL: sleep latency	Einschlafzeit; Zeit von »Licht aus« bis zum Beginn S 2
REM-Index	REM/TST	Quotient aus REM-Zeit und totaler Schlafzeit in%: – Norm = 20% – SBAS < <20% – Alter <20% – REM-Rebound > >20%
Tiefschlaf	SWS: slow wave sleep	Schlafphasen S 3 und S 4 Vermindert bei >50 Lj. (Deshalb bewerten ältere Menschen den Schlaf als zunehmend weniger erholsam.) Vermindert bis Null bei SBAS

Ergebnisse erzielt, und die kardiale Entlastung ist optimal. Die Patienten akzeptieren diese Therapieform am besten, optimiert werden damit die Parameter (Arousal, Schlaf, Herzfrequenzvaruabilität, Sympathikotonus usw.), und man erzielt damit auch die besten Ergebnisse.

Schrittweises Vorgehen ist gefordert. Vor allem bei den vielen Patienten mit Herzinsuffizienz sind erst eine optimale Therapie und die Berücksichtigung der Komorbiditäten, wie COPD u.a., wichtig. Initial: O_2--Gabe, dann CPAP und eventuell die Kombination. BiPAP ist als nächster Schritt häufig nötig. Damit verbessert man die Parameter, subjektiv entsteht jedoch meist keine Verbesserung und Akzeptanz, sodass man doch bald, bei gegebener Indikation, ASV versuchen wird. Wahrscheinlich werden mit diesen Methoden, insbesondere ASV, Lebensqualität und Prognose verbessert, wobei dies derzeit nicht gesichert ist.

60.8 Probleme mit der Maskenbeatmung

Druckstellen an der Nase oder Konjunktivitis bei undichter Maske Sie werden durch moderne Gelmasken vermieden. Individuelle Anpassungen sind mit Einführung der Gelmasken und der Weiterentwicklung der Formen und Halterungen eigentlich kaum noch nötig. Diese haben aber große Vorteile: Bei höherer Festigkeit liegen sie besser und großflächiger auf, also entsteht weniger Druck auf der Haut. Zudem sind sie so angepasst, sodass um die Nase kaum Totraum bleibt; auch das erlaubt es, den Anpressdruck (Maske und Gurt) zu reduzieren.

Meiden zu festen Druckes an der Nasenwurzel erfolgt mit einem Abstandhalter an der Stirn. Defekte Masken werden ausgetauscht. Eine Wunde an der Nasenwurzel kann abheilen, wenn man nachts ein Pflaster aufklebt und dies mit Vaseline beschmiert, damit kein Luftleck entsteht.

Verschiedene Masken sind nützlich, damit nicht immer dieselben Stellen belastet werden. Insbesondere sollte auch eine Reservemaske vorhanden sein.

Das **Kondenswasser** ist recht unangenehm bei Befeuchtung und im Winter. Die Indikation zur Befeuchtung ist kritisch zu prüfen; mit einer Bepanthen-Nasensalbe und ausreichendem Trinken (kein Wasser und nachts auch mal 'nen Schluck, z. B. Milch) ist diese vielleicht gar nicht notwendig. Ansonsten haben sich Isolationen um den langen Schlauch sehr bewährt, da sind den Handarbeitern keine Grenzen gesetzt, z. B. ein Strickschlauch um den Plastikschlauch, darüber/außen zusätzlich was Dünnes und Festeres o.Ä.

Allergie auf Masken Ein Wechsel des Herstellers oder ein »Flap«. Dies ist eine dünne Plastikfolie. Diese wird vom Hersteller auf Wunsch geliefert, passend zu jeder Maske.

Tab. 60.11 Spezifische Therapie der obstruktiven SBAS (OSBAS)

nCPAP	Therapie der Wahl für OSBAS; ein kontinuierlicher positiver Atemwegsdruck, in der Regel über Nasenmaske appliziert, »schient« die oberen Atemwege nCPAP ist auch bei 50% der ZSBAS erfolgreich Kann auch bei schweren tracheobronchialem Kollaps eingesetzt werden
Tracheostoma	Ultima ratio. Heute nicht mehr erforderlich Eine psychologische Begleitung ist indiziert
Nur in Einzelfällen werden folgende Methoden eingesetzt:	
Prothese	Synonyme sind Zahnaufbissschiene oder Schnarchschiene
	Die Esmarch-Prothese stützt den Kiefer, ähnlich dem Esmarch-Handgriff. Angefertigt wird sie von Zahnärzten. Sie nützt nur 50% der Patienten, der Erfolg ist nur partiell, und nur 30% der Patienten tolerieren die Prothese länger als zwei Jahre
Kieferumstellung	Sie spielt vor allem bei Kleinkindern mit kraniofazialen Anomalien eine Rolle. In ausgewählten Fällen können bei einem Erwachsenen kieferorthopädische Eingriffe sinnvoll sein. Nur wenige Zentren haben ausreichende Erfahrung und können die Indikation sicherstellen. Als Komplikation sind Nervenläsionen und Muskelfunktionsstörungen zu nennen, die bei Kindern im Laufe des Wachstums noch ausgeglichen werden können
UPPP	Uvulo-pharyngo-palatinale Plastik. Diese Operation hat in 50% der Fälle Langzeiterfolge. Allerdings weiß man vorher nicht, bei wem. Das heißt: 50% der Patienten wurden umsonst operiert (großer Eingriff, Komplikationen). Zudem erreicht eine erfolgreiche UPPP meist nur eine partielle Besserung der Obstruktion. Aber: Es gibt zu diesem Thema immer wieder neue Variationen, die untersucht werden
Theophyllin	Es spielt heute keine Rolle mehr, denn es ist nutzlos

Trockene Nasenschleimhäute Sie werden durch Fettsalbenapplikation oder Nasenöl behandelt. Die Zwischenschaltung eines beheizbaren Verneblers kann notwendig werden. Im Winter, bei niedriger Raumtemperatur, entsteht jedoch sehr viel Kondenswasser. Da ist so ein Neoprem- oder Strickschlauch gut.

Rhinorrhoe Sie wird mit Instillation von Ipratropium-Lösung behandelt (Atrovent-Lösung 1:1 mit NaCl verdünnt, gegebenenfalls dünner). Eine Rhinorrhoe kann versuchsweise mit einem Befeuchter oder mit lokalem Budesonid erfolgreich behandelt werden.

Mundleck Der nasale Druck wird über den Mund abgelassen. Hier hilft eine so genannte Kinnschleuder praktisch nie. Das nächtliche Weitertragen von Zahnprothesen stabilisiert den Rachen. Es kann auch sein, dass der Druck zu niedrig ist und deshalb der Mund auffällt oder unbewusst nachts aufgemacht wird. Deshalb ist ein Therapieversuch mit höheren Drücken angesagt, polysomnographisch adaptiert. Letztlich wird oft eine Mund-Nasen-Maske erforderlich. Diese ist jedoch sehr unkomfortabel.

Zahnfleisch Wenn die Maske auf den Oberkiefer drückt, so kann das vor allem Probleme geben, wenn der Patient Zahnprothesen trägt oder eine Paradontose vorliegt. Die ideale Maske, die mit niedrigem Anpressdruck sitzt, muss gesucht werden. Diese sollte möglichst eng um die Nase liegen, um den Übergang Zahn-Zahnfleisch nicht zu berühren. Eventuell wird eine Mund-Nasen-Maske erforderlich.

Abdomen und Thorax Bauchbeschwerden, Blähungen und Erbrechen sind die Folge einer Magenüberblähung. Dies geschieht, wenn der Ösophagusverschlussdruck von 15 cmH_2O überschritten wird. Thoraxschmerzen sind in der Phase der Gewöhnung an die Aufdehnung des Thorax häufig.

Mangelnde Compliance Sie ist meist eine Folge von Problemen, die nicht erkannt oder nicht ausgedrückt werden können. Beispielsweise hat man bei zu niedrigen nCPAP-Drücken das Gefühl, dass zu wenig Luft aus der Maske kommt. Menschen mit einer leichtgradigen SBAS werten die Einschränkung der Lebensqualität durch die nCPAP-Therapie oft höher als den Nutzen.

Tab. 60.12 n-CPAP und zentrale Apnoe

Definitionsproblem	Viele ZA sind tatsächlich OA (reflektorisch bei Pharynxkollaps oder Grobregulation)
Wirkung von nCPAP	Die Atemarbeit sinkt: Vordehnung, Rekruitierung von Alveolen. Der CO_2-Wert steigt bei Überdehnung: verminderter Atemantrieb. Die O_2-Sättigung wird stabiler: feinsinnigere Blutgasregulation
Probleme	Atemstillstand (Bainbridge-Reflex bei Thoraxdehnung), d. f.: polysomnographische stationäre Einstellung
Lösung	Kein Erfolg, d. f.: BiPAP (er bewirkt tendenziell eine Hyperventilation) Kein Erfolg, d. f.: adaptive Servoventilation

Gerätegeräusche Die Geräte werden bei Drücken über 10 cmH_2O laut. Durch einen einschleichenden Druckanstieg über 20–30 Minuten bestehen weniger Störungen beim Einschlafen. Das Gerät kann im Nebenraum stehen, der Atemschlauch wird verdoppelt und durch ein Loch in der Wand gelegt. Es gibt neue Geräte, die leiser sind als andere. Laut sind die Ausatemventile. Einige Ventile sind sehr leise (z. B. Silentflow von Weinmann).

REM-Rebound Mit der erfolgreichen Therapie einer schweren SBAS werden die REM-Phasen nachgeholt. Es besteht die äußerst geringe Gefahr kritischer Hypopnoen wegen vermindertem Atemantrieb und vermindertem Muskeltonus im REM-Schlaf.

60.9 Fragebogen für Schlafapnoe-Patienten

Ein Fragebogen hilft, die wesentlichen Fragen zu strukturieren. Etwa 95% der Anamnesen in einem pneumologischen Schlaflabor lassen sich mit nachfolgendem Fragebogen erfassen. Natürlich muss man Details oder etwaige nichtangesprochene Probleme besprechen. Trotzdem ist der Fragebogen eine Hilfe. Der Patient hat seine Gedanken schon einmal geordnet, dem Arzt bleibt eine ermüdende Redundanz erspart. Meist sind die Angaben des Patienten zum Fragebogen so richtungsweisend, dass man auf dieser Grundlage gezielt nachfragen kann.

Hierzu gibt es mittlerweile viele Vorschläge und Varianten, die man übernehmen kann. Beispielsweise werden folgende Parameter bedacht (Tab. 60.13):

Tagesmüdigkeit/Einschlafneigung/Vigilanztests Die Frage nach Einschlafneigung und Tagesmüdigkeit ist immer wieder schwierig und stark vom subjektiven Erleben des Betroffenen gefärbt. Beispielsweise meint ein depressiver Mensch, dass er ständig müde sei; ein karrierebewusster Typ empfindet dies nicht so, obwohl er bei Besprechungen möglicherweise einschläft.

Vigilanztests helfen, diese Fragen zu objektivieren. Bewährt haben sich der MSLT (multiple sleep latency test). Leider hat der MSLT einen sehr großen Graubereich. Deshalb muss der MSLT ergänzt werden.

Das Wiener Testsystem und sehr viele andere, etwa der Determinationstest der Firma Schuhfried aus Wien, erfassen die Vigilanz mit computergestützten Übungen. Das bekannte Freiburger Persönlichkeitsinventar und der Becksche Depressionstest halten derzeit Einzug in das Untersuchungsarmentatorium der Schlafmedizin.

Straßenverkehr, Vigilanz und Rechtssprechung Was sagt die Rechtssprechung in einem Schadensfall, der im Wesentlichen durch eine OSAS verursacht wurde?

Tab. 60.13 Fragebogen für Schlafapnoe-Patienten

Ärzte		
Hausarzt:		
Einweisender Arzt:		
Lungenarzt:		
Voruntersuchung beim Lungenarzt	ja ☐	nein ☐
Fremdbeobachtungen (z. B. durch den Lebensgefährten)		
Nächtliches Schnarchen?	ja ☐	nein ☐
Nächtliche Atemaussetzer?	ja ☐	nein ☐
Beschwerden		
Tagsüber müde?	ja ☐	nein ☐
Einschlafen oder Einschlafneigung? Z. B.: bei monotonen Tätigkeiten wie fernsehen oder Auto fahren?	ja ☐	nein ☐
Ein- oder Durchschlafstörungen?	ja ☐	nein ☐
Konzentrationsschwäche?	ja ☐	nein ☐
Lernschwäche?	ja ☐	nein ☐
Nachts nassgeschwitzt?	ja ☐	nein ☐
Bett wird nachts zerwühlt?	ja ☐	nein ☐
Morgens abgeschlagen?	ja ☐	nein ☐
Mit Kopfschmerzen?	ja ☐	nein ☐
Nach unerholsamem Schlaf wie gerädert?	ja ☐	nein ☐
Aufwachen mit trockenem Mund?	ja ☐	nein ☐
Gelegentliches Aufwachen mit Atemnot?	ja ☐	nein ☐
Nasenatmung behindert?	ja ☐	nein ☐
Oder vor allem nachts behindert?	ja ☐	nein ☐
Nachts Kribbeln in den Unterschenkeln?	ja ☐	nein ☐
Vor allem unter der Bettdecke?	ja ☐	nein ☐
Mit nicht unterdrückbarem Bewegungsdrang?	ja ☐	nein ☐
Mit Linderung durch Gehen?	ja ☐	nein ☐
Unwiderstehlicher Schlafdrang		
Einschlafattacke in monotonen Situationen ist erholsam? (also nach 10–20 min wieder »fit«?)	ja ☐	nein ☐
Plötzliche Muskelerschlaffung vor Einschlafen? (z. B. die Beine sacken weg?)	ja ☐	nein ☐
Bewegungsunfähig nach dem Aufwachen für einige Sekunden? Mit Trugwahrnehmungen?	ja ☐	nein ☐
Trugwahrnehmungen beim Einschlafen?	ja ☐	nein ☐

60

Tab. 60.13 Fortsetzung

Angehörige beobachten bei ihnen unbewusste, unsinnige Handlungen?	ja ☐	nein ☐
Nachts häufiges Aufwachen?	ja ☐	nein ☐
Weitere wichtige Angaben		
Hoher Blutdruck bekannt?	ja ☐	nein ☐
Chronischer Husten?	ja ☐	nein ☐
Chronische Atemnot?	ja ☐	nein ☐
Wie oft nächtliches Wasserlassen?		
Allergien bekannt?	ja ☐	nein ☐
Behandlung durch HNO-Arzt?	ja ☐	nein ☐
Alkoholmenge pro Tag? Etwa:		
Rauchen? Menge pro Tag? Seit wie viel Jahren? Etwa:		
Medikamente?	ja ☐	nein ☐
Wenn ja, welche? wie oft am Tag?		
Wesentliche Vorerkrankungen und Operationen?	ja ☐	nein ☐
Wenn ja, welche? (also nicht Schnupfen oder Masern, sondern z. B.: Operationen, Zucker, Schlaganfall, Herzschwäche, chronische Bronchitis, neurologische Erkrankungen, Tumore etc.)		
Bei bekannter Schlafapnoe und nCPAP-Behandlung		
Symptome durch nCPAP gelindert?	ja ☐	nein ☐
Symptome durch nCPAP weg?	ja ☐	nein ☐
Maske sitzt gut?	ja ☐	nein ☐
Gerät täglich in Betrieb über die ganze Nacht?	ja ☐	nein ☐
Sonstige Probleme? (trockener Rachen, Druckstellen etc.)	ja ☐	nein ☐

Hier gibt es zwischenzeitlich etliche Aspekte zu beachten (zusammengefasst von Fromm et al. 2009).

Aktuelle, weiterführende Literatur

Buettner A et al. (2008) Ein Fragebogen zur Erfassung der funktionellen Auswirkungen der Tagesschläfrigkeit auf die Lebensqulität beim obstruktiven Schlafapnoe-Syndrom. Pneumologie 62:548–552

Chauduri KR (2003) Restless legs syndrome. N Engl J Med 349:815

Dette F et al. (2009) Perioperatives Management bei Patienten mit schlafbezogenen Atmungsstörungen. Pneumologie 63:282–287

Dreßing H, Riemann D (Hrsg) (1994) Diagnostik und Therapie von Schlafstörungen. Elsevier, München

Duchna HW (2006) Schlafbezogene Atmungsstörungen – Neuauflage der internationalen Klassifikation. Pneumologie 60:568–575

Duchna HW, Schultze-Werninghaus G (2009) Cheyne-Stokes-Atmung und kardiovaskuläres Risiko. Pneumologie 63:399–403

Fromm IE et al. (2009) Die Neuerungen der Fahrerlaubnisverordnung (FeV) zur Bekämpfung der Gefährdung des Straßenverkehrs durch Schlafapnoe und sonstige chronische Schlafstörungen. Pneumologie 62:387–391

Gerloff C et al. (2008) Narkolepsie – Leitlinien für Diagnostik und Therapie in der Neurologie. Thieme, Stuttgart

Gibson GJ (1998) Public health aspects of obstructive sleep apnoea. Thorax 53:408

Hennig WA et al. (2004) An update on the dopaminergic treatment of restless legs syndrome and periodic limb movement disorder. Sleep 27:560–583

Hommura F et al. (1997) Continuos vs. bilevel positive airway pressure in a patient with idiopathic central sleep apnea. Am J Respir Care Med 155:1482

Magnussen H et al. (2008) Was ist gesichert in der Therapie? Moderne Therapie der Schlafapnoe. Der Internist 12(49):1446–1451

Morgenthaler TI et al. (2006) Complex sleep apnea syndrome: is it a unique clinical syndrome. Sleep 2:1203–1209

Philipps B et al. (2005) Management of obstructive sleep apnea syndrome, an overview. In: Dreßing H, Riemann D (eds) Principles and practice of sleep medicine. Saunders, New York

Rühle KH et al. (2009) Regulationsverhalten von Auto-CPAP-Geräten. Pneumologie 63:390–398

Schäfer T et al. (2009) Zentrale Schlafapnoe. Pneumologie 63:144–162

Schulz R et al. (2008) Obstruktive Schlaf-Apnoe und metabolisches Syndrom. Pneumologie 62:88–92

Zeman A et al. (2004) Narcolepsy and excessive daytime sleepiness. BMJ 329:724

Adipositasinduzierte Hypoventilation

eMedicine

Catletto ME, Hertz G (2008) Obesity-hypoventilation syndrome and pulmonary consequences of obesity. eMedicine 11

61.1 Einleitung

Die **adipositasinduzierte Hypoventilation** macht sich zuerst in der Blutgasanalyse bemerkbar. Die unteren individuellen Grenzwerte werden nicht mehr erreicht. Es kommt zur respiratorischen Partialinsuffizienz. Oft, aber nicht zwingend, kommt es nachts zur Hyperkapnie und zu ausgeprägten Sauerstoffentsättigungen. In fortgeschrittenen Fällen kann die Atempumpe die vermehrte Atemarbeit auch tagsüber nicht mehr aufbringen, und es kommt zur anhaltenden Hyperkapnie.

Die ausschließlich nächtliche Hyperkapnie erkennt man in morgendlichen Blutgasanalysen am hohen Bikarbonatspiegel, denn die metabolische Kompensation besteht noch über einige Stunden fort. Bei Belastung kommt es initial oft noch zum Anstieg des Sauerstoffpartialdruckes (= Verteilungsstörung).

Durch die Kompression des Thorax und der Lunge kommt es zur Restriktion. Eine hohe Atemarbeit muss geleistet werden (typischerweise starkes Schwitzen bei Belastung). Die kleinen Atemwege und die Azini werden komprimiert, und das funktionelle Residualvolumen ist vermindert. Irgendwann kommt es auch zum tracheobronchialen Kollaps.

Durch das Shuntvolumen (komprimierte und kollabierte Azini) sinkt der Sauerstoffpartialdruck zudem. Man müsste besser von einer adipositasinduzierten Restriktion mit Mikroatelaktasen sprechen. Die ausgeprägteste Form der adipositasinduzierten Hypoventilation mit obstruktivem Schlafapnoe-Syndrom ist das Pickwick-Syndrom (▶ Abschn. 60.4).

61.2 Therapie

Die Therapie der adipositasinduzierten Hypoventilation mit nächtlichen Exazerbationen besteht in der Gewichtsreduktion und der nCPAP-Therapie. Bei Erschöpfung der Atempumpe (Hyperkapnie) wird nBiPAP eingesetzt. Es dauert oft einige Tage, bis sich die Atempumpe erholt und das vermehrte Kohlendioxid abgeraucht wird.

Das Problem ist nicht die Maskenbeatmung – das Problem ist die Gewichtsreduktion. Ausschlaggebend für mich, mich mit dem Thema Gewichtsreduktion zu befassen, war eine Diabetes-Fortbildung, die sechs Wochenenden dauerte. Es wurde über alle diabetologischen Themen sehr engagiert vorgetragen und diskutiert. Studien und Forschungen, Insuline und Tabletten, Broteinheiten und Kohlehydrateinheiten waren Gegenstand einer lebhaften Veranstaltung.

Dann kam das Thema »Gewichtsreduktion«. Man verspürte einen Stimmungsumschwung. Jeder wusste etwas zu beklagen, es sei ja so sinnlos. Man versuche es doch immer wieder, man beschwöre die Patienten, es nütze alles nichts. Man verspürte Resignation. Viele Zuhörer haben den Saal verlassen – sie wollten sich das nicht mehr anhören. Ehrlich gesagt: Damals dachte ich ähnlich. Erst kürzlich erschien in der Zeitschrift »Science« ein ganz großer Artikel, der besagte, dass man dieses Thema komplett streichen solle, jedes Wort sei Ressourcenverschwendung, niemand nehme erfolgreich ab, ganz im Gegenteil. Jede Methode sei letztlich ohne Erfolg – und das sei mit sehr vielen Beobachtungen und Studien wissenschaftlich fundiert hinterlegt.

Interessant war, was die Ärzte der Diabetes-Schwerpunktpraxen berichteten. Sie gaben durchweg Erfolge an. Übergewichtige Diabetiker, die in ihre Praxen kämen, würden abnehmen, fast alle. Auch wohlbeleibte Diabetiker unter Insulintherapie. Das klang unglaublich, aber sie hatten keinen Grund zu lügen. Ihre Praxen waren in München, in Frankfurt, Hamburg usw. Und: Sie waren sich alle einig.

Ich befragte neugierig eine Ernährungsberaterin aus einer dieser Praxen. Im Laufe eines sehr langen Gesprächs bekam ich das Fundament einer Ernährungsweise geschildert, die sozusagen nebenbei zur Gewichtsreduktion führt. Dieses Konzept ist heute anerkannter Standard, allerdings noch nicht allgemein bekannt. Es ist simpel und kostet nichts, sodass es immer wieder in Frauenzeitschriften diskreditiert wird.

Es lohnt sich für Übergewichtige, sich eine derartige Ernährungsweise anzueignen, denn Übergewicht birgt, neben den OSBAS und der adipositasinduzierten Hypoventilation, eine Reihe weiterer Risiken (◘ Tab. 61.1).

Bekannt, aber wenig beachtet ist, dass dicke Menschen bei Belastung und nachts kaum noch ausreichend Luft bekommen. Das liegt daran, dass die Lunge und die Atemwege zusammengedrückt werden und die schweren Fettpolster verdrängt werden müssen. Fett auf dem Hals und in den oberen Atemwegen schnüren nachts die Luftzufuhr ab. Diese Menschen sind müde und werden geistig und körperlich träge. Sie werden durch ihre Trägheit immer dicker. Wir se-

■ Tab. 61.1 Übergewicht – Häufigkeit und Risiko

Häufigkeit	Etwa 25% der Bevölkerung der Industrienationen
Erhöhte Risiken für	Diabetes mellitus hoher Blutdruck Herzinfarkt und Schlaganfall Lungenembolien grauen Star Schwangerschaftskomplikationen psychische Erkrankungen (Ängste, Depressionen, Selbstachtung sinkt) Schlafapnoe-Syndrom Durch Übergewicht verursachte Hypoventilation Kolonkarzinom?

hen diese Menschen in pneumologisch ausgerichteten Schlaflaboratorien ständig. Gewichtsreduktion ist also in der Lungenheilkunde ein wichtiges Thema.

61.3 Was ist Übergewicht?

Früher war bei uns – und in anderen Kulturen (z. B. im Orient) ist das noch immer so – das Wohlbeleibtsein ein Statussymbol. Diese Menschen wurden bzw. sind in diesen Zeiten und Kulturen angesehen, denn nur der Reiche kann es sich leisten. Wohlbeleibte Frauen konnten ihre Kinder auch in Hungerszeiten stillen und sicherten so den Fortbestand der Familie. In Indien und in vielen Kulturen werden dicke Frauen verehrt.

Die Durchschnittsbevölkerung ernährte sich bei uns früher von Vegetabilen (Getreidebrei etc.). Fett war teuer, Butter und Fleisch mussten bzw. muss verkauft werden. Mein Vater erzählt, dass in seiner Kindheit alleine der Anblick eines dicken Bauches schon Respekt eingeflößt habe und dieser stolz vom Inhaber präsentiert wurde.

Dieser Hang zur reichlichen und deftigen Ernährung und der Stolz auf ein hohes Körpergewicht ist bei Menschen mit sehr traditioneller Lebensweise in unserem Lande noch weit verbreitet (»Ein leerer Sack steht nicht« usw.).

Überflüssig zu sagen, dass dies heute weitestgehend anders ist. Phasenweise verfiel unsere Gesellschaft sogar in das andere Extrem, man erinnere sich an die Twiggy-Mode. Normwerte stammen aus den Lebensversicherungstabellen für junge Menschen aus den 50er Jahren.

■ Tab. 61.2 Durchschnittliches Idealgewicht

Größe (cm)	Männer (kgKG)	Frauen (kgKG)
150	–	54
160	63	58
170	68	64
180	73	69
190	80	–

Neuere Untersuchungen konnten nicht bestätigen, dass das so genannte Idealgewicht (■ Tab. 61.2) von Vorteil ist. Ein Plus von 10% ist akzeptabel, gerade mit zunehmendem Alter. Tabelle ■ Tab. 61.3 zeigt Werte und Formeln (so genannte Indizes), die das Körpergewicht relativ zur Größe erfassen.

Broca-Index Er wird heute kaum noch angegeben. Man müsste den Körperbau beschreiben und erklären, welche Formel man verwandt hat. Kleine Menschen erscheinen nach der Broca-Formel relativ adipöser als große Menschen.

Beispiel für die Berechnung des Broca-Index
Größe 180 cm; Gewicht 90 kg:

$$\text{Nach der einfachen Formel}: 180 - 100 = 80; \quad 90 : 80 = 1{,}1 \tag{61.1}$$

BMI Man verwendet zur Beschreibung des Körpergewichts den BMI. 10–20% über der Norm heißt, dass Abnehmen sinnvoll wäre. Generell kann man das aber nicht für alle Menschen sagen (vgl. Taillen-Hüft-Quotient). Er ist sicher pathologisch 20% über der Norm bzw. über dem BMI-Wert von 30.

Beispiel für die Berechnung des BMI
Größe 180 cm; Gewicht 90 kg:

$$1{,}8 \times 1{,}8 = 3{,}24; \; 90 \times 3{,}24 = 28 \tag{61.2}$$

Taillen-Hüft-Quotient (THQ) Der THQ (engl: waist hip ratio = WHR) beschreibt die Art der Fettverteilung. Man misst den Hüftumfang in Höhe der Trochanteren (dies sind die tastbaren Hüftknochen). Den Taillenumfang misst man um den Bauch zwischen Rippen und Beckenkamm.

Tab. 61.3 Berechnungen des Soll-Körpergewichtes in kg

BMI	**Body-Mass-Index oder Körpergewicht in kg/m², also kgKG/Größe zum Quadrat (nicht Körperoberfläche)**		
		Frauen	Männer
	Soll	19–24	20–25
	Übergewicht	> 26	> 27
	starkes Übergewicht	> 30	> 31
	extremes Übergewicht	> 40	> 40
Broca-Index	Einfachste Formel	Körpergröße in cm minus 100	
	Muskulärer Typ	Körpergröße in cm minus 105	
	Asthenischer Typ und Frauen	Körpergröße in cm minus 110	
	Der Quotient aus dem Ist/Soll-Wert ist der Broca-Index; ein Index > 1,2 gilt als übergewichtig		
Taillen-Hüft-Quotient	Frauen	Soll < 0,85	
	Männer	Soll < 1,0	

Die stammbetonte Fettanlage bezeichnet man als männlich oder android. Sie spricht für ein erhöhtes Risiko, Diabetes, Hypertonie oder Gefäßerkrankungen (Herzinfarkt, Schlaganfall) zu erleiden. Der Bauch bewirkt den Zwerchfellhochstand und die Restriktion.

Die hüftbetonte Form gilt als gynoid bzw. weiblich – diese Form der Fettverteilung bewirkt selten Folgeerkrankungen. Bei Menschen mit dieser Fettverteilung kann ein BMI bis 30 akzeptabel sein.

Beispiel für die Berechnung des Taillen-Hüft-Quotienten

Weiblich: Taille 80 cm, Hüfte 90 cm:

$$80 : 90 = 0{,}89 \tag{61.3}$$

61.4 Was erwartet man vom beratenden Arzt?

Was erwartet ein Übergewichtiger von seinen Ärzten? Nach meiner Einschätzung wage ich Folgendes zu behaupten: nichts, außer dem Rat, abzunehmen. Ein unverbindliches, allgemein gehaltenes Gespräch über die Notwendigkeit einer Gewichtsreduktion reicht aber nicht aus. Ein Patient im Schlaflabor sagte einmal zu mir: »Jeder rät mir abzunehmen, und keiner weiß, wie es geht.«

Aus der Raucherentwöhnung wissen wir, dass die Empfehlung durch den Hausarzt, mit dem Rauchen aufzuhören, eine Erfolgsquote von nur 2% hat. Also nur 2 von 100 befolgen diesen Ratschlag bzw. schaffen es, diesen Ratschlag erfolgreich umzusetzen. In dieser Größenordnung, wenn überhaupt, dürfte auch die Erfolgsquote liegen, wenn man einem Menschen empfiehlt, abzunehmen. Das Problem und die Problemlösung erfordern also mehr als nur einen Ratschlag.

Erfassung und erste Diagnostik

- Größe, Gewicht und BMI
- THQ (Fettverteilungsmuster)
- Blutdruckmessung und EKG
- Labor: Blutfette, Harnsäure, Blutzucker
- Medikamentenanamnese (alte Betablocker? Reserpin?)
- Befragung bezüglich Gewichtsverlauf, Ernährung, Aktivitäten, sozialem Umfeld, psychischem Befinden
- Abfragen von Vorerkrankungen, insbesondere nach Blutdruck, Herzstechen, Schlaganfällen, Gicht, Blutfetten, Arthrosen, Diabetes

Erweiterte Diagnostik

- Oraler Zuckerbelastungstest
- TSH-basal
- Kortisol im Serum oder Dexamethason-Hemmtest
- Belastungs-EKG
- Echokardiographie, Karotisduplexsonographie (Plaques etc.)
- Fragebogen zum Essverhalten

Fragebögen Sie sind ein Problem. Die Auswertung ist sehr zeitaufwändig. Zudem ist bekannt, dass die Angaben nicht richtig sind. Im Schnitt geben Übergewichtige ihre Nahrungsmenge um 30% zu gering an, im Einzelfall können es also auch 50% zu wenig sein. Bedeutsam und wichtiger als die Menge (!) sind Angaben über die Art der Ernährung.

Ziel und Plan Von Seiten des Betroffenen muss ein aktives Wollen da sein, er muss sich aktiv mit dem Problem auseinandersetzen. Das Ziel sollte definiert werden. Es muss nicht dem Normalgewicht entsprechen. Gerade bei weiblicher Fettverteilung, fortgeschrittenem Lebensalter, hohem Ausgangsgewicht oder ausgeprägter Muskulatur kann ein BMI von 25–30 realistisch sein. Schnelle Erfolge sind natürlich schön. Gefragt sind aber der langfristige Erfolg und die Stabilisierung eines reduzierten Gewichtes. Hierauf werde ich noch ausführlich eingehen.

61.5 Warum wird man übergewichtig?

Das sollte der Arzt in der Lungenheilkunde und im Schlaflabor wissen. Ansonsten redet er an einem übergewichtigen Menschen vorbei.

Als Student habe ich noch gelernt, dass übermäßiges Fettgewebe nur durch zu viel Essen möglich ist. Da waren sich die Professoren ganz sicher und die Lehrbücher einig. Der Volksmund war damals der Wissenschaft weit voraus, denn er kannte schon den guten Futterverwerter. Heute ist allgemein anerkannt, dass das stimmt.

Vererbung Zwillings- und Adoptionsstudien haben gezeigt, dass die Neigung zur Anlage von Fettreserven vererbt ist. So schlugen beispielsweise adoptierte Kinder nicht nach ihren Adoptionseltern, sondern nach den leiblichen Eltern.

Gute und schlechte Futterverwerter Mittlerweile ist dies wissenschaftlich anerkannt. Manche Menschen können essen, was sie wollen, und nehmen nicht zu. Einige Menschen verwerten die Nahrung sehr gut. Menschen, die Nahrung angeborenermaßen besonders gut verwerten, haben das so genannte Metabolische Syndrom.

Metabolisches Syndrom Angeborenermaßen gute Futterverwerter hatten in früheren Zeiten mit langen Hungerperioden bessere Überlebenschancen. Gab es etwas zu essen, so waren sie in der Lage, mehr zu essen als ihre Hordengenossen (kein Sättigungsgefühl). Das Gegessene wurde in Fett umgebaut und nicht in Muskulatur. Sie bewegten sich auch weniger, waren phlegmatischer und bauten weniger Muskulatur auf. Der Energiegrundbedarf und die Körpertemperatur sind bzw. waren niedriger. Mütter mit diesem Stoffwechsel konnten in Hungerszeiten Säuglinge länger stillen. Diese Menschen wurden in der Regel nicht dick, da zu wenig Essen da war, vor allem zu wenig Fett. Heute werden Menschen mit dieser genetischen Konstellation übergewichtig.

Aber: Diese Gene sind nicht so dominant, dass man das Problem nicht überwinden könnte.

Kindheit und Bonbonpädagogik Bereits dem Säugling wird bei Unruhe Milch oder der Schnuller angeboten. Dies setzt sich mit Süßigkeiten bis in die Jugend fort. Beispielsweise wird angeleitet: Wenn du das tust, bekommst du ein Überraschungs-Ei. Oder wenn sich ein Kind wehtut, bekommt es zum Trost eine Süßigkeit etc. Das wirkt natürlich ganz hervorragend, Eltern wissen das. Nahrungsaufnahme bei unangenehmen Situationen wird ein erlernter Reflex, der ein Leben lang bestehen bleibt.

Ein weiteres Problem ist, dass zu viele Fettzellen angelegt werden, die dann lebenslänglich nach Nahrung schreien. Ohne ist man unglücklich, erst zufrieden, wenn der Bedarf befriedigt wird. Dies ist eine Sucht, die bei Unterversorgung mit Alkohol- und Heroinabhängigkeit vergleichbar ist.

Richtig ist es, den Kindern bezüglich des Essverhaltens ein Vorbild zu sein (Auswahl der Nahrung und Art des Essens). Häufige Zwischenmahlzeiten sind für Kinder wichtig, weil sie relativ mehr Glykogen verbrauchen, ansonsten kommt der Heißhunger.

Fazit: Wenig Fett, wenig Süßigkeiten, viel Obst und Gemüse sowie Anreize für Bewegung schaffen. Interessen fördern, die mit Sport und Bewegung zusammenhängen. Den Rest besorgen dann der hohe Grundumsatz und das Wachstum der Kinder.

Außenreize Nahrungsmittel werden ständig und überall in verführerischer Form angeboten. In der Werbung werden sie mit Energie, Wohlbefinden oder einer erstrebenswerten Lebensform (z. B. Rama-Reklame) in Verbindung gebracht.

Fett Fast Food und deftige Ernährung haben einen hohen Fettgehalt. Deftig ist in Deutschland vor allem die fränkische Küche – dies drückt sich zudem in einer hohen Rate an Herzinfarkten im Frankenland aus.

Schnelles Essen Das Sättigungsgefühl kommt beim schnellen Essen erst, wenn man zu viel gegessen hat. Es hängt nämlich um 10–20 Minuten hinterher. Zudem passt sich das Hungergefühl an eine übermäßige Vordehnung an. Beispielswiese hat man am Morgen Hunger, wenn man am Abend zuvor viel gegessen hat.

Bewegungsmangel Aus den verschiedensten Gründen ist der Energieverbrauch in unserer modernen Industriegesellschaft gesunken (Bürotätigkeit, Arthrosen im Alter, PC und Video bei Kindern). Ich kenne aus meiner Jugend noch die stundenlange Arbeit im Wald oder auf dem Feld. An solchen Tagen wurden 5000–10000 kcal verbraucht. Und am Wochenende, wenn kein Heu zu machen war, gab es Tageswanderungen, Ski- oder Bergtouren. Heute soll es der Sport richten. Aber kurze sportliche Aktivitäten verbrauchen hingegen nur einige hundert Kalorien. Da muss man schon jeden Tag mindestens 1 Stunde intensiv trainieren.

Altern Mit zunehmendem Alter, beginnend mit dem 30. Lebensjahr, sinkt der Energiebedarf kontinuierlich ab. Der Grundumsatz sinkt von ca. 3000 auf 2000 kcal vom 20. bis zum 60. Lebensjahr. Dieser Effekt wird verstärkt durch weniger Bewegung und weniger Muskulatur.

Psyche Einsamkeit, das Empfinden von Sinnlosigkeit, Depressionen etc. nehmen den Elan. Soziale und psychische Belastungen bedürfen eines Ventils. Übergewicht mindert das Selbstwertgefühl. Tatsächlich haben Schokolade bzw. ein »Energiestoß« eine antidepressive Wirkung.

Alkohol Nach meiner Einschätzung (und der Meinung von befreundeten niedergelassenen Arztkollegen) nimmt der Alkoholkonsum während der letzten Jahrzehnte zu. 130 Liter Bier pro Kopf (und da sind alle eingerechnet); zusätzlich noch Wein und Härteres – in München wird mehr Wein als Bier getrunken. Wer trinkt das alles? Alkohol liefert Energie, die bevorzugt verbrannt wird. Währenddessen wird gegessenes Fett in körpereigenes Fett umgewandelt. Zudem hemmt Alkohol die Verbrennung von Fett. Verzichtet beispielsweise ein Biertrinker auf eine Flasche Bier pro Tag, so könnte er in einem Jahr 6 kg abnehmen.

Tab. 61.4 Energiearme Diäten

Energiereduzierte Mischkost	Etwa 1000–1500 kcal pro Tag
Niedrigkalorische Diät	Energiemengen um 700–1000 kcal pro Tag
Extrem niedrigkalorische Diät	Energiemengen um 400–700 kcal pro Tag

61.6 Was passiert bei energiearmer Kost?

Der gute Assistenzarzt schreibt in der Klinik gleich mal 1000 kcal auf für den dicken Patienten. Das ist sinnlos, es kann sogar schädlich sein (Jojo-Effekt) (Tab. 61.4).

Glykogen/Wasser Während der ersten Tage unter Reduktionsdiät werden die Glykogenspeicher abgebaut. Dies sind ca. 500 g. Und da Glykogen viel Wasser bindet (ca. 1 : 4) nimmt man rasch 2 kg ab. Jetzt schaltet der Körper auf Sparflamme, der Grundumsatz sinkt um ca. 20–30% ab. Das heißt, wenn man zuvor mit 2500 kcal sein Gewicht halten konnte, würde man nun mit 2000 kcal zunehmen.

Muskulatur Der Betroffene ist zunächst begeistert, er hat 2 kg abgenommen. Wenn er jetzt durchhält, so wird während der nächsten Tage Muskulatur abgebaut. Weniger Muskulatur heißt noch weniger Grundumsatz. Jetzt würde er schon mit 1500 kcal Energie pro Tag nicht mehr abnehmen. Zudem sinkt die Leistungsfähigkeit merklich ab. Der Betroffene wird inaktiv, und dadurch wird noch mehr Muskulatur abgebaut.

Fett Die »Fettreserven« werden erst nach weiteren drei Tagen angegriffen. Jetzt wehrt sich der Körper. Es werden eine Reihe hormonähnlicher Substanzen freigesetzt, die ein schier unerträgliches Hungergefühl erzeugen. Der Essensentzug in dieser Phase ist ähnlich belastend wie der Entzug von Suchtmitteln. Je dicker jemand ist, desto schlimmer; die Fettzellen setzen dann eben entsprechend mehr frei. Je öfter man Diäten gemacht hat, desto trainierter ist das Fettgewebe in der Produktion dieser Mediatoren bzw. Hormone. Wenn man in dieser Phase die Diät abbricht, so kommt die Fetteinlagerung erst richtig in Schwung.

Diese Reaktion hat ihren Grund in der Menschheitsentwicklung. Die Stämme bzw. Horden mussten früher lange Hungerperioden durchhalten. Die Fettreserven waren der Garant für das Überleben in diesen langen Hungerphasen. Ein Mangel an Muskulatur war nicht überlebensnotwendig. Diese konnte man sich wieder holen, und man kam vorübergehend mit weniger aus. Gute Futterverwerter mit niedrigem Energieverbrauch und der Neigung zum Aufbau von Fettgewebe hatten einen Überlebensvorteil. Frauen, die gut Fettreserven anlegen konnten, waren Garantinnen für das Überleben des Nachwuchses. In Notzeiten (das kannte mein Großvater noch) aß nur der Vater, alle anderen erst, wenn er satt war. Die dickliche Frau konnte durchhalten und stillen, der muskulöse Mann konnte arbeiten.

Jojo-Effekt Zurück von der Menschheitsgeschichte zu unserem zeitgenössischem Diätwilligen: Zuerst ist er von der Diät begeistert, er hat etliche Kilos abgenommen, er schwärmt gar von dieser tollen Diät. Dann hört man längere Zeit nichts mehr. Irgendwann sieht man diesen Menschen wieder, und er ist fülliger als vorher. Jetzt macht er gerade wieder eine neue Diät – über den Erfolg könne er noch nichts sagen, er habe erst gestern damit angefangen. Oder man hört auch oft: »Ich habe eine Woche gehungert, und mit einmal Sündigen ist alles wieder drauf. Ich musste die Torte nur einmal anschauen.« In der Folgezeit wirkt sich dies noch mehr aus.

Dies ist der Jojo-Effekt. Das Fett wird immer mehr, die Muskulatur wird immer weniger, der Fettaufbau wird trainiert, der Grundumsatz sinkt. Mit jedem Rückschlag wird auch der Erfolg in der ersten Woche einer Diät immer geringer. Am Ende wiegen die Betroffenen mehr als je zuvor.

98% der Abnehmenden scheitern an Reduktionsdiäten und erleiden das Jojo-Phänomen. Dies ist ein harter Schlag für die Psyche, vor allem, wenn dies mehrfach vorkommt. Ganz Tapfere wiederholen dies immer wieder und resignieren letztlich.

Da wäre es am Ende besser gewesen, gar keine Diät zu machen. Tatsächlich ist dieser Jojo-Effekt eine Katastrophe. Am Ende haben diese Menschen nur noch ganz wenig Muskulatur und bestehen nur noch aus weicher Masse. Da stehen sich die stämmigen Übergewichtigen mit viel Arbeit und Muskulatur zuletzt besser, mit statistisch weniger Gewichtszunahme und mehr Muskulatur. Also: Diäten sind nicht nur nutzlos, sondern auch schädlich und kontraproduktiv. Am besten man fängt gar nicht erst damit an.

61.7 Nutzlose und gefährliche Diäten

Es handelt sich um so genannte Blitz-, Crash-, Hunger- oder Nahezu-Null-Diäten. Sie werden im Folgenden angeführt, um den Patienten dabei zu helfen, sinnlose Methoden zu vermeiden. Nicht nur, dass diese nichts nützen. Durch das Jojo-Phänomen schaden sie meist nur. Natürlich gibt es immer wieder Menschen, die solche Methoden mit Erfolg »durchziehen«. Für 95–98% gilt dies aber nicht.

Praxis

Im Schlaflabor sehen wir Patienten, die schon alles probiert haben. Zuletzt kam einer, der hat für rund 200,– € Tees zum Abnehmen gekauft. Eine andere Patientin erwarb ein Programmpaket mit einem großen, teuren Musterkoffer – den sie nie mehr loswurde. Eine weitere Patientin hatte ein hartnäckiges Ekzem von einer Diät mit Ananas-Essenzen.

Neben diesen Extremen gibt es eine Reihe von Beispielen, die in Buchform angepriesen werden. Der Verkauf in Apotheken, kombiniert mit irgendwelchen Kapseln (Spurenelemente, Vitamine usw.), suggeriert Sachkenntnis und Seriosität. Der Inhalt dieser Zusätze ist dabei nicht geprüft und entspricht nicht den Diätverordnungen bzw. EG-Richtlinien für eine ausreichende Mikronährstoffversorgung bei Reduktionsdiäten. Mikronährstoffe sind Vitamine, Spurenelemente und Mineralstoffe.

Meist führen diese Diäten zu Mangelzuständen, die mit körperlicher und psychischer Abgeschlagenheit bis zu Depressionen einhergehen. Umgekehrt führt eine normale Nahrungsaufnahme nach Mangelernährung zu einem Wohlbefinden – Rückfälle sind also vorprogrammiert.

Manche Diäten versprechen auch noch haltlos Wunderheilungen. Beispielsweise soll eine Diät Krebs vorbeugen. Die Heilung von Migräne, Neurodermitis, Diabetes etc. wird von anderen Diäten versprochen. Proteine sollen den Körper gar verjüngen.

61.7.1 Fettreiche Diäten

Prinzip Fett, Eiweiß und Salate dürfen demnach bis zur Sättigung gegessen werden – was zunächst für den Anwender gut klingt. Sobald die Glykogenspeicher abgebaut sind, muss Zucker aus Nahrungseiweiß und -fett gebildet werden. Das kostet Energie, wofür Fett abgebaut werden soll.

Problem Der Körper übersäuert. Dies führt zur Appetitlosigkeit. Eine vorgeschädigte Niere kann sich funktionell verschlechtern. Man muss viel trinken, was wiederum Herzkranke belastet. Die Blutfettwerte steigen.

Diese extrem einseitigen und für nicht ganz gesunde Menschen sogar gesundheitsschädlichen Diäten sind abzulehnen.

61.7.2 Eiweißreiche Diäten

Prinzip Eine Idee der 50er Jahre des vergangenen Jahrhunderts, eine ernährungswissenschaftlich komplett veraltete Kopfgeburt. 50% der Energiezufuhr bei dieser Diät ist Eiweiß, obwohl 10% ausreichen würden. Der Umbau von Eiweiß in Zucker verbraucht Energie, Energie für den Fettaufbau steht kaum noch zur Verfügung. Auch das klingt zunächst für den Laien überzeugend und ist werbewirksam.

Problem Übersäuerung des Körpers, Belastung der Nieren und Gichtanfälle. Überhöhte Spiegel an Aminosäuren führen zum Muskelabbau. (Interessanterweise ernähren sich Sportler nicht mehr eiweißreich, wie vor Jahrzehnten. Hohe Aminosäurespiegel im Blut hemmen den Muskelaufbau. Dies wurde zuerst im Tierversuch mit Ratten erkannt, die für sportmedizinische Studien unter verschiedenen Ernährungsbedingungen trainiert wurden.)

61.7.3 Einseitige Kohlenhydrat-Diäten

Prinzip Im Grunde sinnvoll, wie wir noch sehen werden. Tatsächlich kann man mit vorwiegend Kohlenhydraten (KH) in der Nahrung abnehmen. Die Kombination Kohlenhydrate mit reichlich Fett (z. B. Saucen und Semmelknödel) hingegen begünstigt den Fettaufbau.

Problem Viele KH-Diäten sind zu einseitig ausgelegt mit fanatisch anmutenden Ernährungsempfehlungen. Die Nährstoffbedürfnisse sind damit nicht zu decken. Entweder fehlt es an der Energiezufuhr oder an den Mikronährstoffen (Mineralstoffe, Vitamine, Spurenelemente). Erhitzen macht viele Nahrungsmittel erst verdaubar, was von einigen dieser Autoren abgelehnt wird. Zudem werden die Diäten philosophisch verbrämt und mit unerfüllbaren Versprechungen garniert, beispielsweise sollten sie von allen möglichen Leiden heilen. Einer will uns sogar auf die Bäume zurückschicken und sieht darin die Rettung der Menschheit (womit er vielleicht sogar recht hat – aber wer will da schon den Anfang machen).

61.7.4 Trennkost

Prinzip Tatsächlich haben viele Menschen mit dieser Diät Erfolg. Durch das Trennen fällt das Essen der ungünstigen Kombinationen mit schnell resorbierbaren Kohlenhydraten (KH) und Fetten weg. Essgewohnheiten werden kritisch durchdacht und modifiziert. In der modifizierten Form wird auch das Überwiegen der komplexen Kohlenhydrate gefordert, was richtig ist.

Problem In der Originalversion ist die Trennkost philosophisch verbrämt. Eiweiß werde im Mund verdaut, KH erst im Magen usw. Wenn man nun beides äße, werde die Verwertung gegenseitig gestört. Auch diese Diät wurde mit Versprechungen garniert. Das Original ist kompliziert umzusetzen. Modernere Versionen sind zum Teil brauchbar.

61.7.5 Entschlackung, Nulldiät, Heilfasten, Kuriositäten

Prinzip Entschlackung, Crash-Diäten, Nulldiät und Heilfasten wirken wie Zauberworte. Man trifft sie immer in Verbindung mit teuren Pülverchen, Tabletten und Kapseln.

Problem Es sind meist Radikalkuren, die an eine ärztliche Überwachung geknüpft sind. Der Nutzen rabiater Methoden ist in der Regel nicht gegeben. Es handelt sich dabei um Super-Jojo-Spiele, denen man sehr skeptisch gegenüberstehen sollte.

Viele Methoden wenden sich an das Irrationale. Sinnsuchenden Menschen wird suggeriert, damit ihrem Leben einen neuen Kurs geben zu können.

Schlanksohlen wirken durch Akupressur beim Gehen. Pillen, Tees, fettfressende Lebensmittel, China-Kuren und Schlankpillen sind nutzlos. Bestimmte Medikamente sind sogar gesundheitsgefährdend, wie z. B. Appetitzügler (Antiadipositum, Ponderax u.a.).

Einige Schlankheitsinstitute bieten Knebelverträge an. Man kann sich darüber später so ärgern, dass es einem den Appetit verdirbt.

61.7.6 FDH

FDH steht für »Friss die Hälfte«. Diese einfache Formel bringt in der Regel keine Erfolge. Die gewohnte Ernährung wird beibehalten. Das heißt, dass weiterhin der Anteil an Fett zu hoch bleibt. Einerseits nagt der Hunger, andererseits ist ein Rückfall in die vorherige Ernährungsweise jederzeit möglich. Ist aber auch nicht schlechter als Obiges.

61.8 Formula-Diäten

Prinzip 4–6 Shakes auf Milchbasis pro Tag liefern bis zu 1000 kcal pro Tag. Diese Shakes sind so zusammengesetzt, dass der Nährstoffbedarf (außer Energie) sicher und vollständig gedeckt wird. Wenn die Anforderungen deutscher Diätverordnungen und der EG-Richtlinien gewährleistet werden, so ist gesichert, dass Mangelerscheinungen nicht auftreten können. Eine optimale Proteinzufuhr verhindert einen übermäßigen Muskelabbau.

Beispiele sind:
- das Optifast-Programm,
- das Medifast-Programm.

Rasche Erfolge sind die Regel. Da man sich von der sonstigen Ernährung vollständig abwendet, ist die Anwendung einfach und zuverlässig. Dieser Vorteil kann aber auch zum Nachteil werden.

Problem Formula-Diäten sind isoliert betrachtet sinnlos. Wenn nicht anschließend eine gut erlernte, kohlenhydratreiche-fettarme Kost weitergeführt wird, kommt es zum Jojo-Effekt. Ganz ehrgeizige Anwender trinken wenig Shakes. Bei konsequenter Mangelernährung sind Schäden denkbar.

Nutzen Formula-Diäten haben initial einen guten Erfolg. Durch Abwendung von bisherigen Essgewohneiten bei guter Nährstoffzufuhr ist diese Methode nicht schädlich. Es muss der Übergang zur kohlenhydratreichen und fettarmen Ernährung zwischenzeitlich erlernt werden. Damit sind Formula-Diäten als »Starter«, am Anfang eines Diätprogramms, sehr zu empfehlen.

61.9 Sinnvolle Mischkost-Diäten

Sinnvolle Mischkostdiäten werden nachfolgend aufgelistet. Die genannten Programme werden von der Deutschen Gesellschaft für Ernährung (DGE) empfohlen und wurden teilweise von einigen namhaften Vertretern publiziert.

Ein intensives Auseinandersetzen mit den Nahrungskomponenten ist die Voraussetzung, sinnvolle Mischkostdiäten erfolgreich umzusetzen. Protokollieren des Essens, Schulungen und Gruppenbetreuungen sind allerdings nicht jedermanns Sache. Am bekanntesten und sehr erfolgreich mit sehr kompetenten Ratschlägen und Anleitungen sind die Weight Watchers®. Diese Gruppierung hat im Laufe der Jahre eine hohe Kompetenz auf dem Gebiet der Gewichtsreduktion erlangt und kann sehr hohe Erfolgsraten nachweisen.

Beispiele für sinnvolle und erfolgreiche Mischkostdiäten
- Schlank ohne Diät
- Ich nehme ab
- Pfundskur 1996
- Wege zum Wunschgewicht
- Weight Watchers®
- Brigitte-Diät
- Fit for fun
- Die gesunde Schlankheitskur

1200–1500 kcal müssen mindestens aufgenommen werden, um eine ausgewogene Mischdiät durchzuhalten und mit allen Mikronährstoffen und Eiweiß ausreichend versorgt zu werden. Damit könnte man bis zu 500 g in der Woche abnehmen. Wenn energiearme Diätprogramme eine höhere Kalorienzahl erlauben, wird ein Fitnessprogramm gefordert.

Diese Konzepte haben auch das Problem des Jojo-Phänomens, wenn nicht das kohlenhydratreiche-fettarme Ernährungskonzept folgt.

61.10 Kohlenhydratreiche-fettarme Ernährung

Mit der kohlenhydratreichen-fettarmen Ernährung (kurz KFE) zählt man keine Kalorien. Man kann sich

Tab. 61.5 Nahrungsbausteine

1 g Alkohol	7,1 kcal
1 g KH	4,1 kcal
1 g Eiweiß	4,1 kcal
1 g Fett	9,3 kcal

sogar mit komplexen Kohlenhydraten satt essen. Man isst möglichst wenig Fett – und stattdessen komplexe Kohlenhydrate. Diese Ernährungsweise wird nachfolgend erörtert. 50% der Menschen, die diese Ernährungsweise umsetzen, können erfolgreich und nachhaltig abnehmen. Wesentlich ist es dabei, Muskulatur aufzubauen, sonst geht das halt auch nicht.

61.10.1 Kohlenhydrate

40–45% Energie durch Kohlenhydrate im gesamten täglichen Essen entsprechen etwa dem durchschnittlichen deutschen Ernährungsverhalten. Je übergewichtiger Menschen sind, desto weniger Kohlenhydrate essen sie. Bei sehr fettreicher, deftiger Ernährung (fränkische Würste, bayerische Schweinshaxe, Hamburger, Currywurst etc.) liegt der Kohlenhydratanteil entsprechend niedrig.

Bei einer Energieaufnahme von 2200 kcal und einem Kohlenhydratanteil von etwa 45% werden 1000 kcal durch die Kohlenhydrate und der Rest (1200 kcal) durch die Fette geliefert. Steigert man den Kohlenhydratanteil auf 60%, was mit gezielter Essensauswahl zu schaffen ist, so ist man bei dem gleichen Nahrungsvolumen – bzw. bei einem Gewicht von nur 1600 kcal (Tab. 61.5).

Man kann also, mit einer Steigerung der Kohlenhydrate auf Kosten des Fettanteils, überschüssiges Körpergewicht abnehmen, ohne die Essensmenge zu reduzieren. Kohlenhydrate haben mehr als doppelt so viel Gewicht und Volumen pro Kalorie als Fett. Es ist sogar mehr als 3-Fache, wenn man einbezieht, dass KH auch noch Ballaststoffe und einen hohen Wasseranteil binden. Es ist kaum möglich, sich mit KH alleine Übergewicht anzuessen.

Leider wird eine derart kohlenhydratreiche Ernährung mit geringem Fettanteil nicht als schmackhaft empfunden. Fette sind Geschmacksvermittler. Deshalb ist eine Nahrung mit 60%igem Anteil an Kohlenhydraten geschmacklich gewöhnungsbedürftig.

Schnelle KH vs. komplexe KH Man unterscheidet schnell resorbierbare Kohlenhydrate von den komplexen Kohlenhydraten. Die Geschwindigkeit der Zuckerverdauung wird durch den so genannten glykämischen Index beschrieben (Glykämie wird aus dem Lateinischen abgeleitet und heißt »Zucker im Blut«). Reiner Traubenzucker hat als Vergleichssubstanz den glykämischen Index von 100% (Tab. 61.6).

Schnell resorbierbare KG Sie bewirken stark schwankende Blutzuckerspiegel und keine nachhaltige Sättigung. Zunächst steigt der Spiegel rasch an, dann fällt er ab. Fallen die Spiegel ab, so werden Heißhungerphasen ausgelöst. Jeder weiß, dass er nach dem Essen von reichlich Süßigkeiten nicht nachhaltig satt ist.

Komplexe KH Anders ist das bei komplexen Kohlenhydraten: Sie sättigen sehr nachhaltig (Beispiele sind Kartoffeln oder Spaghetti). Hinzu kommt bei komplexen Kohlenhydraten der hohe Anteil an Ballaststoffen und Wasser. Durch die Magenfüllung wird rasch ein Sättigungsgefühl erreicht. Man kann also sehr voluminös essen, bis man eine bestimmte Kalorienmenge erreicht hat. KH in körpereigenes Fett umzubauen ist für den Körper schwierig und verbraucht mehr als 25% der zu speichernden Energie. Das heißt: Mit 60% komplexen KH in der Nahrung nimmt man 25% weniger Kalorien zu sich. Zudem wird, wenn überschüssige Energie in Fett umgebaut werden soll, nochmals 25% dieser Energie verbraucht.

Komplexe Kohlenhydrate sind z. B.
- Kartoffeln,
- Reis,
- Brot,
- Hartweizennudeln,
- Gemüse (Kohl, Sellerie, Schwarzwurzeln, Broccoli etc.),
- Hülsenfrüchte,
- Müsli.

Durch Kohlenhydraternährung ist also ein Aufbau von Übergewicht kaum möglich. Die direkte Umwandlung von Kohlenhydraten in Fett ist ineffizient, sodass man dadurch kaum übergewichtig werden kann. Wegen der dafür theoretisch erforderlichen großen Nahrungsvolumina nimmt man in der Praxis durch die KFE ab.

Kohlenhydrate statt Fett
- Weniger Kalorien pro Gewichtseinheit
- Rasche Sättigung wegen großer Nahrungsvolumina

Tab. 61.6 Glykämischer Index (Berger u. Jörgens 2001)

100%	Malzucker, Instantkartoffelpüree, Honig, Minutenreis, Puffreis, Cornflakes, Cola, Limonade, reife Weintrauben (die so genannten schnellen Kohlenhydrate)
80%	Weißbrot, Graubrot, Knäckebrot, Kräcker, Fertigmüsli, Michreis, Bier, Mondamin, Puddingpulver, Weizenmehl, Biskuit, Plätzchen, Sandkuchen
60%	Haferflocken, Bananen, Süßmais, Parboiled Reis, Salzkartoffeln, Haushaltszucker, Pumpernickel, Vollkornbrot, ungesüßte Obstsäfte
40%	Milch, Joghurt, Obst, Spaghetti, Hülsenfrüchte, Eiscreme
< 30%	Fruktose, Linsen, Bohnen, Sojabohnen, Blattgemüse, Nüsse, Frischkornmüsli, Schwarzwurzeln

- Mit komplexen Kohlenhydraten lange anhaltendes Sättigungsgefühl
- Kohlenhydrate werden nicht oder kaum in Fett umgebaut

Fett plus schnell resorbierbare KH Besonders ungünstig ist die Kombination schnell resorbierbarer KH mit Fett; dies sind z. B. Hamburger mit Cola, Currywurst mit Brötchen, Semmelknödel mit fetter Sauce, Wurstsemmel etc. Der Energiebedarf wird rasch gedeckt, und das Fett wird umgehend in körpereigenes Fett umgebaut.

Noch ungünstiger ist die Kombination mit Alkohol. Dieser wird bevorzugt verstoffwechselt, sodass der Aufbau von Körperfett noch mehr beschleunigt wird (Beispiel: Bier und Wurstsemmeln).

61.10.2 Fette

Mehr als 40% der durchschnittlichen deutschen Kalorienaufnahme stammt aus der Fettzufuhr. Es handelt sich um Wurst, Fleisch, Käse, Butter, Fette und Öle. Übergewichtige nehmen in der Nahrung mehr als 45% der Energieträger als Fett auf.

45% Kalorien durch Fett in der Nahrung bedeutet ca. 100–130 g Fett pro Tag. Weniger wäre richtig, das sind ca. 1 g/kg/Tag, also etwa die Hälfte bis zwei Drittel. Wenn man dieses überflüssige Fett ersatzlos wegließe, so nähme man pro Jahr ca. 15–20 kg ab. Würde man die Gewichtsmenge Fett durch eine entsprechende Gewichtsmenge Kohlenhydrate ersetzen, so wären es immerhin mehr als 7–10 kg/Jahr. Es kommt also auf die Fettreduktion an – wie macht man das? Einige Tipps zur Fettreduktion sind im Folgenden aufgelistet (◘ Tab. 61.7 bis Tab. 61.11).

Wie man Fett beim alltäglichen Kochen und Braten reduzieren kann, zeigt die folgende Übersicht.

Fett reduzieren beim Kochen und Braten

- Offensichtliche Fette vermeiden, wie z. B. am Fleisch, große Mengen Butter, Fette oder Öle.
- Backen, kochen oder dämpfen statt braten und panieren.
- Grillen, sodass das Fett abtropfen kann.
- Saucen können auch mit cremig gerührtem Magerquark gemacht werden.
- Teflonbeschichtete Pfannen, Bratschlauch und Römertopf helfen, Fett gering zu halten.
- Beschichtetes Backpapier spart Fett für das Backblech.
- Fettaufsaugendes Backpapier saugt aus Pommes Frites zum Backen weiteres Fett.
- Suppen kalt stellen und Fettüberstand abschöpfen.
- Fisch garen oder blau statt braten und panieren.

Dabei ist es wichtig, dass man darauf achtet, genug essenzielle Fettsäuren zu sich zu nehmen. Ein Mangel an diesen wichtigen Substanzen erzeugt nämlich einen Heißhunger auf Fett. Wer also zu wenig essenzielle ungesättigte Fettsäuren zu sich nimmt, hat ständig Hunger auf Fett. So etwas kann entstehen, wenn man sich an »junkfood« hält (Currywurst, Hamburger etc.) oder nur deftige Hausmannskost zu sich nimmt (Schweinshaxe, Bratwürste usw.). Eine überreichliche Fettzufuhr mit Mangel an essenziellen Fetten erzeugt Hunger auf Fett. Man muss also essenzielle, ungesättigte Fettsäuren gezielt in den Ernährungsplan aufnehmen. Diese sind z. B. im Seefisch, in Walnüssen, Sonnenblumenkernen, Avocados und Olivenöl enthalten.

61

■ Tab. 61.7 Wurst am besten vermeiden

Zu bevorzugende Produkte	Anstatt
Magerer Schinken	Salami o. Ä.
Geflügelwurst	Normale Wurstsorten
Corned Beef	Streichwurst

■ Tab. 61.8 Bei Milchprodukten Fettgehalt beachten

Zu bevorzugende Produkte	Anstatt
Fettreduzierte Milch	Vollmilch (bei 250 g/d brächte das pro Jahr 3 kg Gewichtsreduktion)
Buttermilch und Kefir	Vollmilch
Fettreduzierter Käse	Normaler Käse
Halbfettbutter	Normale Butter
Halbfettmargarine	Normale Margarine

Mediterrane Essensweise wählen
- Reichlich Wasser in der Karaffe zum Essen
- Beginnen mit Salat
- Dann reichlich Spaghetti in Tomatensauce
- Pizzas müssen nicht in Öl schwimmen
- Salat mit wenig Öl anmachen, z. B. Essig mit Senf aufrühren
- Thunfisch im eigenen Saft, nicht in Öl, verwenden
- Meeresfisch statt Fleisch

61.10.3 Eiweiß

Der Eiweißbedarf liegt bei 0,7–0,9 g/kg/d. Kinder und Schwangere sowie Dialyse-Patienten brauchen das Doppelte. In Deutschland werden mehr als 2 g/kg/d gegessen. Bezüglich der Gewichtsreduktion ist das insofern von Bedeutung, als hoher Eiweißkonsum auch mit einem hohen Fettkonsum verknüpft ist (Wurst, Hamburger, Fleisch etc.).

Bei energiearmen Diäten (FDH usw.) muss man darauf achten, dass ca. 0,7–0,9 g/kg/Tag Eiweiß aufgenommen werden, um einen Muskelabbau zu verhindern. Der Betroffene muss zudem körperlich aktiv sein, damit das gegessene Eiweiß vom Organismus zum Muskelerhalt verwandt wird.

■ Tab. 61.9 Fettreduzierte Produkte auswählen

Zu bevorzugende Produkte	Anstatt
Fettarme Salatdressings (z. B. aus Joghurt)	Normale Dressings
Fettreduzierte Mayonnaise	Normale Mayonnaise
Fettarme Pommes Frites (sog. Backofen-Frites)	Frittierte Pommes Frites
Aber: Light und Diät-Produkte haben 40% weniger Fett als das Original. Das ist oft zu viel. Beispielweise bestehen Diätwürste immer noch zu 60% aus Fett.	

■ Tab. 61.10 Der kleine Hunger zwischendurch

Zu bevorzugende Produkte	Anstatt
Russisch Brot	Kuchen
Reiswaffeln	Knusper-Schoko-Müsli
Butterkekse	Spritzgebäck
Weingummi	Schokolade
Lakritze	Sahnebonbons
Sorbets	Mousse
Frisches Obst	Nüsse

61.10.4 Energieverbrauch, körperliche Aktivität und Muskulatur

Der Energieverbrauch eines Menschen ließe sich nach der komplizierten Formel von Harris und Benedict berechnen. Der individuelle Energiebedarf pro Tag ist jedoch nicht präzise zu berechnen. Ausreichend sind Schätzhilfen. Mit zunehmendem Alter fällt der Bedarf ab. Vom 20. bis zum 60. Lebensjahr fällt der Bedarf um ein Drittel (■ Tab. 61.12).

Tab. 61.11 Fetthaltige Backwaren meiden

Bevorzugte Produkte	Anstatt
Baguette	Croissants
Milchbrötchen	Butterwecken
Vollkornbrot	Käsewecken oder Selen
Zwieback	Fetthaltige Spritzgebäck
Kuchen aus Hefeteig	Kuchen aus Blätter-, Mürbe- oder Rührteig

Es geht bei der körperlichen Aktivität weniger um den Energieverbrauch für die geleistete Arbeit, der ist in der Regel gering (Tab. 61.13). Fettgewebe wird zudem erst frühestens nach 20 Minuten als Energielieferant hinzugezogen.

Mit dem Training der Muskulatur steigt der so genannte Ruhebedarf oder Grundumsatz – das ist entscheidend. Die erhöhte Muskelmasse und der Erhalt dieser Proteinstrukturen sowie der Aufbau von Energiespeichern in der Muskulatur nach der Aktivität bedürfen einer anhaltend größeren Energiezufuhr.

Der Energiebedarf besteht also nicht für die Bewegung, sondern für den Aufbau und die Aufrechterhaltung von Muskelgewebe. Durch körperliche Aktivität und Aufbau von Muskulatur sinkt interessanterweise die Lust auf fettreiche Kost.

Das Training sollte langsam gesteigert werden. Der Bewegungsapparat muss sich an ungewohnte Belastung erst schrittweise adaptieren. Einschränkende Vorerkrankungen sollten ab dem 40.–50. Lebensjahr geprüft werden (Blutdruck, Herzerkrankungen, Durchblutung, Diabetes, Arthrosen).

Zusammenfassung: Körperliche Aktivität

- Muskulatur wird aufgebaut bzw. unter Diät erhalten
- Der Grundumsatz (Energieverbrauch pro Tag) steigt
- Der Hunger sinkt, insbesondere der Hunger auf Fett
- Das Selbstwertgefühl wird gestärkt

Häufige, kurze Aktivitäten sind besser als martialische Einzelaktionen. Eine dynamische Lebensweise (Treppen gehen, straffes Marschieren etc.) ist punktuellen sportlichen Betätigungen auf Dauer überlegen. Beispielsweise kann man mit dem strammen Gehen beginnen, 10–20 Minuten, 2-mal pro Tag. Damit werden der Grundumsatz und der Muskelaufbau bereits angekurbelt (Tab. 61.14).

Aber: Es darf nicht beim langsamen Anfangen bleiben. Es darf auch nicht dabei bleiben, dass man

Tab. 61.12 Schätzung des Energiebedarfs in kcal/Tag

Schätzungen für Kinder	5–7 Jahre	80 kcal/kg/Tag
	7–10 Jahre	65 kcal/kg/Tag
	10–13 Jahre	60 kcal/kg/Tag
	13–15 Jahre	50 kcal/kg/Tag
Erwachsene in Ruhe		25–30 kcal/kg/Tag
leichte Arbeit	plus 1/3	30–35 kcal/kg/Tag
mittlere Arbeit	plus 2/3	35–45 kcal/kg/Tag
schwere Arbeit	plus 3/3	45–65 kcal/kg/Tag

Tab. 61.13 Kalorienverbrauch pro Stunde Sport (kcal/h)

Schlaf	65
Sitzen	75
Gehen (4 km/h)	190
Gehen (6 km/h)	260
Gehen (4 km/h, 5% Steigung)	380
Skilanglauf (9 km/h)	630
Radfahren (20 km/h)	500
In Brötchen (Semmeln) ausgedrückt:	
Leichtes Jogging	2 Brötchen
Leichtes Schwimmen	2 Brötchen
Leichtes Radfahren	1 Brötchen

Tab. 61.14 Allgemeine Tipps und wesentliche Aussagen

Allgemein	Kohlenhydrate statt Fett Komplexe Kohlenhydrate bevorzugen Lebensmittel nicht herumstehen lassen Niemals aus Langeweile essen Snacks mit Sauerkonserven und Dips, z. B. Essiggurken, Senfgurken, Silberzwiebel, Sauerkraut
Sättigung herbeiführen	Vor dem Essen ein großes Glas Wasser trinken Essen beginnt mit Salat, danach Hartweizennudeln Kleine Portionen auf den Teller und langsam essen Beim Essen keine Ablenkung (Sättigungsgefühl wird sonst zu spät bemerkt) Gründlich kauen (Zeitgewinn, Sättigungsgefühl kommt früher) Kleine Bissen und Schlücke nehmen
Psyche	Leben sinnvoll gestalten. Selbstwertgefühl zu stärken (z. B. Engagement beim Bund Naturschutz, Politik etc.) Flexible Essensplanung erlaubt Ausrutscher und Vorlieben (z. B. gelegentlich Schokolade bei Frust muss drin sein) Rigide Diätpläne führen zur Frustration und zum Versagen
Körperliche Aktivität	Mehr Bewegung im Alltag (strammes Gehen statt Schlendern, Treppe statt Lift, »einen Zahn zulegen«) Regelmäßig wenig Sport ist besser als selten viel Sport Ausdauertraining 50% Muskeltraining 50%

sich im Fitness-Center anmeldet und dort gelangweilt mal da und mal dort ein bisschen rummacht. Richtiges Training und Muskelaufbau sind anstrengend, das ist Arbeit, das tut weh, da leidet man, das gibt Muskelkater – und das muss dann schrittweise immer mehr werden.

Für Diabetiker hat die Muskulatur eine besondere Bedeutung. BZ-Spiegel werden auch über die Muskulatur geregelt, im Rahmen der so genannten Autoregulation. Insulinunabhängig werden BZ-Spitzen abgefangen.

61.11 Stagnation oder Misserfolg

61.11.1 Stufenplan

Eine Stagnation beim Abnehmen ist grundsätzlich nichts Negatives. Nur diese Methode hat gezeigt, dass Menschen über die Jahre nicht weiter zunehmen und dabei ganz langsam abnehmen. Mit dem Austausch von Fettgewebe gegen Muskelmasse fällt das Gewicht auch nicht so rasch. Man kann dies auch als eine Phase der Stabilisierung bezeichnen. Die KFE sollte über Jahre, ja lebenslang beibehalten werden. Wenn es nun, trotz aller Bemühungen, gar nicht weitergeht und Ernährungsfehler weitestgehend auszuschließen sind, so sind folgende vier Punkte der Reihe nach zu beachten:

Vorgehen bei mangelnder Gewichtsreduktion unter KFE

1. Körperliche Aktivität steigern
2. Gesamtenergiezufuhr passager auf 1200–1500 kcal reduzieren
3. Formula-Diäten phasenweise verwenden
4. Magenverkleinernde Operation

61.11.2 Magenverkleinernde Operationen

Das Einnähen eines Ringes am Mageneingang oder eines Bandes um den Magen verkleinert das Magenreservoir auf 20–60 ml (Norm 500 ml). Diese Methoden sind die letzte Wahl, wenn oben genannte Maßnahmen nicht zur Gewichtsreduktion führen. Der Erfolg magenverkleinernder Operationen liegt bei ca. 70%. Bis zu 30 kg können damit pro Jahr abgenommen werden.

30% der Patienten nehmen damit nicht ab. Es handelt sich dabei meist um Menschen, die reichlich Alkohol oder andere energiereiche, flüssige Nahrungsmittel (Cola, Energie-Drinks, schnell resorbierbare Kohlenhydrate u.a.) zu sich nehmen.

Praxis

Ich kenne ein Beispiel eines Mannes, der sich nach einem »gastric banding« literweise Sahne »hineingekippt« hat. Solche Konstellationen sollte man möglichst vor der Operation ausschließen.

Wenn man diese Operationen in Erwägung zieht, nimmt man zuerst mit seiner Krankenkasse Kontakt auf. Nach Vorstellung bei einem anerkannten Ernährungsberater wird geprüft, ob andere Möglichkeiten ausgeschöpft sind. Die Vorstellung in einem chirurgischen Zentrum, das Erfahrung mit diesen Methoden hat, kann dann empfohlen werden. Die Krankenkassen prüfen sehr genau, ob im Einzelfall Aussicht auf Erfolg besteht.

Aktuelle, weiterführende Literatur

Berger M, Jörgens V (2001) Praxis der Insulintherapie. Springer, Berlin Heidelberg New York Tokio

Hien P, Boehm BO (2008) Diabetes 1 × 1. Diagnostik, Therapie, Verlaufskontrolle. Springer, Berlin Heidelberg New York Tokio

Hien P, Boehm BO (2010) Diabetes-Handbuch, 6. Aufl. Springer, Berlin Heidelberg New York Tokio

Husemann B (1996) Zur chirurgischen Therapie der extremen Adipositas. Zentralbl Chir 121:370–375

Pankow et al. (1997) Influence of noninvasive positive pressure ventilation on inspiratory muscle activity in obese subjects. Eur Respir J 10:2847–2852

Randerath WJ et al. (2008) Obesitas-Hypoventilationssyndrom – Pathophysiologische Aspekte. Pneumologie 62:398–403

Schönhofer B, Rosenblüh J, Voshaar T, Köhler D (1997) Die Ergometrie trennt das Schlafapnoesyndrom vom Obesitas-Hypoventilationssyndrom auch unter Therapie mit Positivdruckbeatmung. Pneumologie 51:1115–1119

Zwerchfellerkrankungen

eMedicine

Kamangar N, Pirouz S, Sharma S (2009) Diaphragmatic paralysis. eMedicine 7

62.1 Zwerchfellparese

Allgemeines Die Zwerchfellparese (ZP) ist meist einseitig, selten beidseitig. Die Nervi phrenici entspringen aus dem 3.–5. Spinalsegment. Linksseitig verläuft der Nerv neben der Aorta und dem Perikard. Durch seinen langstreckigen Verlauf ist dieser Nerv sehr vulnerabel.

Ursachen Die drei häufigsten Ursachen sind Infiltration des Nervs durch ein Bronchialkarzinom, iatrogene Schädigungen (Operation, Punktion, Chiropraxis) und wahrscheinlich eine Neuropathie nach Virusinfekt. Die Virusgenese ist klinisch nicht zu belegen, gilt jedoch als häufige Ursache der idiopathischen Zwerchfellparese.

Ursachen einer Zwerchfellparese

Einseitige ZP:

- Infiltration durch ein Bronchialkarzinom (die häufigste Ursache)
- Idiopathisch (wahrscheinlich durch Viren) (zweithäufigste Ursache)
- Chiropraxis
- Mediastinale oder hiläre Raumforderungen, z. B. Lymphome
- Herpes zoster
- Mononeuritis bei Diabetes mellitus
- Kardioplegie mit Kühlung bei Herzoperation
- HWS: Spondylose, Trauma, Neurofibrome, Chiropraxis
- Chirurgie: Skalenusbiopsie, Operation am Hals, Herzen oder Thorax
- Zentralvenöse Punktion
- Thorakales Aortenaneurysma
- Stumpfes Thoraxtrauma
- Lokal und funktionell bei Entzündungen, wie subphrenischer Abszess, Pneumonie oder Empyem
- Bei allen Neuropathien (Rheuma/Kollagenosen, Alkohol, Bleiintoxikation, Porphyrie, Vitaminmangel, INH, Vincristine etc.)

Beidseitige ZP:

- Meist nach Rückenmarksverletzungen
- Hyper- oder Hypothyreose
- Syringomyelie
- Angeborene oder erworbene neuromuskuläre Erkrankungen
- Selten auch mal atypische Erstmanifestation einer Myasthenie, MS, AML o.a.
- Selten idiopathisch bzw. postinfektiös
- Selten bei systemischem Lupus erythematodes

Symptomatik Eine einseitige ZP wird selten symptomatisch. Atemnot bei Belastung, auch wegen der Pendelluft, ist möglich. Es besteht eine lokale Abwehrschwäche wegen Mangelbelüftung, Dystelektase, vermindertem Hustenstoß mit Pendelluft und Sekretverhalt. Im Liegen (oft Erstsymptom) oder bei vorbestehenden kardiopulmonalen Erkrankungen kann der Funktionsverlust symptomatisch werden.

Bei der beidseitigen ZP besteht eine respiratorische Insuffizienz. Im Verlauf führen Atelektasen und Infektionen zudem zu chronisch fibrosierenden Veränderungen.

Status Eine einseitige Parese zeigt, abgesehen von der möglicherweise mangelnden Zwerchfellverschiebung, keine Besonderheiten. Im Stehen bleibt das Zwerchfell in Position, und exspiratorisch kann es durch die Bauchmuskulatur unterstützt werden. Im Liegen kann das nicht ausreichen, und auch nicht bei Spitzenbelastungen.

Sofort symptomatisch wird die beidseitige ZP. Die akzessorische Atemmuskulatur (Sternokleidomastoideus, Skaleni) müssen kompensatorisch aktiv werden. Eine liegende Position wird kaum toleriert. Bevorzugt wird eine aufrechte Position. Mit angespannter Bauchmuskulatur wird die Lunge exspiratorisch unter FRC-Niveau ausgedrückt. Mit Lockern der Bauchpresse dehnen sich die Lunge und die Thoraxwand dann wieder aus. Im Liegen ist die Atmung paradox, mit Einziehung des Abdomens bei der Inspiration.

Lungenfunktion Man sieht bei einseitiger ZP keine, allenfalls eine leichte Restriktion; die Blutgase sind in Ruhe normal, können bei Belastung abfallen. Bei beidseitiger ZP besteht eine schwere Restriktion und meist (nicht immer!) eine respiratorische Globalinsuffizienz.

Röntgen Im Röntgen-Thorax muss ein Zwerchfellhochstand nicht unbedingt erkennbar sein. Nach Inspiration kann das Zwerchfell unter dem Zug der Eingeweide langsamen absinken.

Unter Durchleuchtung (DL) sieht man verminderte, aufgehobene, dyskonkordante (bei partieller Lähmung) oder gegenläufige Zwerchfellbewegungen. Das Mediastinum bewegt sich mit Beginn der Inspiration zur gesunden Seite, wo ein Sog erzeugt wird. Günstig ist, wenn der Patient seitlich oder schräg durchleuchtet wird. Dabei können regionale Ausfälle und die relative Beweglichkeit besser beurteilt werden. Sensitiver als bei Normalatmung ist der Schnupfversuch; dabei entstehen repetitive Schaukelbewegungen. Noch sensitiver ist das Einatmen gegen geschlossenen Mund und Nase. Das gelähmte Zwerchfell wird dabei deutlich nach oben gezogen. Allerdings kann das nicht zum Ausschluss genutzt werden, da viele Patienten nicht verstehen, was man von ihnen will, bzw. dies nicht umsetzen können.

Bei beidseitiger ZP kann der DL-Befund zunächst normal erscheinen. Manche Patienten lernen es, unterhalb ihres FRC zu atmen. Bei der Exspiration wird die Lunge durch die Anspannung der Bauchmuskulatur ausgedrückt. Bei der Inspiration drängen die komprimierte Lunge und die Schwerkraft dann die Zwerchfelle nach unten.

Mittels CT sollten eine infiltrierende Neoplasie oder verdrängende Lymphknoten im Verlauf des Nervus phrenicus ausgeschlossen werden. Im Röntgen der HWS auf vier Ebenen erkennt man Spondylophyten, die eine ZP erklären können, wenn eine andere Genese nicht gefunden wird.

Sonographisch Es wird geprüft, ob entzündliche Prozesse, wie Empyeme, Pneumonien oder Abszesse, im Bereich des Zwerchfells vorliegen. Die Zwerchfellbeweglichkeit wird nach meiner Meinung sonographisch nicht immer sicher genug erfasst. Durch das Aufdehnen des Thorax wird der Sinus weiter, was man fälschlicherweise als Zwerchfellbewegung interpretieren kann. Es wird auch berichtet, dass sonographisch Zwerchfellparesen nicht erkannt wurden. Gerade hierfür halte ich die Durchleuchtung nach wie vor für angebracht.

Man kann unter Durchleuchtung und sonographisch ganz gut zwischen einer Schwäche und einer kompletten Lähmung unterscheiden. Bei einer kompletten Lähmung hebt sich der ZF-Schenkel bei Inspiration an. Bei einer Schwäche kann er die Position halten. Zudem sieht man gut den Punkt, ab dem sich das ZF normal bewegt.

Differenzialdiagnosen Entzündliche Prozesse um das Zwerchfell können zu einer funktionellen Lähmung führen. Hierzu gehören Empyeme, Pneumonien oder subphrenische Abszesse. Atelektasen, z. B. durch Tumore oder Lungenembolien, können einen Zwerchfellhochstand bewirken.

Die Zwerchfelleventration ist eine muskuläre Dys- oder Agenesie, die bei Neugeborenen eine Verlagerung abdomineller Organe in den Thoraxraum erlaubt. Bei geringen Auswirkungen wird die Eventration selten erstmals bei Erwachsenen diagnostiziert. Bei Erwachsenen sieht dies dann aus wie eine ZP oder eine Herniation.

Beim Lungenemphysem ist das Zwerchfell abgeflacht. Die Kontraktion führt zu einer Einziehung der unteren Thoraxapertur.

Zwerchfellflattern kommt vor bei einer Infiltration des Zwerchfells oder Trauma des Nervus phrenicus.

Verlauf und Abklärung Nach einem chirurgischen Eingriff, einem Trauma, einer Chiropraxis oder einem Virusinfekt erholt sich die Nervenleitfähigkeit nach 2–6 Monaten oft wieder. Durch Thorax-CT werden Neoplasien ausgeschlossen, wenn eine andere Ursache nicht offensichtlich ist, beispielsweise nach Kühlung bei Herzchirurgie. Zusätzlich Röntgen-HWS auf vier Ebenen gilt als Standard. Lokale Prozesse werden sonographisch abgeklärt und durch das Hals-Thorax-CT mit erfasst.

Therapie Bei asymptomatischen Patienten mit einseitiger ZP ist keine Therapie erforderlich. Rezidivierende Infektionen bei lokalem Sekretverhalt werden durch Hustentechniken, Lagerungstherapie, Inhalation von niedrig dosierten Beta-2-Mimetika und gegebenenfalls Antibiose therapiert.

Bei Atemnot hat die operative Plikation des Zwerchfells gute Ergebnisse gezeigt. Wahrscheinlich spielt neben der Verkürzung auch die Verhärtung durch Vernarbung eine Rolle.

Zwerchfellschrittmacher werden bei beidseitiger ZP eingesetzt. Die Wirksamkeit steigert sich mit der Erholung der atrophischen Muskulatur. Es wird wechselseitig stimuliert, um Ermüdungen zu vermeiden.

Eine nächtliche, nichtinvasive Beatmung, z. B. mit BiPAP, ist sinnvoll. Damit können die Menschen ohne Atemnot gut schlafen, und die Atempumpe kann sich nachts erholen.

Aber: Die meisten Zwerchfellparesen haben eine entzündliche Genese – und wahrscheinlich ist/war das ein Virusinfekt. Ähnlich ist es ja auch bei der peripheren Fazialisparese. Und die behandelt man mit

Erfolg mit Prednisolon. Zwischenzeitlich haben wir mehrere junge Menschen so erfolgreich behandelt.

Praxis

Ein junger Mann pilgerte ein Jahr lang von Arzt zu Arzt, von Zentrum zu Zentrum. Herzkatheter, Angio-CTs usw. – nichts half, und keiner wusste, woher die Atemnot kam. Es war eine ZFP beidseits. Und das sieht man im Röntgen im Stehen nicht! Da muss man dran denken. Nach obiger Abklärung war die ZFP nicht zuordenbar, er hat sie also wahrscheinlich nach einem Infekt bekommen, was er dann auch im Nachgang so erinnerte – nach einem schweren grippalen Infekt hat er sich einfach nicht mehr erholt. Mit 3×20 Prednisolon war er nach zwei Wochen beschwerdefrei. Abgesetzt hat er es nach vier Wochen, seitdem ist alles in Ordnung, mit normaler ZF-Beweglichkeit beidseits.

62.2 Schluckauf

Ursächlich sind Magendehnung, opulente Mahlzeiten, Operationen, Herzinfarkt, Entzündungen (Peritonitis, Gastritis, Pleuritis, Perikarditis, Mediastinitis), Karzinome, Perforation eines Herzschrittmachers, ein Hirntumor oder eine Niereninsuffizienz.

Die möglichen Ursachen werden bei persistierendem Schluckauf ausgeschlossen. Als Medikament der ersten Wahl gilt Baclofen. Man beginnt mit 3×5 mg und steigert täglich um 3×5 mg. Die Maximaldosis ist 3×25 mg. Die Therapie erfolgt über Monate und wird langsam ausgeschlichen.

Aktuelle, weiterführende Literatur

Akata T et al. (1997) Hemidiaphragmatic paralysis following subclavian vein cathetrization. Acta Anaestesiol Scand 41:1223–1225

DePerrot M et al. (1998) Early improvement of respiratory function after surgical pheation for unilateral diaphragmatic paralysis. Eur J Cardiothorac Surg 13:206–208

Friedman NL (1996) Hiccups: A treatment review. Pharmacotherapy 16:986–995

Hart N et al. (2002) Effect of severe unilateral or bilateral diaphragm weakness on exercise performance. Am J Resp Crit Care Med 165:1265

Hernandez JL et al. (2004) Gabapentin for intractable hiccup. Am J Med 117:279

Thoraxwanderkrankungen

Wesentliches

Buyse B et al. (2003) Treatment of chronic respiratory failure in kyphoscoliosis: oxygen or ventilation? Eur Resp J 22:525–528

Gustafson T et al. (2006) Survival of patients with kyphoscoliosis receiving mechanical ventilation or oxygen at home. Chest 130:1828–1833

Jäger L et al. (2008) Increased survival with mechanical ventilation in posttuberculosis patients with the combination of respiratory failure and chest wall deformity. Chest 133:156–160

Schönhofer B et al. (2001) Noninvasive mechanical ventilation improves endurance performance in patients with chronic respiratory failure due to thoracic restriction. Chest 119:1371–1378

63

63.1 Kyphoskoliose

Man unterscheidet fünf Gruppen von Kyphoskoliosen:
- idiopathisch (80%),
- paralytisch (z. B. nach Insulten oder Polio),
- angeboren (mit weiteren Fehlbildungen),
- infektiös (bei tuberkulöser Osteomyelitis),
- postoperativ (nach Thorakoplastik, Tumore, Defekte).

Pathophysiologie Eine Lunge wird komprimiert und die andere Thoraxwand überdehnt. Kompression und Mangelbelüftung sowie gestörte Atemmechanik führen zum gestörten Gasaustausch, lokale Hypoxie zur Vasokonstriktion, Mangelbelüftung zur Dystelektasenbildung. Es entwickelt sich zudem ein funktioneller Shunt mit zunehmender respiratorischer Partialinsuffizienz.

Der verminderte Gasaustausch kann bei ungünstiger Atemmechanik (skelettal und muskulär) nicht dauerhaft kompensiert werden, die Atempumpe kann diese hohe Belastung nicht dauerhaft erbringen, es resultiert eine Hyperkapnie. Eine pulmonale Hypertonie und Erschöpfung der Atempumpe lassen dann nicht mehr lange auf sich warten. Die chronischen Veränderungen in der Lunge begünstigen rezidivierende Infektionen.

Lungenfunktion Einerseits besteht eine Restriktion mit verminderten Lungenvolumina, andererseits eine Überblähung. Die VK ist zusätzlich wegen Pendelluft zwischen diesen beiden funktionell unterschiedlichen Lungenflügeln logischerweise vermindert. Die erforderlich Atemarbeit ($P_{0,1}$) steigt, mit Erschöpfung der Atempumpe sinkt der maximale inspiratorische Druck (PImax).

Verlauf Die Betroffenen können über Jahrzehnte ihre respiratorischen Einschränkungen kompensieren. Sobald sich die Atempumpe erschöpft hat und eine pulmonale Hypertonie manifest wird, beschleunigt sich der Verlauf. Atemnot erst nur bei Belastung, dann folgen Hypoxie und Hyperkapnie, die initial nachts auftreten.

Pneumologische Therapie Bei respiratorischer Partialinsuffizienz (Hypoxie) wird eine Sauerstofflangzeittherapie eingeleitet. Bei respiratorischer Globalinsuffizienz ist eine intermittierende, nächtliche, nichtinvasive Beatmung erfolgreich. Damit kann sich die Atempumpe über Nacht erholen, und Kohlendioxid wird abgeraucht. Der Patient ist tagsüber belastbarer. Eine BiPAP-Beatmung hilft, aber das Triggern kostet schon zu viel Kraft, sodass es nicht zur Erholung der Muskulatur über Nacht kommt. Besser ist deshalb meist eine kontrollierte Beatmung, sodass sich der Patient komplett erholen kann. Hierunter muss kein Atemzug getriggert werden, was selbst wiederum sehr viel Arbeit erfordert. Sehr gute Ergebnisse wurden sowohl mit der Maske (positive pressure) als auch mit einer Unterdruckkammer (negative pressure) beschrieben. Der Cuirass, eine Schale, die sich dem Oberkörper anlegt, arbeitet auch mit Unterdruck.

Obstruktionen sind meist fixiert, eine Therapie mit Beta-2-Mimetika kann eine Besserung bringen (Kontrolluntersuchung nach 1–3 Wochen). Rauchen muss man unbedingt einstellen. Physiotherapie und Lungensport sind notwendig. Muskulatur muss aufgebaut (muskuläre Konditionierung kompensiert über weite Strecken sehr gut), Übergewicht vermieden werden. Bei chronischer Lungenerkrankung sind Impfungen notwendig (Grippe, Pneumokokken).

Die wirbelsäulenchirurgische Therapie besteht meist darin, dass man die Wirbelsäule partiell aufrichtet und mit dem Harrington-Stab fixiert. Junge Menschen mit progredientem Verlauf sind Kandidaten. Auch externe Korrekturen der Thoraxwand werden durchgeführt. All dies bringt oft keine Verbesserung der pulmonalen Situation, perioperativ sogar eine Verschlechterung. Der Harrington-Stab beugt einem Progress vor. Gerade bei jungen Menschen mit schwerer Skoliose kann sich die pulmonale Situation eventuell verschlechtern, also muss man in der Indikationsstellung sehr kritisch herangehen.

63.2 Thoraxtrauma

Hämatothorax Ursache ist in den meisten Fällen ein Trauma. Auch ein stumpfes Aufpralltrauma mit Dezeleration kann zu Gefäßab- und -einrissen führen, auch zweizeitig. Nach Punktionen geschieht dies doch überraschender nahezu nie, die Gefäße verschließen sich doch recht rasch. Postoperativ, z. B. nach ACVB mit Einbeziehung der Arteria mammaria, kann es oft zu dramatischen Einblutungen führen. Tumore können oberflächlich hämorrhagisch sein. Anämie, Atemnot, Thoraxschmerz, Cyanose bis zum Schock können auftreten, je nach Genese und Ausmaß. Sonographisch ist der Hämatothorax initial sogar nahezu echofrei, das sieht fast wie ein Transudat aus, bei ganz frischem Blut. Das frische Blut ist nur leicht schlierig, wie in den großen Venen. Die typische sonographische Verdichtung und Organisation folgen erst. Der Hämatokrit besagt, ob es reines Blut ist oder ein exsudativer tumoröser Prozess mit Blutbeimengung.

Er erfordert eine Drainagebehandlung (▶ Kap. 14), damit sich die Pleurablätter aneinanderlegen können. Damit kommt auch meist die Blutung zum Stillstand. Zunächst kann durch Dekompression und Manipulation die Blutung passager verstärkt werden. Großlumige venöse Zugänge sollten bereit sein. Unter Sog und Anliegen der Pleurablätter kommt die Blutung in der Regel zum Stehen. Es besteht eine hohe Infektionsgefahr, deshalb ist die Gabe von z. B. Cef-2 oder Amoxy/BLI nötig. Bei weniger als 20% der Patienten ist eine operative Blutstillung erforderlich.

Ein undiagnostizierter oder undrainierter Hämatothorax verschwartet mit initial zunehmender Restriktion. Selbiges geschieht bei ausgedehnten Residuen. Meist bildet sich dies aber wieder zurück. Hierzu ist auch eine Bewegungs- und Dehnungstherapie nötig. Es sollten Gerinnsel und Fibrosierungen operativ nur ausgeschält werden, wenn sie zur progredienten funktionellen Einschränkung führen, analog zum progredienten Fibothorax. Aber es besteht eine sehr hohe ioperative Letalität, deshalb empfiehlt sich in der Regel ein konservatives Vorgehen. Ähnlich dem Vorgehen bei der Cholezystitis sollte die Operation in einem Intervall von 3 Wochen bis 3–6 Monaten nicht durchgeführt werden. In dieser Phase ist das Gewebe entzündlich-verschwollen mit einer enorm hohen Rate an Komplikationen. In der Regel werden die Gerinnsel und Schwarten bei Hämatothorax nahezu vollständig resorbiert, sodass man mit einer elektiven Operation mindestens 6–9 Monate abwartet.

Spannungspneumothorax Das Problem ist im Notfall nicht die Therapie, sondern die Diagnose. Es gab vor Jahren sogar Publikationen, die bei Polytrauma-Patienten, die mit dem Hubschrauber transportiert worden waren, die regelmäßige Anlage von beidseitigen Thoraxdrainagen empfahlen. Sie konnten begründen, dass die Mortalität durch unerkannte Pneumothoraces beeinflusst wurde. Dieses Vorgehen hat sich nicht durchgesetzt. Es hat sich jedoch das gezeigt, was mittlerweile anerkannt ist, dass nämlich Pneumothoraces bei der körperlichen Untersuchung nicht sicher ausgeschlossen werden können. Dies gilt insbesondere für ungünstige Untersuchungsbedingungen, wie sie in Notfallsituationen vorliegen.

Flail chest Eine Fläche der Thoraxwand ist imprimiert worden und bewegt sich paradox bei der Atmung. Die Folge ist ein zu geringer intrapleuraler Druck mit Mangelbelüftung. Hinzu kommen weitere Schäden, wie Pneumothorax, Lungenkontusion etc.

Eine Therapie mit Sauerstoffgabe und Physiotherapie kann ausreichen. Da ein ARDS droht (Kontusion), sollte bei Verschlechterung der Blutgase mit der Intubation nicht abgewartet werden, bis der Patient erschöpft ist. Eine kontrollierte Beatmung mit PEEP stabilisiert die Thoraxwand. Sobald sich die Lunge und der Patient erholt haben, kann nach ca. einer Woche extubiert werden. Eine knöcherne Überbauung muss nicht abgewartet werden. Mittels Osteosynthese kann man die Brustwand stabilisieren und früher extubieren.

Hustenfraktur Bei Patienten mit COPD und starkem Husten kann eine Rippe linear brechen. Meist sind es die Rippen 7–9 lateral. Die Fraktur ist im Röntgenbild oft nicht erkennbar oder stellt sich lediglich als feine Fissur dar.

63.3 Morbus Bechterew

Die Thoraxwand versteift, schwergradige Kyphose. Das Residualvolumen ist erhöht, das Lungenvolumen ist erniedrigt. Das Zwerchfell kann die vollständige Atemarbeit übernehmen, sodass die Patienten asymptomatisch bleiben.

Apikale, fibrobullöse Fibrosierungen ähneln posttuberkulösen Residuen. Das Bild kann auch einer COP entsprechen. In den Bullae und Kavernen können sich Aspergillen und NTM ansiedeln. Pleuritiden und Verschwartungen treten gehäuft auf. Eine Arthritis der Aryknorpel führt zum Stridor bis zum Verschluss (Steroidtherapie, gegebenenfalls Tracheotomie).

63.4 Trichterbrust/Hühnerbrust

Trichterbrust Es ist eine Depression des Sternums mit seitlich davon vorgewölbten Rippenbögen. Es tritt familiär gehäuft auf und ist assoziiert mit dem Marfan-Syndrom, dem Syndrom des geraden Rückens, dem Mitralklappenprolaps und einigen sehr seltenen angeborenen Syndromen. In der Regel verursacht diese Fehlbildung keine Beschwerden.

63

Die Röntgenaufnahme erklärt sich von selbst. Zu bedenken ist, dass das Gewebe neben dem Sternum radiologisch verdichtet erscheint. Dieser Eindruck entsteht durch die Strahlabschwächung beim tangentialen Durchdringen der Brustwand. Das Herz ist nach links verlagert, sodass die Konfiguration mitral wirkt und die Wirbelsäule rechts randbildend ist. Bei Unkenntnis und schlechter Bildqualität könnte ein Mitralvitium und/oder eine Mittellappenverdichtung vermutet werden.

Ein pulmonales Strömungsgeräusch entsteht durch Knickbildung in der Pulmonalarterie. Bei gespaltenem zweiten Herzton wird ein Vorhofseptumdefekt ausgeschlossen. Die Lungenfunktion kann eine Restriktion zeigen. Es kommt vor, dass eine Kompression des rechten Vorhofes im Sitzen den kardialen Einstrom behindert – mit Tachykardie, Blutdruckabfällen und rezidivierendem Vorhofflimmern.

Nur einzelne symptomatische Patienten mit Restriktion oder Kompression des rechten Vorhofes profitieren von einer plastischen Korrektur der Thoraxwand.

Hühnerbrust Sie tritt familiär gehäuft auf. Früher haben Kinder mit unkorrigierten Vitien Thoraxwanddeformitäten entwickelt. Bei Kindern mit schwerem Asthma und Überblähung wölbt sich das Sternum vor. Bei schnellem Wachstum richtet sich das Sternum nach vorne aus. Die überwiegende Mehrzahl der Menschen mit Hühnerbrust ist asymptomatisch. Plastische Operationen sind fast nie erforderlich. Selten können kosmetische Gründe eine Indikation sein. Mit zunehmendem Alter und Muskeltraining (Liegestützen etc.) Rückbildung.

63.5 Thorakoplastik

Die Thorakoplastik nach Lungenteilresektion passt die Thoraxwand der Restlunge an und vermeidet eine Fistelung mit Empyem und Kavernenbildung bei Tuberkulose. Die Methode wurde vor der Ära der Chemotherapie, also vor 1950, häufig und mit relativ gutem Erfolg angewandt. Der Preis war eine anhaltende Deformität mit allen orthopädischen Konsequenzen. Die gestörte Atemmechanik induziert einen Krankheitsverlauf, der jenem bei der Kyphoskoliose ähnelt. Es addieren sich die Auswirkungen einer ausgedehnten Tuberkulose mit verschwartenden Pleuritiden.

Aktuelle, weiterführende Literatur

Ayhan Ardic FF et al. (2006) Pulmonary involvement in lifelong non-smoking patients with rheumatoid arthritis or ankylosing spondylitis. Clin Rheumatol 25:213

Clausner A, Hofmann-von-Kap-Herr S (1995) Gegenwärtiger Stand der Trichterbrustbehandlung. DMW 16:881

Casserly IP et al. (1997) Lung findings on HRCT in idiopathic ankylosing spondylitis – correlation with clinical findings, pulmonary function testing and plain radiography. Br J Rheumatol 36:677

Ferdoutsis M et al. (1995) Diffuse interstitial lung disease as an early manifestation of ankoylosing spondylitis. Respiration 62:286

Jones DJ, Paul EA, Bell JH, Wedzicha JA (1995) Ambulatory oxygen therapy in stable kyphoscoliosis. Eur Respir J 8:819

Trupka A, Nast-Kolb D, Schweiberer L (1998) Thoraxtrauma. Unfallchirurg 101:244

Neuromuskuläre Erkrankungen

Leitlinie

Deutsche Gesellschaft für Pneumologie und Beatmungsmedizin (2009) S2-Leitlinie: Nichtinvasive und invasive Beatmung als Therapie der chronischen respiratorischen Insuffizienz. AWMF online

Es gibt eine Reihe von neurologischen, muskulären und neuromuskulären Erkrankungen, die die Atempumpe beeinträchtigen können. Das kann am Anfang noch sehr oligosymptomatisch sein, sodass viele erst an eine Herzinsuffizienz o.Ä. denken.

Praxis

Ich erinnere mich an zwei Patientinnen, deren Erkrankung auf der Intensivstation lange Zeit als therapieresistente Herzinsuffizienz erachtet wurde. Eine Myasthenie manifestierte sich bei ihnen primär am Zwerchfell.

Am häufigsten sind zentrale Läsionen, Querschnittslähmungen, Myasthenia gravis, Amyotrophe Lateralsklerose, Guillain-Barre-Syndrom, Polymyositis/Dermatomyositis und verschiedene Muskeldystrophien, z. B. Typ Duchenne. Poliomyelitis und Syringomyelie sind zu bedenken.

Es kann die Atemnot auch zuerst im Bereich des Rachens ihre Ursache haben, z. B. im Rahmen einer Bulbärparalyse mit Kollaps. Aspirationen und ineffektiver Husten führen zur Clearance-Störung mit Bronchopneumonien.

Erwähnenswert und immer zu bedenken sind die Komorbiditäten, die dann erst zur Manifestation führen, wie alle zusätzlichen Herz- und Atemwegs-Lungen-Erkrankungen, das Schlafapnoe-Syndrom, die Hypothyreose, Medikamenten- und Alkoholabhängigkeit, Stoffwechselerkrankungen, Störungen des ZNS u.a.

Auf Rückenmarksebene beeinträchtigt eine Lähmung der Bauchmuskulatur die aktive Ausatmung und den Hustenstoß. Eine Lähmung ab C5 erlaubt nur noch die Atmung mit dem Zwerchfell und der akzessorischen Halsmuskulatur. Läsionen oberhalb C5 lähmen das Zwerchfell partiell oder vollständig. Die Atemhalsmuskulatur kann initial ein Atemzugvolumen von ca. 50–100 ml gewährleisten. Mit einem Training dieser Muskulatur und der Atemmechanik können AZV bis zu 600 ml erreicht werden.

Das Ausmaß der Einschränkung der Atempumpe kann durch den inspiratorischen Mundruck bestimmt werden. Ein maximaler inspiratorischer Sog (PImax) unter 3 kPa bzw. unter 30% der Norm und eine Vitalkapazität unter 30% der Norm sprechen für eine geringe Kapazität der Atempumpe, es droht eine baldige Erschöpfung. Blutgasanalysen mit CO_2-Anstieg im Verlauf bestätigen dies.

Die Therapie besteht in einer nichtinvasiven Beatmung mit Nasenmaske. Initial reicht die nächtliche Beatmung aus. In dieser Zeit erholt sich die Atempumpe. Tagsüber kann sie dann meist wieder ausreichend pumpen. Auch hier sollte die Atempumpe möglichst entlastet werden. Assistierende Modi sind meist nicht ausreichend.

Eine mangelnde Toleranz der Maskenbeatmung kann auch auf eine insuffiziente Entlastung zurückzuführen sein – assistierende Modi können sehr belastend sein und werden dann abgelehnt. Viele Menschen können sich rasch an kontrollierte Modi gewöhnen und genießen dann die vollständige Entlastung. Einleitend als manuelle Beatmung mit Ambu-Beutel kann man gemeinsam den optimalen Rhythmus finden. Die eiserne Lunge in der Heimbeatmung kann im Einzelfall sinnvoll sein.

Aktuelle, weiterführende Literatur

Bach JR, Zhitnikov S (1998) The management of neuromuscular ventilator failure. Semin Pediatr Neurol 5:92–105

Bach JR, Ishikawa Y, Kim H (1997) Prevention of pulmonary morbidity for patients with Duchenne muscular dystrophy. Chest 112:1024–1028

Czudaj KP et al. (2009) Physiologische Atmungsparameter und der Effekt der nicht invasiven Beatmung (NIV) bei Patienten mit amyotropher Lateralsklerose. Pneumologie 63:687–692

Geiseler J et al. (2008) Husten – Helfen – Beatmen: Mechanische Atem- und Hustenhilfen. Pneumologie 62, Suppl 1

Mehta S (2006) Neuromuscular disease causes acute respiratory failure. Respir Care 51:1016

Perrin C et al. (2004) Pulmonary complications of chronic neuromuscular disease and their management. Musc Nerve 29:5

Idiopathische, immunologische und granulomatöse Lungenerkrankungen

Idiopathische Lungenfibrose

Updates

Markart P et al. (2005) Idiopathische Interstitielle Pneumonien: Pathomechanismen und Therapieoptionen. Pneumologie 59:554–561

Müller-Quernheim J et al. (2010) Lungenfibrose. Der Internist 51(1):6–13

Von der Beck D et al. (2011) Differentialdiagnostik und Therapie der idiopathischen interstitiellen Pneumonien. Atemw-Lungenkrkh 37: 1–11

Im Internet

Godfrey A, Oulette DR (2010) Idiopathic pulmonary fibrosis. eMedicine 08/2010

Irion KL, James A (2008) Idiopathic pulmonary fibrosis imaging. eMedicine 12/2008

65

65.1 Grundbegriffe

Allgemeines Der Begriff »idiopathische Lungenfibrose« (ILF) hatte zwei Synonyme, die vor allem im Angloamerikanischen verwandt wurden: »idiopathische fibrosierende Alveolitis« (IFA) und »kryptogen fibrosierende Alveolitis« (CFA). Heute gilt die einheitliche Klassifikation als »idiopathische interstitielle Pneumonie« (IIP), wobei der Begriff »Pneumonitis« nicht so schlecht war. Die ILF ist primär eine Fibrosierung des Interstitiums. Die Ätiologie ist unklar (◘ Abb. 65.1).

Bevor die Diagnose »ILF« gestellt wird, werden mögliche Ursachen gesucht und sicher ausgeschlossen Es müssen eine ganze Reihe von Erkrankungen bedacht werden, bevor die Diagnose gestellt werden kann.

Differenzialdiagnose der Lungenfibrosen (LF)
- Idiopathische LF oder ungeklärt (10–40%)
- Sarkoidose, Röntgentyp III (ca. 50%)
- Chronische exogen-allergische Alveolitis (ca. 20%)
- Medikamenteninduzierte LF: Bleomycin, Busulfan, Methotrexat, Nitrofurantoin, Hydrochlorothiazid, Amiodaron (ca. 3%), Interferone
- Asbestose, Silikose
- Rheuma, Kollagenosen, Vaskulitiden (ca. 10%)
- Z. n. ARDS oder lang dauerndem Lungenödem
- Strahlenfibrose
- Selten: Herbizide wie Paraquatinhalationen, bei Urämie, Leukämien, tuberöse Sklerose etc.
- Sowie bedenken: Lymphangiosis carcinomatosa, Lymphangioleiomyomatose, Histiozytose, Miliar-TB, eosinophile Pneumonie

Eine ILF kann man auf jeder Altersstufe erleiden, jedoch befinden sich die Patienten meist in der 5. bis 7. Dekade. Die Inzidenz wird mit ca. 0,5–10 pro 100000 Einwohner angegeben. Die große Spannbreite ist bedingt durch die vielen »Altersfibrosen«, die nahezu nicht progredient sind und vielleicht eher als degenerativ zu erachten sind und die, je nach Betrachtungsweise, in manchen Erhebungen wohl dabei sind, und in anderen nicht (◘ Tab. 65.1 und 65.2).

Eher nicht als idiopathisch anzusehen sind die in ◘ Tab. 65.2 aufgeführten Erkrankungen.

Es hat sich leider nicht bestätigt, dass man die Diagnose histologisch immer eindeutig stellen kann. Die Zusammenschau aller Befunde inklusive Bildgebung ist zu bedenken, und da ist dann im Verlauf auch einmal eine Arbeitsdiagnose zu korrigieren.

ILF, die idiopathische Lungenfibrose mit dem histologischen Muster einer zellarmen Fibrose UIP tritt nach dem 50. Lebensjahr auf. Prävalenz: etwa 10–30:100000. Schleichende Atemnot gepaart mit einem Reizhusten sind die Erstsymptome. Es gibt selten einen raschen Verlauf mit schwerer Fibrose, meist einen Progress innerhalb von 3–5 Jahren. Raucher und junge Männer haben schnellere Verläufe und ein höheres Bronchialkarzinom-Risiko. Bei alten Menschen sehen wir oft ablative Verlaufsformen mit geringer Progredienz, die man eher als »degenerativ« einzustufen hat. Bei Frauen muss man meist rheumatische Ätiologien zu bedenken.

Diagnosekriterien der idiopathischen Lungenfibrose ohne VATS-Lungenbiopsie

Major-Kriterien
1. Ausschluss anderer Erkrankungen
2. Eingeschränkte Lungenfunktion
3. Bibasale subpleurale UIP-Muster in der HRCT
4. BAL und TBB ohne Hinweis auf andere interstitielle Erkrankungen

Minor-Kriterien
1. Alter > 50 J.
2. Dauer > 3 Mo.
3. Schleichender Beginn
4. Basales inpiratorisches Knisterrasseln

DPLD bekannter Ursache | Idiopathische interstitielle Pneumonien | Granulomatöse DPLD | Andere DPLD

↓
↓
↓

- -

↓ UIP | ↓ NSIP | ↓ AIP | ↓ COP | ↓ LIP | ↓ RBILD/DIP

Abb. 65.1 Klassifikation der diffusen Lungenparenchymerkrankungen (DPLD)

In der HRCT zeigt sich zuerst eine streng subpleurale Fibrosierung mit Zystenbildung. Ähnliche Bilder gibt es bei Asbestose (Pleurabeteiligung und Krähenfüße), Rheuma und in der Endphase chronischer EAA. Die Milchglastrübung ist gering, nie dominant und geht nicht mit einer Alveolitis (BAL) einher, allenfalls sehr gering (Ly, Neutro, Eos). Zunehmend sieht man basale und pleuraständige Fibrose mit Honigwabenbildung, sehr inhomogen und subpleural, sodass die transbronchiale Biopsie nur bei 30% hinweisend ist. Und die BAL kann die UIP nicht bestätigen, aber andere Entitäten erkennen. Die VATS oder Keilresektion hat den Nachteil, dass sie komplikationsträchtig ist bei Restriktion und einen akuten Schub triggern kann.

Die **NSIP** tritt in jüngeren Jahren auf. Es gibt keine Vernarbungen und Honigwabenbildung wie bei der ILF. Eine zellreiche Histologie wurde früher als Vorstadium der UIP erachtet. NSIP steht in einer gewissen Nähe zur BOOP/COP, auch in der HRCT. Die fibrotischere Verlaufsform mit diffuser, leichter (bei UIP inhomogen und schwergradiger) bindegeweblicher Verbreiterung des Interstitiums hat weniger bis kein entzündliches Infiltrat. Ein zellreicher alveolitischer Befund (BAL) bei entzündlichem Infiltrat (TBB), bevorzugt durch Lymphozyten und Plasmazellen, hat einen günstigeren Verlauf mit besserem Ansprechen auf Prednisolon und die bessere Prognose. Ein sekundäres NSIP-Muster gibt es typischerweise bei rheumatoider Arthritis und den Kollagenosen. Bei Sklerodermie ist dies auch homogen, aber wie die IIP/UIP histologisch zellarm-fibrosierend, also nahe der homogen-zellarm-fibrosierenden NSIP.

Es gibt da also schon fließende Übergänge zwischen ILF, fibrotischer NSIP und lymphozytärer NSIP. Nach diesen Kriterien wurden auch schon vor der neuen Klassifikation Prognose und Therapieansprechen beschrieben, worauf es ja letztlich ankommt. Meist klappt das mit gutem Ansprechen auf Prednisolon alleine über mehrere Monate und einer folgenden Erhaltung über 2–4 Jahre – analog zu den Vaskulitiden.

Die Verfechter der »alten« Klassifikation lagen da ja gar nicht falsch, ihr Herangehen war nur weniger histologisch, mehr patientenorientiert – heute decken sich die beiden Herangehensweisen:

Alte und neue Herangehensweisen

- Reine Fibrose des älteren Menschen ohne Ansprechen auf Prednisolon mit schlechter Prognose
- Fibrosierende Alveolitis des jüngeren Menschen mit Ansprechen auf Prednisolon und davon abhängiger wesentlich besserer Prognose
- Hamman-Rich-Verlaufsform analog ARDS eigentlich nicht beeinflussbar
- BOOP, RD-ILD, DIP, LIP meist sekundär Genese mit gutem Ansprechen auf Prednisolon und Behandlung des Auslösers
- Die Differenzialdiagnosen (EAA, Sarkoidose, Asbestose, Infektionen usw.)
- Eine Betrachtungsweise im Sinne Harrisons »approach to the patient with interstitial pneumonia«

Die **COP** (kryptogen organisierende Pneumonie) verläuft mit einer Ausknospung der Fibroplasten in den terminalen Bronchioli mit Einbeziehung der Alveo-

Tab. 65.1 Idiopathische interstitielle Pneumonien (IIP) (im engeren Sinne) (nach Katzenstein u. Myers 1998)

Krankheitsbilder	Histologie
Idiopathische Lungenfibrose	UIP-Muster mit Fibroblasten
Nicht spezifische interstitielle Pneumonie	Interstitiell zellreich und Fibrose
Akute interstitielle Pneumonie (AIP)	Wie ARDS, diffuser Alveolarschaden

Tab. 65.2 Nicht als idiopathisch anzusehende Erkrankungen

Krankheitsbilder	Histologie
Respirator. Bronchiolitis ILD (RB-ILD) und desquamative interstit. Pneumonie (DIP)	Lympho-histiozytär, Rauchermakroph.
Kryptogene organ. Pneumonie (COP)	Organisierende Pneumonie plus BO
Lymphozytäre interstitielle Pneumonie (LIP)	Lymphozytäre Alveolitis

65

len. Vormals wurde sie auch als BOOP (Bronchiolitis obliterans organizing pneumonia) histologisch gut bezeichnet. Sie wird eigenartigerweise zu den idiopathischen Lungenerkrankungen gerechnet. Meines Erachtens gibt es da fast immer einen Trigger, auch wenn der nicht gleich offensichtlich oder ganz sicher ist, meist Medikamente oder Infekte. Das Erscheinungsbild: unscharf fleckige großknotige Konsolidierungen, also eine Pneumonie in Organisation, weiche Milchglasveränderungen analog BOOP, häufig bei Amiodaron, solider unter Bleomycin, lymphozytäre BAL. Die transbronchialen Biopsien sind in der Regel diagnostisch.

Meist ist der Beginn der COP in der Ambulanz mit Fieber und nicht selten mehreren Antibiosen. Das ist dann so ähnlich wie die Therapie des unklaren Infektes mit Ciprofoxazin bei Staphylokokkenendokarditis – es geht zwar besser, es ist aber nicht kurativ, und während die Keime oberflächlich supprimiert werden, setzt sich die Infiltration ins Gewebe fort. Meist sind/waren das dann auch mehrere vorangegangene insuffiziente Antibiosen, erst Doxycyclin, dann, weil nicht gebessert, ein 3-Tages-Makrolid, dann ein Chinolon-2, alles jeweils zudem zu kurz gegeben und in grenzwertiger Dosierung. Chinolon-3 sind bei vielen Pneumonien nur partiell erfolgreich, Chinolon-2 ohnehin völlig ungeeignet, aber viel gegeben. Selbiges gilt für die Kurzzeitanwendungen von Doxycyklin oder Makrolide. Dass ein Patient ambulant eine suffiziente Dosierung von Amoxyillin oder eines Cef-2 bekommt, war nicht die Regel.

Derartige Patienten mit COP sah man ganz häufig vor der Propagierung des Moxifloxazins und den Aktivitäten der deutschen Pneumologen für die AEP im Capnetz. Die Bezeichnung »organisierte chronische Pneumonie« war in den Kliniken der Grund- und Regelversorgung geläufig. Mit der Gabe von konsequenten, suffizienten und hoch dosierten Antibiosen (z. B. Amoxy/BLI-i.v. plus Makrolid plus Predni) wurde sie praktisch immer erfolgreich behandelt. Nur ein ganz kleiner Teil blieb erfolglos, wahrscheinlich wegen Resistenzen, keiner geeigneten Antibiotika-Kombination und Unterdosierung des Prednisolons, und dieser Teil ging dann in die Lungenkliniken und imponierte »idiopathisch«.

Anmerkung und These zur COP: Hier scheint es ein fließendes Kontinuum und Übergänge zu geben, ohne dass man derzeit eine Grenze festmachen kann. Wobei mit den Aktivitäten der deutschen Pneumologen für die AEP eindeutig eine wesentliche Besserung der Situation eingetreten ist. Die lymphozytäre BAL und Infiltrationen entstehen wahrscheinlich auch deshalb bei infektiöser Genese, weil bei längerem Verlauf die initiale neutrophile Phase durch die chronische lymphozytäre Entzündung schon abgelöst wurde.

Praxis

Aus meiner Erfahrung ist nahezu immer eine infektiöse Komponente in unterschiedlichem Ausmaß oder als Co-Faktor der COP zu berücksichtigen, das ist nur selten ein rein immunologisch getriggertes Geschehen, wie bei den ganz sicheren Amiodaron- oder Bleomycinlungen und anderen sehr seltenen medikamentösen Auslösern oder Systemerkrankungen.

Initial muss man auch die Antibiose über viele Wochen durchhalten (analog Empyem, Bronchiektasen, Deformierungen, Lungenabszess über viele Wochen bis Monate), da in den Vernarbungen und organisierten Schwarten Keime persistieren (Genese nach meiner Erfahrung meist infektiös).

Praxis

Ich erinnere mich insbesondere an zwei Patienten mit COP – einmal primär oder sekundär plus Lungenembolie, einmal mit Infiltrationen ins Mediastinum (Initialverdacht: BK) – mit allerübelsten, desaströsen Bildern in der CT. Wir konnten sie vor der Beatmung mit sekundären nosokomialen Infektionen bewahren, ohne Keimnachweis (initial mit Carbapenem plus Ch-4). Und sie sind heute beide gesund und munter mit normalem Röntgenbefund (geringe Residuen).

Es gibt ein sehr gutes Ansprechen der COP auf die Prednisolon-Therapie. Prednisolon bedarf auch eines langen Atems. Bei zu frühem Absetzen gibt es Rückfälle. Initial 3×20 mg (z.T. auch 3×50 mg), über Wochen 3×10 mg, über mehrere Monate 3×5 mg, oft muss man passager nochmal steigern. Derart war es stets erfolgreich, und Cychophosphamid oder Azathioprin musste nicht eingesetzt werden. Die Osteoporoseprophylaxe mit Biphosphonaten sollte man nicht vergessen. Es weiß kaum jemand, dass die billige Kalzium-Vit-D-Verordnung nicht vor der Osteoporose (unter hoch dosiertem Prednisolon) schützt, auch wenn das in vielen Empfehlungen so steht.

Die **LIP** zeigt einen starken Einstrom der Lymphozyten mit Follikelbildung und zuletzt Fibrose. Sie ist immer assoziiert mit immunologischen Systemerkrankungen, wie SLE, PcP, Sjögren-Syndrom u.a. Die Immunphänotypisierung ist wichtig, es ist ein polyklonales lymphozytäres Infiltrat im Gegensatz zu monoklonalen Lymphomen. Differenzialdiagnostisch sind natürlich alle lymphozytären Alveolitiden zu bedenken und in der Synopsis abzuklären bzw. auszuschließen.

Therapiert wird die Grunderkrankung. Prednisolon spricht sehr gut an, mit initial z. B. 3×20 mg und dann Reduktion über Monate und Therapiedauer individuell. Bei Vaskulitiden: beispielsweise 2, besser wahrscheinlich 4 Jahre lang (Studie 2 vs. 4 Jahre läuft gerade in den USA), bei COP/BOOP um 6 Monate, bei LIP nicht definiert und sehr von der Grunderkrankung abhängig. Die Empfehlung von 0,5 mg/kg/d einmal pro Tag deszendierend bis zu 6 Monate könnte oft zu wenig sein. Vielleicht könnten etliche LIP-getriggerte Lungenfibrosen im Vorfeld durch eine konsequentere Prednisolon-Therapie vermieden werden. Man beachte auch, dass die einmalige Gabe pro Tag (oral) nach 8 Stunden abklingt und nachts das immunologische Geschehen wieder ungehindert »hochfährt«, die Lunge erfährt ein Schaukelspiel an immunologisch getriggerter Entzündung und Therapie. Das ist so, wie wenn man den Diabetes mit nur 1- bis 2-mal/d Mischinsulin einstellt, da fährt das Wechselspiel Insulin vs. Glukose und Glukagon so hoch, dass der Diabetes am Ende als »therapieresistent« bezeichnet wird. Wir haben durchweg tolle Erfahrungen mit Gaben von 3-mal/d und 2-mal erst spät im Verlauf. Sehr gute Studien hierzu aus den 60er Jahren mit den Rheumatologen (z. B. im Bayerischen Ärzteblatt) gerieten leider komplett in Vergessenheit, auch weil dahinter kein Markt und keine Lobby stehen.

Das sollte man meines Erachtens in der Pneumologie wieder aufgreifen, vielleicht auch im Bereich der Transplantation. Mit der halben Tagesdosis erreicht man bei niedrigerer Nebenwirkungsrate eine bessere und verlässlichere Therapie. Die Suppression der Nebenniere und Erholung scheint nach einigen Untersuchungen davon gänzlich unabhängig zu sein.

Die **AIP** (akute interstitielle Pneumonie) hat eine perakute, ARDS-artige Verlaufsform, hochdramatisch, so auch im Röntgen und in der CT. Hamann-Rich hat diese vorbeschrieben. Hochdosiertes Prednisolon (3-mal pro Tag) und Cyclophosphamid haben eine geringe Chance, dies etwas zu bremsen. Alle erlebten Verläufe waren sehr rasch infaust, sodass selbst der Gedanke an eine Transplantation, geschweige denn eine Lungenbiopsie, nicht zur Debatte stand. Sekundäre Ursachen, wie eine perakute EAA oder Vaskulitis, sind zu bedenken.

RB-ILD (respiratory bronchiolitis ILD) und die **DIP** (desquamative IP) werden durch Rauchen verursacht. Die Schadstoffe bewirken eine massive Entzündung. Initial sieht man die Raucherbronchiolitis im Röntgen, später erreicht diese schwere Entzündung mit Rauchermakrophagen, Desquamation und Umbau des Lungengerüstes auch die Azini. BAL und TBB bestätigen in der Regel die Diagnose (damit eigentlich ja auch nicht idiopathisch). Die Beendigung des Rauchens mit Besserung, mitunter für einige Wochen additiv Prednisolon, führt meist zur vollständigen Rückbildung. Die Aktivierung des Makrophagensystems durch das exzessive Rauchen führt zu lympho-histiozytären Bronchiolitiden, und da ist es zur Histiozytose auch nicht mehr weit (► Kap. 75).

Ganz wesentlich ist der Ausschluss einer sekundären Genese. RBILD, DIP, LIP und COP gehören meines Erachtens (und auch anderen Autoren zufolge) eigentlich nicht zu den idiopathischen Formen.

Nun zur Frage, ob eine Alveolitis vorliegt – sie ist relativ leicht zu beantworten: Ist die Entzündung stark und lymphozytär, so darf man stets ein gutes Ansprechen auf Prednisolon erwarten. Das wurde lange Zeit nicht mehr so diskutiert. Nach einer Phase der differenzialdiagnostischen Euphorie und differenzialtherapeutischen Hoffnungen finden diese Argumente wieder Gehör und werden auf den Kongressen auch wieder so dargestellt. Auffällig waren auch die vielen Überschneidungen, die unterschiedlichen Histologien in den unterschiedlichen Lungenarealen bei einzelnen Patienten (Tab. 65.3). Deshalb sind nicht zu vernachlässigen: Klinik (inkl. Anamnese/Vorgeschichte), HRCT, Verlauf/Dynamik, BAL und die Abklärung einer sekundären Genese als wesentliche Kriterien für die tägliche Praxis sowie die synoptische Betrachtung des ganzen Patienten, bevor man die endgültige Diagnose stellt.

Symptome/Status Abgeschlagenheit und ein Abfall der Leistungsfähigkeit sind die ersten Symptome. Eine Atemnot entwickelt sich langsam über Monate, zunächst mit Belastungsdyspnoe und Reizhusten. Das Röntgenbild kann noch unauffällig sein. Wie bei jeder Abklärung einer Dyspnoe werden die Differenzialdiagnosen bedacht (Herzinsuffizienz, Lungenembolien, primäre pulmonale Hypertonie, obstruktive Lungenerkrankungen etc.).

Trommelschlegelfinger sieht man bei 60% der Patienten. Das typische Knisterrasseln (Sklerophonie) der Lungenfibrosen tritt zunächst endinspiratorisch basal, dann paninspiratorisch disseminiert auf. Bei schwerer Fibrose beobachtet man eine Tachypnoe, und die Lungengrenzen stehen hoch.

65.2 Diagnostik

Die Diagnose »Idiopathische Lungenfibrose« ist eine Ausschlussdiagnose. Alle anderen Ursachen einer Alveolitis/Fibrose müssen ausgeschlossen werden. Man fragt entsprechend nach Vorerkrankungen, Beruf, Hobbys, Medikamenten, nach der Wohnung, Tieren, Nikotin (selten Kondensatpneumopathie) oder Risiken einer HIV-Infektion. Sieht man radiologisch eine interstitielle Lungenerkrankung und hört Giemen und Pfeifen, so denkt man an eine exogen-allergische Alveolitis, eine eosinophile Pneumonie, eine Bronchiolitis, an Silikose oder Sarkoidose.

Röntgen Bei IIP zeigt sich initial eine zart gezeichnete retikuläre Zeichnungsvermehrung, basal und lateral. Es gibt ein zunehmendes Fortschreiten, die Zeichnungen werden immer gröber, bis zur Wabenlunge. Irreguläre noduläre bis retikulonoduläre Schatten, Wabenbildung – all dies ist weit verteilt mit einem Maximum in den Unterfeldern, immer beidseits, in der Regel asymmetrisch und inhomogen. Es gibt auch das Bild einer fortgeschrittenen Fibrose mit Wabenbildung, Raffung und Zeichen des Cor pulmonale.

Alle anderen ILE variieren sehr. COP/BOOP: pneumonisch mit Organisationen. NSIP: wie eine Alveolitis (retikulär bis alveolär, z.T. auch »milchglasartig«), ähnlich EAA, so auch die DIP und LIP. RB-ILD: wie eine Peribronchitis, ähnlich der »dirty chest«. AIP wie ARDS.

Die Silikose, eine wichtige Differentialdiagnose, ist initial feinstknotig, bevor es zu Verdichtungen kommt. Die Sarkoidose, ebenfalls eine wichtige Differenzialdiagnose, präsentiert sich meist mit hilären Lymphknotenvergrößerungen; fibrosierende oder noduläre Formen kann man alleine mit der Bildgebung nicht sicher zuordnen. Pathognomonische Röntgenbilder kann man in der Regel bei der Histiozytose und der LAM erwarten. Möglich sind auch rundliche Schatten in allen Feldern (DD: Wegener, rezidiv. Aspirationen, Lymphangioleiomyomatose), milchglasartige Trübungen (DD: Pneumocystis carinii, Lungenödem). Milchglasartig ist ein HRCT-Befund mit beginnender Füllung der Alveolen, also ein alveoläres Muster. Im konventionellen Röntgen können auch feine Fibrisierungen wie Milchglas aussehen, aufgrund des Summationseffektes.

Man beschreibt im Röntgenbefund die Lokalisation und Ausdehnung, retikuläre (interstitiell-fibrosierend) vs. milchglasartige (alveolär-zellreich) Zeichnung und das Stadium der Fibrosierung (retikulär – grobretikulär – Wabenlunge – deformierende Zirrhose).

HRCT Initial ist der konventionelle Röntgenbefund bei 20% der Patienten mit ILE und insbesondere der IIP normal. Das HRCT ist zu Beginn der Erkrankung sensitiver. Pathognomonisch für die IIP im frühen Stadium ist der Befall der Lungenperipherie in den basalen Abschnitten, die nach zentral und in höhere Lungenfelder fortschreitet. Die Wände der terminalen Bronchiolen werden sichtbar, die Pleura erscheint ir-

■ Tab. 65.3 Zusammenfassung der histologischen Unterscheidungskriterien der idiopathischen interstitiellen Pneumonien (nach Katzenstein u. Myers 1998)

Klinische Diagnose Pathologie	IPF UIP	DIP/RB-ILD DIP/RB-ILD	AID DAD	NSIP NSIP
Alter der Läsionen	Unterschiedlich	Uniform	Uniform	Uniform
Interstitielle Entzündung	Spärlich	Spärlich	Spärlich	Prominent
Kollagen/Fibrosierung	Fleckförmig	Diffus (DIP) Fleckförmig (RB)	Nein	Möglich, dann diffus
Fibroblastenproliferation	Fokal	Nein	Diffus	Selten
BOOP	Nein	Nein	Nein	Möglich, dann fokal
Honigwaben	Ja	Nein	Nein	Selten
Alveolarmakrophagen-Ansammlung	Möglich	Diffus (DIP) Peribronchial (RB)	Nein	Möglich
Hyaline Membranen	Nein	Nein	Möglich	Nein

regulär verdickt, die Interlobärsepten und Bronchien verdicken, letztlich bilden sich Waben.

Die zelluläre Form erscheint eher milchglasartig, die fibrotische eher retikulonodulär.

! Cave: Eine milchglasartige Trübung kann auch durch die Blutverteilung, interstitielle Flüssigkeitsansammlung und Kompression unterer Lungenanteile (dependent atelectasis) im Liegen vorgetäuscht werden; ein Kontroll-CT, bei Trübung in den abhängigen Lungenarealen, wäre dann in Bauchlage notwendig.

Mediastinale Lymphknoten sind in der Regel bei IIP kleiner als 2 cm im kürzesten Durchmesser.

Lungenfunktion Im Vordergrund stehen die Restriktion und eine Diffusionsstörung. Die Lunge wird steif, die Compliance wäre theoretisch vermindert; aus methodischen Gründen wird die Compliance-Messung nicht mehr durchgeführt. In der Spiroergometrie erwartet man eine erhöhte Ventilation mit verminderter O_2-Aufnahme und einen raschen PaO_2-Abfall. Diese Parameter sind bereits verändert, bevor das konventionelle Röntgenbild auffällig wird.

Eine respiratorische Partialinsuffizienz liegt zunächst nur bei Belastung, später auch in Ruhe vor. Die Spiroergometrie scheint hier am sensitivsten. Eine respiratorische Globalinsuffizienz tritt erst bei fortgeschrittener Fibrose auf, wenn die erhöhte Atemarbeit nicht mehr geleistet werden kann.

Leichte Obstruktionen sind meist fixiert und irreversibel bei einer Fibrosierung der Atemwege. Allerdings kann auch eine Hyperreagibilität oder eine reversible Obstruktion vorliegen. Ein Therapieversuch mit inhalativen Beta-Mimetika und Kontrollmessungen sind deshalb immer sinnvoll, aber diesbezüglich so gut wie immer ohne Erfolg. Man kann aber den Hustenreiz mildern.

Histologie/Zytologie Man unterschied nach Brewis (1995) histologisch drei Formen:

Die drei Formen der so genannten ILF in den 80er Jahren

1. Fibrotische Form: kollagene Verdickung der Alveolarwand mit wenigen Entzündungszellen (meist nur wenig Lymphozyten im Interstitium)
2. Zelluläre Form: Mononukleäre Zellen (also Lymphozyten) in den Alveolen und Bronchiolen
3. Mischformen

Damals war folgende Anmerkung wichtig: Da mehrere histologische Formen nebeneinander bestehen, spricht man von einer überwiegend zellulären bzw. überwiegend fibrotischen Form der ILF. Interessant ist heute, dass sich diese »Denke« und die moderne Unterteilung nach langem Ringen sehr gut ergänzen.

In den deutschen Lehrbüchern war die alte Klassifikation der ILF nach Liebow beschrieben. Diese wurde verworfen und erlebt heute in gering modifizierter Form eine Renaissance (Katzenstein u. Myers 1998). Im Wesentlichen kann man sagen, dass die UIP (usual interstitial pneumonia) etwa der fibrotischen Form entspricht und die beiden NSIPs den zellreichen Formen entsprechen.

Bei der NSIP häufen sich in den Alveolen Entzündungszellen, wie Makrophagen, Lymphozyten und Granulozyten, an; das Interstitium wird von Lymphozyten, Eosinophilen und auch Plasmazellen infiltriert. Die UIP entspricht der fortgeschrittenen Fibrosierung mit interstitieller Infiltration durch Granulozyten und Lymphozyten sowie massiver Bindegewebseinlagerung. Häufig auch mit Sklerose der Pulmonalkapillaren. Die NSIP ist nicht ein Vorstadium der UIP, es handelt sich um das breite Spektrum (IIP/UIP vs. fibrosierende NSIP vs. zellreiche NSIP) der beiden ILE im engeren Sinne.

Labor RF oder ANA sind leicht positiv bei 20–30% der IIP-Patienten. Manche entwickeln im Krankheitsverlauf erst positive Reaktionen oder gar eine klinisch manifeste rheumatische Erkrankung. Veränderungen verschiedener Komplementspiegel und zirkulierende Immunkomplexe werden häufig nachgewiesen bei NSIP und LIP. Die BSG ist mittelgradig erhöht. Nur selten ist die Lunge erstes und einziges Organ, an dem sich eine rheumatische Erkrankung manifestiert.

BAL Man erwartet bei der IIP/UIP in der Differenzialzytologie neutrophile, aber auch eosinophile Granulozyten. Gelegentlich etwas Lymphozyten. Neutrophilie in der BAL und nur sehr geringe Fibrose in der Histologie finden sich früh im Krankheitsverlauf.

Eine erhöhte Zellanzahl spricht für eine entzündliche Erkrankung. Die Art der Zellen in der Differenzialzytologie besagt etwas über die Prognose und das Ansprechen der ILE auf Steroide und Immunsuppressiva. Leider gilt dies nur im statistischen Mittel, im Einzelfall bleibt eine Unsicherheit. Ein schlechtes Ansprechen auf Steroide erwartet man bei zellarmer BAL und wenn bildgebend eine Fibrose vorliegt. Eosinophilen und Neutrophile: bei der fibrotischen Form mit initial allenfalls geringem Ansprechen. Überwiegen relativ die Lymphozyten in der BAL und in der CT die alveolären Muster, so spricht dies eher für eine gute Prognose und ein Ansprechen der ILE auf eine immunsuppressive Therapie. Dies ist bei ca. 10–20% der ILE-Fälle so.

Biopsie Die ILE sind inhomogen lokalisiert in der Lungenperipherie mit wechselnder Intensität des Befalls. Ebenso kann das Ausmaß der Entzündung und/oder Fibrose je nach Ort der Biopsie variieren. Beispielsweise sind der Mittellappen bzw. die Lingula zu meiden, da diese bereits früh fibrotisch werden. Zudem ist in diesen Arealen das Pneumothorax-Risiko erhöht (tiefe Septierung). Die transbronchialen Lungenbiopsien werden deshalb erst nach dem HRCT durchgeführt. »Aktive« Areale (weichgezeichnet, alveoläre Infiltration) können dann gezielt biopsiert werden. Goldstandard ist die offene Lungenbiopsie. Aber auch hier gibt es in unterschiedlichen Arealen durchaus unterschiedliche Histologien.

65.3 Therapie und Prognose

Prognose Überlebenszeiten von 0–20 Jahren werden angegeben, im Median sind es 3 Jahre, im Mittel liegt die 5JÜLR bei 50%. Trotz Berücksichtigung aller Parameter (Rö., BAL, Lufu etc.) ist eine Prognose im Einzelfall nicht sicher zu machen. Die zellulären Formen der ILE (DIP, NSIP, LIP) sprechen gut auf Steroide an, mit einer 5JÜLR um 90% bzw. einer 10JÜLR um 70%. Patienten mit einer mehr fibrotischen Form der ILE (IIP/UIP) haben eine 5JÜLZ um 50% und eine 10JÜLR um 30% – das hängt auch davon ab, ob man die vielen »Altersfibrosen« mit einbezieht. Ansonsten werden auch mittlere Lebenserwartungen von 3 Jahren beschrieben.

Selten ist das Hamman-Rich-Syndrom mit fulminantem Verlauf und dem Tod in weniger als 6 Monaten, auch schon in wenigen Wochen. Eigentlich ist der Begriff obsolet, besser man spricht von der Hamann-Rich-Verlaufsform oder einem fulminanten inkurablen ARDS der AIP.

Deformierung der Atemwege und Vernarbungen behindern die lokale Immunabwehr. 10% der IIP-Patienten entwickeln ein Bronchialkarzinom, auch weil IIP und Bronchialkarzinom mit dem Rauchen assoziiert sind. Kolonisationen und Infekte werden zunehmend häufiger im Verlauf.

Tab. 65.4 Therapieempfehlungen

Therapiebeginn bereits vor Entstehung einer einschränkenden Symptomatik	
Therapie fast immer erfolgreich bei zellulären Formen (milchglasartig etc.) NSIP, LIP, DIP	
Nutzen	> 50% bessern sich mit der Therapie obiektivierbar Initial 3 × 20 mg, Therapiedauer >> 6 Mo. Selten Immunsuppressiva erforderlich, z. B. zum Einsparen von KS 15% bessern sich nur für das erste Therapiejahr 30% stabilisieren sich 15% verschlechtern sich trotz Therapie
Therapieversuch bei der IIP/UIP und fibrosierenden NSIP	
Prednisolon	1 mg/kg/Tag bis 80 mg/Tag (3 × 20) über 6–8 Wochen, dann Reduktion nach Klinik In 20% der Fälle objektive Besserung
Cyclophosphamid	~ 2 mg/kgKG/d, Beginn mit 50 mg, unter Kontrolle der Leukozyten; bringt im Mittel keine besseren Ergebnisse, manche, die auf Steroide nicht ansprechen, profitieren jedoch von diesem Regime Therapiedauer mit Immunsuppressiva > 6 Monate (plus KS) Therapieversuch bei AIP
Azathioprin wirkt erst nach 2–3 Mo.	1–3 mg/kg/d aufsteigend alle 2 Wochen bis max. 150–200 mg/d Prednisolon 1,5 mg/kg bis 100 mg/Tag über 2 Wochen, dann langsam reduzieren auf 20 mg/Tag Tendenziell positiv, jedoch Effekt erst nach 3 Monaten Bei IIP/UIP plus 3 × 600 mg ACC

Prognostisch günstige Faktoren bei der ILE

- Alter < 50. Lj. bei Krankheitsbeginn
- Kurzer Verlauf vor Therapiebeginn, also frühe Diagnose
- Nur geringe Dyspnoe
- Röntgen-Thorax zeigt nur geringen Befall
- Der Gasaustausch ist nur gering herabgesetzt
- Histologisch zelluläre Form, die aktiv entzündlich ist (in der BAL viele Lymphozyten, keine Eosinophilen und wenige Neutrophile)
- Eine gute frühe Reaktion auf Steroide

Therapie Wenn die Diagnose IIP/UIP gestellt wird, fragt man sich, wann, wie und wie lange zu therapieren ist. Hierauf gibt es keine gesicherten Antworten. Zellreiche, lymphozytäre, aktive Prozesse mit milchglasartiger, alveolitischer Trübung im HRCT sprechen auf eine Therapie an (Tab. 65.4). Dies ist bei zellarmen fibrotischen Veränderungen nicht mehr zu erwarten.

Es ist gesichert, dass bei der IIP (UIP) gleich mit Prednisolon und Azathioprin zu behandeln ist, dies mildert den Verlauf im Mittel etwas ab. Die kleine Gruppe der »Responder« hat jedoch eine deutlich verbesserte Lebenserwartung, diese sollte man erkennen und konsequent therapieren. Zusammen mit ACC (IFIGENIA-Studie) wird die Progredienz deutlich verlangsamt.

Hingegen sollte man die Gruppe der alten Menschen mit einer sehr geringgradigen IIP und der eindeutig geringen Fibrosierung in der HTCT zunächst beobachten – hier ist eine Therapie meist gar nicht nötig und auch ohne Einfluss. Die alten Menschen mit einer im Wesentlichen stationären basalen Fibrose wird man in der Regel nicht behandeln. Es hat keinen Effekt, und der langsame blande Verlauf rechtfertigt auch meist den Versuch nicht.

Prednisolon-Dosierungen Sie werden bis 1,5 mg/kgKG/d empfohlen, z. B. initial 3 × 30 mg. Die einmalige Gabe pro Tag ist nicht zielführend, oral HWZ um 8 Stunden mit schwankender Wirkung. Bei der AIP: kurzzeitig sehr hohe Dosen plus Cyclophosphamid-Pulstherapie. Da Kortikosteroide meist ein Wohlempfinden bewirken, sind subjektive Angaben unverlässlich. Die Spiroergometrie ist für die Therapiesteuerung am geeignetsten. Nach 2–4 Wochen sollte sich unter Prednisolon eine Besserung abzeichnen.

Die Therapiedauer der IIP/UIP ist nicht definiert, 6 Monate gelten als Minimum. Sinnvoll ist eine Prednisolon-Erhaltungsdosis in Abhängigkeit vom klinischen Zustand. Eine Stagnation der Erkrankung ist in der Regel schon als Erfolg zu werten. Ein Ansprechen ist möglich, Teilremissionen sind bei weniger als 20% der Patienten zu erwarten.

Acetylcystein 3 × 600 NAC zeigten in Beobachtungsreihen bei IIP/UIP nach 3 Monaten keine Besserung. Weitere Studien laufen. Es kann nicht heilen, bremst aber den Verlauf der UIP/ILF signifikant ab, was schon ein großer Nutzen ist. Deshalb ist es in Kombination mit Prednisolon und Azathioprin empfohlen.

Sauerstofflangzeittherapie und -behandlung eines Cor pulmonale muss man früh bedenken. Wenn eine Transplantation in Frage kommt, bei jüngeren Patienten mit raschem Verlauf, so ist es eine Einzellungentransplantation; die 1JÜLR beläuft sich auf ungefähr 60%.

Viele ILE-Patienten haben ein hyperreagibles Bronchialsystem. Deshalb wird nicht nur bei Obstruktionen ein Therapieversuch mit inhalativen Beta-Mimetika unternommen. Man kann damit zwar die Lungenfunktion in der Regel nicht bessern, aber den Hustenreiz abmildern.

Die Sauerstofflangzeittherapie ist indiziert bei Hypoxie mit PaO_2 unter 60 mmHg oder 7,5 kPa. Infektionen sollten rasch und konsequent behandelt werden. Impfungen (Influenza, Pneumokokken) werden empfohlen. Wenn sich die Atempumpe erschöpft, so kann sich der Patient durch die nächtliche nichtinvasive Beatmung erholen und der $PaCO_2$ wieder normalisiert werden. Bei schwerster Dyspnoe kann palliativ mit Dihydrocodein oder Morphin behandelt werden.

Gefäßsklerose Bei manchen idiopathischen Fibrosen dominiert die Gefäßsklerose (HRCT, offene Lungenbiopsie). Initial muss noch keine manifeste pulmonale Hypertonie vorliegen, im Verlauf meist latent bis leichtgradig. Diese Form der IIP/UIP steht der primären pulmonalen Hypertonie sehr nahe; hier gibt es auch eine Nähe zur Sklerodermie und dem Raynaud-Syndrom. Vasoreagibilitätstestung mit RHK entscheidet über einen Therapieversuch mit Amlodipin bzw. mit Bosentan, Sidenafil, Prostanoiden oder Kombinationen.

Für eine **orale Antikoagulation** bei ILF mit PAH gibt es keinen gesicherten Nutzen, wenn keine Embolien nachgewiesen sind.

Aktuelle, weiterführende Literatur

Behr J et al. (2006) Antioxidative Therapie der idiopathischen Lungenfibrose. Pneumologie 60:373

Brewis RA (1995) Respiratory Medicine. Saunders, New York

Buhl R (1994) Differenzialdiagnose der Alveolitis bei Systemerkrankungen. Pneumologie 48:699

Douglas WM et al. (1998) Idiopathic pulmonary fibrosis – survival in population based and hospital based cohorts. Thorax 53:469

Flaherty KR et al. (2001) Steroids in idiopathic pulmonary fibrosis: a prospective assessment of adverse reactions, response to therapy, and survival. Am J Med 110:278

Flaherty KR et al. (2002) Clinical significance of histological classification of idiopathic interstitial pneumonia. Eur Resp J 19:275

Gross TJ et al. (2001) Idiopathic pulmonary fibrosis. N Engl J Med 345:517

Gutjahr K, Gillissen A (2009) Neue pharmakologische Therapieoptionen der idiopathischen Lungenfibrose. Pneumologie 63:512–558

International guidelines for the selection of lung transplant candidates: update 2006; a consensus report. H Heart Lung Transplant 25(7):745–755

Katzenstein AA, Myers JL (1998) Idiopathic pulmonary fibrosis – clinical relevance of pathologic classification. Am J Respir Crit Care Med 157:1301

Lynch DA et al. (2005) High-resolution computed tomography in idiopathic pulmonary fibrosis: diagnosis and prognosis. Am J Resp Crit Care Med 172:488

Markart P, Günther A (2009) Differenzialdiagnostik der Lungenfibrose – Das ganze Spektrum erkennen. Pneumo News 6:40–45

Noth I, Martinez FJ (2007) Recent advances in idiopathic pulmonary fibrosis. Chest 132(2):1085–1101

COP/BOOP

Übersichten

Cordier JF (2006) Cryptogenic organising pneumonia. Eur Resp J 28:422–446

Khan AN, Irion KL et al. (2009) Imaging in bronchiolitis obliterans organizing pneumonia. eMedicine 10

66.1 Grundbegriffe

Definition Die COP (cryptogen organising pneumonia) wurde früher als BOOP bezeichnet (Bronchiolitis obliterans mit organisierender Pneumonie). Granulationsgewebe in den kleinsten Bronchioli und dann in sowie um die Azini proliferieren. Sie wird derzeit den ILE zugeordnet. Das Alter der Patienten liegt meist über dem 50. Lebensjahr. Etwa 5 von 100000 Krankenhauseinweisungen betrifft die COP, sie ist also selten. Pulmonale Beschwerden bestehen meist seit ca. zwei Monaten. Die COP ist charakterisiert durch eine Trias (■ Tab. 66.1).

66

Synonym wird der Begriff »kryptogene organisierende Pneumonie« (COP) im angloamerikanischen verwandt. Veraltete Synonyme sind »organizing pneumonia-like process« oder »Bronchiolitis mit interstitieller Pneumonie« (BIP).

Idiopathische vs. sekundäre BOOP Die BOOP ist entweder idiopathisch oder assoziiert mit immunologischen, toxischen oder entzündlichen Prozessen. Aus eigener Erfahrung wenig verständlich, warum man hier die Begriffe »kryptogen« bzw. »idiopathisch« so strapaziert. Man kann in nahezu allen Fällen einen pulmonalen Infekt zuordnen. Am zweithäufigsten unter Medikationen mit Amiodaron oder Bleomycin.

Symptome/Status Initial ist fast immer eine schwere protrahierte Pneumonie oder Bronchopneumonie, die nicht so richtig abklingen will (»der verschleppte Infekt«). Abgeschlagenheit, Schwitzen, eine persistierende grippale Symptomatik, mit Husten und Dyspnoe. Anamnestisch wurde oft eine oder mehrere erfolglose Antibiose durchgeführt. Fieber, Gewichtsverlust und ein zunehmendes Krankheitsgefühl sind häufig. Knisterrasseln hört man bei 60–70% der Patienten.

Meist waren das insuffiziente Antibiosen, wie z. B. das preiswerte Ciprofloxazin. Auch mal Makrolide für 5–7 Tage und dann noch einmal Doxycyclin für eine Woche – oder ähnlich. Chinolone-3 werden und wurden sehr überschätzt. Und dann heißt es, das man schon 3–4 Antibiosen gehabt hätte. Hier kommt auch zum Tragen, dass die stark propagierten sehr kurzen Antibiotika-Regime nicht immer und für alle gelten. Und dass es auch mitunter Keime gibt, die schlecht ansprechen. Beispielsweise sehen wir das auch immer wieder nach Chinolonen der Gruppe 3 und 4.

Bei Amiodaron denkt jeder an die Lungenfibrose. Es gibt aber auch richtig schwergradige, karnifizierende Verläufe mit großlumigen organisierten Herden. Möglicherweise auch getriggert durch einen Infekt?

Ursachen der COP/BOOP
- Meines Erachtens nahezu immer durch einen Infekt (viral, Bronchopneumonie) initiiert
- Postinfektiös: meist Folgestadium einer protrahiert verlaufenden Lobärpneumonie oder nach bronchopulmonalen Virusinfektionen sowie bei HIV-Infektion
- Amiodaron aus eigener Beobachtung an zweiter Stelle

Sowie:
- Medikameneninduziert: Gold, Sulfonamide, Sulindac, D-Penicillamin, Nitrofurantoin, Nilutamid, Cepahalosporine, Amphotericin B, Bleomycin, Mitomycin C
- Idiopathisch (?)
- Assoziiert mit Kollagenosen, rheumatischen Erkrankungen, Thyreoiditis, Colitis ulcerosa
- Bei hämatologischen Erkrankungen, wie Myelodysplasie, Leukämien, Lymphome
- Bei Kokainsüchtigen beschrieben
- Nach Radiatio
- Nach Lungentransplantationen als Bronchiolitis obliterans (BO) ~ 50%
- Nach Knochenmarkstransplantation bei ~ 10%
- Weitere: ARDS, rezidiv. Aspirationen, Malaria, Inhalation toxischer Gase/Dämpfe (z. B. Textilfarbenaerosole)

66.2 Diagnostik

Röntgen Typisch sind beidseitige, peripher gelegene großfleckige, teils milchglasartige Verschattungen mit Luftbronchogramm, mit multifokaler Lokalisation im Unterfeld und wechselnder Konfiguration. Bei Fibrosierung ist die Zeichnung retikulär. Man unterscheidet drei radiologische Formen: die sin-

Tab. 66.1 Charakteristische Trias der BOOP

Klinik	Voraus geht eine Bronchopneumonie oder eine »Grippe«. Es persistieren Husten und Atemnot
Röntgen	In der Peripherie beider Lungenflügel sind Verschattungen, diese sind meist großfleckig, sie können auch solitär oder diffus sein, mit Luftbronchogramm
Histologie	Es ist eine granulär-proliferative Obliteration der terminalen, respiratorischen Bronchiolen mit intraalveolärer Ausdehnung, Organisation und schließlich Fibrosierung

guläre Form (DD: Malignom), multiple Areale (am häufigsten) und die diffuse Form, welche die schlechteste Prognose hat.

Das HRCT hat zwei Vorteile: Es zeigt den typischen Befund mit peripheren, der Pleura anliegenden dreiecksförmigen Infiltraten. Die segmentale Lokalisation der Infiltrate kann für die gezielte transbronchiale Biopsie oder offene Biopsie festgestellt werden.

Aber: Da scheint es ein Kontinuum zu geben. Initial eher eine »dirty chest«. Eine Peribronchitis mit Übergang ins Fleckige, dann beidseits eine zarte Bronchopneumonie. Und in der vollen Ausprägung ein erschreckendes Bild mit Karnifizierungen beidseits.

Lungenfunktion/BGA Man misst eine Obstruktion bei 25% oder eine leichtgradige Restriktion bei 50%. Die Diffusionskapazität ist vermindert. Eine Hypoxie besteht in Ruhe oder erst bei Belastung.

Labor Die BSG reicht bis 100 mm nach einer Stunde, bei 70% erhöhtes CRP; die Granulozyten sind erhöht. Gelegentlich misst man hohe Titer des Rheumafaktors oder der ANA, ganz unspezifisch auch die ANCAs.

BAL Sie ist nicht diagnostisch, jedoch sehr hilfreich. Sie dient der Klärung einer Infektion (geschützte Materialentnahme, quantitative Kultur), wobei dies im negativen Fall diese nicht ausschließt. Eine typische Konstellation stützt die Diagnose einer BOOP: Die Zellanzahl ist meist erhöht; die Lymphoyzyten, Neutrophilen und Eosinophilen sind vermehrt; dafür ist der Makrophagenanteil relativ erniedrigt; die Makrophagen haben ein schaumiges Zytoplasma; die CD4/CD8-Ratio ist erniedrigt (< 1), wie bei der EAA. Bei 70% der Patienten dominieren in der Differenzialzytologie die Lymphozyten (Ly. > 20%).

Histologie Man sieht Granulationsgewebspfropfe aus myxoidem Bindegewebe im Lumen der Bronchiolen, ausgehend von ulzerativen Schleimhautdefekten mit Ausbreitung in Richtung des Azinus bzw. der zugehörigen Alveolen. Die intraluminale Proliferation von Granulationsgewebe betrifft die kleinen Bronchiolen der 8.–14. Generation, sie engt deren Lumen ein oder füllt es sogar aus.

Differenzialdiagnose Zu bedenken sind postpneumonische Infiltrate. Eine EAA, eine ILF oder eine Lymphangiosis carcinomatosa kommen bei diffusem Befall in Frage. Eine chronisch eosinophile Pneumonie ist bei multiplen konfluierenden Arealen ausgeschlossen, wenn keine Eosinophilie in der Differenzialzytologie der BAL vorliegt. Das Bronchialkarzinom ist bei solitärem Herd eine wichtige Differenzialdiagnose; auch das bronchoalveoläre Adenokarzinom könnte so aussehen. Und: Eine BOOP kann mit einem Bronchialkarzinom assoziiert sein.

66.3 Therapie und Prognose

Therapie Das Problem ist, dass es keine gesicherten Daten bezüglich Dosierungen und Therapiedauer gibt. Eine Therapie mit Kortikosteroiden gilt als immer indiziert, wegen der Gefahr der Chronifizierung und Fibrosierung, Spontanremissionen nur vereinzelt möglich (Tab. 66.2).

Eine Besserung des subjektiven Befindens und der Symptome tritt bereits nach Tagen ein, der Röntgenbefund ist rasch rückläufig und normalisiert sich nach Monaten, es können Residuen verbleiben. Eine Vollremission ist bei 70% der Patienten zu erwarten.

Prednisolon Es werden derartige hohe Dosen für recht lange Zeit empfohlen. Das ist aus unserer Sicht aber nahezu nie nötig. Gerade mit dem Splitten, z. B. 3 × 20 und bald 3 × 10 mg, erreicht man eine wesentlich schnellere Besserung als mit der Einmalgabe. Zudem hilft eine hochdosierte intravenöse Kombinationsantibiose.

Gehäufte Rezidive und chronische Verläufe mit Vernarbung drohen ohne Therapie und auch bei niedrigen Dosierungen oder bei zu kurzer Therapiedauer bei bis zu 30% der Patienten. Häufig muss man die Erfahrung machen, dass unterhalb einer Dosis von 10–20 mg Prednisolon Rezidive auftreten. Allerdings

■ Tab. 66.2 Zusammenfassung verschiedener Therapieschemata zur Behandlung der BOOP

Empfehlung nach Epler (2001)	Anfangsdosis Prednisolon 60 mg/d bis 1 mg/kg/d; Initialdosis über 3 Mo. um Therapieerfolg und Rezidivfreiheit zu erreichen Dann langsame Dosisreduktion, 20–40 mg/d werden über 1 Jahr beibehalten
Empfehlung nach Fabel und Eschenbruch (1995)	Prednisolon 100 mg/d über 4–6 Wochen Dann Dosisreduktion auf 0,5–1 mg/kg/d Nach 3–6 Mo. weitere Dosisreduktion in 5-mg-Schritten pro Woche Erhaltungsdosis von 5–10 mg/d Bei Misserfolg/Rezidiv plus Cyclophosphamid 2 mg/kgKG/d
Empfehlung nach Konietzko (1994)	Initial Prednisolon 40–60 mg/d Stufenweise Reduktion um 10 mg/d Erhaltungstherapie mit 5–10 mg/d 30% der Patienten bedürfen einer Langzeittherapie Bei Rezidiv plus Cyclophosphamid oder Azathioprin (wirkt erst nach Monaten!)
Empfehlung nach Costabel et al. (1992)	Initial 40–60 mg 20–40 mg nach 1–3 Monaten 7,5–10 mg nach 4–6 Monaten Therapiedauer: 9–12 Monate

werden die empfohlenen hochdosierten Schemata wegen der Nebenwirkungen nicht immer toleriert, Muskelschmerzen können z. B. sehr unangenehm sein. Wenn die Symptome und Befunde verschwunden sind, kann man viele Patienten nicht mehr motivieren, diese Therapie durchzuhalten. Tatsächlich brechen sie viele Patienten nach wenigen Monaten ab und haben dann in der Mehrzahl der Fälle (nach Epler: zwei Drittel) das Glück, kein Rezidiv zu erleiden.

Infektgetriggert Dies geschieht meist nach mehrfachen, sehr kurzzeitigen insuffizienten Antibiosen oder Chinolon-3: Seit 20 Jahren haben wir mit 3×20 mg Prednisolon und einem potenten Betalaktam-Antibiotikum plus BLI (Unacid, Augmentan) intravenös (oft plus ein orales Makrolid; wenn es bedrohlich ist, auch initial Carbapeneme und Moxifloxazin) über 2–4 Wochen und dann noch 2 Wochen 3×10 mg Prednisolon plus Unacid p.o. und dann 2 Wochen 3×5 mg Prednisolon in den meisten Fällen eine komplette Heilung erlebt.

Man sollte bei karnifizierenden Prozessen ein solches Kurzzeit-Antibiotika-Regime sehr kritisch sehen. Wie beim Empyem und beim Lungenabszess sind hier Therapiedauern von mindestens vier Wochen erforderlich, da die Keime in einem Bereich festsitzen, der kaum erreicht wird.

Ebenfalls sehr gute Erfahrungen habe ich gemacht mit Prednisolon 3-mal pro Tag. Prednisolon p.o. wirkt nur 8–10 Stunden. Die These vom Schutz der Nebenniere ist obsolet. Eine kontinuierliche Prednisolon-Wirkung hat doppelte Wirkung bei halber Dosis (analog Insulin- und Asthmatherapie, auch hier sind kontinuierliche Wirkungen gefordert, keine Berg-und-Tal-Spiegel).

Amiodaron Absetzen und Prednisolon-Therapie, initial für einige Tage bis zu 3×50 mg (eine Besserung sollte eintreten), dann 1–3 Wochen 3×20 mg und dann 3×10 bis 3×5 mg. Dies über insgesamt 2–3 Monate ist in der Regel ausreichend. Natürlich ist eine engmaschige Kontrolle und eine Osteoporoseprophylaxe mit Biphosphonaten (Diät, Kalzium, Vit-D billig, aber nachweislich ohne Nutzen) notwendig.

Prognose Unter Therapie haben 70% der Patienten eine gute Prognose bzw. Heilungschance, bei 10–30% entstehen Rezidive, bei weniger als 5% verläuft die COP/BOOP trotz Therapie rasch progredient bis zum Tode.

Eine schlechte Prognose haben fibrotische Formen, die der ILF ähneln, assoziiert sind mit Kollagenosen, und wenn in der BAL Neutrophile und Eosinophile dominieren. Eine günstige Prognose haben Patienten mit einer lymphozytären BAL.

66.4 Bronchiolitis obliterans

Die Bronchiolitis obliterans (BO) ist eine obstruierende Entzündung ohne organisierende Pneumonie. Die Erkrankung betrifft die kleinsten Atemwege. Die Konstriktion wird initial durch intraluminale entzündliche Hyperplasien bedingt. Diese Form ist histologisch ähnlich der BOOP, kann zur Polypenbildung bis zum Befall der Alveolen führen; die Übergänge BO/BOOP/COP sind wahrscheinlich fließend. COP gilt als produktive Form und die BO als zart vernarbende Verlaufsform. Die Obstruktion wird durch submuköse Vernarbungen und Hypertrophie der glatten Muskulatur verursacht. Diese konstriktive Form ist ein Folgezustand nach Vernarbung.

Ursächlich für die BO bei Kindern und auch jungen Erwachsenen sind vor allem virale Atemwegsinfekte, die eine BO triggern. Einseitige schwergradige Entzündungen münden in das Swyer-James-Syndrm mit einseitig heller, hypoplastischer Lunge.

Rheumatische Erkrankungen und Kollagenosen sind abzuklären. Häufig ist die BO nach Knochenmarks- (10%) und Lungentransplantationen (40%) zu beobachten. Exogene Noxen oder eine exogen-allergische Alveolitis können eine BO auslösen – ebenso exogene Noxen wie Gase, Dämpfe, Stäube und lungentoxische Medikamente.

Die Lungenfunktion zeigt typischerweise eine Obstruktion der kleinen Atemwege mit Überblähung (small airway disease). Entsprechend ist die FeV1 deutlich vermindert, die Lunge überbläht und der Atemwegswiderstand bei Ruheatmung normal.

Radiologisch erwartet man eine Überblähung, kann aber auch einen Normalbefund sehen. Feine retikulonoduläre Zeichnungsvermehrungen sind möglich. Auch die CT kann hier mal negativ sein, wie man es auch von Alveolitiden kennt. Atemnot kann da in der Lungenfunktion und Röntgenbild kein Korrelat haben. Spiroergometrisch deutlich wird dann der PO_2-Abfall. Die Diagnose wird durch die transbronchiale Biopsie oder VATS gestellt.

Die Therapie ist wie bei der BOOP. Initial gutes Ansprechen mit 1 mg/kgKG Prednisolon, z. B. 3×20 mg. Dann muss man länger durchhalten und darf nur langsam ausschleichen, sonst kommt es rasch zum Rückfall (Therapiedauer 3–6 Monate). Bei der ganz feinen, konstriktiven, nahezu röntgennegativen Form dauert die Therapie mehr als 2 Jahre. Langfristig werden dann niedrige Dosen verabreicht, wie 5 – 2,5 – 2,5 mg.

Aktuelle, weiterführende Literatur

Elssner A, Vogelmeier C (1999) Pathophysiologische Konzepte zur Bronchiolitis obliterans nach Lungentransplantation. Atemw-Lungenkrkh 25:33–36

Epler GR (2001) Bronchiolitis obliterans organizing pneumonia. Arch Intern Med 161:158

Fabel H (1995) Pneumologie, 2. Aufl. Elsevier, München

Konietzko N (1994) Erkrankungen der Lunge. de Gruyter, Berlin

Nagai S, Izumi T (1998) Bronchiolitis obliterans with organizing pneumonia. Curr Opin Puim Med 2:419

Sarkoidose

Update

Kirsten D, Costabel U (2005) Pulmonale Sarkoidose. Pneumologie 59:378–394

Themenheft

Prass A, Müller-Quernheim J (2009) Sarkoidose. Der Internist 50, Nr. 5

67.1 Grundbegriffe

Definition/Epidemiologie Die Sarkoidose manifestiert sich zwar meist in den Hiluslymphknoten und der Lunge. Sie kann aber auch eine granulomatöse Systemerkrankung sein, die praktisch alle Organe (bevorzugt Haut, Gelenke, Auge, Leber, Blutbild, Parotis) befallen kann. Die Genese ist unbekannt. Vom Mittelmeerraum bis nach Skandinavien nimmt die Inzidenz von 2/100000 (Spanien) auf 64/100000 (Schweden) zu. Bei Menschen afrikanischer Abstammung, insbesondere Frauen, ist die Krankheit häufiger als bei Kaukasiern, ebenso sind chronische Verläufe und Lungenfibrosierungen häufiger.

Röntgen 95% der Erkrankten haben einen pathologischen Röntgenbefund. Die Bezeichnung »Stadieneinteilung« ist irreführend. Die Krankheit durchläuft nämlich nicht mehrere Stadien! Es hat meist einen Röntgentyp, mit dem es sich manifestiert. Natürlich kann eine BHL zur Lungenfibrose fortschreiten. Eine Lungenfibrose kann aber vorliegen, ohne dass eine BHL jemals vorlag. Ebenso sagt das Röntgenbild nichts über die Aktivität aus. Deshalb spricht man heute vom »Röntgentyp«, der Begriff »Stadium« ist obsolet (■ Tab. 67.1).

Die **noduläre Verlaufsform** hat noch die Untergruppe der **sarkoiden Granulomatose**. Histologisch nekrostisierende Granulome mit granulomatöser Vaskulitis. Bildgebend: noduläre Form ohne BHL. Ansonsten ist das Vorgehen wie bei der »normalen« Sarkoidose, auch bezüglich Verlauf und Therapieentscheidungen.

Symptomatik 40% der Betroffenen sind asymptomatisch. Die Diagnose wird beispielsweise zufällig bei der Einstellungsuntersuchung zum Militär gestellt. Das ist dann meist eine bihiläre Lymphadenopathie. Das kann aber auch mal ein diffuser Befall beidseits sein, der erst einmal erschreckend ist, der Patient hatte aber nur leichte Atemnot bei Belastung.

Die symptomatischen Patienten gehen meist wegen Husten und Atemnot zum Arzt. Bei Schleimhautsarkoidose kann auch mal das Bild eines Asthmas bestehen.

Allgemeinsymptome und Manifestationen von Seiten eines extrapulmonalen Organbefalls können in Einzelfällen führend sein, z. B. Parotisschwellung, Visusschwäche, Photophobie, Arrhythmien, Erythema nodosum, Lupus pernio, Anämie oder Thrombopenie, neurologische Ausfälle, Dehydratation bei Hyperkalziämie, Arthritis, Diabetes insipidus, Hypothyreose u.a. Isolierte extrapulmonale Manifestationen sind die Ausnahme, 95% der Erkrankten haben einen positiven, richtungsweisenden Befund im Röntgen-Thorax.

Die akute Form bei 10% mit Erythema nodosum, bihilärer Lymphadenopathie (BHL) und Entzündung der Sprunggelenke (Löfgren-Syndrom) hat eine gute Prognose. Unter dem Heerfordt-Syndrom versteht man die Kombination aus Uveitis, Parotitis plus/minus Fazialisparese.

67.2 Diagnostik

Röntgen 95% der Erkrankten haben einen pathologischen Röntgenbefund.

CT und HRCT Es ist bezüglich Ausdehnung und interstitiellem Lungenbefall sensitiver als das konventionelle Röntgen. Typisch ist die perivaskuläre, peribronchiale (Bronchialwand knotig, 2 mm, deformiert) und interlobäre Ausdehnung mit Lymphknotenbefall. Betroffen sind die Lymphbahnen entlang der bronchovaskulären Bündel, und auch subpleural sieht man im Lappenspalt kleinste Knötchen. Die Veränderungen können knotig, großknotig, milchglasartig, fibrös oder zirrhotisch sein – betont in den Mittel-Oberfeldern, basal fast immer weitestgehend ausgespart.

Labor Der ACE-Spiegel ist unspezifisch bei vielen Lungenerkrankungen, alkoholischer Lebererkrankung, Diabetes etc. erhöht. Wenn er erhöht ist, passt es ins Bild (erhöht bei 70%) – wenn nicht (30%), kann trotzdem eine Sarkoidose vorliegen. Zum Ausschluss oder als Suchtest ist eine ACE-Bestimmung ungeeignet, da dieser Parameter zu unspezifisch ist. Seine Eignung als Verlaufsparameter ist statistisch gegeben, im Einzelfall jedoch nicht sicher, da er bei 20% der Patienten mit Rezidiv nicht ansteigt.

■ Tab. 67.1 Röntgenologische Einteilung der Sarkoidose

Typen	Befundbeschreibung	Anmerkung
0	Röntgen-Thorax o.B.	
I	Bihilär Hiluslymphknoten vergrößert	< 10% unilateral Sehr selten andere, atypische Konstellationen im CT Verkalkung (z. B. Eierschalenhilus) bei lange bestehender BHL
II	BHL und pulmonale Infiltrate	Disseminierte, miliare bis retikulonoduläre, und/oder unscharfe, konfluierend-fleckige Zeichnung, mit Betonung der Mittelfelder
III	Pulmonale Infiltrate ohne BHL	
IV	Fibrose und Schwarten	Eine Lungenfibrose im Sinne einer »ausgebrannten« Sarkoidose, dichte Schwielen, Schrumpfungen, Raffung der Hili nach oben (DD: TB oder COP), Verkalkungen (DD: Silikose), Kavernen
Sowie	Noduläre Form	Rundherde beidseits (Granulome) lassen auch mal an eine Metastasenlunge denken, bis 5 cm, Zerfall möglich

Sollte ein Pleuraerguss vorliegen (< 1%), so ist dessen Untersuchung nicht richtungsweisend. Es kann ein Exsudat oder Transsudat sein, in der Zelldifferenzierung dominieren die Lymphozyten.

Im Blutbild kann sich die Suppression einer oder mehrerer Zellreihen finden. Im ausgeprägten Fall, der selten ist, ist die Knochenmarkssuppression eine Indikation zur Steroid-Therapie. Hier haben wir auch schon Besserungen mit dem Pentoxifillin erleben dürfen.

Ein Befall des Knochenmarks muss sich nicht funktionell auswirken. Während ein Leberbefall histologisch häufig ist (~ 60%), sind die Leberfunktionswerte bei Befall nicht immer erhöht.

Eine unspezifische Erhöhung der Entzündungsparameter (Gammaglobuline, Immunkomplexe etc.) ist fakultativ.

Eine Hyperkalziämie, Hyperkalziurie und Nierenschädigung und/oder Nierensteine sind Folge eines erhöhten Calcitriolspiegels, da Vitamin D durch den entzündlichen Prozess vermehrt gebildet wird.

Lungenfunktion Bei diffusem Lungenbefall oder Lungenfibrose besteht erwartungsgemäß eine Restriktion mit Diffusionsstörung und, je nach Ausmaß, mit meist allenfalls leichter Hypoxie. Eine Obstruktion, die mit Beta-Mimetika teilreversibel ist, kann vorliegen.

Bronchoskopie Sie ist meist unauffällig, oder es zeigt sich eine etwas hyperplastische netzförmige Gefäßzeichnung der Bronchialschleimhaut, dazwischen Schleimhaut samtartig, selten auch mal höckrig. Eine bronchiale Infiltration durch Granulome zeigt sich in einem kopfsteinpflasterartigen Schleimhautbefall mit weißlichen Plaques. Dabei ist die Schleimhaut deutlich entzündlich verändert mit netz- bis besenreiserförmiger Gefäßinjektion. Transbronchiale Biopsien, Schleimhautbiopsien, eine BAL und eine transcarinale Lymphknotenbiopsie (oder besser über EBUS [= EBUS-FNA]) sichern die Diagnose.

BAL Aus der Bronchiallavage wird der T4/T8-Quotient bestimmt. Ein Quotient über 4–5 spricht für eine Sarkoidose (Norm: 1,7) mit einer Sensitivität unter 60%. Ein Quotient über 5 kommt bei 10% der Patienten mit EAA vor; ein Quotient unter 1 ist mit einer Wahrscheinlichkeit von 20% eine Sarkoidose. Der T4/T8-Quotient ist also niemals beweisend.

Die Differenzialzytologie zeigt eine Zellvermehrung mit Dominanz der Lymphozyten um bis zu 50% der Zellen (Norm: 10%); eine Neutrophilie kann für eine schlechte Prognose sprechen. Ein lymphozytäres Bronchialsekret ist ein unspezifischer Befund, der sich bei einer Reihe anderer Krankheiten auch findet (Tuberkulose, exogen-allergische Alveolitis etc.).

Biopsie/Histologie Die epitheloidzelligen Granulome entsprechen dem histologischen Bild der Tuberkulose, nur, dass zentrale verkäsende Nekrosen fehlen. Die Differenzialdiagnose TB vs. Sarkoidose ist histologisch nicht immer sicher zu machen, da kleinere fibrinoide (aber eben nicht verkäsende) Nekrosen auch bei der Sarkoidose vorkommen. Deshalb stets eine TB-Kultur anlegen.

Bei typischem Löfgren-Syndrom (BHL, Fieber, Arthralgien, Erythema nodosum) ist eine histologische Sicherung der Diagnose nicht gefordert und eigentlich auch nicht erforderlich. Eine BAL ist wenig invasiv und bestätigt die Diagnose eigentlich immer.

Bei der bihilären Lymphadenopathie in der CT ohne konstitutionelle Symptome (die berühmte Zufallsdiagnose der Sarkoidose bei der Musterung) ist das Risiko, eine andere schwere Erkrankung in den modernen Industrienationen zu übersehen, nur im Promille-Bereich. Eine Verzögerung der Diagnose (Lymphom, TB) wirkt sich sehr selten aus. Man muss also solche Patienten nicht unbedingt zu einer Biopsie überreden, diese dann aber sehr engmaschig kontrollieren. Insbesondere bei Rauchern muss man ein SCLC ins Kalkül ziehen, bei jungen Männern an einen Hodentumor denken und die Nieren beachten.

Die Lungenbiopsie erkennt die Sarkoidose mit einer Sensitivität von über 90%. Bei extrapulmonalen Biopsien ist die Sensitivität geringer.

Organbefall Die Lunge und/oder die hilären Lymphknoten sind bei über 90% der Patienten befallen. Etwa in abfallender Häufigkeit (75–5%) sind nachfolgende nichtpulmonale Organsysteme histologisch befallen: Leber, Herz, Haut, Augen, periphere Lymphknoten, Gelenke, Milz, Knochen, HNO-Bereich, Larynx, ZNS, Nerven, Muskulatur, Magen-Darm, exo- und endokrine Drüsen u.a. Hier ist alles denkbar, aber meist sehr selten. Häufig sind:

Am Auge sucht man nach einer Uveitis, Retinitis oder Kerato-Konjunktivitis.

Beispielsweise ist die Leber bei drei Viertel der Patienten befallen (Punktion positiv) und nur ein Viertel hat erhöhte Leberfunktionswerte. Oft liegt eine Hepatosplenomegalie vor, in der Punktion nicht selten Granulome. Klinisch macht sich der Befall nur bei einem Bruchteil bemerkbar.

Das Herz ist autoptisch in 30% der Fälle betroffen, klinisch wirkt sich dies bei weniger als 5% aus. Es können Blockbilder, Arrhythmien, Erregungsrückbildungsstörungen, Kontraktilitätsstörungen und Perikardergüsse vorliegen. Entsprechend ist zur Beurteilung der Ausdehnung ein augenärztliches Konsil, eine Abdomensonographie, EKG, LZ-EKG, Echokardiographie und Röntgen der Hand indiziert.

Hauterscheinungen sind meist das Erythema nodosum. Aber vieles andere kann auch durch eine Sarkoidose ausgelöst sein, wie Lupus pernio um die Nase, im Gesicht auch makulopapulöse Veränderungen, wachsartige Hautplaques am Stamm oder Extremitäten, aber auch viele atypische Veränderungen, bei denen man primär nicht an eine Sarkoidose denken würde, z. B. Hypopigmentierungen (ähnlich einer Psoriasis) u.a.

Aktivitätsbeurteilung Die Beurteilung der Aktivität ist wichtig für die Verlaufsbeobachtung. Es gibt keinen Parameter, der – isoliert betrachtet – die Aktivität sicher beschreibt. Eine Synopsis mehrerer Kriterien wird zur Beurteilung der Aktivität herangezogen.

Für einen aktiven Krankheitsprozess sprechen Verlauf, Bildgebung, Symptome und Labor (Routinelabor, ACE-Spiegel), Veränderungen der Lungenfunktion im Verlauf, weichgezeichnete Infiltrate, die sich im Verlauf verändern. Die Lymphozytose in der BAL ist interessanterweise kein Kriterium – die liegt auch bei einer harmlosen BHL vor.

67.3 Differenzialdiagnosen

Während man bei der histologischen Diagnose einer Granulomatose zunächst an die Sarkoidose und Tuberkulose denkt, sind auch andere Krankheiten zu bedenken:

Granulomatöse Lungenerkrankungen
- Sarkoidose
- Tuberkulose (BHL bei Menschen aus Risikoländern!)
- Exogen allergische Alveolitis (histologisch auch epithloidzell. Granulome)
- Chronische Berylliose (Lymphozytentransformationstest)
- Wegener-Granulomatose
- Lymphomatoide nekrotisierende Granulomatose (ein Mittelding zwischen M. Wegener und Boeck)
- Fremdkörpergranulome (Talk und Stärke bei Fixern)
- Brucellose
- Churg-Strauss-Syndrom und andere Vaskulitiden
- Eosinophiles Granulom
- Selten bei Infektionen mit Pilzen, Viren, Bakterien (vor allem Q-Fieber), Parasiten

Die Summe der denkbaren Differenzialdiagnosen kann im Einzelfall unendlich groß sein. Sarkoidose ist eine Systemerkrankung. Der Befall anderer Organe mit Granulomen spricht für die Sarkoidose. Beispielsweise führen im Zweifel Gastrocnemius-, Leber- und Lymphknotenbiopsien weiter. Im Galliumszinti sind typischerweise die Speichel- und Tränendrüsen befallen (Panda-Zeichen).

Tuberkulose Sie zeigt histologisch zentrale verkäsende Nekrosen, säurefeste Stäbe sind oft nicht nachweisbar. Ein Pleuraerguss ist bei der Sarkoidose selten (< 1%), sodass dieser für eine TB spricht, vor allem, wenn es ein großer Erguss ist (bei Sarkoidose allenfalls minimal). Die Kombination Erythema nodosum, Uveitis und BHL spricht für die Sarkoidose. Eine Tuberkulose bzw. aktive Tuberkulose sollte durch mehrfache (3-mal an verschiedenen Tagen) Mikroskopie und Kultivierung von Sputum, Bronchialsekret und Urin ausgeschlossen werden.

EAA Ein T4/T8-Quotient aus der BAL über 5 spricht für die Sarkoidose, unter 1 für eine exogen-allergische Alveolitis. Leider stimmt das für jeweils 10–20% der Patienten nicht, und die meisten Befunde sind zudem im Graubereich.

Berylliose Sie ist klinisch von der Sarkoidose nicht zu trennen. In der modernen Industrie wird das Beryllium bei einer Vielzahl von Anwendungen, Legierungen und Produkten eingesetzt. Die Latenz nach einer Exposition kann bis zu 50 Jahre sein, und eine Exposition muss nicht direkt gewesen sein. Deshalb sollte man diese Differenzialdiagnose nicht vernachlässigen. In einer Untersuchungsreihe in Deutschland war bei einem Drittel der Patienten mit scheinbar »gesicherter« Sarkoidose der Lymphozyten-Proliferationstest positiv. Da waren Menschen dabei, die nicht in dieser Industrie arbeiteten, aber im Umfeld leben.

Die seltene nekrotisierende Sarkoidose kann radiologisch dem Bild einer Aspirationspneumonie oder eines Morbus Wegener entsprechen. Noduläre Formen können wie ein oder mehrere Rundherde imponieren. Auszuschließen sind vor allem Metastasen (Gyn., Hoden) und Lungentumore, vor allem das Bronchialkarzinom.

67.4 Therapie und Verlauf

Kortikosteroid-Therapie Sie ist zunächst erfolgreich, zeigt jedoch langfristig (Jahre, Prognose) gegenüber der unbehandelten Gruppe keinen Vorteil.

Das Problem ist, dass behandelte Patienten über unbestimmt lange Zeit Prednisolon einnehmen müssen. Einmal mit der Steroid-Therapie begonnen, kann man nicht einfach aufhören, da sonst Rückfälle auftreten. Es scheint, dass der Krankheitsverlauf sich durch eine starke Immunantwort selbst limitiert und durch eine geringe Immunantwort zur Chronifizierung neigt. Behandelt man also einen jungen Menschen mit einer Sarkoidose unnötig, so geht es ihm im Moment zwar besser, jedoch bekommt er die Nebenwirkungen einer langfristigen Steroid-Therapie, man riskiert eine höhere Rate an chronischen Verläufen und man reduziert seine Chancen auf eine endgültige, komplikationslose Spontanheilung (◘ Tab. 67.2).

Prednisolon und pulmonaler Befall

- Nicht beim Löfgren-Syndrom
- Asymptomatisch und Typ II; leichte Einschränkungen der Lungenfunktion über 3–6 Monate im Verlauf beurteilen. Denn 50% Spontanheilung innerhalb von 36 Monaten
- Asymptomatisch und Typ III; Vorgehen wie oben. Aber nur 33% mit Restitutio innerhalb von 5 Jahren. Hier wird also bei Verschlechterung öfter Prednisolon indiziert sein
- Therapiedauer deszendierend über 3–9 Monate (bis 18 Monate als vorteilhaft beschrieben)
- Inhalative ohne Nutzen, nur sympromatisch bei sarkoidoseinduzierter Bronchitis

Therapie extrapulmonaler Manifestationen Arthritiden und schmerzhafte Erytheme können mit Antiphlogistika behandelt werden. In Einzelfällen kann eine Uveitis lokal behandelt werden, eine augenärztliche Entscheidung, die der Arzt im Verlauf überwachen wird. Bei Hyperkalziämie ist, abhängig vom Ausmaß und den Auswirkungen, ein Therapieversuch mit Hydratation, NaCI-Gabe, Diuretika, Kaliumsubstitution und Meidung von Kalzium sowie Vitamin D möglich.

Ein symptomatischer Befall des Herzens, entstehende Hautdestruktionen, Ausfall von Drüsen (Hypophyse etc.), neurologische Ausfälle oder eine signifikante Knochenmarkssuppression (z. B. symptomatische Anämie, Thrombopenie, Leukopenie) sind gesicherte Indikationen für die Prednisolon-Therapie.

Hautbefall kann systemisch oder versuchsweise lokal behandelt werden. Lokal können Kortikoidokklusiv-Verbände oder lokale subkutane Injektionen eines Kortikoids zum Erfolg führen.

Tab. 67.2 Prednisolon-Therapie bei Sarkoidose

Notfallindikation	Kritische extrapulmonale Manifestationen, wie – Befall von Auge, Herz, ZNS, Knochenmarkssuppression, schwere Hyperkalziämie – vitale Gefährdung
Indikation	Nach Verlaufsbeobachtung, z. B. über 3–6 Monate: – persistierende Hyperkalziämie – Hautdestruktionen – progredienter Verlauf mit Abfall von Lungenfunktion, Blutgasen Thrombozyten und Allgemeinzustand – mögliche Verbesserung symptomatischer Lungenfibrosen unter Prednisolon
Fragliche Indikation	Persistierende Röntgeninfiltrate über 1–2 Jahre
Keine Indikation	Löfgren-Syndrom Sarkoidose Typ I (jeweils ohne kritische extrapulmonale Manifestationen)
Prednisolon-Dosierung	Dosierung und Therapiedauer werden unterschiedlich angegeben, in etwa gilt: In der Regel reichen initial 30–60 mg/d, ~0,5 mg/kgKG/d Im Notfall: Methylprednisolon 60–100 mg/d i.v. fraktioniert, ~1 mg/kgKG/d Nach 3–8 Wo.: alle 2 Wo. um 5–10 mg senken bis 30 mg Eine Besserung sollte nach 1–3 Mo. eintreten, sonst Therapie beenden Erhaltungsdosis: bis 6 Mo. 10–15 mg Therapiedauer: 6 Mo., dann langsam ausschleichen Exazerbationen bei Dosisreduktionen unter 15 mg sind häufig Bei Rezidiv Therapiedauer über mindestens 2 Jahre Um 10 mg/d Prednisolon über Jahre, um rezidivfrei zu bleiben Erfolg messbar an den Lokalbefunden und der Lungenfunktion

Bei Schleimhautbefall und chronischem Husten kann eine symptomatische Therapie mit topischen Steroiden hilfreich sein. Es gibt eine Fallbeschreibung, dass sich mit inhalativen Steroiden interstitielle Infiltrate zurückbildeten; dies kann allerdings auch eine Koinzidenz sein.

Akute Verlaufsform Junge Menschen mit einem plötzlichen Beginn eines Löfgren-Syndroms (BHL, Erythema nodosum, OSG-Arthritis) haben die beste Prognose. Oft bedürfen sie einer Schmerztherpie mit NSAIDS. Bei sehr starken Schmerzen ist Prednisolon über eine Woche ausreichend. Allerdings gibt es Hinweise, dass die Gabe von Kortikosteroiden häufiger zu Chronifizierungen führen soll. Deshalb ermutigt man die Betroffenen, angesichts der guten Prognose einige Wochen durchzuhalten. Eine zusätzliche Gabe von Opiaten zu den Antiphlogistika wird nicht beschrieben, ist aber bei Bedarf indiziert.

Subakute Verlaufsformen Dasselbe gilt für subakute, asymptomatische Verläufe, die zufällig diagnostiziert werden, wie beispielsweise bei der Musterungsuntersuchung beim Militär. Selten werden längere Behandlungszeiten erforderlich, Therapiedauer und Dosis können nach Wirkung meist rasch reduziert werden.

Eine gegebenenfalls erforderliche Behandlung bei Sarkoidose Röntgentyp II und III sowie des Heerfordt-Syndroms mit Manifestationen im Kopfbereich (ZNS, Parotitis, Hirnnerven) ist hingegen langfristig.

Chronische Verlaufsformen Symptome durch die Fibrosierung der Lunge können durch die Steroid-Therapie oft deutlich gebessert werden. Langjährige Therapien mit niedrigen Dosierungen und wechselhaftem Verlauf sind überwiegend erforderlich. Sekundäre Infektionen, Stenosen, Bronchiektasien oder eine Tuberkulose sollten ausgeschlossen bzw. behandelt werden.

Immunsuppressiva Der Nutzen ist nicht gesichert, Empfehlungen können nicht ausgesprochen werden. Glücklicherweise ist diese Behandlung selten nötig. Im Wesentlichen geht es darum, die Prednisolon-Nebenwirkungen bei langfristigem Bedarf zu reduzieren. Da wäre dann das Azathioprin wahrscheinlich das günstigste. Bei sehr aktiver Erkrankung kann das

Methotrexat eingesetzt werden (Ansprechen 50%). Auch das Chlorambucil zeigt Erfolge. Cyclophosphamid und Ciclosporin sind ohne Nutzen.

Pentoxifyllin Es scheint den Verlauf sehr günstig zu beeinflussen. Der Wert dieser Therapie wird derzeit weiter evaluiert. Es hemmt die Granulombildung, denn es ist ein partieller TNF-A-Hemmer. Die Dosis beträgt etwa 3×300 mg. Zu erwarten ist: Besserung bei 50%, bei 30% nur leichtes Ansprechen, die restlichen 20% hierunter ohne weiteren Progress.

Wir sahen mehrfach sehr schöne Ergebnisse mit dem Pentoxifillin. Hier sollte die Dosierung einschleichend stattfinden, dann gibt es weniger Nebenwirkungen.

Praxis

Eine Dame mit enormen Prednisolon-Nebenwirkungen, die kein Azathioprin wollte, hatte unter Pentoxifillin eine komplette Restitutio. Eine sehr junge Frau mit Splenomagalie, Knochenmarkbefall und schwerer Leukopenie (sodass man kein Prednisolon geben wollte) erholte sich ebenfalls unter Pentoxifillin.

Etanercept und Infliximab haben keine guten Resultate gebracht – wie es aussieht, sogar im Gegenteil.

67.5 Prognose/Komplikationen

Prognose 80% der Betroffenen brauchen keine Steroid-Therapie. 90% der Fälle mit Löfgren-Syndrom und 70% mit Sarkoidose Typ I heilen spontan. Bei diesen Patienten tritt eine spontane Besserung innerhalb von 1–2 Jahren ein.

10% der Sarkoidose-Patienten sterben an der respiratorischen Insuffizienz und Cor pulmonale. Dies betrifft vor allem die Patienten mit dem Röntgen-Typ III. 10% erleiden dauernde Einschränkungen der Lungenfunktion.

Komplikationen Bei Hämoptysen und Kavernenbildung denkt man an Aspergillome. Unter einer Steroid-Therapie kann eine »alte« Tuberkulose reaktivieren. Deshalb wird dies bei positivem Tuberkulinhauttest und/oder positiver Vorgeschichte bedacht, engmaschig überwacht und fakultativ eine INH-Prophylaxe unter Steroid-Therapie gegeben. Cor pulmonale und respiratorische Insuffizienz erfordern eine Sauerstoff-Therapie. Bronchiektasen sind bei chronischen Verlauf häufig; da sie meist im Oberfeld liegen, drainieren sie sich selbst.

Vorsicht Sarkoidose und Tuberkulose können nebeneinander bestehen; also niemals mit der Diagnose »Sarkoidose« zufrieden sein. Angeblich alte Tuberkulosen können tatsächlich eine Sarkoidose gewesen sein, und umgekehrt. Einseitige Sarkoidosen sind selten und sollten histologisch gesichert werden; eine Resektion bei Verdacht auf Bronchialkarzinom wäre falsch, aber man sollte es auch nicht übersehen – gerade der Kleinzeller kann Lymphome bilden, ohne dass der Primärtumor erkennbar ist.

Aktuelle, weiterführende Literatur

Baugham RP et al. (2003) Sarcoidosis. Lancet 361:1111

Gottlieb et al. (1997) Outcome in sarcoidosis. Chest 111:623

Kirsten D (1998) Gesellschaft für Pneumologie: Empfehlungen zur Diagnostik und Therapie der Sarkoidose. Pneumologie 52:26

Miman N et al. (2008) Childhood sarcoidosis. Long term follow up. Eur Resp J 31:592

Müller-Quernheim J et al. (2007) Chronische Berylliose. Pneumologie 61:109

Paramothayan NS et al. (2002) Corticosteroid therapy in pulmonary sarcoidosis: a systematic review. JAMA 287:1301

Paramothayan NS et al. (2005) Corticosteroid therapy in pulmonary sarcoidosis. Cochrane database Syst Rev, CD001114.

Schmidt M, Wirtz H (1995) Sarkoidose der Lunge: Klinischer Verlauf und entzündliche Aktivität: Pneumologie 49:226

Thomas KW et al. (2003) Sarcoidosis. JAMA 278:3300

Eosinophile Pneumonie

Übersicht

Kirsten D (2002) Idiopathische eosinophile Pneumonien. Pneumologie 56:621–630

Entzündungszellen, überwiegend eosinophile Granulozyten (BAL > 25%), füllen die Alveolen aus. Eine Bluteosinophilie ist häufig, muss aber nicht vorliegen. Es ist eine schwere Erkrankung mit Husten, Dyspnoe, Gewichtsverlust, Fieber, Anämie und Nachtschweiß. Und sie ist wirklich sehr, sehr selten.

Ursachen einer akuten eosinophilen Pneumonie

Medikamente oder toxisch

- Nitrofurantoin
- Phenytoin
- L-Tryptophan
- Ampicillin
- Minocycline
- Acetaminophen
- Pentamidin-Inhalation
- Ranitidin
- GM-CSF
- Oxaliplatin

Inhalationstraumen

- Inhalation von Heroin
- Inhalation von Crack oder Kokain
- Inhalation von Imprägnier- und Lederpflegemittel
- Inhalation von dichten Räuchen und Stäuben
- bei großen Bränden oder extremer Staubexposition (Gebäudesprengung)

Infektionen

- Durch HIV-Infektion
- Seltenst Parasiten (Toxocara, filaria, Strongyloides, Ascaris, and Paragonimus)
- Seltenst Pilze (Trichosporon terrestre, Trichosporon cutaneum, Trichoderma viride)
- Aspergillus, insbesondere bei ABPA
- Coxsackie A2 virus
- Stenotrophomonas maltophilia

Andere

- Chronisch eosinophile Pneumonie
- Hypereosinophiles Syndrom
- Churg-Strauss-Syndrom
- Chronisch myeloische Leukämie
- Paraneoplastisch bei M. Hodgkin oder ALL
- Guillain-Barré Syndrom
- Hypersensitivität auf Spinnengift oder Skorpione

Perakute eosinophile Pneumonie durch Inhalationstraumen

- Inhalationstraume bei Schwellbränden in modernen Gebäuden (Kunststoffe, Mischräuche)
- Lange anhaltende Inhalation von Rauch, z. B. bei Feuerwerkskörpern beschrieben
- Vereinzelt durch Zigarettenrauch (Unverträglichkeit beim Ausprobieren, z. B. Soldaten)
- Inhalation von Kokain oder Heroin

Dabei:

- Fieber, Krankheitsgefühl, Atemnot bis Hypoxie
- Diffuse Alveolitis beidseits
- BAL-Eosinophilie > 25%
- In der TBB eosinophile Infiltrate

Und:

- Die akute eosinophile Pneumonie ist eine Ausschlussdiagnose
- Wenn alles für eine toxische oder allergische Genese spricht

Therapie:

- Mit Prednisolon

Bei der **chronisch eosinophilen Pneumonie** sind 50% der Patienten Asthmatiker. Infiltrate beidseits, es sieht aus wie das Negativbild eines Lungenödems (was schon pathognomisch genau für diese Diagnose ist). Im Blut gibt es massive Eosinophilie und eine BSG-Erhöhung. Man beachte die Nähe zum Churg-Strauss-Syndrom. Auch hier gibt es Betroffene, bei denen das Asthma bis dahin kein Thema war (oder nur ganz minimal). Einerseits sind langsame, »chronische« Manifestationen bekannt, andererseits akute Verläufe. Das **hypereosinophile Syndrom** als Systemerkrankung mit vaskulitischem Befall aller Organe und Thrombophilie.

Diagnostik Im Röntgen-Thorax zeigen sich Verdichtungen, ausgehend von einem konfluierenden alveolären Muster, bevorzugt lokalisiert in den Oberfeldern. Histologisch erwartet man eine entzündliche Infiltration, bei der die eosinophilen Granulozyten dominieren, eosinophile Abszesse und mehrkernige Riesenzellen. Wie bei allen eosinophilen Lungenerkrankungen ist der Eosinophilenanteil in der BAL bei 15–75%, meist um 40%. Eine Asthmaanamnese ist häufig, dann oft zeigt sich auch eine Restriktion mit verminderter Diffusionskapazität.

Therapie und Verlauf Die Therapie besteht in der Gabe von Prednisolon. Dosierungen und Therapiedauer sind nicht standardisiert. In der Regel klingen die Symptome unter Prednisolon 1 mg/kgKG/d innerhalb von Tagen ab, die Lungeninfiltrate bilden sich zurück. Abhängig vom Erfolg und Verlauf werden die Dosierung und die Therapiedauer individuell bestimmt. Eine Langzeittherapie kann notwendig werden. Lokale Rezidive sind noch Jahre nach Absetzen der Therapie möglich.

Aktuelle, weiterführende Literatur

Caliezi G et al. (2005) Akute idiopathische eosinophile Pneumonie. Schweiz Med Forum 5:750–752

Cottin V, Cordier JF (2005) Eosinophilic pneumonias. Allergy 60:841

Marchand E et al. (1998) Idiopathic chronic eosinophilic pneumonia. A clinical follow up of 62 cases. Medicine 77:299

Marchand E et al. (2003) Idiopathic chronic eosinophilic pneumonia and asthma: how do they influence each other? Eur Resp J 22:8

Alveoläre Mikrolithiasis

Gute Texte

Krüger S et al. (2002) Pulmonale alveoläre Mikrolithiasis – eine seltene Ursache bilateraler ausgedehnter pulmonaler Infiltrate – eine Kasuistik. Medizinische Klinik 97:304–307

Ortaköylü G et al. (2006) Pulmonary alveolar microlithiasis. Turkish Respiratory Journal 7:34–37

Dies ist eine extrem seltene Erkrankung. Sie wurde einmal bei Augsburg gesehen, und zwar bei einer jungen Türkin, die Ätiologie blieb unbekannt. Betroffen sind alle Altersgruppen, es gibt bei 50% familiäre Häufungen. Von 580 Fällen, die seit 1856 bekannt geworden sind, tauchte die Hälfte in Asien auf. In Europa sind meist türkisch-stämmige Menschen um das 30. Lebensjahr betroffen.

Kalkkonkremente füllen die Alveolen aus. Radiologisch sieht man eine disseminierte, feinnoduläre Zeichnung. Das Bild der so genannten kalkdichten Schneegestöberlunge ist pathognomonisch. Die Herzränder werden überlagert. Betroffen sind vor allem Unter- und Mittelfelder.

Ds Röntgenbild ist bei asymptomatischen Patienten erst einmal erschreckend. Der Verlauf ist sehr langsam progredient, oft auch ohne Progredienz. Nach Lungentransplantation kam es nicht zu einer erneuten Manifestation in der Transplantatlunge.

Erst spät im Verlauf führt die Reizung der Alveolarwände zur Fibrosierung, zum Reizhusten und zur Dyspnoe. Zyanose, Trommelschlegelfinger oder eine pulmonale Hypertonie treten erst im fortgeschrittenen Stadium auf – ebenso oft Verkalkungen in den Nieren und Nephrolithiasis.

Eine kausale Therapie gibt es nicht. Pulmonale Lavagen mit Doppellumentubus waren erfolglos. Es gibt eine vorläufige Fallbeschreibung über positive Tendenzen (Besserung von Symptomatik und Röntgenbefund) unter einer Therapie mit Etidronat über drei Jahre bei einem 3-jährigen türkischen Mädchen. Leider folgte selbst nach Jahren keine abschließende Publikation.

Aktuelle, weiterführende Literatur

Brandenburg VM et al. (2003) Pulmonary alveolar microlithiasis. NEJM 348:1555

Göcmen A et al. (1992) Treatment of pulmonary alveolar microlithiasis with a diphosphonate – preliminary results. Respiration 59:250

Mariotta S et al. (1997) Pulmonary microlithiasis. Respiration 64:165

Mariotta S et al. (1997) Pulmonary alveolar microlithiasis: a review of italian reports. Eur J Epidemiol 13:587

Alveolarproteinose

Übersichten

Griese M et al. (2002) Molekulare Grundlagen und Klinik der pulmonalen Alveolarproteinosen. DÄ 99:1013–1023

Kiefl D, Bargon J (2006) Alveolarproteinose – Therapieansatz mittels modifizierter BAL. Pneumologie 60:355–359

Allgemeines/Ätiologie Die pulmonale Alveolarproteinose (PAP) wird auch als Alveolarlipoproteinose bezeichnet. Die Ätiologie ist unbekannt.

Am häufigsten ist die primäre Form der PAP beim Erwachsenen. Ein Denkmodell ist, dass die Typ-II-Pneumozyten das Surfactant nicht mehr ausreichend aufnehmen und sich Phospholipide und Surfactant-Degradatationsprodukte in den Alveolen anhäufen. Die Alveolarmakrophagen phagozytieren das Material, können diese Überlastung aber nicht mehr bewältigen. Andererseits gibt es auch Hinweise, dass das Problem auf Makrophagenebene zu suchen sein könnte; u.a. sind die Makrophagen in der BAL vermindert. Ebenso existiert ein Mangel an GM-CSF durch Autoantikörper oder Suppression über verschiedene Interleukine und Rezeptorveränderungen.

Selten ist die sekundäre Form. Sie tritt nach Infektionen auf (z. B. PCP), allerdings können Infektionen auch sekundär sein. Eine PAP kann sich im Rahmen einer immunologisch-hämatologischen Erkrankung entwickeln. Gehäuft kommt sie bei Rauchern vor. Induktionen durch Medikamente (z. B. Amiodaron) sind beschrieben. Im Tierversuch konnte die PAP durch feinste anorganische Stäube (Silikate, Kadmium, Selen, Talk, Aluminium) getriggert werden.

Extrem selten sind verschiedene angeborene Mutationen.

Symptome/Lungenfunktion Ein Drittel der erwachsenen PAP-Patienten sind asymptomatisch, also ein Zufallsbefund. Dyspnoe und Husten führen den Patienten zum Arzt. Typisch sind ausgedehnte Röntgenbefunde bei geringer Symptomatik. Eine plötzliche Exazerbation kann durch eine Infektion eintreten. Infektionen bei lokal verminderter Immunabwehr (oder wegen einer Makrophagendysfunktion?) sind häufig. Eine Restriktion mit Diffusionsstörung, gegebenenfalls mit Hypoxie, erwartet man in der Lungenfunktion. Entzündliche Veränderungen können auch zur Bronchialobstruktion führen.

Pathologie/Zytologie Feingranuläres PAS-positives Material (ziegel- bis purpurrot) füllt die Alveolen aus. Manchmal sind die Typ-II-Pneumozyten vermehrt und kubisch geformt.

Die BAL kann für die Diagnose ausreichen. Man erkennt dieses Material bereits makroskopisch, das Sekret ist milchig-trübe. Die Makrophagenzahl ist vermindert, die Makrophagen haben PAS-positive Einschlüsse, oder es sind Schaummakrophagen und es findet sich Zelldebris. Wenn die Diagnose ohne Biopsie gesichert werden soll, kann man elektronenmikroskopisch myelinähnliche Strukturen nachweisen und/oder eine exzessive Konzentration des Surfactant-Protein-A messen.

Bei negativem BAL-Befund sind transbronchiale Biopsien oder eine Lungenbiopsie über VATS sinnvoll. Ebenso sieht es so aus, als ob Anti-GM-CSF-Antikörper sehr sensitiv und 95%ig spezifisch für die PAP seien. Typischerweise ist auch das LDH stark erhöht.

Die Differenzialzytologie zeigt eine Vermehrung der Lymphozyten. Dominieren die Granulozyten, so muss man an eine sekundäre bakterielle Infektion denken bzw. diesbezüglich abklären oder ex juvantibus therapieren.

Röntgen Typisch ist ein bihiläres, schmetterlingsförmiges, azinäres und weichgezeichnetes Muster. Vom Lungenödem ist es zu unterscheiden, da das Herz nicht vergrößert ist. Die Hili und die Obergeschossvenen sind nicht gestaut. Die Lymphabflüsse (Kerley-B-Linien) können auch bei der PAP gestaut sein.

Ein retikuläres Muster kann bei unvollständiger Füllung der Alveolen auftreten. Adenopathie (TB?), Pleuraergüsse oder Einschmelzungen sprechen für einen Infekt. Miliare oder lobäre Verschattungen können vorkommen.

Komplikationen/Prognose Die lokale Immunabwehr ist vermindert. Gehäuft kommen opportunistische Infektionen und Kolonisationen vor. Man findet oft Pilze (Nokardien, Aspergillen, Candida, Kryptokokken) oder Mykobakterien. 40% der PAP-Patienten waren in einer Untersuchungsreihe mit MAIC kolonisiert. Die Tuberkulose tritt gehäuft auf.

Ein Spontanpneumothorax kann auftreten wie bei allen entzündlichen Prozessen in der Lunge. Bei Fibrosierung und Hypoxie kann sich eine pulmonale Hypertonie entwickeln.

Ein Drittel der PAP heilen spontan, unbehandelt ist die PAP bei zwei Drittel chronisch progredient, ein Drittel der Patienten verstarben an der PAP und ihren

Folgeerkrankungen. Die hohe Mortalität wurde durch die Lungenspülung deutlich gesenkt.

Therapie Die Lungenspülung (Lavage) ist heute Standard, vor allem bei Symptomen und ausgedehnten Befunden oder nach Infektionen. Man sollte es auch bei asymptomatischen Patienten durchführen, um Komplikationen zu vermeiden (Infekte etc.), und weil 25% der Patienten nach einer Spülung kein Rezidiv haben, 80% nach fünf Spülungen (also wahrscheinlich nur einmal getriggert durch Stäube o.a.).

Mit einem Doppellumentubus wird eine Lunge beatmet, die andere gespült. Zuerst spült man die schlechtere Lunge mit warmer (37°C) NaCI-Lösung. Dabei instilliert man jeweils 1000 ml und lässt diese immer wieder ablaufen, bis die Spüllösung klar zurückkommt. Insgesamt werden 20–30 l gebraucht. Ein Problem dieser Therapie ist die Shunthypoxie. Deshalb wird vor der Spülung der alveoläre Stickstoff mit 100%igem Sauerstoff ausgewaschen. Dadurch kollabieren die Alveolen, und dies führt zur reflektorischen Vasokonstriktion. Einzelne Zentren haben mit dieser Methode eine sehr gute Expertise.

Eine Besserung ist bei 30–80% der Patienten nach 12–24 Stunden zu erwarten (Lungenfunktion, Blutgase). Das Röntgenbild bessert sich oft erst nach Wochen. Dann wird die andere Seite gespült. Eine Wiederholung erfolgt gegebenenfalls nach sechs Monaten. Der Erfolg ist oft sehr nachhaltig. Mortalität und Infektionsrate werden durch die Lavage drastisch gesenkt.

Es gibt experimentelle Ansätze, mit sehr hohen Dosen GM-CSF zu behandeln. Sehr hoch deshalb, weil die meisten Patienten Autoantikörper entwickelt haben (da könnte man jetzt an die Kombination mit Prednisolon denken). Wenn dies erfolgreich ist, dann sinkt auch das LDH. Die Methode ist sehr teuer und weniger erfolgreich als die Spülung.

Aktuelle, weiterführende Literatur

Goldstein LS et al. (1998) Pulmonary alveolar proteinosis: clinical features and outcomes. Chest 114:1357

Trapnell BC et al. (2004) Pulmonary alveolar proteinosis. Clin Chest Med 25:593

Uchida K et al. (2007) GM-CSF autoantibodies and neutrophil dysfunction in pulmonary alveolar proteinosis. N Engl J Med 356:567

Rheuma, Kollagenosen, Vaskulitiden

Themenhefte

Kirsten D, Gross DL (2009) Rheuma trifft Lunge. Z Rheumatol Vol 68, Nr. 8

Übersicht

Hermann J et al. (2008) Interdisziplinäre Berührungspunkte zwischen Rheumatologie und Pneumologie. Z Rheumatol 67:407–414

71.1 Systemische Sklerodermie

Allgemeines Die systemische Sklerodermie (SS) ist eine verhärtende Fibrosierung des Bindegewebes. Die Krankheit manifestiert sich meist in der 3.–5. Lebensdekade, das Verhältnis Frauen zu Männer ist 4:1. Es gibt unterschiedliche Verlaufsformen, die hier nicht ausgeführt werden. Initial sind im Krankheitsverlauf das Raynaud-Syndrom und eine Hautsymptomatik führend, die Lebenserwartung wird vermindert durch den Befall von Niere, Herz und Lunge. Eine Lungenfibrose kann bioptisch (TBB) bei 90% der SS-Patienten festgestellt werden, eine Alveolitis (BAL) bei 50%. CREST-Syndrom wäre: Calzinosis, Raynaud, Ösophagussklerose, Sklerodaktylie, Teleangiektasie.

Pulmonale Symptome haben nur 15%, insgesamt Befunde einer Lungenfibrose oder pulmonalen Hypertonie aber etwa 80%.

Pathologie Unterschieden wird die häufige interstitielle Lungenfibrose von der seltenen Gefäßsklerose.

Die interstitielle Fibrose hat das Bild einer IIP mit der Histologie einer UIP, möglich auch einer NSIP. Sie führt zur Wabenlunge. Die Folgen sind eine schwere Restriktion und eine Diffusionsstörung. Bei zellreicher Form einer NSIP, insbesondere wenn vermehrt Lymphozyten in der BAL sind, ist die Prednisolon-Therapie in der Regel partiell erfolgreich. Eine Kapillaritis mit Hämorrhagie ist beschrieben.

Eine Gefäßsklerose findet man seltener, sehr selten eine Vaskulitis. Befund, Histologie und Bild entsprechen der Primär pulmonalen Hypertonie. Die Patienten haben eine Belastungsdyspnoe und in der Lungenfunktion keine Restriktion. Die pathogenetische Sequenz verläuft wahrscheinlich wie folgt: zuerst Spastik, dann Mediahypertrophie und Sklerose. Es scheint einen Zusammenhang zwischen SS, Morbus Raynaud und primärer pulmonaler Hypertonie zu geben. Möglicherweise sind es unterschiedliche Manifestationen einer Krankheit. Die Echokardiographie ist bei beginnender PAH nicht sensitiv genug, es sollte der Rechtsherzkatheter zum Einsatz kommen.

Eine Pleuritis findet man histologisch bei 20–80%, sie ist in der Regel asymptomatisch und radiologisch unauffällig, selten bilden sich Ergüsse. Aspirationspneumonien werden durch die Ösophagussklerose verursacht; diese können den Verlauf der Lungenerkrankung beschleunigen.

Labor Man sucht nach Antikörpern gegen Zentromere (50%) und Histone (CREST mit 80% AK gg. Zentromere). Anti-Scl-70-AK sind bei 70% der SS-Patienten positiv, ANA mit getüpfeltem Muster bei 50% und RF bei 30%. Eine Hypergammaglobulinämie und zirkulierende Immunkomplexe weist man bei etwa 50% der Fälle nach. Das Ausmaß einer Nierenbeteiligung muss erfasst werden.

Röntgen-Thorax Er ist auffällig bei 20–80% der SS-Patienten. Das Thorax-HRCT ist sensitiver bezüglich der Erkennung einer Fibrosierung, Ausdehnung, subpleuralen Zysten und einer mediastinalen Lymphadenopathie. Symptome treten bei nur 15% der Patienten auf, das Ausmaß der Lungenbeteiligung korreliert nur schwach mit etwaigen pulmonalen Beschwerden.

Typisch sind initial feine retikuläre oder retikulonoduläre Zeichnungsvermehrungen in den basalen Lungenabschnitten. Diese vergröbern zunehmend und führen zum Bild der Wabenlunge, selten mit Verkalkungen. Die Fibrosierung ist vor allem in den Unterfeldern lokalisiert. Eine Kaliberzunahme der zentralen Pulmonalarterien erfordert zunächst eine Echokardiographie. Gehäuft sind spontane Pneumothoraces. Bei einer Ösophagussklerose bildet sich kein Flüssigkeitsspiegel; dieser entsteht nur bei einer Achalasie.

Symptome und klinische Befunde Zuerst entwickelt der Betroffene eine Belastungsdyspnoe, Reizhusten, selten einen Pleuraschmerz. Auskultorisch hört man das so genannte feine Lungenfibroseknistern, Sklerosiphonie, dies sind trockene Rasselgeräusche bei Inspiration.

Therapie Generell sind Kortikosteroide bei der ödematösen SS der Haut indiziert. Die Lungenbeteiligung wird dadurch dauerhaft nicht günstig beeinflusst.

Saure Aspirationen sollten vermieden werden, dies wird oft nicht bedacht, die unerkannten Mikroaspirationen tauchen vor allem nachts auf mit akuten und chronischen Bronchitiden und Bronchopneumonien. Prophylaxe: mit Omeprazol, sehr frühes Abendessen, keine Schokolade oder Alkohol. Liegen in leichter Oberkörper-hoch-Lage bringt überhaupt nichts. In Rechtsseitenlage kann sich der Magen rasch über das Duodenum entleeren, das ist wesentlich hilfreicher.

Für die immunsuppressive Therapie der ILF gibt es keine überzeugenden Daten. Der Nutzen ist nur marginal, und das Verhältnis von Wirkung zu Nebenwirkung ist ungünstig. Kortikosteroide führen nur bei 30% zu klinisch relevanten Besserungen, und dies nur zeitlich begrenzt.

In der Regel erzielt man bei der NSIP oder gar einer lymphozytenreichen Alveolitis gute Erfolge durch Prednisolon. Ansonsten sollte man analog zu dem Fauci-Schema beim M. Wegener bzw. der AIP vorgehen, also mit einer Cyclophosphamid-Stoßtherapie plus Prednisolon. Cyclophosphamid ist wirkungsvoller und wirkt rascher, aber auch toxischer als das Azathioprin, das erst nach 3 Monaten seine Wirkung entfalten kann.

Für die PAH gelten die aktuellen Konzepte mit initial NO-Testung, bei Vasoreagibilität ist ein Versuch mit Kalziumantagonisten eher die Ausnahme. Bosentan, Sildenafil, Prostanoide oder Kombinationen haben einen positiven Effekt und werden früh im Verlauf eingesetzt.

Prognose Die 5JÜLR bei SS allgemein ist kleiner als 70%. Bei einer Diffusionsstörung mit einer DCO unter 40% der Norm, meist mit pulmonaler Hypertonie, sinkt die 5 JLÜR unter 10%. Es häufen sich nichtkleinzellige Bronchialkarzinome, vor allem das Alveolarzell-CA bei alten SS-Patienten. Wahrscheinlich sind dies Narbenkarzinome.

71.2 Rheumatoide Arthritis

Rheumalunge Acht pulmonale Manifestationen gibt es bei der rheumatoiden Arthritis (rA). Diese können isoliert oder nebeneinander bestehen. Es kann sich eine pulmonale Erkrankung sehr selten vor der Diagnose einer rA manifestieren. Obwohl die rA vor allem Frauen erleiden, werden die pulmonalen Komplikationen bevorzugt bei Männern beobachtet.

Die acht pulmonalen Manifestationen der rheumatoiden Arthritis

1. Pleuritis mit und ohne Erguss
2. Interstitielle Pneumonitis und letztlich Fibrosierung
3. Pulmonale Rheumaknoten
4. Apikale Fibrosierungen und Kavernen
5. Obstruktive Bronchitis
6. Pulmonale Hypertonie
7. Gehäuft Bronchialkarzinome
8. Gehäufte pulmonale Infekte

Sowie bedenken:

- Alveolitis durch Rheumamedikation
- Infektion (z. B. TB) durch Immunsuppression

Vorsicht mit dem **Rheumafaktor**, er ist erhöht bei fast allen rA-Patienten mit Lungenbeteiligung, insbesondere mit Rheumaknoten. Aber der kann bei vielen Erkrankungen und Entzündungen gering und unspezifisch mit reagieren, so auch ANA u.a. – das insbesondere im stark entzündlichen Pleuraerguss. Dies ist möglich bei der Lungenfibrose (wobei es hier Überlappungen gibt), bei schweren Infektionen (Sepsis, TB u.a.) u.v.a.

Interstitielle Pneumonie/Pneumonitis Betroffen sind nach dem konventionellen Röntgen nur 2% der rA-Patienten, in der HRCT dann schon wesentlich mehr, in der Lungenfunktion sieht man bei 30% der rA-Patienten eine Restriktion, eine lymphozytäre Alveolitis ist bei mehr als 30% der rA-Patienten nachweisbar. Es ist in der Regel eine UIP oder NSIP, sehr selten eine COP/BOOP oder LIP.

Das Risiko dieser Komplikation ist bei Männern und Rauchern erhöht. Das Krankheitsbild ist von der idiopathischen Lungenfibrose klinisch, histologisch und radiologisch nicht zu unterscheiden. Interessanterweise haben oder entwickeln um 10% der Patienten mit der Erstdiagnose einer idiopathischen Lungenfibrose oder fibrosierenden Alveolitis im Krankheitsverlauf erhöhte Titer des Rheumafaktors, und dies geht der Manifestation der rA voraus. Eine rA kann also erst nach der Lungenerkrankung klinisch manifest werden. Das Röntgenbild zeigt zunächst eine feinnoduläre bis miliare Zeichnung, später wird sie retikulär, dann grobretikulär, zuletzt kann sich eine Wabenlunge entwickeln. In der Biopsie sieht man histologisch ein lymphozytäres Infiltrat, später eine zunehmende Fibrosierung.

Die Prognose ist einerseits schlecht mit einer medianen 5JÜLR unter 50%. Andererseits gibt es über diesem Median auch viele Patienten, die wenig beeinträchtigt sehr lange mit einem pulmonalen Befall

Tab. 71.1 Medikamenteninduzierte Alveolitiden bei rheumatoider Arthritis

Gold	1% der Goldbehandelten entwickeln eine akute bis subakute lymphozytäre Alveolitis, seltener ist eine COP/BOOP oder rasche Fibrosierung 20–50% der Goldbehandelten bekommen eine Stomatitis oder Dermatitis Ein Drittel der Lungenreaktionen gehen mit einer Hypersensitivitätsreaktion einher, man beobachtet teilweise oder vollständig: Fieber, Husten, Dyspnoe, Urtikaria, Arthralgien, Eosinophilie, Dermatitis, Stomatitis, Pleuritis Absetzen der Goldtherapie führt zur Rekonvaleszenz, dies wird beschleunigt durch Kortikosteroide, selten bleiben fibrotische Residuen
Methotrexat	Unter Methotrexat entwickeln 5% der Patienten eine lymphozytäre Alveolitis, manchmal mit Granulombildung und Gewebseosinophilie oder interstitieller Fibrosierung Im Rö-Thorax kann bei Alveolitis ein retikuläres bis azinäres Muster entstehen (DD: LÖ); diffus grobnodular wird das Muster bei Granulombildung; ein Pleuraerguss ist möglich Eine akute Granulomatose bildet sich meist unter Therapie wieder zurück, eine Weiterführung sei unter engmaschiger Überwachung möglich Bei Gewebseosinophilie sind Kortikosteroide nützlich, ansonsten gibt es zum Nutzen einer Kortikosteroid-Therapie unterschiedliche Angaben Eine Bluteosinophilie spräche für das Abklingen des Prozesses
D-Penicillamin	Zwei pathophysiologische Formen: Typ-I-Reaktion mit Hypersensitivitätsreaktion und eosinophilem Syndrom: Stomatitis, Dermatitis u. a. sowie Cholestase Typ-III-Reaktion mit renal-pulmonaler Hämorrhagie: Klinik und Histologie wie Goodpasture-Syndrom, Hämoptysen und Hämaturie Selten ist eine BO oder BOOP mit Obstruktion und Überblähung Therapie: Eine Hypersensitivitätsreaktion klingt durch Absetzen des Medikaments ab, beschleunigt wird dies durch Kortikosteroid-Gabe Bei einem Hämorrhagie-Syndrom haben viele Fälle einen fatalen Verlauf; Kortikosteroid-Stoßtherapie mit 250–500 mg Methylprednisolon pro Tag usw.
Sulfasalizin	BO oder BOOP/COP
Infektionen	Unter Kortikoid-Therapie können opportunistische Infekte entstehen, die radiologisch ein interstitielles Muster haben (PCP, Pilze, Viren) Unter TNF-A kann eine TBC reaktiviert werden

leben können. Unter Therapie bei einem Schub ist eine Stabilisierung zu erreichen, Rückbildungen sind die Ausnahme. Eine lymphozytäre Alveolitis in der Differenzialzytologie der BAL, analog zur zellreichen-alveolitischen NSIP, ist ein prognostisch günstiges Zeichen.

Zunächst wird ein Therapieversuch mit Kortikosteroiden durchgeführt, der hilft, aber meist keinen anhaltenden Effekt bringt. Bei inakzeptablen Steroidnebenwirkungen, unzureichender Wirkung oder nachgewiesener Progression wird mit Cyclophosphamid 2 mg/kgKG/d kombiniert. Alternativ kann Cyclophosphamid als Stoßtherapie mit 500–1000 mg/qm Körperoberfläche alle 3–4 Wochen eingesetzt werden. Die zellreichen Formen sprechen zum Teil sehr gut an auf Prednisolon.

Differenzialdiagnostisch muss bei der rA eine medikamenteninduzierte Lungenaffektion abgegrenzt werden (Tab. 71.1).

Sulfasalazine (z. B. Azulfidine) sind möglicherweise mit Pneumonitiden und Fibrosierungen (Rote Liste®: vereinzelt fibrosierende Alveolitiden) assoziiert. Es ist nicht sicher, ob dieser Zusammenhang ursächlich ist.

Pleuritis Dies ist die häufigste pulmonale Komplikation, autoptisch bei mehr als 60% der Betroffenen, symptomatisch werden nur 20%, bei 5% mit Pleuraerguss. Histologisch oder im HRCT sieht man kleine Rheumaknoten intra- und subpleural. Der Erguss ist ein eiweißreiches Exsudat mit niedrigem pH und niedrigem Glukosewert (< 50% des Blutzuckers), er ist lymphozytär, initial granulozytär. Eine Infektion (auch TB) oder Neoplasie sollte durch Punktion (Zytologie), gegebenenfalls durch Thorakoskopie und Biopsie, so weit wie möglich ausgeschlossen werden. Der zytologische Nachweis mehrkerniger, elongierter Makrophagen ist ein Hinweis auf die Ätiologie. Die Bestimmung des Titers des Rheumafaktors ist ein unspezifisches Entzündungszeichen, er kann auch in Ergüssen anderer Genese erhöht sein.

Therapiert wird bei Symptomen und zunehmendem Erguss. Eine Drainagebehandlung ist bei großem Erguss indiziert. Antiphlogistika reichen bei Pleuritis meist aus, beschleunigt wird die Rückbildung durch die Gabe von niedrigdosierten Kortikosteroiden. Zu bedenken ist, dass unter Kortikosteroid-Therapie ein Empyem maskiert werden kann.

Rheumaknoten Knoten mit 0,5–5 cm Durchmesser entsprechen histologisch den subkutanen Rheumaknoten. Sie liegen eher peripher, können einzeln oder multipel auftreten, und sie können sich im Krankheitsverlauf verkleinern und vergrößern, wie die subkutanen Knoten. Unter Kortikosteroiden bilden sich die Knoten partiell zurück. Bei zwei Drittel der Patienten schmelzen die Herde ein. Der CT-Befund ist meist pathognomisch, zudem gibt es eine partielle Rückbildung unter Prednisolon, sodass eine Sicherung über TBB oder VATS in der Regel nicht erforderlich ist.

Meist haben Patienten mit diesen Knoten in der Lunge keine pulmonalen Symptome. Bei Einschmelzung kann es zu Hämoptysen kommen, ebenso bei einer sekundären Infektion. Eine Kolonisation der Zysten erfolgt durch Aspergillen oder durch nichttuberkulöse Mykobakterien.

Differenzialdiagnostisch ist bei Einschmelzung ein Morbus Wegener, bei solitärem Herd ein Bronchialkarzinom und bei multiplen Herden eine Metastasenlunge zu bedenken. Bei Silikose plus rA, dem **Caplan-Syndrom**, sind silikotische Rheumaknoten im Lungenparenchym, in den Knoten der anorganische Staub und die staubinduzierte Entzündung erkennbar. Auch hier sind Einschmelzungen möglich.

Apikale Fibrose und Kavernen Dies ist ein seltener Röntgenbefund bei der rA; er ist mit dem Residualzustand der Tuberkulose vergleichbar. Man sieht apikale Kavernen, Schwarten, Fibrosierungen und Raffung der Lunge und der Hili nach apikal. Eine Lungenfibrosierung und einschmelzende Rheumaknoten erzeugen dieses Bild – ähnlich oder wie beim M. Bechterew.

Weitere Eine obstruktive Atemwegserkrankung mit Überblähung der Lungen entsteht durch eine Entzündung der kleinen Atemwege. Eine obstruktive Bronchitis entsteht bevorzugt bei rA-Patienten, die rauchen. Davon abzugrenzen ist die Bronchiolitis obliterans (BO) durch eine transbronchiale Biopsie. Die BO wird begünstigt durch eine vorhergehende D-Penicillamin-Therapie. Die Prognose ist ungünstig. Es ist eine Therapie mit Kortikosteroiden und gegebenenfalls Cyclophosphamid erforderlich

Praxis

Ich erinnere aber auch eine Dame, die mit Prednisolon beschwerdefrei wurde. Mit Azathioprin konnte Prednisolon im Verlauf eingespart werden, und nach zwei Jahren war die BO komplett abgeklungen.

Es muss also nicht immer Cyclophosphamid sein; und wenn, dann nur initial, wie bei den Vaskulitiuden (▶ Abschn. 71.4).

Eine pulmonale Hypertonie ist meist die Folge einer Fibrosierung und Hypoxie. Eine Vaskulitis kann bei der rA auftreten und die Lungen mit beteiligen. Bei jungen Frauen mit lange bestehender rA wird dies beobachtet. Eine primär durch eine Gefäßsklerose induzierte Form ist oft mit einem Morbus Raynaud assoziiert und hat eine schlechte Prognose.

Das Bronchialkarzinom wird begünstigt durch die interstitielle Fibrose mit Vernarbungen (Narbenkarzinom) und die lokal verminderte Immunabwehr. Dasselbe gilt für die Pneumonien. Hinzu kommen bei den Pneumonien eine systemische Immunsuppression bei Therapie mit Kortikosteroiden und Immunsuppressiva sowie eine Kolonisation bei vorbestehenden Deformierungen der Atemwege.

Eine Arthritis der Arygelenke kann Larynxobstruktionen verursachen. Ein Sjögren-Syndrom führt zu einer Tracheobronchitis sicca mit rezidivierenden Infektionen der Atemwege. HWS-Veränderungen können zur Zwerchfellparese führen.

71.3 Systemischer Lupus erythematodes

Es ist eine autoaggressive Vaskulitis mit Ablagerung von Immunkomplexen und Komplementaktivierung. Die extrapulmonalen Manifestationen sind: Erytheme und Photosensibilität, orale Ulzera, Polyarthritis und Polyserositis, Knochenmarkssuppressionen, Neuropathien und ZNS-Affektion und die Glomerulonephritis u.a. Für die Inzidenz jährlicher Neuerkrankungen werden zum Teil unglaublich hohe Zahlen angegeben, wahrscheinlich richtig sind die unter 10:100000 und eine Prävalenz um 20:100000, meist Frauen im jüngeren bis mittleren Alter.

Der CRP ist erwartungsgemäß erhöht. Ganz gering erhöhte ANA können im Alter und unspezifisch bei Entzündungen vorliegen. Erhöhte ANA-Titer mit homogenem Muster sieht man bei 95% der SLE-Patienten. ANA ist die Suchreaktion, im positiven Fall wird differenziert nach spezifischen ANA. dsDNS-AK- und Anti-Sm-AK-Titer sind erhöht bei ca. 50% der SLE-Patienten. Hohe ssDNS-AK-Spiegel erwartet man bei der medikamenteninduzierten Form der SLE.

Pulmonale Manifestationen Bei etwa 70% der SLE-Patienten findet man eine veränderte Lungenfunktion mit Restriktion und Diffusionsstörung. 30–70% der SLE-Patienten haben eine symptomatische Manifestation der Erkrankung. In Einzelfällen kann die pulmonale Erkrankung die erste Manifestation der SLE sein. Limitierend sind Manifestation im Bereich der Niere und des ZNS.

Wenn die serologischen Tests nicht eindeutig sind, ist eine ätiologische Zuordnung nicht möglich. Lupusinduzierende Medikamente sollten abgefragt werden, wie Hydralazin, Isoniazid, Procainamid und Chlorpromazin.

Neun bekannte mögliche pulmonale Manifestationen beim SLE

- Pleuritis +/– Erguss
- Akute Pneumonitis (zellreich, interstitiell und Alveolitis)
- Alveoläre Hämorrhagie +/– Hämoptysen
- Lungenfibrose
- Schrumpfende Lunge (»shrinkung lung«)
- Pneumothorax +/– Einblutung
- Pulmonale Hypertonie
- Gehäuft Thromboembolien
- Gehäuft Infektionen (häufigste Ursache für Infiltrationen)
- Lungenödem bei Herz- oder Niereninsuffizienz

Pleuritis 50% der SLE-Patienten erleiden eine schmerzhafte Pleuritis mit Fieber. Bei 5–30% ist es die akute Erstmanifestation des SLE. Meist findet man sonographisch kleine Ergüsse beidseits und einen kleinen Perikarderguss. Im Erguss erwartet man hohe ANA-Titer und LE-Zellen; pH und Glukosespiegel sind normal. Damit hat man einen Infekt weitestgehend ausgeschlossen, Kulturen sollte man trotzdem anlegen. Zytologie und Serologie aus dem Punktat oder dem Serum sind initial oft noch nicht diagnostisch.

Akute Pneumonitis Diese Manifestation des SLE ist selten. Plötzlich setzen Husten, Dyspnoe und Fieber ein. Im Röntgen-Thorax zeichnen sich diffuse fleckige Infiltrate ab. Differenzialdiagnostisch ist eine Bronchopneumonie oder ein Lungenödem abzugrenzen. Eine geschützte Probenentnahme (BAL oder Bürste) mit quantitativer Kultur erkennt eine Infektion. Bei chronischen Lungenveränderungen und einem lokalisierten Befund wird die Lungenembolie durch die Pulmonalisangiographie oder das Spiral-CT ausgeschlossen. Entschließt man sich zur Biopsie, so erwartet man histologisch mononukleäre-lymphozytäre interstitielle Infiltrationen mit einer Ablagerung von Immunkomplexen sowie eine Vaskulitis und Alveolitis, histologisch meist ein Bild wie die zellreiche NSIP. Rückfälle und chronische Fibrosierungen sind trotz Therapie häufig, ebenso eine Assoziation mit einer alveolären Hämorrhagie.

Therapie Die Therapie der pleuropulmonalen Manifestationen des SLE ist eine Stufentherapie nach der Schwere des Krankheitsbildes (◘ Tab. 71.2).

Hämorrhagische Alveolitis Ein Synonym ist »Diffuse alveoläre Hämorrhagie«. Auch diese ist selten beim SLE. Im Röntgenbild sieht man ein diffuses, fleckiges Muster mit azinärer Zeichnung. Es sind die gleichen Differenzialdiagnosen zu bedenken wie bei der Pneumonitis und den Hämorrhagien anderer Genese (► Abschn. 71.5 und ► Kap. 74). Unter Therapie ist die Mortalität bei 25%.

Lungenfibrose Analog zu den Veränderungen der Gefäße und Kapillaren im Rahmen der Progredienz des SLE verändern sich auch die Lungengefäße. Die Fibrosierung und die Abnahme der Diffusionskapazität korrelieren klinisch mit dem Ausmaß der Abnahme der Nagelbettkapillarisation. Histologisch ist meist eine UIP oder eine zellarme-fibrosierende NSIP zu sehen (geringer ausgeprägt als IIP/UIP, aber generalisiert). Die Assoziation mit der Nagelbettkapillarisation, dem weiten Feld der Kollagenosen, Vaskuliti-

Tab. 71.2 Die immunsuppressive Therapie bei Lungenaffektionen durch den SLE

Pleuritis	Antiphlogistika oder niedrig dosiert Kortikosteroide
Pneumonitis, zellreiche Infiltration und Alveolitis	Prednisolon 250–1000 mg i. v. fraktioniert alle 4 h für 1–3 Tage, dann weiter mit Prednisolon 1–2 mgkgKG/d p. o. fraktioniert Je nach Schwere und Verlauf plus Cyclophosph-Stoßtherapie mit 0,5–0,75 g/qm KÖF alle 4 Wo. oder 15 mg/kgKG Cyclophosphamiddauertherapie mit 1–2 mg/kgKG/d (Wirkung erst nach 2 Wo., Steuerung nach Blutbild, lange Halbwertszeit) Kumulative Gesamtdosis von 50 g beachten Initial mit Rituximab? Dauerhaft Mofetil, Azathioprin Ggf. Plasmapherese, Methotrexat, Thalidomid
Hämorrhagische Alveolitis	Kortikosteroide plus Cyclophosphamid (wie oben)
Lungenfibrose	Der Wert der Langzeittherapie mit Kortikosteroiden und Immunsuppressiva ist nicht gesichert, bei zellreicher NSIP und gutem Ansprechen: Prognose besser als bei IIP/UIP
Pulmonale Hypertonie	Lebenslange Antikoagulation bei Thromboserisiko

den und des M. Raynaud spielt sich hier ebenso wider wie die Nähe von IIP/UIP und primärer pulmonaler Hypertonie.

Pulmonale Hypertonie Oben beschriebene Veränderungen des Lungeninterstitiums können zur pulmonalen Hypertonie führen. Mit dem Auftreten von Antiphospholipid-Antikörpern (Lupusantikoagulans, Antikardiolipin-Antikörper) bilden sich gehäuft Thrombosen, auch in der Lungenstrombahn, und damit eine PHT aus. Es findet sich gleichzeitig eine Raynaud-Symptomatik bei 70% dieser Patienten. Die Therapie ist wie bei der primären pulmonalen Hypertonie: also NO-Testung, Versuch mit Kalziumantagonisten (Amlodipin) oder dann Bosentan, Sildenafil, eventuell Prostacyclinderivate i.v. oder inhalativ.

Weitere Wie bei allen chronisch entzündlichen Prozessen können sich vermehrt Pneumothoraces, eine Bronchiolitis obliterans oder eine COP/BOOP entwickeln. Die lokalen Veränderungen in der Lunge, eine immunsuppressive Therapie und eine Herz- oder Nierenaffektion senken die Immunabwehr. Damit sind Infektionen die häufigste Ursache für Infiltrationen der Lunge.

Prognose Die Haupttodesursachen bei SLE sind Erkrankungen des ZNS, der Niere und des Herzens. Die Lungenerkrankungen sind selten limitierend – wenn, dann liegt eine pulmonale Hypertonie oder eine schwere Infektion zugrunde.

71.4 Wegener-Granulomatose

Definition Es finden sich nekrotisierende Granulome im Respirationstrakt, eine nekrotisierende Glomerulonephritis und Vaskulitis. Die Assoziation mit antineutrophilen, zytoplasmatischen Autoantikörpern (cANCA) entspricht der Autoimmungenese.

Symptomatik/Status Initial können lokalisierte Probleme noch wenige Beschwerden machen. Typisch sind die »chronischen« Beschwerden im Nasenbereich und häufige Arztkontakte, bevor an den M. Wegener gedacht wird. Danach folgen die Beschwerden im Bereich der unteren Atemwege, dann **tracheobronchiale Beschwerden. Mit dem Fortschreiten und der systemischen Erkrankung entsteht** regelhaft eine progrediente Verschlechterung des Allgemeinzustandes, ein schweres Krankheitsgefühl, Fieber und Gewichtsverlust. 70–90% der Patienten haben eine HNO-Symptomatik mit Rhinorrhoe, Sinusitis, Otitis media und Ulzerationen im Nasen-Rachen-Bereich. Den Menschen geht es sehr schlecht. Sekundäre Infektionen werden bevorzugt durch Staphylococcus aureus verursacht. Eine pulmonale Symptomatik mit Dyspnoe, Husten, Hämoptysen, Pleuritis oder sekundären Infekten sieht man bei der Hälfte der Fälle. Hier ist auch die Nähe zu einer ANCA-positiven Vaskulitis der kleinen Gefäße erkennbar, dem Churg-Strauss-Syndrom.

Wegener und miskroskopische Polyangiitis sind sehr nahe stehend mit fließenden Übergängen. Wäh-

Tab. 71.3 NIH-Protokoll mit Cyclophosphamid und Prednisolon

Cyclophosphamid	2 mg/kgKG/d p. o. über 3 – 6 Mo. oder i. v.: bis zu 5 mg/kgKG/d bei fulminanter Erkrankung Stoßtherapie mit 0,5, 0,75–1,0 g/qmKÖF alle 4 Wo., 3–6 Mo.
Prednisolon	1 mg/kgKG/d über 2–4 Wochen Wesentlich höhere Dosen initial bei fulminanter Erkrankung Bis 1 g/d fraktioniert über ca. 3 Tage Schrittweise Reduktion auf 30 mg/d über 6–12 Mo. Dann Erhaltungsdosis »suchen«
Remission im Median nach 1 Jahr	
Cyclophosphamid 2 mg/kgKG/d für ein 3–6 Mo. nach Remission (sehr toxisch bei Kumulation)	
Erhaltungstherapie ca. 2 Jahre mit Prednisolon und Azathioprin (weil weniger toxisch) Viele Untersuchungen sprechen für eine Erhaltungstherapie mit Azathioprin und niedrigdosiert Prednisolon über 4 Jahre (Osteoporoseprophylaxe nicht vergessen)	
Erfolgsrate	Remission im Median nach 1 Jahr Komplett bei 75%, inkomplett bei 15% Rezidive bei 50% Nebenwirkungen und Folgeschäden bei 85%

rend beim Wegener die Granulome im Vordergrund stehen, ist die Polyangiitis mehr mit der systemischen Vaskulitis assoziiert. Die Vaskulitis kann periphere Neuropathien oder zentrale Symptome (z. B. Epilepsie, Insult) verursachen. Augensymptome mit Konjunktivitis, Uveitis oder Nekrosen sowie Arthralgien und Myalgien sind zu beobachten. Die Vaskulitis kann zudem petechiale Blutungen im Bereich der Unterschenkel verursachen.

Nur ein Drittel der Patienten mit M. Wegener haben primär keine pulmonale Symptomatik

- Muskuloskeletal (Myalgie, Arthralgie und Arthritis)
- Augen (Konjunctivitis, Episcleritis, Uveitis)
- Haut (vesiluläre, purpuraartige und hämorrhagische Läsionen)
- Nervensystem (Mononeuritis multiplex, Hirnnervenbefall)
- Herz (Perikarditis, Myokarditis, selten Arrhythmien und Blockbilder)

Histologie/Labor In der Histologie sieht man nekrotisierende Granulome mit einer zentralen Vaskulitis. Selten ist das Bild einer diffus proliferierenden Alveolitis mit Vaskulitis, pulmonaler Hämorrhagie und fulminantem Verlauf. cANCA (zytoplasmatische Färbung der Neutrophilen durch Immunfluoreszenz) ist bei 90% der Patienten erhöht. Allerdings ist der cANCA-Titer initial oft negativ (bei Befall im HNO-Bereich bei nur 50% der Patienten). Bei bestehendem Verdacht ist im Verlauf zu kontrollieren und natürlich zu biopsieren; der cANCA-Anstieg (Anti-PR3-AK) kann erst Wochen nach der Klinik folgen (zum Teil erst nach 6 Monaten, wie beim Churg-Strauss-Syndrom). Zu beachten ist aber: ANCAs sind Akutphase-Proteine, bei einer schweren Entzündung reagieren diese unspezifisch mit – und eine Staphylokokken-Besiedelung spricht erst einmal auf Antibiose gut an.

Im Routinelabor finden sich die Zeichen der Entzündung (mit p-ANCA bei 10%), eine leichte Eosinophilie und eine Mitreaktion anderer Antikörper (z. B. Rheumafaktoren, 50%) und der Glomerulonephritis (Erythrozyturie, Zylinder, Proteinurie). ANA reagiert nicht.

Röntgen-Thorax Bei ca. 70% sieht man multiple Rundherde, Infiltrate oder einen solitären Herd. Diffuse feine oder fleckige Verschattungen (Bild ähnelt einem Lungenödem oder einer interstitiellen Erkrankung) kommen vor. Die Lokalisation der Infiltrate kann wechseln. Knoten haben einen Durchmesser von 3–5 cm, auch bis zu 10 cm, mit zentraler Einschmelzung werden diese meist bald zystisch. Bei 10% sieht man einen Pleuraerguss.

HRCT Peribronchitis und sternförmige kleine Gefäße als Vaskulitiszeichen. Dazu kleinste Dreiecke pleuraständig, also auch vaskulitisbedingte Infarkte. Graulome mit Einschmelzung und mit zuführendem Gefäß, Flecken bei Einblutung und reaktiv vergrößerte Lymphknoten.

Lungenfunktion Sie ist nicht richtungsweisend. Am ehesten erwartet man eine Restriktion und Diffusionsstörung. Obstruktionen sind häufig. Weniger sind hierfür Granulome in den großen Bronchien als vielmehr disseminierte Infiltrate in den peripheren Luftwegen ursächlich.

Diagnosestellung Röntgen-Thorax, HNO-Befund, cANCA-Titer und die Symptomatik sind richtungsweisend. Die transbronchiale Biopsie ist meist unspezifisch (Alveolitis), weshalb eine offene Lungenbiopsie erforderlich werden kann. Diagnostisch ist in 50% der Fälle eine Biopsie im HNO-Bereich. Eine Nierenbiopsie ist bei Unklarheit selten erforderlich.

Therapie Ohne Therapie war die 1JÜLR bei 20%. Die führenden Todesursachen sind Nierenversagen oder respiratorische Insuffizienz. Standard ist heute das NIH-Protokoll (National Institut of Health der USA) mit Cyclophosphamid und Prednisolon. Hiermit haben über 80% der Patienten noch nach Jahren eine komplette Remission, zum Teil mit Rezidiven (■ Tab. 71.3). Das Schema ist sehr toxisch, mit häufigen, cyclophosphamidbedingten Nebenwirkungen (Cystitis, Alopezie, Blasenkarzinom, Infektionen, Visusverlusten u.a.) und Steroidschaden (Diabetes, Osteoporose, Katarakt u.a.).

Die **Plasmapherese** kann initial bei Nierenschädigung, Therapieresistenz oder hämorrhagischer Alveolitis eine Rolle spielen.

Therapiesteuerung Eine Steuerung der Therapie erfolgt nach den Symptomen (Allgemeinzustand, Fieber etc.) und Befunden (Röntgen, HNO-Befunde etc.). Wenn man einen Rückfall von einer Lungenembolie oder einem Infekt abgrenzen muss, ist der Verlauf des cANCA-Titers richtungsweisend. Er korreliert gut. Blutbild und Leberwerte kontrollieren.

Alternativen Trimethoprim-Sulfamethoxazol wird derzeit als weniger toxische Alternative untersucht. Nur initiale Erfolge konnten dokumentiert werden. Man nimmt an, dass ein Infekt den Prozess auslöst und/oder unterhält, es ist also nur diesbezüglich zu bedenken. Azathioprin wird nur eingesetzt, wenn Cyclophosphamid nicht vertragen wird (Wirkung akut wesentlich geringer), bzw. nach Monaten als Umstellung zur Erhaltungstherapie. Viele andere, wie Rituximab, TNF-A-Hemmer u.a., sind ohne gesicherten Nutzen.

71.5 Goodpasture-Syndrom

Allgemeines Jeder Arzt kennt es, jeder hat schon mehrfach die Anti-GBM bestimmt, jeder hat schon in Prüfungen dazu etwas gesagt oder geschrieben – und kaum jemand hat es jemals gesehen. Es muss also extrem selten sein. Das Goodpasture-Syndrom ist definiert als diffuse alveoläre Hämorrhagie (DAH) und Glomerulonephritis (GN), assoziiert mit IgG-Antikörpern gegen die glomeruläre Basalmembran.

Betroffen können Menschen jeden Alters und jeden Geschlechts sein, meist sind es junge erwachsene Männer, die rauchen. Die Krankheit wird oft ausgelöst durch das Inhalationsrauchen, Infektionen (bei 20% der Patienten gingen unspezifische grippale Symptome mit Arthralgien voraus), Inhalation toxischer Substanzen (insbesondere Kohlenwasserstoffe) oder einen pulmonalvenösen Rückstau. Eine genetische Disposition besteht.

Symptome/Status Typisch sind Hämoptysen und eine Hämaturie. Mit dieser Kombination sieht man nur 65% der Patienten. 25% haben nur eine GN, 10% haben nur eine DAH. Der Krankheitsbeginn kann schleichend sein, mit Dyspnoe, Husten, nichtpleuralen Thoraxschmerzen mit und ohne Hämoptysen. Ebenso kann der Beginn dramatisch sein mit lebensbedrohlichen Hämoptysen. Eine Makrohämaturie kann bei 10–40% der Betroffenen erfragt werden. Die Lungenaffektion kann der Nierenaffektion um Monate vorausgehen. Allgemeinsymptome, wie Fieber, Frösteln oder Arthralgien sind die Ausnahme. Oft sind die Patienten blass. Rasselgeräusche sind fakultativ.

Labor Pathognomonisch ist ein erhöhter IgG-Antikörpertiter gegen die glomeruläre Basalmembran (Anti-GBM-Ak). Der Antikörper-Titer korreliert nicht mit dem Ausmaß der Erkrankung. Es gibt erhöhte Titer ohne Erkrankung. Wahrscheinlich spielen die Feinstruktur der Basalmembran, die Affinität der Antikörper und die genetische Disposition eine Rolle. Die Antikörperproduktion kann sich nach Wochen bis Monaten selbst limitieren.

Wesentlich ist es, die ANCAs mitzubestimmen. Zum einen, weil das Krankheitsbild auch eine AN-

CA-Vasculitis sein kann – und zum anderen, weil es Überlappungen gibt.

Eine mikrozytäre Eisenmangelanämie ist häufig. Im Urinstatus sieht man eine Hämaturie mit Zylindern (erythrozytär und granulär), sowie eine milde Proteinurie. Auch bei normalem U-Status ist eine Nierenbiopsie positiv bezüglich der typischen IgG-Deposition.

Röntgen-Thorax Erwartungsgemäß zeigt sich beidseits eine alveoläres bis fleckiges Muster. Es kann aber bei leichtgradiger Ausprägung auch mal feinretikulär sein. Infiltrate können konfluieren und zu flächenhaften Verschattungen führen. Das Bild kann einem Lungenödem ähnlich sehen. Ein positives Luftbronchogramm ist vorhanden, dies kann natürlich fehlen, wenn die Bronchien blutgefüllt sind.

Bei geringen Blutungen oder im Abklingen kann die Lungenzeichnung retikulär sein. Zwischen zwei Episoden kann sich das Röntgenbild normalisieren. Fibrosierungen sind bei rezidivierenden Episoden zu erwarten.

Lungenfunktion Typisch ist eine Restriktion mit Hypoxie und einer Erhöhung der Diffusionskapazität für Kohlenmonoxid. Das Kohlenmonoxid wird vom intralveolären Hämoglobin gebunden.

Histologie/Zytologie Die Lungenbiopsie zeigt alveoläre Einblutungen, bei langem Krankheitsverlauf mit Fibrosierungen. Allerdings können blutgefüllte Alveolen auch ein Biopsie-Artefakt sein. Nekrosen, Vaskulitiden oder entzündliche Exsudationen sieht man nicht. Zytologisch erwartet man hämosiderinbeladene Makrophagen. Dies ist allerdings kein spezifischer Befund (▶ Abschn. »Differenzialdiagnose«). Die Immunhistologie des Lungenbiopsats kann lineare IgG-Depositionen zeigen; im negativen Fall lässt sich die Krankheit allerdings nicht ausschließen, da dieses Verfahren in der Lunge nur eine geringe Sensitivität hat.

Das Nierenbiopsat ist nahezu 100% sensitiv bezüglich des Nachweises der linearen, lückenlosen IgG-Deposition an der glomerulären Basalmembran. Allerdings ist dieser Befund nur spezifisch mit dem Nachweis von Anti-GBM-Ak. Wenn die IgG-Deposition lückenhaft ist, spricht das gegen ein Goodpasture-Syndrom. Ausnahmsweise können die Antikörper auch vom Typ IgA oder IGM sein. Histologisch kann die Histologie des Nierenbiopsats alle möglichen Formen einer progressiven GN zeigen.

Therapie Plasmapherese oder Plasmaaustausch werden über mindestens zwei Wochen fast täglich durchgeführt, je nach dem Ausmaß der Hämorrhagie auch länger. Zusätzlich wird immunsuppressiv mit Prednisolon und Cyclophosphamid behandelt, jeweils ca. 1–2 mg/kgKG/d. Die Immunsuppression wird gesteuert nach dem Verlauf des Anti-GBM-Ak-Titers, meist läuft sie über 3–6 Monate.

Supportiv wird gegebenenfalls beatmet und dialysiert. Superinfektionen sollten rasch erkannt und antibiotisch saniert werden. Ein Lungenödem sollte vermieden werden.

Prognose Vor dem Zeitalter der Plasmaaustauschtherapie lag die Mortalität bei bis zu 95%, die mittlere Überlebenszeit bei wenigen Monaten. Mit Plasmapherese überleben 80% der Patienten.

50% der Überlebenden brauchen anschließend jedoch eine Nierenersatztherapie (Dialyse). Eine Transplantation kommt erst in Frage, sobald die Anti-GBM-Ak-Titer vollständig und nachhaltig abgeklungen sind.

Ein Rückfall kann durch Rauchen, Infektionen, Lungenödem oder toxische Inhalationen ausgelöst werden. Rezidive sind auch bei unvollständigem Abfall der Antikörper-Titer zu erwarten. Wenn die Anti-GBM-Ak-Titer vollständig verschwinden, sind Rückfälle selten. Allerdings sind diese Rückfälle noch nach vielen Jahren möglich, deshalb sind alle Risikofaktoren lebenslang zu meiden.

Differenzialdiagnose Diffuse alveoläre Hämorrhagien können bei verschiedenen Krankheitsbildern auftreten. Im Einzelfall kann die Differenzialdiagnose schwierig sein. Wenn keine Anti-GBM-Ak nachweisbar sind, sind folgende Krankheitsbilder abzuklären:

Differenzialdiagnose bei diffuser alveolärer Hämorrhagie

Mit Nephritis:

- Wegener-Granulomatose (c-ANCA, Histologie)
- Mikroskopische Polyarteritis (pANCA, Syn.: systemische nekrotisierende Vaskulitis)
- Systemischer Lupus erythematodes
- Lungenödem bei Niereninsuffizienz
- Penicillamininduzierte DAH
- Selten: Churg-Strauss-Syndrom oder Purpura-Schönlein-Hennoch

71

Ohne Nierenaffektion:

- Lungenödem bei Herzinsuffizienz, vor allem bei Mitralstenose
- Idiopathische Lungenhämosiderose (Syn.: idiopath. pulmonale Hämorrhagie, Kinder < 10 Lj.)
- Koagulopathie
- Toxine, wie Crack, Kokain
- Nach Lymphangiographie
- Nitrofurantoin-Nebenwirkung
- Infektionen mit Legionellen oder Aspergillen
- Lungenmetastasierung
- Zirkulierende Immunkomplexe
- Kryoglobulinämie
- Inhalation von Epoxi-Harzen (hapteninduzierte Hämolyse)
- Aspiration von Blut aus Nase oder Intestinum
- Lymphangioleiomyomatose

71.6 Weitere

Polymyositis/Dermatomyositis Diese Autoimmunerkrankung führt zur Entzündung von Haut und Muskulatur (diffuse Infiltration mit Nekrosen) mit Anstieg von CK, LDH, FOT und Aldolase. Meist ist dies idiopathisch, bei ca. einem Drittel paraneoplastisch, es ist vor allem an das kleinzellige Bronchialkarzinom zu denken, das noch okkult sein kann.

Bei 5–10% der Patienten mit Polymyositis/Dermatomyositis (PID) ist die Lunge betroffen, bei fibrosierender Alveolitis/Pneumonitis gibt es bei der Hälfte einen Anstieg des Jo-1. Ansonsten tauchen Atemnot und Dystelektasen durch die Schwäche der Atemmuskulatur und rezidivierende Aspirationen bei Schluckstörungen auf. Man unterscheidet die primären von den sekundären Lungenerkrankungen:

Auch hier sind wieder IIP/UIP und NSIP führend, COP/BOOP selten. Im Röntgenbild dominiert in den Unterfeldern ein retikuläres Muster in der Lungenfunktion, man misst eine Restriktion und eine Diffusionsstörung. Sekundär kann sich eine pulmonale Hypertonie entwickeln. Eine BOOP im Rahmen der PID wurde beschrieben. Jo-1-AK: bei 30–50%.

Sekundär sind eine Reihe anderer Komplikationen. Bei Schluckschwäche, Dysphagie und Ösophagushypomotilität kommt es zu rezidivierenden Aspirationspneumonien. Eine Schwäche der Atemmuskulatur führt zur Hypoventilation (respiratorische Globalinsuffizienz), zur Atelektasenbildung und zu Pneumonien.

Prednisolon wirkt hierbei erst nach Monaten, Azathioprin grundsätzlich erst nach ca. drei Monaten. Eine Methotrexat-Therapie kann zu Nebenwirkungen an der Lunge führen. Unter immunsuppressiver Therapie werden opportunistische Infektionen begünstigt.

Prednisolon darf man nicht überdosieren, da es selbst Myopathien induziert. Nur initial sollte es ausreichend hoch gegeben werden, etwa 1 g/d. Methotrexat und Azathioprin werden eingeschlichen und jeweils ausgewählt nach verschiedenen Stoffwechselparametern.

Im Verlauf ist die Klinik entscheidend, also die Muskelkraft. Aspirationen sind zu vermeiden, also sehr frühes Abendessen, Rechtsseitenlage, gegebenenfalls PPI usw. Schutz vor Sonnenlicht. Die Frage nach einer Paraneoplasie ist immer wieder prüfen, vor allem, wenn es nicht zur Besserung kommt. Biphosphonate plus Ca/Vit-D sind als Knochenschutz empfehlenswert. Pneumocystiis carinii muss man bei pulmonaler Verschlechterung bedenken. Etwa zwei Drittel der Patienten leben nach fünf Jahren, davon wiederum zwei Drittel mit relativ moderaten Einschränkungen und einer niedrigen Dosis an Prednisolon.

Mixed connective tissue disease Diese Krankheit hat die klinischen und serologischen Zeichen des systemischen Lupus erythematodes, der Polymyositis/Dermatomyositis und der Sklerodermie. Eine Restriktion mit Diffusionsstörung bei interstitieller Infiltration, ähnlich der Pneumonitis bei dem SLE, bildet sich bei mehr als der Hälfte der Betroffenen. Die Lungenfunktion ist sensitiver als der Röntgen-Thorax. Fast die Hälfte der Alveolitiden sprechen auf eine Therapie mit Cyclophosphamid und Prednisolon an. Pleuritiden, Lungenfibrosen und eine vaskulitisbedingte pulmonale Hypertonie können vorkommen.

Morbus Bechterew Der Morbus Bechterew oder, synonym, die Spondylitis ankylosans ist zwar genau genommen keine rheumatische Erkrankung oder Kollagenose, sie wird trotzdem in diesem Kapitel kurz beschrieben. Typisch ist eine apikale Lungenfibrose mit Fibrose, Verschwartung und Kavernenbildung. Das gibt es nun auch bei anderen Erkrankungen, nur 80% der Patienten sind HLA-B27-positiv und 80% der HLA-positiven Menschen haben keinen Bechterew. Also wird man Differenzialdiagnosen wie eine TB oder ein Bronchialkarzinom ausschließen. Eine

Tab. 71.4 Diagnosekriterien des Churg-Strauss-Syndroms (ACR 1990)

Kriterium	Definition
Asthma bronchiale	Nicht immer! Zwei Drittel mit vaskulitisch-allergischen Hauterscheinungen! Einmal als kleine unspezifische knotige Papeln an den Fingern
Eosinophilie	> 10% im Differenzialblutbild
Neuropathie	Poly-, oder Mononeuropathie, ZNS-Befall Die periphere Neuropathie bei 75%, oft führend
Lungeninfiltrationen	Wandernde oder flüchtige Infiltrate (migratorisch, transitorisch)
Nasennebenhöhlenaffektionen	Schmerzen oder radiologische Zeichen
Extravaskuläre Eosinophilen-Akkumulation	Histologischer Nachweis von ausgewanderten Eosinophilen im Bereich von Arterien, Arteriolen oder Venolen
Sowie, falls vorhanden	ANCA positiv; massive IgE-Erhöhung (DD: Aspergillose)

Besiedelung und Infektion mit Mykobakterien und Aspergillen kann zur Infektion führen (Hämoptysen etc.). Eine Restriktion entsteht durch die Brustwandversteifung, Engstellung der Atempumpe. Die Atembewegung wird durch das Zwerchfell in der Regel ausgeglichen.

Morbus Behcet Es ist eine systemische Arteritis, die man im Mittelmeerraum und in Japan beobachtet. Typisch sind Ulzerationen und Aphten im Mund und Genitalbereich sowie eine Iridozyklitis und Hautläsionen. Wie die Vaskulitis ist dies eine Systemerkrankung, gehäuft auch Arthritiden. Typisch ist eine Knotenbildung nach 1–2 Tagen nach einem 5 mm tiefen Stich mit einer Kanüle in den Unterarm.

Pleuritiden, Alveolitiden, fleckige Infiltrate und Lungenfibrosen sind bei weniger als 10% beschrieben. Am häufigsten ist dann die nekrotisierende Arteritis mit Aneurysma einer Pulmonalarterie mit Ruptur, Hämoptysen und bedrohlichem Verlauf. Das Röntgenbild ähnelt einem Lungeninfarkt mit Einblutung.

Andererseits sieht man bei Morbus Behcet gehäuft Thrombosen (z. B. tiefe Venenthrombosen), die eine Antikoagulation erforderlich machen.

Die Therapie ist sehr differenziert, abhängig von sehr vielen Kriterien und im Detail auch wenig evaluiert. Das ist keine pneumologische Domäne – es gilt, diese Krankheit zu bedenken, dann aber an den versierten Hämatologen abzugeben.

Churg-Strauss-Syndrom Dem Churg-Strauss-Syndrom (CSS) geht meist ein mehrjähriges Prodromalstadium mit allergischen Reaktionen wie Rhinitis und/oder Asthma bronchiale voraus. Oft wird es einer erfolgreichen Medikation mit Montelukast zugeordnet, aber dies war wahrscheinlich nicht ursächlich, sondern demaskierte ein CSS, weil Prednisolon abgesetzt wurde. Und: Asthma in der Vorgeschichte muss nicht sein. Wir erlebten eine junge Frau, die kein Asthma hatte. Es ist auch beschrieben, dass Asthma und CSS sich gleichzeitig manifestierten. Zudem kann eine Atopie mit Anstieg der »eosinophilen Reaktionslage« auch ohne Asthma bestehen (also als Urtikaria, Nahrungsmittelallergien, durch einen neu angeschafften Hund etc.).

Eine zunehmende Eosinophilie und multiple Organinfiltrationen folgen, insbesondere wechselnde Infiltrate der Lunge. Histologisch sieht man eine systemische granulomatöse Vaskulitis (Epitheloid- und Riesenzellen), bei der Nekrosen im Vordergrund stehen. Zusätzlich zu den dichten, grob gezeichneten Lungeninfiltraten wird der Befall von Herz, Gastrointestinaltrakt, Haut, Nerven (peripher und zentral) oder Augen im Verlauf beschrieben. Unbehandelt überschreitet die Mortalität 90%. Das CSS ist selten, weltweit wurden ca. 200 Fälle beschrieben (Tab. 71.4).

Ein »vaskulitisches« Krankheitsbild erfasst auch die Nieren, die Koronarien, das Myokard, das Gastrointestinum (zunehmend wird heute eine eosinophile Gastroenteritis beschrieben), ebenso Arthritiden und Muskelschmerzen.

pANCAs kommen bei nur zwei Drittel der CSS-Patienten vor, sind also oft initial fehlend. Eine zweite Bestimmung sollte nach einem Monat erfolgen. Differenzialdiagnostisch berücksichtigt man andere Vaskulitiden, wie den Morbus Wegener, die Polyangiitis und die Panarteriitis nodosa (normalerweise keine Lungenbeteilung), sowie pulmonale eosinophile Syndrome (parasitäre Infektionen, Arzneimittelreaktionen wie durch Nitrofurantoin, Aspergillose, chronisch eosinophile Pneumonie). Wie bei allen eosinophilen Lungenkrankheiten liegt der Anteil der eosinophilen Granulozyten in der BAL über 25%, meist um 40%.

Es gibt ein gutes Ansprechen auf Prednisolon alleine, es ist aber nicht so klar, ab welchem Schweregrad man Immunsuppressiva hinzunimmt. Trotz hochdosierter Prednisolon-Therapie enden ca. 10–30% der Fälle nach fünf Jahren letal. In jedem Fall ist die Prognose in der Kombination besser. Wahrscheinlich ist initial die Vaskulitis-Therapie (analog Wegener und der Polyangiitis) am besten.

Die Prognose ist abhängig von der Schwere und der Ausdehnung der CSS und vom Ansprechen auf die Therapie. Initial Prednisolon plus Cyclophosphamid und dann der Wechsel auf Prednisolon/Azathioprin in der Dauertherapie scheint sinnvoll. Eine Therapiedauer von 18 Monaten könnte zu wenig sein. Es spricht viel dafür, bei guter Verträglichkeit über 2–4 Jahre zu behandeln. Es ist auch daran zu denken, den Allergeneinstrom zu beenden (Haustiere, Nahrungsmittelallergien etc.).

Eine Kasuistik mit einer erfolgreichen Behandlung eines steroidresistenten CSS mit Interferon-Gamma (Mock, Jena) ist ermutigend. Ebenso gibt es Beschreibungen mit Rituximab. Omalizumab (Anti-IgE) war bei einigen Patienten sehr hilfreich, bei anderen trat auch eine Verschlechterung ein.

Mikroskopische Polyangiitis Neuropathien, Myositiden, Hautzeichen weisen auf eine Vaskulitis hin (▶ Abschn. 71.4). Zudem sprechen eine Alveolitis, eine Pneumonitis oder gar eine diffuse alveoläre Hämorrhagie mit Nierenaffektion mit Nachweis von pANCA (MPO-ANCA) für diese Diagnose. Initial besteht pANCA aber nur bei 75%. Das Röntgenbild kann ausgeprägte infiltrativ-fibrosierende Veränderungen zeigen. Ablative, oligosymptomatische Formen sind zu beobachten.

Jo-1-Syndrom Es ist eine seltene Muskelerkrankung, wahrscheinlich getriggert durch einen Virusinfekt. Es besteht eine Nähe zu der Polymyositis/Dermatomyositis mit inflammatorischer Myopathie und lividen Hautverfärbungen. Myositis (u.a. CK, LDH, OT/PT), Fibrosierende Alveolitis, Morbus Raynaud, Sklerodaktylie, Arthralgien (Mechanikerhände), Fieber und gelegentlich Sicca-Syndrom mit Nachweis von Jo-1-Antikörpern sprechen für diese Diagnose. Die Therapie erfolgt mit Prednisolon und Azathioprin oder auch Methotrexat oder Cyclophosphamid. Cyclosporin, Tacrolimus und Mycophenolat werden auch eingesetzt.

Lymphomatoide Granulomatose Dies ist eine Lungenerkrankung, die sich durch grippale Allgemeinsymptome und protrahierte unspezifische Vaskulitiszeichen ankündigt. Radiologisch sieht man dann Knoten in der Lunge. Es ist eine so genannte angiozentrische lymphoproliferative Erkrankung. Es bestehen infiltrative Knoten mit einer Angiitis, eine Infiltration mit Lymphozyten und granulomatöse Veränderungen mit Nekrosen. Sie steht den EBV-assotiierten B-Zell-Lymphomen nahe. Bildgebend wirkt sie wie ein Tumor, Morbus Wegener, ein pulmonales Lymphom, die Tuberkulose, Lungenabszesse oder auch mal wie eine noduläre Form der Sarkoidose.

Leichte Verläufe mit Spontanremissionen sind beschrieben, deshalb sollte man nicht immer und sofort therapieren. Eine Therapie mit Prednisolon und Cyclophosphamid war früher bei 50% erfolgreich (mit recht schlechter Prognose). Heute gibt es sehr differenzierte Herangehensweisen der Hämatologen, z. B. mit antiviralen Strategien, Interferonen, Rituximab sowie verschiedenen Chemotherapie-Schemata (wie bei Lymphomen in fortgeschrittenen Stadien).

Morbus Sjögren RF-positiv: bei 80%. Primär: Trockenheit der Augen und des Mundes. Dies kann jedoch bei wenigen Betroffenen die exokrinen Drüsen bis in die Bronchiolen betreffen. Dies führt zu hartnäckigen Infektionen und zur chronischen Entzündung. Die Folge sind chronische Bronchitiden und Pneumonien – trotz antibiotischer Behandlung. Es entstehen Alveolitiden und die COP/BOOP, die auf Steroide nur zum Teil ansprechen. Daraus wiederum entstehen massive lymphozytäre chronische Reaktionen (MALT/BALT), die in ein malignes Lymphom münden können.

Praxis

Das Sjögren-Syndrom mit Lungenbeteiligung ist extrem selten: Ich erinnere mich an einen Fall bei einer Patientin, die sicher ein leichtes Asthma hatte, bei der das gesamte Krankheitsbild aber lange Zeit als schweres Asthma eingestuft worden war.

Aktuelle, weiterführende Literatur

Bogaerde J, Beynon HLC (1998) Pulmonary vasculitis and rheumatic disease. Sem Respir Crit Care Med 19:57–67

Borge AC, Witt C (1998) Diagnostik pulmonaler und kardialer Manifestationen von Kollagenosen. Atemw Lungenkrkh 24:49–57

Burns A (1998) Pulmonary vasculitis. Thorax 53:220–227

Fischer A et al. (2008) Clinically significant interstitial lung disease in limited sclerodermia. Chest 134:601

Gayraud M et al. (2001) Long-term follow up of microscopic polyangiitis, polyarteritis nodosa, and Churg-Strass syndrome. Analysis of four prospective trials including 278 patients. Arthritis Rheum 44:666

Goh NS et al. (2008) Interstitial lung disease in systemic sclerosis. Am J Resp Crit Care Med 177:1248

Jayne D et al. (2003) A randomized trial of maintenance therapy for vasculitis associated with antineutrophil cytoplasmatic antibodies. N Engl J Med 349:36

Keane MP et al. (2000) Pleuropulmonary manifestation of systemic lupus erythematodes. Thorax 55:159

Keogh KH et al. (2006) Churg-Strauss syndrome: update on clinical, laboratory and therapeutic aspects. Sarcoidosis Vasc Diff Lung Dis 23:3

Knoop H et al. (2009) Lungenbeteiligung bei systemischer Sklerodermie. Pneumologie 63:497–507

Kummer F, Meisl FT, Pohl WR (1997) Pulmonale Vaskulitiden: Systematik, Pathogenese und Therapie. Pneumologie 51:279

Lallo UG, Sim L, DuBois R (1998) Increased sensitivity of the cough reflex in progressive systemic sclerosis patients with interstitiell lung disease. Eur Respir J 11:702

Lee HK et al. (2005) Histopathologic pattern and clinical features of rheumatoid arthritis associated interstitial lung disease. Chest 127:2019

Mock B, Bartuschka B, Kroegel C, Wenz W (1997) Behandlung eines steroidresistenten Churg-Strauss-Syndroms mit Interferon-Gamma. Atemw Lungenkrkh 23:552

Müller-Quernheim J, Dalhoff K, Schnabel A (1997) Immunsuppressive Therapie bei interstitiellen Lungenerkrankungen und immunologisch vermittelten Pneumonitiden. Internist 38:553–561

Noth I et al. (2003) Churg Strauss syndrome. Lancet 361:587

Pusey CD (2003) Anti-glomerular basement membrane disease. Kidney Int 64:1535

Reuter M et al. (1998) Pulmonary Wegeners granulomatosis. Chest 114:500

Schwarz M et al. (1998) Isolated pulmonary capillaritis and diffuse alveolar hemorrhage in rheumatoid arthritis and mixed connective tissue disease. Chest 113:1609–1615

Seidel W et al. (2010) Das Anti-Jo-1-Syndrom – eine Sonderform der Myositis mit interstitieller Lungenerkrankung. Pneumologie 64:496–503

Sullivan EJ, Hoffmann OS (1998) Wegeners Granulomatosis. Sem Respir Crit Care Med 19:13–25

Westhoff M et al. (2005) Bronchozentrische Granulomatose. Pneumologie 59:804–810

Lymphangioleiomyomatose

Übersicht

Costabel U, Guzman J (2002) Pulmonale Lymphangioleiomyomatose. Pneumologie 56:309–315

Update

McCormack FX (2008) Lymphangioleiomyomatosis: a clinical update. Chest 133:507–516

Definition/Allgemeines Die Lymphangioleiomyomatose (LAM) ist eine muitifokale, hamartomatöse Proliferation unreifer glatter Muskelzellen. Glatte Muskelzellen proliferieren in den pulmonalen und abdominellen Lymphbahnen. Die Manifestation ist bevorzugt in der Lunge, ausgehend von der glatten Muskulatur der Bronchiolen, Lymphwege und der kleinen Blutgefäße. Der Ductus thoracicus und die Lymphwege bzw. Lymphknoten des Mediastinums können auch befallen sein. Betroffen sind fast ausschließlich junge Frauen im gebärfähigem Alter, im Mittel um das 35.–40. Lebensjahr. Schwangerschaft und Östrogen-Therapie akzelerieren die seltene Erkrankung. Etwa 15% gehen mit einer tuberösen Sklerose (oder einer oligosymptomatischen Verlaufsform) einher.

Pathologie/Histologie Knoten verworrener glatter spindelzelliger Muskelzellen, ohne wesentliche Fibrose, ausgehend von den Bronchiolen, Lymphbahnen und den kleinen Blutgefäßen, sind pathognomonisch für die LAM. Die Immunhistologie mit dem Nachweis über HMB-45 (also über eine Antikörperreaktion) auf dem Glykoprotein GP-100 der LAM-Zellen und von Aktin-positiven Reaktionen in den glatten Muskelzellen sind diagnostisch.

Es bilden sich intrapulmonale Zysten, deren Wände aus diesen Muskelzellen bestehen; dies kann bis zum Bild der Wabenlunge fortschreiten. Die Pleura ist verdickt. Die Lymphknoten (Hilus, Mediastinum, Retroperitoneum) sind oft vergrößert. Ein Befall des Ductus thoracicus kann zum Chylothorax, selten zum Chyloperitoneum oder gar zur Chylurie führen.

Auf den proliferierenden Muskelzellen finden sich Östrogen- und Progesteronrezeptoren. Dies spielt für die Diagnostik keine Rolle, macht jedoch die Pathophysiologie und die Therapie der Erkrankung verständlich.

Röntgen-Thorax Initial sieht man ein retikuläres Muster. Wenn die Krankheit manifest wird, liegt meist ein grobretikuläres Muster bis zur Wabenlunge vor. Das typische Bild ist pathognomisch. Im Gegensatz zu den Lungenfibrosen mit Restriktion führt die Obstruktion der Bronchiolen zur Überblähung. Kerley-B-Linien entstehen durch den Befall und Stau der Lymphabflüsse. Pleuraerguss, Chylothorax und Pneumothorax sind möglich.

Erwartungsgemäß ist das Thorax-HRCT bezüglich Diagnose und Ausdehnung sensitiver. Typisch sind disseminierte glattwandige, überblähte Zysten mit einem Durchmesser von meist 5–10 mm.

Symptome/Status Eine progressive Dyspnoe mit Husten führt meist (40–80%) zur Abklärung. Gestaute pulmonale Venolen führen zur leichtgradigen Hämorrhagie, dem zytologischen Befund einer Hämosiderose und bei etwa 40% der LAM-Patienten zu Hämoptysen. Thoraxschmerz, auch spontane Pneumothoraces, nicht selten rezidivierend, sind bei 30–60% beschrieben. Ein chylöser Pleuraerguss ist bei 40–80% zu erwarten. Chyloptysen sind möglich. Die Beschreibung einer Chylurie (Fettaugen im Urin) ist ein Hinweis für eine Kommunikation mit den retroperitonealen Harnwegen. Lymphödeme und Aszites sind moglich. Perikard kann auch betroffen sein.

Therapie Die Therapie der Wahl ist die Behandlung mit Medroxyprogesteronazetat i.m., 400–800 mg/Mo. über mindestens ein Jahr. Diese Therapie sollte früh eingesetzt werden, da dann die Erfolge am besten sind. Das Ansprechen ist unterschiedlich. Bei Erfolg sollte eine Umstellung auf orale Medikation stattfinden. Bei mangelndem Erfolg kann zusätzlich eine Oophorektomie durchgeführt werden. Tamoxifen spielt keine Rolle, die Wirkung ist zu schwach.

Bei Pneumothorax wird eine Pleurodese durchgeführt. Eine bronchospasmolytische Therapie erfolgt bei Obstruktion und Überblähung. Bei Bedarf ist die Sauerstofflangzeittherapie indiziert. Es gibt positive Berichte über die Einzellungentransplantation bei fortgeschrittener Erkrankung.

Prognose Ohne die Progesteron-Therapie lag die mittlere Überlebenszeit bei einer LAM mit Überblähung und Wabenlunge bei 4–10 Jahren. Verschlechterungen durch Östrogengabe oder Schwangerschaft werden beobachtet, in der Menopause ist eine Remission möglich. Mit Einführung der Progesteron-Therapie konnte die Prognose verbessert werden, die 8JÜLR liegt mit Therapie bei 80%.

Tuberöse Sklerose Dies ist ein sehr seltenes Krankheitsbild, der Bourneville-Pringe, mit einem Lungenbefall bei weniger als 1% der Erkrankten. Symptomatik und Röntgenbefund ähneln der LAM, sodass die LAM von einigen Autoren als ablative Verlaufsform der tuberösen Sklerose erachtet wird. Es gibt etliche Gründe, warum dies wahrscheinlich nicht stimmt (► Kap. 73).

Aktuelle, weiterführende Literatur

Johnson SR et al. (2000) Clinical experience of lymphangioleiomyomatosis in the UK. Thorax 55:1052

Taylor JR (1996) Lymphangioleiomyomatosis: clinical course of 32 patients. N Engl J Med 323:1254

Morbus Recklinghausen

Review

Zamora AC et al. (2007) Neurofibromatosis-associated lung disease. ERJ 29:210–214

Allgemeines Synonym ist der Begriff »Neurofibromatose« (NF). Etwa 20% der Erwachsenen mit NF haben in der 3.–6. Lebensdekade eine interstitielle Pneumonitis. Histologie, Symptomatik und Lungenfunktion entsprechen den Befunden bei der idiopathischen Lungenfibrose UIP. Da die Grundkrankheit offensichtlich ist, ist eine Biopsie nicht zwingend erforderlich.

Röntgen-Thorax Häufig sind positive Röntgenbefunde bei asymptomatischen Patienten. Initial sieht man ein weichgezeichnetes alveoläres Muster, das schließlich in ein retikuläres Muster übergeht. Asymmetrisch angeordnete Zysten und Bullae in den Oberfeldern lassen an Kavernen bei Tuberkulose denken, ähnlich auch bei M. Bechterew. Bei Verschattung und Infiltration kann ein Aspergillom entstanden sein.

Intrathorakale Tumoren bei NF sind zu beachten. Diese können die Rippen arrodieren, subkutan liegen, mediastinal oder, meist, paraspinal entstehen. Selten liegen sie in der Lunge.

Therapie/Verlauf/Komplikationen Der Verlauf ist variabel, meist langsam progredient. Es gibt keine spezifische Therapie. Intrathorakale Tumore kann man gegebenenfalls exzidieren, wenn eine Entartung nicht auszuschließen ist. Große Geschwülste können zudem zum Rechts-Links-Shunt mit Hypoxie führen. Bronchialkarzinome entstehen gehäuft wegen der Narbenbildung bei Lungenfibrose und der lokal verminderten Immunabwehr. Die Bullae können mit Mykobakterien und Aspergillen kolonisiert und infiziert werden.

Zu bedenken der **Morbus Bourneville-Pringle**. Neurokutane Tumore mit bevorzugtem Befall von Haut und ZNS, die so genannte tuberöse Sklerose, geht mit einer mentalen Retardierung einher. Die Kinder haben Krampfanfälle und eine recht auffällige akneiforme und fettige Gesichtshaut. Der Lungenbefall, ähnlich der Neurofibromatose oder Lymphangioleiomyomatose (Hamartome), kommt subjektiv für die geistig behinderten Kinder in der Regel nicht zum Tragen.

Aktuelle, weiterführende Literatur

Lammert M et al. (2005) Prevalence of neurofibromatosis 1 in german children. Arch dermatol 141:71

Salazar R et al. (1998) Giant neurofibromatosis of the chest wall: two patients reports. Ann Plast Surg 41:211

Teitelbaum GP, Hurvitz RJ, Esrig BC (1996) Hemothorax in neurofibromatosis. Ann Thorac Surg 66:569

Idiopathische pulmonale Hämosiderose

Reviews

Schreiber J et al. (2006) Differenzialdiagnostik der diffusen alveolären Hämorrhagie. Pneumologie 60:347–354

Willms H et al. (2007) Die idiopathische pulmonale Hämosiderose. Medizinische Klinik 102:445–450

Definition/Inzidenz Die idiopathische pulmonale Hämosiderose (IPH) wird auch als idiopathische alveoläre Hämorrhagie oder Morbus Ceelen bezeichnet. Es ist eine alveoläre Blutung unbekannter Ursache. Die Diagnose der IPH ist eine Ausschlussdiagnose (► Abschn. »Differenzialdiagnosen«). Die Blutungen treten in der Regel rezidivierend auf mit intermittierenden Spontanremissionen.

Die Inzidenz der IPH wird mit weniger als 0,2/1000000 angegeben. Es ist vorwiegend ein pädiatrisches Krankheitsbild, ein Fünftel der Patienten sind junge Erwachsene bis 30 Jahre, selten erkranken ältere Menschen an einer IPH.

Diese Krankheit ist so selten und ohne spezifisches Diagnostikum, dass man jede andere Ursache einer alveolären Blutung ausschließen soll.

Verlauf/Prognose Die Regel sind wiederholte Exazerbationen mit spontanen Remissionen. Einmalige Ereignisse mit kompletter Remission kommen vor. Remissionen können über viele Jahre bestehen. Eine Todesursache sind massive Hämoptysen, die jederzeit möglich sind. In älteren Publikationen wurde die mittlere Überlebenszeit mit 2,5 Jahren angegeben.

Symptome/Status Atemnot, Husten und Hämoptysen, manchmal mit Fieber (Resorptionsfieber), führen den Patienten zum Arzt. Getriggert wird sie wohl auch mal durch Entzündungsreize (Infekte, Räuche, Gase). Die Ausprägung der alveolären Blutung kann vom blutig-tingierten Sputum bis zu massiven Hämoptysen reichen. Die IPH kann auch mit subklinischen Blutungen einhergehen, und die Abklärung einer Eisenmangelanämie steht zunächst im Vordergrund. Rasselgeräusche bei akuten Einblutungen sind fakultativ. Ein inspiratorisches Knisterrasseln spricht für eine Fibrosierung, die sich nach langjährigem Krankheitsverlauf entwickelt. 20% der Patienten haben generalisiert vergrößerte Lymphknoten und/oder eine Hepatosplenomegalie.

Röntgen-Thorax Im akuten Stadium sieht man ein azinäres, fleckiges Muster, oft konfluierend, das bevorzugt in den Unterfeldern und perihilär lokalisiert ist. Selten ist der Röntgenbefund unilateral. 14 Tage nach der Einblutung ist das Röntgenbild wieder normal. Im Abklingen (ca. nach 3 Tagen), bei geringfügiger Einblutung oder bei Lungenfibrose, dominiert ein retikuläres Muster.

Lungenfunktion Eine Restriktion mit erhöhter (!) Diffusionskapazität ist typisch für alle alveolären Einblutungen. Im akuten Stadium kann auch eine obstruktive Komponente passager vorliegen. Nach wiederholten Blutungen finden sich die Auswirkungen der zunehmenden Lungenfibrosierung (Abfall der Diffusionskapazität, Hypoxie, Restriktion und pulmonale Hypertonic).

Labor Eine Eisenmangelanämie bei gegebener klinischer Konstellation ist ein Hinweis. Bei Kindern besteht oft eine leichte Eosinophilie. Kälteagglutinine sind bei 50% der Betroffenen erhöht.

Histologie/Zytologie Zunächst sieht man nur eine alveoläre Einblutung. Möglicherweise haben einige wenige Makrophagen schon Erythrozyten phagozytiert, die dann intrazellulär nachzuweisen sind. Die typischen hämosiderin-beladenen Makrophagen sieht man erst nach 2–3 Tagen, wenn die Erythrozyten abgebaut wurden.

Wiederholte oder langzeitige Einblutungen führen zur Hyperplasie der Alveolardeckzellen (Pneumozyten) und schließlich zur Fibrosierung. Wenn vergrößerte Hilus- oder Mediastinal-Lymphknoten vorliegen, so sind diese durchsetzt mit den hämosiderin-beladenen Makrophagen.

Wichtig ist, was man in der Histologie nicht sieht, da die IPH eine Ausschlussdiagnose ist. Es finden sich keine Vaskulitis, keine Granulome, keine Nekrosen und keine Auffälligkeiten bei der immunhistologischen Färbung.

Differenzialdiagnosen Da die IPH – wie bereits gesagt – eine Ausschlussdiagnose ist, ist eine Prüfung der möglichen Differenzialdiagnosen wesentlich. Hinweise für eine Differenzialdiagnose können sich jedoch erst im Verlauf ergeben, sodass die Diagnose IPH aufgegeben werden muss. Beispielsweise wurde ein Patient beschrieben, der im erst Verlauf eine Vaskulitis mit ANCA nachweisbar entwickelte; er wurde dann mit Kortikosteroiden und Cyclophosphamid erfolgreich behandelt.

Differenzialdiagnosen bei Hämoptysen
- Immer abklären: Bronchialkarzinom
- Selten: die IPH (bis zum 30. Lj.)
- Selten: Goodpasture-Syndrom
- Häufig: Infektionen (Pneumonie, Abszesse, Aspergillome, Bronchitis)
- Fokale Ursachen (Fremdkörper, Karzinoide, Adenome)
- Bronchiektasien (zystische Fibrose abklären)
- Lungenembolien (z. B. nach Frakturbehandlung, Sichelzellanämie)
- Koagulopathien (angeboren und erworben, wie HIT, Antikoagulation, Fibrinolyse)
- Herzinsuffizienz, vor allem Mitralstenose
- Trauma mit Kontusion oder Gefäßruptur
- Vaskulitiden (z. B. Morbus Wegener, Polyangiitis), Rheuma und Kollagenosen
- Lymphangioleiomyomatose (chronisch-subklinische Blutung aus gestauten Venolen)
- Arteriovenöse Fistelung (angeboren oder erworben bei Leberzirrhose)
- Ausschluss einer Aspiration (z. B. Nasenbluten)
- Medikamenteninduziert (Nitrofurantoin, Gold, Amphotericin B, D-Penicillamin/Goodpasture, Fibrinolyse, Antikoagulation und HIT sowie nach Lymphangiographie)
- Kryoglobulinämie
- Purpura-Schönlein-Hennoch
- Morbus Behcet (eine nekrotisierende Arteritis mit Aphten, Iridozyklitis, pulmonalen Hämorrhagien etc.)
- Leukämische Infiltrationen

Therapie Bei akuten Exazerbationen stehen die Gabe von Sauerstoff und gegebenenfalls eine Beatmung oder Bluttransfusionen im Vordergrund. Hochdosierte Kortikosteroide initial gelten als Standard. Man nimmt 1 g Prednisolon pro Tag. Bei schwerem Verlauf gleich mit 2 mg/kg Azathioprin (wirkt erst nach drei Monaten. Empfohlen wird auch, Kortikosteroide und initial Cyclophosphamid in Kombination einzusetzen (bei perakutem Verlauf). Die Vorgehensweise entspräche dem Schema beim Morbus Wegener. Die Plasmapherese kann versuchsweise eingesetzt werden. Es gibt positive Berichte.

Der Nutzen einer Kortikosteroid-Therapie ist meist gegeben und reicht auch bei einmaligem passageren Schub mit regelmäßiger Remission. Da man histologisch Zeichen der Vaskulitis sieht, werden Erhaltungstherapien bis zu zwei Jahren empfohlen. Es gibt jedoch keine gesicherten Daten. Bei sehr variablem und niemals vorhersehbarem Spontanverlauf kann im Einzelfall ein Therapieerfolg nicht abgegrenzt werden. Nach der Erkrankung können die Patienten oft jahrelang ohne Therapie und ohne Rezidiv weiterleben.

Bei Eisenmangel wird Eisen substituiert. Nach wiederholten Bluttransfusionen kann eine Hämosiderose entstehen, die eine Chelat-Therapie erfordert. Selten ist eine IPH mit Laktatintoleranz oder der Zöliakie assoziiert; eine glutenfreie Diät bessert nur die Malabsorption, beeinflusst die JPH jedoch nicht.

Aktuelle, weiterführende Literatur

Ioachim OC et al. (2004) Idiopathic pulmonary hemosiderosis revisited. Eur Respir J 24:162

Napchan GD (2009) Hemosiderosis. eMedicine 09/2009

Langerhans-Zellhistiozytose

Leitlinie

Grois N et al. (2008) Leitlinien zur Diagnostik und Therapie in der Pädiatrischen Hämatologie und Onkologie – Langerhans-Zell-Histiozytose (LCH). Aktualisiert: 01/2008

Update

Tazi A (2006) Adult pulmonary Langerhans cell histiocytosis. ERJ 27:1272–1285

Das Synonym »Langerhanszellgranulomatose« (vormals »Histiozytose X«) beschreibt die Krankheit. Es gibt drei Formen: In der Kindheit und Jugend treten die disseminierten Formen auf, das Abt-Letterer-Siwe-Syndrom und das Hand-Schüller-Christian-Syndrom. Beim Erwachsenen sieht man die lokalisierten Formen, die fast immer auch die Lunge mit befallen (85%), die so genannten eosinophilen Granulome. Bei 5–15% dieser Patienten finden sich zudem extrapulmonale Herde, meist in den Knochen, Lymphknoten, auf der Haut mit nekrotisierenden Granulomen.

Der Lungenbefall findet nahezu nur bei den jungen Erwachsenen um das 40. Lebensjahr herum statt, bevorzugt bei Frauen und stets assoziiert mit dem Rauchen. Hier besteht auch die Nähe zur Raucherbronchitis bis zur RBILD.

Pathologie/Histologie Die Genese ist unbekannt. Der wesentliche Risikofaktor ist das Rauchen (bei 90% Anamnese positiv). Ein Denkmodell geht davon aus, dass die Makrophagen durch die Inhalation toxischer Substanzen Reizformen entwickeln, die Langerhans-Zellen. Diese Reizformen induzieren eine Immunkaskade.

Es ist eine granulomatöse Infiltration der Alveolarsepten und Bronchialwände mit Histiozyten (Langerhans-Zellen). In der HE-Färbung erkennt man die typischen sternförmigen Granulome mit eingestreuten Eosinophilen. Der Histiozyt ist eine mononukleäre Zelle mit gelapptem Kern und eosinophilem Zytoplasma.

Symptome 25% der Betroffenen sind asymptomatisch. Husten (60%), Dyspnoe (40%), Thoraxschmerz (25%, meist wegen Pneumothorax) und Allgemeinsymptome (30%), wie Müdigkeit, Gewichtsverlust, Fieber, sind die Symptome, die zur radiologischen Abklärung führen.

Röntgen Zu Beginn der Erkrankung sieht man Rundschatten, oft mit zentralen Einschmelzungen. Typisch ist eine diffuse retikulo-noduläre Zeichnung mit multiplen kleinen Rundschatten oder Zysten, mit einem Durchmesser von 5–10 mm – in der HRCT pathognomonisch mit diesen multiplen dünnwandigen Zysten. Typischerweise ist im Röntgen-Thorax p.a. das Areal der Zwerchfellrippenwinkel ausgespart, und die Oberfelder sind bevorzugt befallen. 10–30% der Patienten erleiden rezidivierende Pneumothoraces. Eine Progression zur Lungenfibrose mit Wabenbildung und pulmonaler Hypertonie ist möglich. Atypische Befunde sind: endobronchialer Befall mit Atelektase, solitärer Rundherd, Pleuraerguss, Lymphadenopathie oder Tumor im vorderen Mediastinum. Das HRCT ist bezüglich der Ausdehnung sensitiver.

Diagnose Raucheranamnese und Röntgenbild sind richtungsweisend. Gesichert wird die Diagnose durch die HRCT, die Zytologie, Immunfärbung und gegebenenfalls der Histologie. Zunächst wird versucht, die Diagnose zytologisch aus der BAL zu stellen. Ist das nicht möglich, folgt eine transbronchiale Biopsie, gegebenenfalls eine offene Lungenbiopsie.

BAL In der Differenzialzytologie sollten mehr als 5% der Zellen Histiozyten (Langerhans-Zellen) sein. An der Zelloberfläche dieser Histiozyten sollten Okt-6-Antikörperrezeptoren (= CD-1a) nachweisbar sein (Transport nicht in Formalin, sonst wird die Membranoberfläche denaturiert). Nur 50% der Patienten können mit der BAL und der zytologischen Untersuchung diagnostiziert werden.

Will man auf eine Biopsie verzichten, kann die Elektronenmikroskopie weiterhelfen. In den Histiozyten sind X-Körperchen (= Bierbeck-Granula) nachweisbar. Diese sehen aus wie kleine Tennisschläger im Zytoplasma.

Biopsie Die transbronchiale Biopsie ist nur bei 50% diagnostisch. Immunhistologische Färbungen aus der Biopsie sind für das S-100 immer möglich. Im Zytoplasma sollten die S-100 und die Leu-M1-Markierung positiv sein. Zum Nachweis der Rezeptoren darf die Biopsie nicht mit Formalin oder Paraffin fixiert sein. Sie muss frisch oder tiefgefroren transportiert werden. In »alten« fibrotischen Prozessen kann die Elektronenmikroskopie noch X-Körperchen (Birbeck Granulas) entdecken.

Weitere Untersuchungen Die Lungenfunktion ist normal, restriktiv und/oder obstruktiv, die Diffusionskapazität kann erniedrigt sein. Die Knochenszintigraphie ist bei 5–10% positiv.

Therapie Es besteht eine Unsicherheit bezüglich der stadiengerechten Therapie des eosinophilen Granuloms. Es kristalliert sich folgendes Vorgehen heraus:

Bei Nachweis einer pulmonalen Histiotytose ohne Symptomatik ist keine Therapie erforderlich. Durch das Einstellen des Rauchens heilt der Prozess häufig spontan aus oder kommt zum Stillstand.

Besteht eine leichte Symptomatik mit Einschränkung der Lungenfunktion, so wird der weitere Verlauf engmaschig überwacht. Ab welchem Ausmaß der Funktionseinschränkung man sich zur Therapie entscheidet, ist weder definiert noch gesichert. Natürlich gilt wie immer, das Rauchen aufzugeben.

Bei schwerer Symptomatik oder einem raschen Progress wird therapiert wie bei der Sarkoidose. Unter Prednisolon 1 mg/kgKG/d bis zu zwei Monaten kann das Röntgenbild innerhalb von Wochen normal werden. Schrittweise wird eine Erhaltungsdosis von 10–20 mg/d angestrebt. Rezidive und Exazerbationen sind nach dem Absetzen häufig. Dies ist der Grund, warum man auf eine Spontanheilung hofft, wenn der Verlauf es zulässt.

Sind Kortikosteroide therapeutisch nicht ausreichend oder die Nebenwirkungen im Verlauf inakzeptabel, so wird zusätzlich immunsuppressiv behandelt: mit Prednisolon und Vinblastin. Es gibt auch Studien mit Methotrexat, Cyclophosphamid oder Etopsoid. Bei rapidem Progress soll die Kombination Kortikosteroide mit Chlorambucil am geeignetsten sein. Selten ist beim Erwachsenen eine Dissemination der Erkrankung. Dann wird eine Chemotherapie wie bei niedrigmalignen Lymphomen empfohlen, Hochdosis-Chemotherapie und anschließende Knochenmarkstransplantation wurden beschrieben. Knochenherde werden bestrahlt. Nur sehr wenige pädiatrisch-onkologische Zentren haben Expertise und Erfahrungen bei solchen Konstellationen.

Prognose 25% der Fälle heilen spontan, 50% bleiben stabil, und 25% schreiten fort. Die Prognose ist gut bei asymptomatischen Patienten mit lokalisierter Erkrankung und Aussparung des Areals um die Zwerchfellrippenwinkel. Eine schlechte Prognose besteht bei symptomatischen Patienten mit Dissemination der Erkrankung. Die Mortalität liegt bei 5%.

Es bestehen eine Assoziation und Übergänge der Histiozytose zu den Lymphomen und Leukämien. Diese Krankheitsbilder können für die Therapie und Prognose führend sein.

Aktuelle, weiterführende Literatur

Habib SB et al. (1998) Recurrence of recipient Langerhans cell histiocytosis following lung transplantation. Thorax 53:323

Summerhill EM (2009) Eosinophilic granuloma (Histiozytosis X). eMedicine 12

Tazi A et al. (2000) Adult pulmonary Langerhans cell histiocytosis. Thorax 55:405

Vassallo R et al. (2004) Pulmonary langerhans cell histiocytosis. Clin Chest Med 25:561

Lipoidpneumonitis

Einstiege

Fisher M et al. (1992) Coexisting endogenous lipoid pneumonia, cholesterol granulomas, and pulmonary alveolar proteinosis in a pediatric population: A clinical, radiographic, and pathologic correlation. Ped Pathology 12:365–383 (Klinik, Radiologie und Pathologie bei 8 Kindern)

Sharma A et al. (2006) Idiopathic endogenous lipoid pneumonia. In J Chest Dis 48:143–145

Endogen vs. exogen Lipoidpneumonitis heißt, dass Fette in den Alveolen liegen. Exogen heißt, dass diese Fette aspiriert wurden. Aspiriert oder inhaliert werden beispielsweise ölige Nasentropfen, Öle, Paraffine, Laxantien, Einreibungen, Dämpfe, Lösungen (Feuerschlucker), Sprühnebel (Painting) etc. (► Abschn. 24.4). In Indien, Südamerika und im asiatischen Raum gibt es da wohl traditionelle medizinische Praktiken, wie Sesamöl in die Nasen der Kinder zu blasen u.Ä. Die Verschattungen finden sich bevorzugt in den abhängigen Segmenten S2, S6 und S10. Die aspirierten Fette sind keine Cholesterine.

Bei der endogenen Lipoidpneumonitis handelt es sich um Cholesterin, Cholesterinkristalle und Cholesterinvakuolen in den Makrophagen und im Interstitium. Die histopathologische Untersuchung kann Cholesterin erkennen. Dieses Cholesterin stammt aus dem Abbau von Alveolar- und Entzündungszellen.

Primär vs. sekundär Man unterscheidet die sekundäre von der primären Lipoidpneumonitis. Sekundär heißt, dass der Zelluntergang durch eine andere Lungenerkrankung ausgelöst wurde. Primär heißt, dass es keine andere erkennbare pulmonale Grunderkrankung gibt. Die primäre Form ist sehr selten, Publikationen in der pädiatrischen Literatur zufolge, assoziiert mit Stoffwechselerkrankungen.

Ursachen Meist ist die Ursache einer endogenen Lipoidpneumonitis sekundär. Eine Stenose, Clearance-Störung oder von sehr viel entzündlichen Detritus, der zu Cholesterin abgebaut wird (analog Pseudochylothorax, fettige Degeneration, Verseifung). Eine Anamnese sollte deshalb andere Lungenerkrankungen mit erfassen, wie EAA, COP/BOOP, Bronchialkarzinom usw. (◘ Tab. 76.1).

Pathophysiologie Der Pathomechanismus der sekundären endogenen Lipoidpneumonitis ist immer derselbe. Es fällt vermehrt Zelldetritus im Rahmen von entzündlichen, infarzierenden oder neoplastischen Veränderungen an. Cholesterin ist das Abbauprodukt bei Zelluntergang. Dieser Zelldetritus kann nicht optimal abgeräumt werden, wenn Obstruktionen der Bronchien oder Bronchiolen vorliegen. Lipoidpneumonitis und Alveolarproteinose liegen nahe beieinander.

Aus diesem Grund sollte man sich nie mit der Diagnose »Endogene Lipoidpneumonitis« zufrieden geben. Meist sind es kleine Kinder, also muss man auch die verschiedenen Stoffwechsel- und Speichererkrankungen als Trigger bedenken. Es kann auch ein protrahierter schwerer viraler Infekt sein, so z. B. nach einem Infekt mit dem Metapneumovirus und NTM beschrieben. In der Regel gibt es eine Ursache, z. B. den gastroösophagealen Reflux, etwa bei neurologischen Erkrankungen mit Schluckstörungen bei Kindern oder jungen Behinderten – man muss also daran denken, wenn die Pneumonie ständig rezidiviert und nicht richtig abheilt unter Antibiose.

Die primäre Form ist derart selten, dass sie in den meisten Standardwerken der Pneumologie nicht beschrieben wird. Sie wird oft nur initial getriggert über eine passagere Inhalation von Räuchen, Gasen, feinsten Stäuben, Silikaten. Es fällt auf, dass viele Fallberichte aus Indien kommen.

Radiologisch Es sind alle Muster denkbar. Bei der exogenen Form erwartet man alveoläre bis fleckige Verdichtungen in den abhängigen Segmenten. Bei der COP/BOOP oder EAA sieht man ein interstitielles Muster.

Histologie Der Pathologe beschreibt Cholesterinkristalle und Cholesterinschaummakrophagen. Bei längerem Verlauf entsteht eine Fibrosierung mit mehrkernigen Riesenzellen vom Fremdkörpertyp. Granulozyten sprechen für eine Infektion. Über die Ursache ist damit also nichts ausgesagt. Bei mehrkernigen Riesenzellen vom Fremdkörpertyp (Epitheloidzellen) sollte insbesondere eine EAA abgeklärt werden. Granulome und Röntgenbild können auch an eine Sarkoidose denken lassen.

Therapie Sie richtet sich nach der Grundkrankheit. Für die primäre Form gibt es keine erfolgreiche Therapie. Sie soll wohl meist langsam progredient verlaufen. Wenn man nun die Ausschlussdiagnose »Primäre endogene Lipoidpneumonitis« stellen muss, hat man keine Therapie zur Verfügung. Es gibt allerdings auch EAAs ohne gesichertes Allergen. Es kommt auch vor, dass multiple Biopsien die Diagnose nicht erbringen;

Tab. 76.1 Ursachen einer sekundären pulmonalen Lipideinlagerung (meist nur in einzelnen Biopsien)

Primär	Extrem selten
Sekundär	Distal von Obstruktionen (Degneration von Detritus) Bronchialkarzinome (zudem Clearance-Störung) Fremdkörper Fibrosierende Pneumonien Alveolitiden/Pneumonitiden, i.R.v. Kollagenosen/Rheuma Akute Pneumonien Lungenembolien BOOP EAA

beispielswiese, weil unspezifisch veränderte Lungenbezirke biopsiert wurden.

Deshalb sollte auch bei der Diagnose »Primäre endogene Lipoidpneumonitis« ein Therapieversuch mit Kortikosteroiden erfolgen. Fallberichten zufolge sind Kortikosteroid-Therapien (mit deszendierend 60 mg) stets erfolgreich. Mit dem Verschwinden der Entzündungsreaktion kam der Prozess zum Abklingen (vielleicht ein Teufelskreis, der sich selbst triggert und unterbricht).

! Aber Vorsicht: Der Verlauf wird wohl oft von sekundären Infektionen (TB, NTM) bestimmt.

Aktuelle, weiterführende Literatur

Abifadel F et al. (2010) Exogenous lipoid pneumonia: a case report and review of the literature. Am J Respir Crit Care Med 181: 4508–4512
Berg BW, Saenger JS (1998) Images in clinical medicine. Exogenous lipoid pneumonia. N Engl J Med 338:512
Cottin V, Chalabreysse L, Cordier JF (2008) Exogenous lipid pneumonia. Respiration 76:442–443
Haro M et al. (1998) Massive haemoptysis complicating exogenous lipid pneumonia. Eur Respir J 11:507
Kurtzman SL et al. (2001) Inhalant abuse by adolescents. J Adolesc Health 28:170
Midulla F et al. (1998) Bronchial lavage cell analysis in a child with chronic lipid pneumonia. Eur Respir J 11:239
Shannon M et al. (2000) Ingestion of toxic substances by children. N Engl J Med 342:186

Primäre pulmonale Hypertonie

Leitlinien

Hoeper MM et al. (2009) Diagnose und Therapie der pulmonalen Hypertonie. Pneumologie 64:401–414 sowie Eur Heart J 2009; 30: 2493–2537 und im Internet unter ESC/ERS Guidelines

Diagnose Bezüglich des Erkennens mittels Echokardiographie und dann sicherer Diagnostik mittels Rechtsherzkatheter verweise ich auf die ► Kap. 11 und 12.

Die idiopathische Form betrifft meist Frauen im mittleren Lebensalter. Kleine Pulmonalarterien obliterieren zunehmend. Proliferation der glatten Muskulatur und die Ausbildung von Mikrothromben finden sich nur in der Lunge. Familiäre Häufungen sind beschrieben.

Die Diagnose wird bei Verdacht (Atemnot, Röntgen) am einfachsten **dopplerechokardiographisch** gestellt. Die Akzelerationszeit ist der sensitivste Marker bei jungen Menschen; sie ist verschoben, der Rechte Ventrikel (RV) kann also nur noch am Anfang der Systole Volumen bewegen, der Pulmonalarteriendurchfluss wird asymmetrisch und kollabiert bereits im ersten Drittel der Systole. Meist gibt es eine Trikuspidalinsuffizienz mit hohem Rückfluss über 3 m/s und eine Dilatation des Rechten Ventrikels mit Verlagerung des Septums. All dies trifft aber nur auf die schwergradige PHT zu.

Bei **leichter oder latenter pulmonaler Hypertonie** kann die Dopplerechokardiographie in Ruhe falsch-negative Befunde liefern – einmal die Treppe hoch und zurück und dann gleich ein Echo kann den dilatierten RV zeigen. Die rechtsventrikulären Drücke sind vom Herzzeitvolumen abhängig, sie sind also immer in Relation zum CI zu sehen, wie das ja auch für die Aortenstenose beispielsweise sehr wichtig ist.

Praxis

Wir erinnern uns an einige Patientinnen, die ganz ruhig seit 15 Minuten auf der Liege auf ihre Untersuchung warteten, bis dato Atemnot und Hypoxie noch ungeklärt, und einen echokardiographischen Normalbefund hatten sie nun auch. Und dann rasch über die Treppe gelaufen mit hoher Belastung: Nun gab es eindeutig alle Zeichen des schwergradigen Cor pulmonale, am besten zuerst von subxyphoidal erfasst.

Bei **jungen Frauen**, die leicht nervös und aufgeregt sind, wird aber auch sehr oft falsch-positiv die Trikuspidalinsuffizienz inklusive ZVD diagnostiziert. Habituell auffällig ist auch die weiche weite Cava bei asthenischen Typen. Dies darf man nicht als solitären Befund überbewerten. Bei hohem HZV und bei leichter TI erlaubt das weiche Gewebe einen hohen Rückfluss. Eine Pulmonalisinsuffizienz mit hohem Rückfluss sieht man in frühen Stadien selten. Wichtig ist die Erfassung des ganzen Herzens, also Vitien, Defekte, LV-Funktion, Vena cava und Perikard.

Bei Verdacht sollte stets einen Rechtsherzkatheter mit Belastungsuntersuchung durchgeführt werden. Die Normbereiche sind echokardiographisch einerseits so weit und die Befunde andererseits so unsensitiv, aber auch so unspezifisch, dass man nur bei eindeutigem Cor pulmonale ohne Rechtsherzkatheteruntersuchung auskommt. Dies bleibt der wesentliche und valideste Parameter: Mittlerer Pulmonalarterieller Druck über 20–25 mmHg bei Belastung über 35 mmHg und Wedge-Druck unter 15–18 mmHg.

Primär vs. sekundär Man unterscheidet die sekundäre von der primären pulmonalen Hypertonie. Sekundär heißt, dass es eine Ursache gibt (◘ Tab. 77.1). Die Diagnose »Primäre pulmonale Hypertonie« (PPH) ist also eine Ausschlussdiagnose.

Pathophysiologie Die Gliederung der pulmonalen Hypertonien könnte auch pathophysiologisch erfolgen. Passiv postkapillär ist der kardiale Rückstau. Restriktiv präkapillär sind die Lungenfibrose und die obstruktive Bronchitis durch Parenchymverlust. Aktiv präkapillär ist Euler-Liljestrand Reflex, bedingt durch eine Hypoxie. Obstruktiv präkapillär sind Lungenembolie, primäre pulmonale Hypertonie etc. Obstruktiv postkapillär wäre die extrem seltene idiopathische venookklusive Erkrankung (► Kap. 13). Eine hohe Blutviskosität verstärkt eine bestehende pulmonale Hypertonie.

Die primäre pulmonale Hypertonie (PPH) ist, wie wir bereits sahen, eine Ausschlussdiagnose. Sie ist oft assoziiert mit einem Morbus Raynaud. Allerdings besteht auch eine Nähe zur UIP und zur Sklerodermie. Histologisch finden sich intravaskuläre Zellproliferationen.

Klinische Klassifikation der pulmonalen Hypertension (WHO-Klassifikation)

1. Pulmonale arterielle Hypertonie (PAH)

1.1 Idiopathisch (IPAH)

Tab. 77.1 Ursachen einer sekundären pulmonalen Hypertonie

Parenchymatös	Lungenfibrosen COPD, Typ »blue bloater« ARDS (auch Engstellung der kleinen Lungenvenen)
Kardial	Hoher linksatrialer Druck, z. B. bei Kardiomyopathie oder Mitralstenose Fehlbildungen, wie Septumdefekte, Shunts
Vaskulär	Lungenembolie Vaskulitiden Gefäßspastiken: Appetitzügler, Kokain Schistosomiasis Portale Hypertension (Mediatorenfreisetzung) Hypoxie (Euler-Liljestrand Mechanismus)
Hohes Herzzeitv olumen	Anämie Hyperthyreose Hyperthermie Shunts Hypoxie (mit Vasokonstriktion)

1.2 Familiäre oder hereditäre (FPAH) (Mutationen)
1.3 Durch Medikamente oder Toxine verursacht
1.4 Assoziiert mit:
1.4.1 Kollagenosen
1.4.2 Angeborenen Links-Rechts-Shunts
1.4.3 Lebererkrankungen
1.4.4 HIV
1.4.5 Schistosomiasis
1.4.6 Chronisch hämolytischer Anämie
1.5 Persistiernde pulmonale Hypertonie des Neugeborenen
1.6.1 Venookklusive Erkrankung (PVOD)
1.6.2 Pulmonala kapilläre Hämangiomatosis (PCH)
2. Assoziiert mit einer Linksherz-Erkrankung
2.1 Ventrikuläre Einschränkung
2.2 Vitien
3. Assoziiert mit Lungenerkrankungen
3.1 COPD
3.2 Interstitielle Erkrankungen
3.3 LE mit obstruktiv-restriktiven Muster
3.4 Schlafapnoe-Syndrom
3.5 Adipositas-Hypoventilation
3.6 Chronischer Aufenthalt in großen Höhen
3.7 Pulmonale Fehlentwicklungen
4. Pulmonale Hypertension bei Thrombosen/Embolien
4.1 Proximale LE
4.2 Distale LE
5. PAH mit unklarem Mechanismus
5.1 Hämatologisch: Myeloproliferativ, Splenektomie
5.2 Systemische Erkrankungen, Histiozytose, Lymphangiomatosis, Vaskulitiden
5.3 Angeborene Speicherkrankheiten
5.4 Tumorobstruktion, Mediastinalfibrose, Hämodialyse

Rheuma/Kollagenosen Bei der rheumatoiden Arthritis kommt es selten zur PH, beim SLE hingegen bei bis zu 50% – gepaart mit Thrombisierungen in der Lungenendstrombahn, insbesondere wenn Kardiolipin-AK bzw. das Lupusantikoagulans vorliegen. Das MCTD (mixed connective tissue disease) tritt mit seiner Nähe zum Raynaud und zur Sklerodermie und insbesondere mit Nachweis von Antiphospholipid-AK ganz häufig mit PH auf. Bei der Sklerodermie ist die PH zu bedenken, auch im Verlauf, ist aber meist nicht bedeutsam. Therapeutisch steht die Behandlung der Grundkrankheit im Vordergrund. Eine spezifische Therapie der sekundären PH kann zur Verschlechterung führen, insbesondere mit Kalzium-Antagonisten ist Vorsicht geboten. Bosentan, gegebenenfalls in Kombination mit Sildenafil, scheinen sich zu bewähren. Die dauerhafte, meist orale Antikogulation ist nahezu immer indiziert.

Symptome/Status Eine akute Rechtsbelastung kann der rechte Ventrikel nicht kompensieren, er hat zwar eine hohe Volumen-, aber eine geringe Drucktoleranz. Deshalb: rasche Dekompensation bei Verlegung der halben Lungenstrombahn, wie bei akuter Lungenembolie.

Chronisch, also bei einem Verlauf über zwei Monate, kann sich der rechte Ventrikel langsam und schrittweise an systemische Drücke adaptieren. Deshalb kann eine Belastungsdyspnoe sehr schleichend beginnen, sodass sich viele damit schon arrangiert haben. Müdigkeit und Abgeschlagenheit, Schwindel, Synkopen und Brustschmerzen gesellen sich im Verlauf hinzu. Venöser Rückstau der Halsvenen und Ödeme und auskultatorisch Hinweise auf Vitien oder einen gespaltenen zweiten Herzton. In der vollen Ausprägung sind die Patienten zyanotisch mit massivem venösem Rückstau, schmerzhaft gestauter Leber.

Die **peripheren Ödeme** sind nicht »mechanisch« bedingt, sondern eine Folge der Hypoxie mit gedrosselter Nierenperfusion und Flüssigkeitsretention. Die Hyperkapnie führt zudem zur peripheren Vasodilatation (typisch die roten Konjunktiven), was wiederum die Flüssigkeitsretention begünstigt.

> **Die Vorstellung vom mechanischen Rechtsherzrückstau mit Ödembildung (»Der hat 'ne Rechtsherzinsuffizienz« – leider auch so im ICD) ist und war schon immer falsch.**

Ein **normales EKG** schließt eine leichte PAH nicht aus, allerdings so gut wie immer bei schwergradiger PAH. Sensitivität und Spezifität sind sehr unverlässlich mit P-pulmonale und den Hinweisen auf die Rechtsbelastung, die man wiederum sehr häufig auch ohne PAH sieht. Selbiges gilt für das **Röntgen**: Klobige Pulmonalarterien (mehr als daumendick, > 1,5 cm proximal) mit nachfolgender Rarefizierung (Kalibersprung) sind ein guter Hinweis, werden aber zu oft bei Gesunden »hineininterpretiert«.

Unverzichtbar die **Computertomographie** in HR und in Angiotechnik. Interstitium, Alveolen, Gefäße sind in der Regel umfänglich beurteilbar.

Vom **Labor** erwartet man die Serologie der Hepatitiden, von HIV, ANA und Sklerodermie-Diagnostik, die Abklärung von Kollagenosen und Vaskulitien inkl. Kardiolipin-AK und Lupus-Koagulans, TSH und BNP. D-Dimer, Differenzial-Blutbild, Thrombophilie-Screening und sogenannte Routine wird man bei gestellter Diagnose initial bestimmen.

Eine Sicherung der Diagnose und der ätiologischen Zuordnung erfordert oft eine VATS mit chirurgischer **Lungenbiopsie**. Allerdings ist dies mit hohem Risiko assoziiert, sodass man es vorab sehr gut abwägen muss.

Entscheidend zur Sicherung sind der **Rechtsherzkatheter** und der **Vasoreagibilitätstest**. Genau dieser entscheidet nämlich, ob eine vasoreaktive Form vorliegt hat und der Arzt mit den preiswerten und gut verträglichen Kalzium-Antagonisten, bevorzugt Amlodipin, therapieren kann. Unter NO (inhalatives Stickoxid) oder inhalativem Iloprost sollte der Druck um mindestens 10 mmHg in einen mittleren Bereich abfallen.

Prognose und funktionelle Klassifikation Wie bei den kardiologischen NYHA-Klassifikationen wird die PAH funktionell klassifiziert. Die Prognose hängt ab von dieser Klassifikation, der Dynamik und vom Erfolg einer Therapie. Die Bei NYHA-III-Herzinsuffizienz durch pulmonale Hypertonie besteht eine mittlere Überlebenszeit von 1–2 Jahren. Bei starker peripherer Sauerstoffausschöpfung mit einer pulmonalarteriellen Sauerstoffsättigung unter 60 mmHg bei niedrigem Herzzeitvolumen und einem mittleren Pulmonalarteriendruck über 30 mmHg ist mit einer 3JÜLR von 33% zu rechnen. Mittlerweile konnte die Überlebenszeit und Lebensqualität wesentlich gebessert werden. Mit den modernen Medikamenten und Kombinationen sowie supportiven Maßnahmen ist die Hospitalisation auch deutlich geringer. Gut gesteuerte rehabilitative Maßnahmen mit kontrollierter muskulärer Konditionierung sind sehr wichtig.

Maßgebende, alle 3–6 Monate zu erfassende Verlaufsparameter

- Symptome/Status, auch Schwindel/Synkopen, NYHA-Status
- Dynamik
- 6-min-Gehstrecke
- Spiroergometrie, SBH, EKG
- BNP
- Echokardiographie, inkl. Perikard und ZVD

Therapie Die Grundkrankheit sollte bei den sekundären Formen behandelt werden. Lungenembolien müssen immer sicher abgeklärt und behandelt werden, ebenso kleinste Thrombosierungen im Endstromgebiet (mit den modernen CTs heute erfassbar). Dasselbe gilt für alle obstruktiven, granulomatösen und interstitiellen Lungenkrankheiten.

Tab. 77.2 Therapie der PPH

Antikoagulation	Sie verhindert sekundäre Thrombosen, die Überlebenszeit wird dadurch verlängert.
Vasoreaktive PAH	Vasodilatatoren Studien vor allem mit Diltiazem Heute Amlodipin, sehr langsam einschleichend (bis 10–20 mg) Senkung des pulmonalkapillären Widerstandes Steigerung des Herzzeitvolumens Verbesserung der Prognose
Nichtvasoreaktive PAH	Bosentan, Ambrisentan, Sitaxentan Sildenafil, Tadalafil Prostanoide (i.v., inhalativ)
Differenzialindikation	Darstellung der differenzierten Vorgehensweise durch die Gießener Gruppe (Voswinckel et al. 2009)

Die orale **Antikoagulation** ohne Nachweis von Thromben wird im Low-dose-Bereich INR 2,0 geführt. Mit dem Nachweis von Thromben bedarf es der therapeutischen Dosierung um INR 2,5.

Eine Hypoxie wird mit einer supportiven Therapie behandelt, genauer: mit einer Sauerstofflangzeittherapie (► Kap. 19). Die muskuläre Konditionierung (Training/Steigerung der Kapillarisation und Zunahme der Mitochondriendichte) wird immer mehr in ihrer überragenden Bedeutung erkannt. Gut gesteuerte rehabilitative Maßnahmen mit kontrolliertem Training sind sehr wichtig.

Eine hohe Blutviskosität bei Hämatokritwerten über 60% kann durch Aderlass gebessert werden. Ziel-Hämatokrit ist bei kardiopulmonalen Erkrankungen zwischen 55–60%. Komorbiditäten, wie z. B. Diabetes, Rheuma, pAVK, können sehr großen Einfluss haben. Rehabilitative Maßnahmen können nur durch in der PAH-Therapie erfahrene Experten erfolgreich sein.

Cave: Eine diuretische Therapie bringt eine Besserung. Sie muss allerdings fein titriert werden. Ein zu schneller und zu starker Abfall der Vorlast verschlechtert die Herzfunktion, die Lungenperfusion und damit den Sauerstofftransport und -aufnahme.

Leichte periphere Ödeme sind ein Indikator für eine ausreichende Hydratation. Echokardio- bzw. sonographisch sieht man, ob die Vena cava noch gut gefüllt ist. Das Cor pulmonale braucht diese Vorlast (Frank und Starling lassen grüßen) – das wird fast immer vergessen, und dann geht es nach der Therapie schlechter als vorher, gepaart mit einer zerebralen Eintrübung, und keiner weiß, warum.

Eine sichere Indikation zur spezifischen Behandlung der PPH galt lange Zeit als nicht gegeben. Überlebensvorteile konnten lange Zeit nicht eindeutig gesichert werden. Dies stimmt jedoch nicht mehr. Heute gilt das in Tab. 77.2 zusammengefasste Vorgehen als Standard.

NO-Reagibilität und Kalzium-Antagonisten Vor dem Einsatz von Diltiazem wird die Gefäßreagibilität und auf eine etwaige positive Reaktion mit Stickstoffmonooxid NO getestet. Dann werden Verlaufskontrollen mit aufsteigenden Dosierungen von Diltiazem (ca. bis 3×120 mg) durchgeführt. Belastbarkeit und Herzzeitvolumen werden besser. Allerdings müssen die »Responder« durch eine Funktionsdiagnostik selektioniert werden. Leider entsteht oft eine arterielle Hypertonie ohne ausreichende Senkung des PAPm und dann eine Hypoxie durch einen ventilatorisch-perfusorischen Mismatch. Deshalb ist ein ganz langsames Einschleichen notwendig, heute bevorzugt mit Amlodipin.

Epoprostenol i.v. war der Goldstandard. Das ist sehr belastend und teuer, auch ist keine Dauertherapie möglich. Dies ist noch indiziert bei akuten schweren Erkrankungen. **Iloprost i.v.** kontinuierlich über Port wird am meisten verwendet. **Iloprost inhalativ** ist sehr wirkungsvoll und teuer, nötig sind 7–9 Inhalationen pro Tag. **Selektive Vasodilatatoren**, wie Bosentan und Sildenafil, zeigen sehr gute Ergebnisse. Hierzu existieren derzeit einige Studien, auch Kombinationstherapien, u.a. auch mit Iloprost.

Konditionierung Eine Rehabilitation mit anhaltendem Training und Lungensport zum Aufbau von Ausdauer und Muskulatur scheint das wesentliche und beste Instrument der Therapie zu sein. Spitzenbelastungen und Hypoxien sind unbedingt zu vermeiden. Genau dies hat die besten Ergebnisse erzielt. Darauf darf man bei aller differenzierten Technologie und Pharmakologie nicht verzichten. Eine gut trainierte Muskulatur und eine gute Kondition sind bei der PAH ganz wesentlich.

Zentrum Die Diagnostik und optimale Einstellung sollte an dafür ausgewiesenen Zentren erfolgen. Zum einen, weil dies sehr differenziert ist und eine ganz spezialisierte pneumologische Expertise unabdingbar ist (gerade bei den sekundären PAH wird die Fragestellung sehr komplex). Zum anderen, weil die Dauertherapie sehr teuer ist. Hier muss man eine große Erfahrung und Engagement haben, um darüber mit den Kostenträgern zu kommunizieren.

Transplantation Die Fragen der Herz-Lungen-Transplantation stellt sich oft im Verlauf (► Kap. 20).

PAH bei **Kollagenosen** ist meist eine Sklerodermie, gefolgt von den Mischformen. Der Übergang der **fibrosierenden Lungenerkrankungen** zu den Kollagenosen ist nicht so scharf, da gibt es auch eine Überlappung zum Raynaud-Syndrom und der PPH.

0,5% der **HIV-Patienten** entwickeln ein PAH.

Die **pulmonale veno-okklusive Erkrankung** ist extrem selten (einmal in 25 Jahren gesehen), über Rechtsherzkatheter und CT schwer von PPH zu unterscheiden und wird unter Therapie schlechter; sie ist therapieresistent mit raschem Verlauf, man denkt früh an die Transplantation.

Rückstau bei **Linksherzinsuffizienz** ist allseits bekannt. Mischformen sind zu bedenken. Viele Patienten laufen unter „Herzinsuffizienz“, diese spielt aber nicht immer die Rolle, sondern führend ist die PAH, was allzu oft nicht bedacht wird.

Bei **COPD** und Emphysem tritt allenfalls ein leichtes Cor pulmonale auf. Beim „blue bloater“, oft mit Schlafapnoe-Syndrom und Adipositas-Hypoventilation, gibt es regelhaft eine starke Rechtsherzbelastung durch die reaktive und zuletzt fixierte Vasokonstriktion.

Nach schweren **Lungenembolien** kommt es selten zur CTEPH, der chronisch thromboembolischen PAH. Unter sehr guter und konstanter Antikoagulation kommt es meist innerhalb eines Jahres zur Rückbildung. Die orale Antikoagulation ist gekennzeichnet von recht schwankenden Werten und entfaltet nicht immer die gewünschte Wirkung bei jedem Patienten. Eine über einige Monate dauernde, hochdosierte Gabe (2-mal pro Tag NMH) ist da einen Versuch wert, bevor man operiert. Die Operation ist selten nötig und führt auch nicht immer zur gewünschten Verbesserung.

Die **medikamentöse spezifische Therapie der sekundären PAH** ist kritisch. Sie ist oft nicht indiziert, wird von den Kassen in der Regel nicht übernommen, hat tatsächlich meist keinen Nutzen und kann sogar zur Verschlechterung führen.

Aktuelle, weiterführende Literatur

Barst RJ et al. (2004) Diagnosis and differential assessment of pulmonary arteriell hypertension. J Am Coll Cardiol 43:40S

Ghofrani H et al. (2002) Sildenafil for treatment of lung fibrosis and pulmonary hypertension. Lancet 360:895

Grünig E (2009) Antikoagulation bei pulmonaler arterieller Hypertonie. Der Pneumologe 6:390–389

Hoeper MM et al. (2003) Bosentan treatment in patients with primary pulmonary hypertension receiving nonparenteral prostanoids. Eur Resp J 22:330

Hoeper MM (2006) Aktuelle Diagnostik und Therapie der pulmonalen Hypertonie. Pneumologie 60:428

Kawut SM et al. (2005) New predictors for the outcome of idiopathic pulmonary hypertension. Am J Cardiol 95:199

Mathai SC et al. (2007) Addition of sildenafil to bosentan monotherapy in pulmonary arterial hypertension. Eur Resp J 29:469

Mereles D et al. (2006) Exercise and respiratory training improve exercise capacity and quality of life in patients with severe chronic pulmonary hypertension. Circulation 114:1482

Olschewski H et al. (2006) Diagnostik und Therapie der chronischen pulmonalen Hypertonie. Pneumologie 60:749–771

Simonneau G et al. (2004) Clinical classification of pulmonal arterial hypertension. J Am Coll Cardiol 43:5S

Schreiber J et al. (2007) Thromboembolische pulmonale Hypertonie. Pneumologie 61:123–124

Voswinckel R et al. (2009) Therapie der pulmonal-arteriellen Hypertonie. Internist 50:1101–1110

Stichwortverzeichnis

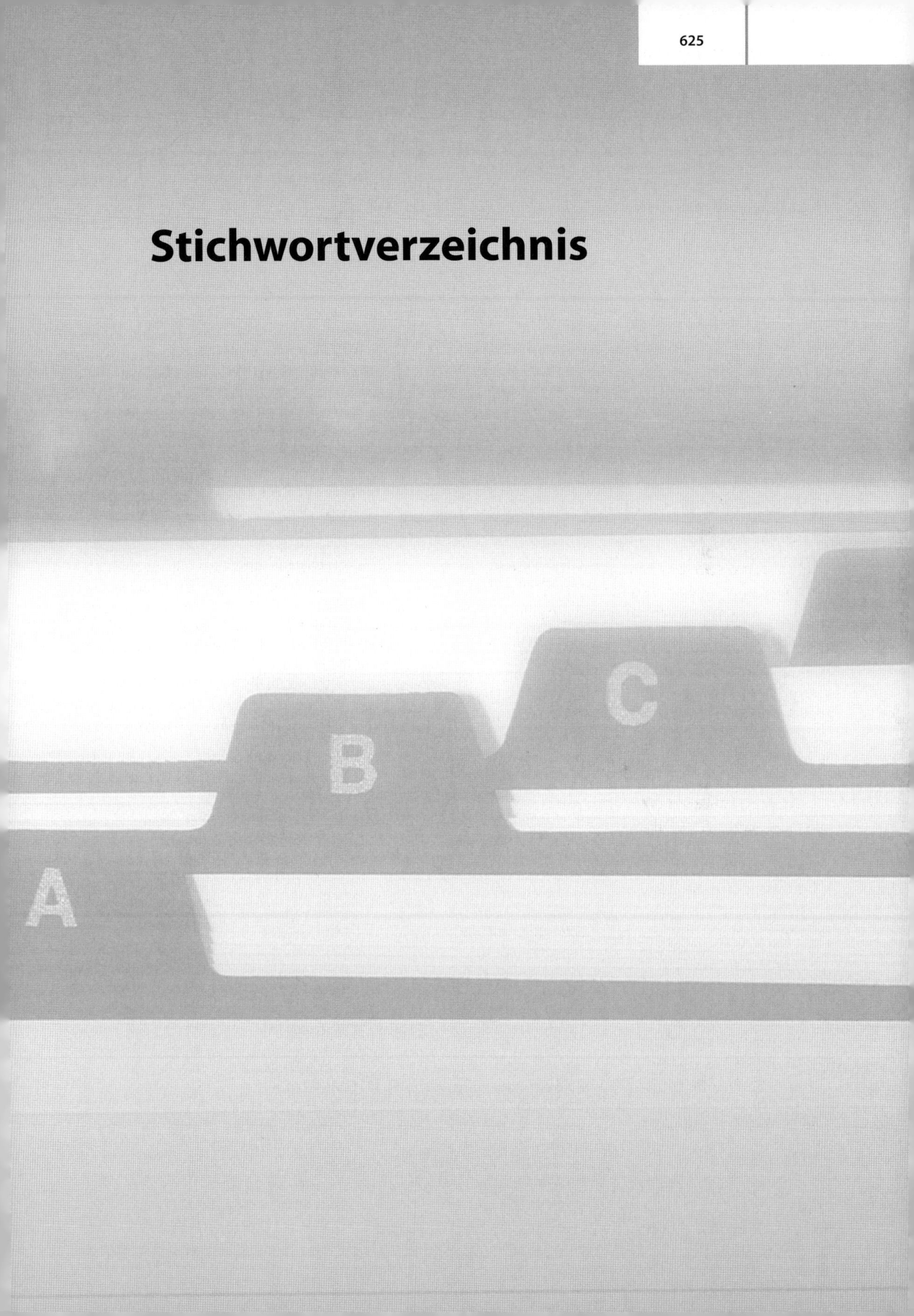

A

B

C

K

L

M

N

S

T

U

V

W

Z

Printing: Ten Brink, Meppel, The Netherlands
Binding: Stürtz, Würzburg, Germany